MANUEL

DE

PETITE CHIRURGIE

A LA MÊME LIBRAIRIE :

JAMAIN et F. TERRIER. **Manuel de pathologie et de clinique chirurgicales.** 3e édition.

TOME PREMIER. 1 fort vol. in-18. 8 fr.

Maladies qui peuvent se montrer dans toutes ou presque toutes les parties du corps : lésions inflammatoires, traumatiques; lésions consécutives au traumatisme ou à l'inflammation. Maladies virulentes. Tumeurs. — *Affections des divers tissus et systèmes organiques.* Affections du tissu cellulaire, maladies des bourses séreuses. Affections de la peau, des veines, des artères, des ganglions lymphatiques, des muscles, des tendons, des os.

TOME DEUXIÈME. 1 vol. in-18. 8 fr.

Maladies des articulations. — *Affections des régions et appareils organiques :* affections du crâne et du cerveau, du rachis, maladies de l'appareil olfactif, de l'appareil auditif, de l'appareil de la vision.

TOME TROISIÈME, par MM. F. TERRIER, A. BROCA et H. HARTMANN. 1 vol. in-18. 8 fr.

Maladies de l'appareil de la vision (suite), de la face, des lèvres, des dents.

TOME QUATRIÈME, par MM. F. TERRIER, A. BROCA et H. HARTMANN. 1 vol. in-18. 1889-1892. 8 fr.

Maladies des gencives, des maxillaires, de la langue, de la région parotidienne, des amygdales, de l'œsophage, des voies aériennes, du larynx, de la trachée, du corps thyroïde, du cou, de la poitrine, du sein, de la mamelle, etc.

TOMES CINQUIÈME et SIXIÈME terminant l'ouvrage. *Sous presse.*

AUTRES OUVRAGES DE M. F. TERRIER

De l'Œsophagotomie externe (thèse inaugurale). 1870, in-8. 3 fr. 50

Des Anévrismes cirsoïdes (thèse d'agrégation). 1872, in-8. 3 fr.

Éléments de pathologie chirurgicale générale.

1er fascicule : *Lésions traumatiques et leurs complications.* 1 vol. in-8. 1884. 7 fr.

2e fascicule : *Complications des lésions traumatiques. Lésions inflammatoires.* 1 vol. in-8. 1886. 6 fr.

(3e et dernier fascicule, sous presse.)

De l'Hydronéphrose intermittente (en collaboration avec M. MARCEL BAUDOUIN). 1 vol. in-8. 1892. 5 fr.

Manuel d'antisepsie et d'asepsie chirurgicales (en collaboration avec M. M. PÉRAIRE), 1 vol. in-18, cart. avec gravures (*sous presse*).

9238. — Imprimeries réunies, rue Mignon, 2, Paris.

MANUEL

DE

PETITE CHIRURGIE

DE

A. JAMAIN

Chirurgien des hôpitaux de Paris
Membre de la Société anatomique, membre correspondant
de l'Académie de chirurgie de Madrid, etc.

SEPTIÈME ÉDITION

Illustrée de 415 figures intercalées dans le texte

PAR

FÉLIX TERRIER

Professeur à la Faculté de médecine de Paris
Chirurgien des Hôpitaux, Membre de l'Académie de médecine

ET

M. PÉRAIRE

Ancien interne des hôpitaux de Paris

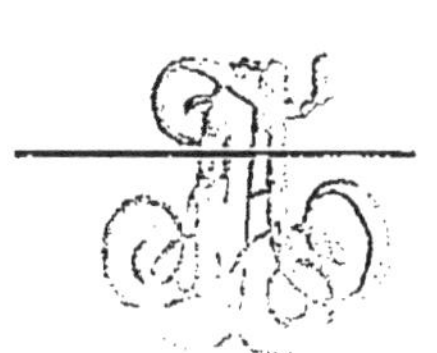

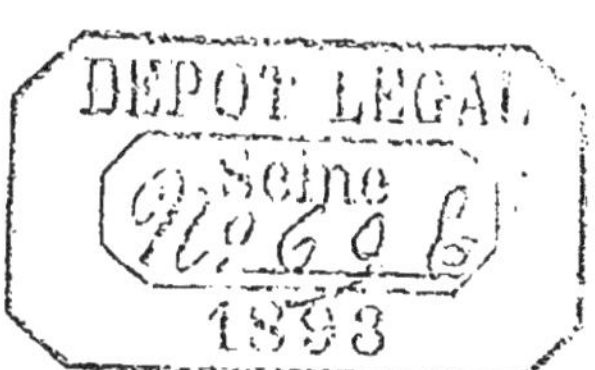

PARIS

ANCIENNE LIBRAIRIE GERMER BAILLIÈRE ET Cie

FÉLIX ALCAN, ÉDITEUR

108, BOULEVARD SAINT-GERMAIN

1893

MANUEL

DE

PETITE CHIRURGIE

PREMIÈRE PARTIE

DES PANSEMENTS

CHAPITRE PREMIER

Considérations générales.

On entend par pansement, toute application méthodique de topiques ou de moyens propres à amener la guérison d'une plaie, en la protégeant contre les germes infectieux et aussi contre les violences extérieures.

Les pansements sont une des parties les plus importantes de la chirurgie; faits avec soin, ils diminuent les douleurs et hâtent la guérison.

Le plus habile opérateur ne pourra être un bon chirurgien s'il ne sait parfaitement faire un pansement; en effet, la plupart des affections chirurgicales exigent un pansement méthodiquement appliqué, et l'opération pratiquée avec la plus grande dextérité peut être suivie des résultats les plus fâcheux, si les pansements qu'elle nécessite ont été négligés.

Pour faire les pansements, le chirurgien doit toujours avoir à sa disposition un certain nombre d'objets : ce sont les instruments, les matériaux de pansement et les topiques.

CHAPITRE II

Des instruments.

Les instruments dont on a le plus besoin sont enfermés ordinairement dans un portefeuille appelé *trousse*.

Mais ces trousses faites en maroquin ou en cuir doublé de satin ou de velours sont en général des nids à poussière.

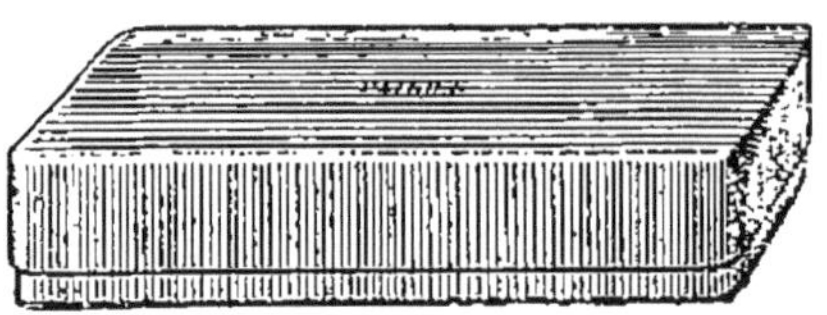

Fig. 1. — Boîte-trousse métallique.

Nous en condamnons absolument l'usage et nous donnons la préférence aux boîtes en métal dans lesquelles on peut parfaitement faire stériliser les instruments. Elles sont d'un usage plus pratique que les trousses; elles ne sont pas plus lourdes et ne tiennent pas plus de place que celles-ci.

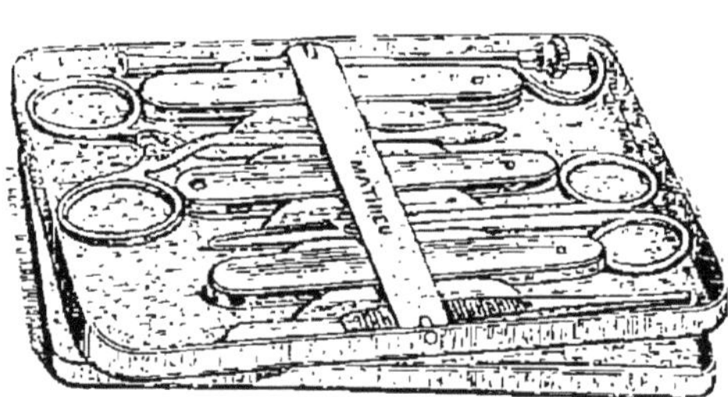

Fig. 2. — Trousse métallique aseptique (modèle Mathieu).

Cette forme de trousse aseptique peut se faire plus ou moins complète. Elle peut être stérilisée toute montée, soit à l'étuve sèche, soit à l'autoclave.

Faites en nickel pur, ou en aluminium, ces boîtes ont la forme de petits plateaux entrant l'un dans l'autre par emboîtement réciproque. Elles renferment des chevalets mobiles sur lesquels sont placés les instruments. Mais il est plus simple de mettre dans l'intérieur des plateaux une couche d'ouate aseptique servant aux instruments de coussinet et empêchant leur ballottement (fig. 1).

Les instruments les plus usuels que doit contenir la boîte-trousse sont :

1° Deux paires de ciseaux à pointes mousses, une droite, l'autre courbée sur le plat ;

2° Une spatule;
3° Un stylet aiguillé;
4° Un stylet cannelé;
5° Un porte-mèche;
6° Une pince à disséquer, à dents de souris;
7° Un rasoir;
8° Une sonde cannelée;

Fig. 3. — Trousse métallique aseptique (modèle Lüer).

9° Trois bistouris, un droit, un convexe, un boutonné;
10° Deux aiguilles de Reverdin, une droite et une courbe;
11° Une pince à anneaux;
12° Quatre pinces américaines à forcipressure;
13° Une pince de Lister;
14° Une curette.

1° *Ciseaux.* — Les ciseaux sont trop connus pour qu'il soit nécessaire d'en donner une description. On se sert de ciseaux de formes diverses; les seuls employés dans les pansements sont les ciseaux droits et les ciseaux courbes sur le plat; tous deux doivent être mousses à leur extrémité (fig. 4).

J. Charrière a modifié très heureusement le mode d'articulation des ciseaux; il a remplacé la vis par un tenon rivé sur une des branches; l'autre branche présente une perforation elliptique dans la dépression de laquelle se place la tête du tenon. Cette perforation est dirigée de telle sorte qu'elle ne peut recevoir le tenon ou l'abandonner que dans le plus grand écartement possible des ciseaux. Cet écartement n'étant jamais utile, ni même possible dans les diverses opérations que l'on doit pratiquer avec les ciseaux, il en résulte que les deux branches sont aussi solidement fixées que par l'ancien système.

Collin a donné plus de solidité aux ciseaux en changeant encore la disposition de leur articulation. Ainsi, l'une des

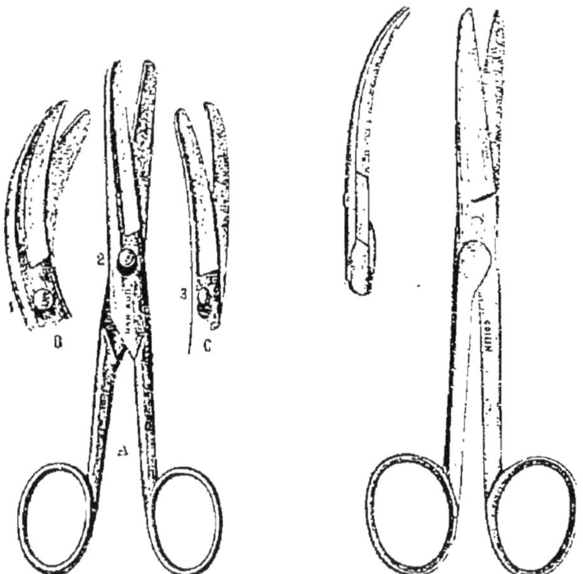

Fig. 4. — Ciseaux de trousse droits ou courbes.

branches de ces instruments présente un simple orifice; l'autre branche présente un petit pivot cylindrique s'enfonçant à frottement dans l'orifice de la première branche; au-dessous de cet orifice existe une sorte d'agrafe ou crochet empêchant les deux branches de se désunir.

Ces nouvelles articulations de Charrière et Collin présentent plusieurs avantages : 1° les branches sont toujours parfaitement unies, ce qui n'existait pas jadis, car au bout d'un certain temps la vis se desserrait et les ciseaux ne pouvaient plus fonctionner; 2° la possibilité de désarticuler les branches permet de les nettoyer dans leur articulation et de prévenir ainsi la formation de la rouille, qui altère les lames et le jeu de l'articulation; 3° grâce à la suppression des entablures, on peut superposer les lames des ciseaux droits, qui de cette manière tiennent beaucoup moins de place dans la trousse.

La même modification a été apportée au mode d'articulation des pinces à anneaux et des pinces à forcipressure (fig. 13).

2° *Spatule.* — La spatule (fig. 5) est une lame métallique dont les deux extrémités sont légèrement relevées en sens contraire. L'une de ces extrémités est élargie et présente sur le côté convexe une face plane qui sert à étaler certains topiques; l'autre face, concave, offre au milieu une arête, de chaque côté de laquelle sont deux faces planes. Les deux bords, légèrement tranchants, servent à enlever les topiques desséchés autour des plaies; la pointe est un peu mousse.

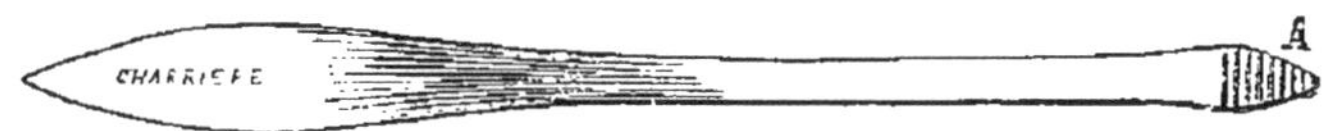

FIG. 5. — Spatule.

L'autre extrémité est plus étroite, plus épaisse, présente des dentelures sur la concavité et peut servir, comme levier, à soulever des parties osseuses, enfoncées, etc.

Charrière a fabriqué des spatules tout à fait plates et arrondies à leur extrémité supérieure. L'extrémité qui sert de levier dans l'instrument que nous venons de décrire n'est plus indispensable au chirurgien, puisque chacune des branches démontées de la pince à forcipressure peut servir de levier.

3° et 4° *Stylets* (fig. 3). — Le stylet est une petite tige de métal, longue de 15 à 18 centimètres, arrondie, assez flexible pour prendre facilement la forme des trajets que l'on veut explorer; le stylet d'argent, plus flexible que le stylet d'acier, est préférable. Il est terminé à l'une de ses extrémités par une petite tête arrondie : c'est le *stylet boutonné.* L'autre extrémité présente, ou bien un large chas, dans lequel on peut introduire la mèche de linge que l'on veut porter à travers les plaies : c'est le *stylet aiguillé;* ou bien sur la moitié de la longueur on trouve une rainure, avec ou sans cul-de-sac, dans laquelle on peut glisser un bistouri : c'est le *stylet cannelé*, le *stylet à panaris.*

Il arrive quelquefois que le stylet n'est pas assez long; mais on peut le remplacer par un instrument composé de deux parties qui se vissent bout à bout; sa longueur est alors de 30 centimètres environ : c'est la *sonde de poitrine*, généralement abandonnée aujourd'hui.

5° *Porte-mèche.* — Le porte-mèche est une tige de même grosseur que le stylet. Elle offre à l'une de ses extrémités une bifurcation sur laquelle on place la partie moyenne de la mèche, dont on rabat les deux bouts de chaque côté; à l'autre extrémité existe une petite plaque arrondie dont l'axe est perpendiculaire à la tige.

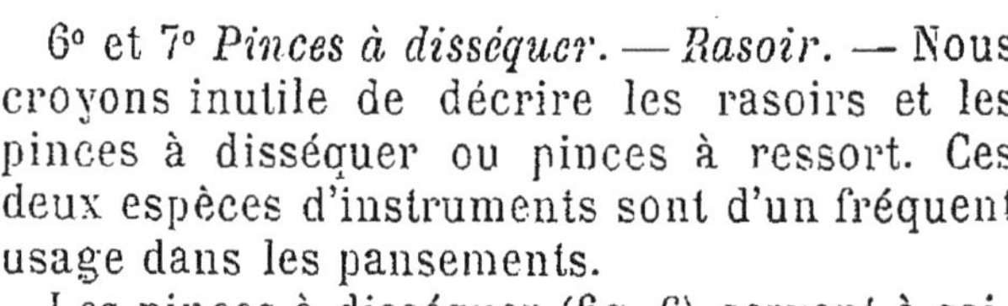

6° et 7° *Pinces à disséquer.* — *Rasoir.* — Nous croyons inutile de décrire les rasoirs et les pinces à disséquer ou pinces à ressort. Ces deux espèces d'instruments sont d'un fréquent usage dans les pansements.

Les pinces à disséquer (fig. 6) servent à saisir, grâce aux dents qu'elles présentent, les objets très petits ou très délicats. Les faces extérieures des branches doivent être dépourvues de rayures et présenter simplement une large gouttière où le doigt puisse trouver commodément un point d'appui.

L'usage du rasoir est d'enlever les poils aux environs des plaies et sur tous les points où l'on veut pratiquer une opération. Cet instrument sert quelquefois à faire des scarifications (voy. *Ventouses scarifiées*).

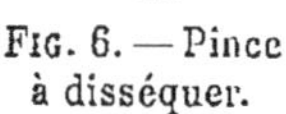

Fig. 6. — Pince à disséquer.

8° *Sonde cannelée.* — La sonde cannelée (fig. 3) est une tige métallique, longue de 15 à 18 centimètres, ayant l'une de ses extrémités terminée par une plaque assez large, fendue sur sa longueur; la tige est arrondie d'un côté; de l'autre elle présente une rainure comme le stylet cannelé, terminée ou non en cul-de-sac.

La sonde cannelée sert d'instrument explorateur, mais le plus souvent de conducteur au bistouri et aux ciseaux.

9° *Bistouris* (fig. 7, 8, 9). — Les bistouris construits par Lüer peuvent être placés facilement dans la boîte-trousse métallique. Tout en métal nickelé, ils peuvent subir un nettoyage facile, une stérilisation absolue.

Ils peuvent se démonter complètement. Sur chaque manche on peut adapter une lame de bistouri boutonné ou non bou-

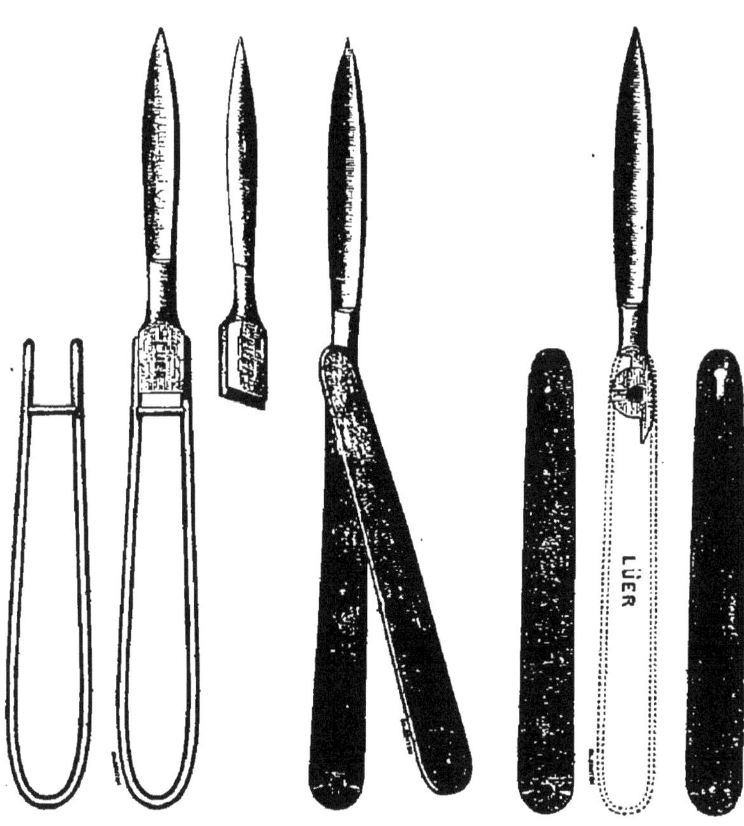

Fig. 7. — Bistouris à manches à jour démontables.

Fig. 8. — Bistouri à chasses mobiles monté et ouvert.

Fig. 9. — Bistouri à chasses mobiles démonté.

tonné, une aiguille de Reverdin droite ou courbe, ou enfin une curette.

Pour les bistouris à manche fenêtré, la simple pression du manche dans la main suffit à chasser la lame ou à la remettre en place. Ils sont constitués par une sorte de baguette métallique recourbée en forme d'U très allongé, et dont les deux jambages verticaux sont réunis par une baguette de renfort transversale.

Mariaud a imaginé aussi un système de bistouri de poche

analogue à celui de Lüer. Sa construction permet d'en faire instantanément : un bistouri fixe, aussi solide que s'il était d'une seule pièce, un bistouri ne se fermant et ne s'ouvrant qu'à la volonté du chirurgien ; il se démonte facilement et rapidement, ce qui permet de le nettoyer dans toutes ses parties. Enfin on peut monter dessus autant de lames de

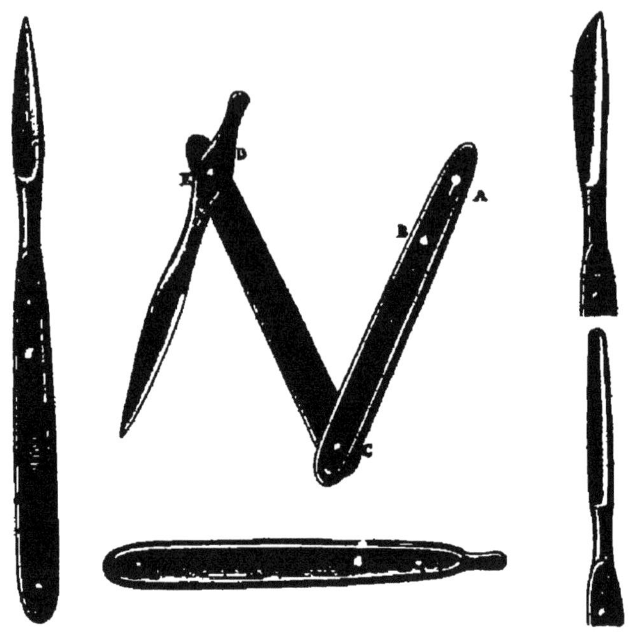

Fig. 10. — Mode d'articulation de la lame et vue des deux faces des chasses.

rechange que l'on désire, ou le laisser avec une seule lame, exactement comme l'ancien bistouri à coulant (fig. 10).

10° *Aiguilles de Reverdin* (fig. 11). — Nous décrirons les aiguilles de Reverdin à chas mobile à propos des sutures.

Leur manche métallique, démontable comme celui des bistouris, permet de les stériliser de la même façon.

11° *Pinces à anneaux.* — J. Charrière a apporté dans la disposition des pinces à anneaux une modification importante : sur une des branches, près des anneaux, il a rivé un petit clou ; sur la branche opposée il a percé un trou pour recevoir ce petit clou ; de sorte que, quand la pince est fermée et que le clou est engagé dans le trou destiné à le recevoir, les deux mors sont dans un contact parfait et la pince à anneaux est changée en une pince à pression continue. On peut alors saisir très fortement les vaisseaux, les séquestres, les balles ou tout autre corps étranger dont on veut faire l'extraction; cet instrument peut encore servir à porter profondément des aiguilles à suture.

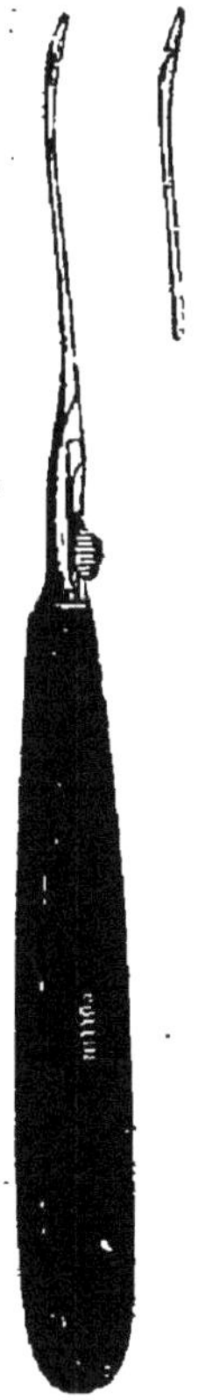

Pour fixer les deux branches, il suffit d'engager très peu le pouce et le doigt médius dans les anneaux, et de luxer légèrement les deux branches, comme on le fait pour les ciseaux, lorsqu'on veut les faire mieux couper quand la vis est desserrée; par cette manœuvre on croise les deux anneaux, on les écarte et l'on engage le point d'arrêt dans le trou.

Pour rendre les branches libres, la manœuvre est analogue, mais se fait en sens inverse.

FIG. 11. — Aiguille de Reverdin.

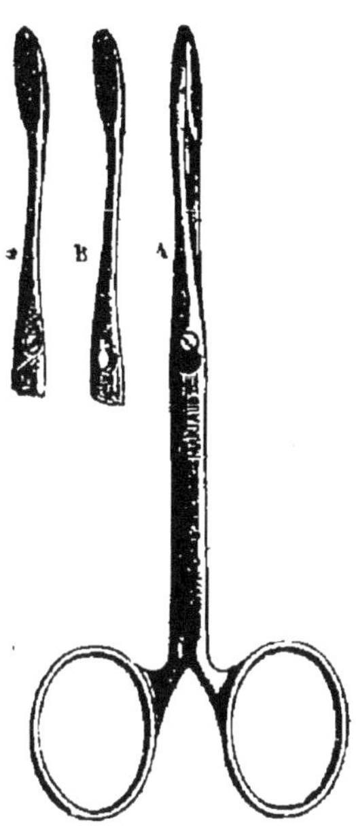

FIG. 12. — Articulation en huit de chiffre de Mariaud. — A, pince montée; B, branche femelle; C, branche mâle.

Mathieu a aussi modifié la pince à anneaux, toujours pour pouvoir la transformer en pince à pression continue. Il a ajouté à chaque branche, près des anneaux, des crochets qui, disposés en sens inverse, s'engrènent dès qu'on vient à rapprocher les deux branches. Un léger mouvement de latéralité luxe les deux branches de la pince et les rend libres.

Mariaud a cherché à transformer l'ancienne articulation mobile des instruments à deux branches, sans la rejeter complètement.

L'articulation de Mariaud doit porter le nom d'*articulation à tenon et en huit de chiffre*. En effet, l'ancien tenon a été wissé dans la branche mâle, sans rivet; il est toujours formé d'une tête circulaire (de façon qu'on ne puisse pas le fausser), et au-dessous d'un pas de vis tel qu'il se visse de lui-même au fur et à mesure de l'usure ; il ne peut s'engager dans l'orifice de la branche femelle que dans une position donnée, celle qui correspond à la large cannelure, oblique de dehors en dedans et de haut en bas de cette branche. Cet orifice constitue, avec cette cannelure, ce qu'il y a de spécial dans cette articulation; il se compose en réalité de deux trous; il est double, par conséquent, mais

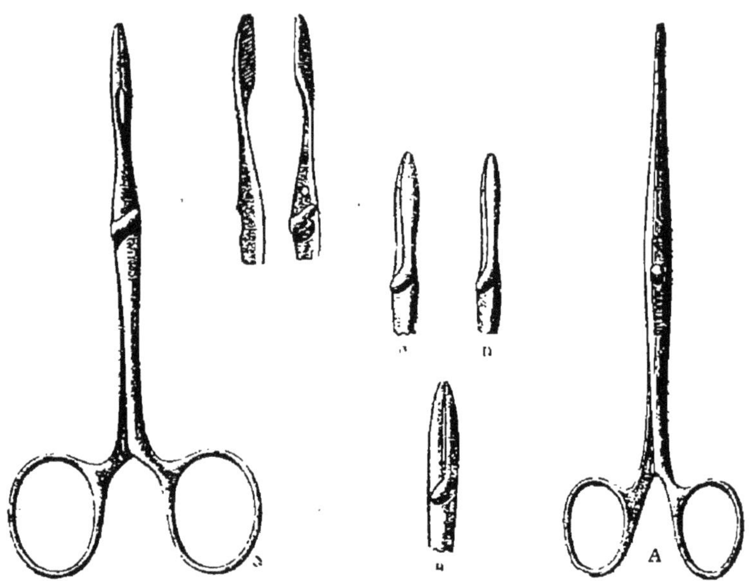

Fig. 13. — Pince à forcipressure montée et désarticulée. Fig. 14. — Pince américaine. Fig. 15. — Pince de Lister modifiée.

les deux trous ont un point de contact. De plus, un des trous (grande boucle du huit de chiffre) est plus grand que l'autre; c'est l'inférieur, c'est-à-dire celui qui est le plus rapproché du manche. La tête du tenon qui occupe le milieu de la cannelure ne peut s'engager dans le petit trou de l'orifice en huit de chiffre qu'en passant d'abord par la grande boucle. Une fois qu'elle est placée dans la petite boucle, dont les bords sont fraisés pour empêcher la tête du tenon de sortir, les deux branches sont solidement articulées. Cette articulation est facile à nettoyer[1].

1. M. Baudouin, *Guide médic. à l'Exposition de* 1889, p. 67. — Mariaud a adapté aussi ce mode d'articulation aux ciseaux.

Toutefois l'articulation des pinces qui nous paraît la plus commode est celle imaginée par Collin, dont nous avons donné la description à propos des ciseaux.

Elle peut s'appliquer à toutes les pinces à forcipressure droites ou courbes, françaises ou américaines (fig. 13 et 14).

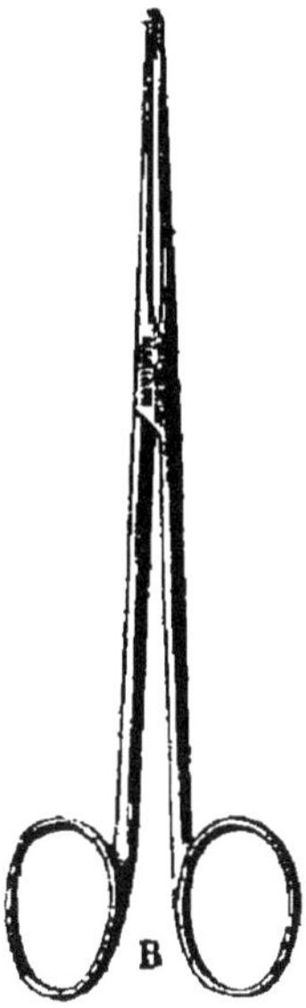

12° La *pince de Lister* est indispensable. Les longs mors qu'elle présente facilitent l'introduction des tubes à drainage dans les plaies, et la dilatation des trajets fistuleux.

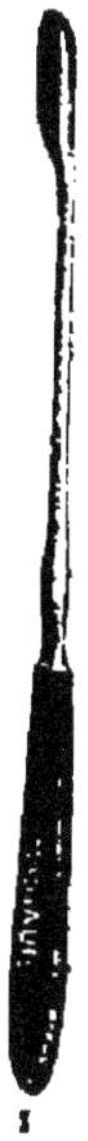

13° Une petite *curette à manche* trouve aussi son utilité. Elle peut être, soit arrondie, soit à bords parallèles tranchants (fig. 17).

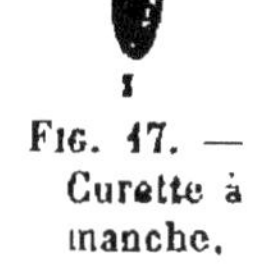

Fig. 16. — Pince de Lister.

Fig. 17. — Curette à manche.

Les divers instruments dont nous venons de parler sont ordinairement d'acier ou de fer nickelé.

Les manches doivent être en aluminium ou en nickel, sans nom de fabricant et sans aucun ornement, de façon à pouvoir leur faire subir facilement la stérilisation par le flambage, l'ébullition ou l'étuve sèche.

14° *Porte-pierre.* — On pourrait aussi avoir un porte-pierre dans la trousse.

Le porte-pierre est un instrument destiné à faciliter l'application de l'azotate d'argent et à le préserver de l'humi-

Fig. 18. — Porte-pierre.

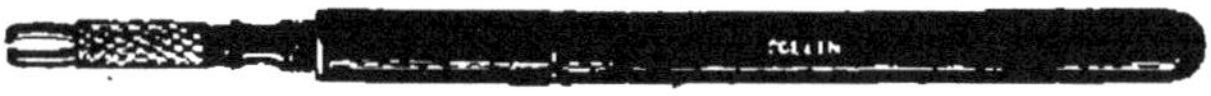

dité. Il se compose : 1° d'un portecrayon de nickel ou de platine fixé sur un manche métallique (aluminium ou nickel), garni d'un pas de vis ; 2° d'un étui se vissant sur le manche, et dans lequel entre le portecrayon avec son nitrate. Dans l'épaisseur du manche se trouve un autre petit étui également à vis et pouvant contenir un crayon de rechange.

Le porte-pierre n'est pas d'une utilité absolue dans une trousse de chirurgien.

Le nitrate d'argent est bien moins employé aujourd'hui qu'autrefois. Il servait surtout à cautériser les bourgeons charnus trop saillants, mais il vaut mieux les réséquer, et dans ce cas les ciseaux courbes remplissent parfaitement ce but.

BASSINS POUR INSTRUMENTS

A l'hôpital ou en ville, les bassins devant contenir les solutions antiseptiques ou aseptiques dans lesquelles

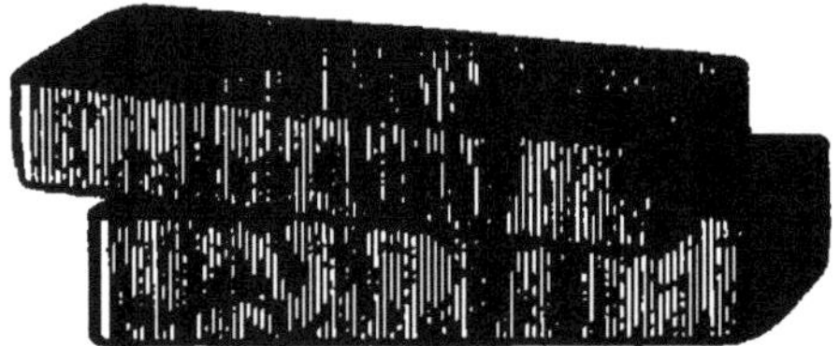

Fig. 19. — Bassins pour instruments.

plongent les instruments, doivent être choisis en faïence ou en nickel (fig. 19).

BASSINS A PANSEMENTS

Les bassins à pansements, généralement en tôle émaillée, en verre, en nickel ou en cuivre, doivent être réniformes

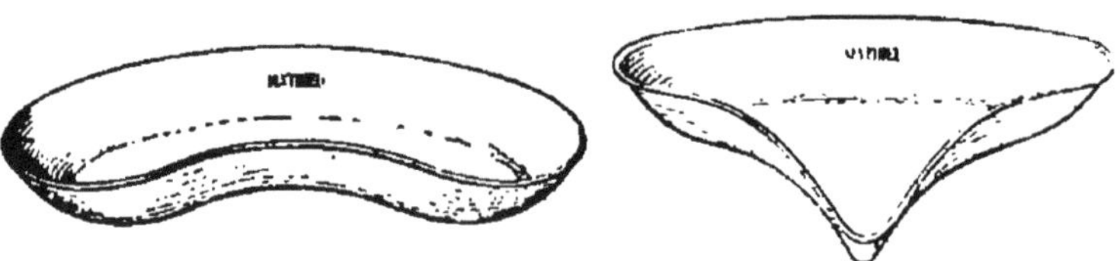

Fig. 20. — Bassins à pansements.

ou triangulaires pour s'adapter facilement aux régions que l'on veut nettoyer (fig. 20).

CHAPITRE III

Des matériaux de pansement.

1. — Charpie.

Jadis, on se servait beaucoup de charpie, substance spongieuse et souple préparée avec le vieux linge demi-usé qu'on effilait. Aujourd'hui on l'a à peu près abandonnée.

Pourtant on pourrait utiliser en chirurgie militaire, pendant une campagne, les approvisionnements considérables de charpie dont on dispose; il suffirait de stériliser cette charpie à l'autoclave. On aurait ainsi un produit aseptique qu'il faudrait conserver après dessiccation dans des boîtes de métal hermétiquement fermées.

A défaut d'autoclave, on pourrait encore faire bouillir la charpie dans une solution antiseptique (acide phénique à 5 pour 100 ou sublimé à 1/1000e).

Lorsque la charpie est belle et fraîche, elle est souple, douce au toucher, élastique; chaque brin présente des ondulations très variables dues à la pression que les fils de la toile tissée exercent les uns sur les autres; elle est hérissée dans tous les sens d'un duvet cotonneux. La bonne charpie est exempte de nœuds, longue de 6 à 10 centimètres; trop courte, elle devient dure au toucher, noueuse.

Les propriétés de la charpie seraient d'exciter légèrement les plaies, de les maintenir à une température constante, de les garantir du contact des agents extérieurs et enfin d'absorber les liquides.

La charpie peut être employée sèche ou enduite de substances médicamenteuses grasses : alors elle ne s'attache pas aux plaies, elle ne les excite pas; mais elle absorbe très difficilement les liquides.

La charpie sert de remplissage, soit pour combler les vides, soit comme moyen compressif; dans ces deux circonstances on peut employer une charpie même grossière. On conçoit que, dans ces derniers cas, les succédanés de la charpie puissent souvent lui être substitués avec avantage.

Pour préparer la charpie, on prend du linge demi-usé,

blanc de lessive, autant que possible non blanchi à l'eau de javelle ou à la chaux; on le déchire par petits morceaux de quatre à cinq travers de doigt, puis on les effile brin à brin.

La charpie exige beaucoup de temps pour être fabriquée, aussi est-elle d'un prix assez élevé. On a donc cherché à la remplacer par d'autres substances.

2. — Coton cardé ou ouate ordinaire.

Le coton est à très bas prix et est très répandu; plusieurs fois les praticiens ont tenté de le faire entrer complètement dans la pratique usuelle.

Depuis longtemps Anderson l'avait employé à l'hôpital de Glascow pour le pansement des brûlures un peu étendues; Larrey l'a également utilisé dans quelques autres pansements; mais personne plus que Mayor n'a insisté sur les avantages que cette matière a sur la charpie. Nous ne nous arrêterons pas à reproduire les arguments de Mayor[1] en faveur du coton, ni ceux de Gerdy[2] tendant à démontrer que Mayor en a un peu exagéré les avantages; nous dirons seulement que le coton peut remplacer la charpie avec succès. A. Guérin a préconisé ce mode de pansement dans les plaies consécutives aux fractures compliquées et aux amputations[3] et il lui a donné d'excellents résultats.

Nous verrons que dans les pansements aseptiques le coton peut être utilisé à condition de le stériliser à l'étuve.

3. — Ouate hydrophile.

Les chirurgiens qui ont cherché à substituer l'emploi de l'ouate à celui de la charpie se sont efforcés, dans ce but, de modifier par des préparations diverses les propriétés de l'ouate telle qu'on la trouve dans le commerce.

L'ouate, en effet, ne se mouille que très difficilement, aussi ne peut-elle absorber les liquides qui s'exhalent des

1. *Bandages et appareils à pansements*, 2e édit., 1838, 2 vol. in-8 et atlas in-4 de 16 planches, p. 71.
2. *Traité des bandages*, 2e édit., t. II, p. 18.
3. Nous reviendrons plus loin sur cet important mode de pansement.

plaies ; c'est là un grave inconvénient auquel on a cherché remède, et l'on est arrivé à fabriquer une sorte de *coton-charpie*, hygrométrique, absorbant, *hydrophile*, suivant l'expression de Tourainne.

Déjà, pendant la guerre de 1870-1871, le professeur Gubler avait fait employer le coton cardé imbibé de glycérine, ce qui le rendait perméable. D'un autre côté, von Bruns, de Tubingue, utilisait un *coton-charpie* préparé en plongeant l'ouate dans une solution chaude de carbonate de soude du commerce.

Mais les recherches les plus complètes et les plus anciennes faites sur ce sujet appartiennent au docteur Tourainne. Dès 1855, en effet, celui-ci chercha à substituer l'ouate à la charpie et en 1861 son mode de préparation de l'*ouate hydrophile* fut publié dans le *Recueil des mémoires de médecine et de chirurgie militaires*[1].

La préparation du *coton hydrophile* est assez simple; il suffit de plonger le coton dans une solution de lessive ordinaire résultant de la cuisson de cendres de bois, ou bien encore, comme nous l'avons dit, d'après von Bruns, de faire cuire l'ouate dans une solution de soude du commerce renfermant 4 à 5 pour 100 de sel.

Pour Tourainne, cette manière de faire est insuffisante et le produit ainsi obtenu ne jouit pas de propriétés suffisamment absorbantes. Aussi conseille-t-il de renouveler un certain nombre de fois le contact du coton avec la lessive et d'essayer les produits successivement lavés et séchés.

D'ailleurs, le coton hydrophile peut se préparer plus rapidement en utilisant, comme von Bruns, une solution de soude du commerce, mais renfermant 25 ou 30 pour 100 de sel. Le coton est plongé dans le liquide, on le fait bouillir un peu et on le laisse séjourner une heure environ. Puis l'ouate est lavée à grande eau et séchée en ayant soin de ne pas la tasser; du reste, pour l'utiliser, il est très bon de lui faire subir un petit cardage, afin de rendre le produit plus beau et plus absorbant.

Enfin, Dupouy proposa l'emploi du *coton* dit *médical*, qui se prépare en plongeant pendant un certain temps l'ouate dans un bain acide; celle-ci est alors lavée jusqu'à ce que toute réaction acide ait disparu. Le coton est ensuite

1. 3e série, t. V, p. 325, août 1861.

séché à l'étuve, coupé en bandes et conservé dans des boîtes métalliques[1].

Aujourd'hui l'ouate hydrophile est d'un usage courant.

Avec le coton ou ouate hydrophile, on peut faire des rouleaux, des boulettes, des bourdonnets, des mèches, des gâteaux, des plumasseaux, etc., ce que l'on faisait jadis avec la charpie.

Pour faire des *rouleaux* ou des *boulettes* d'ouate, on roule l'ouate dans la paume de la main, de manière à obtenir une masse allongée dans le rouleau, arrondie dans la boulette. Les boulettes comme les rouleaux peuvent être employés pour écarter les bords d'une solution de continuité, pour éponger les plaies.

Bourdonnets. — Les bourdonnets ne sont autre chose que des boulettes ou des rouleaux plus serrés, que l'on met dans les plaies dont on veut empêcher la réunion ou bien dans quelques cavités naturelles. On les introduit à l'aide d'un porte-mèche ou d'une pince à anneaux, après les avoir enduits de vaseline. Lorsqu'ils doivent pénétrer profondément, on attache à leur partie moyenne un ou plusieurs fils, afin de pouvoir les retirer facilement; ce fil doit être souvent fixé au dehors, afin que le bourdonnet ne disparaisse pas. Lorsque plusieurs bourdonnets sont fixés de distance en distance sur un même fil, on fait ce qu'on appelle une *queue de cerf-volant.*

Ces bourdonnets peuvent servir à faire de la compression dans les cas d'hémorragies. On leur donne alors un volume plus ou moins considérable suivant les cas.

Mèche. — La mèche est un amas d'ouate roulée, suffisamment longue, que l'on introduit entre les lèvres des solutions de continuité pour en empêcher la réunion ou pour faciliter la marche de la cicatrisation des parties profondes vers les parties superficielles.

Pour introduire une mèche dans un trajet fistuleux, placez-la sur le porte-mèche. Faites attention, en l'appliquant sur la fourche de l'instrument, à ce que les deux bouts de celle-ci ne traversent pas la mèche. Ramenez les deux extrémités de la mèche contre la tige de l'instrument;

1. E. Bauduin, Thèse de Paris, 1878, n° 287.

tenez-les parfaitement tendues à l'aide du doigt indicateur et du doigt médius de la main droite, le bouton du porte-mèche étant placé sur la face palmaire de la seconde phalange du pouce. Plongez l'extrémité du porte-mèche ainsi garni dans un pot rempli de vaseline; étendez le topique sur les deux faces de la mèche à l'aide du doigt indicateur de la main gauche; présentez-la alors à l'orifice du trajet fistuleux, et introduisez-la doucement dans le trajet.

Donc l'ouate hydrophile se prête à toutes les formes exigées pour les pansements.

On a incorporé à l'ouate hydrophile des antiseptiques divers. C'est ainsi qu'on a fait des ouates hydrophiles à l'acide phénique, borique, au thymol, à l'eucalyptol, à l'acide salicylique, au bichlorure et au bi-iodure de mercure, à l'iodoforme, à l'iodol, au salol, au naphtol β, à la créoline, à l'aristol, etc.

4. — Tissu-charpie. Lint.

Les chirurgiens du nord de l'Europe se servaient souvent d'un tissu particulier de coton, tissu-charpie, *lint*,, inventé par les Anglais : une de ses faces est lisse, sur l'autre face le tissu est filamenteux; quelquefois les deux faces sont villeuses. Ce tissu est disposé en longues pièces roulées qu'on taille suivant le besoin.

En France, le lint est très employé comme pansement depuis quelques années, on le recouvre d'ouate hydrophile et d'ouate ordinaire. On peut aussi lui incorporer différents antiseptiques; mais le plus usité est le *lint boriqué*.

5. — Oakum. — Filasse. — Jute.

Les chirurgiens anglais et américains ont utilisé, il y a déjà longtemps, l'étoupe provenant de vieux cordages : c'est à ce produit qu'on a donné les noms d'*oakum*, de *marine lint*, selon sa finesse et sa pureté[1]. D'ailleurs, d'après le professeur Guyon, on aurait à peu près renoncé à l'emploi de ce succédané de la charpie, au moins dans les hôpi-

1. Readfern Davis, *On Oakum*, in *The Lancet*, t. I, p. 629, London, 1863.

taux de Londres[1]. Ajoutons qu'on pourrait l'employer en le stérilisant de la même manière que la charpie.

Il en serait de même de la *filasse*, brute ou blanchie au chlore, qui a été aussi abandonnée.

La *jute*, fibre végétale extraite du *Corchorus capsularis*, a joui d'un certain renom en Angleterre, surtout à cause de la modicité de son prix; mais aujourd'hui elle est remplacée par des substances plus absorbantes.

6. — Sciure et charpie de bois.

La *sciure* de bois de sapin a été recommandée par les chirurgiens allemands. Libérée par le crible de ses souillures accidentelles et des gros fragments, elle peut être purifiée à l'étuve. Elle a été employée sous forme de sachets ou coussins faits avec une enveloppe de gaze.

La *charpie de bois* est formée par de petits morceaux de bois de sapin très fins, effilochés et réduits en charpie. Elle s'emploie de la même manière que la sciure de bois.

7. — Ouate de tourbe.

L'*ouate de tourbe* peut être utilisée comme substance de protection des plaies, en interposant entre elle et les plaies plusieurs doubles de lint. Elle est cardable en lames et assez absorbante.

Très utile en chirurgie vétérinaire à cause de son prix modique, elle peut être conservée en paquets après avoir été soigneusement désinfectée par le sublimé. Redon a appelé sur elle l'attention[2] des praticiens et le docteur J. Lucas-Championnière l'emploie souvent dans son service à l'hôpital Saint-Louis.

8. — Mousse.

Encore appelée *sphaigne*, mousse des marais ou des bois récoltée l'hiver sous la neige. Débarrassée de tous les dé-

1. *Éléments de chirurgie clinique*, p. 578, Paris, 1873.
2. *Arch. de méd. milit.*, t. VII, p. 433, Paris, 1886.

bris qu'elle contient à l'état brut et passée à l'étuve, elle devient gris verdâire, un peu cassante. On l'emploie généralement imbibée de solution de sublimé à 1/2 ou 1 pour 1000. Les coussins de mousse sont très légers et très élastiques. Ce pansement est d'un usage courant en Allemagne; il a été essayé avec succès à Montpellier[1].

9. — Papier-charpie.

Bedoin[2] a voulu utiliser le papier-mousseline, le papier-filtre, comme substance à pansement. Ce papier est d'abord passé à l'étuve, puis trempé dans une solution antiseptique, enfin séché. Appliqué sur les plaies, il est souple, indolore et très absorbant. Il est utilisé couramment par Socin, de Bâle. Il a l'avantage de coûter très bon marché.

10. — Charpie de verre.

Celle-ci constituait la base du pansement anorganique au sublimé de Schede[3]. Mais elle a l'inconvénient d'irriter, de faire saigner les surfaces bourgeonnantes des plaies et d'être difficilement supportée par les malades.

11. — Amiante.

L'*amiante* et les tissus d'amiante ont été peu employés; il nous semble qu'à cause de leur grande facilité de stérilisation, ils pourraient rendre de grands services[4].

PIÈCES DE LINGE

Les linges de toile doivent être assez fins. Si la toile était trop grosse, elle serait dure et s'appliquerait mal sur les parties que l'on veut recouvrir.

1. Anselme, Thèse de Montpellier, 1885.
2. *Bull. de thérapeut.*, t. CX, p. 167, Paris, 1886.
3. Quatorzième congrès des chirurgiens allem., in *Centralbl. f. Chirurg.*, 1885, p. 300.
4. Voy. plus loin le *Pansement aseptique extemporané à l'amiante*.

Les linges de coton peuvent être également mis en usage et peuvent aussi servir de bandes ou d'enveloppes aux pièces de pansement.

1° *Compresses.* — Les compresses sont des pièces de linge destinées à recouvrir les plaies ou à protéger le champ opératoire.

Dans ces deux cas elles doivent être ourlées et stérilisées par l'ébullition ou par la vapeur sous pression.

La compresse fendue est une compresse longuette divisée parallèlement à ses bords jusqu'au tiers ou à la moitié de sa longueur. Elle peut être fendue à deux ou trois chefs; elle sert pour relever les chairs dans les amputations.

Si la compresse est très longue, très étroite, fendue à ses deux extrémités de manière à ne laisser au milieu que quelques centimètres sans être coupés, on lui donne le nom de *fronde*. Cette compresse est souvent percée d'un trou à son milieu.

2° *Bandes.* — Les bandes de toile ou de coton sont destinées à maintenir les pansements en place; nous les étudierons plus loin avec détails.

TARLATANE

Aujourd'hui on remplace les compresses de toile par des compresses de tarlatane que l'on peut plier en plusieurs doubles et auxquelles il est facile de donnerla longueur et la largeur voulues. Ces compresses, imbibées d'une solution antiseptique après avoir subi la stérilisation par l'ébullition simple ou la vapeur sous pression, constituent un excellent pansement pour les plaies infectées.

Nous aurons à y revenir au sujet des pansements antiseptiques.

La tarlatane est aussi le plus souvent utilisée en longues bandes pour appliquer sur les pansements. Dans ces cas, la bande de tarlatane est préalablement mouillée avant d'être utilisée.

Lorsque les bandes de tarlatane sont sèches, elles durcissent; il est quelquefois difficile de défaire un pansement. Les ciseaux de trousse ordinaires ne doivent pas servir pour cet usage. Aussi recommandons-nous les ciseaux spéciaux représentés figure 21.

L'une des branches est plus longue que l'autre et terminée par une extrémité mousse, arrondie. C'est cette extrémité

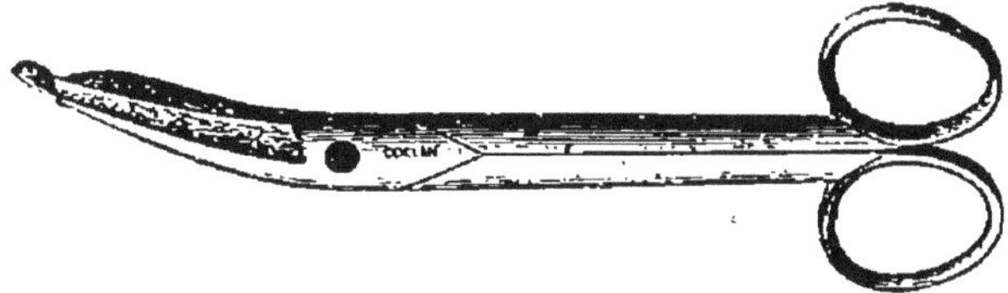

FIG. 21. — Ciseaux pour couper les pansements.

que l'on peut glisser facilement entre les feuillets durcis des bandes de tarlatane, sans entamer la peau des malades.

CHAPITRE IV

Des médicaments topiques.

Les topiques sont des médicaments que l'on applique à la surface de la peau, ou seulement à l'entrée des cavités naturelles, mais qui ne traversent jamais l'appareil digestif.

D'après leur consistance, on peut diviser les topiques en solides, liquides et gazeux.

Les topiques mous, qui tiennent le milieu entre les solides et les liquides, sont en général composés d'une partie liquide et d'une partie solide.

D'après leur action sur l'organisme, ces médicaments agissent, soit localement, ce sont les topiques proprement dits, soit par absorption, ce sont les topiques absorbables.

L'action des topiques proprement dits, quoique bornée à l'étendue de la peau sur laquelle ils sont appliqués, se fait ressentir souvent dans tout l'organisme; ainsi ils sont dérivatifs quand ils doivent déterminer une inflammation plus ou moins intense. Tels sont la farine de moutarde employée comme sinapisme, les vésicatoires, les cautères, etc.

Le mode d'action des topiques est aussi très variable; ils peuvent être caustiques, irritants, émollients, narcotiques, etc.; enfin quelques topiques agissent d'une manière spéciale : tels sont le quinquina, l'onguent mercuriel, etc.

L'emploi des topiques détermine quelquefois des lésions qui exigent des soins consécutifs, lorsque, par exemple, ils laissent après eux, soit des escarres, comme dans les cautères, soit des phlyctènes, comme dans les vésicatoires, etc.

Il ne sera question, dans cette première partie, que des topiques qui ne nécessitent aucun soin consécutif; nous ne décrirons les autres topiques que dans la seconde partie.

Les topiques s'appliquent ordinairement sur la peau, recouverte de son épiderme; d'autres fois, cependant, l'épiderme est soulevé par un vésicatoire, et l'on met en contact avec le derme les substances destinées à être absorbées : ce dernier mode d'administration s'appelle *endermie*. Dans cette méthode, on emploie le plus souvent des substances solides réduites à l'état de poudre très fine et assez actives pour pouvoir agir sous un petit volume.

Les topiques dont on se sert à l'état solide sont les *caustiques;* nous les décrirons plus loin avec les *cautères*, les poudres de *quinquina*, de *camphre*, de *tanin*, et enfin l'*iodoforme*. A l'état mou, ce sont : les *pommades*, *onguents*, *emplâtres*, etc., les différentes espèces de *cataplasmes*, etc. Enfin, à l'état liquide, ce sont : les *frictions*, les *onctions*, les *bains généraux* et *locaux*, les *lavements*, les *gargarismes*, etc.; à l'état de gaz ou de vapeur, les *bains de vapeur*, les *fumigations*, etc.

1. — Topiques solides.

Ils sont employés à l'état pulvérulent, tantôt comme absorbants, tantôt comme désinfectants (poudre de charbon), le plus souvent comme astringents (poudre de quinquina, de tanin, de tan, de ratanhia, etc.). Le pansement des escarres dues au décubitus prolongé se fait quelquefois avec de la poudre de quinquina, qui agirait dans ce cas comme tonique et astringente.

Le *camphre* en poudre a été préconisé par Netter dans le traitement des plaies atteintes de pourriture d'hôpital et aurait donné d'excellents résultats.

L'*iodoforme*, découvert par Serullas, est un corps solide, cristallisé en lamelles, d'une couleur jaune citrin, d'une odeur pénétrante, qui se rapproche un peu de celle de l'iode. Cette substance, étudiée par Bouchardat et Moretin, fut utilisée en chirurgie par Demarquay, qui l'associait au beurre de cacao, puis préconisée dans le pansement des plaies et des ulcères par Lallier, E. Besnier et S. Féréol. Depuis, l'iodoforme est entré dans la pratique chirurgicale et a généralement donné d'excellents résultats en excitant la cicatrisation des plaies de mauvaise nature, des ulcères scrofuleux et syphilitiques. Outre cette action, l'iodoforme agirait comme anesthésique.

Signalons encore parmi les topiques solides : la poudre de salol, le sous-nitrate de bismuth, le naphtol, etc...; nous reviendrons à propos des pansements antiseptiques sur l'emploi de ces divers topiques solides.

2. — Vaseline.

C'est un produit solide, gras et onctueux au toucher, remplaçant avec avantage le cérat; il est constitué par un mélange de carbures d'hydrogène liquides et solides. C'est un goudron convenablement purifié résultant de la distillation du pétrole brut, distillation opérée pour en séparer les essences légères.

Substance incolore, transparente, inodore, insipide, elle fond à 35 degrés, bout à 150 degrés et distille à 200 degrés; la vaseline ne peut jamais rancir; c'est ce qui fait qu'on l'emploie comme précieux excipient pour les pommades. A la vaseline on peut incorporer soit de l'acide borique, soit de l'iodoforme, soit du sublimé ou toute autre substance antiseptique. On peut faire une pommade opiacée, en y ajoutant de la belladone, de la morphine ou de l'opium.

La vaseline est un topique dont on fait un grand usage dans les pansements. Simple ou composée, elle s'emploie de la même manière.

Pour le pansement des plaies, des ulcères, etc., la vaseline est étalée sur du linge, de la tarlatane ou du lint.

Le pansement avec la vaseline constitue ce que les chirurgiens actuels ont appelé le *pansement simple*[1].

Pour faire ce pansement, on enduit du linge ou mieux

1. Le pansement simple classique se faisait avec du *cérat*, substance altérable et absolument abandonnée aujourd'hui.

du lint d'une couche mince de vaseline, on l'applique sur la plaie, on ajoute par-dessus une couche d'ouate.

La vaseline s'étale encore sur des linges destinés, soit à recouvrir des surfaces excoriées, soit à prévenir l'excoriation des parties exposées à une pression permanente ou considérable : au siège, par exemple, lorsque les malades doivent rester longtemps au lit; autour des articulations sur lesquelles on applique les liens extensifs, lorsqu'on veut réduire une luxation.

Enfin on l'emploie sur des parties couvertes de croûtes que l'on veut ramollir, ou sur les parties du corps que l'on veut raser.

3. — Glycérine.

Découverte par Scheele en 1779, la glycérine n'a éte employée en médecine que beaucoup plus tard (1844) par les chirurgiens anglais et américains. En 1851, Dallas, d'Odessa, l'utilisait en bains, en frictions et pour le pansement des plaies de mauvaise nature; toutefois, ce n'est qu'en 1854 que l'histoire de ce corps fut bien exposée dans un intéressant mémoire lu par Cap à l'Académie de médecine.

Depuis cette époque, et après la publication d'un autre travail dû à Cap et Garot, la glycérine a été employée dans les hôpitaux; Denonvilliers et Demarquay communiquèrent à la Société de chirurgie[1] des faits nombreux en faveur de l'utilisation de ce nouveau médicament.

En 1856, Deschamps, d'Avallon, publia[2] un mémoire très important sur cette substance : il fit connaître sa composition, ses propriétés chimiques et physiques; il démontra que la composition de la glycérine n'était pas toujours identique, et que l'on pouvait expliquer par là la diversité des résultats obtenus par son emploi.

Depuis cette époque les recherches sur les propriétés thérapeutiques et physiologiques de la glycérine furent continuées par Demarquay, Cap, Garot et Surun, et les résultats obtenus par ces divers observateurs ont été

1. *Soc. de chirurgie*, 24 novembre 1854.
2. *Répertoire de pharmacie*, t. XII, p. 506, Paris, 1856.

consignés dans une excellente monographie à laquelle nous avons emprunté presque tout ce qui a trait à l'histoire et à l'emploi de ce médicament[1].

Deschamps a montré qu'il existait dans le commerce cinq espèces de glycérine contenant toutes une plus ou moins grande quantité d'acide sulfurique, de chaux et d'acide chlorhydrique; que trois espèces étaient manifestement acides et renfermaient une assez grande proportion d'acide butyrique; qu'une quatrième était beaucoup moins acide, les acides ayant été saturés par la chaux; enfin, que la dernière était alcaline et contenait des acides gras volatils, du carbonate de soude, des chlorures et beaucoup de chaux.

La glycérine anglaise de Wilson ou de Price, préparée par le dédoublement des corps gras sous l'influence de l'eau, de la chaleur et d'une certaine pression, est incolore, d'une limpidité parfaite; elle a sur le papier de tournesol une réaction très légèrement acide, mais ne contient ni chaux, ni acide sulfurique ni acide chlorhydrique. Elle doit être considérée comme la glycérine presque pure, bien que celle-ci soit tout à fait neutre.

Cette question de l'acidité de la glycérine est très importante, car il résulte d'expériences de Deschamps : 1° que la glycérine acide détermine des douleurs vives, irrite les plaies simples et retarde leur guérison ; 2° que la glycérine acide produit de très bons effets sur les plaies de mauvaise nature, modifie la surface sécrétante et provoque le développement des bourgeons charnus; elle paraît agir, suivant la remarque de Léger, comme le jus de citron.

La glycérine neutre ou très légèrement acide nous semble donc devoir être appliquée dans le pansement des plaies récentes ou de bonne nature, et la glycérine acide devoir être réservée pour les plaies blafardes, pour les ulcères atoniques, etc.

Ajoutons, toutefois, qu'il résulte de nombreuses expériences dues à Demarquay, Luton[2], Van Vetter[3], Duchemin, de Boulogne, et Surun[4], que la glycérine possède une propriété antiseptique incontestable qui la rapproche de l'al-

1. Demarquay, *De la glycérine, de ses applications à la chirurgie et à la médecine*, 3e édit., Paris, 1867.

2. Note lue à la Société de biologie, 21 décembre 1855.

3. *Gazette des hôpitaux*, 1864, n° 84.

4. Thèse de pharmacie, Paris, 1862.

cool, et que cette propriété doit entrer aussi en ligne de compte dans les heureux résultats qu'elle fournit lorsqu'on l'applique sur des plaies de mauvaise nature.

La glycérine a été utilisée avec avantage pour les pansements simples. Voici comment on l'emploie : la glycérine est versée en plus ou moins grande partie dans un plat creux et l'on y trempe pendant quelques instants la compresse de lint. Au moment de faire le pansement, le lint qui baignait dans la glycérine est retiré et on le laisse égoutter avant de l'appliquer sur la plaie. Au-dessus du lint se met le gâteau de charpie stérilisée imbibé ou non de glycérine. Plus tard, lorsque la solution de continuité est presque cicatrisée, on supprime le lint et l'on se contente d'appliquer de la charpie stérilisée imbibée de glycérine.

Dans tous les cas ce pansement est très propre et ne salit ni les doigts du chirurgien, ni les bords de la plaie. Lorsqu'on veut enlever l'appareil, les pièces n'adhèrent pas à la plaie.

La guérison des plaies est-elle plus rapide par ce mode de pansement? Denonvilliers en était convaincu. Dans tous les cas, les plaies ont un bien meilleur aspect, et cela est d'autant plus frappant que ce chirurgien observait alors les résultats du pansement à la glycérine dans son service de l'hôpital Saint-Louis, où les plaies avaient en général une apparence assez mauvaise.

Remarquons que Demarquay avait essayé la glycérine non seulement dans les plaies simples, mais encore dans les plaies compliquées de pourriture d'hôpital, et, après avoir épuisé en vain les moyens les plus énergiques, il a obtenu par cet agent des résultats très avantageux. Il a eu également à s'en louer dans le traitement des plaies gangreneuses, des anthrax, des brûlures, des ulcères simples ou spécifiques.

Cap a encore conseillé l'usage de la glycérine à propos de quelques affections cutanées, pour la cure desquelles elle avait été déjà préconisée par Trousseau et Bazin. Il a également démontré qu'on pouvait tirer parti de la propriété qu'a ce corps de dissoudre en toutes proportions le tanin, l'iodure de potassium, etc.

De là un grand nombre de préparations connues sous les noms de glycérés, glycérolés et glycérats ; à cet égard, Dorvault a proposé de désigner sous les noms de glycérés et glycérats les préparations molles ou solides de la glycérine, réservant le nom de glycérolés aux préparations liquides.

Parmi les glycérés, on doit citer en première ligne le glycéré simple (*glycerinum amyli*) qui contient :

Amidon pulvérisé..................	10 grammes.
Glycérine..........................	150 —

On mêle et l'on chauffe doucement jusqu'à ce que le tout se prenne en gelée. Cette préparation, dont la consistance est analogue à celle de la vaseline, a été employée avec beaucoup de succès par A. Désormeaux[1].

Parmi les affections des organes génito-urinaires dans lesquelles Demarquay proposa l'emploi de la glycérine ou du glycérolé de tanin, nous citerons chez l'homme la balanoposthite et chez la femme la vaginite aiguë et chronique. Dans ces dernières affections, le médicament est maintenu en contact avec les parois vaginales à l'aide de tampons d'ouate.

Dans ces derniers temps, on a solidifié la glycérine, on lui a donné une forme conique ou ovalaire et on l'a utilisée comme pansements vaginaux ou suppositoires.

4. — Pommades.

Les *pommades* étaient des médicaments composés, qui avaient pour base des corps gras, principalement la graisse de porc ou axonge et quelquefois le beurre, l'huile et même le cérat simple.

Les *pommades anti-ophtalmiques* sont très nombreuses ; elles doivent agir directement sur les paupières ou sur le globe de l'œil. Pour les employer, on prend gros comme une lentille de la pommade prescrite et on l'applique sur la partie malade : telles sont les *pommades au précipité rouge*, *au nitrate d'argent*, *au calomel*, etc.

D'autres fois, la pommade doit agir à distance ; alors il faut faire des frictions sur les paupières, sur les tempes, sur le front : telles sont les *pommades mercurielles*, *opiacées*, *belladonées ;* dans ces cas elles sont employées à plus forte dose que les précédentes. Dans ces diverses pommades

1. *Soc. de chirurgie*, 12 juin 1851.

dites *anti-ophtalmiques*, Keffer avait proposé de substituer à l'axonge l'huile de ricin contenant un huitième de son poids de cire; les pommades ainsi préparées auraient le grand avantage de se conserver sans rancir, fait vérifié par Amédée Vée[1].

La *pommade mercurielle double*, ou *onguent napolitain*, est quelquefois conseillée pour graisser le linge, les plumasseaux, comme dans les pansements ordinaires; mais on l'utilise le plus souvent en onctions ou en frictions. Lorsqu'on veut agir sur l'économie tout entière, elle s'emploie à faible dose de 2 à 8 grammes en frictions deux fois par jour.

La *pommade épispastique*, ayant pour principe actif les cantharides, sert à exciter les vésicatoires. Nous verrons plus tard comment cette pommade doit être employée; toutefois, ayant remarqué que l'action des cantharides sur les voies urinaires pouvait déterminer des accidents, on a conseillé d'ajouter un peu de camphre à cette préparation. Dans les cas où cette addition ne suffirait pas pour empêcher l'inflammation de la vessie, il faudrait choisir une autre pommade, la *pommade au garou*, également épispastique, à la vérité moins active, mais qui n'agit pas sur l'appareil urinaire.

Les pommades employées en frictions adhèrent toujours à la peau; aussi, lorsqu'on veut en cesser l'usage ou qu'on veut faire de nouvelles frictions, doit-on avoir soin de nettoyer les téguments avec un peu de vaseline, de glycérine, ou simplement les laver avec de l'eau de savon légère.

5. — Onguents.

On nomme *onguents* des composés de consistance molle, pouvant se liquéfier à la température du corps, et qui contiennent des résines ou des huiles essentielles. Ils se distinguent des pommades en ce que celles-ci ne renferment pas de résine, et des emplâtres en ce que ceux-ci contiennent des sels métalliques qu'on ne retrouve pas dans les onguents.

La composition des onguents est extrêmement variable;

1. Aujourd'hui, la plupart des pommades sont faites avec de la vaseline au lieu d'axonge. On se sert aussi quelquefois de lanoline.

quoi qu'il en soit, ils possèdent en général des propriétés irritantes.

Très employés autrefois, leur usage est presque complètement abandonné aujourd'hui; on s'en servait pour activer les plaies; tels sont l'*onguent styrax*, l'*onguent digestif*, le *baume d'Arcéus*, etc. A cet effet, on étalait une couche plus ou moins épaisse de l'onguent sur un plumasseau qui était appliqué directement sur la plaie.

L'*onguent basilicum*, l'*onguent de la mère*, l'*onguent Canet* sont encore utilisés par le vulgaire, comme maturatifs (?).

6. — Emplâtres.

Les *emplâtres* diffèrent des onguents en ce qu'ils contiennent des oxydes métalliques; ils sont plus consistants et se ramollissent beaucoup plus difficilement. Solides à la température ordinaire, ils doivent être préparés de telle manière que la chaleur des parties sur lesquelles on les applique puisse suffisamment les ramollir pour leur faire contracter avec ces parties une certaine adhérence, sans cependant leur permettre de les liquéfier assez pour couler.

En général irritants, ils doivent cette propriété non seulement à leur composition, mais encore à leur solidité. En effet, appliqués sur la peau, ils la ramollissent en empêchant la sueur de s'évaporer : aussi causent-ils de fréquents érythèmes. C'est ce que nous verrons plus tard à propos des bandelettes agglutinatives.

L'oxyde métallique le plus souvent employé dans la composition des emplâtres est la litharge.

Pour conserver les emplâtres, on les roule de manière à en faire des cylindres assez volumineux. De cette manière, l'air, n'agissant qu'à leur surface, laisse intacte la plus grande partie de la masse emplastique; autrement ils se dessécheraient, deviendraient cassants et ne pourraient plus servir.

Quand on veut faire usage d'un emplâtre, on le ramollit et on l'étale sur une pièce de linge ou un morceau de peau de mouton. Cette dernière préparation a reçu des pharmaciens le nom d'*écusson*. Cette dénomination a été, du reste, appliquée à toutes les préparations pharmaceutiques : emplâtres, extraits, matières résineuses, électuaires, étendus en couche mince sur de la peau, de la toile, etc.

Pour préparer les écussons avec des électuaires ou des masses emplastiques très molles, on étend la composition avec une spatule et on lisse l'écusson avec le même instrument préalablement mouillé s'il s'agit d'un électuaire, ou légèrement échauffé s'il s'agit de matière emplastique.

Les emplâtres sont beaucoup plus adhérents que les onguents; ils restent plus longtemps appliqués, ordinairement de huit à quinze jours.

Il est quelques onguents qui présentent une consistance aussi grande que celle des emplâtres. On leur a donné le nom d'*onguents emplastiques*. Ils diffèrent des emplâtres en ce qu'il n'entre pas d'oxyde métallique dans leur composition; ils s'emploient de la même manière que les emplâtres : tels sont la *poix de Bourgogne*, l'*emplâtre d'André de la Croix*, l'*onguent solide de blanc de baleine*.

L'usage des emplâtres est presque entièrement abandonné; cependant on prescrit assez souvent l'*emplâtre de poix de Bourgogne simple* ou *saupoudré avec du tartre stibié*. Pour étendre cette poudre sur les écussons, il faut la chauffer légèrement ou la mouiller avec un peu d'alcool. Ce dernier emplâtre agit de la même manière que la pommade d'Autenrieth. Enfin Mialhe a préconisé l'emploi d'un *sparadrap stibié*, qui aurait l'avantage de produire une éruption plus discrète et plus égale que celle obtenue à l'aide des moyens précédents. On se sert encore de l'*emplâtre narcotique :* c'est un emplâtre simple auquel on ajoute de l'*extrait de ciguë*. Mais ceux dont on fait le plus fréquemment usage sont l'*emplâtre de Vigo cum mercurio*, l'*emplâtre de diachylon* ou *sparadrap de diachylon*, dont on fait les bandelettes agglutinatives.

L'*emplâtre de Vigo* est employé comme résolutif; il s'applique sur les engorgements ganglionnaires, scrofuleux ou syphilitiques; il sert aussi à faire des bandelettes que l'on met sur certains ulcères.

7. — Agglutinatifs.

Lorsque les emplâtres sont étendus d'une manière uniforme sur un tissu de toile ou de coton, etc., on leur a donné le nom de *sparadraps*. Ces topiques sont employés comme agglutinatifs.

Pour qu'un sparadrap soit bon, il faut que l'emplâtre ne se détache pas par écailles, qu'il soit suffisamment souple pour pouvoir se mouler sur les parties, qu'il se ramollisse assez à la température du corps pour se coller parfaitement sur les téguments, enfin qu'il puisse s'enlever en totalité sans laisser sur la peau des parcelles qui la salissent.

Les sparadraps sont employés en morceaux de formes diverses ou découpés en bandelettes. Lorsque les morceaux de sparadrap doivent avoir une certaine étendue, il faut, afin que l'emplâtre s'applique d'une manière plus exacte, faire des incisions sur les angles.

Mais c'est sous la forme de bandelettes agglutinatives que les sparadraps sont le plus souvent employés.

Les bandelettes sont des lanières de sparadrap larges de 1 à 2 centimètres environ et d'une longueur proportionnée au volume de la partie que l'on doit couvrir.

Les bandelettes doivent être taillées dans les rouleaux de sparadrap tels qu'on les trouve dans le commerce : ce sont de longues bandes, larges de 30 centimètres environ, recouvertes d'une couche assez mince d'emplâtre, soit de diachylon, soit de Vigo, les seuls emplâtres employés maintenant en bandelettes. L'emplâtre doit être étalé d'une manière uniforme, et l'on y arrive facilement en faisant passer la pièce de linge et l'emplâtre à travers une espèce de laminoir horizontal qui ne permet le passage que de la lame de linge parfaitement tendue et d'une mince couche de matière emplastique. Cet instrument a reçu le nom de *sparadrapier*. La pièce de linge sur laquelle on étend l'emplâtre doit être peu épaisse et présenter sur une de ses faces, celle qui doit être en contact avec l'emplâtre, des villosités, afin que celui-ci puisse mieux adhérer.

Pour tailler les bandelettes, on prend un de ces rouleaux, on déroule le sparadrap dans une longueur égale à celle que l'on doit donner aux bandelettes, on coupe les deux lisières, qui présentent sur leurs bords des couches d'emplâtre plus épaisses et inégalement étendues. On saisit de la main gauche l'extrémité libre de la bande, pendant qu'un aide maintient toute la lame de sparadrap déroulée, convenablement tendue, en tirant légèrement sur le rouleau lui-même. De la main droite le chirurgien tient des ciseaux qu'il dirige rapidement et à droit fil vers l'aide. Les ciseaux ne doivent pas être conduits en coupant, la simple pression de leurs deux bords tranchants suffit pour diviser le sparadrap. Si l'on ne procédait pas de cette façon, les bandelettes ne présenteraient pas toujours la régularité désirable.

Il faut bien se garder de déchirer les bandelettes de leur extrémité libre vers leur extrémité adhérente, car l'emplâtre, n'étant pas coupé, tomberait par écailles, laisserait les bords des bandelettes dégarnies, et ceux-ci ne pourraient plus adhérer convenablement.

Pour employer ces bandelettes, il suffit le plus souvent de les appliquer sur la peau sans aucune préparation; mais il est quelquefois besoin de les chauffer. Il faut avoir soin, dans ce dernier cas, de ne pas les exposer à une chaleur trop vive ou trop longtemps prolongée, car le linge absorberait l'emplâtre, et celui-ci ne pourrait plus adhérer aux parties sous-jacentes.

Les bandelettes ainsi taillées servent : 1° à fixer les appareils; 2° à agir comme topiques sur les ulcères et à les comprimer. Nous décrirons plus loin la manière d'appliquer les bandelettes.

Dans ces derniers temps on a préparé des bandes d'agglutinatifs antiseptiques à l'iodoforme et au salol en particulier.

Lorsque les plaies siègent à la face, aux doigts, qu'elles sont peu étendues, on se sert d'une espèce particulière d'agglutinatif : c'est le *taffetas d'Angleterre*. Ce n'est autre que du taffetas noir, rose ou blanc, recouvert d'ichtyocolle dissoute d'abord dans l'eau, que l'on fait chauffer ensuite avec de l'alcool. Ce taffetas est extrêmement adhérent, on l'applique sur les plaies en mouillant légèrement la surface recouverte par le mélange. Pour l'enlever, il suffit de l'humecter de nouveau jusqu'à ce qu'il soit complètement ramolli.

On peut rapprocher du taffetas d'Angleterre le *taffetas français*, dans lequel la soie est remplacée par de la baudruche; cet agglutinatif, dû à J. Marinier, est souple, imperméable et un peu élastique; on l'applique sec en ayant soin d'humecter très légèrement les parties qu'il doit recouvrir.

La *baudruche gommée* constitue une espèce de sparadrap mince et léger qui n'a guère d'autre utilité que de mettre les parties lésées à l'abri du contact de l'air.

On l'emploie avec assez d'avantage dans le traitement des

plaies peu étendues, des excoriations des mains et du visage, et il suffit que les parties soient légèrement mouillées pour y faire adhérer la baudruche.

8. — Collodion.

Le *collodion*, découvert par J.-P. Maynard de Boston, est un produit d'un blanc jaunâtre, de consistance sirupeuse, insoluble dans l'eau, et qu'on obtient par la dissolution de la *poudre-coton*, *fulmicoton*, *xyloïdine*, dans l'éther sulfurique alcoolisé.

Le collodion adopté par les hôpitaux aurait pour formule :

Pyroxyline	5
Éther à 0,720	75
Alcool à 90 degrés	20

Il contient 1/20e de son poids de fulmicoton, est très fluide, ce qui permet de le manier plus facilement[1].

Le collodion est fortement adhésif, sèche en quelques secondes par l'évaporation de l'éther et peut être employé seul sur des solutions de continuité peu étendues. Le chirurgien tient les lèvres de la plaie rapprochées jusqu'à ce que le collodion, étendu sur les tissus à l'aide d'un pinceau, se soit desséché; de cette manière la plaie est parfaitement réunie. Malheureusement le collodion offre le grave inconvénient de se rétracter et d'exercer des tiraillements parfois fort douloureux. Pour éviter cet inconvénient, il faut utiliser de préférence le collodion *élastique*.

Plus fréquemment on trempe dans le collodion simple un tampon d'ouate hydrophile, que l'on applique immédiatement.

Cet appareil, dont la solidité paraît due au feutrage des fibrilles de coton non dissoutes dans l'éther, peut être assez facilement enlevé si on le mouille avec de l'éther.

Collodion élastique. — Robert de Latour, ayant remarqué que le collodion devenait cassant et qu'alors il ne garantissait qu'imparfaitement les surfaces traumatiques du contact de l'air, a cherché à le rendre souple et y ajouta d'abord du caoutchouc; plus tard, après les recherches de Rogé, il

1. Pour plus de détails sur les préparations de collodion, consultez les articles du *Nouv. Dict. de méd. et de chirurg.*, t. VIII, p. 726, Paris, 1868, et du *Dictionnaire encyclopédique des sciences médicales*, 1re série, t. XIX, p. 13 et 16, Paris, 1877.

y introduisit l'huile de ricin, qui est parfaitement soluble dans le collodion dans la proportion de 2 grammes pour 30 grammes.

En somme, toutes les fois qu'on aura affaire à une plaie peu étendue, dont il est possible d'obtenir la réunion immédiate, il faudra employer le collodion, soit seul, soit avec de l'ouate hydrophile. Cette substance peut encore être utilisée lorsqu'il faut soustraire une solution de continuité petite, mais profonde, au contact de l'air; comme par exemple dans certaines plaies pénétrantes des cavités articulaires ou viscérales.

Dans le but d'obtenir cette occlusion, on peut employer : la baudruche, dont on superpose un certain nombre de couches qu'on enduit de collodion (Valette); de l'ouate hydrophile déposée en très minces couches successives sur les tissus préalablement enduits de collodion, et incorporée ntimement avec cette substance (Guyon). Nous croyons cette dernière méthode des plus faciles à suivre et elle nous a presque toujours donné d'excellents résultats.

Ajoutons que depuis longtemps déjà nous avons pu apprécier la valeur du collodion, et en particulier du collodion riciné, pour l'occlusion des petites plaies auxquelles sont exposés les étudiants en médecine, soit en disséquant, soit en faisant des autopsies ou de la médecine opératoire. Mais il faut avoir le soin de désinfecter soigneusement au préalable ces petites plaies; sans cela on courrait le risque d'un phlegmon ou d'une lymphangite consécutive.

Il est un point, cependant, sur lequel on n'a pas assez insisté jusqu'ici, c'est que les applications du collodion sont parfois mal supportées et qu'elles déterminent de la rougeur et des phlyctènes. C'est pour éviter cet inconvénient, qui peut être grave, que l'on a conseillé d'utiliser de préférence le collodion dit élastique, beaucoup moins irritant. Dans les cas où le collodion doit agir par sa rétractilité, on pourra recouvrir les téguments d'une première couche de collodion élastique, puis faire usage du collodion ordinaire[1].

L'emploi du collodion n'a pas été seulement limité au traitement des plaies; son action légèrement réfrigérante, compressive et protectrice a été utilisée dans un certain nombre d'affections médicales ou chirurgicales.

1. A. Le Cam, Thèse de doctorat, Paris, 1878, n° 98, p. 10.

Robert de Latour, en 1859, crut trouver, dans l'emploi du collodion déposé en couche mince à la surface de l'abdomen, un remède contre la péritonite et la métro-péritonite. Swain, Valette, Bonnet l'utilisèrent contre les brûlures au deuxième degré; Rouget[1], Guersant et le professeur Broca[2] en conseillèrent l'emploi dans le traitement de l'érysipèle.

Nous n'avons pas voulu passer sous silence la plupart des modes d'emploi de cette substance; cependant il en est encore d'autres qui tiennent plus particulièrement à notre sujet; nous voulons parler : 1° des sutures sèches; 2° des appareils inamovibles, dans lesquels le collodion a été substitué aux blancs d'œufs, à la dextrine et à l'amidon ; 3° du collodion cantharidé (Hirch). Nous reviendrons sur ces applications en décrivant les sutures, les appareils de fractures et les vésicatoires.

Collodion antiseptique. — Pour rendre le collodion antiseptique, il suffit de lui incorporer de l'iodoforme ou du salol. Le collodion au salol que nous recommandons a pour formule :

Éther à 56 degrés	225	grammes.
Alcool à 90 degrés	25	—
Coton-poudre	10	—
Salol	15	—

9. — Cataplasmes.

Les *cataplasmes* ou *épithèmes* sont des topiques mous et humides, formés de poudres ou de farines délayées de manière à en faire une bouillie épaisse, et que l'on étale sur un linge, afin qu'ils puissent être appliqués à la surface des parties malades.

Les cataplasmes sont *simples* ou *composés* : les premiers sont ordinairement formés d'un liquide et de farine, etc. ; les seconds sont le plus souvent des cataplasmes simples, auxquels on ajoute différentes substances plus actives, telles que des poudres, des solutions médicamenteuses, etc.

1. Thèse de Strasbourg, 1854.
2. M.-J. Petit, Thèse de doctorat, Paris, 1868, n° 159.

Le liquide est le *véhicule;* la substance qui doit donner au cataplasme sa consistance est l'*excipient;* les médicaments surajoutés sont dits *accessoires :* ces dernières substances n'appartiennent qu'aux cataplasmes composés.

Le véhicule le plus communément employé est l'eau bouillie, froide ou chaude; ou chargée de principes médicamenteux : astringents, narcotiques, antiseptiques, etc.

L'excipient est, en général, composé de matières féculentes : telles sont les farines de graine de lin, de riz, d'orge, de moutarde, la fécule de pomme de terre. On fait encore usage, soit de racines, cuites et réduites en pulpe ou bien crues et râpées, soit de feuilles ou de tiges, écrasées ou cuites; enfin, on emploie aussi des pulpes de fruits.

Si certains cataplasmes ont besoin d'être préparés au feu, il en est quelques-uns auxquels le feu enlève leurs propriétés, par exemple ceux dans lesquels il entre des substances volatiles ou bien ceux qui contiennent des principes altérables par la chaleur. Dans tous les cas, il est toujours inutile de prolonger l'ébullition des cataplasmes; lorsque les substances qui les composent sont suffisamment cuites, elles doivent être retirées du feu, sauf plus tard à les réchauffer, s'il est nécessaire.

Les médicaments accessoires qu'on ajoute aux cataplasmes sont destinés à en augmenter l'activité; souvent même ils donnent seuls la propriété au cataplasme. Ces substances sont très variables, nous en parlerons en décrivant les différentes espèces de cataplasmes; nous ferons remarquer seulement qu'on doit faire attention à ne pas employer de médicaments qui, en contact avec l'excipient, le neutraliseraient et n'agiraient plus eux-mêmes.

Les cataplasmes composés ont une action spéciale due aux médicaments qu'on y ajoute; mais en outre, comme les cataplasmes simples, ils agissent par leur humidité, qui ramollit la peau et tend à rendre plus facile l'absorption du médicament.

La température ordinaire des cataplasmes doit être de 30 à 35 degrés centigrades : presque constante pendant tout le temps qu'ils restent appliqués, elle maintient la partie qu'ils recouvrent à une température égale.

Les cataplasmes froids sont employés, soit comme répercussifs, et ils cessent d'agir lorsque le cataplasme est élevé à la température de la peau, soit comme astringents ou résolutifs. L'action de ces derniers est, à la vérité, moins grande, lorsqu'ils se sont échauffés; néanmoins ils peuvent rester plus longtemps appliqués que lorsqu'ils sont conseillés comme répercussifs.

Les cataplasmes très chauds, à 40 ou 45 degrés centigrades, sont employés comme dérivatifs; on les applique sur les extrémités : ils rougissent la peau, causent de la douleur et cessent d'agir lorsque leur température s'est abaissée.

La durée de l'application d'un cataplasme varie suivant l'action qu'on veut produire et suivant sa composition. Quelquefois, un cataplasme appliqué pendant quelques heures seulement ne doit plus être remplacé; d'autres fois, il doit être renouvelé toutes les six ou douze heures. Si le cataplasme est maintenu plus longtemps en place, il s'aigrit, il devient dur, irrite la peau, sur laquelle il forme des sillons rouges, douloureux, contenant la pâte du cataplasme desséché, qu'il est parfois difficile d'enlever.

Les cataplasmes médicamenteux doivent être renouvelés plus souvent que les cataplasmes émollients, surtout quand ils renferment des substances susceptibles de s'altérer par la chaleur.

Le mode d'emploi des cataplasmes varie; ils peuvent être appliqués à nu ou entre deux linges.

La manière de confectionner un cataplasme est très simple. On choisit une pièce de linge un peu plus grande que le cataplasme que l'on veut faire; le linge étant étalé sur une table, on verse sur le milieu la pâte du cataplasme, on replie le linge sur lui-même et sur la pâte, puis avec les mains on fait glisser la pâte entre les deux lames de linge, et, lorsqu'elle commence à s'étendre, on tire la lame de linge supérieure de manière à entraîner la pâte avec elle. Cette petite opération répétée pour chacun des côtés du cataplasme et la pâte régulièrement étalée, on obtient une couche uniforme, qui doit avoir 2 centimètres d'épaisseur environ. On replie alors les quatre bords du cataplasme dans une étendue de 6 à 8 centimètres, et même davantage, surtout si la pâte est trop molle ou le cataplasme trop grand : de cette manière on fait une espèce d'encadrement qui empêche le cataplasme de fuser de tous côtés.

Si l'on veut faire usage d'un cataplasme entre deux linges, on recouvre la partie restée à nu d'un linge fin, ou mieux d'une mousseline ou d'une gaze très claire. Dans tous les cas, il faut faire attention à ce que le linge, correspondant à la face du cataplasme qui doit être mise en contact avec la peau, ne présente ni ourlets, ni coutures qui puissent déterminer des pressions douloureuses.

Pour appliquer un cataplasme, il faut en prendre les deux bords opposés, le tenir horizontalement, de peur que la pâte ne coule vers les parties déclives; puis le renverser et l'appliquer promptement sur la partie malade, en ayant soin de ne pas le traîner sur la région qu'on veut couvrir.

Lorsque le cataplasme est trop grand, on le fait glisser sur la paume des deux mains, étendant les doigts aussi près que possible des bords; on le redresse ensuite en le maintenant fixé à l'une de ses extrémités par une main, tandis que l'autre avance peu à peu vers l'extrémité opposée. Il ne faut pas replier le cataplasme sur lui-même, car la pâte, en se touchant d'un côté à l'autre, pourrait se séparer inégalement lorsqu'on vient à le déployer. Si le cataplasme a besoin d'être fixé, quelques tours de bande faiblement serrés suffisent pour l'empêcher de se déplacer.

L'application du cataplasme entre deux linges est beaucoup plus facile, car, n'ayant pas à craindre le contact immédiat de la pâte, on peut le plier sur lui-même.

Lorsqu'on a enlevé un cataplasme, il faut avoir soin que la partie, sur laquelle il était appliqué et qui reste humide, ne soit pas brusquement refroidie, aussi faut-il l'essuyer avec un linge sec.

Afin d'éviter leur dessiccation trop rapide et de maintenir plus longtemps leur chaleur, on entoure les cataplasmes d'un large morceau de taffetas ciré qu'on maintient par quelques tours de bande. On a employé dans le même but l'étoffe de gutta-percha et la toile de caoutchouc.

1° *Cataplasmes émollients.* — L'excipient de ces cataplasmes est en général composé de fécules ou de farines cuites, de racines ou de feuilles de plantes mucilagineuses, etc.; le véhicule est l'eau ou le lait.

Les cataplasmes émollients sont presque toujours employés chauds ou tièdes; il n'y a d'exceptions que pour quelques maladies de la peau, dans lesquelles la moindre sensation de chaleur augmenterait la douleur.

Les cataplasmes émollients les plus fréquemment employés sont ceux de fécule de pomme de terre.

Pour faire un cataplasme de fécule de pomme de terre, il faut mettre de l'eau sur le feu, et quand elle entrera en ébullition, il faut y verser brusquement la fécule que l'on aura délayée dans 60 ou 100 grammes d'eau froide, faire jeter un ou deux bouillons et retirer du feu.

L'effet de ces épithèmes est de relâcher la peau et les organes sous-jacents, de manière à faciliter la circulation capillaire. Ils agissent : par leur humidité, en formant une espèce de bain local ; par leur chaleur, en maintenant à une température uniforme la partie sur laquelle on les applique.

On fait usage de cataplasmes émollients dans les affections inflammatoires des cavités splanchniques en les appliquant sur les parois de ces cavités, au niveau des points douloureux.

Mais les cataplasmes émollients ont l'inconvénient d'affaiblir et d'œdématier les parties avec lesquelles ils sont en contact : appliqués sur les plaies, les ulcères, la surface de ceux-ci devient pâle et blafarde.

Les cataplasmes employés trop chauds, mais surtout les cataplasmes de farine de lin, déterminent souvent de la folliculite pileuse et de l'eczéma s'accompagnant d'une démangeaison parfois insupportable. Les mêmes phénomènes se manifestent lorsque l'on prolonge l'usage des cataplasmes, ou bien lorsque ceux-ci restent appliqués pendant un long espace de temps. On explique, dans ce dernier cas, la genèse de ces accidents par l'irritation que cause la graine de lin devenue rance sous l'influence de la chaleur et du contact de la sueur. A. Lailler est parvenu à les éviter en rendant la farine de lin inaltérable par la suppression de l'huile qu'elle contient[1]. La *poudre de lin* est d'un usage constant à l'hôpital Saint-Louis.

2° *Cataplasmes antiseptiques.* — Au lieu d'eau ordinaire, il vaut bien mieux se servir d'eau boriquée à 4 pour 100 si l'on veut rendre le cataplasme antiseptique ou bien d'une solution de sublimé à 1/2000e.

Eu égard à leurs nombreux inconvénients au point de vue chirurgical, on tend aujourd'hui à se servir de moins en moins de cataplasmes. En fait, on les remplace avec avantage par des compresses de tarlatane ou de lint, trempées dans une solution antiseptique tiède, chaude ou froide, recouvertes de taffetas gommé et d'une bande de tarlatane,

1. Académie de médecine, séance du 8 août 1882, et Académie des sciences, 4 décembre 1882.

de toile ou de flanelle. Nous aurons l'occasion d'y revenir au sujet des pansements antiseptiques.

3° *Cataplasmes astringents et toniques.* — Toutes les poudres toniques et astringentes peuvent être mises en usage pour faire ces cataplasmes. Celles qui sont le plus souvent conseillées sont les poudres de racine de tormentille, de bistorte, de tan, de quinquina, de noix de galle, de feuilles de roses de Provins, et la poudre d'alun.

Ces diverses substances sont employées le plus ordinairement comme accessoires sur les cataplasmes simples, mais souvent aussi on les mélange avec une certaine quantité d'eau, et l'on en fait une espèce de pâte. Dans cet état les cataplasmes sont beaucoup plus actifs; on peut même augmenter leurs propriétés en se servant comme véhicule d'un liquide astringent, tel que la solution d'alun, de sulfate de fer, de sulfate de zinc.

Il est évident que des cataplasmes simples, arrosés d'une solution astringente, doivent aussi devenir astringents.

Les cataplasmes astringents doivent être employés froids, à moins de circonstances exceptionnelles. Si l'on saupoudre un cataplasme simple de poudres astringentes, ce cataplasme doit être également froid.

Il est nécessaire de renouveler ces cataplasmes lorsqu'ils sont desséchés, ou bien lorsque, devant agir en partie par leur température, ils se sont échauffés par le fait de leur contact avec les téguments.

4° *Cataplasmes excitants.* — Les cataplasmes excitants doivent leurs propriétés à des principes aromatiques, âcres, résineux, alcooliques, acides, ammoniacaux ou alcalins.

Les *cataplasmes excitants aromatiques* sont préparés avec les feuilles de plantes aromatiques, telles que la sauge, le romarin, la rue, l'absinthe.

Lorsqu'on fait un cataplasme avec des plantes odorantes, il est préférable de les employer en poudre, car toutes ces substances perdent peu par la dessiccation. Si l'on jugeait que la chaleur fût nécessaire, on ferait digérer le véhicule et la poudre à la température du bain-marie.

Les racines de raifort, les feuilles de cresson, de beccabunga, de cochléaria forment des *cataplasmes excitants âcres*.

Les *cataplasmes résineux* se font en étalant des résines

molles sur de l'étoupe ou de la charpie, ou en saupoudrant un cataplasme simple de résine en poudre.

Les *cataplasmes acides* sont préparés, soit avec des bouillies arrosées d'acide citrique, acétique, ou mélangés avec des feuilles d'oseille, d'oxalis, etc. On employait avec avantage, dans la pourriture d'hôpital et pour raviver certains ulcères atoniques ou gangreneux, du *citron* coupé par tranches et appliqué directement sur la plaie.

Les *cataplasmes excitants alcooliques* sont faits avec un excipient cuit dans du vin ou arrosé des teintures alcooliques de cannelle, de muscade, de quinquina, ou bien seulement de vin chaud. Leur action est très prompte, mais elle ne tarde pas à s'épuiser, aussi doivent-ils être souvent renouvelés.

Enfin, les *cataplasmes excitants ammoniacaux* doivent leur propriété à des matières animales décomposées par la chaleur du corps : ce sont des vers de terre, etc. Nous ne nous arrêterons pas à décrire ces épithèmes dégoûtants.

5° *Cataplasmes irritants ou sinapismes.* — L'histoire des sinapismes sera traitée complètement au chapitre de la *Rubéfaction.*

6° *Cataplasmes résolutifs.* — Les cataplasmes résolutifs sont ceux qui produisent une légère irritation suffisante pour faciliter la résorption, mais pas assez intense pour exciter la partie sur laquelle on les applique.

L'eau-de-vie camphrée, le sous-acétate de plomb étendu d'eau, la solution de chlorhydrate d'ammoniaque sont les résolutifs le plus généralement employés; ils servent à arroser les cataplasmes.

Dans ces dernières années Lelièvre a utilisé la substance extraite du *Fucus crispus*, pour en fabriquer des *cataplasmes* dits *instantanés*. Ceux-ci constituent des feuilles sèches qui trempées dans une petite quantité d'eau bouillante se ramollissent, se gonflent et peuvent être facilement appliquées sur les parties malades. Pour éviter la dessiccation du cataplasme Lelièvre, il faut le recouvrir d'une mince feuille de gutta-percha.

Notons que ce cataplasme accepte et retient les substances médicamenteuses comme le laudanum, l'extrait de Saturne, l'acide phénique, etc. Enfin, il jouit d'un grand avantage, c'est qu'il peut rester appliqué plusieurs jours sans subir la moindre altération et par conséquent sans irriter les téguments.

La *toile-cataplasme* d'Hamilton peut encore être utilisée avec avantage et remplacer les cataplasmes ordinaires. Elle s'applique, comme le cataplasme Lelièvre, après immersion de quelques minutes dans l'eau chaude ou bouillante et on la recouvre de taffetas imperméable.

10. — Des topiques liquides.

Nous venons de voir que sur l'excipient des cataplasmes on versait souvent quelques gouttes de liquide ou qu'on y étendait quelques poudres, de manière à le rendre plus actif. Il arrive très fréquemment aussi que c'est une pièce de linge, de la charpie qui sert d'excipient. On a donné différents noms à ce mode de pansement, suivant la manière dont il est fait : si l'on imbibe des linges ou de la charpie de liquide, et si ces linges ou cette charpie sont appliqués sur la plaie, c'est un pansement par *imbibition ;* si un courant de liquide est incessamment versé sur la partie malade, c'est un pansement par *irrigation*, etc. Nous allons décrire successivement ces différents modes de pansement.

1° *Pansements par imbibition.*

Les pansements par *imbibition* sont ceux que l'on fait avec des linges, de la charpie, imbibés de liquides tels que de l'eau pure, ou des liquides chargés de principes actifs, comme l'alcool, l'eau-de-vie camphrée, l'eau blanche, etc.

Eau. — Depuis longtemps déjà[1] les chirurgiens avaient donné le conseil d'appliquer sur certaines plaies des compresses mouillées; mais, ces compresses ne tardant pas à s'échauffer, l'eau s'évaporait; aussi était-on obligé de remplacer le pansement ou de verser sur la compresse laissée en place une nouvelle quantité de liquide. Ce mode de pansement nécessitait donc une surveillance extrême-

1. Lombard, *Précis sur les propriétés de l'eau simple employée comme topique dans la cure des maladies chirurgicales*, in *Opuscules de chirurgie*, 1786.

ment grande, souvent même impossible, en particulier pendant la nuit; de plus, cette méthode pouvait entraîner le brusque passage du froid au chaud ou *vice versa*. Les chirurgiens ont cherché, il est vrai, à diminuer ces inconvénients en employant des pièces d'appareil qui conservaient l'eau pendant longtemps : le molleton de laine, par exemple; Percy a même recouvert ce molleton de tissus capables d'empêcher l'évaporation du liquide.

A. Bérard (1835), Malgaigne (1841) préconisèrent l'emploi de l'eau en chirurgie ; mais c'est à Amussat fils qu'on doit la plupart des perfectionnements apportés dans ce mode de pansement.

Le *pansement à l'eau*, presque abandonné en France, a surtout été adopté en Angleterre[1] jusqu'au moment où se généralisa l'emploi des solutions alcooliques et phéniquées.

Alcool. — Teintures alcooliques. — Eau-de-vie camphrée. — Employées dans le traitement des plaies par la plupart des anciens chirurgiens, les substances alcooliques tombèrent dans l'oubli vers la fin du siècle dernier et furent presque complètement abandonnées pendant la première moitié du dix-neuvième siècle. Cependant, il faut bien le dire, les vétérinaires avaient conservé presque intactes les traditions des anciens chirurgiens, tout en simplifiant très notablement leurs formules, et les teintures alcooliques, en particulier la teinture d'aloès, jouaient un grand rôle dans la thérapeutique des plaies chez les animaux.

En 1859, Batailhé et Guillet rappelèrent l'attention des chirurgiens sur l'usage externe des alcooliques et publièrent successivement trois mémoires, résumés plus tard en un seul[2]. Ces travaux firent naître les recherches expérimentales de Nélaton, recherches consignées dans les travaux de ses deux élèves, Chédevergne et de Gaulejac (1864). Depuis, les pansements par l'alcool ou les composés alcooliques ont été expérimentés par presque tous les chirurgiens, et l'on peut ajouter qu'ils ont été favorablement accueillis.

Le liquide employé pour ces pansements a varié quelque

1. Topinard, *Quelques aperçus sur la chirurgie anglaise*, thèse de Paris, 1860.

2. *De l'alcool et des composés alcooliques en chirurgie*, etc., mémoire lu à la Société médicale du Panthéon, le 10 août 1859.

peu. Batailhé recommandait l'alcool pur ou très légèrement étendu d'eau, d'autres ont préconisé l'eau-de-vie ordinaire, et dans les hôpitaux on s'est surtout servi de l'eau-de-vie camphrée marquant 18 à 20 degrés. Quelques chirurgiens, imitant les vétérinaires, ont conseillé l'usage des teintures de myrrhe, d'aloès (Lecœur, Delioux de Savignac).

Dans les plaies récentes, comme dans les plaies d'amputation qu'on a l'intention de réunir primitivement, on doit laver la surface saignante avec de l'alcool coagulant avec rapidité les substances albuminoïdes. Dans quelques cas ce lavage est assez douloureux, surtout si le liquide employé est de l'alcool concentré. L'arrêt du sang obtenu, la plaie est réunie selon les règles, soit par des sutures superficielles, soit par des sutures profondes; un léger plumasseau de charpie imbibée préalablement de liquide alcoolique est placé sur la solution de continuité, et on le maintient par des bandes; le plus souvent, comme pour le pansement à l'eau, on recouvre le tout d'une enveloppe imperméable empêchant l'évaporation du liquide.

Pour les plaies qui suppurent, le pansement est aussi des plus simples. Le lavage de la solution de continuité avec le liquide alcoolique est indiqué; puis les plumasseaux imbibés d'alcool sont placés méthodiquement, on les recouvre de compresses, d'une toile imperméable, et l'on maintient tout l'appareil par des tours de bande.

Lorsqu'une plaie récente et exposée à l'air est pansée avec l'alcool, sa surface se recouvre d'un enduit glutineux, vernissé, qui, dès le début, lui donne un aspect d'autant plus propre que tout écoulement sanguin est entièrement supprimé par l'action coagulante du pansement. Quelques jours après apparaissent la sérosité et le pus, toujours sécrété en petite quantité; les globules de ce pus sont détruits, décomposés par l'alcool, et forment, avec la sérosité albumineuse exhalée de la surface traumatique, une sorte de croûte blanchâtre dans laquelle on peut rencontrer des globules sanguins. Soit que cette croûte reste très mince, soit qu'elle se combine avec la partie la plus ténue de la charpie appliquée sur la plaie, elle forme une sorte d'enduit protecteur qui abrite les parties exposées et facilite leur cicatrisation. C'est alors, comme le fait remarquer Dubreuil, une véritable cicatrisation sous-crustacée, c'est-à-dire à l'abri du contact de l'air, ce qui est d'une importance capitale au point de vue des accidents qui peuvent venir compliquer les plaies.

Les bourgeons charnus qui recouvrent la solution de continuité sont petits, serrés, très vasculaires, et n'offrent jamais ce développement anormal et cet aspect fongueux qu'on observe trop souvent.

Grâce à ce mode de pansement, la réunion primitive des plaies serait plus fréquente et, d'autre part, les accidents qui peuvent compliquer la marche des plaies exposées seraient plus exceptionnels; telle est du moins l'opinion discutable des chirurgiens qui ont préconisé l'emploi du pansement à l'alcool.

Il est évident que son usage donne d'excellents résultats, surtout lorsqu'on vient à l'associer avec celui des antisepseptiques et, en particulier, des solutions phéniquées, comme nous le verrons ultérieurement.

L'alcool a été encore employé à l'extérieur comme révulsif et résolutif, par exemple dans les entorses, dans les tumeurs synoviales du poignet (Houzelot et Nélaton), dans l'hypertrophie de la mamelle (Brodie, Ibre), contre les épanchements des articulations, les contusions, etc.

Nélaton a préconisé l'emploi continu de compresses imbibées d'alcool à 40 degrés pour prévenir ou arrêter le développement des furoncles.

2° *Irrigation.*

Un autre mode de pansement et de traitement des plaies a été l'*irrigation*, méthode qui consistait à faire couler sur la solution de continuité une certaine quantité d'eau.

Ne voulant ni décrire, ni même passer en revue les nombreux appareils qui ont été imaginés pour faire les irrigations, nous nous contenterons de poser les principes à l'aide desquels on pourra toujours faire une irrigation.

Le lit du malade, les parties saines doivent être garantis de l'humidité, aussi le lit sera-t-il préservé par une toile cirée. Autant que possible on placera la partie malade dans une gouttière métallique; un corps mou et susceptible de s'humecter doit recouvrir le fond de cette gouttière et soutenir le segment du membre blessé. Dans tous les cas, l'appareil sera disposé de telle sorte que l'eau ne s'y accumule pas, ne filtre pas à travers et ne dépasse pas les bords de la gouttière pour aller inonder le lit. Il faut noter dès à présent que cette dernière condition est toujours difficile à remplir, aussi l'irrigation continue n'est-elle applicable que pour les parties déjà assez éloignées de la racine des membres.

Lorsque la partie malade aura été disposée dans la position qui lui est le plus convenable, elle sera couverte d'une compresse destinée à amortir la chute de l'eau et à la disperser sur une plus grande surface.

L'appareil à irrigation se composera d'un vase qui doit contenir l'eau que l'on veut verser sur la plaie, d'un tube qui amène l'eau jusqu'au voisinage de la partie blessée, d'un second vase pour recevoir l'eau qui aura baigné la partie malade. Quel que soit le vase que l'on emploie, un seau de zinc ou en bois, une fontaine à robinet, que le seau soit percé d'un trou à sa base ou sur ses parties latérales, que l'eau sorte du seau par un siphon, peu nous importe; les modifications apportées aux appareils d'irrigation ne présentent pas assez d'importance pour que nous nous y arrêtions, d'autant plus que dans la pratique ordinaire on se sert des ustensiles que l'on a sous la main.

Nous dirons la même chose pour la manière de fixer le vase qui sert de réservoir : ainsi on peut le mettre sur une chaise placée sur un meuble à côté du lit du malade, l'accrocher à un clou implanté dans le mur, le fixer aux traverses du lit comme on le fait d'ordinaire dans les hôpitaux; enfin on l'a mis sur une planche supportée par deux tréteaux. Quel que soit le procédé usité, il faut avoir soin de ne pas trop élever le vase, afin que l'eau ne se refroidisse pas pendant qu'elle tombe, et que le poids de la colonne de liquide ne soit pas trop considérable.

Quant au volume du jet d'eau, il est important de le déterminer : il doit être très fin. Aussi conseille-t-on de faire passer le liquide à travers un tube effilé à la lampe, de boucher l'une des extrémités du tube qui amène le liquide avec un petit morceau d'éponge. Le moyen de conduire l'eau qui nous a le mieux réussi, moyen d'ailleurs conseillé par Mathias Mayor, consiste à se servir d'une ficelle un peu plus fine que l'orifice du tube qui conduit l'eau; celle-ci, filtrant le long de la ficelle, peut être facilement dirigée sur les divers points de la région malade. Si nous nous servions d'une fontaine à robinet, nous donnerions au robinet une ouverture suffisante pour laisser écouler la quantité d'eau nécessaire, et nous recevrions le filet d'eau sur une bande qui conduirait le liquide jusque sur le membre.

Pour faire des irrigations, on emploie généralement un *tube-siphon* (fig. 22), constitué par un tuyau de caoutchouc offrant à l'une de ses extrémités un entonnoir destiné à plonger au fond du vase qui contient le liquide de l'irrigation, et à l'autre extrémité une sorte de canule percée d'une ou de plusieurs ouvertures. Un robinet sert à régler l'écoulement du liquide.

Le professeur Le Fort a fait construire un *seau à irrigation* à jet continu représenté dans la figure ci-contre (fig. 23) ; cet appareil est surtout destiné au lavage des plaies et lui aurait rendu de grands services pendant la guerre de 1870-71.

A quelle température doit être l'eau qui sert aux irriga-

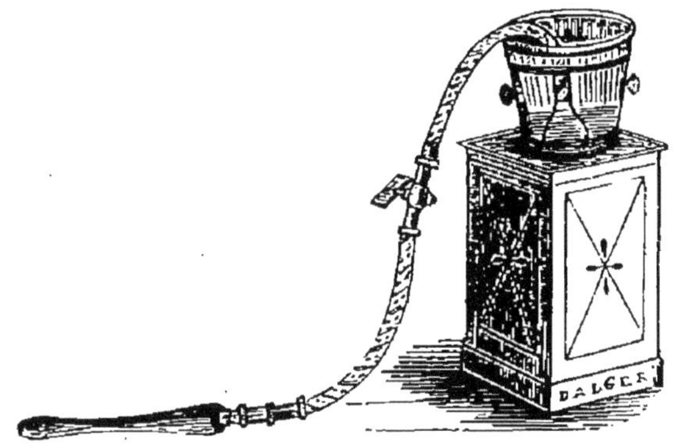

Fig. 22. — Siphon à irrigation.

tions ? Est-il convenable, dans certains cas, d'employer de l'eau additionnée de quelque substance médicamenteuse ? A la seconde question, nous répondrons tout de suite que l'eau pure, et mieux, l'eau préalablement bouillie, suffit dans tous les cas pour le but qu'on se propose dans les irrigations. On a conseillé l'addition d'eau-de-vie camphrée, afin de rendre l'évaporation plus rapide ; or ce liquide ne nous paraît pas avoir ici d'avantage réel ; il serait employé plus utilement si la plaie avait un mauvais aspect et sécrétait un pus fétide. Nous proscrivons complètement l'emploi de l'acétate de plomb, qui durcit rapidement les linges et les rend imperméables.

Quant à la première question, elle ne présenterait pas plus de difficulté que la seconde, si les cliniciens ne s'étaient prononcés d'une manière absolue, les uns pour les irrigations froides, les autres pour les irrigations avec de l'eau tiède. Nous pensons que, suivant les indications, on doit varier la température de l'eau et ne pas employer un procédé à l'exclusion de l'autre.

Beaucoup de chirurgiens ont cité de nombreux cas de guérisons de contusions violentes, de plaies contuses, de plaies par armes à feu, obtenues par l'emploi des *irrigations froides*; mais les auteurs eux-mêmes qui en ont préconisé l'usage en signalent les inconvénients. Tous les blessés ne supportent pas également le froid; parfois cet agent détermine chez eux des frissons et un malaise qui oblige à supprimer l'irrigation.

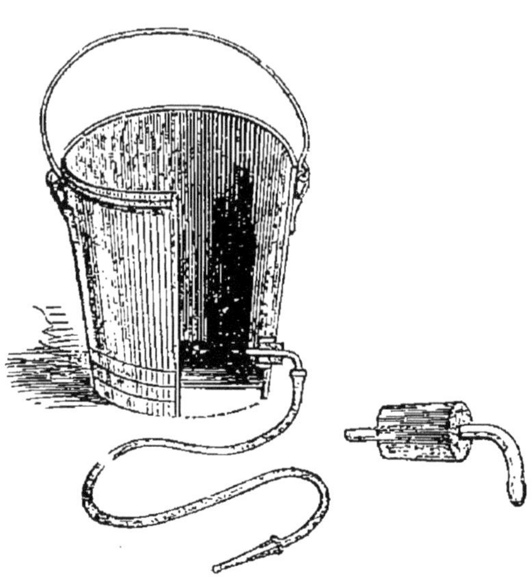

Fig. 23. — Seau à irrigation à jet continu du professeur Le Fort.

En résumé, l'irrigation froide peut rendre de grands services dans certains cas, mais elle n'a pas répondu aux avantages que l'on en espérait; Velpeau en borne l'emploi aux inflammations de la peau ou sous-cutanées. Nélaton[1] s'exprime ainsi : « L'irrigation avec l'eau froide ne peut être employée comme une méthode générale de traitement. Tous les praticiens qui l'emploient la considèrent comme une méthode exceptionnelle spécialement applicable aux plaies contuses, et surtout aux plaies compliquées d'écrasement qui, pour le membre supérieur, ne s'élèvent pas au-dessus du coude, et au-dessus du genou pour le membre abdominal. »

L'*eau tiede* a été également mise en usage pour les irrigations; elle a trouvé, ainsi que l'eau froide, ses partisans exclusifs. L'irrigation faite avec l'eau tiède n'a pas l'incon-

1. *Traité de pathologie chirurgicale*, 2e édit., t. I, p. 234.

vénient de causer des frissons; elle n'est pas douloureuse, et les malades en éprouvent presque un sentiment de bien-être. « L'eau tiède, dit Sanson, jouit surtout de la propriété émolliente au plus haut degré. »

Combien de temps faut-il entretenir l'irrigation? C'est là une question dont la solution est du plus haut intérêt pour la pratique. Josse conseillait l'irrigation pendant quelques jours seulement; dans certains cas, toutefois, il la continuait pendant trente ou quarante jours. A. Bérard en préconisait l'usage pendant six à quinze jours[1]; en général, on peut dire qu'on la prolonge jusqu'à ce que toute crainte d'inflammation ait disparu. Breschet continuait les irrigations jusqu'à cicatrisation avancée de la plaie; mais souvent on est obligé de les abandonner à cause des douleurs qu'elles occasionnent aux malades; ce serait même, pour Josse, un signe que l'action de l'eau cesse d'être nécessaire. Cependant il ne faut pas se hâter de supprimer les irrigations, car Josse nous apprend que « trop souvent il a eu l'occasion de constater que la phlogose peut reprendre toute son intensité ». Les irrigations d'eau tiède seront faites pendant plus longtemps que celles d'eau froide.

Ces pansements par l'irrigation continue ont été en quelque sorte un acheminement vers la méthode antiseptique. Leur but était d'enlever les produits de sécrétion des plaies, c'est-à-dire les milieux de culture des microbes, au fur et à mesure de leur production.

CHAPITRE V

Pansements en général[2].

Les pansements sont excessivement variés; il est cependant des règles générales qui peuvent se rapporter à toute espèce de pansement, et ce sont ces règles que nous allons exposer ici.

Le chirurgien qui fait un pansement, doit avoir soin de

1. A. Bérard, *De l'eau froide comme antiphlogistique dans le traitement des maladies chirurgicales*, in-8, Paris, 1834.

2. A. Jamain, in Supplément au *Dictionnaire des dictionnaires de médecine*, art. PANSEMENT, p. 575.

placer le malade de telle sorte que celui-ci puisse garder la même position sans être gêné pendant toute la durée du pansement, et que lui-même ait les mouvements bien libres. Il doit faire attention à ce que tous les objets dont il peut avoir besoin soient à sa portée : instruments, pièces d'appareils, topiques, eau chaude, eau froide, éponges, vase ou bassin vide pour recevoir les pièces de pansement qu'il retire, lumière; tout doit être prêt; à cet égard, on ne saurait avoir trop de précautions. Aussi, si ce n'est pas le chirurgien qui prépare tout ce qui lui est nécessaire, il doit toujours vérifier s'il ne lui manque rien. Pour que cette vérification soit plus facile, tous les objets doivent être disposés dans l'ordre où ils doivent servir, sur une table, ou mieux sur un plateau de bois transportable. Enfin, le nombre des aides doit être suffisant : il vaut mieux qu'ils soient trop nombreux, afin de n'avoir pas à compter sur des personnes étrangères.

« La sensibilité des personnes étrangères à l'art, inaccoutumées à considérer un semblable spectacle (les plaies avec de grands délabrements), leur cause des émotions si vives, qu'au lieu d'un auxiliaire pour un pansement, vous pourriez avoir une personne en défaillance, c'est-à-dire un malade de plus qui vous empêcherait de terminer un pansement commencé. Surtout dans les campagnes, et même à la ville, on est accablé d'importuns et de bavards, attirés plutôt par la curiosité que par le besoin d'être utiles : il faut les obliger à se retirer[1]. »

Enfin, le chirurgien doit indiquer à chacun des aides la place qu'il doit occuper et ce qu'il a à faire pendant la durée du pansement.

Lorsque tout sera disposé, une alèze, un drap plié en plusieurs doubles devra être placé au-dessous de la plaie, afin de garantir le lit, et l'on procédera au pansement.

Les pansements doivent être faits avec une certaine rapidité, sans toutefois que cette rapidité soit préjudiciable au malade; le chirurgien doit être prêt à s'arrêter dès que ses manœuvres deviennent douloureuses; il doit en rechercher la cause afin d'y remédier, si cela est possible. La plaie sera le moins longtemps possible exposée au contact de l'air; enfin, on aura soin de fermer les portes, les fenêtres, pour éviter les courants d'air *directs* et l'on placera sur le

1. Gerdy, *Traité des bandages*, 2e édit., t. II, p. 62, Paris, 1839.

dos ou sur la poitrine du malade une alèze chaude.

C'est avec la plus grande douceur que le chirurgien devra enlever l'appareil qui recouvre la plaie. Il détache la bande ou le bandage sans causer aucune secousse à la partie affectée; il imbibe avec de l'eau bouillie ou avec une solution antiseptique tiède toutes les parties collées par du sang desséché, puis il enlève, en usant des mêmes précautions, les compresses pièce à pièce.

Les plaies doivent être nettoyées avec soin : il faut enlever, à l'aide de tampons d'ouate, le pus qui séjourne dans les anfractuosités; il faut nettoyer le pourtour des plaies et ne pas y laisser s'accumuler ces croûtes qu'on rencontre si souvent autour d'elles. Il est très facile de les enlever chaque jour avec le bord de la spatule; au contraire il devient très difficile de les détacher lorsqu'on les a laissées augmenter de volume. L'action de ces croûtes n'est certainement pas sans influence sur la cicatrisation des plaies, car elles irritent la peau et déterminent au-dessous d'elles des ulcérations qu'avec un peu de propreté on aurait pu prévenir. Nous avons déjà dit que l'emploi de la glycérine ou l'usage des pansements à l'alcool empêche en partie la formation de ces croûtes et par suite leur action nuisible sur les bords de la plaie.

Quand la plaie a été convenablement nettoyée, il faut procéder à l'application du nouvel appareil. Personne n'ignore que la nature de la lésion ou de la maladie fait nécessairement varier le pansement. Ces modifications peuvent encore tenir aux accidents, ou aux complications qui peuvent survenir pendant le traitement.

Tout pansement doit être appliqué mollement; cependant il doit être assez serré pour que les mouvements du malade ne le dérangent pas. D'un autre côté, il est important de ne pas exercer une constriction trop forte, la douleur, la gangrène même pouvant être la conséquence de l'oubli de ce précepte. Nous ajouterons toutefois que, dans certains cas, il est nécessaire d'exercer une constriction assez grande, soit sur un membre tout entier, comme dans le pansement des fractures, ou quand on veut obtenir la résolution d'une inflammation; soit sur une partie du membre, quand on veut arrêter une hémorragie, chasser le pus qui séjourne dans les anfractuosités des plaies et obtenir le recollement des tissus; mais cette compression doit être très surveillée et de courte durée.

Il est souvent utile d'introduire des drains dans les clapiers, de cautériser les bourgeons charnus trop saillants, etc.

Nous n'entrerons pas dans de plus grands détails à ce sujet; nous voulons seulement faire remarquer que l'habileté d'un chirurgien ne consiste pas seulement dans sa dextérité, mais qu'il doit posséder des connaissances en pathologie et en thérapeutique chirurgicales, afin de pouvoir faire les changements, les substitutions et les innovations que les divers états des malades peuvent exiger.

CHAPITRE VI

Méthodes de pansement des plaies.

Autrefois les pansements étaient renouvelés tous les jours, et même deux fois par jour.

Faire un pansement était un véritable travail et une source d'ennuis et de souffrances pour le malade, car les anciens chirurgiens multipliaient à l'envi les pièces d'appareil et les pansements étaient des plus compliqués.

Aujourd'hui, il n'en est plus de même; on s'est efforcé de simplifier le pansement, à tel point que souvent l'appareil est constitué par un simple morceau d'étoffe ou de lint, imbibé de liquide antiseptique ou alcoolique qui recouvre la plaie, le tout étant enveloppé d'un manchon fait de toile imperméable.

Les chirurgiens modernes ont aussi la préoccupation de rendre les pansements aussi rares que possible.

Mais il ne faut pas croire que les transformations dans chacune des méthodes aient été faites du jour au lendemain. C'est progressivement que l'on est arrivé aux différents procédés de pansement des plaies qui ont cours aujourd'hui.

Ainsi, au commencement de ce siècle, les chirurgiens commencèrent à regarder la putridité du pus et les conséquences qu'elle entraîne comme produites par le contact de l'air. Dans leurs pansements ils s'efforcèrent alors de mettre en garde les plaies contre l'influence nocive de l'atmosphère et surtout le contact d'un air infesté de miasmes. De là naquirent les *pansements rares*.

1. — Pansements par occlusion.

Dès 1844[1], S. Laugier préconisa l'emploi de l'occlusion des plaies en suppuration : « Ce pansement consistait dans l'application d'un morceau de baudruche, recouvert d'une solution épaisse de gomme arabique[2]. De cette façon, la plaie était abritée du contact de l'air et se trouvait dans des conditions analogues à celles qu'on observe, lorsque les solutions de continuité se cicatrisent sous une croûte, résultant du dessèchement du sang et du pus.

La même année, Chassaignac[3] déclara que depuis quelque temps il employait un mode spécial de pansement des plaies, qu'il désignait sous le nom de *pansement par occlusion.*

Dans un travail remarquable, dû à Trastour[4], de Nantes, les bases et le mode d'application de cette méthode ont été très bien exposés. C'est spécialement à l'occasion des fractures compliquées de jambe que Trastour a rendu ses démonstrations plus évidentes.

Une fracture compliquée étant donnée, on construit sur la partie blessée une cuirasse avec des bandelettes de sparadrap, qui sont croisées et qui se recouvrent par imbrication. Le croisement des bandelettes est nécessaire à la solidité de la cuirasse ; leur imbrication est indispensable pour prévenir les effets très nuisibles des bandelettes écartées. Elles ne doivent jamais être appliquées circulairement sous peine d'une imminence d'étranglement. Les cuirasses ainsi construites doivent toujours dépasser les limites de la lésion. Ces quatre conditions sont de rigueur.

L'objet qu'on a en vue, c'est de recouvrir la plaie d'une enveloppe protectrice, très solide, qui constitue le pansement interne ou immédiat.

Le pansement externe consistait dans l'application d'un linge criblé de trous, enduit d'une épaisse couche de cérat, puis de la charpie, des compresses et des bandes.

Enfin, au pansement externe on ajoutait un appareil contentif.

1. *Comptes rendus de l'Académie des sciences*, t. XIX, p. 914.
2. Dubreuil, Thèse d'agrégation en chirurgie, p. 49, Paris, 1869.
3. *Comptes rendus de l'Académie des sciences*, t. XIX, p. 1006.
4. *Arch. gén. de méd.*, t. XXIX, p. 59, Paris, 1852.

2. — Ventilation des plaies et des ulcères.

Par son procédé de ventilation des plaies, Bouisson cherchait à obtenir une croûte résistante sur les plaies.

« L'idée de ventiler directement les plaies, dit le professeur Bouisson[1], nous est venue en observant la guérison spontanée et à l'air libre des solutions de continuité superficielles faites à des animaux. La prompte dessiccation des surfaces dénudées, la formation d'une croûte et la cicatrisation sous cet opercule protecteur, nous ont amené à penser qu'en favorisant par la *ventilation directe* l'évaporation des liquides exhalés, on accélérerait l'organisation régulière du plasma, et qu'il en résulterait une *cicatrisation sous-crustacée* plus avantageuse, à divers titres, que celle qu'on obtient par les pansements ordinaires. »

La ventilation peut se faire très simplement, à l'aide d'un soufflet ordinaire, ou bien encore au moyen de ventilateurs spéciaux.

C'est en somme un pansement par occlusion.

3. — Occlusion pneumatique de Jules Guérin.

L'auteur eut l'idée d'envelopper les parties à l'aide d'un manchon de tissu imperméable, dans lequel on faisait le vide d'une façon permanente. De là le nom d'*occlusion pneumatique* qu'il donna à sa méthode, aujourd'hui délaissée.

4. — Aspiration continue de Maisonneuve.

L'appareil de Maisonneuve diffère bien peu de celui de Jules Guérin. Toutefois le but que s'était proposé d'atteindre Maisonneuve était très différent de celui que poursuivait Jules Guérin, qui ne cherchait qu'à éviter l'action excitante, en quelque sorte phlogistique de l'air.

Pour Maisonneuve, les liquides exsudés à la surface des plaies meurent au contact des corps étrangers ou de l'air extérieur, se putréfient, et deviennent alors de redoutables poisons pour l'économie. On ne saurait trop insister sur la

1. Bouisson, *Tribut à la chirurgie*, t. II, p. 153, Montpellier, 1861.

valeur de cette théorie des accidents, des plaies, antérieure aux recherches de Pasteur.

Son appareil à aspiration continue n'avait d'autre but que d'empêcher cette putréfaction rapide des liquides à la surface des plaies [1].

5. — Pansements ouatés d'Alphonse Guérin.

Depuis longtemps déjà, sur le conseil du docteur Anderson, l'ouate fut employée dans le traitement des brûlures, et de l'aveu de la plupart des chirurgiens les résultats obtenus par son usage sont assez satisfaisants. Les vives douleurs, l'inflammation des plaies qui résulte du contact de l'air et des pansements répétés, sont très notablement diminuées sous l'influence de ce mode de traitement, qui constitue en fait un pansement rare, et presque un pansement par occlusion.

Toutefois, malgré les efforts de Mayor, de Lausanne, les avantages de ce mode de thérapeutique des brûlures furent peu remarqués au point de vue du traitement général des plaies ordinaires ou chirurgicales, et tout l'honneur de la généralisation méthodique de ce pansement appartient à Alphonse Guérin.

Ce chirurgien admettait, depuis fort longtemps déjà, que les accidents graves d'infection purulente qui se développaient chez les blessés tenaient à un véritable empoisonnement produit par des éléments miasmatiques contenus dans l'air des divers endroits où des malades sont réunis en grand nombre. Ces éléments nuisibles, déposés à la surface des plaies ou absorbés par elles, intoxiquent véritablement le blessé, d'où l'indication absolue de protéger la plaie du contact de l'air et surtout de cet air nuisible et empoisonné.

Il est certain que beaucoup des méthodes passées en revue dans les précédents chapitres ont pour but de soustraire les surfaces traumatiques, bourgeonnantes ou non, à l'action nuisible de l'air. Mais, il faut bien le dire, le problème était très difficile à résoudre; aussi la plupart des appareils décrits ci-dessus n'agissent-ils que d'une façon imparfaite et permettent-ils toujours le contact d'une certaine quantité

1. *Mémoire sur les intoxications chirurgicales* (10 décembre 1866, Académie des sciences). *Note sur la méthode d'aspiration continue*, etc., lue à l'Académie des sciences le 4 novembre 1867.

d'air vicié, soit avec la plaie elle-même, soit avec le pus ou les liquides sécrétés par elle. Aussi en résulte-t-il l'apparition de phénomènes produisant la putréfaction des matériaux organiques, et une cause imminente d'intoxication pour le blessé.

Or, fait important à noter dès à présent, toutes ces difficultés théoriques et pratiques sont résolues par l'emploi du pansement ouaté, tel que A. Guérin le préconise. En effet, si le pansement ouaté n'empêche pas le contact de l'air, il s'oppose absolument à ce que la moindre particule, organique ou non, puisse se déposer sur la plaie, être absorbée par elle, ou bien altérer les liquides qu'elle sécrète. C'est là une des propriétés remarquables de l'ouate, qui, en somme, agit comme un tamis, comme un filtre d'une extrême finesse, et d'une finesse d'autant plus grande que le coton est plus comprimé : ce qui se conçoit bien facilement.

Cette propriété filtrante de l'ouate, connue depuis longtemps dans les laboratoires, fut bien mise en relief par les expériences de Schröder et de Dusch, par les recherches de Pasteur sur la génération spontanée, et plus récemment encore par celles de Tyndall, qui démontra que de l'air ainsi filtré était *optiquement pur*, c'est-à-dire ne renfermait plus la moindre particule pouvant devenir visible sous l'influence d'un rayon de lumière très intense [1].

Comme nous l'avons déjà dit, pour que le pansement fait avec de l'ouate joue le rôle d'un filtre parfait, il faut que l'ouate soit assez serrée, d'où la nécessité d'une certaine compression, compression élastique comme on le sait, depuis l'emploi fréquent du coton dans les appareils de fractures.

Or, précisément, les deux buts que A. Guérin s'efforce d'atteindre dans sa méthode sont : 1° de filtrer l'air qui peut arriver au contact de la plaie; 2° d'exercer sur les parties voisines et sur la plaie elle-même une compression élastique suffisante pour empêcher le développement d'une inflammation ou d'un engorgement trop intense.

Comme ce pansement a été plus particulièrement employé dans les plaies étendues qui succèdent aux amputations, nous allons exposer avec soin le *modus faciendi* de A. Guérin dans ces circonstances.

Supposons, par exemple, qu'il s'agisse de panser une

1. Voy. *Revue des cours scientifiques*, Paris, 1869, p. 242 et 284.

amputation circulaire de cuisse. L'hémostase étant complète, la plaie est lavée à l'eau tiède, ou bien avec un mélange d'eau et d'alcool camphré ou phéniqué; on l'essuie ensuite avec soin. Les fils à ligature sont coupés ras. Le moignon étant soutenu, la manchette cutanée est tendue suivant un de ses diamètres par un aide, et l'on y applique des couches d'ouate, de façon à combler complètement le vide formé par le cône creux résultant d'une amputation bien faite. Il est évident que l'ouate adhère aussitôt aux tissus sous-jacents encore humides. Ce remplissage fait, on place des lames d'ouate qui doivent recouvrir la plaie et l'extrémité du moignon, en se rabattant par leur circonférence sur le membre amputé; puis des bandes d'ouate sont enroulées autour du membre, de manière à remonter jusqu'au pli de l'aine, et même à entourer le bassin [1].

L'accumulation de ces bandes doit être telle que le volume des parties recouvertes de coton soit au moins le triple de leurs dimensions normales. C'est alors qu'on commence à appliquer les bandes. On agit ici comme on le ferait pour établir une compression élastique, c'est-à-dire que la striction exercée par la bande doit être progressive, et qu'elle doit arriver à être aussi énergique que possible à la fin du pansement. Il faut avoir placé soi-même un de ces appareils, pour se douter de la force qu'on doit employer pour le serrer d'une façon convenable, et, très fréquemment, malgré l'emploi d'une force assez grande, l'appareil est assez peu serre pour qu'on soit obligé d'ajouter de nouvelles bandes compressives. Il est bien entendu que la compression qu'on exerce ainsi doit être, autant que possible, répartie d'une façon régulière sur le segment du membre et sur la portion adjacente du tronc.

Nous venons de voir qu'en effet, dans l'amputation de la cuisse, le pansement doit remonter jusqu'à la racine du membre, et même entourer le bassin. De même, dans l'amputation du bras, le cou et la poitrine doivent être recouverts d'ouate. Pour les amputations de l'avant-bras ou de la jambe, il faut que l'appareil remonte jusqu'à la racine du membre, afin que la plaie soit suffisamment protégée du contact d'un air altéré.

1. Dans l'emploi de ces feuilles d'ouate nous conseillons de retirer toute la partie glacée, qui pourrait nuire à la solidité du pansement et empêcher l'occlusion complète qu'on se propose d'obtenir.

Dans les amputations à lambeaux, A. Guérin n'a d'abord pas tenté la réunion immédiate; mais celle-ci fut faite ultérieurement, en particulier par Désormeaux, et elle donna d'excellents résultats; les moyens de réunion utilisés furent des fils de fer, de la tarlatane collodionnée, des bandelettes de diachylon; dans tous les cas, le reste du pansement est fait comme nous l'avons indiqué plus haut. A-t-on affaire à une résection, la perte de substance résultant de l'ablation des surfaces articulaires est comblée par du coton, et le reste du pansement est toujours fait de la même manière.

Le membre amputé ou réséqué doit être bien surveillé, et il faut s'efforcer de le maintenir dans la position horizontale, ce qui s'obtient en mettant une simple alèze sous le moignon.

Ce pansement appliqué, le phénomène qui surtout frappe le chirurgien, c'est l'absence de douleurs spontanées ou déterminées par le contact des corps voisins, voire même par leur choc.

C'est là un fait caractéristique dont nous avons été témoin nombre de fois. Si dans quelques circonstances la fièvre et la sensibilité persistent, c'est que le pansement est défectueux, c'est que la compression est inégale, que l'air pénètre jusqu'à la plaie, ce qui se reconnaît souvent à la facilité avec laquelle le pus traverse l'appareil et vient salir l'alèze placée au-dessous du moignon.

Dans ce cas, il faut ou recommencer le pansement alors qu'il est trop défectueux, ou mieux, le réparer.

A cet effet, de nouvelles couches d'ouate, maintenues par des bandes, doivent être ajoutées à celles qui sont déjà placées autour du membre. Du reste, cette sorte de revision de la compression doit être faite tous les deux ou trois jours, jusque vers le dixième ou douzième jour de l'application de l'appareil.

Les liquides sécrétés par la plaie forment avec le coton une sorte de magma qui fait adhérer les couches d'ouate aux téguments avoisinant la plaie, d'où une occlusion parfaite; aussi l'air ne peut-il arriver au contact de la solution de continuité qu'en traversant les couches épaisses du pansement.

C'est pour obtenir cette agglutination qu'il est nécessaire de bien maintenir le membre dans l'immobilité et dans la position horizontale, afin que le pus ne tende pas à se frayer un passage par un endroit placé dans une trop grande déclivité.

Le professeur F. Guyon a cherché à faciliter ces adhérences de l'ouate aux téguments en employant le collodion.

Dans le cas où il y aurait une hémorragie, le sang s'infiltrerait vite entre l'appareil et la peau, et l'on s'en apercevrait très probablement à temps. Il faut avoir grand soin de ne pas confondre l'écoulement séro-sanguinolent qui suit toutes les amputations et qui filtre assez facilement à travers l'ouate, avec un écoulement sanguin nécessitant l'enlèvement de l'appareil. Dans le premier cas, il ne faut pas enlever l'appareil, mais y ajouter de l'ouate et des bandes.

L'appareil doit rester en place jusqu'au quinzième ou vingtième jour, et, en général, il ne répand pas l'odeur si repoussante et, en quelque sorte, caractéristique des pansements dits rares. Évidemment, il y a un peu d'odeur; mais elle est fade, facile à faire supporter au malade en répandant sur l'appareil soit du camphre en poudre ou en solution dans l'alcool, soit de l'eau phéniquée.

Pour renouveler, comme d'ailleurs pour faire le premier pansement, il faut transporter le malade en bon air, par conséquent, hors des salles de l'hôpital; cette précaution doit aussi être prise vis-à-vis des pièces du pansement, et surtout de l'ouate, qui doit être vierge et n'avoir jamais séjourné dans un lieu infecté, comme dans une salle de blessés[1].

Les bandes et les couches d'ouate enlevées, on voit que celles-ci adhèrent aux téguments par leur partie profonde; toutefois, ces adhérences ne sont pas toujours complètes, et elles manquent dans les divers points où le pus tendait à se faire jour à l'extérieur en passant entre le coton et la surface cutanée. Dans ces divers endroits la peau est rouge, quelquefois excoriée et un peu enflammée.

Le pus contenu dans le manchon ouaté est généralement en petite quantité. Son odeur n'est pas repoussante.

Le moignon est en quelque sorte amoindri, amaigri; la peau est normale, il n'y a pas de traces d'œdème ni de phlogose dans les tissus voisins de la solution de continuité. Celle-ci est recouverte de bourgeons charnus rouges, abon-

1. Il est utile de signaler le danger qu'il peut y avoir à appliquer un appareil ouaté le soir, à moins qu'on ne se serve d'une lampe pour s'éclairer (Hervé).

dants et pleins de vie. Si des fragments de coton leur sont adhérents, on les laisse en place. Le pansement est refait en suivant strictement les règles indiquées pour l'application du premier appareil; nous n'avons donc pas à y revenir.

Pendant quelques jours les malades se plaignent un peu, puis tout rentre dans l'ordre; on surveille toujours le pansement, on le répare s'il en est besoin; enfin, ce deuxième appareil n'est enlevé que le plus tard possible.

Dès l'application du deuxième pansement, les malades peuvent se lever, ce qu'ils ont souvent fait déjà à l'insu du chirurgien; de plus, l'épaisse couche d'ouate qui recouvre les parties lésées les protège d'une façon très efficace contre les chocs et même les chutes sur le moignon.

On voit par ce qui précède quelle est l'importance de la méthode préconisée par A. Guérin; grâce à elle, les opérés ne souffrent pas, n'ont pas d'accidents primitifs prolongés; ils conservent de la gaieté, de l'appétit; ils peuvent se lever très vite; enfin, leur transport, et, par conséquent, leur dissémination, est facile, avantage inappréciable pour ceux qui, comme l'un de nous, ont été témoins des encombrements des hôpitaux ou des ambulances en temps de guerre[1].

Le pansement ouaté n'est pas seulement applicable au traitement des plaies d'amputation ou des résections; A. Guérin et après lui la plupart des chirurgiens de Paris l'ont utilisé avec succès dans le pansement des fractures compliquées.

« Après les lavages, l'ablation des fragments complètement détachés, la recherche des vaisseaux qui donnent du sang et dont la ligature doit être préférée à l'emploi de tout autre moyen palliatif, la fracture sera réduite et le membre maintenu dans cette situation convenable.

« En général, il ne faut pas chercher à rapprocher les bords de la plaie; au contraire, il est préférable de garnir à l'aide de petits fragments d'ouate, non tassée, les anfractuosités de la plaie et les espaces compris entre les divers fragments. De cette manière on façonnera dans ce point un coussinet très souple, très élastique, par lequel la com-

1. Pour plus de détails, voy. R. Hervé, *Archives générales de médecine*, Paris, 1871, numéro de décembre, et Thèse de doctorat, Paris, 1874.

pression arrivera, mieux répartie, sur les fragments et les parties qui les entourent directement[1]. »

Puis une grande lame d'ouate recouvrira tout le segment du membre, sur lequel on l'enroulera, pendant que des aides le maintiendront dans la situation que la réduction lui a donnée.

Si la plaie est petite, il suffit de la recouvrir exactement avec une lame d'ouate, sans en interposer entre les lèvres.

Les couches d'ouate sont placées successivement jusqu'à ce que la quantité en soit suffisante; on fait alors la compression avec des bandes en fixant d'abord la position du membre, puis en donnant à l'appareil une consistance, une forme et un aspect convenables.

Dans le but de rendre ces appareils plus solides, le professeur Ollier, de Lyon, les entourait d'une bande silicatée[2]; nous croyons avec Hervé[3] qu'il est plus simple de placer de chaque côté du membre deux attelles qu'on introduit entre les couches d'ouate. Les attelles peuvent être en bois, en fil de fer (Verneuil), plâtrées (Tillaux), etc.

Ultérieurement, une fois que la fracture est en voie de guérison, on peut utiliser, pour renouveler le pansement, le procédé préconisé par le professeur Verneuil. Celui-ci « dispose avec de l'ouate plusieurs appareils de Scultet superposés; ceux-ci sont appliqués successivement, en imbriquant aussi exactement que possible les lames de coton; un appareil de Scultet ordinaire en bandes de toile termine l'appareil. Une jambe fracturée, ainsi pansée et placée dans une gouttière garnie, se trouve certainement dans les conditions que, à cette période du traitement, il faut demander aux appareils de A. Guérin[4]. »

Nous terminerons en indiquant brièvement les précautions qu'il faut prendre pour enlever un appareil ouaté appliqué sur une fracture compliquée.

Dès que les bandes qui ont servi à faire la compression auront été enlevées, le membre sera ramené sur le lit et bien maintenu dans la rectitude par les aides; le chirurgien déchirera couche par couche et sur la ligne médiane l'ouate qui entoure le membre. La dernière lame mise à nu,

1. Hervé, Thèse citée, p. 39.
2. L. Ollier, *De l'occlusion inamovible*, etc., p. 15, Lyon, 1873.
3. Hervé, *loc. cit.*, p. 43.
4. Hervé, *loc. cit.*, p. 46.

le plus souvent adhérente aux téguments, devra être détachée avec précaution ; si même les adhérences aux bords de la plaie sont très intimes, on pourra ne pas les enlever tout à fait. Dans ce cas, la fracture ouverte est transformée en une fracture fermée.

Lorsque la suppuration a eu lieu, que par conséquent la dernière lame d'ouate s'enlève facilement, on vérifie l'état de la plaie, on la lotionne avec un liquide antiseptique ; puis, s'étant assuré de l'état de la consolidation, on réapplique l'appareil, soit comme le fait A. Guérin, soit avec la modification déjà signalée du professeur Verneuil[1].

6. — Des pansements désinfectants.

Nous croyons utile de consacrer un chapitre spécial à la désinfection des plaies. Cette question, intéressante à plus d'un titre, a donné lieu à un grand nombre de communications aux sociétés savantes.

Depuis longtemps déjà la désinfection des plaies a été le sujet d'essais multipliés; aussi voyons-nous la thérapeutique posséder un grand nombre de substances dites *désinfectantes*. Parmi elles nous pouvons citer : les poudres de rue, de sabine, les feuilles de noyer; les acides minéraux, le citron, le vinaigre, les gommes-résines, les caustiques, etc.

Mais ces divers médicaments agissent-ils d'une façon identique? Évidemment non, et pour accepter leur titre de désinfectants il faut tout d'abord bien déterminer les propriétés que doit posséder une substance pour être réputée désinfectante.

Sous l'influence d'un mauvais état général ou local, on sait que les plaies prennent un vilain aspect; elles sécrètent un pus séreux, mal lié, dit de *mauvaise nature*, qui souvent ne tarde pas à contracter une odeur infecte par son contact avec l'air. Dans d'autres circonstances, le pus, accumulé en grande abondance, stagne dans des clapiers ou près de réservoirs contenant des gaz; il subit alors une sorte de putréfaction rapide et acquiert une odeur plus ou moins repoussante. Or, dans ce dernier cas même, l'état général de l'organisme influe souvent sur la vitalité de la plaie et facilite la septicité des produits sécrétés.

1. Hervé, *loc. cit.*, p. 83 et suiv.

Il résulte de ces quelques considérations que l'altération du pus dépend souvent d'un état général qui réagit sur les plaies et sur leur sécrétion; et d'autres fois d'un état spécial des plaies qui leur fait excréter des produits morbides très facilement altérables, répandant une odeur infecte.

Pour qu'une substance soit désinfectante, elle doit donc remplir deux conditions : enlever l'odeur des matières sécrétées et modifier les surfaces sécrétantes, afin de ramener la sécrétion purulente à son type normal. Aussi depuis longtemps les divers auteurs qui se sont occupés de la désinfection des plaies avaient-ils admis une analogie presque complète entre les médicaments désinfectants et les détersifs.

Or, parmi les substances employées jadis comme désinfectantes, nous voyons les unes agir surtout en modifiant la vitalité des plaies, les autres en détruisant ou masquant seulement l'odeur des produits morbides. Les substances caustiques, les acides minéraux, végétaux, les teintures alcooliques sont surtout des modificateurs de l'état des plaies.

Le cautère actuel, employé par Guy de Chauliac, Amboise Paré, etc., remplissait encore mieux les indications : il détruisait les produits sécrétés et excitait vivement les surfaces sécrétantes.

Les matières résineuses, odorantes agissent bien aussi en modifiant les plaies; mais leur action excitante est peu intense, et ces substances n'ont pu être admises comme désinfectantes que parce qu'elles masquaient par leur odeur propre celle des sécrétions morbides.

Aujourd'hui le nombre des produits employés pour désinfecter les plaies est assez considérable. Cela ne veut certes pas dire que leurs propriétés justifient toujours leur titre, tant s'en faut; la multiplicité des désinfectants tendrait à prouver, au contraire, qu'il n'en est peut-être pas un seul qui remplisse parfaitement les indications nécessaires à la désinfection des plaies.

Nous allons passer rapidement en revue les divers désinfectants préconisés dans ces dernières années et dont bon nombre sont déjà presque oubliés.

La *poudre de plâtre et de coaltar* de Corne et Demeaux a été beaucoup vantée il y a déjà longtemps; cependant l'usage de cette poudre présente un certain nombre d'inconvénients signalés par Velpeau, qui lui a reproché : 1° de salir le linge des malades ; 2° de durcir et de peser sur les plaies ou autour d'elles ; 3° de colorer en jaune roux très tenace les compresses, les linges usités pour les pansements ; 4° de nécessiter un fréquent renouvellement pour obtenir une action désinfectante continuelle ; enfin 5° de dégager une odeur bitumineuse que tout le monde ne peut supporter facilement.

Malgré ces reproches, le rapport de Velpeau a été assez favorable à l'emploi de ce désinfectant : il lui a reconnu des propriétés incontestables, et pour détruire l'odeur des plaies et pour modifier avantageusement leur surface.

Le mélange de plâtre et de coaltar, préconisé par Corne et Demeaux, a été modifié de toutes manières. Ainsi on a substitué au plâtre : l'argile, la chaux (Royssac), la terre, en un mot une poudre absorbante (Burdel, de Vierzon). D'autre part, le coaltar a été remplacé par le goudron de houille, le goudron végétal, une huile empyreumatique quelconque.

Ces mélanges divers ont donné des résultats variables ; ainsi la chaux occasionne de violentes douleurs et ne peut être employée, tandis que l'argile aurait la propriété de ne pas adhérer aux plaies comme le fait le plâtre (Desportes et Chalin). Enfin Lebœuf et Lemaire ont préconisé l'emploi du coaltar saponiné : c'est une émulsion de coaltar par la teinture de saponine ; ce produit aurait donné des résultats assez peu satisfaisants à Velpeau.

On peut rapprocher de l'action du coaltar, du goudron, de l'huile de schiste, etc., comme antiputrides, celle des eaux minérales bitumineuses, comme les eaux de Visos, ou bien encore celle de la vase des rivières, préconisée par T.-P. Desmartis, de Bordeaux.

Le *charbon pulvérisé* est employé depuis fort longtemps comme désinfectant ; il agit surtout comme absorbant, mais a peu d'action sur les surfaces sécrétantes ; aussi faut-il le renouveler très fréquemment pour obtenir une désinfection toujours relative.

Les sachets, la charpie, le papier carbonifère de Malapert et Pichot ont une action désinfectante assez limitée ; cependant on a retiré quelques avantages de leur emploi. Toutes ces préparations carbonifères ont l'inconvénient de noircir les plaies et les appareils de pansement. On a mêlé le charbon avec des substances pulvérulentes destinées à augmenter l'absorption des liquides; ainsi Herpin, de Metz, a mélangé le plâtre au charbon, et, dès 1845, il s'est servi de cette préparation pour le pansement des plaies.

Plus récemment enfin, Louis Beau, de Toulon, a combiné l'emploi du charbon avec celui du coaltar saponiné.

La plaie et même les parties voisines de ses bords sont recouvertes d'une couche de charbon coaltaré, de 1 à 2 millimètres d'épaisseur. Cette poudre est composée de quatre parties de charbon de bois léger et d'une partie de coaltar. Au dessus de cette couche on ajoute de la charpie préalablement imprégnée de la poudre coaltarée, puis des compresses, enfin le tout est arrosé de coaltar saponiné au 10e [1].

Les propriétés antiseptiques de l'*acide carbonique* étaient connues depuis longtemps; cependant ce n'est que récemment qu'il a été employé comme désinfectant. Herpin, le premier, en a conseillé l'usage; mais l'emploi de ce gaz a été surtout préconisé par Leconte et Demarquay.

Ces observateurs lui ont reconnu une action cicatrisante et antiseptique, surtout sur les affections de nature carcinomateuse; il agirait aussi dans ces circonstances comme anesthésique et calmerait rapidement les douleurs. Malheureusement l'application de l'acide carbonique nécessite l'usage d'appareils spéciaux, soit pour donner des douches, soit pour le mettre en contact avec la surface des plaies. Pour remplir cette dernière indication, Demarquay employait des manchons de caoutchouc présentant une ouverture par laquelle on fait arriver le gaz acide carbonique.

Le *chlore* agit, comme on le sait, d'une façon spéciale sur les matières organiques, il les détruit en les oxydant; aussi est-il utilisé très fréquemment comme antiseptique.

Nous en dirons autant des chlorures basiques de soude, de potasse et de chaux, usités le plus ordinairement pour la désinfection des plaies. Malgré les avantages incontestables qu'ils présentent, on leur reproche d'agir surtout en substituant leur odeur à celle du produit sécrété; aussi,

1. *Du traitement des plaies en général et en particulier d'un nouveau mode de pansement antiseptique par le coaltar et le charbon*, Paris, 1873.

pour obtenir des résultats satisfaisants, faut-il renouveler fréquemment les pansements. Du reste, ces substances excitent les plaies, agissent comme modificateurs de celles-ci.

E. Hermant[1] a utilisé un mélange à parties égales d'alcool camphré et de chlorure de chaux liquide.

La *solution alcoolique d'iode* a été préconisée comme antiseptique par Boinet dès 1839. Depuis, l'usage de l'iode s'est généralisé, et l'on en a retiré de grands avantages en injections dans les foyers profonds, anfractueux, où le pus séjourne et se décompose. En outre, l'iode agirait comme un profond modificateur de la surface des foyers purulents; cependant on lui reproche de donner quelquefois lieu à de l'inflammation, et d'avoir une odeur qui n'est pas toujours facilement supportée par les malades.

Des chirurgiens anglais ont utilisé les solutions *bromées*.

L'*iodure de potassium* en dissolution a été aussi conseillé comme antiputride; son mode d'action doit être rapproché de celui de l'iode.

Le *perchlorure de fer* a été utilisé par Deleau comme antiseptique; ce sel est surtout un caustique, et à ce titre il remplit assez bien les conditions d'un désinfectant. En 1859, Salleron[2] se servit de perchlorure pour combattre la pourriture d'hôpital et l'infection purulente. Enfin ce sel a été préconisé par Bourgade au Congrès médical international de 1867[3] comme un excellent moyen prophylactique à opposer aux complications qui surviennent pendant la cicatrisation des plaies.

Nous avons eu l'occasion de voir appliquer le perchlorure de fer sur des malades pansés en ville, surtout par des pharmaciens. Non seulement il a l'inconvénient de salir les plaies, de produire des escarres noirâtres, mais aussi de donner lieu parfois à des accidents phlegmoneux graves.

L'emploi du perchlorure a de plus un sérieux inconvénient, c'est que son application est très douloureuse.

L'*azotate de plomb*, le *chlorate de potasse*, la *glycérine* ont encore été conseillés comme désinfectants; mais ils ne

1. *Archives de médecine belges*, p. 407, Bruxelles, 1876
2. *Mémoire sur l'emploi du perchlorure de fer*, etc., Paris, 1859.
3. P. 227 et suiv.

sont pas ordinairement employés, au moins exclusivement dans ce but.

Fremy et plus récemment Marc Sée ont préconisé l'usage du *sous-nitrate de bismuth;* cette substance agit d'abord comme absorbant mécanique, et en outre se combine avec l'hydrogène sulfuré dégagé par les liquides septiques. On pourrait lui substituer le *salicylate de bismuth.*

Le *sel marin*, en solution, a été vanté dans le pansement des plaies par Senné[1] et Dewandre[2] ; Houzé de l'Aulnoit[3] a conseillé de traiter les foyers purulents par des injections d'eau salée.

L'*acide sulfureux*[4] et en général les *sulfites* et les *hyposulfites* jouissent de propriétés antiseptiques indéniables qui ont été plus spécialement utilisées par les médecins italiens, Capparelli, Polli, Tagiuri, Mirone, etc., et par A. Minich, de Venise.

Ce dernier chirurgien a préconisé surtout l'usage d'une solution composée d'une partie de sulfite de soude pour neuf parties d'eau et une partie de glycérine. Cette solution doit être utilisée pour désinfecter les instruments, les mains du chirurgien, enfin pour laver les plaies et en imprégner les pièces du pansement[5].

De Piétra Santa et Constantin Paul[6] ont proposé de substituer aux sulfites l'emploi des hyposulfites, qui seraient plus inaltérables.

Chloral. — Dans ces dernières années et surtout depuis les travaux de de Beaumetz et Hirne[7], un certain nombre de

1. *Bull. gén. de thérap.*, t. II, p. 78, Paris, 1832.
2. *Ibid.*, t. LX, p. 282, Paris, 1865.
3. *Association française pour l'avancement des sciences*, séance du 25 août 1878.
4. J. Balfour, *Edinb. med. Journ.*, p. 103, 1876, et Th.-W. Keates, *the Lancet*, vol. II, p. 712, London, 1876.
5. *Académie des sciences*, Paris, 7 août 1876, et *Cura antisettica delle ferite*, etc., Venezia, 1876.
6. *Journal d'hygiène*, p. 253, Paris, 1876, et *Bull. gén. de thérap.*, t. LXIX, p. 145, Paris, 1865.
7. *Union médicale*, t. XV, p. 793, Paris, 1873, et *Bull. gén. de thérap.*, Paris, 30 juillet 1873.

chirurgiens italiens et français ont préconisé l'emploi des solutions d'hydrate de chloral dans le pansement des plaies et des ulcères de mauvaise nature[1].

Tantôt ils utilisèrent des solutions concentrées au 10e par exemple; mais dans ces cas celles-ci agissent comme des caustiques et provoquent des douleurs assez vives ; nous n'avons pas à nous en occuper ici.

Le plus souvent, les solutions doivent être au 100e ou à 2 pour 100; c'est à cette dose que Marc Sée[2], Créquy, Panas, Cusco, etc., ont préconisé l'emploi de l'hydrate de chloral comme excitant et antiseptique.

La plaie doit être lavée avec soin avec la solution chloralée; si elle est anfractueuse, il faut y faire des injections ou mieux encore y pulvériser la solution comme dans le pansement à l'acide phénique de Lister. Les mains du chirurgien, les instruments de pansement doivent être plongés dans la solution chloralée, de même que la charpie ou l'ouate hydrophile qu'on applique sur la plaie.

Ce pansement, très propre et d'une odeur presque agréable, mérite encore d'attirer l'attention des praticiens.

Le *permanganate de potasse* agit en oxydant les matières organiques, aussi les chimistes avaient-ils signalé depuis longtemps déjà ses propriétés antiseptiques.

Utilisé d'abord en Angleterre et en Amérique, il a été introduit en France par Castex[3] et Demarquay[4]. Le permanganate s'emploie dissous dans l'eau, soit pour imbiber les pansements, soit pour faire des injections.

Les solutions sont ordinairement au 100e (Dubreuil); toutefois la quantité de permanganate peut être très notablement augmentée.

Le permanganate n'irrite pas les plaies, est d'un facile emploi, enfin coûte très peu; aussi peut-il être préconisé comme un assez bon désinfectant[5]. Il a l'inconvénient de colorer en brun tout ce qu'il touche.

1. Coignard, Thèse de Paris, 1874, n° 177. — V. Lomüller, Thèse de Paris, 1876, n° 248.
2. *Journal de thérapeutique*, Paris, 1875, p. 537.
3. *Mém. de l'Acad. de médecine*. Rapport par Blache, Paris, 23 juin 1863.
4. *Bull. gén. de thérapeutique*, t. LXIX, p. 433, Paris, 1865.
5. G.-A. Monnier, Thèse de Paris, 1878, n° 357.

Acide phénique ou carbolique. — Découvert par Runge en 1834, bien étudié par Laurent (1836), cet acide ne fut employé en médecine que beaucoup plus tard, lorsqu'on chercha à déterminer l'élément antiseptique par excellence du coaltar et des résidus de la distillation de la houille. Les propriétés toxiques de cet agent ont été mises au jour par les travaux de Lemaire, et dès 1859[1] cet auteur avait reconnu son action énergique sur les organismes animaux et végétaux inférieurs.

En tenant compte des recherches de Pasteur sur la fermentation, et du rôle important que jouent les molécules vivantes dans la production de ce phénomène, il était tout à fait indiqué d'employer l'acide phénique précisément dans le but d'empêcher ou d'arrêter les modifications que subissent les matières fermentescibles. Et comme les particules organiques (microphytes ou microzoaires) sont regardées aujourd'hui comme la cause la plus fréquente des maladies, on comprend facilement comment l'attention des médecins fut attirée sur les propriétés antiputrides ou antifermentescibles de l'acide carbolique.

Si véritablement l'acide phénique détruit les germes animaux ou végétaux, il devient un précieux agent antiputride n'altérant pas par un mécanisme chimique plus ou moins net les produits infects de la putréfaction, mais agissant en empêchant celle-ci de se produire.

Calvert et Lemaire[2] ont prouvé que si le coaltar, dont nous avons précédemment parlé, a une véritable action antiseptique, il la doit tout entière à la petite quantité d'acide phénique ou de phénate de soude qu'il renferme; il était donc bien plus logique et bien plus simple de se servir d'une solution d'acide phénique pour obtenir une action antiseptique : c'est ce que proposa Lemaire et ce qui fut adopté ultérieurement.

Indépendamment de ses propriétés antiputrides, *antizymotiques*, suivant l'expression généralement adoptée, l'acide phénique joue le rôle d'un caustique. Sous l'influence d'une solution phéniquée même faible, la peau pâlit, semble se resserrer, on éprouve une sensation désagréable et parfois douloureuse. L'action est-elle prolongée, l'épiderme se fendille, s'exfolie, le derme est mis à nu; il se fait des crevasses, puis une véritable plaie, qui entraîne fatalement une

1. *De l'acide phénique et de ses applications*, etc., Paris, 1863.
2. Labbé, *Arch. génér. de méd.*, octobre 1871, p. 450 (*Revue critique*).

cicatrice. On conçoit facilement que cette action caustique soit bien plus énergique et plus rapide dans le cas où la solution phéniquée est plus concentrée ou même saturée. Ainsi donc, l'acide phénique est à la fois antiseptique et caustique et nous verrons que cette dernière propriété, nuisible jusqu'à un certain point, a nécessité l'application de couches imperméables à la surface des plaies, dans le but de les protéger contre l'action trop directe de cet agent, utilisé presque exclusivement alors comme antizymotique.

Dès 1859, les médecins de Saint-Mary et de Lock Hospital employèrent le carbolate ou phénate de chaux dans le pansement des plaies; en France, comme nous l'avons déjà dit, ce ne fut que plus tard, après les essais faits sur le coaltar, qu'on se décida à utiliser l'acide phénique; et, parmi les chirurgiens qui en firent l'essai, on peut citer: Maisonneuve, A. Richard, Demarquay, Giraldès, etc.

Les résultats obtenus étaient encourageants, aussi la plupart de ces chirurgiens furent-ils imités par leurs collègues, et le pansement à l'acide phénique, combiné d'ailleurs avec le pansement à l'alcool, ne tarda pas à se généraliser.

Ce pansement à l'alcool phéniqué fut très largement employé pour le traitement des plaies dans la guerre de 1870-71, et, sans partager pour lui l'enthousiasme de certains chirurgiens, nous ne pouvons accepter l'assertion de quelques médecins qui lui refusent toute action sur la marche et sur la guérison des lésions traumatiques[1].

D'abord très concentrées, les solutions d'acide phénique ont été successivement diluées et employées au 100e (Maisonneuve), voire même au 1000e; ce sont surtout ces solutions assez étendues qu'on combine avec l'usage des liquides alcooliques déjà signalés.

D'ailleurs l'application de ce pansement est fort simple : dans une amputation, par exemple, les plumasseaux d'ouate ou de charpie imbibés de la solution phéniquée sont placés sur la plaie opératoire; quelques compresses sont ajoutées aux plumasseaux; enfin le tout, entouré d'un enduit imperméable (taffetas gommé ordinairement), est maintenu par un triangle de Mayor, ou une bande roulée aussi courte que possible.

Tel est le *modus faciendi* généralement adopté, et qui certes est fort élémentaire, surtout si on le compare à la

1. Labbé, *loc. cit.*

méthode de pansement préconisée par Lister, d'Édimbourg. Pour cet habile chirurgien[1], en effet, le pansement à l'acide phénique constitue une vérible méthode nécessitant une application rigoureuse, et qu'il s'est efforcé de perfectionner jusque dans ces derniers temps. Comme d'une part cette méthode, qu'il appelle lui-même *antiseptique*, a donné des résultats excellents, non seulement entre ses mains, mais aussi entre celles des chirurgiens étrangers et français, on nous permettra d'y insister. Les travaux de Pasteur sur la fermentation et la putréfaction ont servi de point de départ à la méthode de Lister.

7. — Méthode et pansement de Lister.

Par sa *méthode antiseptique*, Lister se propose : 1° de détruire à l'aide de l'acide phénique les germes qui peuvent venir se déposer sur la solution de continuité pendant et après l'intervention du chirurgien ; 2° d'empêcher l'accès de ces germes, et leur influence sur les liquides sécrétés par la plaie. C'est donc un pansement antiseptique, et, comme nous allons le voir, un pansement par occlusion.

Toutefois, il faut remarquer que Lister ne craint pas l'action de l'air sur les plaies, au même titre que J. Guérin ; comme Maisonneuve, il veut éviter la putréfaction des liquides excrétés par les surfaces dénudées, et pour cela il ne filtre pas l'air comme le fait A. Guérin, à l'aide de l'ouate, il cherche à entretenir une sorte d'atmosphère phéniquée autour de la plaie et la rend *sous-phéniquée*[2], comme on l'a dit avec assez d'à-propos.

La première précaution qu'indique Lister est de plonger dans une solution phéniquée tout ce qui doit être en contact avec la plaie, par conséquent les doigts du chirurgien et de ses aides, les instruments, les sutures, les ligatures même. La solution qu'il emploie pour laver les doigts et les instruments a contenu depuis 1/30e jusqu'à un 1/100e d'acide phénique. Les couteaux à amputation, la scie peuvent être imprégnés d'huile phéniquée (1/5e). Quant aux ligatures

1. Aujourd'hui à Londres.
2. *Gazette des hôpitaux*, Paris, 1876, p. 559.

formées de fil de soie, elles sont plongées dans une solution phéniquée assez concentrée, et cela deux heures avant l'opération; puis on les lave dans la solution au 50e avant de les employer, afin de ne pas avoir de véritables ligatures caustiques.

Toutes ces précautions ont pour but d'empêcher l'apport à la surface de la plaie d'éléments organisés nuisibles. De plus, lorsque c'est le chirurgien qui fait la plaie, il lui faut opérer dans une atmosphère antiseptique, atmosphère qu'on obtient par la pulvérisation d'une solution phéniquée au 40e. Dans ce but, Lister a fait construire un pulvérisateur spécial dont l'emploi est toujours embarrassant et dispendieux; aussi ses disciples préfèrent-ils utiliser des appareils analogues à ceux qu'on a adoptés pour la pulvérisation de l'éther (appareil Richardson). Cette atmosphère antiseptique doit être entretenue jusqu'à la fin de l'opération, y compris l'application des sutures, si l'on tente la réunion par première intention.

On comprend que s'il s'agit d'une plaie résultant d'un traumatisme non chirurgical, on doit laver avec grand soin toute la surface mise à nu, avec la solution phéniquée au 30e ou au 100e.

Reste à faire le pansement externe, et supposons qu'on ait pratiqué une amputation. Les lambeaux sont unis avec des fils métalliques ou mieux avec des fils de soie enduits de cire phéniquée; toutefois on peut placer dans la profondeur de la plaie une sorte de drain formé d'une bande de *lint* (voy. p. 17) ou tissu-charpie trempé dans l'huile phéniquée. Le pansement externe est fait à l'aide de l'emplâtre phéniqué, qu'on étend entre deux linges fins, comme on le ferait pour un cataplasme. Cette couche d'emplâtre, formée d'huile phéniquée et de blanc d'Espagne, doit largement recouvrir et même déborder les parties exposées au contact nuisible de l'air. Un tissu imperméable peut recouvrir le tout.

Ce pansement primitif de Lister a été modifié par lui : au mélange de craie et d'huile de lin bouillie contenant 1/5e d'acide phénique, il a substitué deux substances emplastiques d'un usage plus commode. L'une est composée d'emplâtre simple additionné d'acide phénique [1], on l'étale sur une toile comme le diachylon. L'autre emplâtre était

1. *Journal de médecine et de chirurgie*, t. XL, 2e série, p. 76.

composé de laque en écailles (3 parties, pour 1 partie d'acide carbolique cristallisé). Des plaques très minces sont faites avec cette pâte; sur une des faces on étend une mince couche de gutta-percha pour empêcher les adhérences de l'emplâtre avec la plaie, sur l'autre on met une feuille de paillon d'étain[1]. Ces feuilles phéniquées sont fixées à l'aide des bandelettes emplastiques qui les maintiennent appliquées sur la solution de continuité.

Dans quelques cas, on interpose entre la plaie et les emplâtres décrits ci-dessus une feuille de papier d'étain qui empêche que la plaie ne soit directement irritée par le contact de l'acide phénique. Le pansement est fixé comme de coutume et peut rester quelques jours en place.

Plus récemment[2], Lister a fait son pansement externe avec l'*antiseptic Gauze*, tissu de coton lâche imprégné d'acide phénique mêlé de résine et de paraffine. La résine joue le rôle de véhicule et la paraffine empêche les adhérences du pansement aux surfaces dénudées, etc. Ce pansement absorbe le pus dans une certaine limite et maintient une atmosphère carbolique autour de la plaie. Au-dessus de ce tissu de coton, dont on dispose sept à huit couches, on met une toile imperméable.

Le même tissu (*antiseptic Gauze*) peut être employé pour faire le bandage circulaire compressif du moignon, bandage destiné, comme on le sait, à empêcher la rétraction des parties molles.

Dans le cas où l'on se sert de l'emplâtre adhésif ordinaire pour recouvrir les bords de la plaie, on a soin de tremper cet emplâtre dans une solution contenant 2/20es d'acide phénique.

Enfin les parties sous-jacentes, peau, tissu de cicatrice commençant, surface de la plaie, peuvent être préservées de l'action irritante de l'acide par un tissu spécial, formé de soie huilée, recouverte des deux côtés par du vernis copal, le tout enduit d'une légère couche de dextrine. Ce *Protective plaster*, comme l'appelle Lister, est, en somme, destiné à remplacer les feuilles d'étain primitivement usitées dans le pansement des plaies offrant une assez large étendue.

Les pansements faits par la méthode antiseptique doivent

1. *Journal de médecine et de chirurgie*, t. XL, 2e série, p. 76.

2. In Holmes, *A system of surgery*, vol. V, p. 617 (*antiseptic pansement*, by Lister).

être renouvelés tous les jours, surtout au début, après une amputation et alors qu'il faut éviter une rétention des liquides exhalés par la plaie nouvelle. Une précaution indispensable à prendre, c'est de recouvrir la plaie d'un morceau de *lint* imbibé d'huile phéniquée, dès que le pansement est enlevé, ou mieux encore, de ne toucher au pansement que sous une nouvelle pulvérisation de liquide antiseptique.

Peu à peu les pansements doivent être éloignés et ils doivent devenir aussi rares que possible, ce qui serait assez facile à mettre en pratique, puisque, d'après Lister et quelques autres chirurgiens anglais, l'effet presque constant de la méthode est de diminuer et même d'abolir la suppuration. Ce fait a été confirmé par Grenser[1], J. Lucas-Championnière, Saxtorph, Volkmann, etc.

Les règles du pansement de Lister ayant encore été un peu modifiées dans ces dernières années, nous allons les résumer brièvement en nous servant du travail de Just Lucas-Championnière sur la *Chirurgie antiseptique*[2].

Deux solutions d'acide phénique doivent être préparées d'avance, l'une forte à 5 pour 100, l'autre faible à 2,50 pour 100.

Les instruments, les éponges doivent être soigneusement lavés dans la solution forte; c'est encore cette solution qui doit servir pour nettoyer les téguments sur lesquels devra porter le traumatisme chirurgical.

Les mains du chirurgien et celles des aides seront plongées dans la solution faible, la solution forte étant un peu caustique.

Le nuage de vapeur phéniquée doit être fait à l'aide d'un pulvérisateur Richardson, ou mieux avec un appareil à vapeur construit sur le type du pulvérisateur de Siegle. Just Lucas-Championnière a fait fabriquer un *pulvérisateur à vapeur* dont nous donnons la description et le mode d'emploi.

Cet appareil se compose essentiellement d'une chaudière placée sur une lampe à alcool et d'un récipient en verre contenant le liquide à pulvériser.

Après avoir enlevé le bouchon vissé dans l'orifice en forme d'entonnoir placé sur le côté de la chaudière, on

1. *Arch. der Heilkunde*, 1870, p. 83.
2. Un volume, Paris, 1876. — 2e édit., 1880.

remplit cette chaudière, par cet entonnoir, d'eau simple, bouillante autant que possible, pour abréger le temps de chauffe. On remplit jusqu'à ce que le liquide affleure le fond de l'orifice, et l'on revisse le bouchon.

On emplit de même par un orifice latéral la lampe a alcool.

Le vase en verre est plein du liquide à pulvériser.

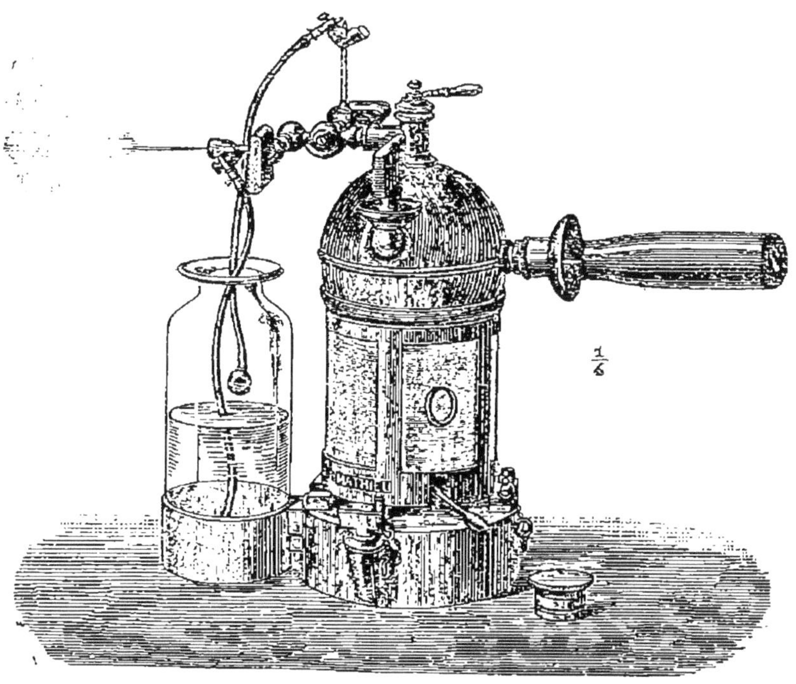

FIG. 24. — Pulvérisateur de Just Championnière.

On ferme les deux robinets portant les becs pulvérisateurs en les plaçant verticalement.

On n'ouvre définitivement un de ces robinets que lorsque l'appareil est bien mis en pression et que la vapeur sort bleue et chasse bien le jet de pulvérisation à distance. Il ne faut pas abaisser les deux becs à la fois, la pression deviendrait insuffisante.

Dans le cas où, les becs ayant été longtemps fermés, il y aurait trop de pression dans la chaudière, on presse un peu sur la soupape.

La lampe, dont un mécanisme à levier règle la flamme,

est employée avec toute cette flamme lorsque la pulvérisation marche. Pour arrêter la pulvérisation, on diminuera la flamme en abaissant le levier, et l'appareil sera maintenu en pression.

Avant d'ouvrir les robinets, on relèvera la flamme en élevant le levier.

Ainsi monté, l'appareil se place sur un meuble et fonctionne bien partout, à la condition de ne pas être dans un courant d'air. Il doit être placé au moins à 1 mètre ou 1 mètre et demi du champ opératoire, car le nuage se forme très loin du bec, condition très avantageuse.

Quand on veut cesser de se servir de l'appareil, il faut abaisser les deux becs, éteindre la lampe et attendre un peu pour ne pas être brûlé par un jet de vapeur en dévissant le bouchon de la chaudière.

Si l'on est arrivé au moment où il n'y a plus d'eau dans la chaudière, le jet de vapeur cesse; il faut s'empresser d'éteindre la lampe pour ne pas altérer la paroi de la chaudière.

On peut pulvériser toutes les solutions médicamenteuses, et, s'il s'agit de désinfecter une salle où il n'y a pas de malades, il y aura avantage à employer une solution forte.

Ce pulvérisateur est fixé sur la lampe à alcool à l'aide d'une agrafe et d'un taquet articulé. Il peut être à deux, à trois ou à quatre robinets.

Pendant l'opération, les éponges peuvent être plongées dans la solution faible; mais l'opération terminée, les parties seront lavées avec la solution forte, ce qui leur donne une couleur grise ou chocolat clair, toute spéciale et caractéristique.

Pour faire la réunion immédiate, tout en facilitant l'écoulement des liquides de la plaie, Lister a remplacé le *lint* par un tube à drainage de Chassaignac; seulement ces tubes, préalablement plongés dans la solution forte, sont introduits debout dans l'ouverture de la plaie et ne décrivent pas d'anse. Ils sont coupés au ras de la solution de continuité, et à leur extrémité externe sont fixés deux fils destinés à les retenir et à les retirer facilement. Pour introduire ces tubes, Lister se sert d'une pince dite *pince à fistule* (fig. 25) déjà décrite.

La suture des bords de la plaie est généralement faite avec des fils d'argent; souvent Lister y ajoute une suture profonde, constituée par un grand fil d'argent, qui à ses deux extrémités traverse une plaque de plomb et s'enroule sur elle. La suture doit être recouverte de *protective* mouillé dans l'eau phéniquée faible; à fortiori ce *protective* doit-il être placé sur une plaie non réunie, pour la préserver de l'action incessante de l'acide phénique dégagé par le pansement.

Au-dessus du *protective*, on met quelques fragments de *gaze antiseptique*, trempés dans la solution faible; enfin on surajoute huit feuilles de la même gaze, humectée de solution faible, du côté qui répond à la plaie et aux téguments.

Un morceau de toile imperméable, *mackintosh*, dont la surface lisse est tournée vers la plaie, doit être interposé entre la septième et la huitième feuille de gaze antiseptique. Notons que ce dernier pansement doit notablement dépasser les limites de la région où existe la solution de continuité des téguments.

Enfin le pansement sera fixé en place avec des bandes faites de gaze antiseptique; ces bandes sont très commodes, très solides et ne glissent pas.

Nous devons ajouter que la méthode de Lister est en quelque sorte complétée par l'emploi qu'il fait du *catgut phéniqué*, pour pratiquer les ligatures des vaisseaux; nous reviendrons sur ce point à propos de l'*hémostase*.

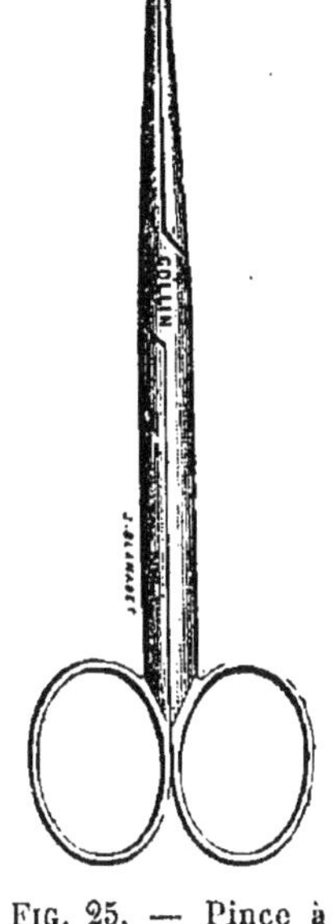

FIG. 25. — Pince à fistule de Lister.

Malgré les avantages qu'elle paraissait présenter, la méthode de Lister, acceptée en Angleterre, en Danemark, en Suisse et en Allemagne, avait été peu expérimentée en France. Dans ces dernières années seulement, à l'instigation de Just Championnière, et en présence des résultats obtenus par Saxtorph, Wolkmann, Nussbaum, etc., ce mode de pansement est entré dans la pratique d'un grand nombre de chirurgiens, parmi lesquels nous pouvons citer Verneuil, F. Guyon, Panas, etc. Nous ajouterons que les résultats obtenus ont été généralement très satisfaisants et que, pour notre compte, nous avons expérimenté cette méthode avec grand succès pendant plusieurs années.

Quelques chirurgiens ont essayé de simplifier le mode de

pansement du professeur Lister. C'est ainsi qu'au lieu de gaze antiseptique ils ont utilisé de la charpie, de l'ouate phéniquée, du coton perméable phéniqué (Dupouy); que le *protective* a été remplacé par de la baudruche, le *mackintosh* par du taffetas gommé. Bien entendu, ils ont laissé de côté la pulvérisation et quelquefois même le lavage des instruments ou des mains dans les solutions antiseptiques. Quoi qu'il en soit, il ne s'agit plus là du pansement de Lister, mais d'un simple pansement à l'acide phénique, plus ou moins bien fait, et qui d'ailleurs paraît avoir donné quelques bons résultats[1], mais qui nous a toujours paru inférieur au pansement de Lister pur.

8. — Pansements antiseptiques divers.

1° *Camphre phéniqué.* — Cette substance, de consistance sirupeuse et qu'on obtient en mélangeant une solution alcoolique d'acide phénique avec du camphre en poudre, a été utilisée par Soulez, de Romorantin, dans le pansement des plaies[2]. Ce praticien se sert d'un mélange au 20e de camphre phéniqué soit avec l'huile d'olive, soit avec une infusion de saponaire, ou encore de la teinture d'écorce de panama. Un carré d'ouate est imprégné du mélange huileux et appliqué sur la plaie, on le recouvre de cinq à six autres carrés imbibés du mélange de camphre phéniqué et de saponaire; le tout est recouvert d'une mince feuille de caoutchouc, d'une autre couche d'ouate sèche et maintenu avec une bande.

Notons que la solution de camphre dans l'acide phénique, qui, pour Yvon, n'est pas le résultat d'une composition chimique[3], avait été déjà utilisée par Buffalini; ce dernier dissolvait dans l'alcool parties égales de camphre et d'acide phénique[4].

2° *Acide borique.* — Son emploi a été aussi préconisé par le professeur Lister, dans le traitement des plaies et des ulcères.

1. S. Pozzi, *Quelques observations à propos du pansement de Lister*, in *Progrès médical*, p. 814, Paris, 1876.
2. *Bull. gén. de thérapeutique*, t. XCI, p. 145, Paris, 1876.
3. *Ibid.*, t. XCI, p. 263, Paris, 1876.
4. *Gaz. méd. ital. lomb.*, 1873.

La solution aqueuse destinée au lavage des plaies, ou à humecter les pièces de pansement, est saturée à la température ordinaire et contient environ 4 pour 100 d'acide borique.

Le *boracic lint* est préparé en plongeant dans l'eau bouillante saturée d'acide borique des morceaux de *lint;* on les fait sécher et l'acide en excès cristallise dans le tissu; ces cristaux très doux ne blessent pas les plaies sur lesquelles on applique le *lint*, préalablement mouillé dans la solution aqueuse. Du reste, entre la plaie et le *lint*, on met le *protective* et un tissu imperméable doit recouvrir tout le pansement.

Ce pansement rend de grands services lorsque la gaze antiseptique phéniquée ne peut être employée, ou bien lorsqu'elle irrite trop les téguments. Dans quelques cas encore, le *boracit lint* est remplacé avec avantage par un onguent borique, qu'on applique sur un linge fin ou sur de la mousseline; c'est surtout sur les plaies de la face que ce pansement est utilisé. Notons que le lint boriqué peut être enduit de cet onguent, ce que nous préférons.

Voici, d'après Just Championnière, la composition de cet onguent :

Acide borique lavé.............	1 partie en poids.
Cire blanche..................	1 partie.
Paraffine......................	2 parties.
Huile d'amandes...............	2 parties.

La quantité d'huile peut être un peu augmentée, de façon à rendre le mélange plus mou et d'un emploi plus facile[1].

3° *Acide salicylique.* — Les propriétés antiseptiques de cet acide ont été utilisées pour la première fois par Thiersch[2]. Ce chirurgien a même cherché à remplacer par cet agent l'acide phénique du pansement de Lister.

La solution préconisée par Thiersch contient 1 partie d'acide salicylique pour 300 parties d'eau; c'est elle qui sert à laver les mains de l'opérateur, des aides et à nettoyer les instruments. On l'utilise encore pour la pulvérisation, pour nettoyer la région sur laquelle doit porter le couteau du chirurgien, etc.

1. Just Championnière, *loc. cit.*, p. 146 et suiv.
2. *Sammlung klinischer Vorträge*, n°s 84 et 85, Leipzig, 1875.

L'opération doit être faite avec les mêmes précautions que dans la méthode de Lister, toutefois ici on pulvérise de l'eau salicylée; même mode de pansement ultérieur au point de vue des sutures et du drain, préalablement trempé dans le liquide antiseptique.

La plaie est protégée avec une enveloppe de gutta-percha fenêtrée, sorte de *protective*, puis on l'entoure d'une bonne couche d'ouate salicylique, qu'on comprime fortement par une bande.

Pour préparer l'*ouate salicylique*, on dissout l'acide salicylique dans l'alcool, puis dans l'eau. Des couches d'ouate dégraissée sont placées dans cette solution tirée, on les y soumet à une certaine pression, enfin on les y laisse séjourner plusieurs heures. L'ouate est ensuite séchée et enveloppée dans du papier. Dans quelques cas l'ouate peut être remplacée par de l'étoupe (*salicylic jute*).

Il résulte des recherches de Thiersch que le pansement à l'acide salicylique offrirait les mêmes avantages que le pansement de Lister; de plus, il n'est pas odorant et pourrait rester appliqué plus longtemps en place sans être changé[1].

Notons toutefois, parmi les inconvénients de l'emploi de l'ouate salicylique, une action irritante et sternutatoire assez incommode.

Sans employer le pansement à l'acide salicylique, comme le recommande Thiersch, on peut conseiller, dans une certaine mesure toutefois, l'emploi de la solution antiseptique d'acide salicylique soit pour laver les plaies, soit pour les panser en utilisant l'ouate ordinaire (Hénocque).

On a encore conseillé dans le pansement des plaies l'emploi d'une poudre d'acide salicylique et d'amidon.

4° *Acide thymique. Thymol.* — L'acide thymique, congénère de l'acide phénique et qui, tout en ayant des propriétés antiseptiques énergiques, a l'avantage d'exhaler une odeur agréable, a été préconisé dans le traitement des plaies par Bouilhou et Paquet[2]. Giraldès fit des essais analogues[3] et

1. A. Hénocque, *Dictionnaire encyclopédique des sciences médicales*, 3e série, t. VI, p. 292, Paris, 1877.
2. *Bull. gén. de thérap.*, Paris, 15 juin 1868.
3. *Mouvement médical*, Paris, 1869, p. 172.

se servit d'un melange de 900 d'eau, 100 d'alcool et 2 ou 4 d'acide thymique.

Lewin a utilisé pour panser les plaies la solution de thymol dans l'eau. Cette solution au 1000e peut être plus concentrée en y ajoutant de l'alcool[1].

Hans Ranke[2] a utilisé avec un certain succès l'acide thymique en solution à 1 ou 2 pour 100 (Buchholtz); notons d'ailleurs que cet acide est peu soluble dans l'eau et que cette solubilité peut être augmentée par l'addition d'une petite quantité d'alcool et de glycérine.

Hans Ranke a préconisé la solution suivante : acide thymique, 1 partie; alcool, 10 parties ; glycérine, 20 parties et eau, 2000.

La plaie, les instruments, les mains des aides et de l'opérateur doivent être lavés dans cette solution, qui d'ailleurs les altérerait moins que la solution phéniquée.

Les drains, utilisés comme dans le pansement de Lister, sont plongés une semaine dans la solution d'acide thymique.

Les ligatures sont faites avec le catgut.

Une gaze antiseptique est aussi préparée avec l'acide thymique, celui-ci est fixé à l'aide du blanc de baleine et de la résine. L'étoffe ainsi préparée est souple, facile à utiliser, peu irritante et renferme, pour 1000 parties de gaze, 500 de blanc de baleine, 50 de résine et 16 d'acide thymique.

Au-dessus de cette couche plus ou moins épaisse de gaze thymique (7 à 8 couches) on place une feuille imperméable en gutta-percha et l'on assujettit le tout à l'aide de bandes de flanelle.

Bien entendu, on peut employer la pulvérisation de la solution thymique, comme on le fait pour le pansement de Lister.

La gaze peut être placée directement sur la plaie, il n'est pas besoin de *protective;* toutefois on peut utiliser dans ce but soit une lame mince de gutta-percha, soit le parchemin dans lequel on conserve la gaze imprégnée d'acide thymique.

5° *Acide picrique.* — M. E. Curie a préconisé l'emploi de l'acide picrique dans le traitement des plaies; il s'est servi du

1. *Bull. gén. de thérap.*, t. XCI, p. 329, Paris, 1876.

2. *Ueber das Thymol,* etc. in *Samml. kl. Vorträge*, n° 128, Leipzig, 1878.

coton picrique et d'une solution aqueuse de cet acide[1].

Pour préparer le coton picrique, P. Vigier[2] a fait dissoudre l'acide picrique dans l'éther ou l'alcool à 94 degrés, dans les proportions de 25 centigrammes d'acide pour 25 grammes d'éther ou d'alcool. Cette quantité est suffisante pour imbiber une carde d'ouate du poids de 10 grammes qu'on fait ensuite sécher à une douce chaleur.

Ce mode de pansement a été bien peu utilisé jusqu'ici.

6° *Sublimé corrosif.* — Le sublimé ou bichlorure de mercure est de toutes les substances antiseptiques celle dont l'extrême activité germicide est absolument hors de conteste.

Il a été bien étudié par Davaine en 1874 et en 1880. De nombreuses expériences lui ont assigné la première place. Il s'emploie à la dose de 1 gramme pour 1000 d'eau bouillie (solution forte) ou 1 gramme pour 2000 (solution faible).

D'après Koch, la solution au 1000[e] détruit, en quelques minutes, les germes des microbes les plus résistants. Il se dissout dans 16 parties d'eau froide, dans environ 2 parties d'eau bouillante, dans 2 parties et demie d'alcool, dans 3 parties et demie d'éther, dans environ 13 parties et demie de glycérine.

Le chlorure de sodium, l'acide tartrique et l'iodure de potassium facilitent sa solubilité dans l'eau.

En solution faible, le sublimé irrite moins les tissus que l'acide phénique.

7° *Biiodure de mercure.* — Cette substance a été préconisée par le professeur Panas[3]. On admet que le biiodure de mercure est moins toxique que le bichlorure. C'est pour cette raison qu'il est utilisé par les accoucheurs (Pinard) pour injections vaginales antiseptiques. Dans ces cas, on doit l'employer au 1000[e]. Il est soluble à parties égales dans l'iodure de potassium.

8° *Oxycyanure de mercure.* — C'est un sel dont la solution au 1000[e] produit sur les microbes infectieux (staphylocoques

1. *Comptes rendus de l'Acad. des sciences*, Paris, 30 octobre 1876.
2. *Bull. gén. de thérap.*, t. XCI, p. 506, Paris, 1876.
3. *Académie de méd.*, Paris, 24 mars 1885.

ou streptocoques) les mêmes effets que le sublimé au 5000e. Chibret l'a préconisé pour la chirurgie oculaire. Cette solution offre l'avantage de ne pas attaquer les instruments. A défaut d'oxycyanure, on peut employer le cyanure utilisé par Lister et ses élèves à la même concentration.

9° *Chlorure de zinc.* — On se servait du chlorure de zinc, avant la méthode antiseptique, pour combattre les plaies de mauvaise nature et la pourriture d'hôpital. En solution concentrée, c'est un caustique énergique.

Campbell de Morgan (1870), Roberts, Bardleben, Kocher, etc., ont cherché à en faire un vrai pansement antiseptique. Lister, Volkmam, Kœnig et les chirurgiens français l'ont employé pour désinfecter les plaies très septiques à la dose de 1 gramme pour 10. C'est un agent germicide et un coagulant extra-vasculaire (Gosselin). On a préparé des pansements à l'étoupe et à la jute imprégnés d'une solution de chlorure de zinc à 10 pour 100, additionnée d'une faible quantité d'acide chlorhydrique, puis séchés. Mais à la longue ces substances se sont transformées en une sorte d'amadou par suite de la mise en liberté de l'acide chlorhydrique, aussi les a-t-on abandonnées. On ne se sert plus aujourd'hui que des solutions au 10e, pour laver les plaies avant de les suturer.

Socin, de Bâle, a recommandé, comme vernis protecteur des plaies aseptiques suturées, une pâte composée de 50/100es d'oxyde de zinc, 50/100es d'eau, et 1/5e ou 1/6e de chlorure de zinc. Avec cette sorte de mastic, aucun autre pansement n'est nécessaire. Il est donc précieux pour les plaies de la face ou de la tête.

10° *Iodoforme.* — Découvert en 1832 par le chimiste Serullas. C'est un topique solide (voy. p. 22 et 23). C'est le meilleur des antiseptiques et le plus employé. Il est presque insoluble dans l'eau, les acides et les alcalis, facilement soluble dans l'alcool, l'éther, le chloroforme, les huiles essentielles et grasses. C'est son insolubilité dans l'eau qui lui donne une valeur exceptionnelle pour les pansements. On l'utilise sous forme de poudre, on le fixe aussi sur la gaze ou l'ouate.

Pour fabriquer les tampons iodoformés, il faut prendre un mortier dans lequel on introduit l'iodoforme finement pulvérisé. Ajouter un volume d'éther ordinaire double de celui occupé par l'iodoforme et agiter avec le pilon. Tremper le tampon de manière à y laisser sur un des côtés une petite quantité d'iodoforme. Presser le tampon de façon à retirer le plus d'éther possible. Laisser sécher le tampon sur un papier à filtre stérilisé placé dans une boîte aseptique. Laisser évaporer pendant une heure ou deux la petite quantité d'éther restant sur le tampon et ne l'employer que lorsqu'il est parfaitement sec.

11° *Naphtaline.* — Cet agent a été préconisé comme antifermentescible.

La naphtaline est soluble dans l'alcool et l'éther, mais s'emploie le plus souvent à l'état pulvérulent. Elle est irritante pour les plaies, en partie à cause de sa forme cristalline; elle peut former des croûtes amenant la rétention des liquides; elle convient surtout aux plaies contuses aux ulcères atoniques.

12° *Crésyl* (*créoline* des Anglais et des Allemands). — C'est un produit retiré industriellement de la créosote de houille, après qu'elle a été débarrassée de tout son acide phénique, par l'addition de résine et de soude. C'est un liquide légèrement sirupeux, de couleur noirâtre, exhalant une odeur analogue à celle de la créosote, mais beaucoup moins accusée, de réaction franchement alcaline.

Il est soluble dans l'acool et l'éther; il forme avec l'eau une émulsion laiteuse homogène.

Le crésyl est riche en acide crésylique (50 pour 100) et en naphtaline (20 pour 100). Son prix est moins cher que celui de l'acide phénique. Il est éminemment antiseptique et n'est pas toxique. Il a été employé en émulsion dans l'eau à la dose de 4, 5 et 10 pour 100.

13° *Salol.* — Il contient 38 pour 100 d'acide phénique. Entièrement insoluble dans l'eau, il est en partie soluble dans l'éther et dans l'alcool. Il a de grandes analogies avec l'iodoforme; mais d'une façon générale il serait plus énergique comme antiseptique. On l'utilise sous forme de poudre; mais il a l'inconvénient de produire de l'érythème et n'est pas supporté par toutes les peaux.

On a fait des gazes, du lint et de l'ouate au salol. Cette substance présente en outre l'avantage d'avoir une odeur agréable.

14° *Iodol.* — L'iodol est un tétraiodopyrrol, extrait de l'huile animale dite de Dippel, obtenue par distillation de la corne de cerf.

Il se présente sous forme d'une poudre d'un blanc grisâtre brunissant par l'action de la lumière. Il est presque insipide et exhale une très faible odeur d'essence de thym.

Il est à peu près insoluble dans l'eau. Il est soluble dans trois fois son poids d'alcool absolu, dans 50 parties de chloroforme et dans un poids d'éther inférieur au sien.

Il se dissout dans 7 parties d'huile d'olive, moins bien dans la glycérine, la benzine et la térébenthine.

Il peut être utilisé chez les personnes qui ne peuvent supporter l'odeur de l'iodoforme. Il a sur les plaies une action analogue à celle de celui-ci et ses propriétés toxiques paraissent moins développées que celles de l'iodoforme.

15° *Aristol.* — C'est un dérivé du thymol, un biiodure de dithymol contenant une proportion de 45 pour 100 d'iode. D'un rouge brun inodore, insoluble dans l'eau et la glycérine, peu soluble dans l'alcool, soluble à froid dans l'éther, les huiles grasses et le chloroforme.

Il peut remplacer l'iodoforme et être utilisé comme antiseptique à la façon du salol et de l'iodol, soit à l'état pulvérulent, soit à l'état de pommade en l'incorporant à la vaseline.

16° Parmi les autres antiseptiques, nous ne ferons que mentionner :

L'*Eucalyptus globulus*, dont l'infusion des feuilles fut vantée par Gubler en 1871. On a aussi utilisé l'alcoolature et l'eau distillée d'*Eucalyptus* (Demarquay et Gimbert, de Cannes);

Le *sulfure de carbone*[1], le *pétrole*, l'*acide benzoïque* (Kraska);

L'essence de *Gaultheria procumbens* (5 parties d'essence, 50 parties d'eau et 100 parties d'alcool) pour imprégner la substance à pansement (gaze ou ouate). Son odeur est agréable;

La *térébenthine*, l'*essence de térébenthine* et le *térébène*, fort peu employés d'ailleurs;

L'*eau oxygénée* recommandée par Péan et Baldy. Peu pra-

1. Guillaumet, Thèse de Paris, 1876, n° 88.

tique, elle est difficile à préparer et sa composition est peu fixe. Il faut renouveler chaque jour le pansement.

Enfin le *naphtol* β, la *résorcine* et le *lysol* ont trouvé aussi leurs applications comme solutions antiseptiques.

CHAPITRE VII

De la méthode antiseptique.

Comme nous l'avons dit, la méthode antiseptique de Lister a subi de nombreuses modifications de la part des chirurgiens qui l'ont expérimentée.

Ainsi on a reconnu que l'immersion des instruments dans l'acide phénique n'était pas suffisante pour détruire tous les germes qu'ils contenaient; et l'on a commencé par les stériliser par l'ébullition ou l'étuve sèche avant de les plonger dans un liquide antiseptique.

Le spray, qui servait à inonder de vapeur antiseptique les surfaces opératoires et les plaies que l'on pansait, a été à peu près abandonné. On a reconnu, en particulier pour les opérations intra-abdominales, que le nuage qui résulte de la vaporisation phéniquée tombe sous forme de gouttelettes et, par suite, refroidit le péritoine, ce qui peut avoir de sérieux inconvénients. En outre, il faudrait, pour tuer tous les microbes contenus dans l'atmosphère, que la salle d'opération fût complètement remplie de vapeurs antiseptiques à dose toxique, ce qui serait dangereux.

Si quelques chirurgiens emploient encore le *spray*, et nous sommes de ce nombre, c'est dans l'unique but d'abattre les poussières de la salle d'opération; on le fait alors manœuvrer quelques heures avant d'opérer et on l'éteint ensuite. Dans certains hôpitaux danois et russes, de simples prises de vapeur sur un générateur remplissent absolument le même but.

Les substances le plus souvent employées dans la méthode antiseptique proprement dite sont l'acide phénique, l'acide borique, le sublimé et le chlorure de zinc; l'acide phénique au 20e ou au 40e, l'acide borique en solution saturée à 4 pour 100, le sublimé à 1 pour 1000 et le chlorure de zinc à 10 pour 1000. Toutes ces solutions doivent être faites avec de l'eau filtrée bouillie.

Les solutions doivent être placées dans des flacons à l'émeri ou bien dans de larges flacons fermés supérieurement par un bouchon de caoutchouc perforé dont l'orifice est rempli par un petit tube en verre, recourbé et plein d'ouate antiseptique. Inférieurement, ces flacons présentent un robinet de verre.

Les *poudres antiseptiques* sont les poudres d'*iodoforme* et de *salol*, renfermées dans des bocaux bien bouchés, pour qu'elles restent toujours sèches.

Les autres matériaux utilisés dans cette méthode sont :

La *ouate hydrophile* au sublimé, à l'acide salicylique, l'ouate phéniquée, boriquée, salolée ou iodoformée;

Les *gazes* phéniquées, au sublimé, à l'acide salicylique, au salol et enfin la gaze iodoformée.

On conçoit que le choix de l'antiseptique varie selon les indications et souvent aussi selon les habitudes du chirurgien.

Pendant l'opération, les mains du chirurgien et des aides doivent être plongées dans des cuvettes contenant soit de la solution d'acide phénique au 40e, soit celle de bichlorure de mercure au 2000e, soit dans l'acide borique à 4 pour 100.

Des compresses de toile ou de tarlatane bouillies et trempées dans une de ces solutions doivent être placées autour du champ opératoire. Ces compresses permettent avant et pendant l'opération d'empêcher la contamination de la plaie opératoire qui doit rester entièrement antiseptique.

Après l'opération, on désinfectera toutes les surfaces contaminées avec des solutions d'acide phénique fort (1/20e), ou de sublimé au 1000e, ou de chlorure de zinc au 10e.

Les fils à ligatures employés sont le *catgut* conservé dans l'huile phéniquée ou le sublimé, les *fils de soie* conservés aussi dans le sublimé au 1000e. Il en sera de même des *drains* et des *crins de Florence*, qui doivent plonger dans une solution antiseptique, de préférence dans du sublimé au 1000e.

Les matériaux de pansement d'un usage courant sont : des compresses de tarlatane, qui doivent être placées dans des bocaux remplis, les uns d'eau phéniquée au 40e, les autres de sublimé à 1 pour 1000, ou bien d'acide borique en solution saturée, etc.

Le mode de fermeture de ces bocaux est des plus simples, ce sont des couvercles en fer-blanc ou en nickel, au fond desquels a été placée une couche assez épaisse d'ouate aseptique, pour assurer une occlusion telle que l'air n'y pénètre que filtré.

Comme on peut le remarquer, il est facile de préparer soi-même ces divers matériaux de pansement dont le prix est par cela même des moins coûteux.

Pour des plaies septiques, pour des surfaces suppurantes, quand on voudra faire un pansement humide, on n'aura qu'à prendre ces compresses dans les bocaux, au moyen d'une longue pince préalablement plongée dans une solution antiseptique, et à les appliquer sur la surface malade, en les recouvrant de taffetas gommé, de gutta-percha laminée ou de mackintosh. On appliquera par-dessus une couche d'ouate suffisamment épaisse pour protéger la plaie contre les germes atmosphériques, et l'on complétera le pansement par l'application d'une ou de plusieurs bandes de tarlatane humides, roulées autour de cette ouate.

Pour des plaies opératoires, pour des surfaces suffisamment antiseptisées, lorsqu'il s'agira de pansements secs, on emploiera la poudre d'iodoforme ou de salol que l'on recouvrira, soit de gaze et d'ouate iodoformées ou salolées, soit de lint et d'ouate boriqués. Un rouleau d'ouate ordinaire et une bande de tarlatane humide compléteront le pansement.

En ville ou à la campagne, à défaut de solution antiseptique dans un cas pressé, on peut mettre du sel dans l'eau servant à la stérilisation des tampons et des compresses.

L'eau salée à la concentration physiologique de 0,6 pour 100 a été chaudement recommandée par Fritsch[1].

L'eau salée à 1 pour 100 bout à la température de 101 degrés environ, ce qui indique un pouvoir antiseptique supérieur à celui de l'eau ordinaire. On ne peut contester en tout cas l'extrême simplicité de son emploi et son entière innocuité pour les tissus.

Les chirurgiens qui suivent la méthode antiseptique utilisent encore le *naphtol*, le *salol* et le *thymol camphrés*. Nous avons déjà signalé le phénol camphré.

1. Fritsch (H.), *Ueber aseptisches Operiren mit Sterilisirter Kochsalslësung*, in *Deutsche med. Woch.*, 8 mai 1890.

Le *naphtol camphré* se prépare en mêlant et triturant 15 grammes de naphtol β pulvérisé pour 30 grammes de camphre en poudre. Les deux poudres se liquéfient et donnent un liquide sirupeux brun jaunâtre quand le naphtol est impur, et couleur crème si le naphtol est pur.

Il en est de même du *salol* qui en présence du camphre donne naissance à un liquide blanchâtre. On le prépare en chauffant lentement dans une capsule parties égales de salol et de camphre pulvérisé. C'est un liquide sirupeux à odeur de camphre assez forte, beaucoup moins irritant que le naphtol camphré.

Le *salol camphré* paraît donc devoir être préféré, et il est employé surtout dans le pansement des ulcérations de la bouche, du pharynx ou du larynx, ainsi que dans certaines plaies, et quand il s'agit d'applications intra-utérines.

On emploie aussi le *thymol camphré*.

Ces substances placées sur des plaies qui suppurent à l'aide d'un tampon d'ouate hydrophile recouvert d'ouate antiseptique assureront un pansement excellent.

Les *pommades* utilisées dans les pansements antiseptiques sont à l'acide borique, à l'iodoforme, au salol ou au sublimé.

Les premières s'emploient à la dose de 30 grammes de vaseline pour 3 grammes de chacun de ces antiseptiques, à l'exception de la pommade au sublimé qui doit être ainsi formulée :

Vaseline........................	30 grammes.
Sublimé........................	1 centigramme.

Ces substances seront employées sur du lint ou de la gaze phéniquée ou iodoformée ou salolée, ou bien sur de l'ouate boriquée recouverte d'ouate ordinaire.

Lorsqu'on a besoin de dilater des trajets fistuleux, on se servira de *tiges de laminaire*, ou d'*éponges préparées*, que l'on aura laissées tremper pendant un certain temps dans la solution d'éther iodoformée au 10e. Au moment de les introduire, il sera bon de les enduire de vaseline iodoformée.

Pour des plaies cavitaires profondes, des *crayons anti-*

septiques sont quelquefois nécessaires; les crayons de sublimé se formulent de la façon suivante :

	gr.
Sublimé	0,50
Poudre de talc	25
Gomme adragante	1,50
Eau stérilisée / Glycérine	q. s.

pour dix crayons.

Les crayons iodoformés se formulent ainsi :

	gr.
Iodoforme	10
Gomme adragante	0,50
Glycérine / Eau stérilisée	q. s.

pour dix crayons.

Le premier pansement pour les plaies réunies doit rester en place au moins pendant huit jours, quelquefois quinze jours.

On doit le changer plus tôt si le malade a de la fièvre ou si le pansement est souillé.

Les drains doivent être retirés au premier ou au deuxième pansement suivant les circonstances.

Lors du renouvellement du pansement, les bords de la plaie doivent être lavés avec la solution antiseptique choisie. Pas d'injections dans les drains, ni de lavages sur la ligne de réunion. Le drain doit être nettoyé soit dans la solution de bichlorure au 1000[e], soit dans de l'eau phéniquée forte.

Mêmes précautions de propreté minutieuse pour les second et troisième pansements que pour le premier.

CHAPITRE VIII

De la méthode aseptique.

Toute opération faite sur ou dans une région infectée primitivement nécessite l'emploi de la méthode dite antiseptique.

Par contre, à l'antisepsie on pourra substituer l'asepsie, toutes les fois que la région sur laquelle on interviendra sera indemne de toute inoculation septique[1].

Quoi qu'on en ait dit, l'asepsie et l'antisepsie sont choses différentes et ont en clinique leurs indications spéciales.

En principe il est juste de placer l'asepsie au-dessus de l'antisepsie, parce qu'elle n'entraîne pas l'utilisation de substances toxiques pour l'organisme. Il est vrai que ces dernières, employées en petites quantités ou sous forme de solutions faibles, sont généralement incapables de produire une intoxication générale. Elles peuvent toutefois affecter d'une façon fâcheuse les organes destinés à leur élimination, nous voulons parler des reins.

Comme, d'ordinaire, les tissus vivants, non infectés, ne contiennent aucune sorte de microbes, l'antisepsie n'est en réalité qu'un aveu de l'impuissance de mettre sûrement la plaie à l'abri d'agents hétérogènes et nocifs qui ne devraient jamais arriver à son contact. La méthode aseptique consiste à réaliser la stérilisation, non de la plaie elle-même, mais de tous les objets qui viennent à son contact.

Il faut ne se servir que d'eau filtrée bouillie ou stérilisée pour l'immersion des mains, pour la stérilisation du champ opératoire et pour les lavages de la plaie.

Les instruments, les fils à ligatures ou à sutures, les drains sont soit bouillis, soit stérilisés à l'étuve sèche ou à l'autoclave. Nous aurons l'occasion d'y revenir au sujet de la méthode mixte.

Le pansement consiste en ouate ou gaze stérilisées à l'autoclave, recouvertes d'une bande en gaze ou en flanelle stérilisées aussi suivant le même procédé.

Voici comment on procède en suivant cette méthode :

On désinfectera le champ opératoire avec du savon et de l'eau filtrée et bouillie ou mieux encore stérilisée à l'autoclave. Les mains du chirurgien et celles des aides seront traitées de la même façon.

On veillera ensuite à maintenir aseptique la surface sur laquelle va porter le bistouri ; dans ce but, on recouvrira celle-ci de compresses stérilisées par l'ébullition simple ou mieux sous pression dans l'autoclave.

1. F. Terrier, *Congrès de l'Association française pour l'avancement des sciences*, session de Limoges, 1890, p. 269 et M. Baudouin, *Asepsie et antisepsie à l'hôpital Bichat*, p. 45, Paris, 1890.

Ces compresses doivent être soumises dans l'autoclave à une température de 120 à 130 degrés. On s'assurera d'avoir atteint ce chiffre au moyen de petits tubes de verre pleins de substances en poudre fermés à la lampe par leurs deux extrémités. Ces petits tubes seront placés dans l'autoclave, dans le récipient contenant les compresses et comme ces substances se liquéfient à 129 degrés, les tubes de verre les contenant serviront en quelque sorte de *tubes témoins*. Nous aurons l'occasion de revenir sur cette stérilisation des compresses, p. 116.

Les compresses délimiteront, en quelque sorte, le champ opératoire ; elles serviront à protéger temporairement la plaie contre les germes atmosphériques, si l'on est obligé de s'arrêter un instant au cours d'une opération. Elles devront être fines et bien ourlées, de façon à ne déposer aucun duvet sur la surface cruentée. Elles pourront être utilisées pendant l'opération pour y laisser reposer de temps en temps les instruments, ce qui facilitera beaucoup le rôle de l'aide. Cependant on ne devra laisser que peu d'instants les instruments sur les compresses isolantes ; il est préférable de les replacer dans les plateaux formant boîtes dans lesquels ils ont été stérilisés.

L'usage de ces plateaux évitera le transport des instruments de la boîte stérilisatrice dans des cuvettes, transport pendant lequel ils pourraient être contaminés, quelle que soit la pureté des mains du chirurgien et de ses aides et quelle que soit l'asepsie des cuvettes.

La plaie sera épongée au moyen de tampons d'ouate entourés de tarlatane, stérilisés à l'autoclave.

Les drains doivent être stérilisés dans l'eau bouillie ou stérilisée.

Les fils à ligatures et les crins de Florence pour les sutures devront être stérilisés à l'autoclave.

Pendant l'opération, l'immersion des mains du chirurgien et des aides se fera dans de l'eau filtrée bouillie.

Il suffira de panser la plaie opératoire, que l'on aura réunie au moyen de sutures, avec une compresse, de l'ouate ou de la gaze ordinaire, stérilisées à l'autoclave.

L'ouate aseptique sera recouverte d'un bandage de flanelle ou d'une bande de tarlatane stérilisée.

Pansement aseptique extemporané au papier d'amiante[1].

On peut rapporter à la méthode aseptique le pansement dont nous allons parler ici.

La préparation de ce pansement découvert par Duquain, de Lyon, est basée sur l'action de la chaleur, le désinfectant par excellence, sur un tissu incombustible (papier d'amiante) enduit d'une substance combustible fixe (cire, ozokérite, etc.).

On suspend des feuilles de papier d'amiante à un fil de fer tendu entre deux points. On enflamme les feuilles; la substance combustible brûle et avec elle tous les microbes. Le tissu incombustible reste alors sensiblement aussi résistant qu'avant le flambage. On l'applique directement sur la plaie, en couche plus ou moins épaisse, et le pansement est maintenu par un bandage contentif approprié.

Duquain se sert aussi d'un mackintosh spécial, qu'il interpose entre le papier d'amiante et le bandage, lorsqu'il désire faire le pansement occlusif: c'est une feuille d'étain assez mince pour être souple, assez épaisse pour en permettre le flambage. Ce dernier flambage s'effectue en promenant horizontalement, et avec une certaine lenteur, l'une des faces lisses du mackintosh métallique au travers de la flamme qui dégage une chaleur très intense (Duquain y a fait fondre du zinc, ce qui exige, comme on sait, une température de 500 degrés).

On allume le papier d'amiante au moment de l'appliquer sur la plaie, afin qu'il ne s'infecte pas au contact des poussières de l'air, et pour ne pas infecter le papier, ni s'infecter les mains pendant ces manipulations, on procède de la façon suivante.

Avant de se désinfecter les mains, on tend le fil de fer, on y suspend les feuilles d'amiante; puis on prend une bougie munie d'un petit manche latéral en fil de fer, on flambe ce manche latéral et on allume la bougie; c'est alors seulement qu'on fait le lavage antiseptique des mains, et, dès lors, on ne touche plus aucun objet qui ne soit aseptique; pour allumer le papier d'amiante, on prend la

1. *Semaine médicale*, t. CXIX, n° 30, Paris, 16 juillet 1890.

bougie par son manche latéral flambé, puis, après l'action du feu, on détache le papier aseptique en le tirant à soi.

Le papier d'amiante sert lui-même de réactif pour l'asepsie obtenue par le flambage.

En effet, ce papier contient environ 5 pour 100 de cellulose qui, en se carbonisant à partir de 200 degrés, prouve, par un simple changement de couleur qui se produit dans toute l'épaisseur, que l'asepsie est parfaite. Mais quelquefois, après le flambage, un petit espace reste blanc, et par conséquent non désinfecté : alors on le rallume ou on le sacrifie.

Ce réactif indicateur de l'asepsie, la haute température obtenue et le fait que le flambage a lieu en présence du chirurgien, procurent à ce dernier une certitude plus complète de l'asepsie que tous les autres procédés connus de désinfection.

Le procédé ingénieux de Duquain a été l'objet de plusieurs communications dans la séance du 23 juin de la Société nationale de Lyon, de la part d'Arloing, Ollier et Chassagny qui en ont fait l'éloge.

Arloing a exposé les expériences faites à son laboratoire par Courmont, et qui démontrent que l'asepsie du pansement de Duquain doit être considérée comme absolue. Une feuille de papier d'amiante, plongée dans l'eau contenant des microbes (*Staphylococcus pyogenes aureus*), puis séchée, fut divisée en deux parties égales dont l'une fut flambée. Ensuite des fragments de chacune de ses deux moitiés furent distribués dans des ballons Pasteur. Au bout de quelques jours, on put constater que tous les ballons qui avaient reçu le papier flambé contenaient un bouillon absolument limpide, tandis que tous les autres étaient troublés par des colonies de microbes.

Ollier a expérimenté et expérimente encore, dans son service, le mode de pansement de Duquain, et, sans se prononcer aujourd'hui d'une façon définitive, il a affirmé que les prévisions fondées sur le papier d'amiante ont toutes été remplies; il a insisté particulièrement sur les avantages que ce pansement pourrait avoir dans la chirurgie de guerre.

Mais, en dehors de cela, le procédé de Duquain peut aussi, ainsi que l'a fait observer Arloing, rendre des services pour la chirurgie hospitalière, dans les circonstances où l'asepsie absolue est particulièrement nécessaire, comme, par exemple, dans les laparotomies.

CHAPITRE IX

Méthode mixte.

La méthode mixte, comme son nom l'indique, consiste à n'employer de solutions antiseptiques que pour la désinfection du champ opératoire, des mains du chirurgien et des aides, pour les surfaces suppurantes que l'on trouve au cours d'une opération, pour la stérilisation des fils à ligatures et à sutures, et des drains en caoutchouc.

Les instruments sont aseptisés au moyen de l'étuve sèche; les compresses isolatrices, les tampons d'ouate servant à éponger, ainsi que les matériaux de pansement, au moyen de l'autoclave.

Dans cette méthode, le bichlorure de mercure est adopté en solution au 1000e et au 2000e.

La solution de bichlorure de mercure au 1000e sert à nettoyer le champ opératoire, immédiatement avant d'intervenir, après lavages du champ opératoire au savon, à la brosse de crin et à l'éther. Elle sert aussi à stériliser les mains avant toute intervention, après leur lavage et leur brossage au savon dans l'eau filtrée bouillie, puis dans un courant d'eau filtrée au filtre Chamberland.

Au 2000e la solution de bichlorure d'hydrargyre est utilisée pendant les opérations; elle sert à l'immersion des mains du chirurgien et des aides.

Le même antiseptique au 1000e peut servir pour l'antisepsie des fils à ligatures et des crins de Florence.

Ces fils à ligatures sont des fils de soie tressée blanche.

Il y en a de cinq grosseurs, qui correspondent aux n° 0, 1, 2, 4 et 5. Cette soie, enroulée autour de bobines en verre, préalablement plongées dans de l'eau stérilisée bouillante, est placée dans une solution de sublimé au 1000e et y séjourne pendant quelques jours. De plus, avant chaque opération, on a soin de faire bouillir la bobine dans la solution même de bichlorure. Il faut avoir soin de ne faire bouillir qu'une ou deux fois cette soie, car elle serait altérée par des ébullitions successives et se casserait facilement.

Les crins de Florence qui servent à faire les sutures, soit profondes, soit superficielles, sont traités de la même façon que la soie. D'abord plongés dans la solution de bichlorure de mercure au 1000e, ils sont bouillis avant chaque opération, ce qui ne les altère qu'à la longue.

Au lieu de solution de bichlorure, quelques chirurgiens préfèrent l'usage de la solution phéniquée au 20e.

Depuis quelque temps, à l'hôpital Bichat, la stérilisation des fils de soie et des crins est obtenue par une ébullition dans l'eau filtrée et stérilisée, puis par le séjour pendant une demi-heure dans l'autoclave porté à 130 degrés. Un autre procédé consiste à les faire bouillir dans le bichlorure de mercure au 1000e, puis de les placer dans l'autoclave, ce qui les rend cassants, inconvénient sérieux. Un troisième procédé, que nous recommandons et qui nous a donné de bons résultats, consiste à les faire bouillir dans la solution phéniquée au 20e, puis de les mettre dans l'autoclave à 130 degrés; enfin, au moment de les employer, de leur faire subir une deuxième ébullition dans la solution phéniquée.

Les tubes en caoutchouc pleins, les tubes à drainage sont conservés dans la solution de bichlorure d'hydrargyre au 1000e. Cette conservation n'a qu'un inconvénient, c'est de les colorer en noir, soit par suite de la formation du sulfure de mercure, soit parce qu'une petite quantité de mercure est réduite et se dépose à leur surface. Pour éviter cet inconvénient, nous conseillons de conserver ces tubes dans la solution de chlorure de zinc au 100e. En tout cas il faut les faire bouillir dans la solution de bichlorure au 1000e avant de s'en servir.

Les compresses en toile ou en coton, bien ourlées, qui servent à abriter les parties entourant le champ opératoire et qui, dans les laparotomies, servent à relever les anses intestinales, et souvent aussi à faire la toilette péritonéale, doivent être stérilisées à l'autoclave et à 130 degrés centigrades. Elles doivent être maintenues pendant une demi-heure au moins à cette température.

On peut les utiliser tout de suite, et alors elles sont encore chaudes, voire même trop chaudes; aussi est-il nécessaire de les refroidir avec de l'eau stérilisée bouillie tiède. Si, au contraire, elles sont stérilisées d'avance, ce qui est le cas le plus fréquent, il faut les échauffer en les humectant avec de l'eau stérilisée bouillie chaude, ou en plongeant le récipient métallique qui les contient dans une cuvette pleine d'eau bouillante.

L'eau stérilisée est obtenue à l'aide du filtre Chamberland, dont les bougies sont journellement nettoyées, et, pour assurer la stérilisation de cette eau filtrée, elle est portée à l'ébullition dans un appareil en métal chauffé au gaz. Cette ébullition, qui s'obtient en dix minutes, est continuée pendant au moins un quart d'heure et souvent elle est renouvelée. Nous verrons aussi quels sont les appareils stérilisateurs de l'eau.

Tous les objets destinés aux pansements doivent être stérilisés.

C'est ainsi qu'il est facile de stériliser la gaze et l'ouate ordinaires dans des boîtes cylindriques qui ont été placées préalablement dans l'étuve. Certains pharmaciens vendent maintenant en ville ces objets de pansement tout stérilisés dans des boîtes en fer-blanc bien fermées qui ne doivent être ouvertes qu'au moment de s'en servir.

Les tabliers et les serviettes qui abritent le chirurgien ou ses aides pendant les opérations, doivent sortir de l'étuve sèche au moment où ils sont utilisés.

Cette méthode nous paraît offrir plus de sécurité que la méthode antiseptique simple, puisque le sublimé, ce puissant germicide, vient ajouter ses effets à ceux de la stérilisation par la chaleur sèche ou humide. De plus la faible quantité de solution désinfectante employée n'expose pas aux accidents produits par des solutions antiseptiques fortes.

CHAPITRE X

Précautions à prendre avant les opérations pratiquées par les méthodes antiseptique, mixte et aseptique.

Que l'on se serve de l'une ou de l'autre de ces trois méthodes, il est un certain nombre de précautions que l'on doit prendre avant de commencer une opération, précautions générales sur lesquelles nous devons insister.

Elles consistent à pratiquer :

1° La désinfection du milieu dans lequel on opère;

2° La désinfection du malade : antisepsie cutanée pré-opératoire;

3° La désinfection du chirurgien et des aides : nettoyage

des mains et des avant-bras; asepsie des blouses, des serviettes, des tabliers;

4° Stérilisation de l'eau; stérilisation des solutions employées;

5° Stérilisation des instruments, des plateaux qui les contiennent et des compresses isolantes;

6° Préparation des éponges antiseptiques et aseptiques;

7° Stérilisation des tampons-éponges, des fils à ligatures et à sutures, des drains;

8° Stérilisation des objets de pansement.

Ces précautions sont indispensables pour réaliser une protection vraiment sûre de la plaie, en l'abritant, non seulement contre les microbes septiques et pyogènes, mais contre tous les microbes; en un mot, pour réaliser une antisepsie absolue.

1. — Antisepsie de la salle d'opérations.

Une salle d'opérations doit être *des plus simples*, dépourvue de rideaux, de tentures, de nattes, de tapis, etc., où la poussière puisse se loger. « L'éclairage de la salle doit être complet, il ne doit pas y avoir de coins obscurs; sans cela il n'y a plus de surveillance possible pour la propreté nécessaire[1]. »

La salle opératoire doit être facile à ventiler et à chauffer.

Il faut que son nettoyage soit simple et efficace; pour cela, les murs, revêtus de stuc ou peints à l'huile, doivent être facilement lavés et bien résister à l'action des antiseptiques.

Le parquetage au ciment est certainement le plus commode à nettoyer, surtout si le parquet présente un plan légèrement incliné; on pourra de cette façon le laver à grande eau, au moyen d'une lance; un orifice, pratiqué dans un des coins déclives de la salle et aboutissant à un tuyau de vidange, facilitera l'écoulement des eaux sales.

Un lavabo, permettant un lavage irréprochable des mains, une évacuation facile et complète des liquides et point de stagnation des résidus, doit être installé dans la salle d'opérations; à défaut de lavabo, une pierre d'évier en grès verni ou en faïence peut facilement servir pour l'évacuation des eaux provenant des cuvettes dont on se sera servi.

1. J. L.-Championnière, *Bulletin médical*, Paris, 1890, p. 318.

Avant toute opération, il est utile de pulvériser dans la salle une certaine quantité de vapeur d'eau ou de vapeur d'une solution antiseptique comme la solution phéniquée au 40e, de façon à faire tomber toutes les poussières. Dans certains amphithéâtres, un générateur de vapeur est dans ce but à la disposition du chirurgien et il lui suffit d'ouvrir un robinet pour obtenir cette antisepsie de l'atmosphère de la salle d'opérations.

La table d'opérations doit être *des plus simples*, en bois ou en fer peint et verni; sur elle doit être placé un matelas en moleskine facile à nettoyer.

Les tables sur lesquelles on placera les plateaux contenant les instruments peuvent être recouvertes, soit d'une toile cirée, soit d'une plaque de verre ou de faïence. Ces tables seront peintes de couleur claire; le mieux est de les peindre en blanc, ainsi que les trépieds sur lesquels on placera les cuvettes destinées à l'immersion des mains de l'opérateur et des aides.

Les plateaux destinés à recevoir les instruments et l'eau stérilisée seront en tôle émaillée ou en nickel. Ils pourront être placés sur les appareils à gaz et leur stérilisation sera des plus faciles; ces appareils à gaz pourront être installés sur des tablettes disposées contre le mur.

Un filtre Pasteur permettra d'avoir l'eau filtrée en permanence. Une étuve au gaz pour le chauffage du linge sera dans un des coins de la salle; des étagères disposées contre le mur et contenant les flacons renfermant les solutions antiseptiques et les bocaux à pansements seront à la portée de la main, selon les besoins.

Il est préférable cependant que le chauffe-linge, le filtre Pasteur et l'appareil servant à obtenir de l'eau filtrée bouillie, ainsi que les bocaux contenant les solutions antiseptiques, soient dans une pièce voisine de la salle d'opérations, plutôt que dans celle-ci.

2. — Désinfection du malade. — Antisepsie des brosses. Antisepsie cutanée pré-opératoire.

La brosse en crin joue un rôle important, aussi bien dans le nettoyage de la peau du malade que dans celui des mains du chirurgien et des aides. Combien, dans la pratique, néglige-t-on les soins de propreté à donner à cette brosse, puisque à l'hôpital et en ville elle sert indifféremment pour les mains du chirurgien, pour la peau du patient, et qu'elle est ainsi en contact avec toutes sortes d'impuretés : vaseline, sang, urine, pus. Après s'en être servi, elle est déposée sur une table-toilette ; elle devient alors un vrai nid d'infection.

Nous ne saurions donc trop insister sur la façon de maintenir aseptiques ces brosses. Il est bien entendu que ce n'est pas la même brosse qui doit servir pour le patient et le chirurgien ; il faut en avoir un certain nombre à sa disposition et les étiqueter de la sorte : brosses pour le chirurgien et ses aides ; brosses pour une peau infectée ou non infectée. Il faut laisser immerger continuellement ces brosses dans un bocal contenant une solution de sublimé au 1000e. Au moment de s'en servir, il sera bon de les faire bouillir dans une solution de carbonate de soude au 100e ; même procédé après s'en être servi.

A. *Peau non infectée.* — 1° Grands bains simples savonneux ou antiseptiques (sublimé).

2° Après le dernier bain, la peau sera savonnée, brossée vigoureusement avec la brosse de crin, puis rasée ; il faut supprimer tous les poils qui pourraient gêner l'action des instruments, outre qu'ils constituent, pour les germes, des points d'attache dont il est difficile de les déloger. On doit faire agir le rasoir sur une surface qui dépasse notablement le champ opératoire.

3° Désinfection par quelques lotions d'éther ou de térébenthine, ou d'alcool à 80 degrés. On lave ensuite avec la solution d'acide phénique à 50/1000es ou de sublimé au 1000e.

Certaines régions, telles que l'ombilic, exigent des soins tout spéciaux. Il faut savonner et frotter d'abord la dépression ombilicale, où s'accumulent très facilement les débris épithéliaux. On la maintiendra déplissée au moyen d'une pince hémostatique de Kocher, avant de passer au lavage des parties circumombilicales.

4° Des compresses de gaze stérilisée, trempées dans la solution boriquée, sont ensuite appliquées sur le champ opératoire ; on les recouvre de taffetas gommé, d'ouate et d'une bande de tarlatane humide. Il faut proscrire le sublimé comme pansement préparatoire ; il produirait presque infailliblement de l'érythème ou de l'eczéma.

Ce pansement reste en place deux ou trois jours avant toute intervention. Défense expresse au malade de le défaire. Il est facile de comprendre qu'il amène la macération de la couche épidermique et en permet l'enlèvement plus facile au moment d'opérer.

B. *Peau infectée.* — Mêmes précautions. De plus, le pansement pré-opératoire doit être renouvelé tous les jours. Au moment de l'opération, on doit bien isoler la région primitivement infectée au moyen de compresses aseptiques ou antiseptiques humides.

Pendant toute la durée de l'intervention, il faut veiller à ne pas contaminer les doigts, les instruments et la plaie opératoire. Lavages et pansements antiseptiques.

3. — Antisepsie du chirurgien et de ses aides. Désinfection des mains et des avant-bras. — Asepsie des blouses, des serviettes, des tabliers.

L'opérateur et ses aides ne doivent jamais perdre de vue que toutes les précautions destinées à empêcher une infection resteraient nulles, s'ils n'évitaient scrupuleusement de se rendre eux-mêmes des agents de contamination. Avant toute intervention, ils ne doivent avoir mis les pieds ni dans une salle d'autopsie, ni dans une salle de malades; ils ne doivent avoir fait aucun pansement, ni pratiqué de toucher vaginal ou rectal.

Les vêtements ordinaires contiennent des germes rapportés un peu de tous les côtés; aussi est-il indiqué de déposer pardessus, veste et chapeau dans un vestiaire spécial, avant d'entrer dans la salle d'opérations.

Le chirurgien et ses aides doivent revêtir une blouse de toile à manches coupées au niveau du coude, blouse recouvrant les jambes et le tronc. Ces blouses doivent être changées tous les jours; avant de les reprendre, on ne doit pas se contenter de la simple lessive, mais, si possible, les stériliser à l'étuve sèche et ne les en retirer qu'au moment de s'en servir.

Les tabliers de toile blanche seront traités de la même façon.

En ville, on se contentera de se mettre en manches de chemise, de relever ses manches au-dessus des coudes, d'avoir

6.

autour du cou une serviette et de se procurer un tablier.

Le fait d'avoir les avant-bras découverts oblige à une antisepsie minutieuse de cette région, et l'on n'aura pas à craindre l'infection des habits par les liquides provenant du malade.

Toute opération aseptique doit, bien entendu, être faite la première. Une opération chez un malade suppurant empêche le chirurgien de toucher ensuite à une plaie aseptique.

Il ne faut pas que les ongles, par leur longueur et leur malpropreté, puissent mettre le malade en danger. On veillera donc, avant tout, à les tenir suffisamment courts.

On commence par les nettoyer à sec avec une lime; on les dépouille soigneusement de toutes les saletés apparentes. Mains et avant-bras doivent être ensuite lavés à l'eau chaude et au savon[1], puis brossés pendant trois ou quatre minutes au moyen d'une brosse dure, que l'on doit conserver dans un bocal rempli de solution de sublimé au 1000e; la pierre ponce peut être utilisée pour enlever les germes contenus dans les replis de l'épiderme; puis, pendant quelques minutes, on fait passer un courant d'eau stérilisée sur les mains et les avant-bras ainsi nettoyés.

On les plonge et on les laisse immerger ensuite pendant un certain temps dans la solution de sublimé au 1000e, dont le pouvoir antiseptique est supérieur à celui de l'acide phénique; enfin on termine par un essuyage des plis des doigts et de la sertissure des ongles au moyen d'une compresse humide stérilisée à l'autoclave.

Lorsque les mains ont été désinfectées, elles ne doivent plus toucher à quoi que ce soit. Il faut prendre soin de ne pas les porter au visage, ni aux cheveux qui doivent être courts ainsi que la barbe, ni au tablier, aux serviettes ou aux draps voisins. Ce serait autant de fautes commises, autant d'occasions de réinfection.

Il faut avoir soin de ne pas s'essuyer les mains; il faut les immerger souvent dans les cuvettes placées non loin de la table d'opérations et qui doivent être remplies suivant les cas, ou d'eau stérilisée simple, ou d'une solution antiseptique.

1. On fabrique dans ce but des savons antiseptiques divers, savons au naphtol boriqué, au salol, à la créoline et au sublimé. On les utilise journellement à l'hôpital Bichat, dans le service du docteur Terrier.

4. — Stérilisation de l'eau; stérilisation des solutions employées.

Le docteur Marcel Baudouin a bien indiqué les différents procédés de stérilisation de l'eau[1]. Nous lui emprunterons tout ce qu'il a dit à ce sujet :

L'eau, qui sert aux usages chirurgicaux, doit être aseptique, absolument comme celle que, dans les pharmacies, on devrait employer pour préparer les diverses solutions médicamenteuses pour injections sous-cutanées d'un emploi courant (cocaïne, morphine, etc.).

Existe-il actuellement des procédés réellement pratiques sur lesquels on puisse compter pour obtenir ce résultat? En réalité, il n'y en a que trois qui méritent de fixer l'attention :

a. Le *filtre Chamberland*, qui arrête mécaniquement les micro-organismes au passage, ou les systèmes analogues ;

b. L'*ébullition répétée* à plusieurs jours d'intervalle ;

c. Les *appareils* plus complexes, mais plus sûrs, appareils construits récemment, d'une part par Sorel, d'autre part par Geneste, Herscher et Rouart, et qui détruisent, à l'aide de la *chaleur*, tous les microbes contenus dans l'eau.

Actuellement le filtre Chamberland est installé dans un grand nombre de nouvelles salles d'opérations de Paris et de province; bornons-nous à rappeler qu'il fonctionne à l'hôpital Bichat depuis fort longtemps. Quant aux appareils stérilisateurs proprement dits, il n'y a encore à Paris qu'une ou deux salles d'opérations qui en soient pourvues. L'appareil Sorel fonctionne au dispensaire Pereire, à Levallois-Perret; celui de Geneste, Herscher et Rouart doit être sous peu, à ce qu'on nous a rapporté, installé dans le service du professeur Tarnier à la clinique d'accouchements.

a. *Filtres.* — Le *filtre Chamberland*, ancien modèle, a pourtant plusieurs inconvénients; les pores des bougies s'obstruent vite, aussi faut-il les nettoyer souvent. D'autre part, pour avoir une bonne stérilisation, il faut n'employer qu'une bougie à la fois[2]: ce qui peut obliger à faire

1. M. Baudouin, *Gazette des hôpitaux*, Paris, 29 août 1891.
2. Dor, *Lyon médical*, 9 juin 1889.

d'avance des provisions d'eau filtrée, la filtration dans ces conditions étant assez lente. Les bougies du filtre Maillé sont passibles des mêmes reproches.

Récemment, on a perfectionné le filtre Chamberland et un très ingénieux appareil de nettoyage, dû à O. André, permet d'avoir des résultats plus certains[1]. Mais le filtre Chamberland, malgré ce perfectionnement, qui n'a encore été mis à l'épreuve dans aucun service de chirurgie à Paris, n'est pas encore parfait : il est trop difficile d'obtenir des bougies d'une porosité convenable. Aussi quelques chirurgiens, qui ne veulent rien laisser au hasard, préfèrent-ils des appareils un peu plus compliqués, mais susceptibles d'une précision bien plus grande ou plutôt absolue.

b. *Ébullition.* — Avec ces bougies la stérilisation n'est donc que relative. Aussi certains chirurgiens, pour plus de garantie, font-ils *bouillir à plusieurs reprises*, dans des récipients *ad hoc*, cette eau déjà filtrée. C'est ce qui a lieu à l'hôpital Bichat dans le service de chirurgie, où l'on n'emploie, depuis plusieurs années, que de l'eau filtrée bouillie.

D'autres opérateurs, depuis les recherches de Tavel[2], préfèrent l'*eau salée* (solution à 7 pour 1000) bouillie à l'eau simplement filtrée et bouillie. Elle a, en effet, quelques avantages ; mais elle a aussi certains inconvénients : l'altération des instruments qui y séjournent ; celle des appareils dans lesquels on la conserve et la fait bouillir (ce que savent bien les marins). Aussi comme ses avantages ne compensent qu'à grand'peine ses inconvénients, préférerions-nous — dans un grand service hospitalier, cela s'entend — employer, d'une façon courante, l'eau simple stérilisée. Quand, au contraire, le milieu se prête mal à l'emploi de cette eau, on recourra certainement avec profit, comme l'indique Fritsch[3], à la solution bouillie d'eau salée, parfaitement capable de remplacer, pour les malades non infectés, le sublimé ou les autres antiseptiques classiques.

1. O. André, *Nature*, juin 1891.

2. Tavel, *Ann. de micrographie*, déc. 1890. D'après Tavel, l'eau salée qui a bouilli un quart d'heure ne contient plus aucun microbe, tandis qu'avec l'eau ordinaire il faut une demi-heure à une heure d'ébullition pour obtenir le même résultat.

3. Fritsch, *Deuts. med. Wochens.*, 1890, n° 19.

c. *Appareils à stériliser l'eau.* — 1° *Appareil Sorel* (fig. 26). — Sorel, chimiste attaché au dispensaire de Levallois-Perret, à l'instigation du docteur Quénu, a fait construire un appareil destiné à stériliser l'eau par la chaleur. Ce dernier, que nous avons vu fonctionner au dispensaire I.

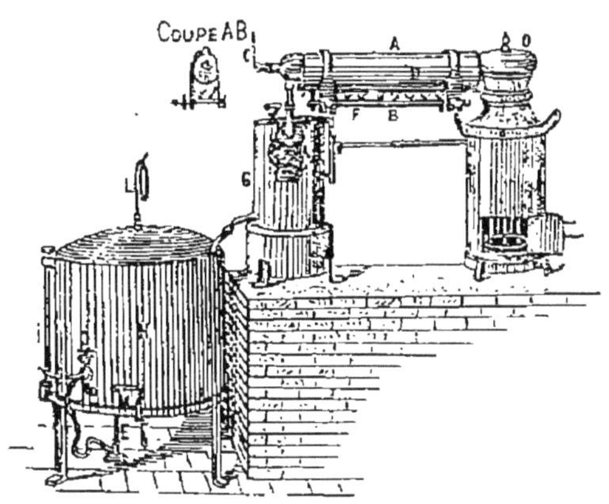

Fig. 26. — Alambic stérilisateur de Sorel. — A, B, appareil de surchauffe; coupe en A, B : coupe de cet appareil; C, tête de l'alambic, à fourneau à gaz; D, garniture des tubes; E, thermomètre indiquant la surchauffe; F, brûleur qui surchauffe la vapeur d'eau à 200 degrés; G, réfrigérant, avec serpentin, à niveau constant; H, réservoir d'eau stérilisée; I, niveau d'eau; J, régulateur métallique d'Arsonval; K, bec Bunsen pour chauffer l'eau du réservoir H et stériliser le robinet M; L, tube à ampoule portant un tampon d'ouate (voie d'entrée d'air stérile); M, robinet (prise d'eau stérilisée), à chauffer au moment de la prise.

Pereire, est d'un maniement des plus simples[1]. Son principe est le suivant :

Vaporisation de l'eau à 100 degrés dans une chaudière; surchauffage de la vapeur d'eau passant dans un tube rougi jusqu'à 180 à 200 degrés[2]; condensation de l'eau dans un serpentin[3] et récolte dans un récipient, une fois pour toutes

1. Quénu, présentation à la *Société de chirurgie*, le 11 février 1891.

2. A pareille température, il ne saurait persister la moindre spore.

3. Pour stériliser au préalable ce serpentin, il suffit d'y faire passer un courant à 200 degrés, ce qu'on obtient en mettant l'alambic en fonction, sans alimenter le niveau constant; de cette façon, il n'y a pas d'eau dans le réfrigérant et la vapeur passe dans le serpentin sans s'y condenser.

stérilisé[1], de l'eau débarrassée de ses micro-organismes. L'appareil fonctionne automatiquement, l'eau qui est chargée de refroidir la vapeur passant dans le serpentin étant utilisée après son échauffement, grâce à un conduit de déviation qui la ramène dans la chaudière. Un thermomètre permet de vérifier à quelle température la vapeur d'eau est soumise, ordinairement de 180 à 200 degrés. Nous reproduisons ci-après le dessin de l'appareil de Sorel; ce qui nous dispense d'une description plus détaillée[2].

2° *Appareil Geneste, Herscher et Rouart* (fig. 27). — Récemment Geneste, Herscher et Rouart ont fait construire un appareil du même genre. Celui-ci stérilise l'eau par la chaleur sous pression, de façon à lui enlever le moins possible de ses gaz et de ses sels, parce qu'il doit servir aussi à la purification bactériologique de l'eau de boisson[3].

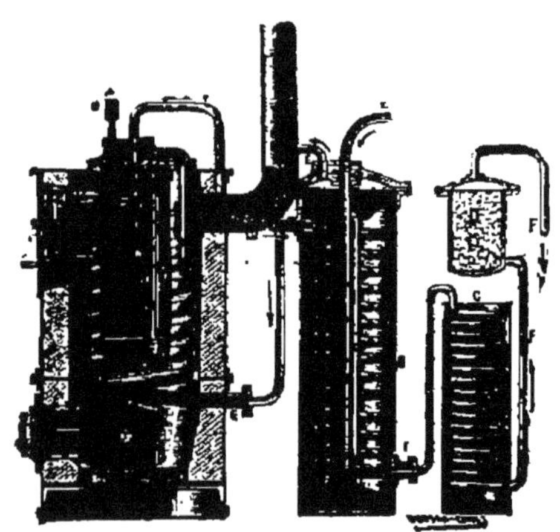

Fig. 27. — Appareil à stériliser l'eau, de Rouart, Geneste et Herscher. — A, chaudière; B, échangeur; C, complément d'échangeur; D, clarificateur; E, arrivée d'eau à stériliser; F, sortie de l'eau stérilisée; G, foyer; H, manomètre; I, niveau d'eau.

Ici on opère en vase clos, sous pression, de 120 à 130 degrés, sans production sensible de vapeur, et c'est cette absence de vaporisation qui permet de ne pas modifier sensiblement la composition de l'eau. L'appareil, très économique, fournit de l'eau absolument stérile, quand le chauffage à 120 degrés a été maintenu pendant

1. A l'aide du lavage et du flambage ou à l'acide sulfurique.

2. L'appareil est en cuivre rouge et étamé intérieurement.

3. Gabriel Pouchet, Étude critique des procédés d'épuration et de stérilisation des eaux de boisson, in *Ann. d'hyg. publ. et de méd. légale*, avril 1891, et tirage à part, Baillière, 1891. — Voy. *Soc. de méd. publ. et d'hyg.*, présentation en novembre 1890.

quinze minutes, à 130 degrés pendant dix minutes. En voici, du reste, la coupe (fig. 27).

Des installations de ce genre devraient exister non pas seulement dans tous les services de chirurgie, mais aussi dans les pharmacies des hôpitaux et être utilisées pour la préparation des médicaments.

Appareil à stériliser l'eau à l'hôpital Bichat (fig. 28). — A l'hôpital Bichat (service Terrier), on se sert de l'apparei suivant pour stériliser l'eau [1].

Le tuyau qui amène l'eau (fig. 28, E) est muni d'un robinet (*b*); puis il pénètre (A) dans une bougie du filtre Chamberland (F). L'eau, ainsi filtrée, tombe dans un barillet de verre (B), à l'aide d'un tube de verre (I). Ce barillet possède deux voies de dégagement. L'une, inférieure, correspond à un robinet (*c*); celui-ci, ouvert, fournit de l'eau filtrée qui s'échappe au-dessus d'un lavabo (L), pourvu lui-même d'un robinet à eau froide (*a*) non stérilisée, arrivant là par un branchement (D) greffé sur la conduite d'eau principale (E′). L'autre voie de dégagement du barillet de verre est supérieure (M) et l'eau s'en échappe, quand ce barillet est trop plein, pour se rendre ensuite dans l'appareil destiné à fournir l'eau filtrée bouillie et situé à côté (C), par l'intermédiaire des tubes M et N.

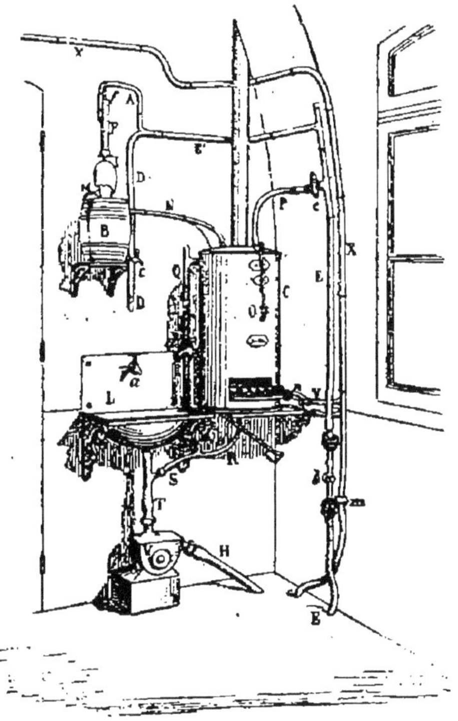

Fig. 28. — Appareil destiné à stériliser l'eau, à l'hôpital Bichat.

Ces différentes pièces : bougie Chamberland, barillet, etc.,

1. Baudouin, *Asepsie et antisepsie à l'hôpital Bichat*, Paris, 1890.

sont toutes démontables et faciles à nettoyer. L'ouverture supérieure du barillet (celle d'entrée de l'eau) est obturée avec une collerette d'ouate antiseptique. Le raccord entre le barillet et l'appareil à chauffer l'eau se fait au moyen d'un tube de caoutchouc (M) entrant sans frottement dans le tuyau d'alimentation (N); mais, encore ici, l'interstice est comblé par de l'ouate stérilisée[1].

Le *chauffe-bains* (fig. C), muni d'un flotteur qui indique s'il est vide ou plein (O), est chauffé au gaz (Y). Il fournit, par le robinet (*d*), de l'eau bouillante qui a déjà été purifiée par le filtre Chamberland (F, B, N)[2]. Le conduit Q sert à l'écoulement de l'eau du chauffe-bains, quand elle arrive en trop grande abondance; c'est une voie de dégagement. Le tuyau R permet de vider complètement, quand on le désire et pour le nettoyage, l'appareil en question. Le tuyau Z, avec robinet (*p*), conduit le gaz à l'allumeur du fourneau à gaz, alimenté lui-même par le tuyau Y, avec robinet (*n*).

L'eau ainsi stérilisée sert encore à faire des solutions antiseptiques.

5. — Stérilisation des instruments et des plateaux qui les contiennent. — Stérilisation des compresses isolantes.

Les instruments (comme nous l'avons dit page 11) doivent être tous à manche de métal, lisses, sans ornement, sans nom de fabricant, aussi simples que possible, sans soudures, en maillechort ou en nickel. Le nickel a l'avantage de conserver l'aspect poli et brillant aux instruments.

Les moyens que l'on a proposés pour la désinfection des instruments sont nombreux :

1. Dor (*Lyon médical*, 9 juin 1889) a montré qu'il valait mieux n'employer ainsi qu'*une bougie* Chamberland; les filtres en batterie ne stériliseraient pas l'eau complètement. Il faut avoir soin de faire, avant son emploi, l'épreuve de la bougie, comme le pratique Chamberland. Si la bougie n'est pas de premier choix, la stérilisation n'est que relative.

2. Autrefois, avant l'installation du filtre Chamberland, ce chauffe-bains recevait l'eau par le tube (P), branchement de la conduite principale (E), pourvu d'un robinet (*e*).

1° Le plus simple de tous est le lavage à la brosse et au savon. Ce procédé employé isolément est insuffisant;

2° Le bain dans des solutions antiseptiques est aussi un procédé insuffisant.

Les antiseptiques employés, tels que le bichlorure de mercure au 1000e, noircissent les instruments, nuisent au poli et au tranchant des couteaux.

L'acide phénique à 50 pour 1000 est incapable de détruire les micro-organismes, tels que spores du charbon, pus blennorrhagique, pus des abcès froids ou sang septicémique. Si les solutions de phénol sont plus concentrées, elles sont caustiques et altèrent le poli et le tranchant des instruments.

Le même reproche peut être fait aux autres antiseptiques qui ne donnent qu'une désinfection relative. Il faut, pour que les instruments soient stérilisés, que le liquide antiseptique puisse pénétrer dans toutes leurs anfractuosités; or cette action directe du liquide antiseptique sur toutes les parties des instruments n'est pas facile à réaliser.

3° Le flambage, recommandé par Pasteur et Chauveau, utile à la campagne, peut être fait avec une poignée de paille, un ournal, une bougie ou mieux une lampe à alcool. On passe les instruments au-dessus de la flamme. Il faut que l'instrument reste en contact avec elle sur toutes les surfaces à stériliser et pendant un temps suffisant. On peut encore flamber les instruments sur un bec Bunsen; ou bien, si l'on a de l'alcool, de l'eau-de-vie à sa disposition, en verser une petite quantité dans une assiette creuse, y placer les instruments et allumer. Il faut craindre par ce procédé la détrempe des instruments. Ce flambage est surtout suffisant pour les instruments mousses, les stylets, les fils métalliques, les pinces lisses, les forceps; mais il n'offre plus la rigueur désirable s'il s'agit d'instruments tranchants, d'aiguilles, de canules, ou bien des pinces hémostatiques dont la surface est irrégulière.

Stérilisation par la *chaleur sèche*. Étuve du docteur Poupinel.

Grâce à cet appareil (fig. 29), tous les instruments peuvent être portés à la température de 160 à 180 degrés centigrades, et cette température peut être prolongée pendant trente-cinq à quarante-cinq minutes. Bien entendu, tous ces instruments sont entièrement métalliques et s'altèrent peu par ce séjour à l'étuve sèche.

Ce stérilisateur est une sorte de caisse en cuivre rouge à doubles parois, ainsi que la porte ; il est muni d'un thermomètre et d'un régulateur automatique à mercure. Il est construit de telle sorte qu'il utilise au maximum la chaleur obtenue ; les produits de la combustion circulent entre les

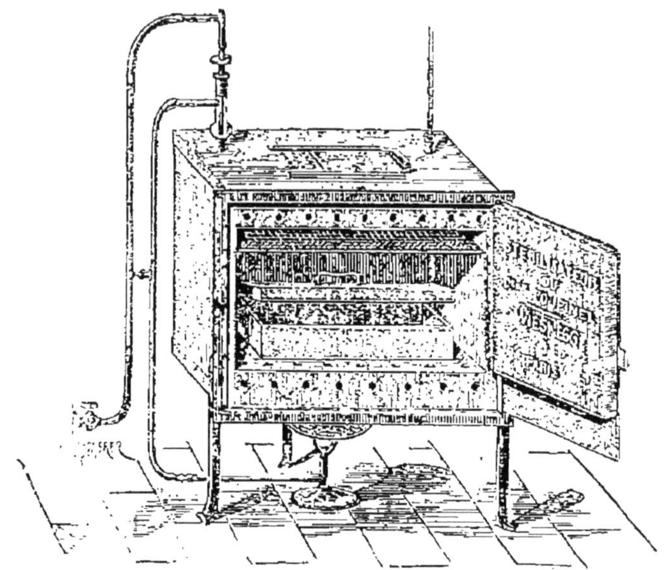

Fig. 29. — Stérilisateur à chaleur sèche, du docteur Poupinel.

deux parois. Placé sur un trépied, il peut être mis sur une tablette en marbre supportant un brûleur à gaz ordinaire.

Dans cet appareil prennent place une ou plusieurs boîtes en nickel pur ou bien en cuivre rouge brasé, munies chacune de son couvercle, fermant aussi hermétiquement que possible. Les instruments sont placés à même la boîte métallique sans interposition de couches d'ouate. Les boîtes sont mises toutes ouvertes dans l'étuve, et exposées pendant quarante-cinq minutes à une heure à la température de 180 à 200 degrés. Au bout de ce temps, on procède à leur fermeture. On dispose d'abord par-dessus les instruments une couche d'ouate, dont l'épaisseur sera telle qu'on puisse bien fermer la boîte. On rabat le couvercle par-dessus et on laisse le tout se refroidir dans l'étuve en même temps que celle-ci. L'air qui pénétrera jusqu'aux instruments à travers les joints du couvercle sera seulement de l'air de l'étuve, de l'air stérilisé qui aura filtré à travers l'ouate.

Un bon moyen, pour empêcher les instruments de s'altérer pendant la stérilisation, consiste à laisser cette étuve ouverte pendant cinq minutes après avoir allumé le gaz; de la sorte, la vapeur d'eau s'échappe totalement.

Les fils d'argent, les broches métalliques, les bistouris, les aiguilles à sutures de Reverdin sont, au préalable, placés dans des tubes en verre fermés d'un côté à la lampe et obturés, de l'autre, avec un tampon d'ouate hydrophile. De cette façon, on ne risque pas d'émousser leur pointe. Les

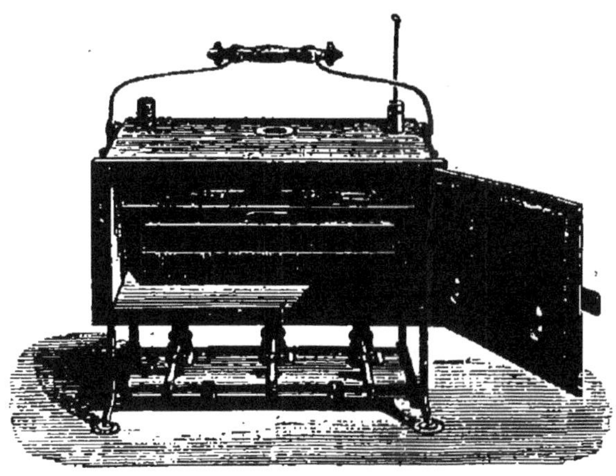

Fig. 30. — Étuve à air chaud portative (modèle Mariaud).

aiguilles de Reverdin sont assez difficiles à nettoyer. Il est bon, avant de les mettre dans l'étuve sèche comme les autres instruments, de les faire bouillir et de les tremper un instant dans du chloroforme.

En sortant de l'étuve sèche, les instruments sont placés dans des cuvettes rectangulaires, soit en porcelaine, soit même en nickel pur repoussé, cuvettes lavées préalablement avec de l'eau stérilisée bouillie et bouillante.

Dans quelques cas, on peut utiliser ces instruments secs. Mais un meilleur procédé consiste à avoir deux plateaux rectangulaires en nickel pur, ou en tôle émaillée, s'emboîtant l'un dans l'autre et formant boîte; de cette façon, il n'y a qu'à ouvrir la boîte au moment opportun et à verser sur les instruments de l'eau filtrée bouillie pour être plus sûr de son asepsie.

On a reproché à cette étuve de ne pas donner une chaleur égale dans toute son étendue, et, partant, de fournir une stérilisation incomplète. De plus, si elle n'est pas pourvue d'un bon régulateur, on peut aisément dépasser 200 degrés, limite au delà de laquelle apparaît la détrempe des instruments.

Mariaud a fait construire une étuve à air chaud, portative, en cuivre rouge, à double paroi, avec pied et lampe indépendants, pour stériliser les instruments, avec plateau intérieur pour placer les instruments et thermomètre montant à 250 degrés. Cette étuve marche au moyen d'une lampe à alcool à trois becs, avec laquelle on obtient une température de 200 degrés en huit minutes (fig. 30).

Les mêmes reproches qu'à la précédente peuvent être faits à cette étuve.

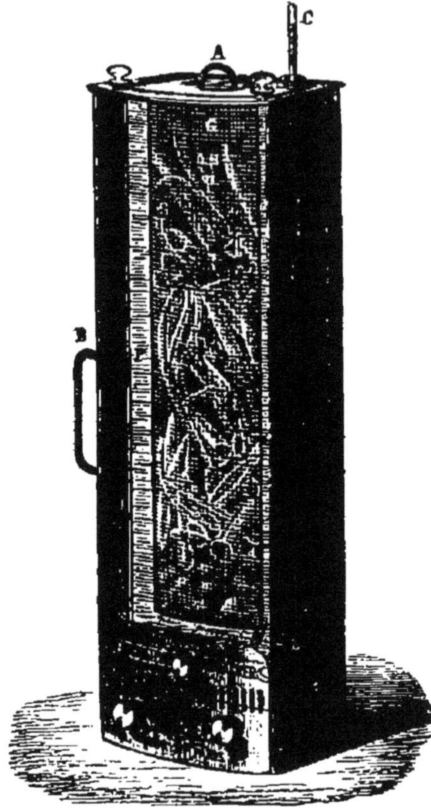

FIG. 31. — Stérilisateur de Backer. — A, poignée de la boîte aux instruments; B, poignée du stérilisateur ; C, thermomètre; P, paraffine ; L, lampe.

Étuve à la paraffine du docteur de Backer, de Roubaix.

Ce stérilisateur a le mérite d'être portatifs (fig. 31). Il se compose d'une sorte de marmite rectangulaire à fermeture hermétique, dans l'intérieur de laquelle se place la boîte qui renferme le matériel à stériliser. Cette marmite contient 1/2 kilogramme de paraffine, substance solide jusqu'à 43 degrés et pouvant être portée jusqu'à 300 degrés sans se volatiliser. Le foyer de chaleur est une simple lampe à alcool. Deux thermomètres indiquent : l'un la température de la paraffine soumise à l'ébullition, l'autre la température de l'étuve qui renferme les instruments, et que l'on maintient, pendant un certain temps, entre 115 et 130 degrés.

La stérilisation est donc obtenue par la chaleur sèche.

Stérilisation par l'eau bouillante.

L'eau doit être filtrée ou distillée. Il faut avoir soin de ne plonger les instruments que lorsque l'eau est complètement en ébullition : on évite ainsi d'avoir des taches noirâtres sur les instruments, surtout s'ils sont incomplètement nickelés. Il est nécessaire de prolonger l'ébullition pendant un temps assez long.

Ce procédé est simple et peut être employé dans la pratique civile; mais il ne donne pas une sécurité absolue comme Pasteur l'a affirmé à l'un de nous. On a signalé la persistance de certaines spores à la température de l'ébullition. Ainsi, si l'eau à 100 degrés neutralise le virus de la septicémie gangreneuse à l'état frais, il faut un temps beaucoup plus long pour obtenir le même résultat avec ce virus desséché. Il faut avoir soin d'acidifier l'eau servant à la stérilisation des instruments, puisque, dans un milieu acide, les germes résistent beaucoup moins aux causes de destruction. A la campagne, à défaut d'eau filtrée, on se servira d'eau de source, ordinairement pure.

Au lieu d'eau ordinaire pour stériliser les instruments, le professeur von Bergmann, de Berlin, utilise une solution bouillante de carbonate de soude, méthode que nous avons vue adoptée en Allemagne et en Russie, et que nous employons journellement et avec succès depuis un an à la consultation chirurgicale de l'hôpital Bichat.

On pourrait aussi employer le carbonate de potasse. Les instruments ainsi préparés ne restent plus gras et ne se rouillent pas.

Ces solutions devront être utilisées à la dose de 1 pour 100.

Stérilisation par la *chaleur humide*. Vapeur sous pression surchauffée.

Le type de l'étuve à vapeur d'eau saturée sous pression est l'autoclave de Chamberland.

L'*autoclave* de Chamberland (fig. 32), construit par Wiesnegg, n'est autre chose qu'une marmite de Papin, modifiée et perfectionnée. Il est en cuivre rouge brasé, entouré d'une enveloppe en tôle; sa résistance a été calculée pour une pression minima de trois atmosphères. L'ouverture supérieure est fermée par un couvercle en cuivre massif qui est fixé par de fortes vis de pression.

Au-dessous de la chaudière, supportée par un fourneau à enveloppe de tôle, se trouve le brûleur à gaz réparti en deux couronnes concentriques.

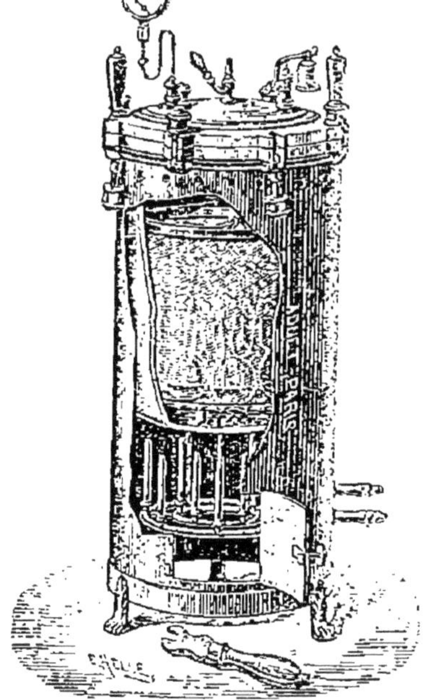

Fig. 32. — Autoclave de Chamberland.

Le couvercle est pourvu de trois orifices dont l'un porte une soupape de sûreté; le deuxième est muni d'un robinet et le dernier donne issue au tube d'un manomètre. Le manomètre est gradué de 0 à 2 ou 4 atmosphères et il donne à la fois la tension et la température qui lui correspond. Enfin, dans l'intérieur de la chaudière est placé un panier en toile métallique de cuivre, qui est séparé de la partie inférieure par un espace vide.

Lorsqu'on veut mettre l'appareil en marche, on remplit d'eau la partie inférieure de la chaudière presque jusqu'au niveau du panier; celui-ci contient les objets à stériliser, puis on fixe hermétiquement le couvercle avec un boudin de caoutchouc et au moyen d'un système de serre-joints formés par une série de huit à dix écrous que l'on visse à l'aide d'une clef; on allume le brûleur, l'eau entre en ébullition et bientôt la pression s'élève. Le panier contenant les objets à stériliser est construit de façon que la vapeur d'eau puisse y circuler librement. Pour chasser l'air qui reste toujours dans l'appareil, dans l'intervalle des objets et à leur intérieur, il est nécessaire d'ouvrir le robinet purgeur qui est placé sur le couvercle dès le début de l'ébullition.

On maintient l'étuve à 134 degrés pendant la durée nécessaire. Le réglage est des plus simples : il suffit d'avoir l'œil sur le manomètre et de faire agir le robinet si la température devient trop élevée[1].

C'est Lüer qui construisit l'autoclave de Redard (fig. 33), un des premiers appareils employés pour stériliser les instruments de chirurgie par la vapeur humide. Il vient d'en construire un nouveau mieux compris, mais aussi plus compliqué, pour Cardinal, de Barcelone.

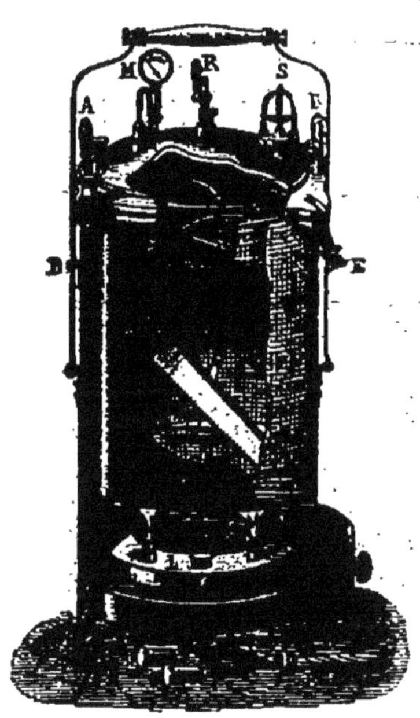

Fig. 33. — Autoclave du docteur Redard, pour la stérilisation des instruments de chirurgie et des objets de pansement par la vapeur humide, à 110 ou 120 degrés, avec lampe à alcool à plusieurs mèches et poignée permettant l'emploi et le transport de cet appareil dans les salles des malades; deux paniers intérieurs en toile métallique, manomètre, soupape, etc.; dimensions intérieures : diamètre, 18 centimètres; hauteur, 25 centimètres.

Mariaud a construit un autoclave portatif, analogue à celui de Redard, pour stériliser les instruments de chirurgie, par la vapeur à 130 degrés. Il est en cuivre rouge, avec couvercle mobile en bronze, manomètre, robinet et soupape de sûreté, lampe à alcool.

Geneste, Herscher et Cie ont fait subir aux autoclaves quelques perfectionnements. Ainsi le type n° 1 (fig. 34) est fermé par un couvercle serré par un étrier à vis, ce qui rend singulièrement facile et plus rapide la fermeture de l'appareil. Trois paniers de dimensions différentes, en laiton étamé, contiennent les objets à stériliser, qui sont ainsi très aisément extraits de l'appareil. — Les dimensions des types nos 3, 5 (fig. 35) ne permettant pas d'employer le mode de fermeture appliqué au type n° 1, le couvercle est fixé par des boulons à bascule. La soupape et le manomètre sont adaptés sur le corps

1. A l'hôpital Bichat, l'autoclave dont on se sert peut monter à 144 degrés.

même de l'autoclave. Ces accessoires sont ainsi moins exposés à une détérioration accidentelle que lorsqu'ils sont solidaires du couvercle. Tous ces appareils sont disposés pour être chauffés par le gaz ou l'alcool.

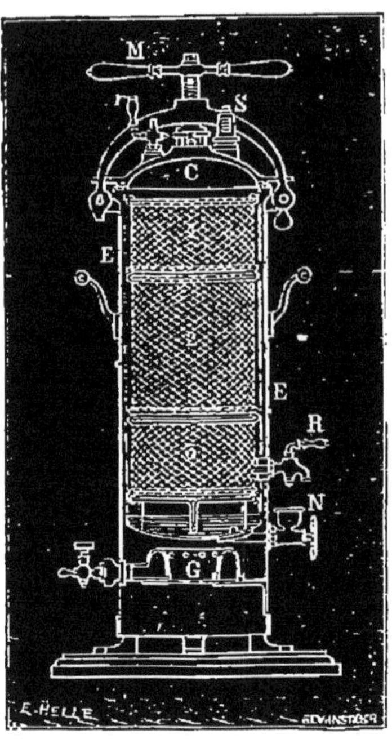

Fig. 34. — Autoclave de Geneste, Herscher et Cie, pour la stérilisation par l'action directe de la vapeur sous pression. — Type n° 1 : diamètre, 18 centimètres; hauteur, 41 centimètres. Cylindre en cuivre. Fermeture à étrier. C, couvercle en bronze; 1, 2, 3, paniers en fil de laiton étamé; M, manœuvre de la vis de fermeture; r, robinet d'échappement de vapeur; R, robinet de niveau permettant d'introduire de l'eau dans le cylindre sans enlever le couvercle; S, soupape à ressort; G, rampe à gaz. Ce modèle est muni d'un manomètre placé comme celui de la figure 35.

Quand on veut stériliser les objets de pansement à l'exception des éponges, l'autoclave est un appareil excellent; mais, pour les instruments métalliques, la vapeur sous pression a l'inconvénient de les rouiller lorsque l'autoclave est refroidi. Des taches brunâtres apparaissent rapidement, même sur les instruments nickelés, dans les points où le nickelage n'a pas été complet, et à plus forte raison sur les instruments tranchants qui sont vite mis hors de service.

A température égale, la chaleur humide est, comme agent stérilisateur, de beaucoup supérieure à la chaleur sèche. On donne de ce fait, empiriquement constaté, l'explication que voici : Les spores sont les organismes microbiens les plus vivaces, grâce à leur enveloppe membraneuse très résistante à tous les agents chimiques et physiques. L'humidité, en amollissant cette membrane, augmente sa perméabilité et facilite ainsi l'accès de la chaleur qui attaque directement le protoplasma et le tue. Cette explication, assez universellement acceptée, peut être plus ou moins vraisemblable; le fait est que, à température égale, la chaleur humide désinfecte beaucoup mieux que la chaleur sèche.

Stérilisation des compresses de toile. — Les compresses abandonnées pendant une heure dans l'autoclave Wiesnegg, à une température de 133 à 134 degrés, peuvent cependant être mal stérilisées, et cela pour deux raisons :

1° L'autoclave peut mal fonctionner, le manomètre donnant des indications fausses.

2° L'air contenu dans l'autoclave et dans l'eau peut avoir été incomplètement chassé avant la fermeture du robinet de vapeur; dans ce cas il se forme bientôt dans l'autoclave un mélange de vapeur d'eau et d'air, ce qui fait qu'on lit sur le manomètre une température supérieure à celle qui existe en réalité, l'air faisant monter le manomètre à une pression à laquelle est censée répondre une température donnée.

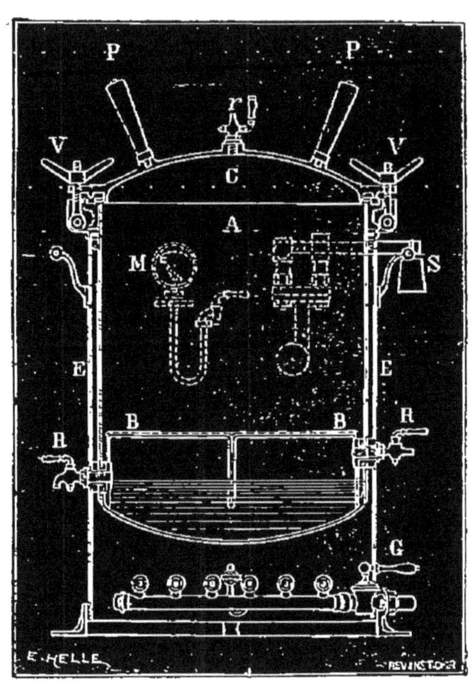

Fig. 35. — Type n° 3 : diamètre, 30 centimètres; hauteur, 41 centimètres. Type n° 5 : diamètre, 40 centimètres; hauteur, 70 centimètres. — A, cylindre en cuivre formant le corps de l'autoclave; C, couvercle en bronze; V, V, boulons à bascule; P, P, poignées; r, robinet d'échappement de vapeur; R, robinet de niveau d'eau; R, robinet de purge d'air; M, manomètre; S, soupape à levier. Ces deux modèles, comme le précédent, comportent des paniers en fil de cuivre étamé.

Le moyen suivant, mis en pratique par Quénu et Terrier, permet d'éviter ces deux causes d'erreur. Les compresses lavées que l'on emploie sont d'abord plongées pendant un quart d'heure environ dans de l'eau stérilisée en ébullition, après quoi elles sont entassées, toutes dépliées, dans la boîte de nickel pur. A l'intérieur de la boîte de compresses et au milieu d'elles on place un ou deux petits tubes de verre scellés à la lampe et contenant un produit chimique qui entre en fusion à une température déterminée; si, l'opération étant terminée, la fusion a eu lieu, on est certain alors d'avoir obtenu la température requise.

L'acide benzoïque, qui fond à 121 degrés, peut être utilisé. On peut employer de la même façon l'acide phtalique anhydre qui est un dérivé de la naphtaline et qui se présente sous forme d'aiguilles blanches, fines, allongées : il fond à 129 degrés.

On place la boîte sur la grille intérieure de l'autoclave et on ajoute de l'eau filtrée bouillie à peu près jusqu'au sommet de la boîte ; on ferme avec soin et l'on chauffe en ayant soin de laisser ouvert le robinet d'échappement de la vapeur d'eau ; on ne le ferme que lorsque le jet de vapeur est bien continu, c'est-à-dire lorsqu'il n'y a plus d'air à l'intérieur de l'appareil. On continue à chauffer jusqu'à ce que l'aiguille du manomètre atteigne trois atmosphères, c'est-à-dire 134 degrés. A ce moment, on règle le gaz en éteignant le bec de moitié à peu près, de façon à obtenir une température constante de 134 degrés ; si d'ailleurs cette température était dépassée, la soupape de sûreté, qui est réglée pour trois atmosphères, indiquerait immédiatement l'augmentation de la pression en laissant échapper de la vapeur d'eau.

Après une heure de stérilisation, le gaz est éteint, le robinet ouvert, et la boîte de compresses retirée dès que la température est redescendue à 100 degrés. Le petit tube d'acide phtalique est toujours fondu après une heure de chauffe. Le chirurgien peut ainsi se servir de compresses dont il est sûr ; cette considération est suffisante pour faire adopter l'emploi du *tube-contrôle*[1].

Étuve à huile du professeur Léon Tripier, de Lyon.

Cet appareil se compose d'une caisse en laiton qui a 40 centimètres de longueur sur 27 de hauteur et 20 de largeur. Elle est destinée à recevoir de l'huile que l'on porte à une haute température et dans laquelle on plonge les instruments. Sous le bain existe un brûleur entretenu par une source de gaz.

Le gaz, avant de pénétrer dans le brûleur, passe dans un régulateur d'Arsonval qui sert à maintenir la température à un degré déterminé. Celle-ci est indiquée par un thermo-

1. Quénu se sert de certains alliages, analogues à l'alliage Darcet contenus dans des tubes fermés à la lampe et fusibles les uns à 120 degrés, les autres à 143 degrés.

mètre qui plonge dans le même compartiment que la chambre à air du régulateur. L'arrivée du gaz dans le brûleur est constamment assurée par un tube à sauterelle.

La caisse ou bassin est divisée en plusieurs compartiments, de grandeurs différentes selon les instruments qu'ils sont destinés à recevoir. Ces compartiments communiquent entre eux à travers un double fond, dont la partie supérieure est percée de trous, de manière que la chaleur s'équilibre dans la masse du bain d'huile.

Le fond des compartiments est garni de plaques de liège, empêchant les pointes et les tranchants de s'émousser sur le fond métallique. Pour les petits instruments tels que pinces hémostatiques, ciseaux, etc., il existe de petits paniers tressés en fil de fer recuit, dans lesquels on les met pour les plonger dans le bain d'huile.

L'échauffement à 120-130 degrés doit durer dix minutes, et l'opération totale trois quarts d'heure.

Étuve à la glycérine ou à la vaseline liquide, du professeur A. Poncet, de Lyon.

C'est également la méthode du bain liquide qui a été adoptée par le professeur A. Poncet, de Lyon. Le liquide dont il se servait était la glycérine. L'avantage de celle-ci est d'être miscible à l'eau; mais, lorsqu'on la maintient à une température élevée, si elle n'est pas très pure, elle dégage une odeur désagréable. Pour éviter cet inconvénient, A. Poncet utilise actuellement la vaseline.

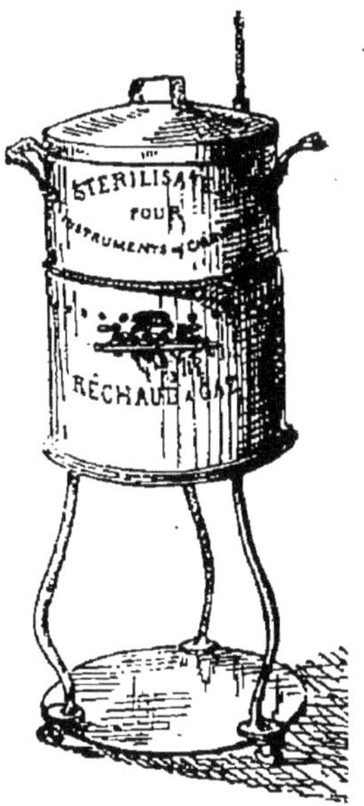

Fig. 36. — Étuve à la glycérine ou à la vaseline liquide, du professeur A. Poncet, de Lyon.

Son stérilisateur est des plus simples (fig. 36) : il se compose uniquement d'un réchaud à gaz mobile, que l'on peut mettre en communication avec le premier robinet venu par un tube de caoutchouc, et d'une marmite en cuivre munie d'un thermomètre. Cette marmite contient un panier mobile en cuivre grillagé, dans lequel on place les instruments pour les stériliser.

La vaseline liquide est portée à la température de 120 à 130 degrés pendant vingt minutes environ.

Stérilisateur du docteur Mally [1].

Cet appareil, utilisé à l'hôpital Bichat (fig. 37), est destiné à stériliser les instruments de chirurgie par immersion dans un bain liquide.

On obtient un bain liquide à la température constante de 130 degrés centigrades en chauffant de la glycérine dans la vapeur d'un corps bouillant à l'air libre à une température voisine, par excès, de la précédente.

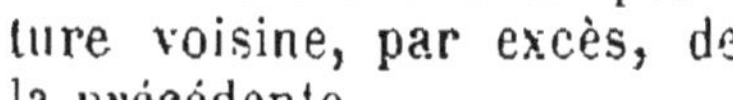

Fig. 37. — Stérilisateur à la glycérine et au xylène, du docteur Mally.

L'appareil se compose essentiellement d'une chaudière contenant deux litres de *xylène* (ce corps bout vers 140 degrés), chauffée par une rampe de gaz EF. Les vapeurs sont condensées dans un réfrigérant BC, et retombent à l'état liquide dans la chaudière. L'évaporation du xylène est donc insensible. Une seconde cuvette, comprise dans la première et s'ouvrant à l'air libre par un couvercle H, est chauffée par les vapeurs de xylène. Elle contient de la glycérine en quantité suffisante pour immerger le nombre d'instruments que l'on veut stériliser. Deux à trois minutes suffisent pour cette opération; on n'a qu'à les retirer à l'aide d'une pince stérilisée et à les refroidir dans une cuvette d'eau tiède stérilisée.

Cet appareil en cuivre nickelé permet de stériliser non seulement les instruments, mais aussi, fait très important à noter : les sondes en gomme, les tubes à drainage, les tubes pleins en caoutchouc, les fils de soie, les crins de Florence, etc.

Le contact de la glycérine n'altère pas le poli des instruments nickelés, ni la trempe de l'acier.

1. Présenté à la *Société de chirurgie*, séance du 16 mars 1892.

6. — Préparation des éponges antiseptiques.

Les températures élevées ne peuvent être employées pour cette stérilisation; elles altèrent trop profondément la texture de l'éponge.

D'autre part, les solutions antiseptiques ne suffisent pas à détruire toutes les spores que contiennent les éponges. En somme leur stérilisation complète présente de très grandes difficultés.

Voici le procédé que nous recommandons tout spécialement[1] :

Les éponges sont choisies neuves et très fines; on les pile

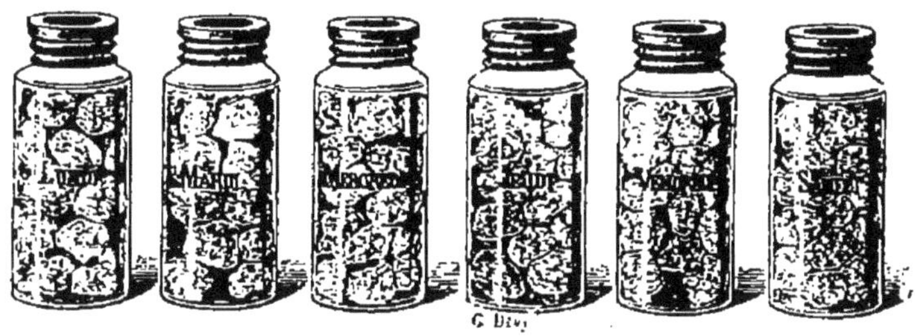

FIG. 38. — Éponges antiseptiques. — La série de six flacons avec les jours marqués permet de les laisser tremper et désinfecter en ne se servant pas des mêmes éponges tous les jours.

soigneusement, afin de broyer toutes les parties calcaires qu'elles peuvent contenir, puis on les lave à grande eau. On les plonge ensuite pendant une heure ou deux dans de l'acide chlorhydrique dilué :

Acide chlorhydrique pur..........	20	grammes.
Eau............................	1000	—

Puis on les lave à grande eau jusqu'à ce qu'elles ne soient plus acides.

On les laisse ensuite vingt minutes dans une solution à 10 pour 100 de permanganate de potasse.

On les blanchit enfin, en les plongeant dans une solution contenant :

1. F. Terrier, *Bulletins de la Société de chirurgie*, t. XII, p. 929, Paris, 1886.

Acide chlorhydrique................	20 grammes.
Bisulfite de soude..................	60 —
Eau..............................	5 litres.

Ces éponges sont ensuite placées dans l'eau stérilisée bouillante, puis dans une solution de sublimé à 1 pour 5000. Au moment de s'en servir, le docteur Quénu recommande de les plonger dans l'eau bouillante pendant quelques minutes; mais l'ébullition a l'inconvénient de les durcir et de les faire diminuer de volume.

Pendant les opérations, on peut nettoyer les éponges qui sont imprégnées de sang en les lavant à l'eau stérilisée et en les passant ensuite dans une solution antiseptique. Elles peuvent ainsi servir plusieurs fois dans la même séance.

Si elles sont infectées de pus, il faut les mettre à part pour les détruire.

7. — Stérilisation des tampons-éponges, des fils à ligatures et à sutures, des drains.

Au lieu d'éponges, on se servira avec avantage de tampons d'ouate hydrophile simple, phéniquée ou au sublimé. Ces tampons doivent être recouverts de tarlatane simple ou antiseptique. On les conservera dans l'eau phéniquée faible ou dans la solution de sublimé.

Pour les stériliser, on les fera bouillir dans l'eau phéniquée ou le sublimé au 1000e; ou mieux on les fera bouillir dans l'eau filtrée stérilisée, puis on les placera dans l'autoclave dont on élèvera la température au moins à 120 degrés.

On agira de même si, au lieu de tampons d'ouate, on veut se servir de compresses de toile, de lint hydrophile simple ou de gaze. On les pliera en plusieurs doubles; celles de toile seront ourlées à grands points sur leurs bords [1].

Préparation du catgut. — Le catgut, plus rarement employé aujourd'hui que lors de l'apparition de la méthode de Lister, était conservé jadis dans de l'huile phéniquée ou de l'huile de genévrier.

Pour le mieux désinfecter et le ramollir un peu, afin de le rendre suffisamment souple, on le laissait séjourner quinze jours au moins dans une solution de sublimé à 1 pour 1000; puis on l'enroulait sur des bobines de verre. On le conservait

1. Voy. Stérilisation des compresses, p. 116.

dans des flacons fermant à l'émeri. Ainsi préparé, il n'était pas suffisamment aseptique et c'est ce qui fait que son emploi est aujourd'hui plus restreint.

Si l'on veut l'aseptiser convenablement, il faudrait d'abord le dégraisser à l'éther, puis le laisser pendant quatre heures dans une étuve à 140 degrés, enfin le conserver dans l'alcool rectifié additionné d'un dixième d'essence de genévrier. C'est le procédé de Reverdin, de Genève.

Döderlein plonge pendant dix minutes le catgut dans une solution d'acide chromique à 1 pour 10 000, le fait sécher et le stérilise pendant deux heures dans une étuve à 130 degrés.

Larochette, de Lyon, a donné un procédé de stérilisation du catgut par la chaleur utile à connaître.

Ce moyen simple est le suivant : il consiste dans l'emploi d'un bocal à large ouverture, fermé par un bouchon de liège, mais d'un bocal de grande capacité, au fond duquel on place un peu de coton et par-dessus les cordes à stériliser. Trois ouvertures sont pratiquées dans le bouchon permettant l'introduction dans le bocal-étuve : 1° d'un thermomètre ; 2° d'un tube recourbé pour permettre l'évaporation de l'eau contenue dans les cordes ; 3° d'un régulateur, système Roux, pour régler la température. Le bocal-étuve est placé dans un bain d'huile. On chauffe modérément, de façon à élever graduellement la température et à permettre à l'eau emprisonnée dans les fibres de la corde de pouvoir se vaporiser facilement. Il faut, pour ainsi dire, dessécher lentement la corde. Là est tout le secret de la stérilisation du catgut par la chaleur. L'asepsie est complète après deux heures de chauffe à 140 degrés. Enfin, avec une pince flambée au gaz, on retire de l'étuve les cordes stérilisées et on les conserve dans de l'huile d'olive, préalablement bouillie, contenant 10 pour 100 de son poids d'acide phénique cristallisé.

Des essais bactériologiques ont été faits par M. le docteur Roux ; ils ont été négatifs, l'asepsie était par conséquent complète.

Préparation de la soie. — La soie employée pour les ligatures des vaisseaux doit être tressée, ronde ou plate et de dimensions variables, moyenne ou grosse ou petite.

Il faut la conserver dans une solution de sublimé au 1000e après l'avoir fait bouillir. Au moment de s'en servir, on la fera de nouveau stériliser, soit par l'ébullition dans la solution de bichlorure où elle est conservée, soit mieux à l'autoclave dans une boîte de nickel à fermeture semblable à celle servant à la stérilisation des matériaux de pansement ou dans une compresse stérilisée.

On peut aussi stériliser la soie en la faisant bouillir dans l'eau filtrée, stérilisée, puis en la plaçant dans l'autoclave, enveloppée d'une compresse. Cette dernière façon de procéder est préférable à la précédente, car elle ne rend pas la soie cassante. On doit garder cette soie sur des bobines de verre ou des petits tampons d'ouate hydrophile formant bobines. Les flacons dans lesquels ces soies enroulées sur des bobines sont conservées doivent être fermés à l'émeri et à large ouverture.

Comme on n'a pas grand peine à rendre la soie stérile, on la préférera généralement au catgut.

Préparation des crins de Florence. — Le crin de Florence, destiné aux sutures, peut être stérilisé de la même façon que la soie.

Drainage chirurgical et drains. — « Le principe du drainage chirurgical est d'établir un écoulement continu du liquide au dehors, en d'autres termes, d'opérer une sorte de dessèchement des foyers purulents; il conduit à se servir de tubes de caoutchouc vulcanisé de diamètre variable, mais qui est moyennement celui d'une plume de corbeau, percés de distance en distance de petits trous semblables aux yeux d'une sonde. Ces tubes sont placés en travers des abcès, des foyers ou dépôts purulents, de manière que les liquides pénétrant par les trous pratiqués le long de leurs parois en parcourent aisément toute la longueur et viennent sourdre continuellement au dehors par les deux orifices, ou celui de ces orifices qui est placé dans la position la plus déclive[1]. »

Voici le procédé que conseillait Chassaignac pour l'application des tubes à drainage :

Il prenait un trocart long de 22 centimètres au moins; il avait habituellement deux de ces instruments susceptibles d'être retournés bout pour bout, de manière à présenter, soit leur pointe, soit une extrémité mousse, afin de rechercher avec cette dernière le point par lequel devait s'effectuer

1. Chassaignac, *Traité pratique de la suppuration et du drainage chirurgical*, in-8°, t. I, p. 121, Paris, 1859.

la sortie. Le foyer purulent était traversé de part en part avec cet instrument; dans le cas où il prévoyait que la peau offrait une trop grande résistance, il l'incisait avec une lancette.

Lorsqu'on se servait du trocart, le tube à drainage était introduit dans la canule de l'instrument aussitôt qu'on en avait retiré le poinçon ; il était bon, dans ces cas, d'avoir à sa disposition des bougies urétrales assez fines pour glisser facilement dans la canule; le tube était noué à l'extrémité de cette bougie et était entraîné facilement. Quand la ponction et la contre-ponction avaient été faites avec le bistouri, on introduisait une sonde cannelée et dans sa cannelure on glissait un stylet aiguillé armé d'un fil qui entraînait le drain.

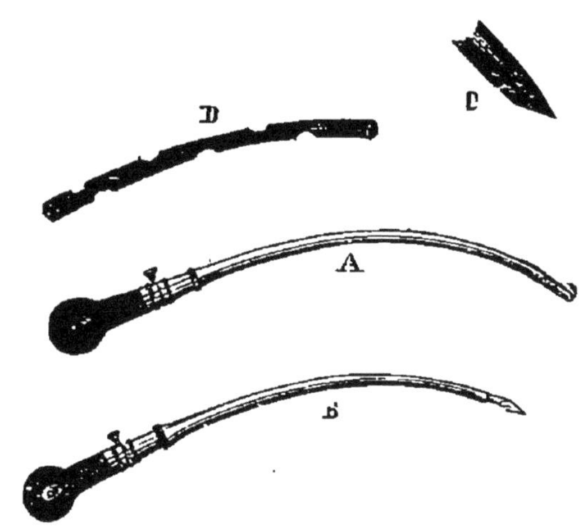

Fig. 39. — A, trocart à drainage, la pointe dans le manche ; B, le même armé pour la ponction ; C, pointe échancrée pour recevoir le fil ; D, tube à drainage.

Ultérieurement Chassaignac modifia le *modus faciendi* de sa méthode, en ce sens que la pointe de son trocart droit ou courbe fut munie d'une encoche qui permit d'y accrocher le bout du tube à drainage et de le faire passer dans la canule à mesure qu'on retirait le trocart (fig. 39).

Lorsqu'il n'existait qu'une seule ouverture au foyer, on attachait un fil à l'extrémité d'un tube en Y, on mettait ce tube à cheval sur la fourche d'un porte-mèche, sur lequel le tube était tendu comme sur une poulie de réflexion. On introduisait le tout aussi profondément que possible, puis on lâchait brusquement l'extrémité tiraillée par le fil et elle pénétrait dans la profondeur de la cavité.

Chassaignac traversait aussi les cavités purulentes de deux anses qui se croisaient en forme d'X; il s'était assuré que, quelle que soit l'étendue de la poche, les quatre ouvertures constamment béantes suffisaient pour l'élimination du contenu de la poche.

Très fréquemment, Chassaignac associait l'usage des injections antiseptiques, et surtout des injections iodées, à l'emploi des tubes à drainage, ce qui est très facile, puisqu'il suffit d'introduire le siphon de la seringue dans un des orifices dont est percé le drain élastique[1].

Le drainage chirurgical ainsi inventé par Chassaignac a eu des applications multiples. Utilisé d'abord pour l'écoulement du pus des abcès, il fut employé pour les plaies opératoires, en 1859, par Roux et Arnaud. Actuellement, avec la méthode antiseptique, il a pris une extension considérable.

Les drains dont on se sert le plus généralement sont ceux en caoutchouc rouge découpé à la scie dans un bloc de la substance, puis vulcanisé et convenablement désulfuré.

D'après Nicaise[2], un bon drain doit présenter : 1° des stries correspondantes aux traits de scie; ce caractère est important à cause des falsifications nombreuses dont le caoutchouc est l'objet. Les tubes sans stries sont faits de débris de caoutchouc, avec lesquels on forme une pâte molle que l'on passe au laminoir ; on remplit ensuite avec de l'oxyde de zinc les vides qui existent dans la lamelle de caoutchouc ainsi préparée. Ce caoutchouc impur présente des taches blanches et se casse facilement.

2° Un bon drain doit de plus flotter sur l'eau ;

3° Être assez élastique pour être allongé de trois fois sa longueur sans se rompre.

Le drain rouge doit sa couleur à la combinaison de sulfure d'antimoine au caoutchouc pendant la vulcanisation. Il faut lui enlever son excédent de soufre pour lui faire perdre ses propriétés irritantes. Il suffit, pour cela, de le faire macérer pendant trois heures dans une lessive de soude chauffée à 60 ou 80 degrés :

Carbonate de soude pur.........	1 kilogramme.
Eau...........................	10 —

Nous ajouterons que les parois des drains doivent être suffisamment épaisses pour ne pas s'affaisser : 2 à 2 1/2 millimètres pour les plus gros, 1 à 1/2 millimètre pour les plus petits. On aura des drains de différents calibres, pour qu'ils soient appropriés à la quantité des sécrétions et à

1. Chassaignac, *Traité pratique de la suppuration et du drainage chirurgical*, t. I, p. 144 et suiv.

2. Nicaise, *Revue de chirurgie*, Paris, 1881, p. 1007.

l'étendue des cavités. Ceux dont on se sert le plus souvent correspondent aux numéros 15, 20, 23 et 30 de la filière Charrière. Si cependant les plus minces semblaient parfois trop volumineux, rien ne serait plus facile que de les sectionner longitudinalement et de se servir de la gouttière ainsi obtenue, comme d'un drain ordinaire.

Pour les maintenir aseptiques, il faut les soumettre d'abord à l'ébullition, puis les conserver dans des bocaux de verre bien fermés, pleins d'une solution de sublimé au 1000e, ou bien dans une solution d'acide phénique au 20e, ou de chlorure de zinc à 5 pour 100. Dès qu'on voudra les utiliser, on les fera de nouveau bouillir dans le liquide antiseptique où ils baignent. On aura soin de renouveler tous les dix jours le liquide du bocal où sont conservés les drains. Pour ne pas infecter les drains en les saisissant dans le bocal, il faudra avoir soin de ne pas les prendre avec les doigts, mais avec une pince à disséquer ou à forcipressure préalablement stérilisée.

Fig. 40. — Tubes à drainage conservés dans un bocal plein d'une solution antiseptique.

J. Lucas-Championnière emploie souvent comme drains des tubes en caoutchouc durci, de forme conique, percés de nombreux trous et très résistants. Mêmes précautions antiseptiques pour les conserver et les utiliser.

Les drains que l'on placera dans des cavités profondes seront avec avantage roulés dans de la poudre d'iodoforme.

Les drains doivent être placés aux parties déclives et en nombre suffisant. On les maintient en place soit par un fil à ligature (crin de Florence ou fil de soie) prenant à la fois dans la même suture la peau et le drain, ce fil est passé au moyen de l'aiguille de Reverdin; soit au moyen d'une épingle de nourrice stérilisée. Il vaut mieux enfoncer les drains à une profondeur variable en les multipliant que de les disposer en anse. Leur présence détermine ainsi moins d'irritation, tout en assurant l'écoulement des liquides. On doit poser les drains perpendiculairement ou tout au plus obliquement à la surface de section; on leur donnera juste la longueur nécessaire pour affleurer la peau d'un côté et pénétrer de l'autre jusqu'au fond de la plaie.

Au point où le drain vient affleurer la peau, pour l'empêcher de s'infecter, pour l'isoler des germes atmosphériques, il sera bon de l'entourer d'un épais tampon d'ouate ou de gâze iodoformée.

Nous avons vu que Chassaignac avait imaginé, pour placer les drains dans les grandes cavités purulentes, des trocarts longs, droits ou courbes. Ces instruments sont abandonnés aujourd'hui et l'on se sert avec avantage du stylet aiguillé dans le chas duquel on enfile le drain. On glisse ce stylet dans la rainure de la sonde cannelée depuis l'ouverture jusqu'à la contre-ouverture. En retirant la sonde cannelée, on fait pénétrer avec facilité le drain dans la cavité.

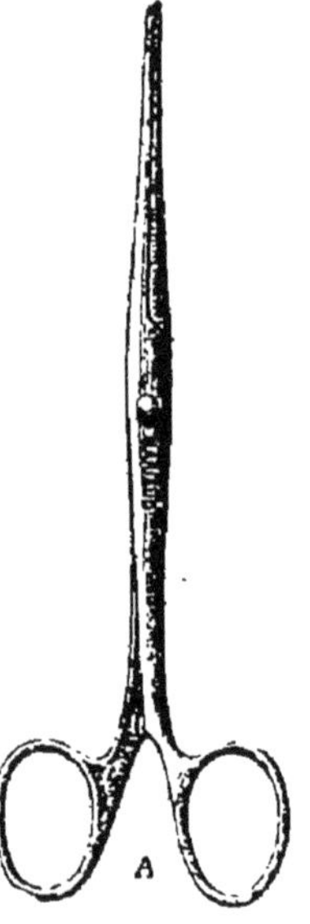

Fig. 41. — Pince de Mariaud.

Le professeur Lister a proposé pour l'introduction des drains dans les plaies une pince spéciale (pince à fistules) à longs mors très effilés que nous avons déjà décrite. Elle rend de très grands services et Mariaud l'a, heureusement, modifiée en ajoutant, à chaque branche près des anneaux, des crochets qui s'engrènent dès qu'on rapproche les deux branches (fig. 41).

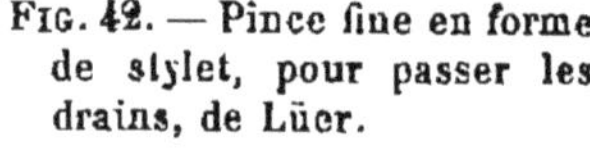

Fig. 42. — Pince fine en forme de stylet, pour passer les drains, de Lüer.

Cette disposition lui donne plus de prise pour les objets à saisir. Signalons aussi la pince styliforme de Lüer (fig. 42).

Le professeur L. Tripier, de Lyon, avait imaginé une sorte de dilatateur-gouttière (fig. 43) destiné à faciliter tout à la fois la pratique des contre-ouvertures et l'établissement des drains.

Il nous paraît compliquer inutilement le matériel chirurgical. Il en est de même du porte-drains de Fraipont, de

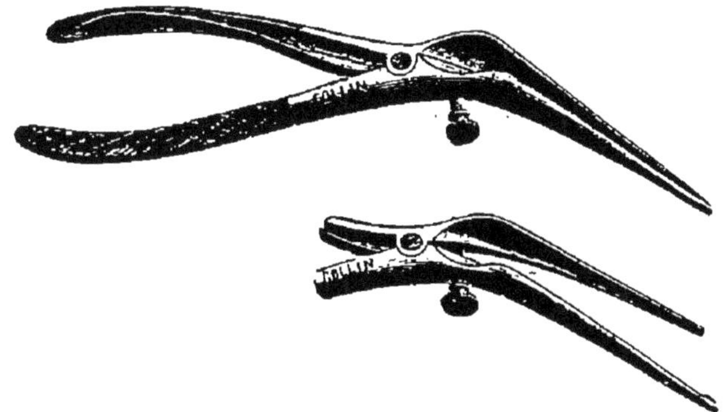

FIG. 43. — Dilatateur-gouttière, du professeur Tripier, de Lyon.

la sonde de Maurer et du stylet porte-drains en métal flexible de Lüer (fig. 44).

Après certaines opérations sur de vastes cavités, telles que la plèvre, la vessie, on doit appliquer le drainage en canon de fusil, c'est-à-dire constitué par deux gros drains

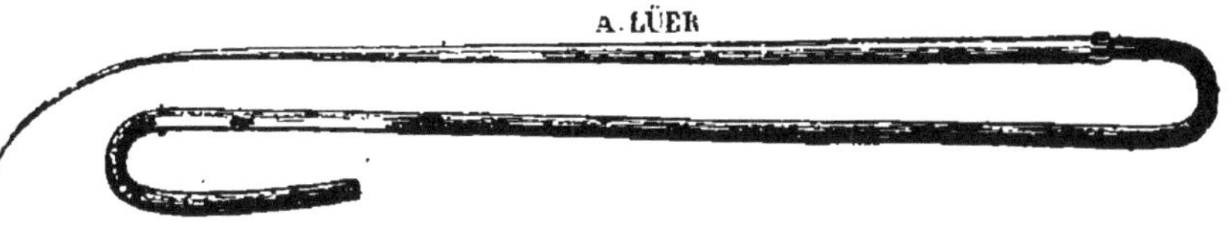

FIG. 44. — Stylet porte-drains en métal flexible, de Lüer.

accolés, de manière à assurer l'évacuation des sécrétions pour le cas où l'un des tubes viendrait à s'oblitérer. On peut aussi multiplier les drains et faire alors par l'accolement des tubes une sorte de flûte de Pan.

Tels sont les moyens les plus usités pour appliquer le drainage chirurgical.

Au lieu de drains en caoutchouc, on a employé comme drainage un faisceau de crins de Florence; ceux-ci ont pour avantage leur grande facilité de stérilisation et suffiront parfaitement pour de petites opérations. Ils sont préférables au catgut dont on s'est servi aussi quelquefois.

Withe, de Nottingham, a proposé en 1876 les crins de cheval dégraissés dans une forte solution de soude ou de potasse, puis tressés et conservés dans l'eau phéniquée. Ainsi préparés, ils ont l'avantage de ne point s'altérer et D. Mollière s'en servit, dit-il, avec de bons résultats.

Comme drainage, on peut aussi utiliser une simple bandelette de gaze iodoformée ou même une petite mèche de coton, stérilisée par le passage dans l'étuve ou la cuisson dans une solution de sublimé au 1000e. Ces mèches antiseptiques peuvent convenir pour certaines plaies de peu d'étendue et de profondeur médiocre, destinées à fournir une petite quantité de liquide. Elles sont généralement peu à peu refoulées au dehors par suite du développement des bourgeons charnus. A New-York, J. Ryerson Fowler se sert comme drains de rouleaux de Silk-protective[1].

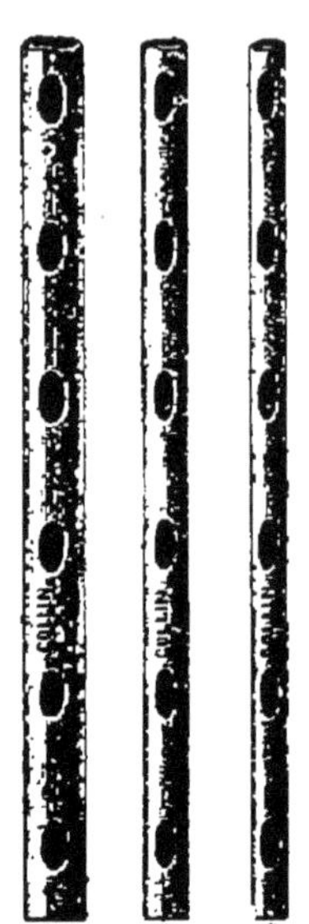

Fig. 45. — Drains en aluminium du docteur Just Championnière.

Trendelenburg a employé les os de chiens et d'oiseaux. Neuber a préparé ses drains en les taillant dans des os de bœuf ou de cheval, en les plongeant ensuite dans une solution d'acide chlorhydrique pour les décalcifier (1 partie d'acide pour 2 parties d'eau) et en les conservant dans l'eau phéniquée à 10 pour 100.

Après avoir enlevé les dernières parcelles de la moelle osseuse, Mac-Ewen, pour assurer la persistance de leur calibre, les a remplis d'un faisceau de crins de cheval.

La pose de ces tubes se fait comme celle des drains de caoutchouc. On les fenêtre de la même façon.

Ces drains ont l'avantage d'être *résorbables*. Placés dans une plaie fraîche, ils sont très ramollis du troisième au cinquième jour et ne forment plus vers le septième ou le huitième qu'une masse gélatiniforme, qui disparaît vers le dixième.

Si, au lieu d'être en contact avec une surface cruentée, les drains d'os décalcifiés sont entourés de caillots sanguins ou de tissus mortifiés, leur résorption ne se produit plus; il en est de même quand la plaie est infectée.

Pour donner aux drains d'os décalcifiés plus de résistance

1. *Transactions of the american surgical Association*, vol. IX, 1891, p. 503. *Aseptic operative technique.*

et empêcher leur résorption aussi prompte, on peut les laisser pendant une semaine dans une solution contenant 25 parties de glycérine, 5 d'eau distillée et 1 gramme d'acide chromique.

Schede s'est servi comme drainage de tresses faites avec du coton ou fil de verre; Leisrinck et Burchardt ont employé des tubes de verre, bien émoussés et percés de trous.

Les tubes métalliques ont été essayés par Hueter; Just Lucas-Championnière s'est servi aussi de tubes en aluminium fenêtrés (fig. 45). En Angleterre, on a utilisé comme drains des fils d'argent roulés en spirale.

Fig. 46. — Drains du même, en caoutchouc durci.

En somme, les meilleurs drains sont, pour nous, ceux constitués par du caoutchouc rouge, à parois épaisses, ou bien en caoutchouc durci ou ébonite (fig. 46).

Dujardin-Beaumetz, en réunissant sous forme de flûte de Pan un faisceau de tubes à drainage de dimensions variées, a constitué un *appareil pour l'empyème* que Galante vient

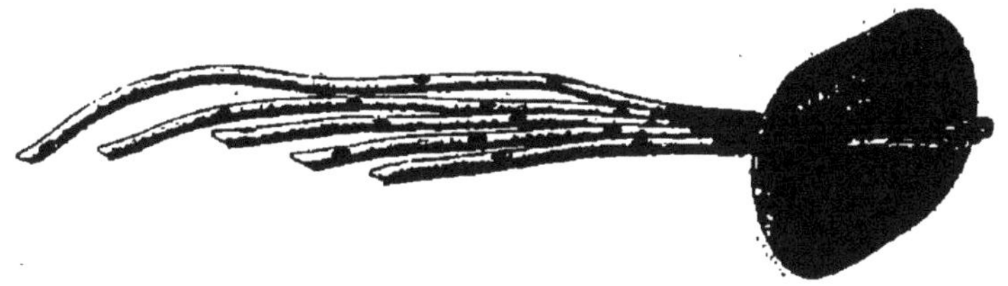

Fig. 47. — Drains en flûte de Pan.

de modifier récemment encore. L'ancien était pourvu d'un petit ajutage pour obturer les tubes à drainage passés dans une mince plaquette de caoutchouc taillée en rondelle (voy. fig. 47).

La modification nouvelle consiste dans la suppression de cet ajutage et son remplacement par une deuxième rondelle de caoutchouc, articulée en haut avec la première et qui se rabat devant l'orifice des tubes de la flûte de Pan coupés au ras.

A quel moment doit-on supprimer les drains? Cela dépend des cas. S'il s'agit de plaies infectées, on doit les laisser jusqu'à ce que le pus soit remplacé par de la sérosité sanguinolente. Il arrive alors que le drain est chassé par les bourgeons charnus et qu'on doit en substituer un de calibre inférieur à celui placé préalablement.

Il ne faut pas en général irriguer un drain en place, à moins de grandes difficultés pour le réintroduire, mais on doit le retirer et le laver dans une cuvette pleine d'une solution antiseptique. Les drains sont souvent obstrués par des caillots; en les débouchant par une irrigation pendant qu'ils sont encore dans la plaie, il faut s'attendre à irriter celle-ci.

S'il s'agit d'une vaste cavité comme la plèvre, le *modus faciendi* doit être absolument identique; on ne doit raccourcir les drains que quand ils ne peuvent plus pénétrer qu'avec effort dans la plaie.

Pour les plaies opératoires, on doit réduire la durée du drainage; ainsi on supprimera les drains quatre à cinq jours après l'opération. On ne verra pas se former de trajets fistuleux, et de cette façon tombe une des principales objections faites à leur emploi. Dès le quatrième jour, le canal créé par le drain est bien formé et peut servir pendant vingt-quatre à quarante-huit heures à l'écoulement des dernières sécrétions. Mais, si l'on n'est pas sûr de l'asepsie absolue de la plaie opératoire, si le pansement est souillé, si la température du malade ne se maintient pas à 37 degrés, on doit laisser le drain en place, et se borner soit à le raccourcir légèrement, vers le septième ou le huitième jour, soit à le remplacer par un autre, plus fin.

Si le drainage fonctionne bien et si la plaie reste aseptique, il ne se développe ni douleur, ni fièvre.

Sans doute, le drainage retarde la guérison; mais il est incontestable que sa valeur est considérable, et eu égard à ses avantages, on ne doit pas l'abandonner systématiquement, puisqu'il donne une garantie presque absolue à l'opérateur.

8. — Stérilisation des objets de pansement.

Les objets de pansement, tels que : bandes, gaze ou ouate, vendus dans le commerce sous le nom d'antiseptiques avec enveloppe de papier parcheminé, contiennent des germes, comme l'ont démontré L. Tripier et Arloing et comme nous l'avons constaté nous-mêmes. Il faut donc par une stérilisation absolue remédier à cet inconvénient fort sérieux.

L'étuve sèche du docteur Poupinel peut être utilisée à cet usage. Mais, outre que cette étuve est trop petite pour stériliser un grand nombre d'objets de pansement, elle a l'inconvénient de les détériorer : l'ouate, en particulier, en sort absolument roussie.

Au moyen des autoclaves déjà décrits, les objets de pansement sont stérilisés à une température variant entre 115 et 120 degrés. Mais ils sortent de l'autoclave imprégnés de vapeur. Une simple exposition à l'air suffirait pour les sécher, mais il faudrait être dans un milieu aseptique, et encore on n'aurait pas de garanties suffisantes.

Léon Tripier a eu l'idée de faire construire un appareil qui sert à la fois de séchoir et de magasin pour les objets stérilisés au sortir de l'autoclave.

Il se compose d'un grand fourneau en tôle chauffé par une rampe à gaz. Il renferme trois récipients en cuivre rouge dont la capacité intérieure est calculée pour recevoir un panier en fil de laiton rempli de gaze ou d'ouate chauffées. Les récipients sont exactement fermés par un couvercle à large rebord muni à son centre d'un évent pour laisser échapper la vapeur d'eau.

Cet évent est garni d'un opercule métallique à mouvement horizontal, et d'un second couvercle formé d'une couche de coton pour empêcher la pénétration des germes. Enfin chaque récipient est muni d'un régulateur à mercure qui tient sous sa dépendance la portion de rampe à gaz destinée à son chauffage. La température est portée à 100 degrés dans le séchoir et se maintient à ce chiffre, grâce au jeu du régulateur.

L'évent du récipient étant ouvert, la vapeur d'eau qui imprègne les objets à pansement s'échappe entièrement. Quand la dessiccation est obtenue, on éteint la rampe à gaz et on laisse en place le coton couvercle, si bien que l'air qui rentre dans le récipient, pendant le refroidissement, se filtre à travers le coton et y laisse les germes qu'il renferme.

On a cherché à simplifier le dispositif de la stérilisation en réunissant dans un même appareil l'autoclave et le séchoir. On y arrive en donnant à la caisse un double fond, si bien que la vapeur peut à volonté pénétrer soit dans le double fond, soit dans l'intérieur de l'appareil. Cette disposition permet de stériliser d'abord les objets de pansement, puis de les sécher, en faisant passer la vapeur au moyen d'un simple tour de robinet dans le double fond. On vaporise ainsi l'eau condensée et on sèche rapidement les objets [1].

L'étuve de Sorel est pour l'instant le mieux compris de ces appareils (fig. 48).

Étuve de Sorel.

Cette étuve [2] n'est qu'un autoclave modifié de telle sorte que les matériaux de pansement, stérilisés à la chaleur humide sous pression, sont desséchés ensuite dans l'appareil lui-même.

Dans cette sorte d'autoclave on introduit un cylindre en laiton dont le fond, à jour, est seulement muni d'un grillage métallique; en haut le cylindre porte une collerette qui fait joint sur deux caoutchoucs, de sorte que la vapeur ne peut s'échapper que par l'intérieur du cylindre à travers les substances à purifier. Dans le fond de l'autoclave existe une rigole annulaire qui reçoit de l'eau. Les parois de l'autoclave sont creuses et renferment de la glycérine; elles sont chauffées par le gaz; la température du bain est maintenue constante grâce à l'emploi d'un régulateur d'Arsonval.

La rigole de l'autoclave étant remplie d'eau et l'appareil chauffé, on introduit les boîtes cylindriques remplies des objets à pansement, puis on ajuste le couvercle de bronze de l'appareil, en laissant ouvert le robinet qu'il porte à son sommet, jusqu'à ce que la vapeur s'échappe bruyamment; l'air est ainsi expulsé, et l'on sait que c'est une condition essentielle pour la stérilisation. Le robinet est alors fermé, la distillation continue parce que le couvercle rayonne, et l'eau condensée retombe par un orifice circulaire ménagé dans la collerette du cylindre. Il y a ainsi mouvement continu de la vapeur, et celle-ci porte tous les points du cylindre à une température uniforme. La pression s'élève

1. Fournie, *A propos de l'asepsie*, in *Lyon médical*, 15 avril 1888.

2. Quénu, *Présentation*, in *Bull. et Mém. de la Soc. de chir.*, t. XVI, n° 6, p. 353, 7 mai 1890.

rapidement et se fixe à 1^{kg} 2/3 (correspondant à 130 degrés), chiffre auquel le régulateur a été fixé une fois pour toutes. Au bout de dix minutes, l'opération peut être arrêtée, la stérilisation est accomplie.

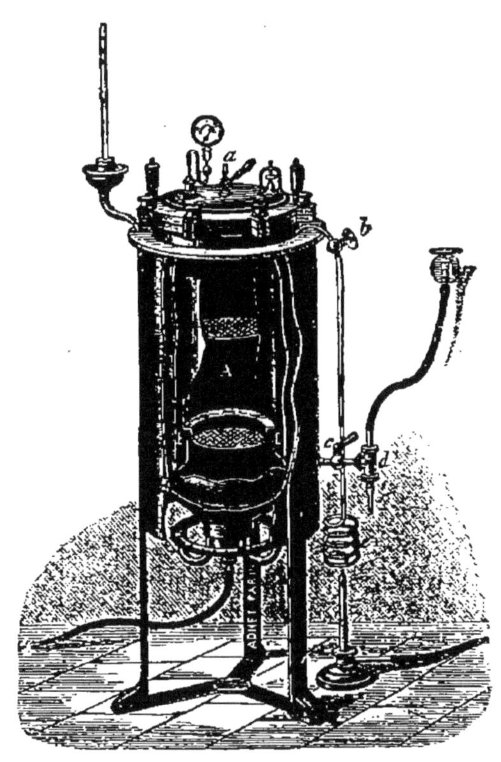

Fig. 48. — Stérilisateur pour matériaux de pansement, de Sorel (dernier modèle). — A, cylindre où sont placés les matériaux à stériliser; B, B', rigole annulaire recevant l'eau destinée à être transformée en vapeur d'eau qui pénétrera en A; F, bec Bunsen, destiné à porter au rouge le tube de platine d'entrée pour l'air sec chargé de dessécher A; quand on ouvre le robinet *b*, de l'air stérilisé entre donc en A.

Dans un second temps, on dessèche les pansements : pour cela, on ouvre un robinet qui fait communiquer l'autoclave avec un tuyau vertical d'assez gros calibre, situé en dehors de l'appareil, et dans lequel on fait couler de l'eau froide. Cette eau aspire et condense la vapeur dégagée par les tissus mouillés; ceux-ci, étant maintenus chauds par le rayonnement de l'enveloppe, laissent rapidement évaporer l'eau, et lorsque le manomètre accuse le vide, les tissus sont secs.

Il ne reste plus qu'à rendre l'air pour pouvoir ouvrir l'appareil. Comme garantie, on fait rentrer l'air à travers un tube de platine enroulé en spirale et porté au rouge, grâce à un petit bec de gaz. Alors on ouvre l'autoclave et on fixe les couvercles des boîtes où sont les objets de pansement. Ces boîtes de nickel ont des dimensions variables. Leur couvercle réalise la fermeture dite à baïonnette. Ainsi boîte et couvercle présentent latéralement une petite ouverture circulaire au niveau des surfaces de contact. Lorsque les orifices se correspondent, l'intérieur des récipients est en communication directe avec l'extérieur; c'est le dispositif qui permet la pénétration facile de la vapeur sous pression sur les objets placés dans l'intérieur du récipient, au moment où s'opère leur stérilisation. L'opération terminée, on fait pivoter légèrement le couvercle de sorte que les deux ouvertures ne se correspondent plus et le contenu de ces boîtes se trouve ainsi à l'abri de l'air; il est facile de le maintenir de cette façon stérilisé pendant longtemps.

Les dimensions des boîtes sont de 25 centimètres de hauteur sur 10 centimètres de diamètre pour le petit modèle, et de 32 centimètres de hauteur sur 27 centimètres de diamètre pour le grand.

En Allemagne et en Amérique, les procédés de stérilisation des objets de pansement nous ont paru très inférieurs aux nôtres. Ainsi, on se sert généralement d'un appareil construit par Lautenschlager, de Berlin, suivant les plans de Schimmelbusch. C'est une sorte d'étuve à vapeur, d'un prix modique et d'un emploi facile. La vapeur pénètre dans le récipient contenant les objets à stériliser enfermés eux-mêmes dans des boîtes de métal à peu près semblables à celles que nous venons de décrire, déplace l'air atmosphérique et finalement s'échappe à travers un tube placé au fond de l'appareil, d'où elle est conduite extérieurement dans un seau d'eau froide où elle se condense. On laisse les objets à stériliser dans l'appareil pendant quarante-cinq minutes. On n'obtient avec cette étuve qu'une température de 100 degrés. Malgré son insuffisance, cet appareil est employé journellement à New-York, à l'hôpital du Mont-Sinaï [1].

1. *The American Journ. of the medical sciences*, Philadelp., november 1891, p. 502 et autres. — Gerster, *Asepsis and antisepsis.*

DEUXIÈME PARTIE

DES BANDAGES

On donne le nom de *bandage* à l'arrangement méthodique d'une ou de plusieurs des pièces de pansement sur une partie du corps.

On appelle encore *bandage* l'ensemble de plusieurs pièces de linge réunies par continuité de tissu, par des coutures, ou posées en ordre rationnel. Enfin, on donne aussi ce nom à des appareils mécaniques agissant par élasticité, par des leviers, etc.

Tout bandage formé par la réunion de plusieurs pièces de pansement porte le nom de *bandage composé;* dans le cas contraire, les bandages sont dits *simples.*

Tantôt les bandages sont le complément des pansements, tantôt ils constituent à eux seuls le pansement tout entier; enfin, ils sont employés dans un but multiple, car, outre qu'ils servent à maintenir des pièces de pansement, ils remplissent encore des indications plus ou moins nombreuses. C'est en se plaçant à ce dernier point de vue que les anciens chirurgiens avaient classé les bandages en *contentifs, préservatifs, unissants, divisifs, expulsifs, compressifs, suspensifs,* etc.

Quant aux bandages mécaniques destinés à redresser les membres déviés, les os incurvés, etc., ils sont appelés *appareils orthopédiques.*

1. — Classification des bandages.

On pourrait certainement établir une classification des bandages d'après leurs usages; mais il faut remarquer que presque toujours ils remplissent plusieurs indications à la fois. Ainsi, un bandage est souvent en même temps contentif et préservatif, parfois même ses usages sont plus nombreux, et l'on peut dire qu'un bandage est d'autant mieux

8.

conçu qu'il remplit un plus grand nombre d'indications.

Si, d'un autre côté, on remarque que les bandages ont en général une forme régulière, bien déterminée, on pourra établir, d'après leur forme, une classification, qui sera d'autant meilleure que le nom donné au bandage pourra guider le chirurgien sur la manière dont il doit l'appliquer, et permettra d'exposer à la fin de sa description les usages souvent multiples auxquels il peut être employé.

Nous suivrons ici la classification que Gerdy a donnée dans son excellent *Traité des bandages*[1].

Il divise les bandages en :

1° Bandages simples.	Bandages circulaires.	Ils forment autour de nos parties des circulaires horizontaux qui se recouvrent plus ou moins complètement.
	Bandages obliques.	Ils forment des circulaires obliques.
	Bandages spiraux.	Dans ces bandages, la bande décrit des tours de spire; les tours de spire sont appelés *doloires*. Ils se recouvrent quelquefois à moitié, d'autres fois ils ne sont que juxtaposés, parfois enfin les doloires sont à une certaine distance les unes des autres.
	Bandages croisés ou en huit de chiffre.	On donne ce nom aux bandages formés par des tours de bandes également appelés *doloires*, qui se croisent de manière à présenter plus ou moins complètement la forme d'un 8.
	Bandages noués.	Ce sont ceux qui forment un nœud.
	Bandages récurrents.	Ce sont ceux dont les tours de bande vont et reviennent alternativement sur leurs pas.
	Bandages pleins.	Ceux qui sont faits avec une large pièce de linge entière.
	Bandages invaginés ou unissants.	Formés par une bande perforée dans une partie quelconque de son plein, et qui reçoit dans les ouvertures, soit un de ses chefs taillé en autant de lanières qu'il y a d'ouvertures, soit celui d'une autre bande taillée de la même manière.

1. 1re édit., 1826, et 2e édit., Paris, 1837-39.

1° BANDAGES SIMPLES (*suite*).	Liens.	Dans ce dernier genre nous rangerons tous les bandages simples qui ne peuvent être placés dans les genres que nous venons de nommer : ce sont les bandages contentifs des sondes ou ceux qu'on emploie dans la réduction des luxations.
2° BANDAGES COMPOSÉS.	Bandages en T.	Ce sont ceux qui ont la forme de la lettre T.
	Bandages en croix.	Quand ils ont la forme d'une croix.
	Bandages en fronde.	Quand ils sont formés par une large pièce de linge, dont les deux extrémités sont taillées longitudinalement, de manière à présenter un nombre égal de chefs. Ce bandage ressemble assez à la fronde dont se servaient les anciens.
	Bandages en bourse ou suspensoirs.	On donne ce nom aux bandages qui ont la forme d'un petit sac dans lequel on place l'organe que l'on veut soutenir.
	Bandages en gaine ou vaginiformes.	Ils ont la forme d'une gaine.
	Bandages lacés et bouclés.	Ils sont garnis de cordons, de boucles, etc.
3° BANDAGES MÉCANIQUES.	1. Bandage à plaque, composé d'une plaque et d'un cordon.	
	2. Bandage contentif élastique des sondes.	
	3. Bandage à ressorts spiraux.	
	4. Bandage à ressorts courbes : bandages herniaires, par exemple.	
	5. Bandages compressifs des vaisseaux.	
	6. Bandages destinés à rendre, par élasticité, le mouvement aux parties qui l'ont perdu.	
	7. Bandages mécaniques bouclés.	
	8. Appareils de fracture.	
	9. Appareils orthopédiques.	

Sous le nom de *bandages mécaniques* nous étudierons les bandages ou appareils complexes qui empruntent en tout ou en partie leurs éléments à des substances autres que les pièces de linge, et dont la plupart agissent par leur élasticité naturelle ; ainsi sont les bandages lacés, bouclés et élastiques considérés par Gerdy comme des bandages proprement dits [1].

1. Chavasse, *Nouveaux éléments de petite chirurgie*, p. 248, 1887.

2. — Des règles à suivre dans l'application des bandages.

Quand on veut appliquer un bandage, il faut :

1° S'assurer si ce bandage peut remplir toutes les indications nécessaires;

2° Réunir des aides en nombre suffisant, soit pour soutenir le malade quand celui-ci ne peut rester debout ou assis, soit pour soutenir le membre que le malade ne pourrait maintenir élevé, soit enfin pour contenir les pièces d'appareil, etc.;

3° Placer le malade dans la position la plus commode pour lui et pour le chirurgien, et disposer convenablement ses aides;

4° Appliquer le bandage d'une manière uniforme, c'est-à-dire qu'il soit également serré dans toute son étendue;

5° Serrer convenablement le bandage, car, trop lâche, il glisserait et ne remplirait pas le but qu'on se propose; trop serré, il pourrait causer des accidents fort graves et même souvent la gangrène;

6° Appliquer toujours un bandage de bas en haut, c'est-à-dire de manière à refouler les liquides vers les centres; si le bandage était appliqué de haut en bas, ces liquides engorgeraient les extrémités et produiraient de l'œdème. Il est évident que cette remarque ne s'applique qu'aux bandages placés sur les membres;

7° Pour enlever le bandage, user de douceur, pas de brusquerie.

Les pièces de bandage doivent être défaites en sens inverse de leur mode d'application.

3. — Des différentes formes de bandages.

On se sert, pour faire les bandages, de pièces de linge de différentes sortes; les plus communément employées sont les suivantes :

1° Compresses.

Les compresses sont des pièces de linge de dimensions et de formes variables. En général, les compresses sont repliées; on leur donne diverses formes : elles sont longues, carrées ou triangulaires.

Lorsque la longueur de la compresse pliée est trois ou quatre fois plus grande que sa largeur, c'est une *compresse longuette*.

Les compresses sont employées sèches ou mouillées. Réunies par des points de couture ou par des épingles à d'autres compresses ou à des morceaux de bande, elles peuvent servir à faire un grand nombre de bandages.

Compresses graduées. — On donne le nom de compresse graduée à une compresse repliée plusieurs fois sur elle-même, de manière à obtenir une pyramide tronquée.

Pour faire une compresse graduée, on prend une compresse longuette assez fine; on fait un premier pli, qui doit être la base de la pyramide, puis un second plus petit, puis un troisième plus petit encore, jusqu'à ce que la largeur de la compresse soit épuisée. Le dernier pli est le plus étroit et forme le sommet de la pyramide; la base doit avoir une largeur en rapport avec l'usage qu'on veut retirer de la compresse; il en est de même de la hauteur. Pour maintenir en place les plis qui constituent cette pyramide, il faut la mouiller immédiatement, ou, ce qui est mieux, passer un fil d'espace en espace, de la base au sommet, sur toute la longueur de la compresse.

On peut faire encore une compresse graduée en superposant de petites compresses étroites. Il est bien entendu que celles-ci doivent être d'autant plus étroites que l'on approche davantage du sommet de la pyramide, et qu'elles doivent toujours être maintenues par un fil.

On emploie les compresses graduées pour comprimer les vaisseaux dans une certaine étendue, refouler les chairs dans un espace interosseux, ou pour produire une compression méthodique sur les tissus.

2° Bandes.

Les *bandes* sont des pièces de linge étroites et dont la longueur surpasse de beaucoup la largeur.

Chaque bande a deux extrémités que l'on nomme *chefs*. La partie intermédiaire est appelée *plein*. Les bandes doivent être de toile rendue souple par l'usage; les bandes de linge neuf, trop dures, trop glissantes, difficiles à appliquer, ne peuvent former un bandage d'une solidité convenable. Il faut éviter la présence d'ourlets qui nuisent à l'application du bandage et qui surtout blessent les tissus sous-jacents. Les bandes doivent être coupées en droit fil et surfilées autant que possible; lorsqu'on veut ajouter une bande à une autre, il faut faire la couture de telle manière qu'il n'existe pas d'ourlets.

Une bande ne doit pas être trop longue, car son application serait fatigante pour le malade; une bande trop large s'applique mal, surtout quand les parties n'ont pas partout le même volume.

La largeur que l'on doit donner aux bandes varie avec l'usage que l'on veut en faire. Ainsi, larges d'un travers de doigt pour les lèvres, les doigts, elles peuvent avoir quatre travers de doigt quand on les applique sur le tronc; toutefois la largeur ordinaire des bandes est de 4 à 5 centimètres. Leur longueur est aussi très variable; cependant on ne doit jamais employer de bandes plus longues que 15 mètres, encore celles-ci ne doivent-elles être que rarement usitées.

Si les bandes n'étaient pas préalablement roulées, il serait impossible de les appliquer. Les bandes roulées sont dites *à un* ou *à deux globes*. Dans le premier cas, un des

Fig. 49 et 50. — Bandes.

chefs se trouve libre; l'autre est au centre du rouleau appelé *globe* (fig. 49). Dans le second cas, les deux chefs sont au centre des deux rouleaux réunis par le plein de la bande (fig. 50).

Pour rouler une bande, le chirurgien replie plusieurs fois sur lui-même un des chefs de la bande, de manière à en faire un petit cylindre. Il saisit entre le pouce et l'index de la main droite l'axe du cylindre; le plein de la bande est appuyé sur le bord radial du doigt indicateur de la main gauche et y est maintenu fixé par le pouce du même côté; l'annulaire et le petit doigt de la même main maintiennent solidement la bande dans la paume de la main. Alors les deux doigts de la main droite font rouler la bande sur son axe de droite à gauche, de telle sorte que le plein de la bande s'enroule successivement sur le pivot initial, et l'on continue ainsi jusqu'à ce que la bande soit épuisée (fig. 51). Si l'on veut rouler la bande à deux globes, on agit de la même manière, les deux chefs de la bande servant de pivot initial, et l'on termine le premier globe quand on lui a donné une longueur suffisante. En général, il y a toujours dans ces dernières bandes un globe plus petit que l'autre.

Ainsi roulées, les bandes sont employées sèches ou mouillées, soit avec de l'eau, soit avec des substances médicamenteuses. Les bandes mouillées s'appliquent mieux que les bandes sèches, mais elles ont l'inconvénient assez grave de se resserrer après leur application; de plus, elles s'effilent davantage.

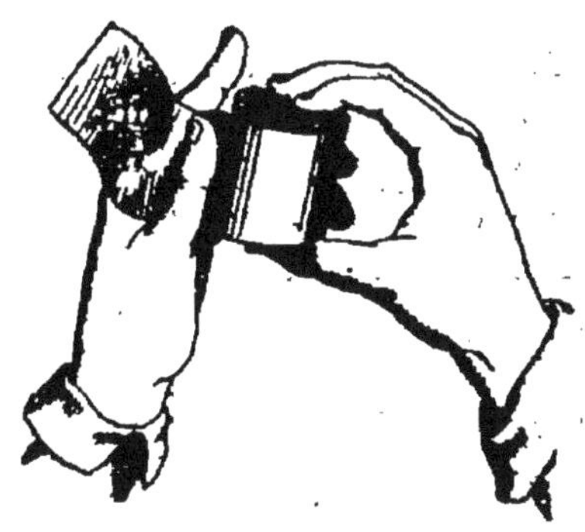

FIG. 51. — Manière de rouler une bande.

On recouvre souvent les bandes d'une substance : dextrine, amidon, etc., propre à coller les différents tours de bande et

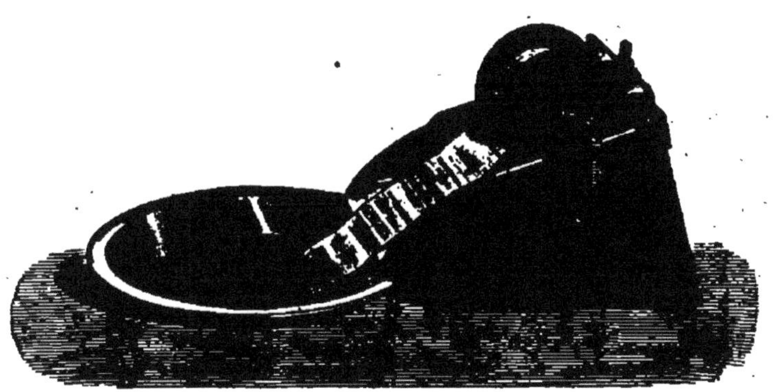

FIG. 52. — Appareil de Collin pour rouler les bandes silicatées.

à faire ainsi un bandage d'une seule pièce. Nous parlerons plus loin de ces appareils, dits appareils inamovibles.

Collin a construit un instrument ingénieux pour rouler les bandes silicatées destinées aux appareils inamovibles. C'est une sorte de bobine mue sur un axe au moyen d'une manivelle (fig. 52).

Outre les bandes de toile, on peut encore se servir de bandes de tarlatane, de coton, de percale.

Les bandes de laine sont trop épaisses, trop extensibles, échauffent inégalement la peau ; toutefois elles s'appliquent mieux sur les parties. Ce qui rend leur usage peu fréquent, c'est qu'elles sont d'un prix élevé.

Les bandes de flanelle sont cependant conseillées par quelques chirurgiens, surtout lorsqu'il s'agit d'appliquer un appareil chez les enfants. Les ophtalmologistes les utilisent aussi après les opérations pratiquées sur les yeux; toutefois ils leur préfèrent aujourd'hui les bandes de mousseline légères, souples et élastiques.

On a encore utilisé des bandes de caoutchouc; mais, outre qu'elles sont d'un prix très élevé, elles se distendent par la chaleur, se resserrent par le froid et exercent sur les tissus une pression très inégale.

Les bandes de caoutchouc vulcanisé paraissent s'appliquer plus facilement que ces dernières et exercer une constriction plus régulière. Nous verrons plus loin qu'elles sont utilisées pour obtenir l'hémostase temporaire.

Les bandes de ruban de fil ou de coton sont mauvaises : elles glissent facilement et elles ont surtout le défaut de blesser par leurs bords tranchants et inextensibles.

On remédiera à cet inconvénient en interposant de l'ouate entre les tissus et la bande destinée à être appliquée : on pourra de cette façon sans danger pour le malade faire toute la compression élastique désirable, l'ouate servant de coussinet protecteur. Nous aurons l'occasion d'y revenir.

4. — Application des bandes.

L'application des bandes différera selon qu'elles seront roulées à un ou à deux globes.

1° Si la bande est à un globe, on prend le cylindre de la main droite, le pouce appliqué sur l'une des extrémités de l'axe du globe, le doigt médius sur l'autre extrémité; le chef initial est pris de la main gauche entre le pouce et l'index, placé sur la partie où l'on veut appliquer la bande et fixé vers ce point; puis on fait rouler la bande placée sur sa face externe dans la direction que l'on veut donner au bandage. Il faut avoir soin de faire plusieurs tours circulaires pour fixer le chef initial de la bande; sans cela, ce chef glisserait et le bandage se relâcherait. On peut encore laisser pendre le chef initial, et n'appliquer la bande sur la partie où on la place qu'à 10 ou 12 centimètres de son extrémité; ce chef libre sera noué avec l'extrémité terminale de la bande. Comme dans le cas précédent, le premier tour de bande doit être fixé par plusieurs tours circulaires.

Il ne faut dérouler la bande qu'autant qu'il est nécessaire; de plus, on doit toujours exercer sur elle un certain effort, afin qu'elle soit constamment tendue et que le bandage ne se relâche pas pendant qu'on l'applique. Il faut prendre garde de lâcher la bande quand on est obligé de la faire passer d'une main dans l'autre, car elle se déroulerait, et l'on ne pourrait l'appliquer qu'après l'avoir roulée une seconde fois. Souvent même, pendant qu'on roule la bande, le bandage se relâche, et l'on est obligé de le réappliquer en entier. Enfin, en appliquant une bande, on devra éviter les mouvements trop brusques, qui pourraient ébranler la partie malade et causer des secousses toujours nuisibles, souvent douloureuses.

Il faut appliquer les bandes avec méthode, de manière que le bandage soit le plus régulier possible, « afin, comme le dit A. Paré, de contenter les malades et les assistants, car chaque ouvrier doit polir et embellir son ouvrage tant que possible lui sera ».

Lorsqu'on applique une bande sur une région dont le volume varie, à la jambe par exemple, un des bords de la bande presse sur la partie la plus saillante, tandis que l'autre, se trouvant sur le même plan, sera éloigné du membre; il en résulte un écartement qui a reçu le nom de *godet*. Il est fort important d'éviter les godets, car partout où ils se rencontrent, la bande presse inégalement et le bandage est infiniment moins solide. Si, sans changer la direction que vous voulez donner à la bande, vous voulez éviter les godets, il faut faire ce que l'on appelle les *renversés*, c'est-à-dire renverser obliquement la bande de la partie la plus saillante vers celle qui l'est moins : par exemple, de haut en bas à la partie inférieure de la jambe, de base n haut au contraire, au-dessus de la saillie du mollet. Au moyen de renversés, la bande se trouve rétrécie au niveau du point le plus mince, et l'on a l'avantage de pouvoir encore donner à la bande la direction voulue en agrandissant plus ou moins l'angle formé par les deux portions de la bande répondant au renversé.

On fait les *renversés* de la manière suivante (fig. 53). Lorsque vous serez arrivé en un point où un renversé est nécessaire, appliquez le pouce et l'index de la main gauche sur la bande, afin d'empêcher le bandage de se relâcher; déroulez une partie de la bande dans une étendue de 6 à 8 centimètres environ entre le point où le pouce est appliqué et le globe. Saisissez le globe en sens inverse, c'est-à-dire le pouce en haut, les trois derniers doigts en bas, le doigt indicateur appliqué sur le plein; relâchez légèrement la portion de bande libre entre le pouce gauche et le plein; renversez la main sans tirer sur le globe, de manière que le bord supérieur de la bande passe en avant du plein et devienne inférieur. La longueur du renversé, qui doit varier d'ailleurs avec la différence de volume des parties, est égale, en général, à la diagonale du carré dont la largeur de la bande est le côté. Lorsque le renversé est terminé, c'est-à-dire lorsque le globe s'applique par son plein sur le côté du membre, tirez sur la bande afin de serrer le renversé, pendant que le pouce glisse sur le pli fait à la bande de manière à l'effacer.

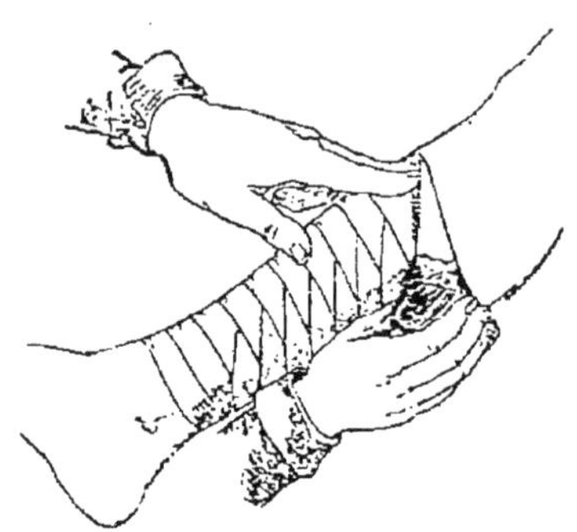

Fig. 53. — Manière de faire les renversés.

Lorsque la bande est entièrement posée, on l'arrêtera, soit en nouant ensemble le chef initial laissé libre avec le chef terminal, soit en fixant le chef terminal à l'aide d'épingles, soit enfin en appliquant un lien circulaire autour de la bande. Si la bande est fendue à son extrémité terminale, on peut porter de chaque côté chacun des deux chefs et les nouer ensemble.

Quand on fixe une bande, il faut avoir soin de n'appliquer l'épingle ou de ne faire le nœud que loin d'une partie sur laquelle la pression peut être douloureuse, à plus forte raison loin de la plaie. On conçoit parfaitement qu'il soit toujours facile de faire le nœud dans un endroit convenable;

mais, lorsqu'on se sert d'une épingle et que l'extrémité de la bande se trouve au niveau de la plaie, ou bien dans un point où il serait difficile de la fixer, comme sur la face postérieure d'un des membres inférieurs ou sur la face postérieure du tronc, on doit la replier de manière à la raccourcir assez pour que les épingles puissent être placées dans un endroit convenable. La bande doit être disposée de manière que la portion repliée soit cachée sous la dernière circonvolution qu'elle décrit autour de la partie sur laquelle elle est appliquée.

Les épingles doivent être fixées de façon que la convexité du membre n'en fasse pas saillir la pointe, et que celle-ci soit cachée dans les circonvolutions, de manière à ne blesser ni le malade, ni le chirurgien, lorsqu'il voudra défaire le pansement.

Quand l'extrémité d'une bande est fixée avec une seule épingle, on met l'épingle longitudinalement, soit qu'on replie en dedans les deux angles de l'extrémité de la bande, soit qu'on ne les replie pas. D'ailleurs, qu'on se serve d'une ou de deux épingles, la tête de l'épingle doit toujours être du côté libre de la bande, et la pointe dirigée vers les circonvolutions. En plaçant les épingles en sens inverse, on ne tarderait pas à voir leur pointe venir faire saillie, et elles pourraient blesser le malade ou le chirurgien.

Notons qu'aujourd'hui la fixation des bandes se fait de préférence avec des *épingles anglaises*, disposées de façon que leur pointe ne puisse blesser ni le malade, ni le chirurgien.

Si un bandage se compose d'un grand nombre de circonvolutions susceptibles de se relâcher, il faut les fixer les unes aux autres au moyen d'épingles, ou mieux en les cousant ensemble.

2° Quand on veut appliquer une bande roulée à deux globes, on prend un globe de chaque main, on met le plein de la bande intermédiaire aux deux globes sur la partie où le bandage doit être appliqué, et l'on déroule en même temps et également les deux globes, de manière qu'ils viennent se croiser sur le point opposé à celui sur lequel on a commencé le bandage. Là, on les entre-croise en les faisant passer l'un à côté de l'autre, en ayant soin d'effacer les plis formés par l'entre-croisement, et l'on continue de la même manière jusqu'à ce que la bande soit épuisée, en ayant soin de faire entre-croiser les bandes sur des points différents de la circonférence, pour qu'il n'y ait pas un trop grand nombre de plis au même endroit.

Mais on peut facilement éviter cet inconvénient en faisant le bandage d'une autre manière. On place, comme dans le cas précédent, le plein de la bande sur la partie où le bandage doit être appliqué; puis, au lieu de conduire les deux globes horizontalement si le bandage doit être circulaire, on fait dévier un d'entre eux en haut, l'autre en bas; et quand les deux chefs viennent à se rencontrer, ils forment, par leur entre-croisement, un angle aigu : alors on renverse de la même manière qu'il a été dit dans l'application du bandage à un globe pour éviter les godets, on renverse, disons-nous, le chef inférieur sur le chef supérieur, et l'on continue l'application du bandage. De cette manière, le chef inférieur passe en avant du chef supérieur, se place au-dessus de lui, et le chef supérieur devient inférieur, pour redevenir supérieur au second entre-croisement. On voit ainsi que les plis nombreux que produisent les bandes en s'entre-croisant se trouvent effacés, et qu'au lieu de deux espèces de cordes que forment les deux chefs de la bande, on a deux surfaces planes qui se recouvrent et qui ne peuvent causer aucune douleur au malade, la bande supérieure étant toujours reçue dans une espèce d'anse formée par la bande inférieure. Ce bandage sera très solide, il le sera d'autant plus que chacun des chefs de la bande embrassera à son tour le chef opposé. Gerdy, à qui on doit ce bandage, aujourd'hui presque abandonné, l'a désigné sous le nom d'*entre-croisement par renversé*.

Quelle que soit la manière dont on applique un bandage à deux globes, comme toujours un des deux globes est plus volumineux que l'autre, la partie de la bande qui reste après l'épuisement du globe le plus petit doit être roulée circulairement et sert à maintenir dans un état de solidité convenable le bandage tout entier.

Nous pouvons ajouter que ce bandage à deux globes est très rarement employé par les chirurgiens actuels.

CHAPITRE PREMIER

Des bandages en particulier.

ARTICLE PREMIER

A. — BANDAGES SIMPLES.

1. — Bandages circulaires.

Les bandages circulaires sont formés par des circonvolutions qui se recouvrent plus ou moins complètement. Ce bandage est le plus simple de tous; on le fait avec une bande roulée à un ou deux globes; on le fixe comme il a été dit (p. 147). Il sert à maintenir des topiques ou des pièces d'appareil sur une région du corps; dans ce cas, il ne doit être que médiocrement serré : trop lâche, il laisserait glisser les pièces d'appareil qu'il est destiné à maintenir; trop serré, il arrêterait la circulation.

On se sert encore du bandage circulaire dans la saignée du bras et du pied; dans ce cas, la constriction doit être assez forte pour suspendre la circulation veineuse sans arrêter toutefois la circulation artérielle.

1° Bandage circulaire du front et des yeux.

a. *Pièce du bandage.* — Une compresse longuette de 1 mètre environ de longueur, pliée en quatre longitudinalement; on peut également faire ce bandage avec une bande longue de 2m,50 à 3 mètres et large de 4 à 5 centimètres.

b. *Application.* — Après avoir couvert la tête d'un bonnet de toile ou de coton, appliquez horizontalement le milieu de la compresse sur la partie moyenne du front ou sur la racine du nez; portez les deux chefs en arrière; croisez-les à la nuque et ramenez-les sur les parties latérales du crâne, où vous les fixez avec des épingles.

Si vous vous servez d'une bande, placez le chef initial de la bande sur un des points du crâne, faites des circulaires horizontaux autour de la tête, fixez le chef terminal avec une épingle.

c. *Usages.* — Ce bandage sert à maintenir des topiques sur le front, les yeux, les tempes; il est encore destiné à préserver l'œil du contact de la lumière, de l'action de l'air et des corps étrangers.

Variété. — Lorsque ce bandage doit protéger les yeux, il est presque toujours nécessaire de le faire descendre plus bas que nous ne l'avons indiqué. Pour l'accommoder à la saillie du nez et pour l'empêcher de remonter, on fait à la partie moyenne de la compresse une petite incision en T dans laquelle on engage le nez. Ce bandage, qui porte le nom de *bandeau*, est doublé souvent d'une compresse d'étoffe noire destinée à absorber les rayons lumineux qui impressionneraient trop vivement l'œil après certaines opérations.

Aussitôt qu'on le peut, ce bandeau fixe doit être remplacé par un bandeau flottant, pièce de linge quadrilatère fixée par un de ses côtés soit à un bonnet appliqué sur la tête du malade, soit à un bandage circulaire du front.

2° Circulaire du cou.

a. *Pièce du bandage.* — Bande longue de 1 à 2 mètres et large de 5 à 6 centimètres.

b. *Application.* — Saisissez le globe de la main droite, appliquez de la main gauche le chef initial de la bande sur un des points du cou, faites des circulaires horizontaux autour de cette région, fixez le chef terminal avec une épingle.

c. *Usages.* — Il sert à maintenir les pièces d'appareil sur le cou.

Variété. — Pour empêcher l'action du froid, on se sert quelquefois d'une bande de laine appliquée de la même manière.

Remarques. — Ce bandage ne doit pas être trop serré, car il gênerait la circulation veineuse et la respiration. Il se dérange très facilement, aussi doit-il être souvent réappliqué et est-il peu employé.

3° Circulaire de la poitrine et de l'abdomen.

Il est très rare qu'on applique, à l'aide d'une bande, un bandage circulaire autour de la poitrine et de l'abdomen. On se sert presque constamment d'une serviette ou d'une large pièce de flanelle qui prend alors le nom de *bandage de corps* (voy. plus loin : *Bandages pleins*).

4° Circulaire d'un doigt et d'un orteil.

a. *Pièce du bandage.* — Bande longue de 30 à 50 centimètres et large de 2.

b. *Application.* — Laissez pendre le chef initial et, après avoir fait les circulaires, nouez les deux chefs ensemble. Si vous couvrez le chef initial par les circulaires, le chef terminal sera coupé longitudinalement dans une étendue de 6 à 7 centimètres; les deux lanières, renversées l'une à droite, l'autre à gauche, seront nouées ensemble. Le bandage peut encore être fixé avec un fil disposé circulairement autour de la bande.

5° Circulaire de l'avant-bras et du bras.

a. *Pièce du bandage.* — Bande longue de 1 mètre environ et large de 4 à 5 centimètres. Cette bande peut être, comme la bande du bandage circulaire des doigts, fendue à son chef terminal dans une étendue de 12 à 15 centimètres.

b. *Application.* — Elle ne présente rien de particulier; le chef terminal sera fixé avec une épingle, ou bien les deux lanières seront renversées et nouées ensemble. Nous ferons remarquer que la bande doit recouvrir exactement les pièces d'appareil qu'elle est destinée à maintenir; ce bandage ne doit pas être trop serré, afin de ne pas mettre obstacle à la circulation veineuse.

Pour le pansement des cautères, on préfère le bandage lacé du bras.

6° Circulaire de la saignée du bras et du pied.

Ces bandages, exclusivement employés pour arrêter la circulation veineuse, quand on veut pratiquer la saignée du bras ou celle du pied, seront décrits plus loin avec ces deux opérations.

7° Circulaire de la jambe et de la cuisse.

a. *Pièce du bandage.* — Bande longue de 2 mètres et large de 5 à 6 centimètres.

b. *Application.* — Elle est la même que celle du bandage circulaire du membre supérieur, elle est sujette à la même remarque. Presque toujours le chef terminal est fixé avec une épingle.

2. — Bandages obliques.

Les pièces obliques ne diffèrent des bandages circulaires que par la direction oblique des circonvolutions; celles-ci se recouvrent plus ou moins complètement comme dans les bandages circulaires.

1° Oblique contentif du cou et de l'aisselle.

a. *Pièce du bandage.* — Bande longue de 5 à 6 mètres, large de 5 à 6 centimètres.

b. *Application.* — Placez le chef initial sur une des épaules ou sur la partie antérieure de la poitrine. Si les tours de bande doivent se recouvrir dans l'aisselle du côté gauche, dirigez le globe au-dessus de l'épaule droite, puis dans l'aisselle gauche; continuez ainsi jusqu'à ce que la bande soit épuisée, et fixez le chef initial avec une épingle. Si l'extrémité de la bande se terminait dans l'aisselle, elle serait repliée sur elle-même dans une étendue plus ou moins grande et fixée sur l'épaule ou sur la poitrine.

c. *Usages.* — Il sert à maintenir appliquées dans l'aisselle des pièces d'appareil.

Remarques. — Ce bandage doit être médiocrement serré, afin de ne pas comprimer trop fortement les bords de l'aisselle; il se relâche facilement; il a l'inconvénient de se déformer dans l'aisselle et de produire une corde souvent douloureuse. On le remplace utilement par un bandage plein.

2° Oblique de la saignée de la veine jugulaire.

Ce bandage, qui diffère un peu du précédent, était exclusivement employé pour arrêter le sang dans la veine jugulaire externe. Il n'est plus utilisé aujourd'hui.

3. — Bandages spiraux.

Le bandage spiral est celui dont les circonvolutions sont disposées en spire. Chaque circonvolution a reçu le nom de *doloire*. Nous distinguerons trois variétés de ce bandage :

1° Le bandage spiral proprement dit : c'est celui dont les circonvolutions se recouvrent à moitié. Gerdy lui a donné le nom de *bandage spiral imbriqué;*

2° Le bandage dont les circonvolutions ne se touchent que par leurs bords : c'est le bandage *mousse* des anciens, le *bandage spiral continu* de Gerdy;

3° Celui dont les circonvolutions sont écartées les unes des autres : c'est le bandage *rampant* des anciens, le *bandage spiral écarté* de Gerdy.

Ces trois variétés de bandages s'appliquent de la même manière, et on les fait presque toujours avec une bande roulée à un seul globe. Il faut remarquer que plus les doloires seront rapprochées, plus les renversés seront nécessaires.

Ces bandages servent à maintenir des topiques ou des pièces d'appareil sur quelque partie du corps, ou bien à exercer une compression ; dans ce dernier cas, il faut toujours employer le bandage spiral imbriqué, et, pour assurer la solidité du bandage, il est bon de faire deux ou trois circulaires avant de commencer les tours de spire. Lorsque ce bandage est destiné à comprimer un vaisseau ou un point quelconque d'un membre, il faut y ajouter des compresses graduées, qui doivent être d'autant plus épaisses que l'on voudra exercer une plus forte compression, et d'autant plus longues que l'on voudra faire la compression dans une plus grande étendue. L'addition d'une couche d'ouate est surtout très indiquée, la compression devenant égale et élastique par le seul fait de la présence du coton.

Le bandage spiral à deux globes a jadis été employé le plus souvent pour la réunion des plaies longitudinales; quelquefois il est simplement compressif : dans le premier cas on applique le plein de la bande sur le côté opposé à la plaie et l'on porte les globes de chaque côté en les dirigeant obliquement en haut et on les croise comme il a été dit dans la description du bandage à deux globes. Il faut avoir soin de mettre de chaque côté de la solution de continuité une compresse graduée l'égalant en longueur, et d'autant plus épaisse et plus éloignée des bords de la plaie que celle-ci est plus profonde. Lorsqu'on veut faire un bandage compressif avec une bande roulée à deux globes, on l'applique de la même manière, et l'on ne place de compresses graduées que sur le point où la compression doit être plus énergique.

Il va sans dire que tout bandage spiral destiné à comprimer un segment de membre doit être appliqué en commençant par l'extrémité du membre. Les bandages spiraux contentifs, n'exerçant le plus souvent qu'une constriction très faible, ne sont généralement appliqués qu'au niveau des pièces d'appareil qui ont besoin d'être maintenues.

Les bandages spiraux sont susceptibles de se déranger facilement; plus le bandage est serré et plus les doloires se recouvrent, plus il est solide. Le bandage à deux globes présente plus de solidité que le bandage à un seul globe.

Quand un bandage spiral se rapproche du tronc, il faut l'y fixer par quelques tours de bande circulaires; le bandage en est plus solide. Dans tous les cas, il doit être terminé comme il a été commencé, c'est-à-dire par quelques tours circulaires.

Le bandage spiral s'applique le plus souvent sur les membres, plus rarement sur la poitrine et sur l'abdomen.

1° Spiral contentif de la poitrine.

a. *Pièce du bandage.* — Bande longue de 8 à 10 mètres et large de 6 à 7 centimètres.

b. *Application.* — Faites asseoir le malade et commencez le bandage par deux ou trois circulaires obliques du cou et de l'aisselle, 1, comme dans le bandage décrit plus haut, puis descendez autour du thorax en faisant des spiraux qui se recouvrent à moitié ou aux deux tiers, 2, 3, 4; terminez le bandage par des circulaires horizontaux, fixez le chef terminal avec une épingle.

Quelques auteurs conseillent de laisser pendre le chef initial B, de le relever obliquement après avoir appliqué tout le bandage et de le fixer au niveau de l'épaule opposée à celle où l'on aura appliqué les circulaires obliques (fig. 54).

c. *Usages.* — Ce bandage peut être employé pour maintenir des topiques appliqués sur la poitrine, pour contenir des fractures de côtes.

Variétés. — Si l'on applique ce bandage pour une fracture de côte dont les fragments font saillie en dehors, on placera une ou plusieurs compresses au niveau des fragments déplacés. Si ceux-ci faisaient saillie en dedans, les compresses seraient appliquées vers les extrémités de la côte, de manière à faire basculer les fragments en dehors.

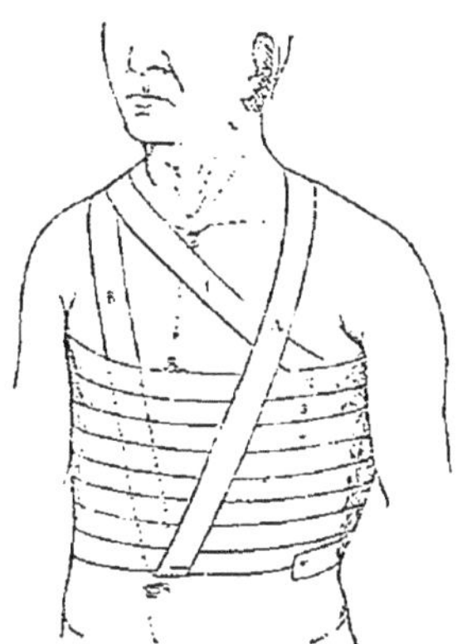

Fig. 54. — Spiral du thorax.

Chez les femmes, afin de ne pas comprimer trop fortement et trop inégalement les mamelles, on placera une quantité suffisante d'ouate pour combler le vide qui existe entre les deux seins.

Ce bandage, qui est purement contentif, pourrait être changé en un bandage unissant. On se servirait alors d'une bande roulée à deux globes, appliquée d'après les principes que nous avons exposés précédemment.

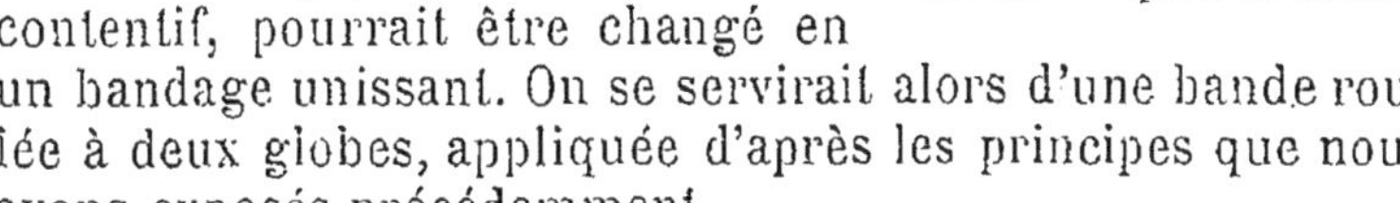

Remarques. — Ce bandage gêne beaucoup la respiration; il se dérange facilement et a besoin d'être souvent réappliqué. Aussi, comme son application est assez longue, qu'elle ne peut être faite qu'avec peine, pensons-nous qu'il doit être remplacé par le bandage de corps (voy. *Bandages pleins*).

2° Spiral de l'abdomen.

La bande est la même que celle du bandage précédent; elle s'applique de la même manière, seulement on ne prend point d'appui sur les épaules.

Si l'on voulait rapprocher les lèvres d'une plaie longitudinale, le bandage spiral de l'abdomen devrait être fait avec une bande roulée à deux globes.

Les remarques formulées plus haut à propos du bandage spiral de la poitrine sont complètement applicables à celui-ci.

3° Spiral d'un doigt ou d'un orteil.

a. *Pièce du bandage.* — Bande longue de 2 mètres et large de 2 centimètres. Le chef terminal de la bande doit être divisé en deux lanières dans la longueur de 10 à 12 centimètres.

b. *Application.* — Faites avec le chef initial quelques spiraux très écartés de la base vers le sommet du doigt; au sommet, faites quelques circulaires plus serrés, puis, par des spiraux imbriqués, descendez du sommet vers la base; arrivé là, conduisez le globe sur le dos et terminez le bandage en nouant les deux lanières, renversées l'une d'un côté, l'autre du côté opposé. Pour donner plus de solidité au spiral du doigt, on peut commencer le bandage par quelques circulaires autour du poignet, conduire la bande sur le dos de la main jusqu'à la base du doigt à entourer et continuer le bandage comme il a été dit précédemment (fig. 55).

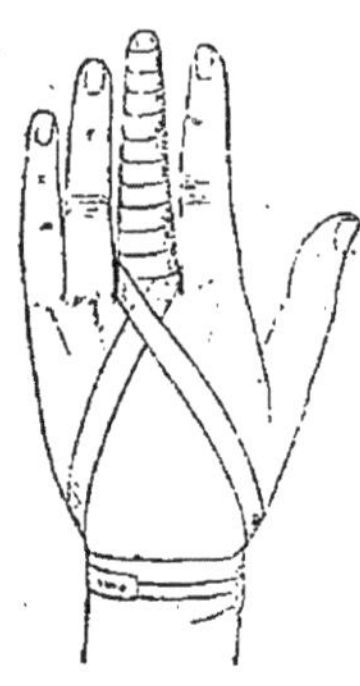

Fig. 55. — Spiral du doigt médius.

c. *Usages.* — Il sert à maintenir des topiques appliqués sur le doigt, à contenir une luxation ou une fracture d'une des phalanges; dans ce dernier cas, il maintient appliquées deux petites compresses graduées et deux petites attelles, l'une dorsale, l'autre palmaire. Enfin, il sert à arrêter une hémorragie provenant de la lésion d'une des artères collatérales; il est bon alors d'exercer, au moyen d'une compresse pliée en plusieurs doubles, une pression plus ou moins forte sur le vaisseau sectionné.

L'application de ce bandage à un orteil se fait exactement de la même manière. Les circulaires destinés à fixer le bandage doivent être conduits sur la partie inférieure de la jambe.

4° Spiral des doigts ou des orteils. — Gantelet.

a. *Pièce du bandage.* — Bande longue de 12 mètres, large de 2 centimètres. Le chef terminal peut être divisé en deux lanières.

b. *Application.* — Commencez l'application de ce bandage par le pouce ou le petit doigt, comme nous l'avons dit pour le spiral du doigt; arrivé à la racine du doigt, conduisez le globe sur le dos de la main jusqu'au poignet, autour duquel vous faites un circulaire, puis, toujours en passant sur le dos de la main, gagnez le doigt suivant; appliquez de la même manière le bandage spiral sur le second doigt, puis sur le troisième, etc., et terminez par des circulaires autour du poignet, où vous fixez le bandage en nouant les deux lanières, comme nous l'avons dit plus haut (fig. 56).

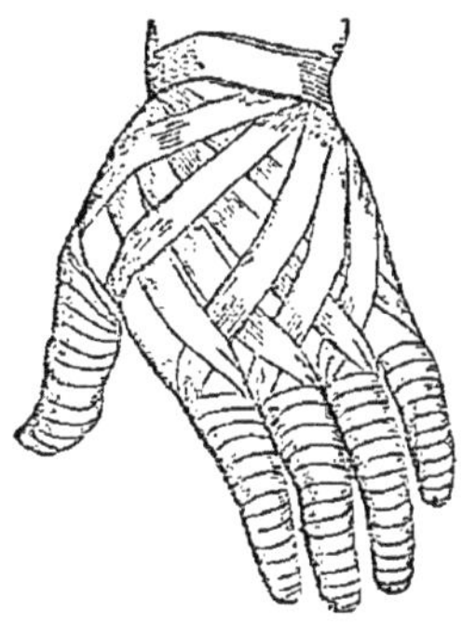

Fig. 56. — Gantelet.

c. *Usages.* — Ce bandage, engainant les doigts, empêche l'infiltration œdémateuse de ces organes, quand on doit établir une forte compression sur un des segments du membre supérieur. Il sert à maintenir des topiques sur tous les doigts malades : dans les brûlures de la main, par exemple. Enfin, il s'oppose aux adhérences vicieuses des doigts entre eux ; dans ce dernier cas, il faut joindre à ce bandage le T perforé de la main, que nous décrirons plus loin, et qui, agissant à la base des doigts, prévient des adhérences que le bandage spiral seul ne pourrait empêcher.

Aux orteils, le bandage s'applique de la même manière. Les circulaires doivent être faits à la partie inférieure de la jambe. Une bande de 7 à 8 mètres suffit ordinairement pour le gantelet du pied.

5° Spiral de la main.

a. *Pièce du bandage.* — Bande longue de $1^m,50$ et large de 3 centimètres.

b. *Application.* — Fixez le chef initial sur le dos de la main par quelques circulaires au niveau de la racine des doigts, montez vers le poignet en faisant des spiraux ; au niveau du pouce, faites un renversé de manière à monter au-dessus de la racine de cet organe, enfin terminez le bandage par des circulaires autour du poignet (fig. 57).

c. *Usages.* — Il sert à maintenir les topiques sur la main. Convenablement serré, il maintient réduites les luxations du poignet.

6° Spiral de l'avant-bras.

a. *Pièce de bandage.* — Bande longue de 2 mètres et large de 4 centimètres.

b. *Application.* — Commencez par deux ou trois circulaires autour du poignet; continuez par des spiraux qui se recouvrent à moitié, faites des renversés (fig. 57), lorsqu'il sera nécessaire et dans la direction que nous avons précédemment indiquée : c'est-à-dire de haut en bas dans les points où le membre est moins volumineux; terminez par des circulaires autour de la partie inférieure du bras; fixez avec une épingle. Quelquefois la bande n'est pas épuisée au niveau de la partie inférieure du bras : on peut alors faire le bandage que l'on désigne sous le nom de *spiral descendant*. Il s'applique de la même manière que le précédent, qu'on pourrait appeler *spiral ascendant*, et les renversés doivent être faits dans les mêmes points et de la même manière.

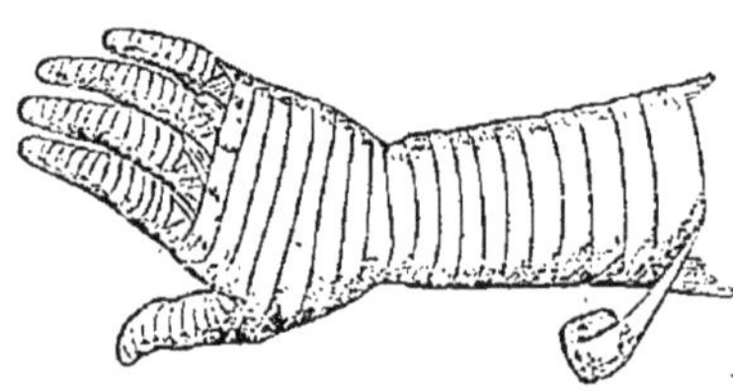

Fig. 57. — Spiral de la main.

c. *Usages.* — Ce bandage sert à maintenir les topiques appliqués sur l'avant-bras, il doit être médiocrement serré. Si l'on voulait en faire un bandage compressif, il serait nécessaire d'appliquer tout d'abord le bandage spiral des doigts et celui de la main (fig. 57).

7° Spiral du bras.

Ce que nous avons dit du spiral de l'avant-bras est parfaitement applicable au spiral du bras; il doit être commencé au-dessus du coude et terminé dans le voisinage de l'aisselle.

Si l'on voulait opérer une compression sur le bras, il faudrait appliquer un bandage spiral non seulement sur l'avant-bras, mais encore sur la main et sur les doigts. Le spiral de l'avant-bras et du bras peut être fait avec une seule bande longue de 4 mètres environ.

8° Spiral du pied.

Nous avons déjà dit qu'il était de la plus grande importance, lorsqu'on appliquait un bandage compressif, de ne laisser entre les doloires aucun point de la surface des téguments qui ne soit complètement soutenu. En général, avec de l'attention, on arrive très facilement à prévenir cette faute que nous considérons comme capitale dans l'application d'un bandage. Mais souvent on se trouve embarrassé quand il s'agit, dans les divers bandages compressifs du membre inférieur, d'envelopper complètement le talon. Voici le moyen que nous conseillons :

a. *Pièce du bandage.* — Bande longue de 2 mètres et large de 4 centimètres.

b. *Application.* — Le chef initial est appliqué sur la malléole interne, la bande est ramenée ensuite sous le talon, conduite sur la malléole externe, puis en avant de l'articulation tibio-tarsienne; on fait donc un tour circulaire qui embrasse le talon. Si l'on avait une bande moins large, le talon serait embrassé par trois tours de bande, un médian, les deux autres supérieur et inférieur. Pour fixer ces doloires et recouvrir la partie supérieure et la partie inférieure du talon, on conduit le globe de la bande sur la face dorsale du pied et on le ramène en passant sur la plante de cet organe, puis sur la partie inférieure de la jambe, en arrière du tendon d'Achille, en laissant entre ces tours de bande et le bandage circulaire décrit plus haut l'intervalle d'un tour de bande; puis on conduit une seconde fois la bande de la même manière, mais en se rapprochant du bandage circulaire, de façon à recouvrir en bas le bord inférieur de la bande circulaire et en haut le port supérieur de la même bande (fig. 58). On a ainsi un bandage croisé du dos du pied. Pour ramener la bande dans les points que nous venons d'indiquer, il est indispensable de faire des renversés sur le côté externe du pied. De cette manière la bande enveloppe complètement le talon; elle est alors conduite obliquement jusqu'au niveau de la racine des orteils, et on la ramène d'avant en arrière pour comprimer le pied, puis de bas en haut sur la partie inférieure de la jambe (fig. 59).

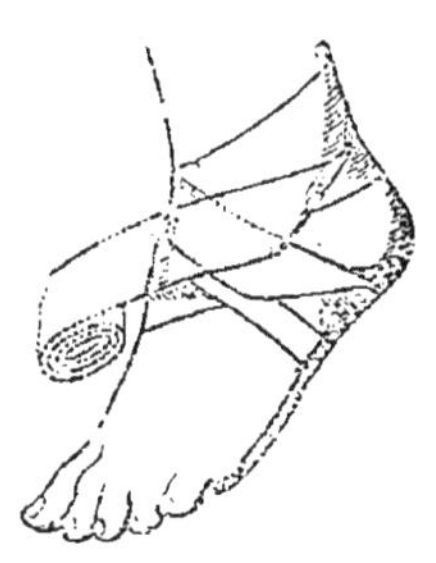
Fig. 58. — Spiral du pied. Deuxième temps de l'application.

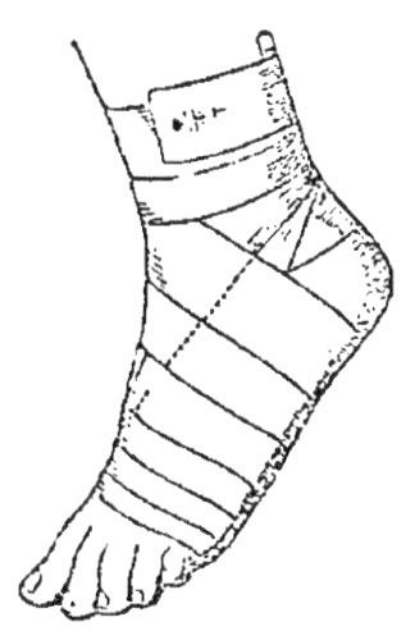
Fig. 59. — Spiral du pied appliqué.

Comme il n'est plus besoin de se préoccuper du talon, le spiral du pied et de la jambe devient extrêmement simple :

il suffit de faire deux ou trois tours de spire; arrivé au cou-de-pied, on conduit la bande vers la partie inférieure de la jambe. Lorsque tout le pied est convenablement couvert, on termine le bandage par deux ou trois circulaires à la partie inférieure de la jambe.

c. *Usages.* — Ce bandage sert à maintenir des topiques appliqués sur le pied; il peut être compressif; dans ce cas, les orteils doivent être également comprimés par un bandage spiral.

9° Spiral de la jambe.

a. *Pièce du bandage.* — Bande longue de 4 à 5 mètres, large de 5 centimètres.

b. *Application.* — Le malade doit être assis, son talon appuyé sur le genou du chirurgien. Commencez par quelques circulaires autour de la partie inférieure de la jambe, montez par des spiraux jusqu'au niveau de l'articulation du genou en faisant les renversés nécessaires, et terminez par quelques circulaires au dessous du genou (fig. 60).

Il est inutile de faire des renversés quand on veut appliquer un bandage spiral écarté; cette remarque s'applique également au spiral de la cuisse.

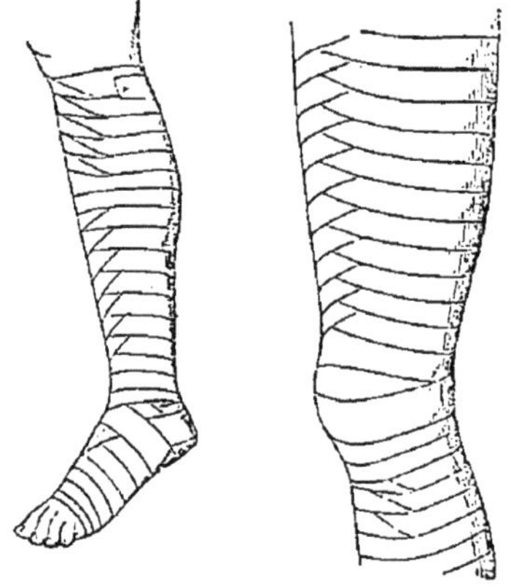

Fig. 60. — Spiral de la jambe. Fig. 61. — Spiral de la cuisse.

10° Spiral de la cuisse.

a. *Pièce du bandage.* — Bande longue de 5 à 6 mètres, large de 5 à 6 centimètres.

b. *Application.* — Ce bandage peut être appliqué de bas en haut ou de haut en bas; l'un est le *spiral ascendant*, l'autre le *spiral descendant*. Pour appliquer le premier, faites quelques circulaires au-dessus de l'articulation du genou, conduisez les spiraux jusqu'à la partie supérieure de la cuisse et fixez le bandage, ou mieux, faites quelques cirlaires autour des reins (fig. 61).

Le second s'applique en sens inverse : on commence par

quelques circulaires autour des reins et l'on termine le bandage au-dessus de l'articulation du genou.

c. *Usages.* — Les bandages spiraux de la cuisse et de la jambe sont purement contentifs et doivent être médiocrement serrés. Si l'on voulait faire des bandages compressifs, il faudrait les serrer davantage et exercer la compression en commençant par les orteils.

Le bandage spiral descendant est employé surtout dans les fractures transversales de la rotule. Comme ce bandage doit toujours être très serré, il est nécessaire d'appliquer une bande sur les orteils, le pied et la jambe.

Si l'on veut faire la compression sur une région limitée du membre, par exemple sur le trajet de l'artère fémorale, il faut appliquer une compresse graduée plus ou moins épaisse au niveau du point qui doit être comprimé.

4. — Bandages croisés ou en huit de chiffre.

Les bandages croisés sont ceux qui, par l'entre-croisement de la bande, figurent un huit de chiffre.

On les fait avec une bande roulée à un ou deux globes : ce sont en général des bandages contentifs; ils s'appliquent sur presque toutes les parties du corps, aussi ont-ils reçu divers noms suivant les régions qu'ils recouvrent.

1° Croisé d'un œil. — Œil simple, monocle.

a. *Pièce du bandage.* — Bande de 4 à 5 mètres de longueur et large de 4 à 5 centimètres.

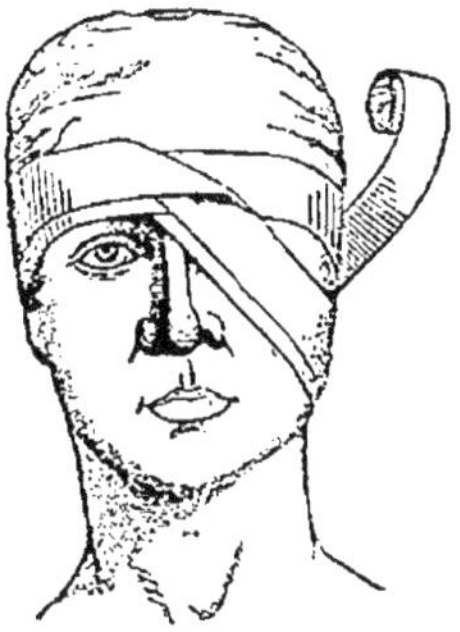

b. *Application.* — Couvrez préalablement la tête d'un serre-tête. Faites deux ou trois circulaires autour du front de gauche à droite pour recouvrir l'œil droit, en sens inverse pour recouvrir l'œil gauche. Puis, la bande étant arrivée à la nuque, faites-la passer sous l'oreille du côté malade, puis sur la joue du même côté en dirigeant vers le grand angle de l'œil malade; couvrez complètement cet organe. Arrivé au front, faites un renversé pour changer la direction de la bande, et conduisez-la horizontalement, vers le pariétal du côté sain; arrivé à la

Fig. 62. — Croisé d'un œil.

nuque, dirigez-la du côté malade, comme il a été dit précédemment. On répète deux ou trois fois ces tours obliques, et l'on termine le bandage par des tours circulaires du front, afin de rendre l'appareil plus solide (fig. 62).

Il est bon, pour augmenter la solidité du bandage, de fixer chaque tour oblique par un circulaire autour du front.

c. *Usages.* — Ce bandage sert à maintenir les pièces d'appareil appliquées sur le globe de l'œil; en outre, il le garantit de l'action de la lumière, du froid ou de la chaleur.

Remarques. — Ce bandage se dérange facilement; de plus, il peut augmenter l'irritation de l'organe de la vision par la chaleur qu'il détermine ou par la pression qu'il exerce. Le bandeau circulaire des yeux lui est donc préférable.

2° Croisé des yeux. — Œil double, binocle.

Il y a deux variétés de ce bandage : dans l'une il est exécuté avec une bande roulée à un globe, dans l'autre avec une bande à deux globes.

1° *Croisé des yeux à un globe* (fig. 63).

a. *Pièce du bandage.* — Bande longue de 6 mètres et large de 4 à 5 centimètres.

b. *Application.* — La tête sera préalablement couverte d'un serre-tête de toile, et les yeux d'une compresse fine et pliée plusieurs fois sur elle-même. Commencez le bandage en faisant autour du front quelques tours circulaires horizontaux; puis, arrivé à la nuque, la bande étant dirigée de droite à gauche, on l'amène au-dessous de l'oreille gauche, de là sur la joue, enfin sur l'œil du même côté. Arrivé à la racine du nez, donnez à la bande une direction horizontale; dirigez-la vers la nuque, puis vers le front, jusqu'à la racine du nez, où elle vient rencontrer la bande qui a déjà couvert un des deux yeux. Dirigez-la ensuite vers la joue du côté droit, en croisant la bande appliquée sur l'œil gauche et couvrant l'œil droit de haut en bas; puis faites-la passer sous l'oreille droite et ramenez-la à la nuque. Recommencez ces croisés deux ou

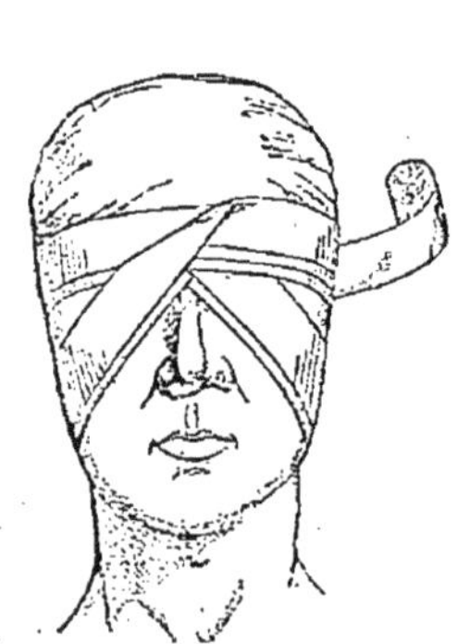

Fig. 63. — Croisé des yeux.

trois fois et consolidez-les par des circulaires horizontaux.

2° *Croisé des yeux à deux globes* (fig. 64).

a. *Pièce du bandage.* — Bande longue de 8 mètres et large de 4 à 5 centimètres, roulée en deux globes inégaux.

b. *Application.* — Couvrez la tête avec un serre-tête de toile et les yeux avec une compresse, comme dans le bandage précédent. Appliquez le plein de la bande sur le front, croisez les deux chefs à la nuque; après avoir fait un ou deux tours circulaires, partez de la nuque, dirigez chacun des deux chefs au-dessous des oreilles, et de là sous les yeux en passant sur les joues. Ces chefs s'entre-croisent sur le front; conduisez-les ensuite à la nuque pour les ramener au-dessous des oreilles et en avant des yeux, comme nous l'avons dit tout à l'heure. Lorsqu'un des deux globes est épuisé, terminez le bandage en faisant avec ce qui reste de bande des circonvolutions horizontales autour de la tête.

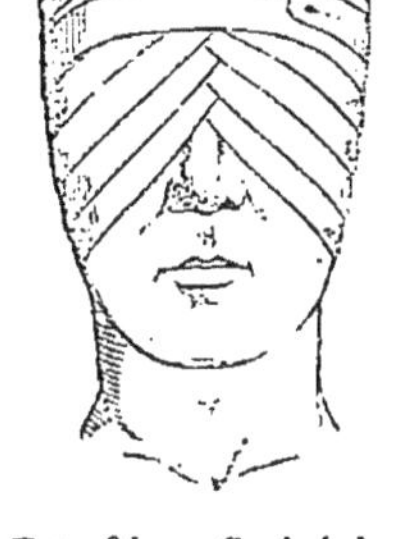

Fig. 64. — Croisé des yeux à deux globes.

Usages. — Les mêmes que ceux du croisé d'un œil.

Remarques. — Les bandages croisés des yeux sont longs et difficiles à appliquer, ils sont gênants pour les malades; on doit donc leur préférer le bandeau, qui est plus économique, remplit aussi bien les indications et ne présente pas les mêmes inconvénients.

Le croisé des yeux à deux globes est plus solide que le croisé à un globe.

3° Croisé simple de la mâchoire inférieure. — Chevestre simple.

a. *Pièce du bandage.* — Bande longue de 6 mètres et large de 4 à 5 centimètres.

b. *Application.* — On porte le chef initial de la bande sur le front, et on le fixe par deux circulaires horizontaux autour du crâne; si la maladie est à droite de la nuque, on dirige la bande derrière l'oreille gauche, puis sous la mâchoire inférieure et du côté droit. On remonte, en passant entre l'angle externe de l'œil et l'oreille du côté droit, jusqu'au-dessus du front; on traverse obliquement le sommet de la tête en dirigeant la bande vers la partie postérieure de l'oreille gauche, et l'on fait de cette manière trois circulaires, comme il a été dit précédemment. Arrivé au-dessus de l'oreille gauche, après avoir fait le dernier tour circulaire, on renverse la bande en la dirigeant vers la nuque, et l'on termine le bandage en faisant des circulaires horizontaux autour du crâne (fig. 65).

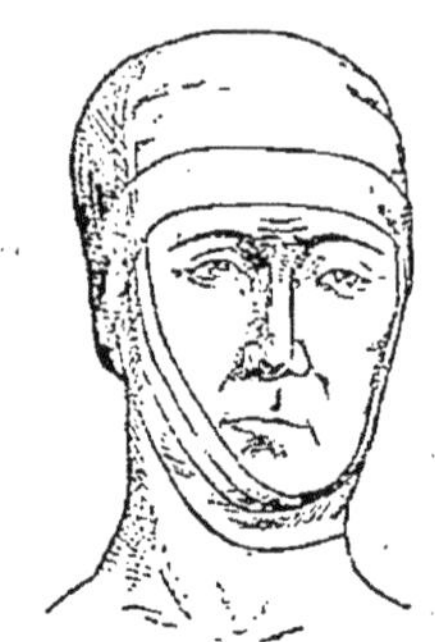
Fig. 65. — Chevestre simple.

Parfois, lorsque la bande est arrivée sur l'angle de la mâchoire inférieure du côté malade, du côté droit dans le bandage que nous venons de décrire, on conseille de diriger obliquement la bande vers la nuque. Fait de cette manière, le bandage a l'inconvénient de pousser le menton en arrière ; aussi vaut-il mieux imiter Gerdy et terminer le bandage comme il a été dit plus haut.

c. *Usages.* — Ce bandage sert à contenir les fractures de la mâchoire inférieure ; il est peu solide et maintient mal le fragment inférieur, quand la fracture siège assez haut. On a conseillé alors de placer le long de la branche horizontale du maxillaire fracturé des compresses épaisses, afin de repousser autant que possible le fragment inférieur en dedans et en arrière.

4° Croisé double de la mâchoire à deux globes. — Chevestre double.

Ce bandage est beaucoup plus solide que le précédent, surtout lorsqu'il est appliqué avec une bande à deux globes. Nous ne décrirons donc que le chevestre double à deux globes.

a. *Pièce du bandage.* — Bande longue de 8 mètres, large de 4 à 5 centimètres, roulée à deux globes.

b. *Application.* — Placez sur le front le plein de la bande intermédiaire aux deux globes ; portez à la nuque, où ils s'entre-croisent ; de là conduisez les deux globes sous le menton, où ils s'entre-croisent encore, et ramenez-les sur le front en passant sur les deux angles des mâchoires, entre l'angle externe de l'œil et l'oreille du même côté. Arrivé au-dessus du front, entre-croisez de nouveau les bandes et portez chacun des deux globes à la nuque, où ils s'entre-croisent encore ; de là portez-les sous la mâchoire, etc., et faites trois ou quatre tours de la même manière. Si l'on n'applique pas ce bandage pour une fracture au niveau des condyles ou pour une fracture très oblique du corps de la mâchoire, on peut ramener un tour de bande sous le menton, de manière à entre-croiser les deux chefs de la bande au-dessous de la lèvre inférieure ; de là on conduit les deux globes à la nuque, et l'on termine par des circulaires autour du cou, ou bien, ce qui est mieux, par des circulaires autour de la tête (fig. 66).

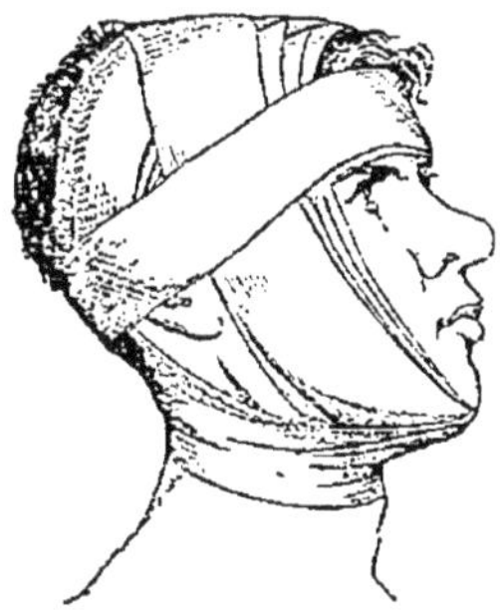

Fig. 66. — Chevestre double.

c. *Usages.* — Il sert à contenir les fractures de l'os maxillaire inférieur et à maintenir réduites les luxations tempor-omaxillaires.

Remarques. — Ce bandage est gênant pour les malades, mais il est solide et a l'avantage de bien contenir les fractures obliques du corps de la mâchoire. Il se desserre peu ; cependant on est obligé de le réappliquer souvent, parce que la bande mentonnière est salie par la salive.

Comme ce bandage maintient immobile la mâchoire inférieure, il est indispensable, lorsqu'il doit être appliqué pendant quelque temps, de placer entre les molaires, de chaque côté, de petits morceaux de liège, dans l'intervalle desquels on puisse faire passer des aliments liquides ou mous. Lors de fracture avec déplacement, il faut avoir soin de se munir de petites compresses qui, par leur présence, exercent une certaine pression sur les fragments osseux et les maintiennent réduits.

Comme le chevestre ne peut avoir d'action sur le fragment supérieur entraîné par le muscle ptérygoïdien externe, il faut, dans les cas de fracture du col du condyle, placer des compresses graduées derrière l'angle de la mâchoire, afin de pousser ce fragment en avant.

Il est entendu que ces divers soins sont inutiles quand on applique le chevestre pour maintenir réduite une luxation de la mâchoire inférieure.

5° Croisé postérieur de la tête et de la poitrine.

Ce bandage forme trois anneaux : l'un embrasse le cou, l'autre le crâne, le troisième la poitrine ; les croisés se font à la nuque, et à la partie inférieure et antérieure du cou (fig. 67).

a. *Pièce du bandage.* — Bande longue de 8 à 10 mètres, large de 4 à 5 centimètres.

b. *Application.* — Renversez en arrière la tête du malade autant que vous le jugez convenable pour remplir l'indication. Faites-la maintenir par un aide. Placez un bonnet sur la tête, portez le chef initial de la bande sur le front, faites deux circulaires autour du crâne; de la nuque conduisez le globe sur le côté du cou, puis sur la partie antérieure de la poitrine, de là sous l'aisselle du côté droit, si vous avez commencé le bandage de gauche à droite, puis transversalement derrière le dos; arrivez à l'aisselle gauche, puis sur le côté opposé du cou; gagnez ensuite la nuque, faites deux circulaires autour du crâne; continuez de la même manière jusqu'à l'entier épuisement de la bande; terminez toujours par les circulaires de la tête.

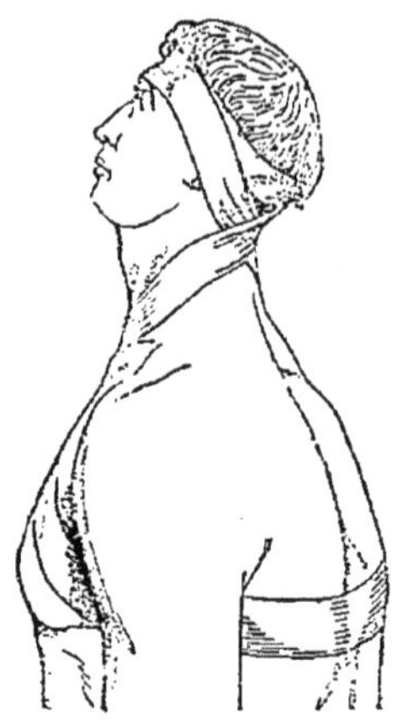

FIG. 67. — Croisé de la tête et de la poitrine.

c. *Usages.* — Ce bandage, d'ailleurs très peu usité, est destiné à renverser la tête en arrière, principalement quand on craint la formation d'une cicatrice vicieuse sur la partie antérieure du cou.

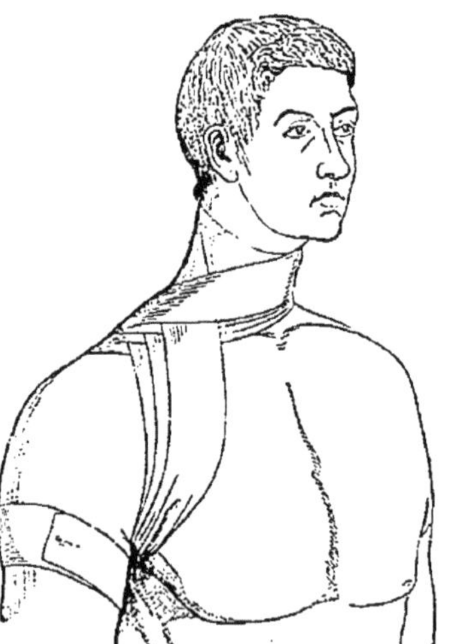

FIG. 68. — Croisé du cou et de l'aisselle.

6° Croisé du cou et de l'aisselle.

Ce bandage est un huit dont un des anneaux embrasse le cou et l'autre l'aisselle. Les tours de bande se croisent sur la partie supérieure de l'épaule (fig. 68).

a. *Pièce du bandage.* — Bande de 4 mètres environ, large de 4 à 5 centimètres, roulée en un seul globe.

b. *Application.* — On place le chef initial de la bande sur le cou, on le fixe par deux circulaires horizontaux; de là on peut faire le bandage, soit d'avant en arrière, soit d'arrière en avant. Si l'on veut faire le bandage du côté droit, et si l'on roule les circulaires de droite à gauche, il faudra diriger les tours de bande d'avant en arrière, et inversement, si l'on veut faire le bandage sous l'aisselle gauche, etc. Ce bandage est excessivement simple à appliquer, il faut seulement faire attention à la direction que l'on donne à la bande; et encore est-ce peu important, puisque le bandage est aussi bien fait, qu'on fasse les tours obliques de l'aisselle en allant de gauche à droite, ou de droite à gauche. Quand on a fait quatre ou cinq tours obliques, on termine le bandage en faisant des circulaires horizontaux à la partie supérieure du bras.

Si l'on applique ce bandage avec une bande roulée à deux globes, on place le plein intermédiaire sous l'aisselle et, dirigeant les deux globes l'un en avant, l'autre en arrière, on les croise sur l'épaule; puis on les passe en avant et en arrière du cou; on les croise sur le côté du cou opposé au côté malade, on les ramène sur l'épaule, où ils s'entre-croisent, puis dans l'aisselle, où ils s'entre-croisent encore, et l'on continue de la même manière jusqu'à ce que la bande soit épuisée.

c. *Usages*. — Ce bandage est excellent pour maintenir les pièces d'appareil, soit dans l'aisselle, soit sur l'épaule, soit sur le cou; il est peu gênant pour les malades, facile à appliquer, et surtout très solide, principalement lorsqu'il est exécuté avec une bande roulée à deux globes.

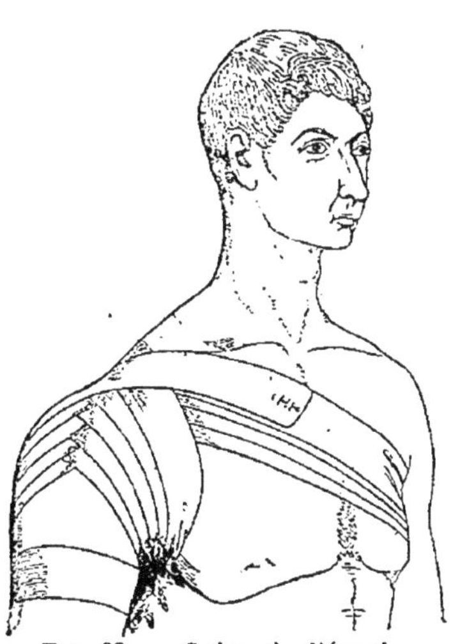
Fig. 69. — Spica de l'épaule.

7° Huit d'une épaule et de l'aisselle du côté opposé. — Spica de l'épaule.

Ce bandage figure un huit dont les croisés portent sur une épaule et dont les anneaux embrassent, l'un la poitrine d'une aisselle à l'épaule du côté opposé, l'autre la même épaule et l'aisselle correspondante (fig. 69).

a. *Pièce du bandage*. — Bande longue de 8 mètres, large de 4 à 5 centimètres.

b. *Application.* — Après avoir garni les deux aisselles avec de la charpie brute ou mieux du coton cardé, faites deux ou trois circulaires autour du bras du côté malade; remontez derrière, puis sur l'épaule du côté malade; conduisez la bande sous l'aisselle du côté sain en passant sur la partie antérieure de la poitrine, puis revenez sous l'aisselle du côté malade en passant derrière le dos, derrière, au-dessus et en avant de l'épaule du même côté; continuez les huit de chiffre jusqu'à l'entier épuisement de la bande, dont vous fixerez le chef initial sur la partie antérieure de la poitrine. Les tours de bande doivent se recouvrir à peu près aux deux tiers, de manière à figurer sur l'épaule une espèce d'épi.

c. *Usages.* — Il maintient les pièces d'appareil appliquées autour de l'épaule.

Remarques. — Ce bandage peut être exécuté avec une bande roulée à deux globes; on placerait le plein sous l'aisselle du côté malade, les deux globes seraient croisés sur l'épaule du même côté, puis conduits à l'aisselle du côté sain, en passant l'un en avant, l'autre en arrière de la poitrine.

8° Huit antérieur des épaules.

Ce bandage a la forme d'un huit dont chaque anse embrasse une des épaules et dont les croisés se font à la partie antérieure de la poitrine (fig. 70).

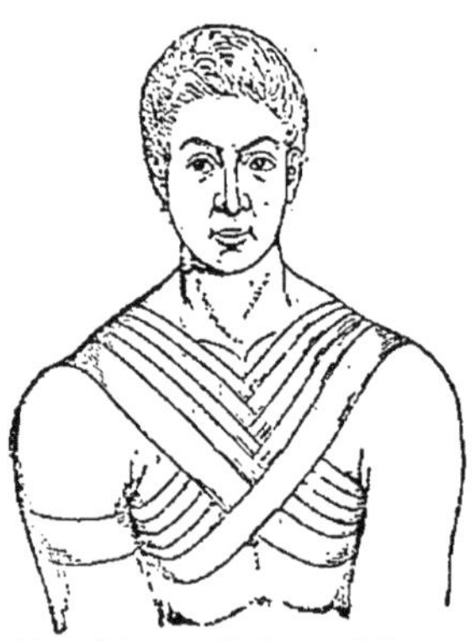

Fig. 70. — Huit antérieur des épaules.

a. *Pièce du bandage.* — Bande longue de 10 à 13 mètres et large de 4 à 5 centimètres.

b. *Application.* — Un aide doit rapprocher les épaules par devant et les maintenir pendant toute la durée de l'application du bandage; garnissez les aisselles de charpie, de coton ou de compresses. Faites deux ou trois circulaires autour du bras en vous dirigeant en arrière, puis en dedans; arrivé dans l'aisselle, portez obliquement la bande sur l'épaule du côté opposé en passant au-devant de la poitrine; descendez ensuite en arrière, ramenez la bande dans l'aisselle du même côté, puis sur la partie antérieure de la poitrine, où elle entre-croise le premier jet; conduisez-la sur la première épaule, descendez en arrière, puis dans l'aisselle; enfin remontez comme la première fois sur la partie antérieure de la poitrine.

c. *Usages.* — Il tire les épaules en avant, par conséquent les écarte en arrière; il peut combattre la formation d'une cicatrice vicieuse qui rapprocherait les deux épaules.

9° Huit postérieur des épaules.

Ce bandage est exactement l'inverse du précédent; il s'applique de la même manière, mais de façon que les jets de bande s'entre-croisent sur le dos; il rapproche les épaules en arrière, par conséquent les écarte en avant.

10° Croisé de la poitrine. — Quadriga modifié.

Ce bandage se compose de circulaires horizontaux qui entourent la poitrine, et de circulaires obliques du cou et de l'aisselle (fig. 71).

a. *Pièce du bandage.* — Bande longue de 8 mètres et large de 5 à 6 centimètres.

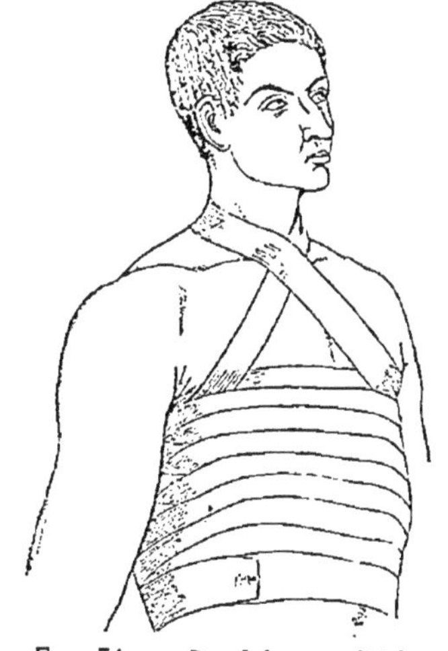

Fig. 71. — Quadriga modifié.

b. *Application.* — Si la bande est roulée à un globe, placez le chef initial de la bande au-devant de l'aisselle gauche, passez obliquement en avant de la poitrine, remontez sur l'épaule droite, descendez en arrière de la poitrine sous l'aisselle gauche; faites deux circulaires obliques de l'aisselle et du cou, puis une circonvolution horizontale autour de la poitrine jusqu'à la partie postérieure de l'aisselle droite; de là remontez en arrière de la poitrine sur l'épaule gauche, descendez en avant de la poitrine jusque dans l'aisselle droite, faites deux circulaires obliques du cou et de l'aisselle, et terminez par des circonvolutions horizontales autour de la poitrine.

c. *Usages.* — Ce bandage est essentiellement contentif des parois de la poitrine; il est très propre à maintenir les fractures de côtes et celles du sternum. On lui reproche d'être long à appliquer, mais il est très solide, surtout lorsqu'il est exécuté avec une bande roulée à deux globes; cependant il est généralement remplacé par le bandage de corps.

Remarques. — Nous avons commencé le bandage de gauche à droite et d'avant en arrière; on peut l'exécuter également ou de droite à gauche ou d'arrière en avant.

Si l'on se sert d'une bande roulée à deux globes, placez le plein de la bande sur la partie antérieure de la poitrine, conduisez les deux globes en arrière en passant sous les aisselles, ramenez les deux globes en avant; là, croisez-les en faisant des renversés pour éviter les plis, portez la bande sur les épaules, puis sur la partie postérieure du thorax, où vous les entre-croisez encore; ramenez-les en avant en les entre-croisant sur la partie antérieure de la poitrine; continuez le bandage en faisant des circonvolutions qui se recouvrent aux deux tiers.

11° Bandage croisé d'une mamelle.

Ce bandage est un huit dont un des anneaux embrasse la poitrine, tandis que l'autre entoure un des côtés du cou et la mamelle du côté opposé, au-dessous de laquelle les croisés se rencontrent (fig. 72).

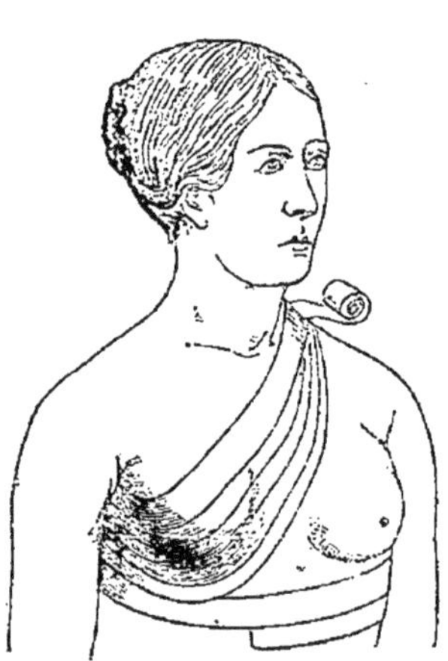

Fig. 72. — Croisé d'une mamelle.

a. *Pièce du bandage.* — Bande longue de 8 à 10 mètres, large de 4 à 6 centimètres.

b. *Application.* — Si le sein droit est malade, commencez par des circulaires de la poitrine de droite à gauche; arrivé sous la mamelle droite et en avant, remontez sur l'épaule gauche, en embrassant bien exactement la partie inférieure du sein droit, descendez ensuite obliquement derrière la poitrine, faites un circulaire horizontal pour fixer le jet oblique; arrivé sous la mamelle droite, faites un second oblique qui recouvre le premier des trois quarts, et continuez le bandage par des jets alternativement obliques et circulaires jusqu'à l'entier épuisement de la bande, qui doit toujours être assez longue pour que la mamelle soit entièrement couverte.

c. *Usages.* — Il sert à soutenir les mamelles et à fixer des topiques sur ces organes. Il est destiné quelquefois à comprimer les mamelles ; dans ce cas, on applique sur la tumeur du sein que l'on veut comprimer des disques d'agaric taillés circulairement et présentant un diamètre de plus en plus petit, ou tout simplement de l'ouate.

12° Bandage croisé des deux mamelles.

Ce bandage est composé de circulaires qui entourent la poitrine, et de deux ordres d'obliques qui embrassent, les premiers, un des côtés du cou et la mamelle du côté opposé, les seconds, l'autre côté du cou et l'autre mamelle (fig. 73).

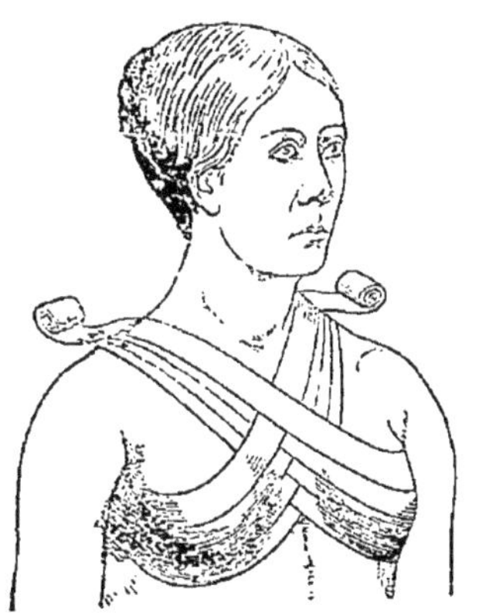

Fig. 73. — Croisé des deux mamelles.

a. *Pièce du bandage.* — Bande longue de 10 à 12 mètres, large de 4 à 6 centimètres, roulée à deux globes. Ce bandage, exécuté avec une bande roulée à un seul globe, est défectueux, en ce que les obliques sont dirigés de haut en bas pour une des mamelles et de bas en haut pour l'autre mamelle ; par conséquent, la première ne pourrait être suffisamment soutenue, ni comprimée.

b. *Application.* — Placez le plein de la bande derrière le dos, ramenez les deux globes sur la partie antérieure de la poitrine en passant sous les mamelles ; croisez les deux chefs de la bande entre les deux mamelles, puis passez sur les deux épaules ; de là conduisez-les en arrière, où ils s'entrecroisent de nouveau. Avec un des deux globes, on peut faire un circulaire horizontal pour fixer les obliques. Cela fait, ramenez les deux globes en avant en passant sous les mamelles ; croisez-les de nouveau dans l'intervalle qui existe entre les deux glandes et continuez jusqu'à l'entier épuisement de la bande. Les obliques doivent se recouvrir aux deux tiers et la bande doit être assez longue pour que les seins soient entièrement couverts.

c. *Usages.* — Les mêmes que ceux du bandage précédent, seulement il agit sur les deux mamelles.

13° Croisé de l'aine. — Spica de l'aine.

Le spica de l'aine est un bandage en huit de chiffre dont une des anses embrasse le bassin, et l'autre, plus petite, entoure une des cuisses : les tours de bande viennent se croiser sur l'aine. Si les tours de bande embrassent les deux cuisses, le spica est double ; dans ce cas, il y a trois anneaux, dont l'un entoure le bassin, et les deux autres les cuisses.

I. Spica simple. — a. *Pièce du bandage.* — Bande longue de 8 mètres et large de 4 à 5 centimètres.

b. *Application.* — Faites deux circulaires autour du bassin ; puis, arrivé sur la crête de l'os des iles du côté malade, dirigez la bande, en passant sur l'aine, vers la partie interne de la cuisse. Croisez celle-ci horizontalement en passant sur sa partie postérieure ; puis, en croisant obliquement son côté externe, faites arriver la bande sur l'aine, au-devant de la circonvolution dont nous venons de parler ; dirigez la bande vers l'épine iliaque du côté sain ; enfin, en passant en arrière, ramenez-la à l'épine iliaque du côté malade. Conduisez la bande de la même manière autour de la cuisse, un plus ou moins grand nombre de fois, suivant la longueur de la bande, et terminez par des circonvolutions autour du tronc (*fig.* 74).

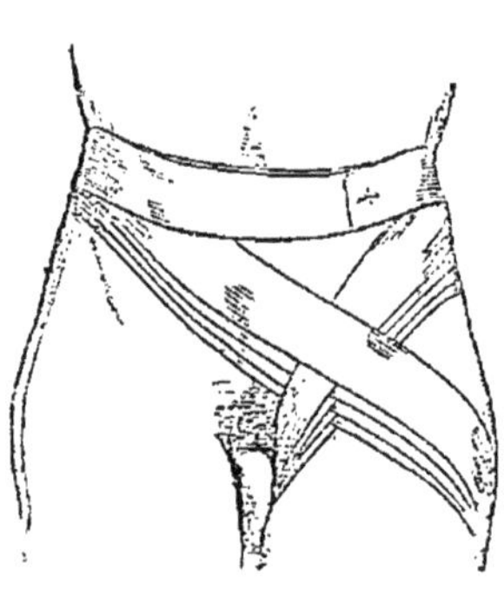

Fig. 74. — Spica de l'aine.

c. *Usages.* — Ce bandage maintient solidement les pièces d'appareil appliquées sur l'aine.

II. Croisé des aines. Spica double de l'aine. — a. *Pièce du bandage.* — Bande longue de 12 mètres, large de 4 à 5 centimètres.

b. *Application.* — Faites deux circonvolutions autour du bassin, et arrivé à l'une des épines iliaques, au côté droit par exemple, passez sur la face antéro-interne de la cuisse droite, puis en arrière, puis en dehors, et revenez croiser la première circonvolution, comme dans le bandage précédent; décrivez ensuite un tour horizontal autour du bassin jusque vers l'épine iliaque du côté gauche. Arrivé là, portez la bande en bas sur le côté externe de la cuisse correspondante, puis en arrière, puis en dehors, croisez le premier jet oblique sur le pli de l'aine gauche. Portez la bande sur la crête de l'os des iles du côté gauche, puis horizontalement en arrière, jusqu'à l'épine iliaque droite, et recommencez les tours de bande autour des cuisses. Achevez le bandage en faisant deux circonvolutions autour du bassin (fig. 75).

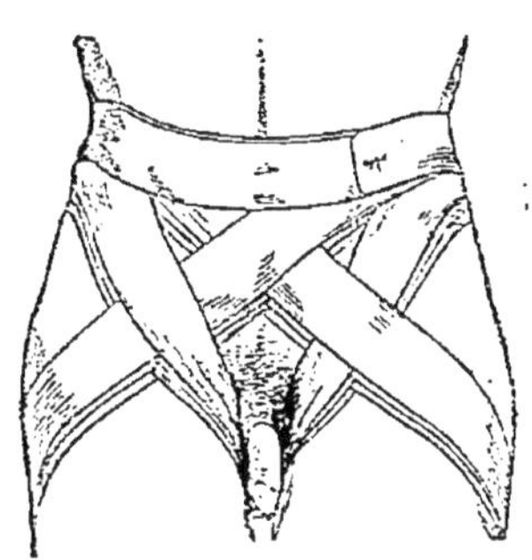

Fig. 75. — Spica double de l'aine

c. *Usages.* — Ces bandages sont excellents, soit pour maintenir des pièces d'appareil à la région de l'aine, soit pour faire une compression dans la même région. S'ils sont plus longs à appliquer que le bandage triangulaire de l'aine, ils sont beaucoup plus solides et ne gênent pas davantage les malades.

14° Huit du coude. — Bandage de la saignée du bras.

Le bandage de la saignée du bras n'est autre chose qu'un huit de chiffre dont les deux anses embrassent l'une le bras, l'autre l'avant-bras, et dont les tours de bande viennent se croiser en avant du pli du coude (fig. 76).

a. *Pièce du bandage.* — Prenez une bande longue de 2 mètres environ, et un pansement antiseptique.

b. *Application.* — Saisissez le bras malade de la manière suivante : la main gauche est placée sous le coude; le pouce, resté libre, fixe le pansement sur la plaie de la saignée, l'avant-bras du malade est fléchi au quart environ et sa main est placée dans le creux de l'aisselle du chirurgien. On voit que le membre se trouve ainsi assez bien fixé.

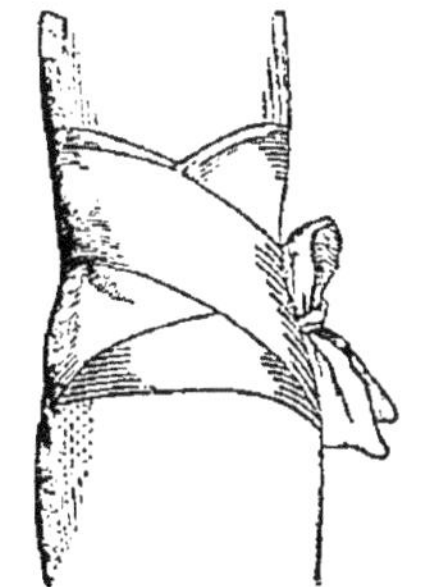

Fig. 76. — Bandage de la saignée du bras.

Le chirurgien saisit la bande de la main droite, la place au côté externe du bras et au-dessus du coude, et la conduit en avant de l'articulation sur le pansement, où elle est maintenue par le pouce de la main gauche; de là il la mène au côté interne de l'avant-bras au-dessous du coude, puis en arrière et en dehors, revient sur le pansement, en allant de dehors en dedans et de bas en haut, en croisant le premier jet, qui a une direction inverse. Arrivé en haut, il conduit la bande sur le côté externe du bras, où il fixe le chef initial resté libre, et continue de la même manière jusqu'à l'entier épuisement de la bande. Le bandage est maintenu avec une épingle anglaise.

c. *Usages.* — On fait ce bandage soit pour arrêter le sang après une saignée du bras, soit pour maintenir des topiques en avant de l'articulation du coude, ou bien encore pour maintenir réduites les luxations du coude; mais, comme ce bandage est le plus souvent appliqué dans le premier cas, on le décrit sous le nom de *bandage de la saignée.*

Remarques. — On peut donner à ce bandage une plus grande fixité en faisant des circulaires autour du bras et de l'avant-bras, avant de faire chaque jet oblique; mais en général le huit du coude, tel que nous l'avons décrit, est assez solide pour les cas ordinaires. Si l'on voulait faire la compression sur une artère blessée, si l'on voulait maintenir réduite une luxation du coude, le bandage devant rester appliqué plus longtemps, il faudrait faire des tours circulaires.

15° Bandage du poignet et du pouce. — Spica du pouce.

Ce bandage est un huit dont un des anneaux embrasse le poignet, l'autre le pouce; les croisés se font sur le bord radial du pouce (fig. 77).

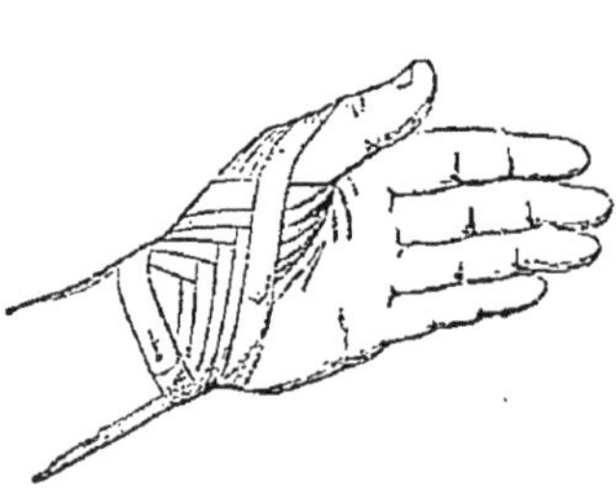

Fig. 77. — Spica du pouce.

a. *Pièce du bandage.* — Bande longue de 2 mètres et large de 1 centimètre et demi.

b. *Application.* — Faites deux circulaires autour du poignet, descendez sur la face palmaire du premier métacarpien, remontez entre le pouce et l'indicateur, puis sur la face dorsale du même os en croisant la première circonvolution. Faites autour du poignet un nouveau tour circulaire semblable aux deux premiers, et continuez le bandage jusqu'à l'entier épuisement de la bande que vous fixez au poignet avec une épingle ou que vous nouez au bout de bande que vous avez préalablement laissé pendre sur le bord cubital de la main.

c. *Usages.* — Il sert à maintenir les pièces d'appareil sur le pouce; il est encore utile dans la luxation en arrière du premier métacarpien sur le trapèze.

La figure représente le bandage appliqué de haut en bas; cependant, si l'on devait exercer une compression sur le pouce, il serait préférable d'appliquer la bande de bas en haut.

16° Huit extenseur de la main sur l'avant-bras.

Ce bandage est un huit dont un des anneaux embrasse le coude et l'autre la main (fig. 78).

a. *Pièce du bandage.* — Bande longue de 3 à 4 mètres, large de 3 à 4 centimètres, roulée à deux globes.

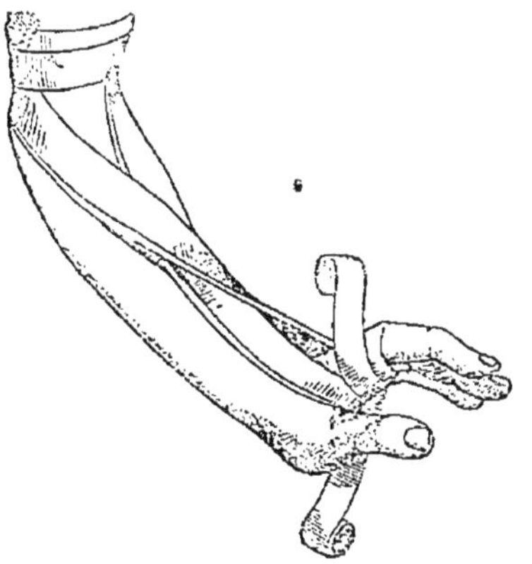

Fig. 78. — Huit extenseur de la main

b. *Application.* — Placez le plein intermédiaire de la bande sur la face palmaire de la main; entre-croisez les jets de bande sur la face dorsale, portez-les, l'avant-bras étant demi-fléchi, au-dessus du coude, en les entre-croisant sur la face antérieure de l'avant-bras; faites un ou deux circulaires au-dessus du coude, ramenez-les vers la main et continuez jusqu'à l'entier épuisement de la bande.

c. *Usages.* — Il sert dans le pansement des brûlures de la face palmaire du poignet; il maintient la main étendue sur l'avant-bras, et lutte contre la rétraction de la cicatrice palmaire.

17° Huit du poignet et de la main.

Ce bandage est un huit dont un des anneaux embrasse le poignet, et l'autre la main : les croisés sont sur le dos du poignet, *huit postérieur*, ou sur la face palmaire, *huit antérieur*.

a. *Pièce du bandage.* — Bande longue de 2 mètres et large de 3 centimètres.

b. *Application.* — Faites deux circulaires autour du poignet, portez obliquement le globe vers la base des doigts, que vous entourez, à l'exception du pouce, d'un jet circulaire horizontal; reportez le globe autour du poignet en croisant le premier jet; continuez ainsi jusqu'à l'entier épuisement de la bande.

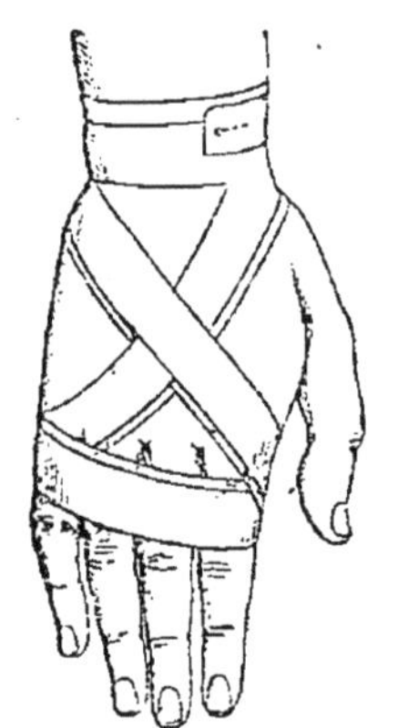

Fig. 79. — Huit postérieur du poignet et de la main.

Si l'on exécute le huit postérieur, les jets de bande doivent être conduits sur la face dorsale de la main (fig. 79); dans le huit antérieur, au contraire, ils seront conduits sur la face palmaire.

c. *Usages.* — Il sert à maintenir les pièces d'appareil appliquées sur le dos ou dans la paume de la main. Le huit postérieur sert à maintenir une luxation du poignet en arrière ou une luxation du grand os; dans ce dernier cas, il faut appliquer une compresse graduée sur l'os déplacé.

18° Huit postérieur du genou.

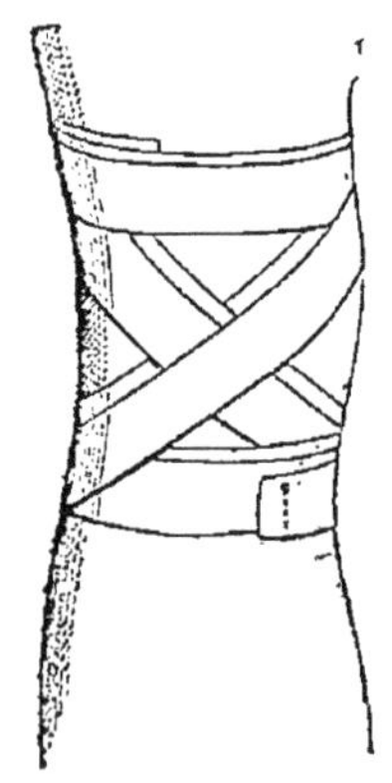

Fig. 80. — Huit postérieur du genou.

Ce bandage est un huit dont un des anneaux embrasse la partie inférieure de la cuisse, l'autre la partie supérieure de la jambe; les jets de bande s'entre-croisent dans le creux du jarret (fig. 80).

a. *Pièce du bandage.* — Bande longue de 4 mètres et large de 4 centimètres.

b. *Application.* — Faites deux circulaires horizontaux au-dessus du genou, descendez obliquement derrière le jarret; faites un circulaire au-dessous du genou, revenez derrière le jarret, croisez le premier jet de bande, ramenez la bande au-dessus du genou, et continuez jusqu'à l'entier épuisement du globe.

c. *Usages.* — Ce bandage maintient les pièces d'appareil

dans le creux du jarret; il peut être utilisé pour faire une compression dans le creux poplité : dans ce cas, il faut préalablement appliquer une ou plusieurs compresses graduées sur le point que l'on veut comprimer; enfin il aide à maintenir les fragments dans les fractures transversales de la rotule.

Le huit *antérieur du genou* est bien plus rarement employé que le huit postérieur. Dans ce bandage, les jets obliques s'entre-croisent sur la rotule.

19° Huit des deux genoux.

Ce bandage forme un huit dont un des anneaux embrasse une des cuisses au-dessus du genou, l'autre embrasse l'autre cuisse également au-dessus de cette articulation; les croisés correspondent à l'intervalle qui existe entre les deux membres.

a. *Pièce du bandage.* — Bande longue de 2 à 3 mètres, et large de 4 centimètres.

b. *Application.* — Faites deux circulaires autour d'une des deux cuisses au-dessus du genou, passez obliquement à l'autre cuisse, soit d'avant en arrière, soit d'arrière en avant; entourez la seconde cuisse d'un circulaire horizontal, revenez à la première en croisant le premier jet de bande, et continuez jusqu'à l'épuisement de la bande.

c. *Usages.* — Ce bandage sert à combattre le mouvement d'ascension d'une des deux cuisses dans les fractures du col du fémur.

Remarque. — Il doit être peu serré pour ne pas presser douloureusement les genoux l'un contre l'autre.

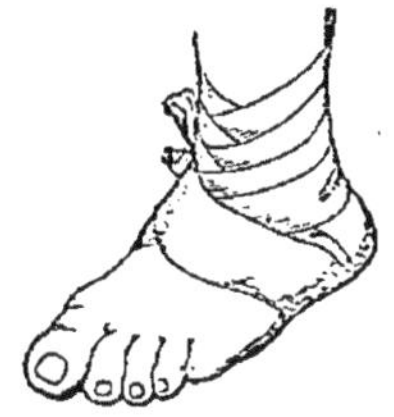

20° Huit du cou-de-pied. — Bandage de l'étrier.

Le bandage de l'étrier n'est autre chose qu'un huit dont un des anneaux embrasse la jambe au-dessus des malléoles, tandis que l'autre anneau entoure la plante et le dos du pied; les tours de bande viennent s'entre-croiser au-devant de l'articulation (fig. 81).

FIG. 81. — Bandage de l'étrier simplifié.

a. *Pièce du bandage.* — Bande longue de 2 ou 3 mètres environ, large de 4 centimètres; une petite compresse comme celle que nous avons conseillée pour la saignée du bras.

b. *Application.* — La petite compresse étant appliquée sur la plaie de la saignée (dans la saignée du pied), le talon du malade appuyé sur le genou du chirurgien, on place à la partie inférieure de la jambe le chef initial, que tantôt on laisse pendre sur le côté externe, que d'autres fois on fixe par deux circulaires; puis on porte le globe de dehors en dedans ou en sens inverse, sur le dos du pied; arrivé à la plante, on peut faire un circulaire du pied, ou bien on peut passer immédiatement du côté opposé et faire un tour qui croise obliquement le premier sur l'articulation tibio-tarsienne. Un second circulaire est fait autour de la jambe; on continue ainsi jusqu'à l'entier épuisement de la bande, et l'on termine le bandage soit en nouant le chef initial avec le chef terminal, soit en fixant celui-ci avec une épingle.

Ce bandage, que Gerdy appelle *bandage de l'étrier simplifié*, est très solide, car les deux anneaux du huit de chiffre ne peuvent glisser l'un sur l'autre, et il est préférable au bandage de l'étrier classique, qui est plus difficile à appliquer et que nous ne décrirons pas.

c. *Usages.* — Le bandage de l'étrier était surtout employé pour empêcher la sortie du sang après la saignée du pied. On peut aujourd'hui en faire usage pour maintenir des topiques sur le dos du pied ou sur l'articulation tibio-tarsienne.

21° Huit d'un orteil.

Ce bandage est un huit dont un des anneaux embrasse la plante du pied, et l'autre un orteil; les croisés se rencontrent sur le dos du pied et correspondent à la base de l'orteil (fig. 82).

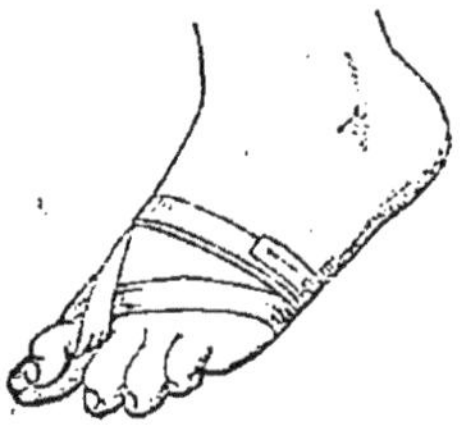

Fig. 82. — Huit d'un orteil.

a. *Pièce du bandage.* — Bande longue de 2 mètres et large de 1 à 2 centimètres.

b. *Application.* — Faites deux circulaires autour du pied, conduisez la bande à l'un des côtés de l'orteil, entourez l'orteil d'un demi-circulaire, revenez par le côté opposé de l'orteil, croisez le premier jet de bande sur le dos du pied, faites un nouveau circulaire du pied et continuez jusqu'à l'épuisement de la bande.

c. *Usages.* — Ce bandage attire l'orteil en haut; il peut combattre une déviation de l'orteil.

5. — Bandage noué.

Le bandage noué ne s'appliquait qu'à la tête, après la saignée de l'artère temporale ou après une plaie de ce vaisseau (fig. 83). Il n'est plus employé aujourd'hui.

6. — Bandages récurrents.

On donne ce nom à des bandages qui sont formés par des circonvolutions paraboliques fixées, chacune en particulier, par une circonvolution circulaire. Les circonvolutions paraboliques se recouvrent dans une partie seulement de leur étendue au milieu, tandis qu'en avant et en arrière elles se

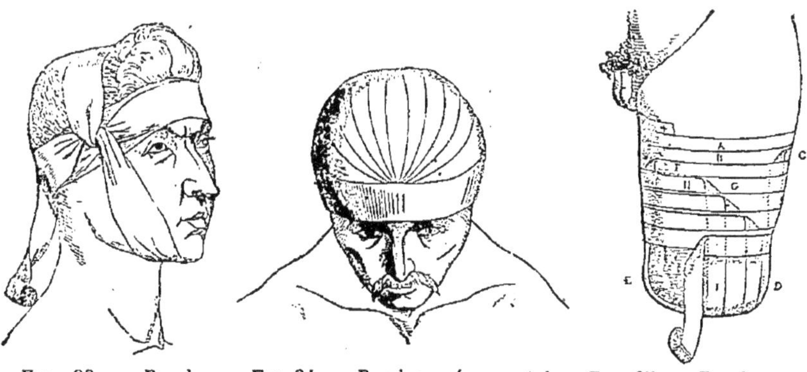

Fig. 83. — Bandage noué.

Fig. 84. — Bandage récurrent de la tête. — Capeline.

Fig. 85. — Bandage récurrent des moignons.

recouvrent entièrement : de cette manière ce bandage forme un bonnet assez solide, qui cependant doit être garanti. Ces bandages sont presque tout à fait abandonnés aujourd'hui. Il suffit de jeter un coup d'œil sur les figures 84 et 85 pour comprendre la façon dont on les appliquait.

7. — Bandages pleins. Système de Mayor.

Les *bandages pleins* sont faits avec des pièces de linge non divisées : tous ceux qui sont faits avec de larges pièces de linge, mais avec des divisions, doivent être rangés parmi les bandages composés.

Le nombre des bandages pleins que l'on décrivait jadis était très restreint; mais Mayor a multiplié ces sortes de bandages : nous dirons plus, il a proposé de supprimer tous les autres, et de ne plus se servir que du mouchoir, dont il a généralisé l'emploi.

Cette méthode de *déligation* présente des avantages, tels que la possibilité de se procurer plus facilement un ou plusieurs mouchoirs qu'une bande, la rapidité du pansement, la facilité avec laquelle les personnes, même étrangères à l'art, peuvent l'appliquer; mais elle est souvent insuffisante.

Mayor n'a pas seulement changé la manière de faire les bandages, il en a aussi changé la nomenclature et a supprimé les noms bizarres de *chevestre*, de *spica*, etc., etc. Les noms qu'il donne à ses bandages sont entièrement basés sur l'anatomie; ils se composent en général d'un mot double. Il place d'abord le nom de l'organe sur lequel doit s'appliquer le plein du mouchoir, et après lui le nom de l'organe sur lequel les deux angles aigus que forme le mouchoir plié en triangle viennent se croiser : ainsi il appelle le bandage plein de la tête, *occipito-frontal* ou *fronto-occipital*, selon que le milieu du mouchoir est appliqué sur l'occiput ou sur le front, etc. Cette nomenclature est simple et facile, aussi doit-elle être conservée dans la plupart des cas.

1° Triangle-bonnet.

Le *triangle-bonnet* comprend tous les triangles qu'on applique aux pieds, aux mains, aux moignons, au sein, à la tête, en un mot, à toutes les régions présentant une surface arrondie.

I. TRIANGLE-BONNET FRONTO-OCCIPITAL ET OCCIPITO-FRONTAL. — Ce bandage est d'une application très simple; il est formé par un mouchoir plié en triangle, dont on place la base sur le front, dont on va fixer le sommet à la nuque par les deux extrémités qui viennent s'entre-croiser à cette région et sont réunies en avant par un nœud, lorsque le mouchoir est assez long, ou, dans le cas contraire, avec deux épingles.

Il est à remarquer que l'entre-croisement du mouchoir en arrière forme des plis très gênants pour le malade, surtout quand il doit rester couché sur le dos pendant longtemps; dans ce cas on applique le bandage en sens inverse, c'est-à-dire de la nuque vers le front, *triangle occipito-frontal;* il faut alors avoir soin de ne pas faire le nœud dans la région occipitale, mais bien de fixer les deux chefs avec des épingles.

Beaucoup plus facile à appliquer que la capeline, ce bonnet maintient aussi bien les topiques sur le crâne.

II. Bonnet du sein. — Placez la base du triangle immédiatement sous le sein, dirigez l'une des extrémités sous l'aisselle correspondante, l'autre sur l'épaule du côté opposé; réunissez-les derrière le cou ou sur l'omoplate, puis faites arriver vers leur point de réunion le sommet du triangle, en passant en avant du sein et sur la clavicule.

Ce bandage peut maintenir provisoirement les topiques appliqués sur la mamelle.

III. Bonnet du scrotum. — Placez le milieu de la base du triangle sous le scrotum; les deux extrémités, devant embrasser un lien lombo-abdominal (fig. 86), sont dirigées en avant de ce lien, puis ramenées en arrière, de manière à former une anse qui entoure le lien; arrivées au-dessous de ce dernier, elles sont dirigées en dedans l'une vers l'autre, en contournant de dehors en dedans la partie ascendante de l'extrémité correspondante; enfin elles sont nouées sur la ligne médiane. Le sommet, dirigé vers la verge, conduit en haut, passera sur la face postérieure du lien horizontal, et la pointe, ramenée en avant, sera également fixée avec une épingle au lien lombo-abdominal.

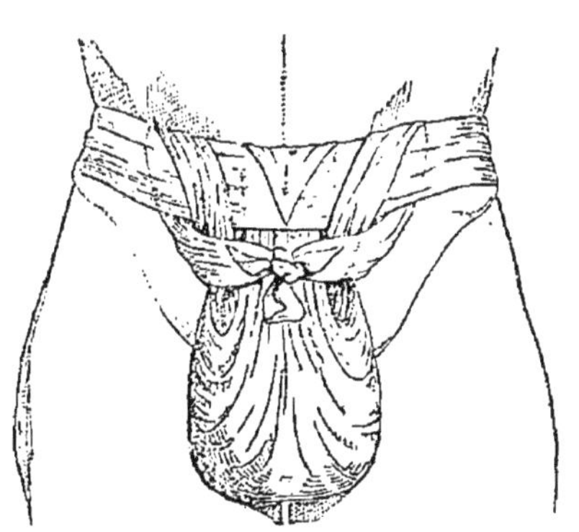

Fig. 86. — Bonnet du scrotum.

Ce bandage peut remplacer le suspensoir ordinaire et soutenir les bourses; il est encore utile pour maintenir des topiques sur le scrotum.

IV. Bonnet de la fesse. — Placez la base du triangle au-dessous du grand trochanter; croisez les deux extrémités autour de la cuisse, où vous les fixez; assujettissez le sommet à une ceinture quelconque placée au-dessus des hanches.

Le *bonnet des deux fesses*, ou *triangle pelvien postérieur*, s'applique de la manière suivante : le plein du bandage est

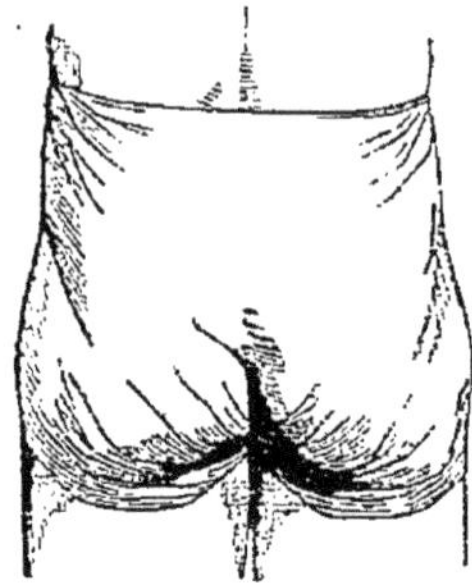

Fig. 87. — Bonnet des fesses.

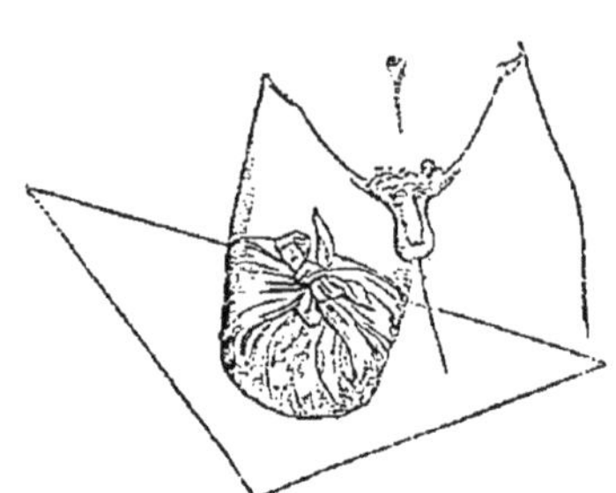

Fig. 88. — Bonnet des moignons.

placé à la région lombo-sacrée; les deux chefs, dirigés en avant, sont réunis à la partie antérieure de l'abdomen; le sommet, dirigé en bas, est réfléchi entre les cuisses et fixé aux deux chefs (fig. 87).

Ce bandage sert à maintenir les topiques appliqués sur la région fessière.

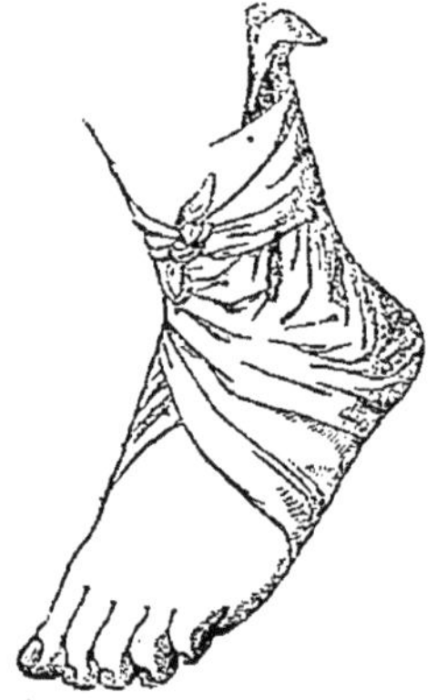

Fig. 89. — Bonnet du talon.

V. Bonnet des moignons. — Dans le pansement des amputations, le bandage récurrent peut être remplacé par un mouchoir plié en triangle, dont on place le plein sur la face postérieure du membre, dont on replie l'angle droit sur la partie antérieure du moignon; les deux angles aigus viennent se croiser en avant et fixer l'angle droit (fig. 88).

Ce bandage peut être exécuté et enlevé sans que le malade en éprouve la moindre gêne. Il peut être utilisé après cicatrisation complète de la plaie pour protéger le moignon contre les violences extérieures, alors on aura soin de le capitonner d'ouate.

VI. Bonnet du talon. — Pour maintenir des topiques appliqués sur le talon, on peut faire usage du bandage suivant : placez le plein du triangle sous la plante du pied en avant du talon, croisez et fixez les deux chefs sur le cou-de-pied ; relevez l'extrémité en arrière vers le tendon d'Achille (fig. 89).

2° Triangles.

Le *triangle* diffère du bonnet en ce que le plein du bandage n'enveloppe pas, comme dans le bonnet, la région sur

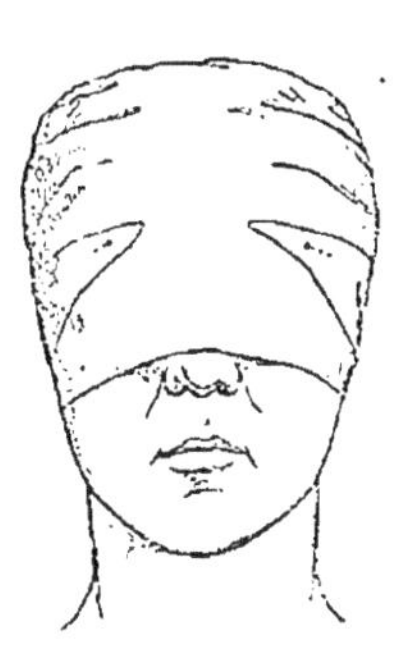

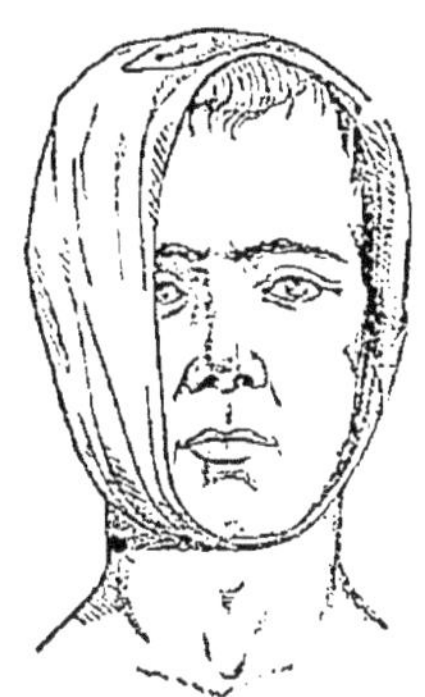

Fig. 90. — Triangle occulo-occipital. Fig. 91. — Triangle occipito-mentonnier. Fig. 92. — Triangle occipito-auriculaire.

laquelle les topiques doivent être appliqués. Ce n'est qu'accidentellement et pour donner plus de solidité au bandage, qu'une certaine partie du triangle forme le bonnet.

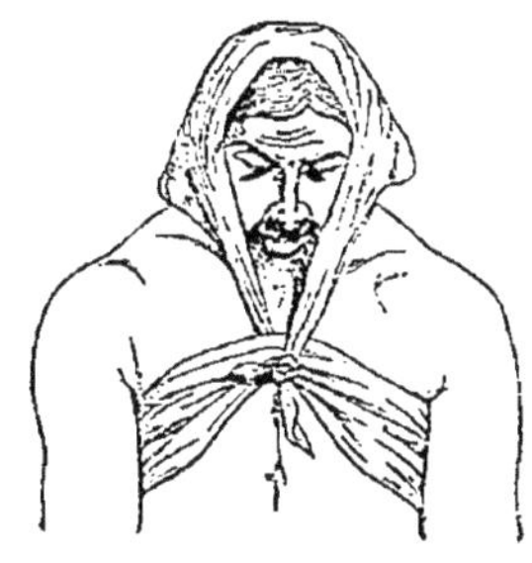

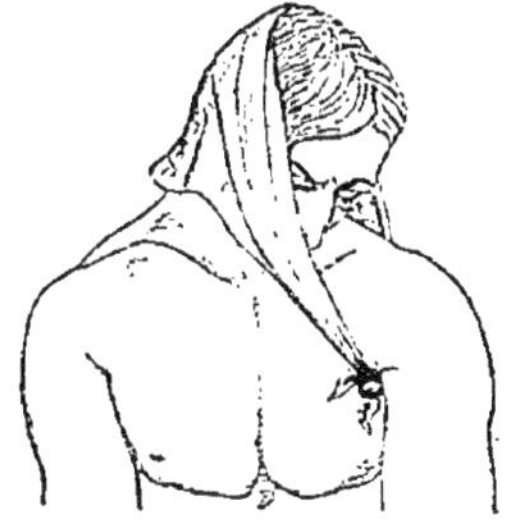

Fig. 93. — Triangle occipito-sternal. Fig. 94. — Triangle pariéto-axillaire.

Le simple examen des figures, de 90 à 97, suffira à faire comprendre la façon dont ces triangles, fort peu employés aujourd'hui, peuvent être appliqués. Seul le triangle cervico-brachial est d'un usage courant. Aussi le décrirons-nous complètement.

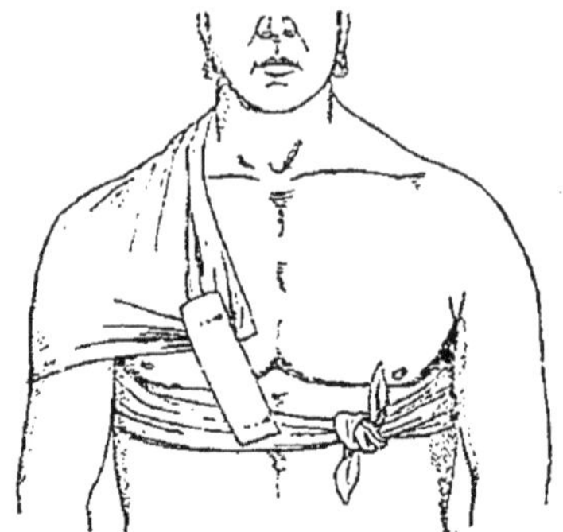

Fig. 95. — Triangle thoraco-scapulaire.

I. Triangle cervico-brachial. — Ce bandage est destiné à soutenir le bras, l'avant-bras et la main, et principalement ces deux derniers segments du membre supérieur; il est désigné par tous les auteurs sous le nom d'*écharpe*.

Gerdy a décrit plusieurs variétés d'écharpes.

a. *Grand plein quadrilatère du bras et de la poitrine.* — Entourez la poitrine avec un des longs bords de la pièce de linge en laissant pendre le plein au-devant de l'abdomen et de la partie inférieure de la poitrine; fixez les extrémités avec des épingles, soit derrière le dos, soit sur le côté de

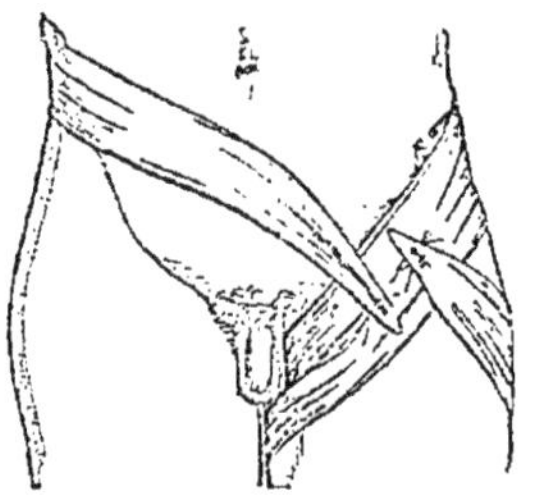

Fig. 96. — Cravate cruro-inguinale.

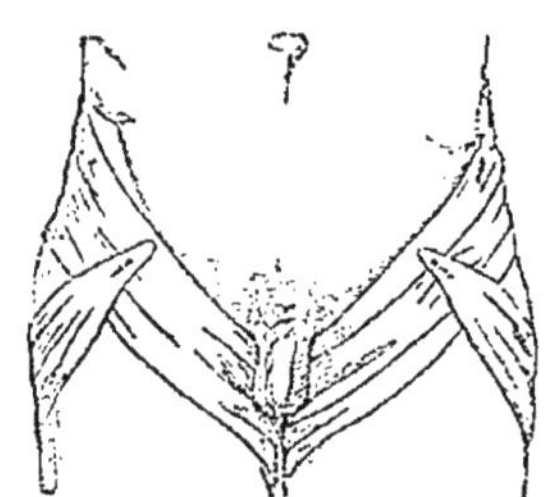

Fig. 97. — Cravate sacro-bicrurale.

la poitrine opposé au bras malade. Relevez ensuite la pièce de linge jusque par-dessus l'épaule, de manière à embrasser le bras malade; les deux extrémités sont portées, l'une sur l'épaule malade, l'autre dans l'aisselle du côté sain, et fixées autour du cou ou sous l'aisselle du côté sain (fig. 98).

Ce bandage maintient parfaitement le bras appliqué le long du thorax; il le tient, en outre, suspendu dans une sorte de bourse formée par la pièce de linge renversée de bas en haut.

b. *Grand plein triangulaire du bras et de la poitrine.* — Placez la base du triangle au-dessous des seins comme dans le bandage précédent, laissez pendre le plein du bandage et les deux angles en avant de l'abdomen; fixez les deux chefs derrière le dos ou sur le côté de la poitrine opposé au bras malade; puis relevez les angles qui pendent en bas, de manière à embrasser le bras dans une bourse; portez-les sur l'épaule du côté malade et fixez-les en arrière sur

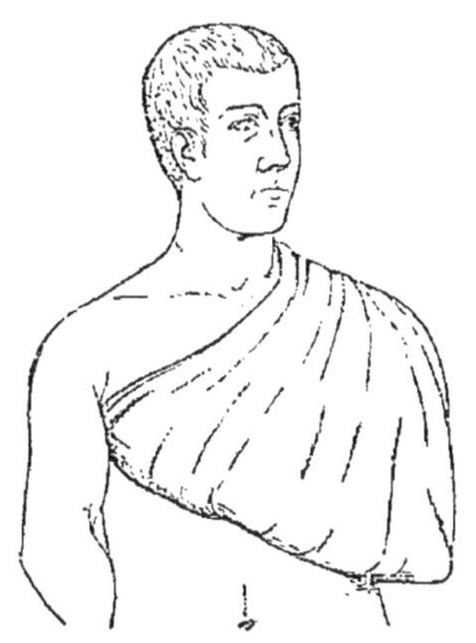

Fig. 98. — Grand plein quadrilatère du bras et de la poitrine.

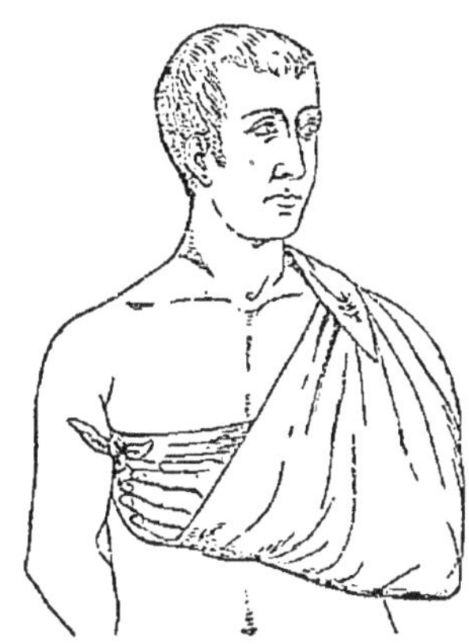

Fig. 99. — Grand plein triangulaire du bras et de la poitrine.

la portion circulaire du bandage. Si les chefs n'étaient pas assez longs, ils seraient allongés à l'aide d'une bande (fig. 99).

Ce bandage remplit exactement la même indication que le grand plein quadrilatère du bras et de la poitrine.

c. *Grand plein oblique du bras et de la poitrine.* — *Grande écharpe.* — Faites fléchir l'avant-bras sur le bras à angle aigu au-devant de la poitrine; portez la base du triangle sous l'avant-bras, de telle sorte que le sommet réponde au coude; relevez les deux chefs, l'un au-devant du bras, de l'avant-bras et de la poitrine, l'autre derrière le bras et le dos, jusque sur l'épaule du côté sain; nouez les deux extrémités sur cette région.

Le troisième angle du triangle peut être abandonné; mais pour donner plus de solidité et plus d'élégance au bandage, il est infiniment préférable de replier cet angle en avant, où on le fixe avec une épingle sur le chef antérieur du bandage. De cette manière, l'extrémité inférieure du bras et le coude sont très solidement maintenus et le bras ne peut se porter en arrière. Ce dernier temps de l'application du bandage est indispensable lorsqu'il faut tenir le bras dans une position fixe. En effet, en raison de l'obliquité que l'on donne à

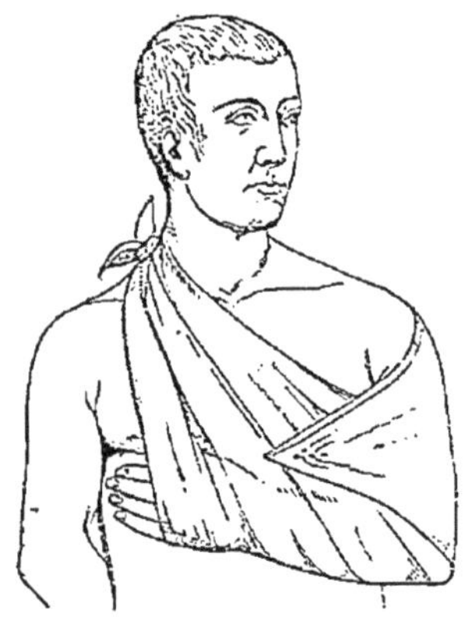

Fig. 100. — Grand plein oblique du bras et de la poitrine.

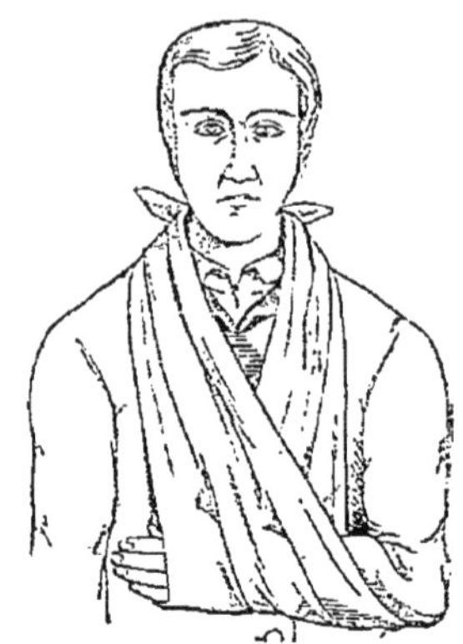

Fig. 101. — Plein de l'avant-bras et du coude.

l'avant-bras, le membre ne saurait se porter en avant, et il est maintenu en arrière par le pli signalé plus haut (fig. 100).

Ce bandage soutient le bras et l'avant-bras et peut même maintenir la main, si on la déploie en avant. Il peut être appliqué par-dessus les habits; il en est de même des deux bandages suivants.

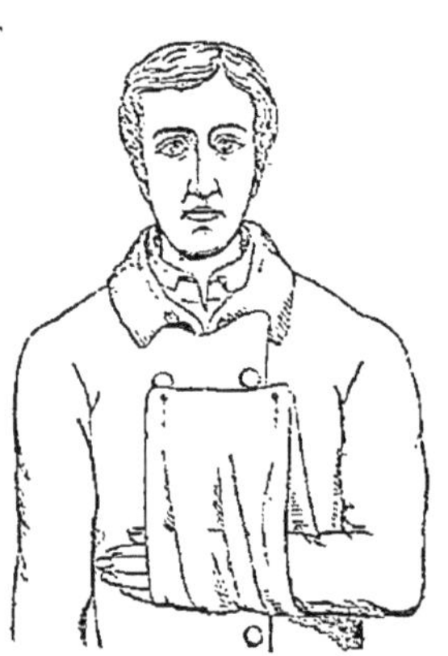

Fig. 102. — Petite écharpe.

d. *Plein de l'avant-bras et du coude. — Moyenne écharpe.* — Ce bandage n'est autre chose que l'écharpe ordinaire; il est trop connu pour qu'il soit nécessaire d'en donner la description; il suffit de regarder la figure ci-dessus pour comprendre son mode d'application et l'usage auquel il est destiné (fig. 101).

e. *Petit plein de l'avant-bras ou de la main. — Petite écharpe.* — La petite écharpe se compose d'une petite pièce de linge pliée en travers sur la longueur. Ce pli transversal reçoit la main et l'extrémité inférieure de l'avant-bras; les deux chefs sont fixés par des épingles aux vêtements du malade (fig. 102).

II. Triangle tarso-malléolaire. — Placez la base à la partie inférieure de la jambe, de telle sorte que cette base forme avec la jambe un angle de 45 degrés. Le talon correspondra au milieu du triangle, et le sommet sera couché sur le cou-de-pied; l'extrémité inférieure, ramenée sur le cou-de-pied, fixera le sommet; l'extrémité supérieure enveloppera les malléoles et la partie postérieure du pied (fig. 103).

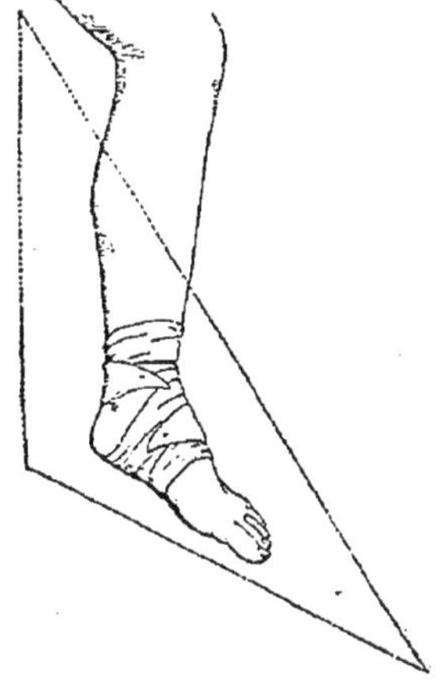

Fig. 103. — Triangle tarso-malléolaire.

3° Bandage de corps.

Le bandage de corps est une serviette pliée suivant sa plus grande largeur, de manière à faire un rectangle très allongé; on l'applique sur le tronc : 1° pour maintenir des topiques; 2° pour tenir dans l'immobilité la partie autour de laquelle on le place, la poitrine par exemple, afin d'empêcher les fragments des côtes fracturées de jouer l'un sur l'autre dans les mouvements d'inspiration ou d'expiration;

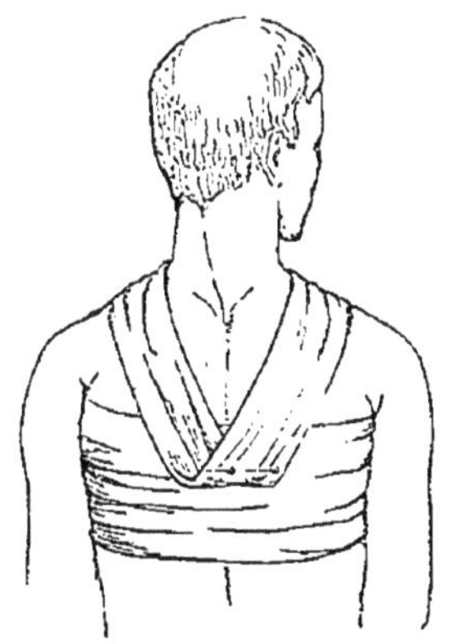

Fig. 104. — Bandage de corps; face postérieure.

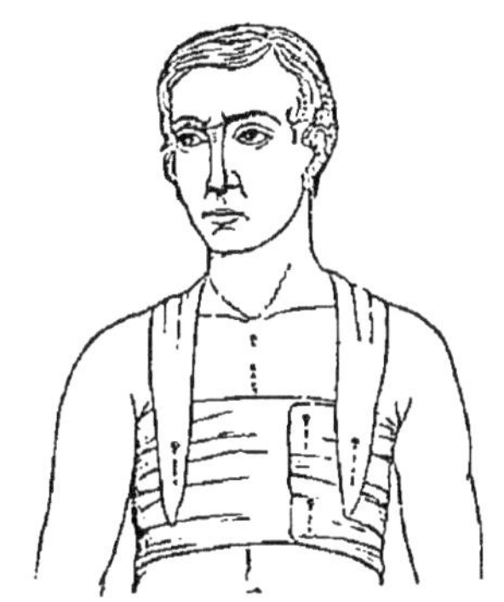

Fig. 105. — Bandage de corps; face antérieure.

3° pour comprimer l'abdomen à la suite de la paracentèse, de l'accouchement; 4° dans les fractures de la clavicule, il enveloppe le bras et le thorax, et empêche par conséquent les mouvements du membre en le maintenant solidement fixé le long du tronc; 5° enfin il s'oppose au déplacement des viscères dans les éventrations, etc. Le bandage de corps est certes un des bandages les plus employés, un des plus faciles à appliquer; on le place autour de la partie qu'on veut envelopper et on le fixe en avant avec des épingles.

Comme il est souvent à craindre qu'il ne vienne à glisser, soit en haut, soit en bas, on le tient fixé avec un scapulaire ou dessous-cuisses (voy. *Bandage en T*); le bandage de corps peut être soutenu supérieurement par le triangle cervico-dorso-sternal de Mayor, ou par la cravate cervico-thoracique. Ainsi maintenu, le bandage de corps est très solide, ne se dérange point et ne cause au malade qu'une gêne moins grande que celle que lui feraient subir des bandages plus compliqués, comme le bandage spiral du tronc.

La figure 104 représente le bandage de corps maintenu en arrière par la cravate dorso-cervico-sternale, et dans la figure 105 les deux pointes de la cravate fixées en avant.

8. — Système déligatoire de Rigal, de Gaillac.

Rigal, de Gaillac, a proposé un système de déligation chirurgicale qui se rapproche beaucoup de celui de Mayor, en ce sens que les bandages sont exécutés avec des linges pleins, mais qui en diffère essentiellement par la manière dont sont fixées les pièces de linge. Tandis que les appareils de Mayor sont maintenus avec des nœuds et quelquefois avec des épingles, ceux de Rigal sont assujettis par des tissus ou des fils de caoutchouc[1].

9. — Bandages invaginés.

Les *bandages invaginés* sont formés d'une bande percée de trous dans lesquels on fait passer un nombre égal de chefs taillés à l'extrémité de la même bande, ou à l'extrémité d'une autre bande. Il y a donc deux espèces de bandages invaginés : la première, *bandage invaginé à une bande*, était employée pour réunir les plaies longitudinales; la seconde, *bandage invaginé à deux bandes*, était employée

1. *Bulletin de l'Académie de médecine*, t. IV, p. 208.

pour réunir les plaies transversales; pour rapprocher les fragments écartés des os : la rotule, l'olécrâne, par exemple; pour réunir les deux bouts du tendon d'Achille rompu, etc.

Les bandages invaginés sont peu usités dans le traitement des plaies. On leur préfère aujourd'hui les points de suture, qui agissent beaucoup plus efficacement et permettent de surveiller le travail de cicatrisation.

10. — Des liens, des lacs, des nœuds.

1° *Liens.* — On donne le nom de liens aux pièces d'appareil destinées à fixer et à maintenir les pansements, à immobiliser certaines parties, les membres fracturés, par exemple, à prévenir les mouvements du malade dans une opération.

On comprend que la résistance, le volume et la longueur des liens soient en rapport avec l'usage auquel ils sont destinés.

Réduits à l'état de simples cordons, ils sont destinés à maintenir les sondes dans la vessie, les pessaires dans le vagin, etc.; quelquefois on désigne sous ce nom les sous-cuisses des bandages herniaires.

Rigal, de Gaillac, a fixé avec des liens élastiques les linges pleins dont il s'est servi pour faire ses bandages; nous en avons parlé plus haut à propos de son système déligatoire.

Les appareils de fractures sont maintenus par des rubans qui portent également le nom de liens (voy. *Appareils de fractures*). Enfin, dans les cas de luxation, on applique des appareils extensifs et contre-extensifs qui sont encore appelés liens.

Nous ne pouvons décrire ici tous les moyens qui ont été imaginés pour faire l'extension et la contre-extension dans les luxations, il nous suffira de signaler ceux qui sont le plus souvent appliqués. Tantôt la main des aides ou du chirurgien est suffisante; tantôt on se contente d'entourer le membre au-dessus d'une articulation avec un nœud coulant ou une cravate croisée (fig. 106), ou d'embrasser le tronc, l'aisselle, l'aine, par une serviette ou par un drap plié en cravate. Ces moyens sont les plus simples, il n'est pas besoin de description pour les faire comprendre. Signalons cependant un point qui n'est pas sans importance. Lorsqu'on fait la contre-extension sur l'aisselle, le lien comprime surtout les deux bords de cette région, savoir, en avant le muscle grand pectoral, en arrière le muscle grand dorsal. Les deux bords de ces muscles supportent tout l'effort, jusqu'à ce que la puissance ait été assez grande pour les déprimer et mettre le plein du lacs en contact avec les tissus du fond de l'aisselle.

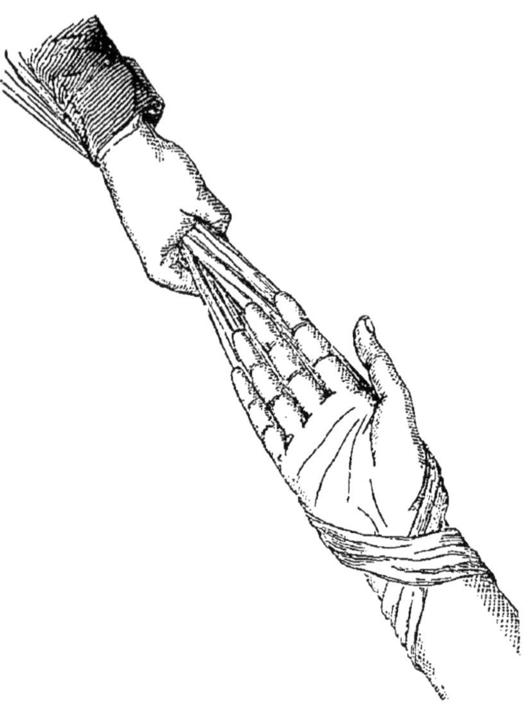

Fig. 106. — Lien pour l'extension.

Non seulement ce moyen cause une douleur parfaitement inutile, mais encore la pression exercée sur les muscles entraîne des mouvements et peut empêcher de conduire le bras dans la direction qu'il est nécessaire de lui imprimer pour réduire la luxation. On devra donc combler la cavité axillaire à l'aide d'un tampon d'ouate, de charpie, de filasse, avec une grosse éponge sèche, etc., avant d'exercer la contre-extension (fig. 107).

2° *Lacs*. — On donne le nom de lacs à un lien transformé en anneau ; l'une de ses extrémités forme une boutonnière dans laquelle on fait passer l'autre extrémité du fil. Ce lacs prend aussi le nom de *nœud coulant* (fig. 117 et 118).

On a encore appelé lacs tout lien destiné à embrasser un organe pour exercer sur lui une traction plus ou moins forte : tels sont les lacs extensifs et contre-extensifs, employés quelquefois pour la réduction des fractures et si souvent pour celle des luxations.

L'application de lacs extensifs mérite de nous arrêter

quelques instants. Les efforts d'extension, on le sait, sont souvent considérables, puisque, dans certaines circonstances, on est forcé de faire usage de moufles. Il faut se rappeler, en outre, que le point d'appui de l'extension doit être pris sur une saillie osseuse, sur le poignet, le coude, le pied, par exemple.

Si donc une pression considérable doit être exercée sur un point limité, il peut en résulter de la douleur, des excoriations et même des escarres; le chirurgien doit nécessairement s'attacher à étendre ce point d'appui sur la plus large surface possible, et disposer les choses de telle façon que la traction soit faite parallèlement à l'axe du membre. On ne peut donc se servir d'un simple nœud coulant : la traction qu'on exercerait serait très forte d'un côté et beaucoup moins considérable du côté opposé. Pour obvier à ces inconvénients, on fixe les lacs extensifs de la manière suivante :

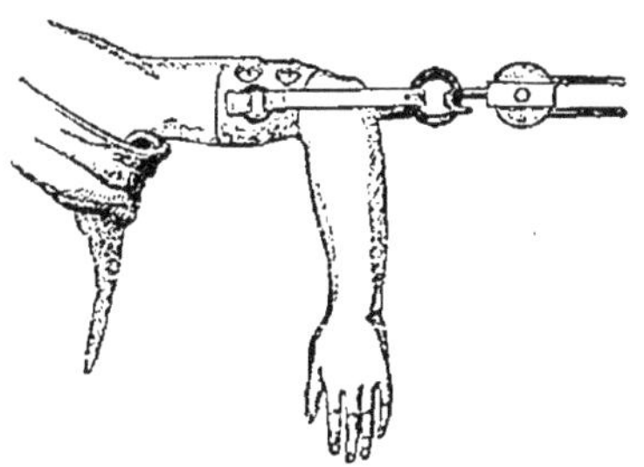

Fig. 107. — Bracelet pour faire l'extension.

Le moyen le plus simple, mais que l'on n'a pas toujours à sa disposition, est presque exclusivement réservé pour les appareils à moufles. La région sur laquelle doit porter l'extension est embrassée par un bracelet parfaitement rembourré et fermé par des courroies qui s'engagent dans des boucles, de sorte que l'on peut donner au bracelet un degré de constriction convenable. Des anneaux attachés à ce bracelet reçoivent les lacs extenseurs (fig. 107).

Malheureusement, nous le répétons, on n'a pas toujours à sa disposition un appareil de ce genre; voici alors comment on procède. On couvre la partie sur laquelle on doit faire l'extension d'un linge enduit ou non d'une couche de vaseline, puis on applique un bandage spiral qui s'étend de bas en haut dans une étendue de 10 centimètres environ; le globe de la bande est confié à un aide. On prend ensuite une serviette ou une nappe, selon le cas, que l'on plie suivant sa longueur, de manière à avoir une bande épaisse de la longueur de la pièce de linge et de la largeur du membre sur lequel on opère. Cette bande est pliée en deux, l'un des chefs est placé sur l'une des faces du membre, l'autre sur la face opposée, de manière que l'extrémité dépasse le bandage de 7 à 8 centimètres environ. On continue alors l'application de la bande, mais de haut en bas, laissant libre toute la partie qui dépasse le petit bandage. Lorsqu'on est arrivé à la partie inférieure, on replie les deux extrémités de la compresse sur le bandage et l'on recommence l'application de bas en haut, puis de haut en bas, jusqu'à l'entier épuisement de la bande. La disposition de ce bandage est analogue à celle d'une des parties, supérieure ou inférieure, des bandages unissants des plaies en travers (fig. 108).

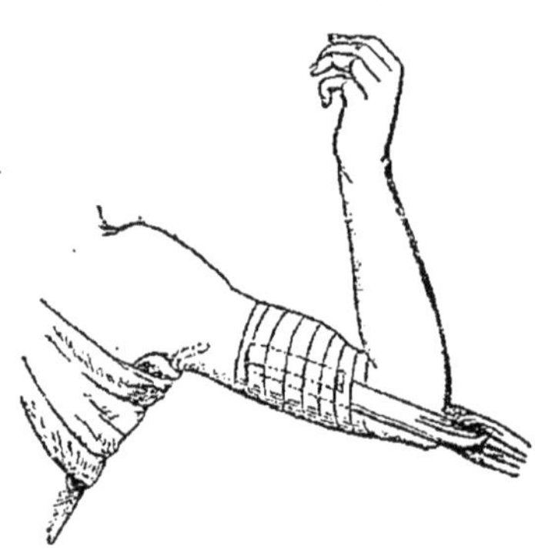

Fig. 103. — Application des lacs extenseurs.

Il est facile de comprendre la disposition et le mécanisme d'un semblable appareil. La pièce de linge, pliée en un long parallélogramme, forme en bas une anse assez large dans laquelle on peut engager un lacs extenseur aussi long qu'il est nécessaire ; elle forme de chaque côté une anse qui trouve un point d'appui sur le deuxième tour du bandage spiral, de telle sorte que les tractions, s'opérant sur tout le pourtour du poignet et du genou, etc..., ne sauraient être aussi douloureuses et sont infiniment plus régulières. Enfin, comme les tractions entraînent nécessairement le bandage spiral dans le sens de l'effort, le linge sous-jacent prévient les excoriations qui pourraient survenir. Il est encore prudent d'entourer les saillies osseuses d'une couche plus ou moins épaisse de coton cardé.

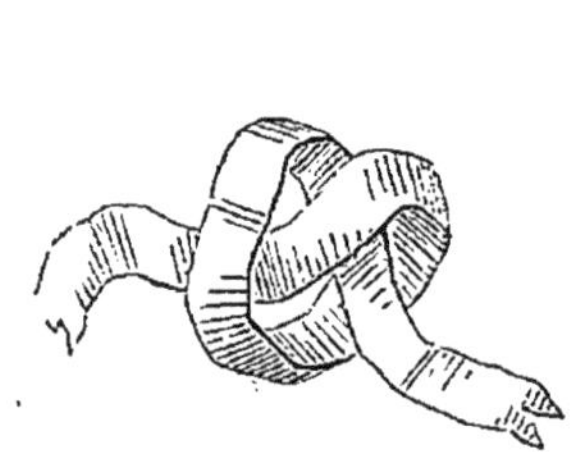

Fig. 109. — Nœud simple.

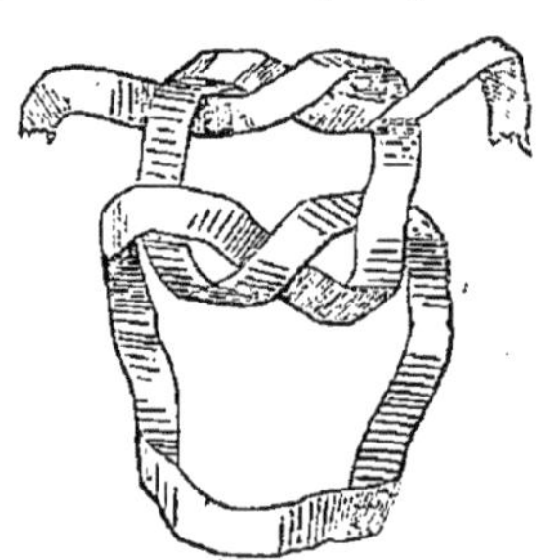

Fig. 110. — Nœud double.

Dès 1861, Legros et Th. Anger eurent l'idée d'employer la traction exercée par le caoutchouc distendu pour obtenir la réduction des luxations traumatiques. Toutefois, ce ne fut que plus tard (vers 1866) qu'ils mirent cette idée à exécution.

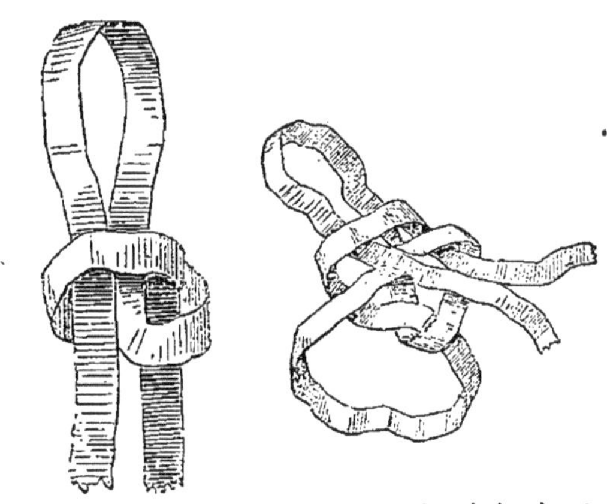

Fig. 111. — Rosette. Fig. 112. — Nœud simple et rosette superposés.

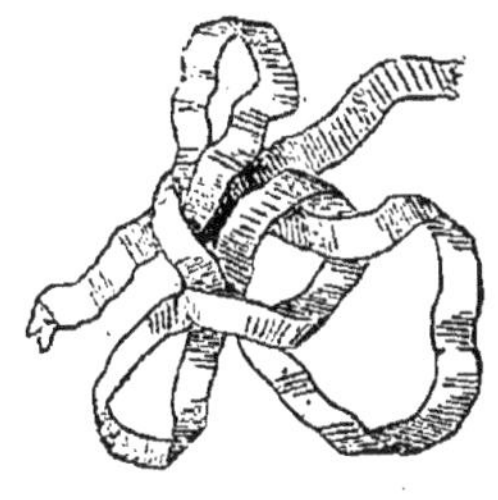

Fig. 113. — Nœud simple et double rosette

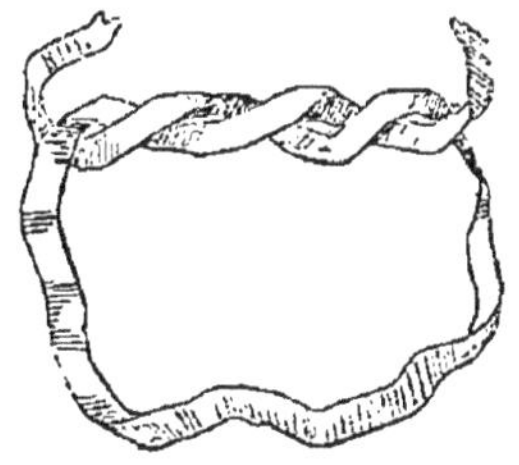

Fig. 114. — Nœud du chirurgien.

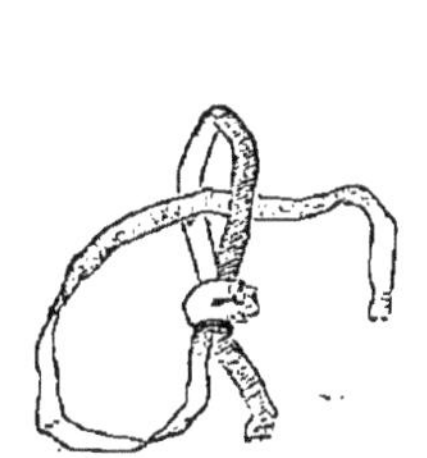

Fig. 115. — Nœud d'emballeur.

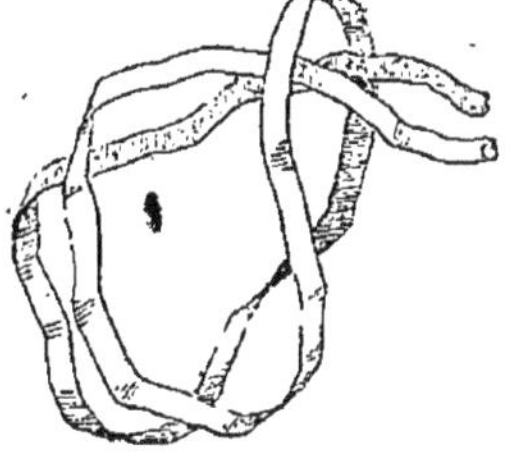

Fig. 116. — Nœud de tisserand.

« Les lacs extenseurs et contre-extenseurs, disent ces auteurs, sont disposés autour du membre luxé comme l'indiquent tous les traités de chirurgie ; alors, au lieu de pratiquer l'extension avec des aides ou des moufles, on la pratique avec cinq ou six tubes de caoutchouc. Ces tubes sont distendus progressivement et graduellement jusqu'à ce que la traction ait acquis une force égale à 10 ou 15 kilogrammes. Cette distension obtenue, pour la maintenir on fixe des tubes élastiques à un anneau scellé au mur ou à tout autre point immobile. L'appareil appliqué doit rester en place vingt à trente minutes. Ce laps de temps est ordinairement suffisant pour que la contractilité musculaire soit épuisée et que les muscles soient relâchés... C'est ce moment qu'il faut choisir pour opérer la coaptation [1]. »

Les tubes de caoutchouc de longueur variable, employés jusqu'ici, ont ordinairement la grosseur du petit doigt. Exceptionnellement, on peut leur substituer une bande de caoutchouc.

Les tractions élastiques, peu douloureuses, mais fatigantes, paralysent, par leur action continue, la traction musculaire inconsciente et permettent de supprimer l'anesthésie, fait important, en particulier dans les luxations de l'épaule. Enfin, elles substituent à des moyens violents un procédé de douceur, selon l'expression de Malgaigne.

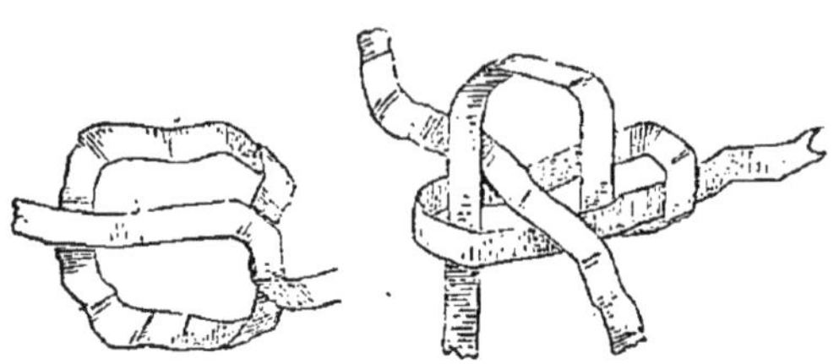

Fig. 117. — Nœud coulant simple. Fig. 118. — Nœud coulant double.

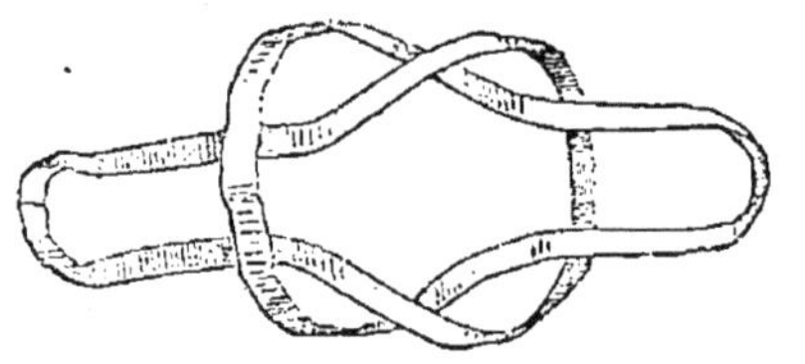

Fig. 119. — Nœud d'allonge.

3° *Nœuds*. — Les liens et les lacs sont fixés au moyen de nœuds. Les plus fréquemment employés sont : le *nœud simple* (fig. 109), le *nœud double* (fig. 110), la *simple rosette* (fig. 111), le *nœud simple* et la *simple rosette superposés* (fig. 112), le *nœud simple* et la *double rosette* (fig. 113), le *nœud du chirurgien* (fig. 114), le *nœud d'emballeur* (fig. 115), le *nœud de tisserand* (fig. 116), constitué par une simple rosette faite sur l'un des chefs du lien et dans l'anse duquel on passe l'autre chef; le *nœud coulant simple* ou *double* (fig. 117 et 118), le *nœud d'allonge* (fig. 119).

ARTICLE II

B. — BANDAGES COMPOSÉS.

Les bandages composés sont, comme nous l'avons dit plus haut, formés de plusieurs pièces de linge réunies

1. *Archives générales de médecine*, t. I, p. 56, Paris, 1868.

ensemble, soit par des coutures, soit par continuité de tissus : tels sont les bandages en T, en fronde, etc.

1. — Bandages en T.

Les bandages en T sont ceux qui, par leur forme, représentent un T ; ils se composent d'une bande transversale plus ou moins large et d'une autre bande plus courte, verticale, réunie à la première par des coutures : ce bandage est le T simple. Le T double est celui qui a deux bandes verticales, ou bien dont la bande verticale est divisée longitudinalement en deux parties.

Le bandage en T simple est peu solide ; le bandage en T double, au contraire, agit sur une plus large surface, contient beaucoup mieux les pièces d'appareil ; aussi est-il plus souvent employé que le T simple.

Le bandage en T présente des modifications très nombreuses, suivant l'usage auquel il est destiné ; nous allons en signaler quelques-unes.

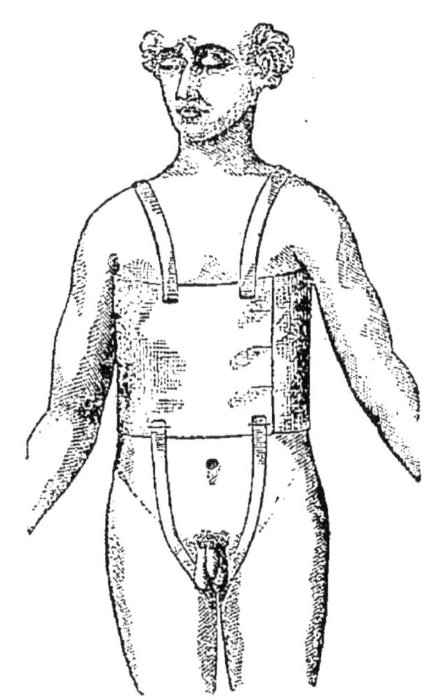

Fig. 120. — Bandage de corps fixé par un scapulaire et des sous-cuisses.

Dans quelques bandages, la branche transversale du T doit principalement agir. Les branches verticales sont de beaucoup les moins larges. Ces bandages sont souvent constitués par une serviette pliée en plusieurs doubles suivant sa longueur, sur le bord de laquelle on attache, soit avec une couture, soit avec une épingle, une bande pliée en deux à sa partie moyenne. C'est ainsi que, pour empêcher un bandage de corps de descendre, on fixe une double bande dite *scapulaire* sur son bord supérieur. Quand on veut, au contraire, l'empêcher de remonter, on fixe la double bande à son bord inférieur : cette bande a reçu le nom de *sous-cuisses*. Dans le premier cas, on passe chacun des chefs de la bande sur chaque épaule et on le fixe avec une épingle sur la partie antérieure du bandage de corps préalablement serré comme il convient; dans le second, les deux chefs de la bande passent sur chaque tubérosité de l'ischion, laissant, entre leurs bords internes, l'anus et les organes génitaux; puis ils remontent sur la face antérieure de l'abdomen et on les fixe sur le bandage de corps, près de son bord inférieur.

Lorsqu'on veut maintenir le bandage de corps de manière qu'il ne puisse ni monter ni descendre, on y adapte un scapulaire et des sous-cuisses (fig. 120) ; ce bandage présente alors la forme d'une croix et peut être rangé parmi ceux que nous avons désignés sous le nom de *bandages cruciformes*.

D'autres fois, la branche transversale ne sert que de soutien, tandis que les branches verticales servent à maintenir des pièces d'appareil. Parmi ces bandages, nous citerons :

a. Ceux dont la bande verticale ne présente aucune modification particulière : tels sont les *bandages en T de la tête, du bassin, de la main, du pied*, etc. Ces bandages sont des T simples, doubles, triples, suivant les indications. Leur bande transversale entoure circulairement la tête, le bassin, le poignet, etc., etc.; les branches verticales sont fixées sur un des bords de la bande transversale et conduites, en décrivant une circonvolution, sur la tête, le bassin, dans l'intervalle des doigts, etc.; elles maintiennent des pièces de pansement appliquées sur ces parties, et sont fixées sur la bande transversale du côté opposé à celui dont on les a fait partir. Les bandages en T du pied et de la main servent à empêcher la réunion des doigts ou des orteils, lorsque la peau de l'espace interdigital a été détruite.

Au lieu de coudre à la bande transversale autant de chefs qu'il y a d'espaces interdigitaux, on peut y fixer une large bande verticale et la percer d'autant d'ouvertures qu'il y a de doigts à préserver du contact (voy. plus loin, *T perforé*).

b. Le *bandage en T de l'aine*, ou *bandage triangulaire*, est formé par une bande transversale à laquelle on fixe une pièce de linge offrant la forme d'un triangle rectangle allongé; le plus petit côté du triangle doit être attaché à la bande transversale. A l'angle opposé à ce côté, on fixe une bande verticale plus courte que la première. On voit que le bandage triangulaire n'est autre chose qu'un bandage en T, dont la partie où viennent se réunir perpendiculairement les deux branches est élargie en forme de triangle (fig. 121).

Ce bandage s'applique d'une façon très simple : la bande transversale est conduite autour du bassin, la pièce triangulaire qui doit recouvrir le pli de l'aine a son plus long côté tourné en dehors, et la bande fixée au sommet de l'angle est conduite autour de la cuisse de dedans en dehors et attachée sur la partie antérieure de la bande transversale.

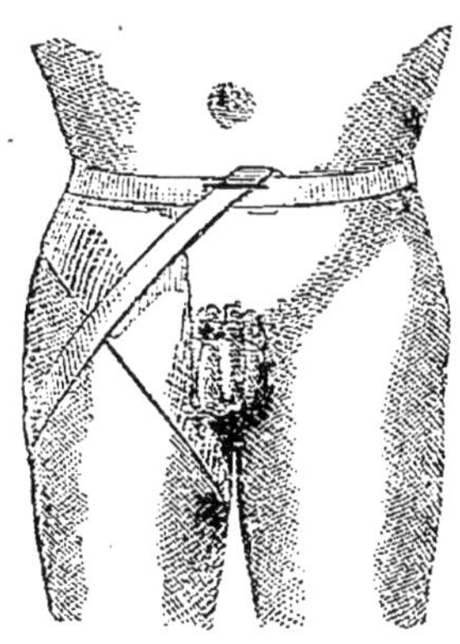

Fig. 121. — Bandage en T de l'aine.

Ce bandage est très utile pour maintenir un pansement sur la région inguinale : si l'on voulait exercer une certaine compression sur cette région, ou si l'on craignait que le malade ne fût pas assez docile, on remplacerait ce bandage par celui décrit plus haut sous le nom de *spica de l'aine*.

c. Enfin le *T perforé de la main* ou *du pied* est formé d'une bande transversale fixe qui doit faire le tour du poignet ou de l'articulation tibio-tarsienne, et d'une pièce de linge assez large pour couvrir la main ou le pied, cousue sur le bord de la bande transversale et percée d'autant de trous qu'il est nécessaire pour laisser passer les doigts ou les orteils malades.

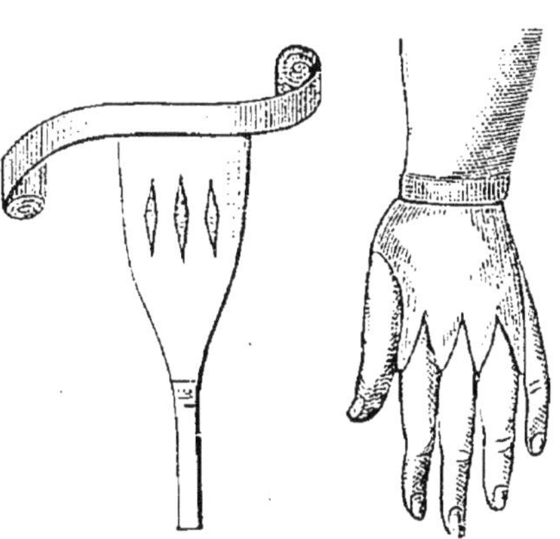

Fig. 122. — T perforé de la main.

L'application de ce bandage est extrêmement simple : on fixe la bande transversale, puis la pièce de linge verticale est ramenée, à la main, de la face palmaire à la face dorsale, au pied, de la face dorsale à la face plantaire, après que l'on a eu soin d'engager les doigts ou les orteils dans les ouvertures; enfin la pièce est fixée sur la bande. Cet appareil maintient assez solidement les pièces de pansement dans la paume ou sur le dos de la main, sur le dos du pied ou à sa face plantaire (fig. 122).

2. — Bandages en croix.

Le *bandage en croix* est celui dont l'ensemble représente une croix; il peut être simple ou double. Nous avons déjà dit un mot du *bandage en croix double* en décrivant le bandage en T, aussi croyons-nous inutile d'y revenir.

Le bandage en croix de la tête se fait avec deux bandes qui se coupent perpendiculairement; il est peu employé.

3. — Frondes.

Les *frondes* sont des bandages dont la forme rappelle jusqu'à un certain point celle de la fronde des anciens guerriers: elles se composent d'une pièce de linge fendue à ses deux extrémités en deux ou trois lanières, arrivant jusqu'à deux ou trois travers de doigt de son milieu. Chaque lanière a reçu le nom de *chef;* la partie moyenne porte le nom de *plein*.

La fronde est dite *simple* quand, sur les deux côtés opposés d'un linge carré, on a cousu un chef de bande ou une compresse longuette; elle est *double* quand deux chefs de bandes sont cousus sur deux des côtés parallèles, ou quand un linge carré, une compresse longuette, par exemple, est fendu en deux lanières. La compresse est-elle divisée en trois chefs par deux sections parallèles, la fronde est *triple;* enfin elle est *quadruple*, quand, à chaque extrémité du linge, existent quatre lanières.

La fronde sert à maintenir les pièces d'appareil sur les parties malades. Le plein doit assujettir les topiques, par conséquent doit être appliqué sur la plaie; les chefs sont dirigés dans divers sens et attachés ensemble par des nœuds ou fixés par des épingles.

Les frondes servent donc de moyens contentifs et sont destinées à remplacer d'autres bandages dont l'application est longue ou pénible pour le malade.

1° Fronde de la tête.

La *fronde de la tête* se compose d'un linge plein, assez long pour embrasser le menton, les parties latérales de la face, et pour être fixé sur le sommet de la tête. Les deux extrémités de la pièce de linge sont coupées de manière à former trois chefs de chaque côté. Ce bandage est désigné quelquefois sous le nom de *bandage de Galien* ou des pauvres.

Pour l'appliquer, on place le plein en travers sur le sommet de la tête, de manière que les chefs moyens pendent sur les oreilles, les chefs antérieurs sur les côtés du front, les postérieurs vers l'occiput. Les chefs moyens sont noués sous le menton; les antérieurs sont conduits à l'occiput, où ils sont fixés; les postérieurs sont entre-croisés au front et fixés à l'aide d'une ou de deux épingles.

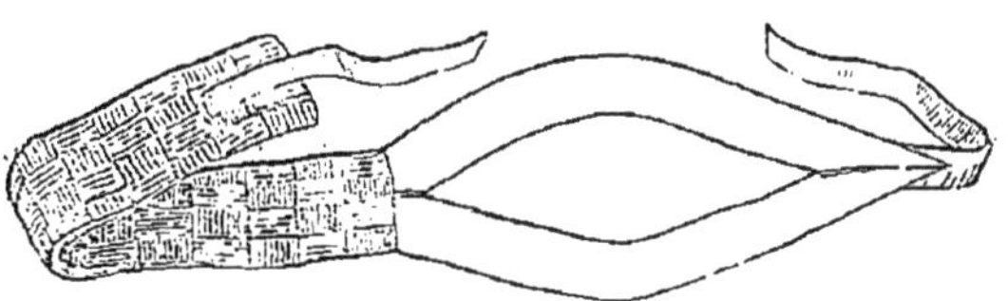

Fig. 123. — Fronde oculaire.

2° Fronde oculaire.

Pour préserver les yeux après les opérations, Liebreich a proposé un appareil, sorte de fronde assez commode et très simple que nous représentons ci-contre.

Il se compose d'un bandeau élastique, ordinairement de tricot, offrant à l'une de ses extrémités deux bandes. L'une, presque verticale, doit passer sur le sommet de la tête; l'autre, horizontale, entoure l'occiput. Ces deux bandes sont réunies à leur extrémité sous un angle aigu et prolongées par un lien.

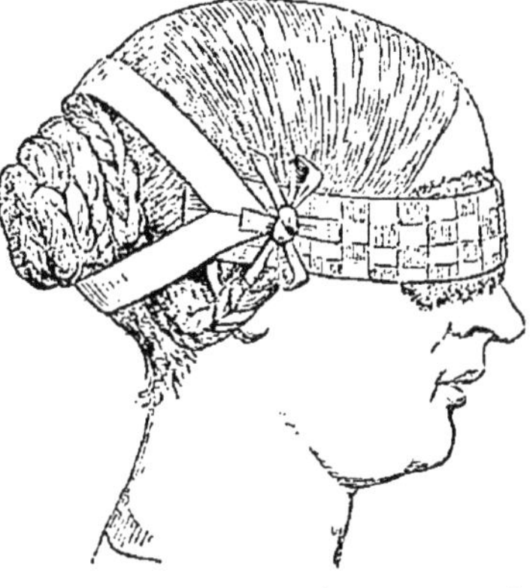

Fig. 124. — Fronde oculaire appliquée.

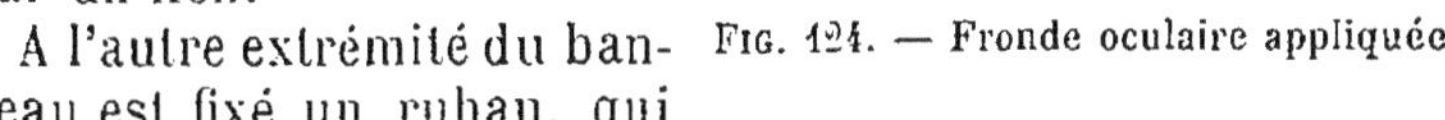

A l'autre extrémité du bandeau est fixé un ruban, qui vient se nouer avec celui qui prolonge les deux bandes (fig. 123).

A l'aide de ce bandage, les pièces d'appareil, appliquées sur les yeux, ne peuvent se déplacer. En outre, pour renouveler le pansement, il suffit de dénouer les rubans sans pour cela déranger en rien le malade, ce qui constitue un certain avantage.

Nous n'insisterons pas davantage sur les diverses espèces de frondes; il est facile de comprendre les différents usages que l'on peut faire de ce bandage; il nous suffira de mentionner encore : la *fronde du menton* et la *fronde de l'aisselle* généralement usitées ;

La *fronde du genou*, dont on applique le plein dans le creux du jarret, et dont les deux chefs sont ramenés en haut sur la partie inférieure de la cuisse, en bas sur la partie supérieure de la jambe;

La *fronde de l'épaule*, appelée encore *épaulette*, dont le plein est appliqué sur l'épaule et les chefs conduits et fixés, les uns dans l'aisselle correspondante, les autres sous l'aisselle du côté opposé;

La *fronde du poignet*, dont le plein est appliqué sur le poignet et les chefs noués d'une part autour de la main, et d'autre part autour de la partie inférieure de l'avant-bras, etc.

4. — Suspensoirs.

Les *bourses* ou *suspensoirs* sont des bandages destinés à maintenir des topiques appliqués sur des parties saillantes, ou à soutenir des organes qui, en raison des tiraillements qu'ils exercent par leur propre poids, peuvent causer de la gêne ou même de la douleur.

Le *suspensoir du nez* a reçu le nom d'*épervier;* il forme une espèce de T dont la branche transversale s'applique sur la lèvre supérieure et va s'attacher derrière la tête. La bande verticale présente à son extrémité inférieure et adhérente une petite bourse dans laquelle le nez se trouve reçu. Cette bande passe sur le sommet de la tête, va se fixer à la région occipitale, sur la bande transversale.

Le *suspensoir des bourses* est une petite poche qui contient le scrotum. Il présente à sa partie supérieure une ouverture qui donne passage à la verge; à son extrémité inférieure sont cousus deux sous-cuisses qui vont se fixer en arrière ou sur les côtés. Cette petite poche est maintenue par une bande transversale qui passe autour du tronc, sur les faces latérales des os des iles.

On fait également un *suspensoir des mamelles;* mais il est

peu employé, et on le remplace avec avantage par un corset bien fait et peu serré ; toutefois, le suspensoir est plus solide que la fronde des mamelles.

5. — Gaines.

Ce sont des bandages en forme de doigt de gant, destinés à recevoir les doigts, la verge, les orteils ; ils servent à maintenir les pièces d'appareil sur ces organes et à les préserver du contact des agents extérieurs. Ils sont fixés aux organes environnants à l'aide de deux petits cordons qu'on noue ensemble. Ainsi, la gaine des doigts est fixée par deux cordons noués au poignet ; dans celle des orteils, les cordons sont noués autour de l'extrémité inférieure de la jambe ; dans celle de la verge, ils sont noués autour du bassin.

Un certain nombre de ces gaines sont fabriquées avec du caoutchouc vulcanisé, en particulier celles qui ont pour but de protéger les blessures des doigts du contact des matières septiques provenant de la putréfaction des cadavres.

ARTICLE III

C. — BANDAGES MÉCANIQUES.

Parmi les bandages mécaniques, nous admettrons plusieurs variétés :

1. — Bandages lacés et bouclés.

Les *bandages bouclés* ou *lacés* sont ceux qui sont formés de pièces de linge ou de peau, etc., que l'on fixe au moyen de lacets ou de boucles qui reçoivent les lanières de cuir, etc. Ce sont : le *bandage lacé du bras*, que certains malades appliquent sur les pièces de pansement à la place d'un bandage circulaire ; les *corsets*, les *bas lacés*, etc. Nous ne ferons que signaler ces différentes espèces de bandages, souvent remplacés par des bandages élastiques.

Ils ont pour but d'exercer une compression exacte, soit pour maintenir des pièces d'appareil, soit pour écarter des parties ou bien les rapprocher.

Les bracelets bouclés sont souvent employés pour faire l'extension dans les cas de luxation qui nécessitent l'emploi de moufles.

2. — Bandages élastiques.

Depuis longtemps on avait cherché à utiliser les propriétés du caoutchouc pour confectionner des bandages contentifs et compressifs; ces tentatives n'avaient pas donné de résultats satisfaisants jusqu'au moment où l'on put modifier les propriétés de cette substance par la vulcanisation. Ces modifications ont été parfaitement exposées par Gariel, à qui l'on doit l'invention d'un grand nombre d'appareils aujourd'hui très répandus dans la pratique.

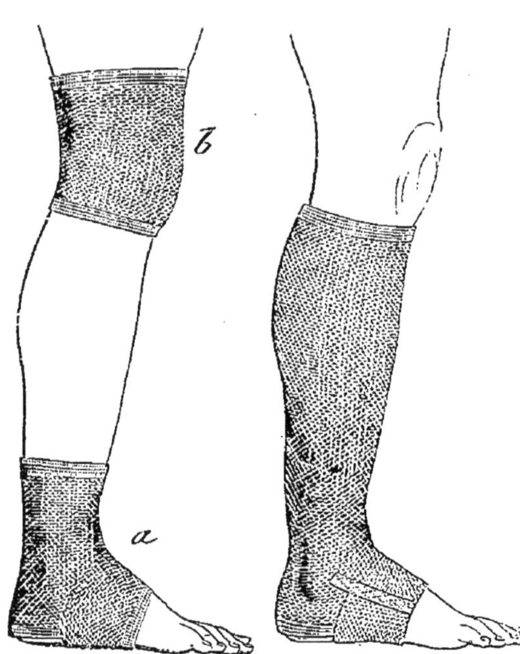

Fig. 125 et 126. — Genouillère. Chaussette. Bas élastique.

Il a fait voir que le caoutchouc, non vulcanisé et distendu, ne revenait qu'imparfaitement sur lui-même et restait affaibli dans les points qui avaient subi la distension; tandis que le caoutchouc vulcanisé, malgré une distension souvent répétée et portée à un degré extrême, reprenait toujours sa longueur primitive. Cette propriété, jointe à une force de cohésion plus considérable, à une plus grande immunité contre l'action des corps gras, rend le caoutchouc vulcanisé plus propre à la confection des appareils.

Nous ne pouvons mentionner ici tous les appareils de caoutchouc; nous en avons déjà indiqué quelques-uns, nous aurons encore l'occasion d'en signaler d'autres; nous voulons, dans ce paragraphe, appeler l'attention sur les appareils compressifs, désignés sous le nom de *bas élastiques*, *genouillères*, etc. (fig. 125 et 126).

Plusieurs modes de fabrication ont été imaginés pour établir ces divers appareils. Le caoutchouc découpé en bandelettes extrêmement minces a été tissé ou tricoté; la trame obtenue par ce moyen est assez serrée pour que l'élasticité naturelle du caoutchouc soit en partie annulée; de plus, l'élasticité des appareils de ce genre s'exerce dans tous les sens et dans toutes les directions. Ces bandages peuvent rendre des services; mais on doit leur préférer ceux dans lesquels le tissu élastique, taillé en fines bandelettes, se trouve emprisonné pour ainsi dire entre deux lames de tissu de toile ou de coton, et dans lesquels des piqûres faites convenablement isolent chacune des bandelettes élastiques et les enferment dans une gaine spéciale.

Les appareils de Valleix et Béraud, désignés dans le commerce sous le nom d'appareils de Bourjeaurd[1], sont de tissu de coton, de soie, ou de flanelle, sur trame de fil de caoutchouc vulcanisé : ces tissus sont taillés en rubans ou bandelettes étroites d'environ 15 millimètres de largeur, juxtaposées et cousues ensemble. Dans ces appareils l'élasticité n'a lieu que dans le sens du ruban : ainsi, dans un bas elle s'exerce exclusivement en travers, suivant la direction de la bandelette génératrice qui, enroulée autour du membre, décrit une spire; au contraire, le tissu est complètement inextensible suivant la hauteur.

La molletière est en tissu élastique; elle est employée dans les cas de varices très légères localisées au mollet et ne dépassant pas les malléoles. La compression exercée à cet endroit occasionne quelquefois de l'œdème à la partie inférieure du membre; aussi lui préférons-nous le bas complet.

La chaussette élastique est destinée à comprimer l'articulation du pied; elle laisse libre le talon et les orteils et remonte jusqu'à la partie moyenne de la jambe.

Dans les cas d'entorses, le tissu élastique est avantageusement remplacé par la peau de chien.

La genouillère lacée sur le côté interne du membre est employée comme compresseur pour amener la résolution, dans les cas d'entorses, d'hydarthrose, etc. Ce modèle se fait soit en tissu élastique, soit en peau de chien.

C'est aussi avec le tissu élastique que l'on confectionne les ceintures abdominales et hypogastriques.

1. *De la compression élastique*, Paris, 1862.

Nous aurons à y revenir.

Quel que soit le procédé mis en usage : bandage, bandelettes ou bas lacés, dit le professeur Verneuil[1], la compression doit s'étendre depuis la région du cou-de-pied jusqu'au niveau de la tubérosité antérieure du tibia au moins; il est plus souvent inutile d'envelopper les orteils et la partie antérieure du pied, car il est assez rare que la dilatation porte sur les vaisseaux de ces régions. Si les varices gagnaient les cuisses, on pourrait augmenter les dimensions de l'appareil et lui faire atteindre à la rigueur la région inguinale.

Lorsque, a dit Budin[2], des complications surviennent à la suite des varices pendant la grossesse, dans les cas d'œdème et d'ulcère, le repos, la position et la compression semblent encore devoir être les moyens les plus efficaces.

Quand l'état variqueux des membres inférieurs exige l'emploi d'un bas élastique montant jusqu'à la région inguinale, il est nécessaire de fixer à la partie supérieure du bas et sur le côté externe de la cuisse une double patte en élastique formant un V que l'on fixe au corset ou au caleçon afin d'éviter le glissement du bas dans les mouvements de flexion.

Bandage élastique d'Esmarch.

Il est d'une extrême importance, dans un grand nombre de cas, de diminuer autant que possible la perte du sang dans les opérations chirurgicales. Pour atteindre ce but, le professeur Esmarch, de l'Université de Kiel, a imaginé un bandage élastique à l'aide duquel il est possible de supprimer presque complètement tout écoulement sanguin et d'opérer pour ainsi dire à blanc[3]. Ce moyen, applicable principalement aux membres, sera étudié plus loin, à l'article *Hémostase*.

1. Verneuil, *Des varices et de leur traitement* (*Révue de thérapeutique médico-chirurgicale*, Paris, 1854, p. 286).
2. Budin, *Des varices chez la femme enceinte*, Paris, 1880.
3. Esmarch, *Leçons sur l'ischémie artificielle dans les opérations* (*Gaz. hebd. de médecine et de chirurgie*, Paris, 1874, n°s 1 et 3).

3. — Bandages herniaires.

Les bandages herniaires ou *brayers* sont des appareils destinés à maintenir les hernies, soit en empêchant la sortie des viscères, soit en protégeant ceux qui, étant déjà en dehors de la cavité abdominale, sont irréductibles.

Tout bandage herniaire se compose essentiellement de deux parties, une pelote qui doit agir sur l'ouverture normale ou anormale par où s'échappent les viscères, et une ceinture destinée à soutenir la pelote et à lui communiquer une pression plus ou moins énergique.

Au centre de la pelote herniaire est une partie métallique, dite *écusson*, recouverte de tous côtés par de la peau de chamois rembourrée de laine, de bourre de soie, etc. Cette pelote, dont la forme varie selon les espèces de hernies à maintenir, est unie à une courroie qui peut être *molle*, *élastique* ou *rigide*. De là trois grandes classes de bandages herniaires[1] :

I. Les bandages à pression molle ;

II. Les bandages à pression élastique ;

III. Les bandages à pression rigide.

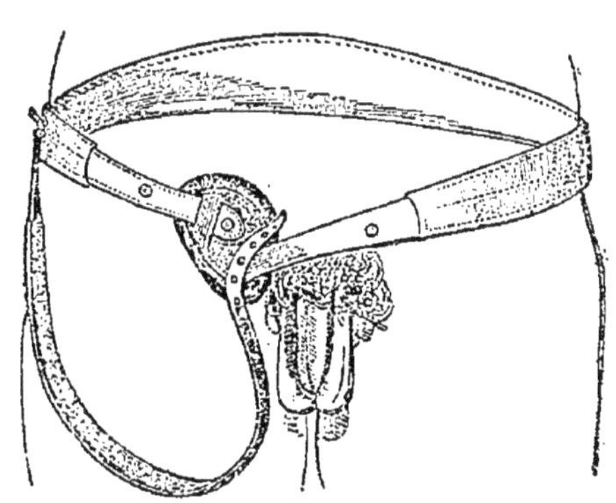

Fig. 127. — Bandage à pression molle.

I. Bandage herniaire a pression molle (fig. 127). — Généralement abandonné aujourd'hui, ce bandage se compose d'une pelote maintenue par une courroie molle qui entoure les lombes et se fixe par ses deux extrémités à des boutons placés sur la pelote herniaire. Cet appareil, désigné par les fabricants sous le nom de *bandage des prisons*, est peu solide et ne

1. P. Tillaux, in *Dictionnaire encyclopédique des sciences médicales*, t. X, p. 548, Paris, 1869.

maintient que difficilement les parties, d'où son abandon général.

II. Bandages herniaires a pression élastique. — Leur invention est due à Lequin et Blegny, qui introduisirent dans la courroie de l'appareil précédemment décrit une tige métallique élastique, jouant par conséquent le rôle d'un ressort et maintenant avec plus d'efficacité la pelote herniaire, à laquelle cette tige doit être unie.

Ces bandages à pression élastique offrent deux genres, qui résultent à la fois du mode d'union de la tige métallique avec la pelote, et de la forme de l'arc métallique lui-même. Ces genres ont été désignés sous les noms de bandages *français* et *anglais*.

A. *Bandage français*. — Ce bandage, qu'on a plus spécialement appelé *brayer*, se compose : 1° d'un *ressort d'acier* courbe pouvant s'adapter autour du bassin, et légèrement tordu sur lui-même ; 2° d'une *pelote* de forme variable dans les diverses espèces de bandages : cette pelote est supportée par le ressort d'acier, qui souvent présente, au point où elle se trouve fixée, une partie plus étroite et légèrement tordue, désignée sous le nom de *col* ; 3° d'une garniture de peau de daim qui enveloppe le ressort et la pelote ; 4° enfin de *sous-cuisses* qui servent à fixer le bandage.

Le ressort d'acier ou corps du bandage est cloué à l'écusson de la pelote, par celle de ses extrémités qui correspond au collet ; à son autre extrémité il offre deux trous destinés à maintenir la garniture (fig. 128).

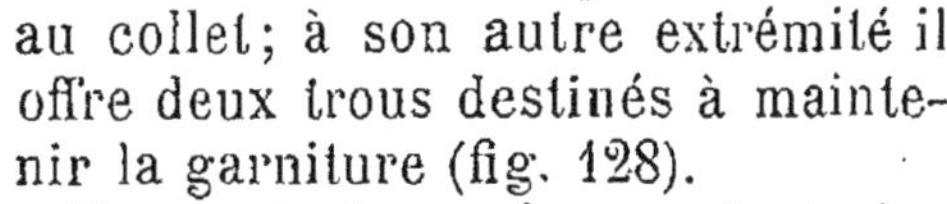

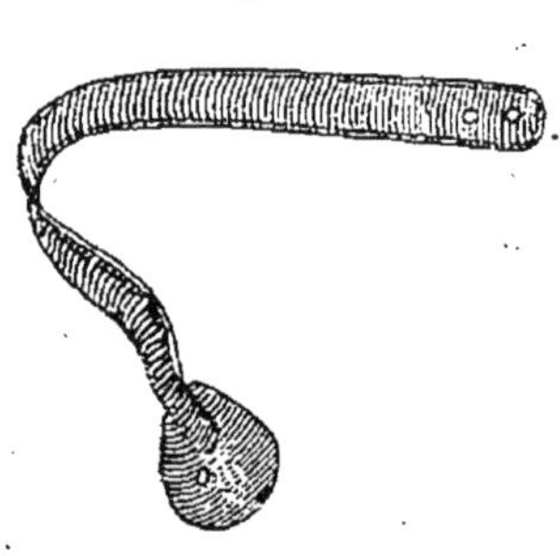

Fig. 128. — Bandage sans garniture.

Il y a trois espèces principales de ces bandages : l'*inguinal*, le *crural* et l'*ombilical*. Quel qu'il soit, le bandage, pour justifier son emploi, doit maintenir complètement, constamment et facilement la hernie.

1° *Bandage inguinal* (fig. 129). — Il sert à contenir les hernies inguinales : la torsion du ressort doit être telle qu'il existe, entre la partie qui sera appliquée sur la hernie et celle qui doit porter sur la dépression sacro-lombaire, un écartement de 6 centimètres environ.

La pelote est immobile sur le ressort ; elle a la figure d'un demi-ovale, dont la grosse extrémité correspond au pilier interne de l'anneau ; elle doit être dirigée de telle sorte qu'elle appuie d'avant en arrière, de bas en haut, et un peu de dedans en dehors, dans la direction du trajet inguinal ; elle prendra toujours un point d'appui sur le pubis, afin que la hernie ne glisse pas entre l'os et la pelote. Tel n'est cependant pas l'avis de A. Richard, qui assure que le bord inférieur de la pelote doit toucher le pubis sans jamais y appuyer[1].

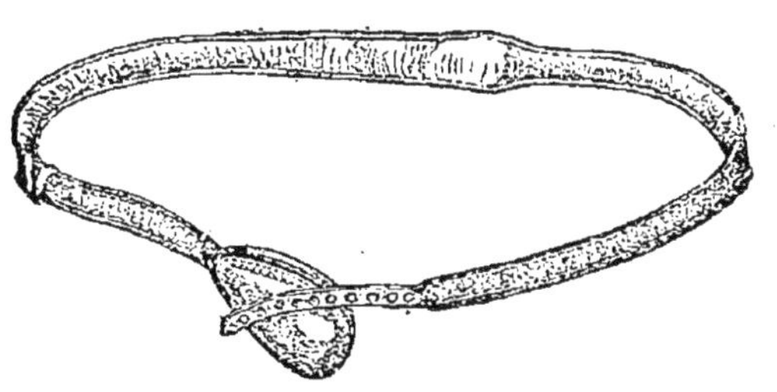

Fig. 129. — Bandage inguinal.

La face postérieure de la pelote est convexe, plus épaisse au centre qu'à la circonférence ; toutefois elle doit aussi présenter une épaisseur plus grande en bas qu'en haut, afin de mieux s'opposer au passage de la hernie.

Ce bandage doit embrasser étroitement le côté du bassin correspondant à la hernie ; en général, son bord supérieur doit être distant de la crête iliaque de trois travers de doigt (A. Richard). Il faut aussi que l'appareil ne serre pas trop le malade ; « ce doit être une simple application, un contact[2]. »

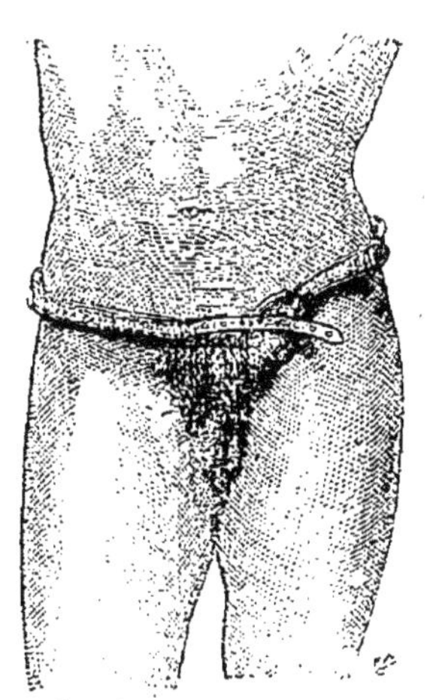

Fig. 130. — Bandage inguinal appliqué.

On fabrique encore des bandages inguinaux à deux pelotes, lorsque avec le même bandage on veut contenir une hernie de chaque côté. Ces appareils sont fortement courbés en avant des pubis, afin de permettre à la saillie de ces os de laisser les muscles droits de l'abdomen passer avec facilité au-dessous du ressort ; ils s'appliquent difficilement et compriment inégalement les deux hernies : aussi conseille-t-on de placer le res-

1. *Pratique journalière de la chirurgie*, p. 177, Paris, 1868.
2. *Ibid.*, p. 179.

sort du côté de la hernie qui a le plus de tendance à sortir.

On doit préférer à cet appareil le bandage représenté figure 131, dans lequel les deux pelotes et les deux ressorts sont réunis en avant et en arrière par une courroie.

Dans les cas où l'on a affaire à de grosses hernies inguinales, on augmente les dimensions de la pelote et on la prolonge par en bas, ce qui lui ajoute une sorte de bec, d'où le nom de *bandage à bec de corbin* donné à ce brayer (fig. 132). Comme on le voit, la pelote est triangulaire, et son angle inférieur est recourbé du côté de l'abdomen; cet appareil, qui prend un point d'appui assez énergique sur le pubis, est indiqué lorsqu'on doit maintenir des hernies directes, souvent volumineuses (A. Richard).

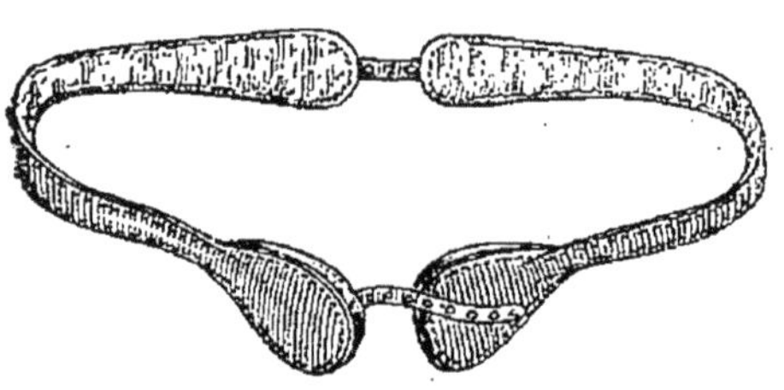

Fig. 131. — Bandage inguinal double.

Dans certaines circonstances, on peut encore se servir du bandage modifié par A. Simoneau, dans lequel le sous-cuisse part directement de l'angle inférieur de la pelote herniaire. Il doit être conduit sur la hanche du côté opposé, en traversant obliquement le périnée et le pli fessier. Ajoutons toutefois que l'emploi, en quelque sorte exceptionnel, du sous-cuisse ne permet que rarement d'utiliser cet appareil (fig. 133).

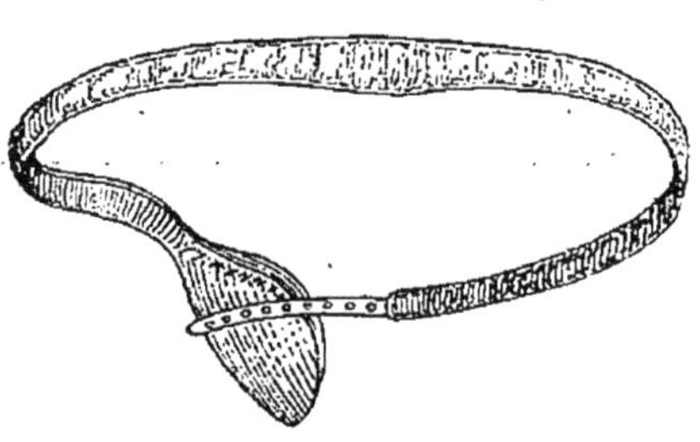

Fig. 132. — Bandage à bec de corbin.

Nous avons déjà dit que les sous-cuisses étaient parfois nécessaires pour maintenir en place les bandages. Les sous-cuisses le plus souvent utilisés sont des lanières de peau de daim; cependant quelques chirurgiens préfèrent l'emploi de tubes de caoutchouc vulcanisé, qui, parfaitement extensibles, permettent aux malades de faire toute espèce de mouvement.

B. *Bandage anglais.* — Inventé par Salmon au commencement de ce siècle, ce bandage a été introduit en France et perfectionné en 1816 par Wickham père. Il présente deux pelotes réunies par une tige métallique faisant l'office de ressort. Il consiste donc :

1° En un ressort principal courbe suivant ses faces, ayant parfois plusieurs trous, destinés à allonger ou à raccourcir à volonté le bandage ;

2° En deux pelotes placées aux extrémités du ressort et contenues au moyen de vis. L'une de ces pelotes, destinée à maintenir la hernie, est ovale ; l'autre, qui sert de point d'appui en arrière, est ronde.

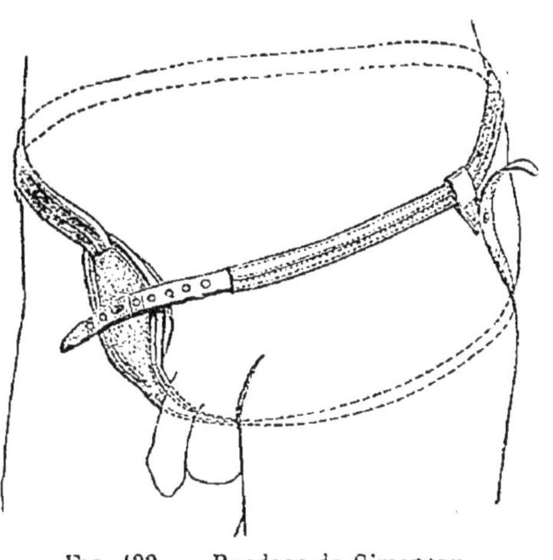

Fig. 133. — Bandage de Simoncau.

On peut résumer en quelques mots les différences qui existent entre ce bandage et le bandage français : « Il n'offre aucune torsion, ni inclinaison, et ses branches restent parallèles. Il entoure le tronc du côté opposé à la hernie. Il ne touche le sujet que par ses deux pelotes et ne cherche aucun soutien autour du tronc. Les pelotes sont mobiles en tous sens. Il n'a jamais de sous-cuisse et pourrait se passer de ceinture, bien que souvent cette dernière règle ne soit pas appliquée[1]. »

Ce bandage a aussi reçu le nom de *côté opposé*, parce que son ressort doit embrasser la hanche du côté opposé à la hernie ; il en résulte que la pelote herniaire agit précisément contre la direction suivant laquelle la hernie tend à sortir, avantage sur lequel il n'est pas besoin d'insister.

La plaque de devant sera placée sur l'ouverture herniaire, et toujours dans le sens du pli de la cuisse. La plaque de derrière doit être mise à la base de la colonne vertébrale, en arrière du sacrum.

1. A. Richard, *loc. cit.*, p. 182.

Le ressort de ce bandage est construit de telle manière qu'il ne comprime pas la hanche, et que la pression s'exerce seulement en avant et en arrière. Wickham a modifié ces appareils en appliquant au ressort du bandage une vis de pression au moyen de laquelle on peut augmenter ou diminuer la compression, lorsque le bandage est appliqué.

D'un autre côté, nous avons dit que la pelote de ces bandages était mobile dans tous les sens ; de là les divers modes d'articulation de la pelote avec le ressort, inventés par les

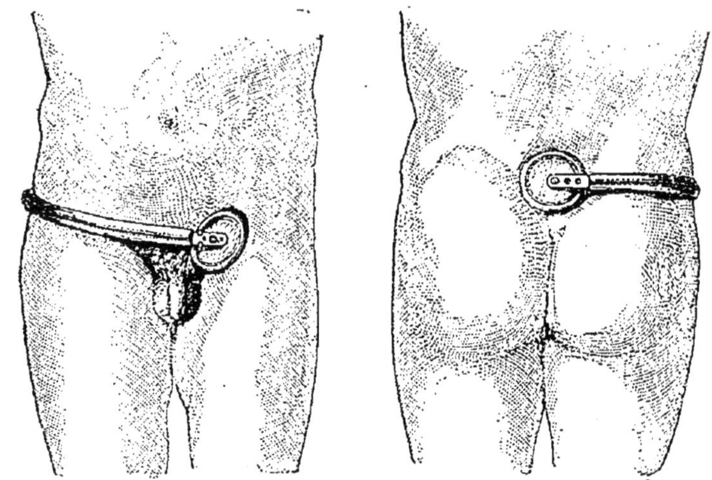

Fig. 134 et 135. — Bandage anglais.

fabricants d'instruments de chirurgie et sur lesquels nous ne pouvons insister ici. C'est ainsi que Charrière construisit un bandage dit *énarthrodial*, dans lequel la pelote est articulée avec le ressort du bandage par une extrémité arrondie rappelant une tête osseuse, et par conséquent l'*énarthrose*. Les figures 134 et 135 représentent le bandage anglais appliqué pour une hernie inguinale ; c'est d'ailleurs pour ces hernies qu'il doit être employé de préférence.

III. Bandage a pression rigide. — Il a été inventé par Dupré et construit par Robert et Collin. Cet appareil se compose d'une tige rigide, placée en travers sur la partie antérieure du ventre, contournée sur la forme de cette région, et supportant une ou deux pelotes de compression, selon que la hernie est simple ou double. Aux deux extrémités de cette tige est fixée une demi-ceinture flexible destinée à s'appliquer sur la région lombaire; des boucles et des pattes permettent de l'attacher en arrière et de la serrer à un degré convenable.

La tige rigide n'est pas horizontale, elle peut décrire jusqu'à trois courbes, dont une médiane à concavité supérieure et deux latérales à concavité inférieure; des deux côtés, cette tige médiane se termine par deux petites tiges verticales, qui s'appliquent étroitement sur les parties externes du bassin.

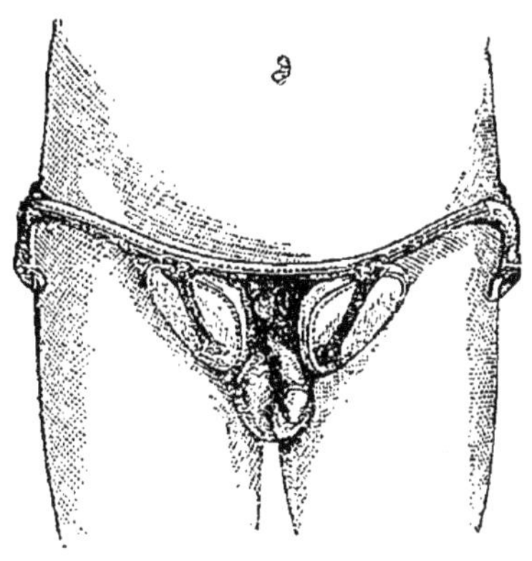

Fig. 136. — Bandage de Dupré.

La pelote destinée à maintenir la hernie est assujettie sur l'une des arcades latérales de la tige rigide, à l'aide de lames fenêtrées, rivées aux deux côtés de ces arcades. Une vis passant à travers la fenêtre s'engage dans un écrou rivé lui-même à l'écusson ou platine, support de la pelote, et la fixe sur la lame fenêtrée. Enfin la pelote est mobile dans le sens transversal et dans le sens antéro-postérieur; de plus on peut facilement la remplacer s'il en est besoin.

A la demi-ceinture postérieure sont annexées deux lanières de cuir, qui viennent se fixer latéralement à un bouton que présente la partie inférieure des petites branches verticales de la tige rigide, ce qui permet de faire basculer les pelotes à volonté.

Cet appareil est excellent pour contenir les hernies difficiles, et demande à être fait exprès pour chaque malade, ce qui en limite fatalement l'emploi. La figure 136 représente ce bandage appliqué sur une hernie inguinale double.

On a imaginé les bandages à pelotes mobiles, afin qu'elles puissent se prêter à tous les mouvements, sans cesser de comprimer la hernie. Ces bandages sont fort ingénieux, fort commodes, et la mobilité des plaques, que l'on pourrait croire nuisible pour une contention parfaite, paraît au contraire la favoriser.

Bandages herniaires chez les jeunes sujets.

1° Bandages pour hernies inguinales.

Dans les cas de hernies inguinales, après la première enfance et dans tout le cours de la vie, le bandage herniaire à ressort doit être le premier moyen à employer. Mais chez les tout jeunes enfants, il est impossible d'en faire usage. Il est donc nécessaire, pour la contention des hernies, dans la première enfance, depuis un mois jusqu'à dix-huit mois, d'adopter un modèle de bandage en caoutchouc à air. Ceux que Bourjeaurd, Galante et Rainal ont construits ont permis d'en vulgariser l'emploi.

Ces bandages présentent une ou deux pelotes, selon que l'on a affaire à une hernie simple ou double, et à ces pelotes en caoutchouc est fixé un conduit destiné à les remplir d'air.

Il faut avoir soin de faire retirer l'appareil deux ou trois fois dans les vingt-quatre heures, pour voir si la peau est excoriée ou rouge, et en même temps pour renouveler l'application de la poudre d'amidon ou de talc, qui doit toujours précéder celle du bandage.

La hernie inguinale plus ou moins volumineuse se produisant à l'âge de deux à six ans doit être contenue par un bandage à ressort. Le bandage anglais ne doit pas être employé à cause de sa disposition lombaire qui ne permet de prendre qu'un point d'appui très restreint sur le sacrum. Lorsque cette hernie est scrotale, on donne au ressort une force plus grande, de manière à résister à tous les efforts produits par la toux ou les divers exercices violents Dans les cas d'hydrocèle enkystée du cordon, on doit substituer à cette pelote une pelote en forme de poire, afin de ne pas comprimer le testicule.

Ce bandage est recouvert de peau d'agneau très fine. Afin d'éviter sa détérioration rapide causée par le contact de l'urine ou des matières chez certains enfants, la garniture de peau est remplacée par une autre en toile caoutchoutée imperméable; de cette façon, l'appareil est préservé et son entretien est rendu plus facile en ce qu'il peut être lavé fréquemment.

Nous recommandons de couvrir ces bandages avec une toile fine que l'on change souvent, et de saupoudrer de poudre de talc ou d'amidon les endroits sur lesquels ils doivent s'appliquer.

Chez les enfants de dix à quinze ans, l'appareil que nous recommandons doit être une modification du bandage anglais.

La disposition des ressorts doit permettre de donner à la pelote l'inclinaison nécessaire; les ressorts doivent être munis de plusieurs trous, de façon à pouvoir allonger l'appareil au fur et à mesure que la croissance se manifeste.

Quelque désagréable que soit le sous-cuisse, il est impossible de s'en passer pour les bandages applicables aux enfants; il n'est pas d'ailleurs nécessaire qu'il soit très serré : il a pour but, non de contribuer à la contention de la hernie, mais simplement d'empêcher le bandage de se déplacer; il doit être peu tendu et n'exercer aucune pression.

2° Hernie congénitale compliquée. — Bandage de Richter.

Il est une complication des hernies congénitales, qui implique certaines précautions dans la construction et l'emploi des bandages; nous voulons parler de la descente tardive du testicule. Lorsque, dans une hernie, la glande séminale est sortie de l'anneau externe, on place la pelote sur le canal comme à l'ordinaire.

Mais, lorsque le testicule est encore dans le canal ou se présente seulement à l'orifice de l'anneau externe, Debout[1] a conseillé l'emploi de la pelote échancrée de Richter (fig. 137).

L'échancrure permet à la pelote de maintenir la hernie sans comprimer le testicule dont il favorise la descente dans le scrotum.

Quand l'ectopie est cruro-scrotale et que l'intestin est réductible, la hernie peut encore être maintenue; mais, lorsque les adhérences retiennent les viscères en contact avec le testicule, ou que la présence de celui-ci dans le

1. Debout, *Bulletin de la Société de chirurgie*, 1re série, t. III, p. 98-106, Paris, 1852-53.

canal empêche l'application de la pelote entre lui et l'anneau interne, que faut-il faire? Le meilleur parti à prendre est peut-être de repousser ensemble dans l'abdomen intestin et testicule, et de maintenir la réduction avec le bandage.

Si des douleurs causées par la compression du testicule ou par l'irréductibilité rendent ce moyen impraticable, on en est réduit à l'emploi d'une pelote concave maintenant la tumeur tant bien que mal et capable au moins de s'opposer à son développement ultérieur.

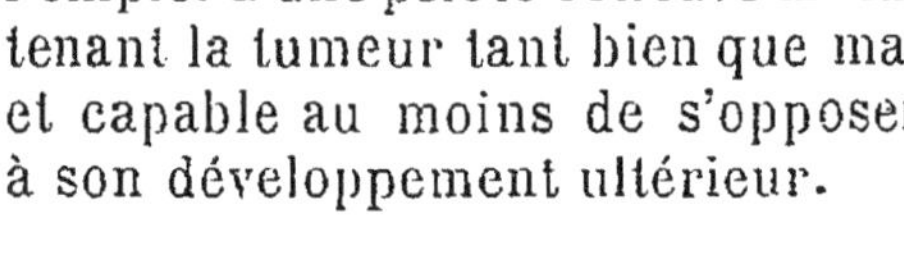

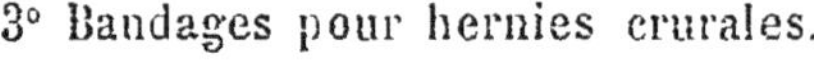

3° Bandages pour hernies crurales.

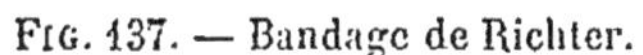

Fig. 137. — Bandage de Richter.

Nous ne dirons que peu de chose de la hernie crurale, moins commune que la hernie inguinale. On se servira avec avantage du bandage anglais à ressort. Mais, dans ce cas, le ressort passe du même côté que la hernie de manière à utiliser l'action de recul du ressort; grâce à son point d'appui et à la liberté laissée à la hanche, il ne perd rien de sa puissance par des points de contact intermédiaires au moins inutiles.

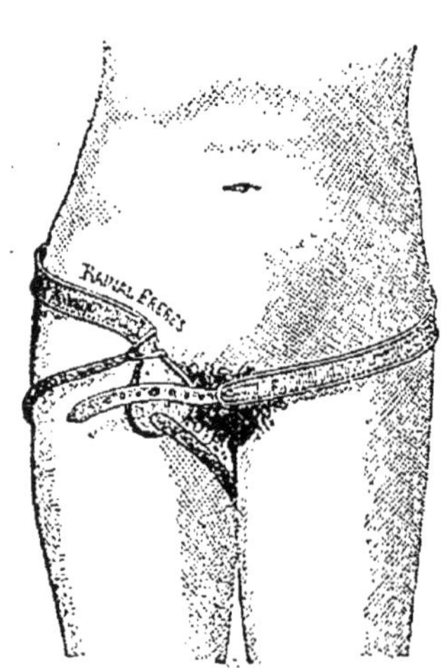

Fig. 138. — Bandage crural appliqué.

Les hernies crurales sont difficiles à maintenir, car les mouvements de la cuisse déplacent facilement les bandages, quel que soit leur système. Gosselin et S. Duplay ont employé de préférence le bandage français. Si c'est ce dernier que l'on choisit, il faut veiller à ce que l'extrémité antérieure du ressort supportant la pelote présente un coude très marqué à concavité inférieure, de façon à arriver au-dessous de l'arcade crurale; la pelote ovalaire, plus petite que celle des bandages inguinaux, doit avoir sa grosse extrémité dirigée en bas; les sous-cuisses sont absolument nécessaires pour maintenir la hernie crurale ; car, comme nous l'avons dit, en raison de l'extension et de la flexion constante de la cuisse, le bandage crural est beaucoup plus susceptible de se déranger que le bandage inguinal (fig. 138).

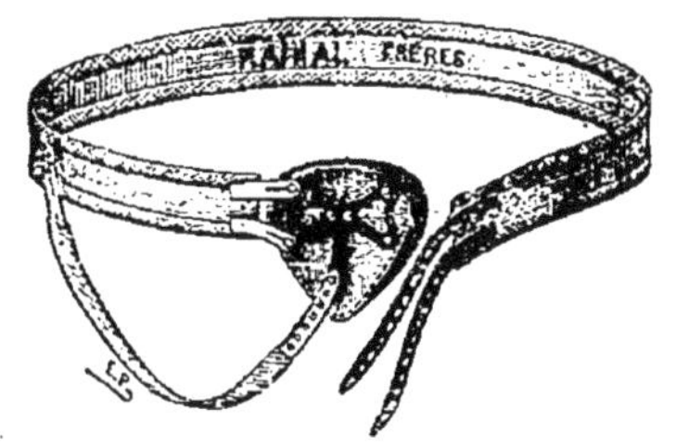

Fig. 139. — Bandage de J. L.-Championnière.

Bandage après la cure radicale des hernies.

Bandage de Just Lucas-Championnière.

Après la cure radicale des hernies, le tissu cicatriciel jeune qui soutient l'effort abdominal a besoin d'être protégé. Le docteur J. Lucas-Championnière le premier, au lieu d'appliquer le bandage vulgaire, a reconnu l'utilité d'un appareil spécial qui protège la cicatrice sans l'écraser. Il a d'abord fait employer les ressorts ordinaires avec pelotes très larges dépassant beaucoup la cicatrice à sa partie supérieure. Mais celui-ci appuie encore par une partie de son étendue sur la cicatrice. Just Championnière le réserve aujourd'hui pour certains cas exceptionnels où la région très faible aura besoin d'une pression à laquelle il ne faudra jamais renoncer.

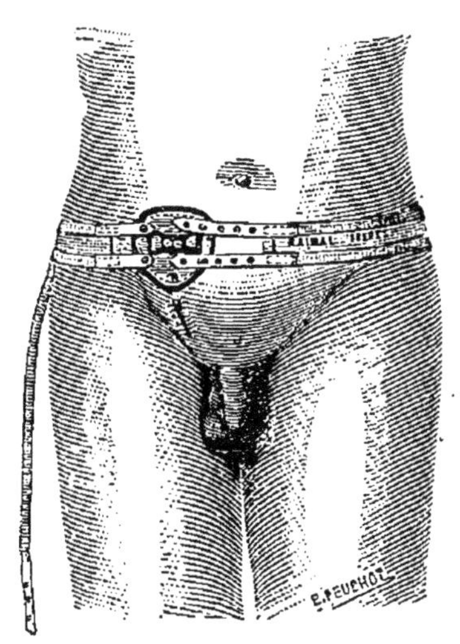

Fig. 140. — Le même appliqué.

Dans la plupart des cas, il emploie un appareil beaucoup plus simple. C'est une ceinture sans ressort (fig. 139), se plaçant un peu au-dessous de la crête iliaque, comme une ceinture ordinaire. Elle est munie d'une pelote assez large sur laquelle vient s'attacher le sous-cuisse. Cette pelote, un peu triangulaire et à pointe arrondie, est placée juste au-dessus du point où se termine la cicatrice de l'opération ; elle ne doit donc pas porter sur la cicatrice (fig. 140). Cette pelote, revêtue d'un tissu spécial, est d'un contact très doux pour la peau. Comme elle n'est pas fixée par un ressort, elle s'adapte très bien selon les modifications de volume subies par le ventre. Son rôle est d'appuyer au-dessus de la cicatrice comme le poing que l'on enfonce. Elle reçoit le choc intestinal dû à l'effort et évite la tendance qu'avaient les viscères à venir battre la cicatrice. Cette variété d'appareil est beaucoup plus facile à supporter qu'un bandage herniaire à ressort. Tel qui demandait à être opéré pour éviter le supplice du bandage déclare supporter sans ennui cette ceinture.

Certains des opérés devront porter longtemps cette ceinture, surtout pour l'effort de la toux. Mais, pour les cas les plus favorables, elle constituera un appareil d'attente jusqu'au moment où l'on sera suffisamment éloigné de l'opération pour que la cicatrice soit assez puissante pour supporter sans inconvénients les pressions viscérales, ce qui a lieu au bout d'une année environ[1].

Bandages pour la hernie ombilicale.

1° Hernie ombilicale dans la première enfance.

Il est facile, dit le professeur S. Duplay[2], par une pression simple, de faire rentrer les viscères dans l'abdomen; mais il est beaucoup moins aisé de les empêcher ultérieurement de sortir, et cette difficulté tient à la forme du ventre chez les enfants qui, suivant Malgaigne, ont le bassin trop étroit et l'abomen très large, précisément au niveau de la région ombilicale.

Chez les enfants, d'après le professeur Le Dentu[3], on a successivement recommandé : une serviette pliée en plusieurs doubles, et maintenue par une bande de diachylon (Trousseau); une plaque d'ivoire munie au centre d'une tige arrondie (Malgaigne); une plaque de liège hémisphérique reliée à une ceinture de cuir revêtu d'un enduit agglutinatif (Sömmering); une large bande de calicot lacée en

1. J. Lucas-Championnière, *Cure radicale des hernies*, 2e édit., Paris, 1892.

2. Simon Duplay, *De la hernie ombilicale*, Paris, 1866.

3. Le Dentu, *Dictionnaire de médecine et de chirurgie pratique*, t. XVII, p. 554, Paris, 1873.

arrière, et pouvant admettre, dans une poche située à sa partie antérieure, une plaque de gutta-percha (J. Thompson); une plaque de gomme élastique à mamelon saillant et recouverte d'une ceinture facile à renouveler sans déplacer la plaque (Vidal); une pelote de caoutchouc pleine d'air, maintenue par une bande de diachylon ou de caoutchouc (Demarquay). Mais il faut bien reconnaître que, malgré toutes les précautions prises, tous ces bandages ont une tendance à se déplacer.

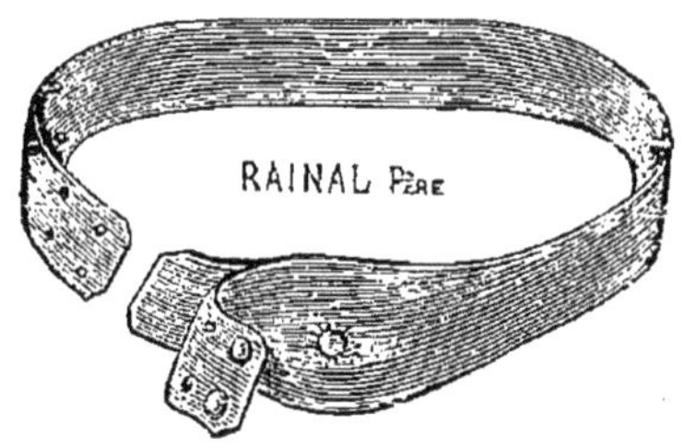

Fig. 141. — Ceinture en caoutchouc.

De tous ces moyens de contention, nous pensons que le plus pratique, chez les très jeunes enfants, est le modèle figure 141. Il se compose d'une ceinture en caoutchouc naturel; une petite pelote à air, placée au centre, s'adapte sur l'ombilic. Des trous pratiqués sur toute la surface de la ceinture empêchent la sudation produite par le caoutchouc. Rainal a imaginé de remplacer la pelote ronde par une autre de forme carrée et plate (fig. 142); on évite ainsi la dilatation de l'anneau, ce qui peut arriver avec les pelotes rondes et coniques.

La ceinture en caoutchouc naturel rend de très grands services chez les enfants au maillot parce qu'elle ne se détériore pas trop rapidement au contact de l'urine et des matières intestinales; il suffit d'un simple lavage à l'eau claire pour en faire disparaître les traces. Cependant le contact direct du caoutchouc sur la peau amène, chez certains enfants, de l'érythème que l'on ne peut faire disparaître qu'en cessant l'emploi de cette ceinture. En pareil cas, il est bon d'adopter un bandage en tissu élastique tissé qui ne présente certainement pas les mêmes inconvénients et qui maintient très bien la hernie.

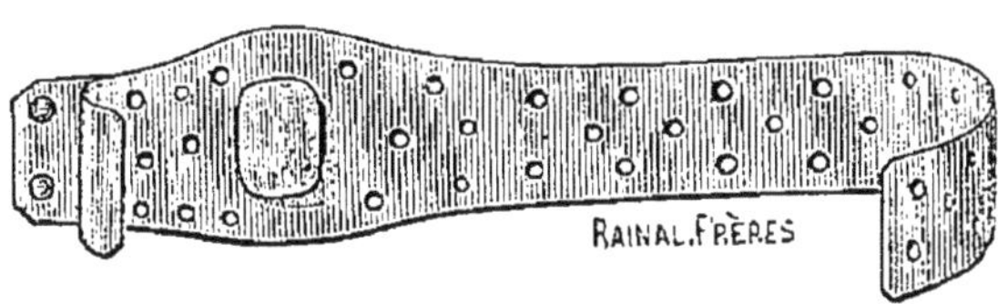

Fig. 142. — Pelote de la ceinture.

Quelques chirurgiens conseillent dès le deuxième mois un bandage anglais en rapport avec la force minime développée par l'enfant.

2° Bandage à pelote mobile pour les hernies ombilicales chez les enfants.

Au contraire, le professeur Gosselin[1] ne conseille le bandage à ressort que lorsque les enfants commencent à marcher, le bandage en caoutchouc devenant insuffisant à cet âge. Il faut avoir recours au bandage ci-contre (fig. 143), qui remplit assez bien toutes les indications. La mobilité des plaques facilite le déplacement de l'appareil en totalité, sans nuire à la contention de la hernie qui est constamment maintenue par la pelote; cette dernière ne suivant pas le ressort dans ses évolutions de bas en haut, la compression est obtenue par la simple force élastique d'avant en arrière.

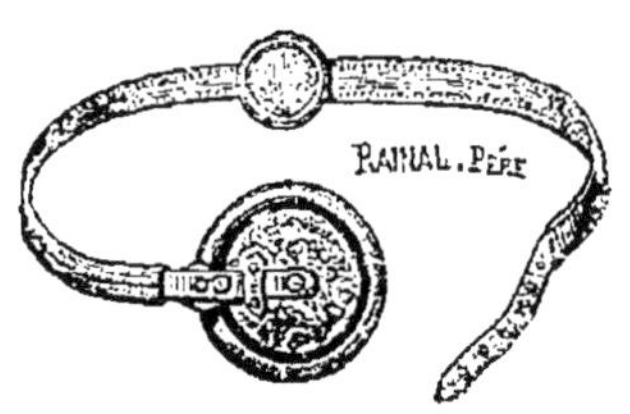

Fig. 143. — Bandage à pelote mobile.

Ce modèle est composé d'un seul ressort auquel est fixée une courroie destinée à le maintenir en place.

La difficulté qui se présente chez les enfants d'environ quatre ans, dont la hernie ombilicale n'est pas entièrement disparue, consiste à maintenir en place le bandage, qui se dérange facilement dans les divers mouvements du corps. Nous nous sommes bien trouvés en pareil cas de l'application du bandage ombilical à ressort à double branche. La pelote est à pivot mobile et les ressorts peuvent monter ou descendre sans que la pelote se déplace.

On a essayé de se servir, depuis quelques années, d'un appareil agglutinatif qui avait déjà été employé il y a bien longtemps par Sömmering. Il se compose d'une petite bille recouverte d'un disque et que l'on enveloppe de bandelettes de diachylon. Outre que cette partie conique a l'inconvénient de dilater l'anneau ombilical, les bandes de diachylon occasionnent une irritation très vive de la peau, de l'érythème et même des érosions.

1. Gosselin, *Leçons sur les hernies abdominales*, Paris, 1865.

C'est pour obvier à ces accidents que Beslier a préparé un bandage ombilical agglutinatif formé avec du sparadrap à la glu. Mais tous ces bandages agglutinatifs n'exercent pas une pression suffisante pour maintenir les hernies.

3° Hernie ombilicale chez l'adulte.

Il faut admettre, dit le professeur S. Duplay[1], que les hernies de l'ombilic chez les adultes sont de deux espèces : les unes qui sortent directement par l'anneau, ou en suivant le trajet ombilical, c'est-à-dire la veine du même nom, et qui apparaissent surtout immédiatement au-dessus de la cicatrice cutanée, ce sont les hernies *ombilicales proprement dites ;* les autres, qui s'échappent à travers une éraillure de l'aponévrose, sur un point quelconque du pourtour de l'anneau, ce sont les hernies *ad-ombilicales*, comme les appelait Gerdy.

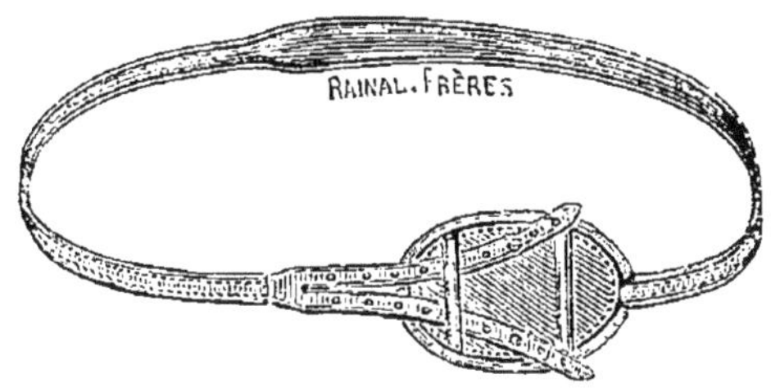

Fig. 144. — Bandage ombilical.

Le volume des hernies ombilicales est extrêmement variable : on en rencontre de si petites qu'elles échapperaient à un examen superficiel; d'autres, au contraire, acquièrent un volume véritablement énorme; mais dans ces cas, en général, il ne s'agit plus de hernies simples; elles sont adhérentes et irréductibles.

Le bandage ombilical (fig. 144) que l'on emploie généralement pour ce genre de hernie, consiste en une pelote ronde ou ovale assez large, au centre de laquelle est une demi-sphère destinée à s'appliquer sur l'ouverture ombilicale. Cette pelote est fixée au ressort qui embrasse les deux tiers du corps et se termine par deux courroies venant se fixer à deux boutons placés sur le milieu de la plaque. Ce bandage a quelquefois l'inconvénient d'exercer une trop grande constriction produite par le serrage des courroies, le seul moyen d'ailleurs d'obliger cet appareil à rester en place.

Pour obvier à cet inconvénient, le professeur Dolbeau

1. S. Duplay, *De la hernie ombilicale,* Paris, 1866.

avait fait construire un appareil (fig. 145) consistant en une pelote sur le milieu de laquelle était fixé un ressort faisant l'office de levier ; à chacune de ses extrémités était attachée une courroie destinée à se relier à la ceinture; en serrant plus ou moins ces deux courroies, on agit sur le ressort et l'on obtient une pression suffisamment forte pour maintenir les hernies ombilicales ne dépassant pas le volume d'une grosse noix. Nous reprocherons à ce bandage le volume de ses ressorts en avant, et surtout l'action de la ceinture, qui enserre le corps sur les quatre cinquièmes au moins de sa circonférence. La cambrure de la région lombaire chez la femme ne permet pas toujours l'emploi de cet appareil; le point d'appui n'étant pas suffisant, la ceinture se déplace dans les mouvements de flexion.

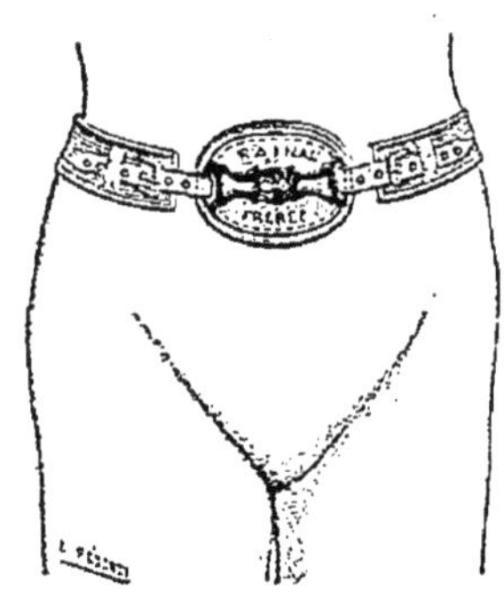

Fig. 145. — Bandage ombilical de Dolbeau.

Dans la hernie ombilicale encore au début, et chez la femme en particulier, il arrive souvent que, vu la mobilité des parois abdominales, l'enfoncement de l'ombilic, la facile excoriation de la peau de cette région, les bandages herniaires ne peuvent être supportés.

On devra alors employer une ceinture en coutil, munie d'élastiques sur les côtés; une petite pelote très douce devra être fixée à l'endroit correspondant à l'ombilic. La sensibilité de la peau et de la hernie n'étant pas très grande, elle pourra être bien supportée (fig. 146).

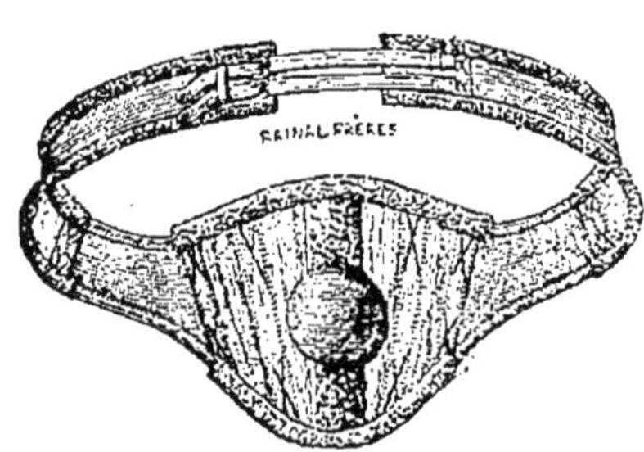

Fig. 146. — Ceinture à pelote ombilicale.

Ce modèle n'empêche pas toujours la hernie de sortir; mais il s'oppose, s'il est porté régulièrement, à un accroissement de volume qui rendrait la tumeur de plus en plus gênante. Cette ceinture est applicable surtout chez les femmes dont l'hyperesthésie herniaire ne leur permet pas de supporter la moindre pression.

« Il m'est arrivé, dit Gosselin[1], pour quelques femmes auxquelles je ne pouvais faire supporter aucun bandage, de conseiller une ceinture de coutil à laquelle je faisais fixer une pelote; cette pelote était placée sur l'ouverture herniaire, la ceinture était serrée autant que possible, et le corset achevait de maintenir le tout en place. Ce mode de contention est sans doute bien insuffisant contre les grands efforts; mais il suffit, à défaut de mieux, pour empêcher l'augmentation de volume de la hernie que pourraient occasionner les efforts modérés. »

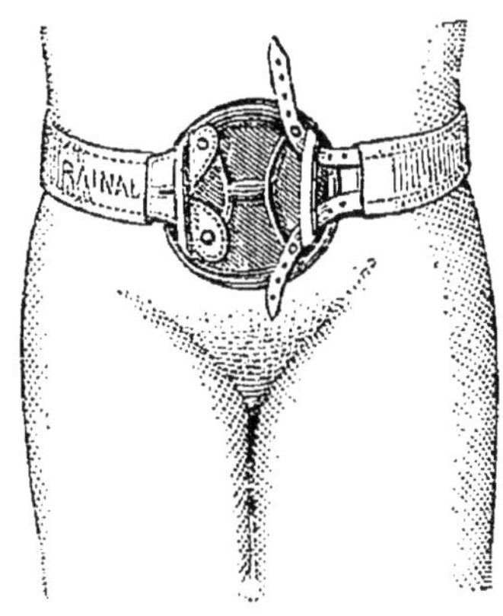

Fig. 147. — Ceinture à bascule sans ressorts.

Parfois la pelote doit être insufflable, pour pouvoir être supportée (F. Terrier).

Une ceinture à bascule sans ressort (fig. 147) est applicable chez les sujets qui ne peuvent supporter la pression des ressorts. Elle est composée d'une pelote sur le milieu de laquelle est fixé un levier à quatre branches destiné à recevoir les deux extrémités d'une ceinture non élastique embrassant l'abdomen.

Les quatre branches de ce levier, tirées vers un centre commun, agissent en directions différentes et se neutralisent.

4° Bandages pour hernies ombilicales irréductibles.

Tous les bandages dont nous venons de parler ont leur pelote convexe et ne doivent être appliqués que pour maintenir les hernies entièrement réductibles. Mais, lorsque les hernies sont irréductibles complètement ou en partie, elles ne peuvent plus être contenues par les brayers; car la pelote pesant sur la partie déplacée pourrait causer l'inflammation et quelquefois l'étranglement des viscères herniés.

Lorsque ces hernies sont très volumineuses, elles ne

1. Gosselin, *loc. cit.*

peuvent être maintenues que par un suspensoir bien fait; mais, si la partie irréductible est peu considérable, des bandages à *pelote concave* peuvent, non seulement les contenir sans aucune espèce d'accidents, mais encore, comprimant d'une manière uniforme les organes déplacés, ils finiraient par faire rentrer la hernie chez les malades qui gardent le repos (?). Aussi a-t-on conseillé de diminuer graduellement la concavité de la pelote et d'user d'une pelote convexe, dès que la hernie est rentrée dans la cavité abdominale. Le modèle figure 148 est applicable pour ce genre de hernie, dont le volume ne dépasse pas la grosseur d'une orange, par exemple.

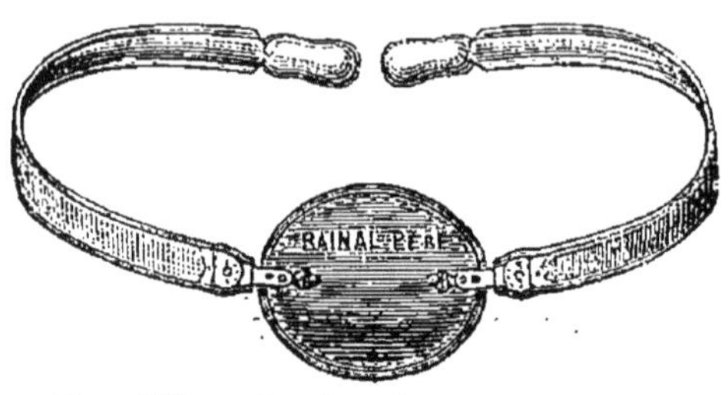

Fig. 148. — Bandage à pelote concave.

Ce bandage est composé d'une plaque concave emboîtant toute la tumeur. Deux ressorts fixés de chaque côté de la pelote s'articulent sur un pivot; cette disposition a pour but de permettre aux ressorts de se déplacer dans les mouvements du corps en avant et en arrière, tout en conservant à la plaque une immobilité complète.

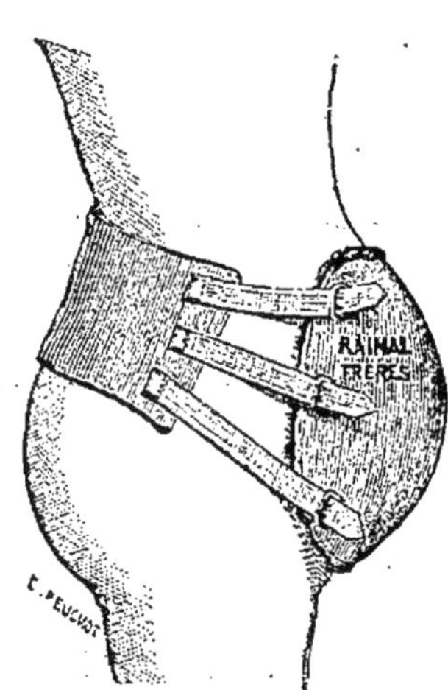

Fig. 149. — Ceinture en cuir moulé.

Dans certains cas de hernies ventrales irréductibles chez des sujets obèses, hernies ayant les dimensions d'une tête de fœtus, il faut employer soit une ceinture en cuir moulé (fig. 149), soit recevoir les viscères herniés, qui ont perdu *droit de domicile* dans l'abdomen, dans une sorte de sac ou de suspensoir adapté à la ceinture abdominale, et rappelant plus ou moins l'ancien appareil de Hilden, modifié par Scarpa[1].

Les exomphales adhérentes, dit le professeur S. Duplay,

1. S. Duplay, *De la hernie ombilicale*, Paris, 1866.

peuvent acquérir parfois un énorme volume, soit par le développement anormal et l'hypertrophie de l'épiploon, soit par l'introduction d'une nouvelle quantité de viscères qui contractent consécutivement des adhérences.

C'est dans ces cas d'éventration complète que l'on voit la hernie descendre jusqu'au-devant du pubis, ou même tomber jusque sur les cuisses du malade. Stalpart van der Wiel, Richter en ont cité des exemples.

Pour la contention de ces hernies, qu'il est impossible de réduire, le professeur Gosselin[1] rejetait avec raison l'emploi des pelotes concaves munies de ressorts, qui, s'enfonçant dans les masses graisseuses, les coupent et amènent des excoriations, ce qui oblige les malades à abandonner ces appareils.

Malgaigne[2] était du même avis et conseillait alors une simple ceinture munie d'un coussin très doux, qui, disait-il, recouvre et loge la hernie en la comprimant légèrement. Ces coussins doivent être supprimés toutes les fois que les malades ne les supportent que difficilement.

Aujourd'hui, et à juste titre, la cure radicale de la hernie ombilicale est faite par de nombreux chirurgiens et donne d'excellents résultats.

Application des bandages.

Pour appliquer les bandages herniaires, on fait coucher le malade; on réduit complètement la hernie, et un doigt est placé sur l'ouverture herniaire, afin d'empêcher les viscères de sortir de nouveau. Cela fait, on déploie le bandage, dont on place l'extrémité postérieure en arrière pendant que la plaque est ramenée sur la hernie, et l'on retire la main au fur et à mesure que l'on fait avancer la pelote sur l'orifice par où s'échappent les viscères. On ramène ensuite la courroie en avant, et on la fixe solidement aux clous ou aux crochets qui sont sur la face externe de la plaque. Lorsque des sous-cuisses sont nécessaires, ils doivent être placés immédiatement.

Quand le bandage est posé, on fait lever le malade, on examine si la plaque est bien ajustée sur l'anneau, si le res-

1. Gosselin, *Hernies abdominales*, Paris, 1865.
2. Malgaigne, *Leçons cliniques sur les hernies*, Paris, 1841.

sort s'adapte convenablement au contour de l'os des iles; enfin, on doit faire tousser le malade afin de s'assurer si la hernie est bien maintenue.

Il est bien évident que le détail de cette manière de faire variera quelque peu lorsqu'il s'agira de placer un bandage anglais ou un appareil de Dupré.

Tout bandage herniaire doit tenir du premier coup; il faut qu'un déplacement de 3 ou 4 lignes ne nuise pas à son efficacité; car, si un bandagiste s'est trompé en le plaçant, comment espérer que les malades, qui sont loin d'avoir les connaissances nécessaires, éviteront toujours ce léger déplacement[1]?

L'usage des brayers est quelquefois suivi de gêne dans les premiers jours de leur application; mais, le plus souvent, au bout de quelque temps, le malade s'y accoutume : il peut même facilement conserver son bandage pendant la nuit.

Les accidents qui peuvent résulter de l'emploi d'un bandage trop serré sont : le gonflement inflammatoire du scrotum et du testicule, des varices du cordon, quelquefois même la gangrène de la peau et des parties sous-jacentes. Dans ces circonstances on cesserait l'usage du bandage, ou mieux on se servirait d'un brayer moins serré.

Chez les sujets trop maigres, dont le ventre est déprimé, la pelote se trouve portée en haut par les mouvements de flexion de la cuisse; alors les sous-cuisses sont indispensables. On a prétendu que, chez ces mêmes individus, une pelote trop convexe écartait mécaniquement l'ouverture de l'anneau. Nous avons déjà signalé ce fait.

Chez ceux qui sont trop gras, le bandage, repoussé par la saillie du ventre, peut descendre au-dessous de la hernie; on a conseillé alors de soutenir la pelote par des scapulaires.

Les bandages herniaires peuvent seuls amener la cure radicale des hernies lorsque le sujet est jeune, qu'il reste tranquille et que la maladie est récente.

Le malade devra autant que possible conserver son bandage le jour et la nuit, car le moindre effort peut faire sortir l'intestin, qui peut s'étrangler. Toutefois, la plupart des malades retirent leur bandage dès qu'ils sont dans le décubitus dorsal, et cela sans grands inconvénients : il est bon d'ajouter cependant que le décubitus n'abolit pas les efforts;

1. Malgaigne, *Leçons cliniques sur les hernies*, p. 164.

si, par exemple, il y a des quintes de toux pendant la nuit, il est parfaitement indiqué de garder le bandage.

Le malade devra éviter tout effort violent, et, s'il y était forcé par les circonstances, une main appliquée sur la pelote la maintiendrait solidement fixée, afin que l'intestin ne la fît pas céder. La même précaution doit être prise dans les efforts de vomissement et de défécation.

Il arrive quelquefois que les malades, afin d'éviter la gêne que leur cause un bandage dont la garniture est altérée par la sueur, appliquent la pelote par-dessus leur chemise. Or la chemise se déplace, le bandage contient mal la hernie; aussi vaut-il beaucoup mieux envelopper la pelote et toute la garniture d'un morceau de linge fin, que l'on renouvelle toutes les fois que des soins de propreté l'exigent.

En résumé, pour qu'un bandage remplisse toutes les conditions désirables, il faut : 1° que la hernie soit réduite; 2° que la pelote porte exactement sur le trajet ou sur l'ouverture qui donne passage aux viscères déplacés; 3° que la hernie soit bien maintenue et ne sorte pas dans des efforts physiologiques, toux, éternuement, etc.; 4° enfin que la pression exercée par la pelote soit suffisante, en même temps que supportable au patient.

Ces conditions ne sont pas toujours faciles à réaliser; de là, la multiplicité des modifications qu'on a fait subir aux appareils que nous avons décrits comme types.

Dans quelques circonstances, par exemple, la hernie n'est pas réductible en entier; il reste dans le sac de l'épiploon adhérent, ce qui n'empêche pas d'appliquer un bandage; seulement, on a soin que la pelote soit excavée, quitte à diminuer peu à peu cette excavation pour remettre, dit-on, les choses en place. Nous n'avons d'ailleurs qu'une confiance médiocre dans cette réductibilité, et nous lui préférons de beaucoup la cure radicale.

§ 4. — Ceintures, bandages à plaque.

Les ceintures varient selon le but qu'on se propose d'obtenir par leur emploi, et suivant les parties sur lesquelles elles sont appliquées. Tantôt elles sont confectionnées avec du coutil; d'autres fois, avec une étoffe de caoutchouc, analogue à celle dont nous avons parlé à propos des bas lacés; enfin, on peut les faire en peau.

Les ceintures peuvent être divisées en : ceintures *ombilicales*, ceintures *abdominales* ou *ventrières* et ceintures *hypogastriques*. Tandis que ces deux dernières sont surtout utilisées dans les affections des organes du petit bassin chez la femme, les premières sont particulièrement employées pour la contention plus ou moins exacte des hernies ombilicales ou ad-ombilicales.

1° *Ceintures ombilicales.* — Nous les avons déjà décrites à propos des hernies ombilicales, pensant qu'elles doivent plutôt porter le nom de bandages. Nous n'y reviendrons donc pas.

2° *Ceintures abdominales.* — Elles sont spécialement indiquées chez les femmes très grasses ou chez celles dont les parois abdominales ont été relâchées à la suite de grossesses répétées. Souvent aussi on les emploie pour traiter

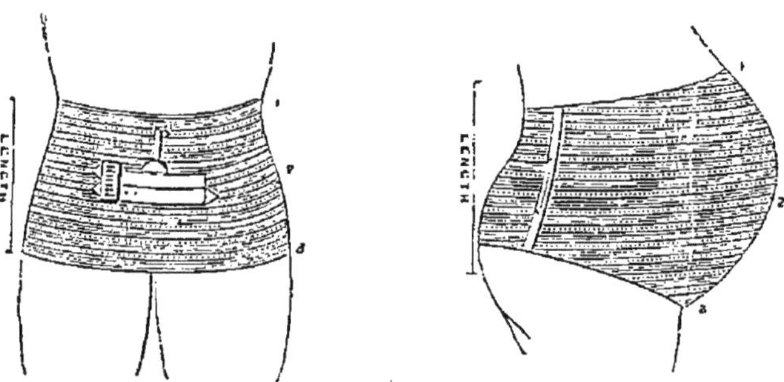

FIG. 150 et 151. — Ceintures abdominales de Bourjeaurd.

les affections et surtout les déviations de l'utérus; c'est évidemment là un moyen mécanique pour soutenir le poids des viscères abdominaux.

Les éventrations, suite de couches ou résultant d'une opération, comme l'ovariotomie; les tumeurs abdominales, kystes ou tumeurs fibreuses, nécessitent souvent l'emploi des ceintures abdominales, et même de plaques destinées à renforcer la ceinture.

Ces ceintures peuvent être faites en coutil, en peau de daim ou de chamois; le plus souvent, elles sont en tissu élastique (coton et caoutchouc, soie et caoutchouc) ; d'autres fois, une partie de la ceinture est en coutil et les goussets sont en tissu élastique.

Parmi les ceintures de tissu élastique, nous devons signaler les ceintures de Bourjeaurd (fig. 150 et 151), et celles fabriquées par Galante, Mariaud, Mathieu [1].

On peut, dans certaines conditions, ajouter à ces ceintures un coussin, situé immédiatement au-dessus du pubis, et qui a pour but d'agir médiatement sur l'utérus dévié ou malade. Dans ces cas, la hauteur de la ceinture doit être sensiblement diminuée, et elle joue un rôle analogue à celui que remplissent les ceintures hypogastriques.

Dans certains cas d'ovariotomie [2], la cicatrice abdominale peut devenir le siège d'une hernie ou même d'une éventration. Cet accident, surtout fréquent à l'époque où les chirurgiens pratiquaient le traitement extra-péritonéal du pédicule, est devenu beaucoup plus rare depuis que le traitement intra-péritonéal s'est imposé comme méthode de choix.

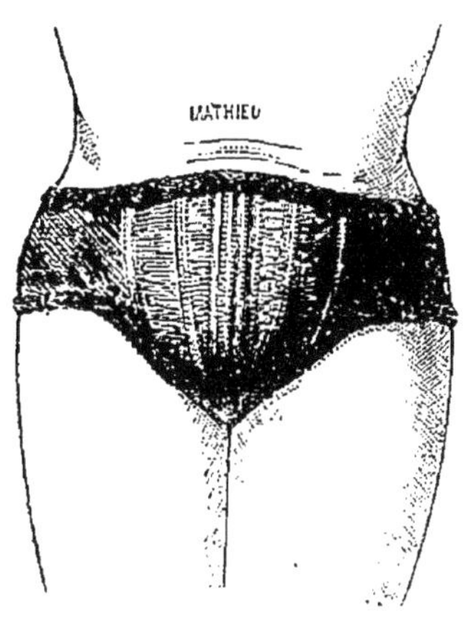

Fig. 152. — Ceinture abdominale de tissu anglais élastique.

Cependant ces hernies ventrales, petites ou grandes, peuvent encore se produire, et c'est pour les éviter qu'il faut inviter les opérées à continuer fort longtemps l'usage des ceintures abdominales bien faites et correctement appliquées (fig. 152).

La ceinture a pour but alors, non seulement de préserver la cicatrice, mais aussi d'obtenir l'immobilité absolue de toute la paroi abdominale, et prévient par conséquent les sensations douloureuses de tiraillements produites par le déplacement de l'utérus.

Elle se compose d'une partie pleine en fort coutil embrassant l'abdomen. Sur le milieu et verticalement est disposé un coussin assez doux, quoique résistant, qui maintient la cicatrice par la pression obtenue au moyen de ressorts

1. Ch. Bourjeaurd, *De la compression élastique*, etc., Paris et Londres, 1862.

2. Paul Segond, *Encyclopédie internationale de chirurgie*, t. VII, Paris, 1888.

disposés transversalement sur le devant de la ceinture. Ces petits ressorts excessivement flexibles sont attachés sur les côtés de la ceinture: on peut en modérer la pression en serrant plus ou moins les courroies qui viennent se fixer sur des boucles. Des sous-cuisses sont indispensables.

3° *Ceintures de grossesse ou entociques.* — Elles ont pour but de soutenir les parois abdominales, quand celles-ci ont été relâchées par des grossesses antérieures, ou de maintenir le fœtus dans une bonne position, lorsqu'on est parvenu par des manœuvres externes à transformer en présentation régulière une présentation vicieuse; elles peuvent encore servir à empêcher les viscères abdominaux de peser sur l'utérus malade ou dévié.

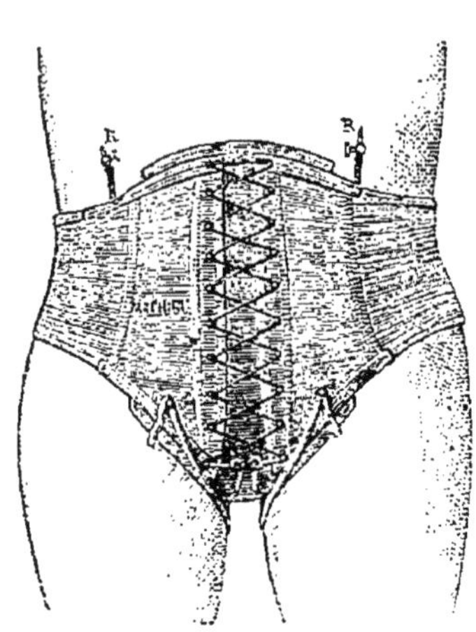

Fig. 153. — Ceinture entocique de Pinard.

Le modèle du professeur Pinard est constitué par une large bande de tissu élastique entourant les deux tiers postérieurs de la circonférence du tronc, tandis que le plastron antérieur est en coutil et se lace avec un cordonnet de soie ou élastique. Des sous-cuisses sont placés pour empêcher la ceinture de remonter (fig. 153).

4° *Ceintures hypogastriques.* — Comme leur nom l'indique, ces ceintures agissent spécialement sur l'hypogastre, et d'une façon indirecte sur l'utérus, d'où leur si fréquent emploi dans les déviations et dans les autres affections de cet organe.

Elles sont formées d'un coussin large, épais, quelquefois élastique, le plus souvent dur et résistant, constitué par du crin recouvert de peau de chamois. La face externe de ce coussin présente une plaque métallique plus ou moins large qui est maintenue par une ceinture ou un ressort analogue à celui qu'on adapte aux pelotes des bandages. Cette union a lieu à l'aide d'un système tel que l'inclinaison de la pelote hypogastrique puisse varier au gré de la malade ou du chirurgien, et c'est ordinairement à l'aide d'une clef que cette mobilité est obtenue. Toutefois, J. Charrière l'a remplacée par deux boutons faisant corps avec l'appareil; d'ailleurs, ce mécanisme varie quelque peu, selon les fabricants d'instruments de chirurgie (fig. 154).

Dupré a appliqué à la construction de ces ceintures les préceptes qu'il a suivis à propos des bandages; aussi a-t-il fait fabriquer par Robert et Collin, une ceinture à tige antérieure rigide, avec demi-ceinture molle postérieure : c'est la tige antérieure rigide qui supporte la pelote hypogastrique.

Enfin, au lieu d'une pelote unique antérieure, quelques praticiens préfèrent employer deux pelotes latérales (Raspail), qui n'agissent pas aussi directement sur la vessie (?).

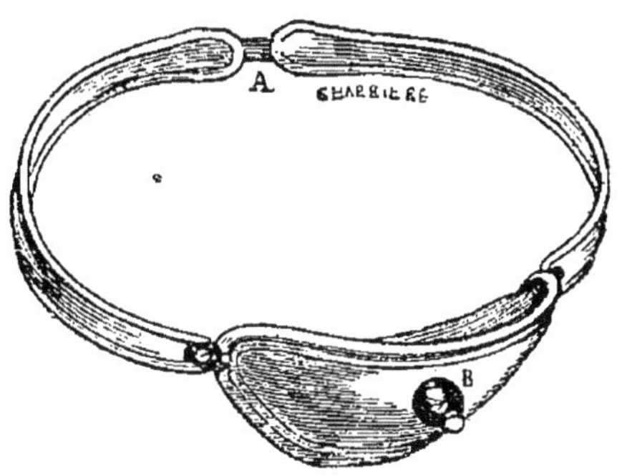

Fig. 154. — Ceinture hypogastrique de J. Charrière.

Lorsqu'on applique ces diverses ceintures, il faut avoir soin que le ressort ou la ceinture molle passe au-dessous des crêtes iliaques, afin que la pression de l'appareil ne s'exerce qu'exclusivement sur l'hypogastre. On conçoit que si la ceinture pressait sur l'abdomen, l'effet thérapeutique qu'on cherche à obtenir en repoussant en haut et en arrière le poids des viscères abdominaux serait presque totalement perdu.

Dans un certain nombre de cas, alors que les déviations utérines sont peu marquées et que les symptômes morbides sont principalement dus à des phénomènes d'inflammation, on peut remplacer ces appareils, toujours coûteux et fort souvent difficiles à faire accepter par les malades, par un bandage de corps, une serviette pliée, qui, passant au-dessous des hanches, comprime l'hypogastre et prend son point d'appui en bas de la région lombaire, vers la base du sacrum.

5° *Ceinture compressive pour rein mobile.* — Des essais nombreux ont été tentés en vue de maintenir cet organe une fois remis à sa place naturelle. Les appareils à ressort dans le genre des bandages herniaires ont dû être abandonnés par suite des douleurs intolérables qu'occasionnait leur pression.

La ceinture (fig. 155), modèle de Siredey, est destinée à comprimer l'abdomen en totalité; une plaque, dont la pression peut être augmentée ou diminuée, est placée au niveau du rein; cet organe doit être réduit et remis en place avant l'application de la ceinture.

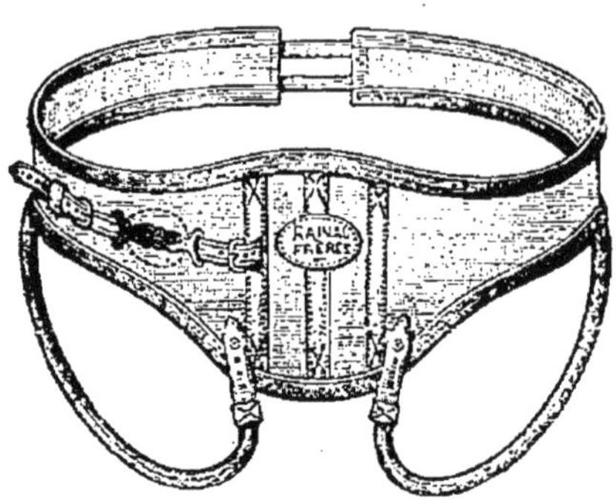

Fig. 155. — Ceinture de Siredey.

La ceinture (fig. 156) est en tissu élastique. Elle ne doit pas avoir plus de 14 centimètres de hauteur, de façon à venir se placer immédiatement au-dessous des côtes et se terminer un peu au-dessus des crêtes iliaques. Trois baleines disposées sur le milieu empêchent cette bande de se rouler.

A l'endroit de la ceinture correspondant au rein est fixée aussi une pelote qui exerce une certaine compression sur cet organe. Des pattes et des boucles servent à régler le degré de pression nécessaire. Les sous-cuisses sont disposés sur le devant de la ceinture, et viennent se fixer à des boucles placées à la partie postérieure. On peut remplacer ces sous-cuisses en caoutchouc par des jarretelles, que l'on fixe sur les côtés de la ceinture pour venir s'attacher à la partie supérieure des bas. On ne peut espérer contenir sérieusement le rein par ce procédé; mais il est certain que la compression exercée en cet endroit amène quelquefois un soulagement réel.

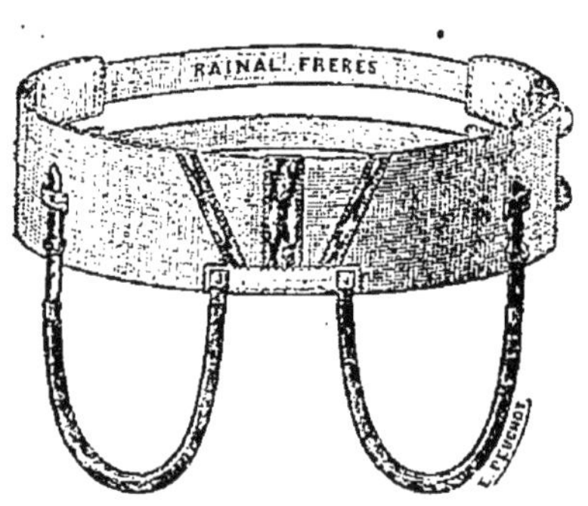

Fig. 156. — Ceinture pour rein mobile.

On a aussi imaginé un certain nombre de ceintures hypogastriques avec ou sans ressort, pour les déviations de l'utérus.

Nous ne citerons que pour mémoire celle du professeur Pajot pour les antéversions de l'utérus, celle de G.

Thomas, destinée aussi au même usage[1], celle de Guéniot, celles fabriquées pour remédier aux latéroflexions, aux prolapsus utérins, etc.

Mais on peut dire que leur emploi ne donne jamais qu'un résultat des plus imparfaits.

5. — Bandages et appareils contentifs de l'utérus. Des pessaires.

On donne le nom de *pessaires* à des instruments destinés à être introduits dans le vagin, soit pour maintenir l'utérus dans sa position normale : ce sont les pessaires dits *utérins;* soit pour soutenir les hernies qui font saillie dans le vagin : ces derniers ont reçu le nom de pessaires *vaginaux*[2].

Enfin on a imaginé des pessaires *intra-utérins* ou redresseurs de l'utérus, appareils spéciaux souvent dangereux dont nous ne nous occuperons pas ici.

Pour maintenir le vagin ou l'utérus, les pessaires ordinaires prennent leur point d'appui, non sur le périnée ou les tubérosités ischiatiques, comme on l'a dit, mais bien sur le vagin qui, en vertu de sa tonicité, embrasse le pessaire avec exactitude et l'empêche de se déplacer.

Toutefois l'emploi des pessaires ordinaires devient difficile chez les femmes lymphatiques, molles et multipares, chez celles atteintes d'un prolapsus utérin ancien avec hypertrophie, enfin dans les cas de déchirure du périnée. Dans ces circonstances, en effet, l'anneau vulvaire dilaté ou déchiré, les parois vaginales relâchées ne peuvent plus soutenir les pessaires, qui glissent et s'échappent au moindre effort. Aussi a-t-on dû se servir de pessaires à tige prenant un point d'appui sur des liens qui se fixent à une ceinture abdominale.

« Les pessaires agissent donc de deux manières : ou bien ils s'appuient sur le vagin en le distendant, ou bien ils supportent le col ou l'ensemble de la tumeur, en prenant leur point d'appui au dehors sur une ceinture abdominale. On a désigné plus spécialement ces derniers sous le nom d'*hystérophores*[3]. »

1. Mundé, *Traité de petite chirurgie gynécologique*, Bruxelles, 1890.
2. Malgaigne, *Médecine opératoire*, 6e édit., p. 722.
3. Le Gendre, *De la chute de l'utérus*, Paris, 1860.

Pessaire sans tige. — La nature de la matière qui entre dans la composition de ces instruments est extrêmement variée : on a fabriqué des pessaires d'or, d'argent, d'étain, d'aluminium, d'ivoire, de buis, de liège, etc.; des éponges taillées ont été introduites dans le vagin et ont été employées à la place des pessaires ; enfin les pessaires qui sont le plus fréquemment en usage sont formés d'une espèce d'étoupe recouverte d'huile siccative de lin ; ils sont généralement désignés sous le nom de *pessaires de gomme élastique*.

Ces derniers pessaires ne sont pas beaucoup plus avantageux que les autres; cependant, comme ils possèdent une certaine élasticité, ils ont moins d'inconvénients que les pessaires complètement rigides. Enfin on fabrique des pessaires de caoutchouc vulcanisé, dits *pessaires à réservoir d'air*, qui sont très élastiques et remplissent assez bien le but qu'on se propose d'atteindre.

La forme des pessaires est aussi extrêmement variable; à chaque forme de pessaire correspond le nom d'un inventeur. L'énumération en serait trop longue. L'étude de ceux-ci convient à un traité de gynécologie[1] ; nous ne signalerons ici que ceux qui sont le plus souvent employés.

Meigs a imaginé un pessaire fort simple et fort léger, constitué par un anneau circulaire élastique qui n'est autre qu'un ressort de montre recouvert de gutta-percha. Cet anneau est introduit dans le vagin, de manière que les deux extrémités de son diamètre antéro-postérieur portent, l'une dans le cul-de-sac postérieur du vagin, l'autre derrière la symphyse du pubis.

J. Marion Sims a modifié un peu cet appareil, d'abord en faisant ces anneaux avec de l'étain adouci de plomb, ce qui les rend malléables, facilite leur introduction, permet de les courber suivant leur plan, et, enfin, de ménager une concavité au point où l'anneau vient s'appuyer contre le pubis. Cette concavité a pour objet d'empêcher une pression toujours douloureuse au niveau du col de la vessie. Sims et Hodge ont fait faire des anneaux d'aluminium. Le pessaire de Hodge présente la forme d'un U à branches parallèles, courbées sur le plat pour pouvoir s'accommoder à la forme du vagin. La branche transversale de l'U est poussée

1. Nous renvoyons surtout à celui du docteur S. Pozzi (2e édit., Paris, 1892), p. 464 et autres.

en arrière du col et de l'utérus, la partie ouverte tournée en avant.

Des porte-pessaires ont été inventés pour faciliter l'application de ces appareils (fig. 157). Collin les fabrique en caoutchouc durci (fig. 158).

Gairal[1], de Carignan, fit construire un *pessaire élastique*, qui n'est autre qu'un anneau, qu'on introduit en l'allon-

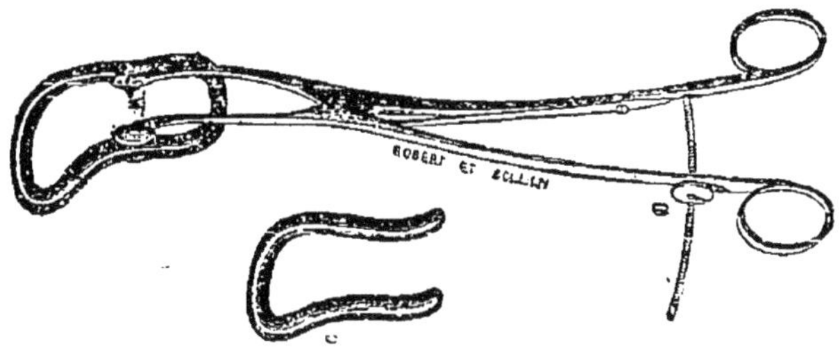

Fig. 157. — Pessaire de Hodge et porte-pessaire.

geant par une pression exercée sur les extrémités d'un de ses diamètres. Une fois dans le vagin, cet anneau reprend sa forme circulaire, distend la cavité vaginale, et maintient ainsi indirectement l'utérus. Notons que cet anneau élastique a été modifié par Créquy, qui en a fait aplatir les bords, dans le but de le rendre plus facile à appliquer et plus solide.

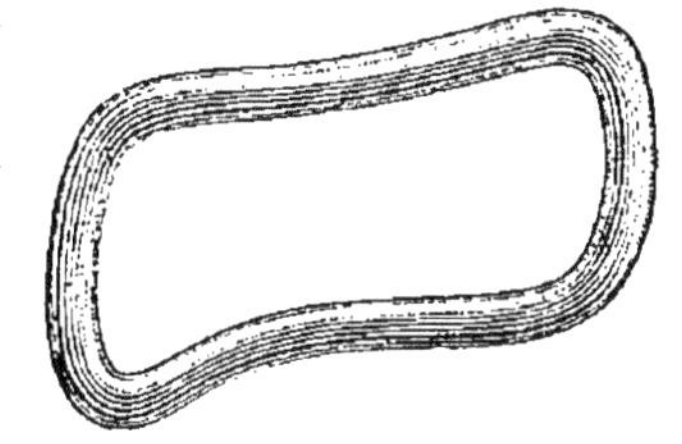

Fig. 158. — Pessaire de Sims.

Enfin, Dumontpallier[2] se sert aussi d'un pessaire-anneau, composé de plusieurs spirales d'un ressort de montre, très souple et très élastique, dont les extrémités sont retenues par un fil métallique circulaire; de plus, les tours des spirales, au milieu de leur course, sont maintenus dans le même plan par un petit anneau qui laisse à chaque spirale son indépendance. Le tout est recouvert d'une mince couche de caoutchouc, ce qui permet de le laisser en place pendant plusieurs mois sans qu'il puisse s'altérer (fig. 159).

1. Société de thérapeutique, 14 avril 1875, et *Bull. de thérapeutique*, t. LXXXVIII, p. 377, Paris, 1875.
2. *Bull. de thérapeutique*, t. XCI, p. 88, Paris, 1876.

Le pessaire de Dumontpallier n'agit qu'en prenant son point d'appui sur les parties molles du bassin, et, ainsi que le dit l'auteur, en devenant une tige circulaire de réflexion pour les parois vaginales, lesquelles s'engagent avec le col utérin dans l'intérieur même de l'anneau.

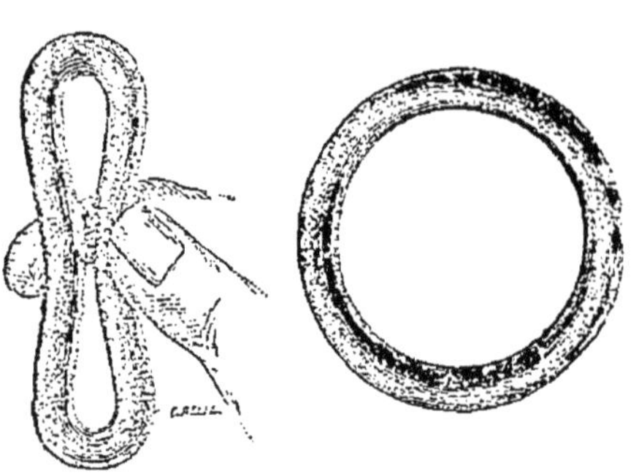

Fig. 159. — Pessaire de Dumontpallier.

Voici comment on place ces pessaires : on saisit l'anneau de la main droite, entre le pouce et l'index, et vu l'élasticité on le transforme facilement en un huit de chiffre allongé. On le glisse alors le long de la paroi postérieure du vagin et jusqu'en arrière du col, en se guidant sur l'index gauche préalablement placé dans la cavité vaginale. On abandonne alors l'anneau, qui reprend sa forme arrondie.

L'emploi des pessaires est surtout indiqué lorsque l'organe est normalement placé dans le décubitus dorsal, et que la déviation se produit seulement dans la station debout. Ce n'est pas en redressant l'utérus que ces appareils agissent, mais plutôt en soulevant et en diminuant la pression qu'ils exercent sur les régions voisines [1].

« Quand la vulve et le périnée sont intacts, quand la contractilité du tissu musculaire du vagin n'est pas éteinte, le moindre corps étranger, assez doux à sa surface pour ne pas irriter la muqueuse, assez volumineux pour remplir l'espace qui sépare le museau de tanche dans sa situation normale du plancher périnéal, suffit pour remplir l'indication et soutenir l'utérus dans sa position élevée qu'il a de la tendance à abandonner [2]. »

Le meilleur pessaire dans l'antéversion est un pessaire rentrant dans la catégorie de ceux que le docteur S. Pozzi appelle *pessaires indifférents*, c'est-à-dire pouvant s'appliquer indifféremment à tous les cas, parce que leur principale, sinon leur unique fonction, est de distendre les culs-

1. De Sinety, *Traité pratique de gynécologie*, Paris, 1884.
2. Courty, *Traité pratique des maladies de l'utérus*, Paris, 1872.

de-sac du vagin et, par suite, d'immobiliser l'utérus dont le col se trouve fortement maintenu [1].

Application des pessaires. — Quel que soit le pessaire que l'on veuille appliquer, il est quelques précautions que nous croyons devoir signaler : ainsi la vessie et le rectum doivent avoir été préalablement vidés des matières qu'ils contiennent ; la femme sera couchée sur le dos, la tête basse, le bassin élevé, les cuisses légèrement fléchies sur le bassin et écartées, les jambes fléchies sur les cuisses ; la matrice sera repoussée dans sa situation normale. Le chirurgien enduit le pessaire dont il a fait choix d'un corps gras ou mieux de glycérine, s'il s'agit d'un pessaire en caoutchouc, et se place sur le côté droit de la malade : avec le doigt indicateur et le médius de la main gauche, il écarte les grandes lèvres, la main droite présente l'instrument à l'entrée du vagin.

Lorsque les pessaires ont été introduits, il faut faire lever la malade, la faire marcher, tousser, afin de s'assurer que l'instrument peut rester en place et maintient convenablement l'utérus. Le chirurgien doit encore demander si le pessaire ne cause pas de douleur, car il arrive assez souvent que les malades ne peuvent en supporter l'usage. On peut, dans quelques circonstances, arriver à faire conserver à des malades des pessaires qui, après la première application, causaient une douleur assez vive pour provoquer des accidents : il faut dans ce cas les accoutumer peu à peu à la présence d'un corps étranger dans le vagin, en introduisant un pessaire de très petit volume, puis un peu plus gros, etc., jusqu'à ce qu'il soit possible de faire garder un instrument assez volumineux pour qu'il puisse maintenir convenablement les organes.

Les accidents qui résultent de la présence de pessaires dans le vagin sont primitifs et consécutifs. Les premiers suivent immédiatement l'introduction du pessaire ; les seconds sont dus à son séjour trop longtemps prolongé.

Accidents primitifs. — La compression que le pessaire exerce sur la vessie et sur le rectum détermine fort souvent des troubles fonctionnels de ces deux organes ; aussi observe-t-on de la dysurie, de la constipation ; on constate

1. S. Pozzi, *Traité de gynécologie*, Paris, 1890 et 1892.

encore des douleurs souvent très vives du côté des lombes des aines, des cuisses, de l'engourdissement des membres abdominaux.

Ces accidents, qui peuvent être combattus par le repos, des lavements émollients, des bains entiers, des bains de siège, sont quelquefois assez intenses pour que l'on soit obligé d'ajourner ou de modifier l'application du pessaire.

Accidents consécutifs. — Ceux-ci tiennent à l'irritation que la présence du corps étranger exerce sur la muqueuse vaginale et aussi au contact du col de l'utérus avec la substance du pessaire. Ces accidents, caractérisés par un écoulement, disparaissent en général assez rapidement et ne nous occuperaient pas, si le pessaire n'était susceptible de s'altérer et de déterminer alors des symptômes beaucoup plus fâcheux.

En effet, au bout d'un certain temps, les pessaires, et ici il est surtout question des pessaires de gomme élastique, se recouvrent d'une incrustation calcaire plus ou moins épaisse formée en grande partie de mucus et de phosphate de chaux. Ces instruments altérés deviennent une cause permanente d'irritation : ils déterminent l'inflammation et l'ulcération du vagin, qui alors se couvre de végétations et devient le siège d'un écoulement purulent extrêmement fétide. Dans une observation rapportée par Cloquet, on voit un pessaire de liège, renfermé dans le vagin depuis plus de dix ans, recouvert d'une telle quantité de végétations qu'on avait pensé à un cancer du vagin. On a relaté des cas dans lesquels des pessaires avaient causé la perforation de l'une ou de l'autre cloison du vagin et déterminé des fistules vésico-vaginales et recto-vaginales. Les ulcérations du cul-de-sac postérieur doivent être redoutées dans l'application des anneaux américains.

Les accidents du côté de l'utérus sont aussi fort remarquables : outre les ulcérations du col que l'on observe fréquemment, on voit quelquefois le col de la matrice s'allonger et s'engager dans la cavité du pessaire; alors le col s'étrangle et les symptômes les plus fâcheux peuvent en être le résultat.

Pour prévenir ces accidents, les malades doivent user de certaines précautions que nous allons rapidement passer en revue. Les soins de propreté doivent entrer en première ligne : les malades prendront souvent des bains, se feront des injections antiseptiques : celles-ci ne seront pas seulement bornées au vagin, mais il faudra introduire la canule de l'appareil dans l'ouverture centrale du pessaire, afin que le liquide puisse baigner le col de l'utérus, la partie supérieure du vagin et entraîner les mucosités déposées sur la face supérieure du pessaire.

Les pessaires doivent être souvent renouvelés, et à cet égard les intervalles de temps sont extrêmement variables : ainsi, chez certaines femmes, les pessaires s'altèrent avec la plus grande facilité, il faut alors les renouveler au bout de quinze à vingt jours; chez d'autres femmes, au contraire, le pessaire peut être conservé pendant un mois.

Malgré les soins les plus assidus, nous conseillons de déplacer souvent le pessaire, soit par exemple tous les cinq ou six jours, de le laver et de ne le réappliquer qu'après avoir fait une injection antiseptique dans la cavité du vagin.

Pour enlever le pessaire, on fera placer la femme dans la position qu'on lui avait fait prendre lors de son application, et avec le doigt introduit dans le vagin, on ramène peu à peu l'appareil au dehors en lui faisant exécuter un mouvement de renversement, inverse de celui qui a servi à le mettre en place ; dans certaines circonstances cette extraction est assez pénible, surtout quand le pessaire est resté longtemps appliqué et qu'il est incrusté de phosphate calcaire. Il est généralement bien plus facile de retirer les pessaires quand on a eu soin de passer une anse de fil dans leur cavité; il suffit alors d'engager le doigt dans l'anse de fil et de tirer à soi, pour amener le pessaire au dehors.

Lorsqu'on a retiré un pessaire, il faut recommander à la malade quelques jours de repos, afin que des mouvements trop brusques ne viennent pas détruire le bénéfice que l'on peut avoir obtenu de l'application de l'instrument.

CHAPITRE II

Du transport des blessés, et des précautions à prendre avant l'application des pansements et appareils.

Lorsque les blessures siègent aux membres supérieurs, le blessé peut, généralement, se rendre lui-même du lieu de l'accident à l'endroit où il doit être pansé; dans le cas de fracture, il aura soin de soutenir son membre avec la main du côté sain, ce qui est d'ailleurs instinctif, ou de le maintenir dans une écharpe.

Dans les fractures du crâne, qui laissent souvent les malades sans connaissance par suite de la commotion ou de la contusion du cerveau, il faut que le blessé soit transporté au lieu où il doit être traité. Il en est de même lors de fractures de la colonne vertébrale, qui presque toujours s'accompagnent de paralysie des membres inférieurs.

Supposons qu'un pareil accident survienne dans les bois ou dans les champs, sur des routes de campagne ou dans les rues d'une grande ville, il s'agit de transporter le blessé aussi vite et avec le plus de ménagements possible chez lui ou dans un hôpital.

Pour les transports, on emploie en ville, quand cela se peut, une civière, c'est-à-dire une sorte de *brancard* constitué par deux hampes, deux traverses et une toile. Il a une longueur totale de $2^m,20$ à $2^m,25$, dont $1^m,80$ de longueur de toile et une largeur de 60 centimètres.

Les hampes sont deux perches de $2^m,20$ à $2^m,25$ de longueur, assez solides pour porter chacune un homme assis au milieu de leur longueur.

Les traverses sont des rondins de bois de fagot ou des échalas de 62 à 63 centimètres de longueur, sur les extrémités desquelles on fait au couteau ou à la serpe une encoche circulaire ou rainure destinée à recevoir la corde qui les reliera aux hampes.

La toile est ou un drap, ou un grand sac, ou un assemblage de sacs, ayant 62 centimètres de largeur sur $1^m,80$ de longueur.

En temps de paix, parmi les nombreuses variétés de brancards employés pour le transport des blessés, l'une des plus usitées dans les hôpitaux « est formée par un cadre soutenu par quatre pieds, et dont le fond consiste en une forte toile relevée obliquement à une de ses extrémités pour recevoir la tête et les épaules du blessé ; on y ajoute à volonté un rideau de coutil qui recouvre le malade et le garantit contre les intempéries de l'air et les regards des curieux[1] (fig. 160) ».

S'il y a fracture du membre inférieur, des précautions spéciales sont nécessaires pour relever et transporter le blessé.

1. Nélaton, *Eléments de pathol. chirurg.*, 2e édit., t. II, 175.

La première chose à faire pour le chirurgien est de constater la fracture. Lorsque des vêtements épais gênent pour reconnaître l'état des parties lésées, on les découd ou on les coupe; on coupera également les bottes, afin d'éviter des efforts toujours très douloureux pour les malades, et qui, en déplaçant les fragments, pourraient produire des déchirures venant compliquer la lésion.

La fracture constatée, on place le blessé sur un brancard : pour cela, un aide vigoureux prend le malade à bras le corps, pendant que celui-ci passe ses bras autour du cou

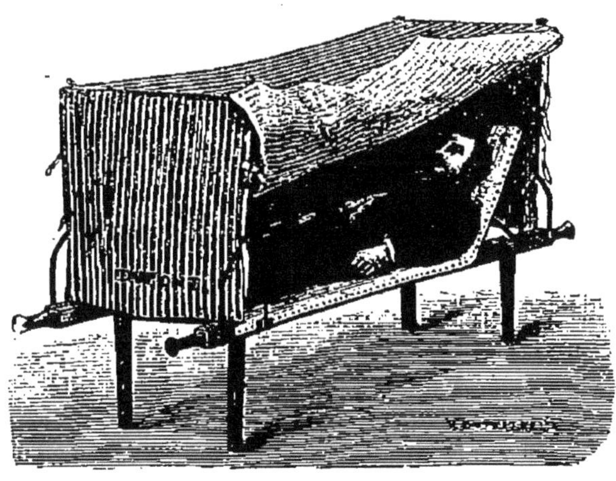

FIG. 160. — Brancard articulé avec pieds se rabattant contre les montants, poignées en fer pour monter l'escalier, et rideaux en coutil.

de l'aide qui doit le soulever; alors le chirurgien saisit le membre fracturé en plaçant une main sur le fragment inférieur, l'autre sur le fragment supérieur ; la première tire le fragment inférieur dans la direction normale du membre ; la seconde, au contraire, soutient le fragment supérieur. Quand les membres sont trop volumineux, qu'il s'agit de la cuisse par exemple, on fait supporter le bassin et le fragment supérieur par un autre aide, tandis que de ses deux mains on tire sur le fragment inférieur dans la direction du membre. Un troisième aide supporte le membre sain. A un signal donné par le chirurgien, on soulève le malade, on place le brancard au-dessous de lui et on l'y dépose, en ayant soin qu'il y ait un ensemble parfait dans les mouvements des différents aides.

Les aides doivent toujours agir avec douceur et précision, en évitant tout mouvement brusque. Leurs mains ne seront jamais placées au niveau des blessures.

Le membre fracturé doit reposer sur un oreiller que l'on a préalablement placé sur un brancard. Si le lieu où se trouve le blessé n'est pas éloigné, on peut le transporter ainsi couché sur son brancard : seulement on aura soin, lorsqu'on doit monter les escaliers, de faire passer les pieds du malade les premiers, afin que le poids du corps ne vienne pas peser sur le membre fracturé. Si l'on devait descendre, la tête, au contraire, serait dirigée en bas et devrait par conséquent passer la première.

En temps de guerre il se trouve dans chaque compagnie des infirmiers, qui, après que les blessés ont reçu un premier pansement, les déposent et les transportent, sous la surveillance des médecins, avec le plus de ménagement possible, sur des civières simples et légères.

Mais dans les grandes batailles, les moyens organisés à l'avance sont toujours insuffisants et les blessés restent trop longtemps sur le champ de bataille. Dans ce cas, on peut se servir de civières à roues, qui sont d'un usage encore plus pratique dans la vie usuelle, surtout dans de grandes villes, où on peut les tenir toujours toutes prêtes dans des endroits déterminés (postes de police ou de pompiers, gares de chemins de fer). Un seul homme suffit pour les rouler; sur des routes frayées et des chemins aplanis, elles forment un moyen de transport particulièrement sûr.

L'adresse nécessaire pour installer et transporter un blessé sur une civière s'acquiert facilement.

Quand la course n'est pas trop longue, trois porteurs suffisent. Sur ces trois, deux portent la civière, le troisième veille sur le patient et remplace un des porteurs à l'occasion [1].

Pour étendre le blessé sur la civière, on met celle-ci sur la même ligne que son corps, le pied de la civière correspondant à la tête du blessé. Les deux porteurs se mettent de chaque côté, joignent leurs mains sous le dos et les cuisses du patient, le soulèvent et le portent à reculons sur la civière où ils le déposent. Le troisième se

1. *Die Erste Hülfe bei plötzlichen Unglücksfällen. Ein Leitfaden für Samariten-Schulen in fünf vorträgen von Dr Friedrich von Lamarch*, p. 64, Leipzig, 1888.

charge de la partie blessée et la soutient d'une main de chaque côté. Chacun des deux porteurs se place alors à la tête et au pied de la civière, la soulève et l'emporte pendant que le troisième marche à côté pour veiller sur le blessé.

La règle suivante doit être observée pour le transport de la civière :

On la porte avec les mains et avec des sangles ; on ne doit jamais la charger sur les épaules, attendu que le patient ne serait pas surveillé et pourrait tomber et même mourir en route sans qu'on s'en aperçoive.

Les porteurs ne doivent pas marcher au pas ; cela ferait vaciller la civière d'un côté à l'autre. Pour éviter cela, les porteurs doivent prendre un pas de montagne et partir d'un pied différent. De cette façon, le mouvement de la civière reste égal. On évitera, bien entendu, tout ce qui peut donner des secousses. Autant que possible, on choisira des porteurs de même taille. Dans le cas contraire, on fera disparaître la différence en donnant plus ou moins de longueur aux sangles passées sur les épaules des porteurs, afin que la civière soit sur un plan aussi égal que possible.

Si l'on fait une ascension, la tête du blessé doit être à l'avant de la civière ; pour descendre, au contraire, elle doit être à l'arrière, excepté dans le cas de fracture de la jambe, autrement le poids du corps pèserait sur la partie malade. Nous avons suffisamment insisté sur ce point.

On emploie, pour enlever le patient de la civière, le même procédé que pour l'y mettre.

Les infirmiers militaires sont habitués à exécuter tous les mouvements d'après des commandements, ce qui assure la sécurité et la promptitude de la manœuvre.

Quand on ne peut se procurer de civières, il faut en improviser, ou chercher quelque objet sur lequel on puisse établir le transport sans qu'il y ait aucun dommage pour le blessé. On peut convertir en civières improvisées toutes sortes d'objets, tels que bois de lit, nattes, planches, portes, volets, bancs, échelles, chaises, etc. Il est évident que dans ces circonstances il faut user d'expédients, comme le fit P. Pott : s'étant brisé la jambe, il se fit placer sur une porte, aux deux grands côtés de laquelle il avait fait préalablement clouer des bâtons de chaise à porteurs ; grâce à ce moyen, il put être ramené chez lui sans souffrir. Du reste,

Mayor[1] a indiqué avec soin comment des perches, des échelles, des planches, etc., peuvent servir à construire d'assez bons brancards d'*occasion*, comme le dit Malgaigne.

Tous ces objets doivent, bien entendu, à cause de leur dureté, être recouverts d'oreillers, de couvertures ou de paille.

On peut organiser aussi des matelas ou des sacs de paille aux quatre coins desquels on coud solidement des sangles, ou bien encore des couvertures que quatre hommes tiennent aux quatre coins. Au cas où l'on n'aurait à disposer que de deux hommes, on coud solidement ensemble les deux coins de chaque côté, et l'on y passe deux bâtons.

On peut employer de la même façon des sacs de blé ou de farine, après les avoir ouverts de chaque côté. Les sacs ainsi préparés sont disposés sur les hampes ou perches et garnis de paille au moment d'être utilisés. Ainsi transformés en brancards-paillasses, ils peuvent au besoin être employés comme couchettes provisoires; il suffit, pour cela, d'élever légèrement l'extrémité des hampes au-dessus du sol à l'aide d'un billot de bois.

Dans la marine, on se sert surtout de hamacs assujettis à un ou deux bâtons que deux hommes chargent sur leurs épaules.

Si l'on n'a que deux bâtons, on peut, à l'aide des matériaux les plus divers, organiser une civière pratique.

En temps de guerre, on peut employer des lances ou des fusils trouvés épars sur le champ de bataille.

On peut se servir aussi des tuniques ou des manteaux de soldat.

Les matelots emploient leurs rames ou leurs gaffes passées dans les manches de leurs jerseys.

On peut aussi établir des civières de sangle avec les différents objets que l'on trouve sur les champs de bataille, tels que ceinturons, havresacs, bandoulières de fusil, brides de cheval, sangles d'étriers, etc., que l'on étend comme un filet sur deux bâtons ou deux fusils.

On peut arriver au même but avec une large corde de paille que les gens de la campagne s'entendent à tresser très vite. Ces cordes de paille se tressent comme une natte formée de trois brins de paille unis. Si l'on enroule une de ces cordes de paille en zigzag sur deux bâtons, et que

1. *Fragments de chirurgie populaire*, p. 35.

l'on y mette une botte de paille qui serve d'oreiller, on aura une civière.

Des fascines ou des gabions comme on en a dans les bastions peuvent aussi se convertir en civières.

On peut aussi établir des civières à pieds avec des branches d'arbre et de jeunes troncs de pin que l'on attache avec des rameaux de bouleau, d'après le modèle de celles qui ont été montrées par le docteur norvégien Christen Smith à l'Exposition bruxelloise d'hygiène et de sauvetage de 1874.

Quand on ne peut organiser une civière, il faut alors emporter le blessé sur les bras, ce qui, naturellement, ne peut se faire que pour une petite distance.

S'il ne se trouve qu'une seule personne pour porter secours, et que le blessé puisse marcher, il faut qu'il passe la main autour du cou de son porteur qui la tiendra en bas de son épaule, passera son bras derrière le dos du blessé et lui soutiendra les hanches. En appuyant sa hanche contre la sienne, il pourra le protéger très utilement et au besoin le soulever et le faire avancer.

Mais, si le blessé ne peut ni se soutenir, ni marcher, il faut ou le mettre sur ses épaules, ou bien, si l'on en a la force, le porter dans ses bras comme un enfant. Dans tous les cas, le blessé doit toujours mettre ses deux bras autour du cou du porteur.

S'il se trouve là deux personnes de bonne volonté, on peut effectuer le transport du patient de plusieurs façons :

Les deux porteurs peuvent croiser les mains et en mettre deux sous les hanches et deux sous les cuisses du blessé.

Les porteurs peuvent aussi joindre leurs quatre mains et en former une litière, sur laquelle le patient peut être porté très loin à condition qu'il mette ses bras sur les épaules des porteurs. Ceux-ci peuvent alléger beaucoup leur travail en fabriquant une sorte de couronne au moyen d'un ceinturon ou d'une corde ou bien encore d'une corde de paille.

Les civières formées par des fusils ou des havresacs sont faciles à mouvoir pour deux porteurs, à condition que le blessé passe ses bras autour du cou d'un des porteurs, ou bien qu'il appuie son dos contre la poitrine du porteur de derrière. Mais, si le blessé est sans connaissance, il faut que l'un des porteurs lui passe les bras autour de la ceinture et que l'autre, celui qui marche en avant, prenne chacune de ses jambes sous chacun de ses bras.

Quand il s'agit de parcourir une grande distance, où le transport d'une civière nécessiterait le concours d'un grand nombre de porteurs, on cherche à se procurer une voiture, on se met à plusieurs pour y charger la civière avec toutes les précautions possibles, et on la consolide à l'intérieur de la voiture, au moyen de cordes.

Pour les infirmiers militaires, il y a des instructions précises pour apprendre à organiser les chariots pour le transport des blessés au moyen de cordes, de cordes de paille, de paille jetée, etc.

Quand il y a nécessité, on emplit la voiture de paille, de foin ou de tout autre matériel mou, sur lequel on dépose le patient.

On peut aussi organiser des chariots pour le transport des blessés sur des arbres, notamment avec de jeunes bouleaux ou des pins. On abat quatre tiges de jeunes arbres et on les fixe au moyen de cordes. Sur leurs cimes dont deux sont en avant et deux en arrière, on attache solidement des traverses, puis les brancards du chariot.

En hiver, quand il y a de la neige, l'emploi des traîneaux est bien préférable à celui des voitures, puisqu'ils glissent sur la neige sans aucune secousse.

Pour les mêmes raisons, on donne encore la préférence au transport sur l'eau, en bateau, barque ou bac.

Si l'on ne peut trouver de voitures, mais qu'on puisse se procurer un cheval, un âne, un bœuf, une bête de trait quelconque, avec deux longues perches ou de jeunes arbres, on peut faire une claie très pratique pour transporter les malades dans toutes les saisons, de la manière la plus douce. De telles claies sont usitées partout dans la montagne; on les emploie aussi dans les plaines pour transporter de lourds fardeaux.

Si un blessé doit être transporté en chemin de fer, on cherche à mettre la civière dans un coupé et on la pose dans la longueur sur les deux sièges. La pose de la civière dans le wagon demande plusieurs aides d'une certaine adresse.

Si l'on n'a pas de civière, on prépare une couche confortable sur la largeur d'une place de wagon sur laquelle on jette une planche.

S'il y a fracture de jambe ou de cuisse, il faut immobiliser celle-ci avec des appareils temporaires ou improvisés; la description de ces moyens divers appartenant surtout à la chirurgie d'armée, nous renvoyons le lecteur à l'excellent ouvrage du professeur Legouest[1].

Si la civière est trop large pour la faire passer par la porte d'un wagon ordinaire, on la met dans un fourgon de bagages. Comme les ressorts en sont durs, il faut s'occuper d'avoir en dessous une couche élastique.

Les civières à roues ont de bons ressorts et se prêtent très bien au transport par des wagons de marchandises.

Le meilleur transport par le chemin de fer est évidemment celui effectué dans des voitures particulières pour malades ou des wagons-salons; mais cela est très dispendieux.

En temps de guerre, les chemins de fer servent pour le transport des malades et des blessés, et, depuis la dernière guerre, on a organisé des trains spéciaux qui contiennent tout le matériel nécessaire pour les soins à donner.

Pour augmenter les ressources, on suspend aussi des civières au moyen de cordes dans des fourgons de bagages.

Manière de coucher les blessés. — Lits.

Arrivé au lit du malade, on le déshabille sur le brancard et on le couche.

Pour enlever un blessé de dessus le brancard, on procède avec la même douceur et les mêmes précautions que pour l'y placer.

Autant que possible, un blessé ne doit être déplacé de son brancard que pour être placé dans un lit ou sur une litière et jamais pour être mis sur un autre brancard.

Un seul brancardier, s'il est vigoureux, peut enlever le blessé du brancard; mais il faut pour cela que le blessé s'aide en embrassant d'une main ou des deux mains le cou du brancardier.

Avec deux brancardiers, la manœuvre est plus facile et il y a moins à craindre d'imprimer aux malades des mouvements douloureux.

Si le lit n'est pas trop large, le brancard étant déposé au pied du lit, deux brancardiers soulèvent le blessé, après l'avoir saisi par les côtés, et, marchant latéralement, le

1. *Traité de chirurgie d'armée*, Paris, 1863.

transportent, la tête en avant, sur le lit qu'ils abordent par l'extrémité inférieure et placent entre eux.

Si le lit est large, il faut s'y prendre autrement.

Le brancard étant déposé parallèlement au lit, la tête du malade dirigée vers son extrémité supérieure, les deux porteurs se placent du côté du brancard opposé au lit, glissent les mains sous le malade et le soulèvent. Alors le brancard est enlevé rapidement par un aide; les brancardiers, avançant de quelques pas, déposent le malade sur le lit; c'est de la même manière que le blessé peut être enlevé par un seul brancardier. Il est utile que le malade s'aide en embrassant le cou du brancardier avec un ou deux bras. Quand il ne peut pas s'aider, il faut qu'un homme lui soutienne la tête d'une main et les épaules de l'autre [1].

S'il y a fracture, le chirurgien devra toujours tenir le membre du blessé d'un côté du lit, et un aide intelligent le recevra de l'autre côté, et le placera comme il convient sur un appareil qui aura dû être disposé à l'avance.

Le blessé peut être couché sur un lit ordinaire ou bien sur un appareil spécial dit *lit mécanique*.

I. *Lit ordinaire*. — Il ne faut pas oublier que le lit doit être très rarement refait; car on ne peut lever le malade sans qu'il en résulte quelques mouvements dans le foyer de la fracture, ce qui est toujours nuisible au travail de consolidation. Le lit ne doit pas être trop mou : aussi les lits de plume seront-ils complètement exclus; les sommiers de crin, présentant une grande élasticité et pouvant, sans trop se déformer, supporter le poids du corps, sont ce qu'il y a de mieux.

Lorsque le blessé est couché sur un lit ordinaire, ayant plusieurs matelas, il est bon de placer entre le premier et le second de ces matelas une large planche destinée à les maintenir et à les empêcher de s'écraser au niveau du siège (J.-L. Petit).

Le lit ne doit pas avoir une largeur trop considérable, pour que le chirugien et son aide puissent panser facilement le blessé.

Lorsque la fracture siège dans toute une région qui nécessite l'immobilité absolue, on a conseillé de faire le lit de la manière suivante : les matelas seront pliés en double, l'un

1. Bouloumié, *Manuel du brancardier de frontière*, Paris, 1889.

à la tête, l'autre au pied du lit, de façon qu'il existe entre les deux matelas un intervalle suffisant pour donner passage à un bassin (fig. 161). L'intervalle qui se trouve entre les deux matelas sera recouvert d'une alèze de caoutchouc vulcanisé (fig. 162) tendue convenablement par des lacs aux extrémités du lit. Cette alèze sera perforée à son centre *d*. L'intervalle compris entre les deux matelas et le trou de l'alèze sera comblé par un ballon de caoutchouc (fig. 161, *e*) gonflé d'air. Le malade se trouve donc reposer sur un plan complet et à l'abri du froid qui l'incommoderait sans l'interposition du ballon.

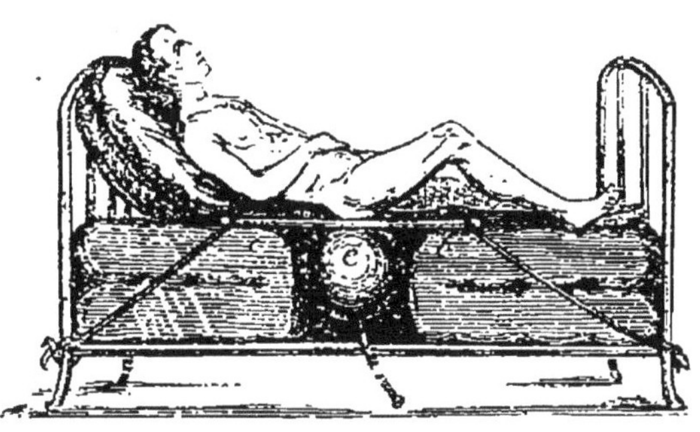

Fig. 161. — Lit préparé d'après la méthode de Gariel.

Lorsque les besoins naturels se font sentir, on dégonfle le ballon obturateur, qui, réduit à un petit volume, glisse sans peine dans l'intervalle qui sépare les deux matelas, et l'on met à sa place un bassin. Le malade peut encore être lavé, essuyé, pansé s'il y a lieu, sans qu'il ait à faire le plus léger mouvement.

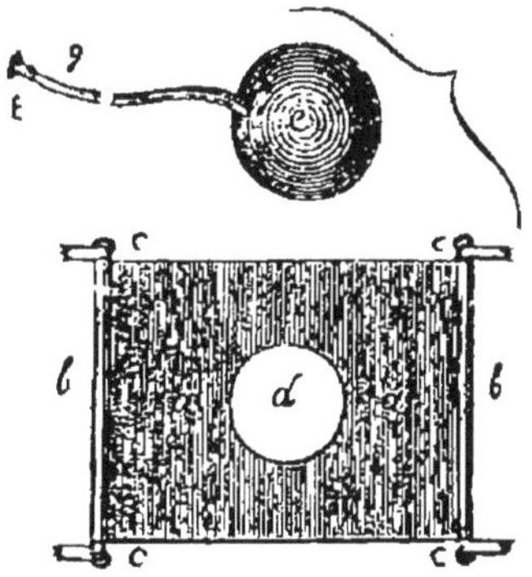

Fig. 162. — Alèze et ballon de caoutchouc.

Le ballon obturateur, remis en place et insufflé, rétablit l'appareil tel qu'il a été décrit ci-dessus.

Cet heureux emploi de l'alèze perforée et du ballon obturateur, qui appartient au docteur Gariel, permet de généraliser l'usage du lit ordinaire.

A. Herbet a eu l'idée de construire un *sommier à vase ascendant*, ayant pour but d'assurer le service de propreté des malades, sans que ceux-ci aient à se déranger. Ce système supprime aussi les appareils élévatoires le plus souvent insupportables aux malades. Ce *sommier* à tiroir peut s'adapter à tous les lits.

On a aussi employé des *matelas d'eau* pour prévenir la formation des escarres chez les malades soumis à un décubitus longtemps prolongé.

Ce matelas, construit par Galante sur les indications de Demarquay, remplace à moins de frais le lit hydrostatique d'Arnott, de Londres[1]. Il est constitué par deux lames de caoutchouc vulcanisé soudées l'une à l'autre par leurs bords, et maintenues par des rangées de capitons. L'eau y est introduite par une large ouverture, se fermant instantanément à l'aide d'un mécanisme des plus simples. Cette opération n'exige pas plus de deux à trois minutes. A l'un des angles du matelas se trouve un tube muni à son extrémité d'un robinet (fig. 163).

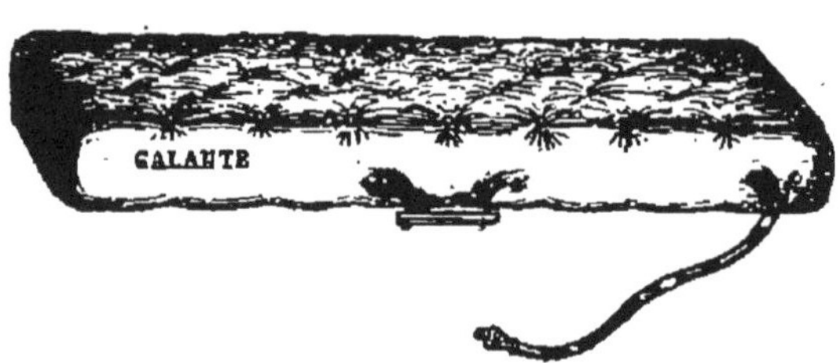

Fig. 163. — Matelas hydrostatique de Galante.

Ce matelas, convenablement rempli, présente environ 10 centimètres de hauteur. Sa capacité varie de 25 à 50 litres. Le plus souvent une ouverture circulaire d'environ 1 décimètre de diamètre, ménagée au centre, permet un libre cours aux déjections, dans les cas où les malades ne peuvent être déplacés.

L'appareil rempli d'eau est placé sur un lit ordinaire et couvert d'une alèze. L'eau qu'on y introduit doit avoir une température de 28 à 30 degrés. Le plus ordinairement elle n'est pas renouvelée et conserve sa chaleur pendant plusieurs semaines; cependant, dans certaines circonstances, on comprend qu'il soit utile de varier sa température.

Cet appareil a toujours donné d'excellents résultats dans les services où on l'a employé; il soutient bien les malades, prévient les escarres et arrête leurs progrès quand elles sont déjà formées.

Nous devons ajouter, toutefois, que l'appareil hydrostatique de Galante ne diffère que fort peu des matelas et des coussins hydrostatiques de W. Hooper[2], vulgarisés par César

1. *Gaz. méd. de Paris*, 1832, p. 720, et Gaujot, *loc. cit.*, t. I, p. 476.
2. Gaujot, *loc. cit.*, p. 479.

Hawkins[1]; ces derniers même seraient peut-être plus facilement utilisables dans les lits ordinaires, de grandeurs si différentes.

II. *Lits mécaniques.* — Ils sont très nombreux, et nous n'examinerons ici que ceux qui sont d'un emploi journalier.

A. *Nosophore Rabiot.* — L'appareil désigné sous ce nom consiste en un châssis (fig. 164) formé de quatre pièces ou barres de bois mobiles; trois d'entre elles sont assemblées à charnières, de manière à pouvoir se replier les unes sur les autres, et dès lors occuper fort peu de place; quant à la quatrième barre, elle est entièrement libre et s'unit à volonté aux trois autres à l'aide de mortaises et de tenons. De cet assemblage résulte un parallélogramme allongé qui entoure le lit où est couché le malade. Ce cadre, soutenu par quatre pieds à roulettes, est plus élevé que les dossiers de la couchette, et supporte deux cylindres munis chacun d'un treuil et dont les deux bouts s'appuient sur les barres formant les côtés du cadre qui sont parallèles à l'axe longitudinal du lit. Ces deux cylindres, ou plutôt ces deux treuils, mis en mouvement à l'aide de manivelles, servent, ainsi que nous allons le dire, à soulever le malade, soit pour lui permettre de satisfaire à ses besoins, soit pour le mettre au bain, refaire son lit ou même le transporter d'une place à une autre.

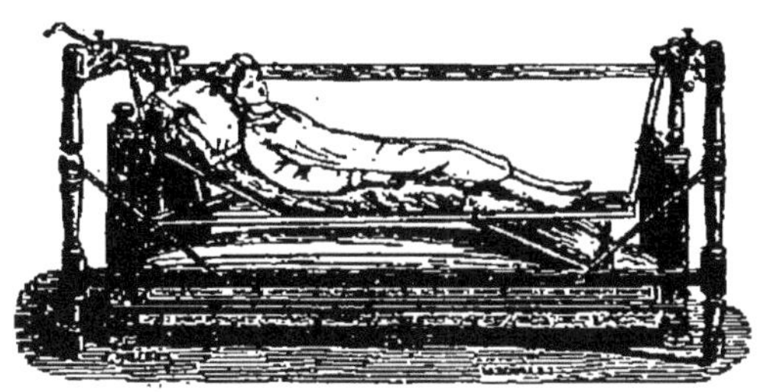

FIG. 164. — Nosophore Rabiot.

Pour transmettre au malade l'action de cette machine, on place au-dessous de lui un certain nombre de courroies que l'auteur désigne sous le nom d'alèzes, et dont l'ensemble constitue le support. Chacune de ces alèzes est glissée sous le malade, une sous l'oreiller pour soutenir la tête, une sous les reins, deux sous le siège, une sous les cuisses, une sous les mollets; puis on passe de chaque côté dans les anneaux

1. *The Lancet*, London, 1846.

une corde, de manière à former un tout de ces diverses pièces et à constituer une espèce de hamac capable de supporter le malade (fig. 165).

Les cordes du hamac sont fixées par leurs deux extrémités aux cylindres, en sorte qu'en imprimant à ceux-ci un mouvement de rotation dirigé en sens contraire, on force les courroies à s'enrouler sur la surface de ces cylindres, ce qui diminue leur longueur, et par conséquent soulève graduellement et sans secousses le malade (fig. 166). Il est alors aisé, soit en déplaçant la couchette, soit en faisant avancer le nosophore, de placer le malade au-dessus d'une baignoire dans laquelle on le descend peu à peu, ou bien de le mettre sur un lit de rechange ou sur celui qu'il occupait d'abord, et que l'on a eu le temps et la facilité de refaire. Un encliquetage, convenablement adapté à chaque treuil, prévient les inconvénients qu'il y aurait, si accidentellement on venait à quitter la manivelle ou à cesser de la maintenir.

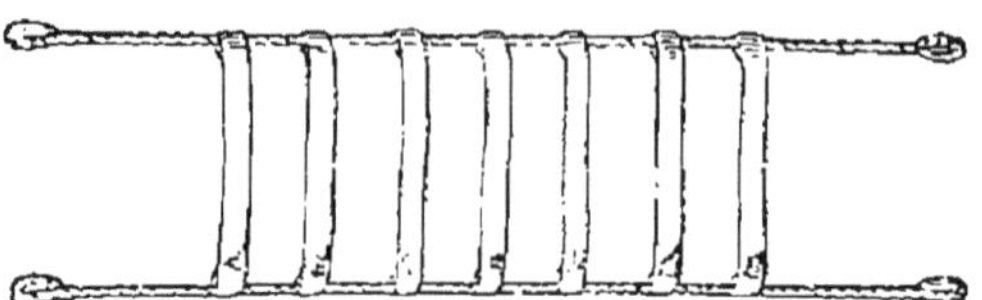

FIG. 165. — Hamac du nosophore Rabiot.

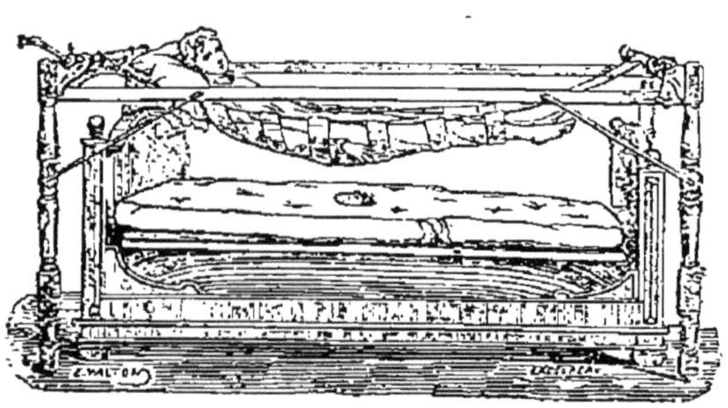

FIG. 166. — Nosophore Rabiot (modèle Gellé).

On conçoit aussi qu'en modifiant convenablement la rotation ou le diamètre des cylindres, on peut varier la position du malade, de même qu'en substituant aux alèzes dont il a été question, un fond formé de sangles et d'un treillis fortement tendus sur un cadre approprié, on obtient un plan horizontal à peu près inflexible, et dès lors convenable dans les cas de fractures.

L'appareil, tel qu'il vient d'être décrit, s'applique fort aisément aux lits ordinaires.

B. *Lit de Pouillien.* — Ce lit, que l'on peut appeler

articulé, se compose de deux parties : le plan sur lequel repose le malade, et le support.

Le plan est un parallélogramme rectangulaire que l'on peut comparer à celui qui, dans un lit ordinaire, supporte le sommier et le matelas; il est fait de trois parties égales, indépendantes ou articulées transversalement, et que l'on meut à l'aide de cordes assujetties au support.

Ce support est formé de deux montants réunis en haut par une traverse à laquelle sont fixées trois poulies, dans la gorge desquelles passent des cordes qui permettent de donner au plan l'inclinaison que l'on veut.

Le plan pouvant être mû en totalité ou en partie, on conçoit facilement tout l'avantage que présente cet appareil, puisqu'on a la facilité de soulever le lit en entier, de panser le malade dans telle partie du corps que ce soit, et de pourvoir à ses besoins sans le déplacer.

C. *Lit de Thomas*. — Ce n'est guère qu'une modification de celui de Rabiot. Le support mobile se compose de quatre montants de bois portés sur des pieds à roulettes, et unis deux à deux par une traverse supérieure pour constituer deux dossiers plus élevés que ceux de la couchette à laquelle il est annexé; ces derniers sont reliés entre eux par deux cylindres de cuivre qui remplacent les barres latérales du lit Rabiot et sont destinés à enrouler les sangles passées sous le malade.

Cet appareil est facile à déplacer, et peut servir à plusieurs malades d'une même salle d'hôpital, sans qu'il soit nécessaire de le démonter, ce qui est un grand avantage; aussi a-t-il été adopté dans les hôpitaux militaires[1].

Le professeur Léon Le Fort a imaginé un lit applicable aux malades à qui tous les mouvements sont douloureux. Avec ce lit, on peut élever le malade sans qu'il éprouve le moindre mouvement; il s'adapte sur n'importe quel lit. Il est plus simple que les appareils précédemment décrits et c'est là son principal avantage.

A. Herbet a eu l'idée, pour remplacer ces appareils élévatoires, de construire un sommier à literie descendante. Avec

1. H. Larrey, *Rapport au Conseil de santé des armées*, 6 février 1864.

ce système fort ingénieux, le malade n'est pas soulevé, il reste immobile, et c'est la literie qui est d'abord abaissée, puis relevée.

CHAPITRE III

Traitement des fractures en général.

Les grands principes du traitement des fractures sont très aisés à établir : remettre les fragments dans leurs rapports normaux aussi exactement que possible, et adopter les mesures les meilleures pour les y maintenir jusqu'à ce que leur réunion se soit opérée. Mais, dans l'application de ces principes, il faut tenir compte d'un très grand nombre de détails, et les circonstances particulières peuvent varier assez largement pour que telle méthode, bonne dans tel cas, soit insuffisante ou mauvaise dans tel autre.

Sans vouloir entrer dans tous ces détails, ni énumérer les différentes conditions qui peuvent se présenter et modifier le traitement des fractures, nous mentionnerons brièvement les points principaux qui intéressent le chirurgien, quand il se trouve en présence de ces lésions ; en ce qui regarde les points de moindre importance, l'expérience et le bon sens seront souvent ses meilleurs guides [1].

1. — Réduction des fractures et soins consécutifs.

« La réduction des fractures, dit Malgaigne [2], est une opération qui a pour but de corriger le déplacement des fragments et de rendre à l'os fracturé sa direction, sa forme et sa longueur naturelles. »

Les manœuvres nécessitées pour la réduction des fractures sont très diverses, comme le remarque Malgaigne ; cependant on est généralement d'accord pour les rattacher à trois temps qui sont : l'*extension*, la *contre-extension* et la *coaptation*.

1. *Encyclopédie internationale de chirurgie*, t. IV, p. 46 et autres, Paris, 1885.

2. Malgaigne, *loc. cit.*

Quelquefois la réduction est difficile : les fragments peuvent avoir chevauché l'un sur l'autre, ou s'être engrenés par leurs irrégularités ; ils peuvent aussi, soit former un angle, soit avoir exécuté un mouvement de rotation l'un par rapport à l'autre.

En outre, quand il existe deux os, comme à l'avant-bras et à la jambe, les fragments peuvent se mêler entre eux, ou s'engager dans la membrane inter-osseuse, de façon à constituer un déplacement aussi difficile à reconnaître qu'à corriger.

A. *Extension.* — On donne ce nom à la traction que l'on fait sur le fragment inférieur, pour rendre au membre sa longueur primitive et au fragment sa direction normale.

Les anciens employaient, pour réduire les fractures, des machines plus ou moins compliquées, des lacs que l'on faisait tirer par un plus ou moins grand nombre d'aides ; mais ces moyens sont généralement abandonnés aujourd'hui, ou, pour mieux dire, suivant le précepte d'Hippocrate, on n'en fait usage que lorsqu'il y a nécessité.

Un aide vigoureux saisit le membre à pleines mains, de manière à ne pas blesser le malade, et tire le fragment dans la direction normale du membre. Mais cet aide est parfois insuffisant et il faut appliquer un lacs extenseur afin de favoriser l'action de plusieurs aides.

Pour rendre l'extension aussi puissante que possible, on relâchera les muscles ; on engagera le malade à ne faire aucune résistance, ce qui, dans une foule de circonstances, rendrait les efforts de l'extension insuffisants.

Suivant certains auteurs, on doit éviter de faire l'extension sur la partie du membre à laquelle appartient l'os brisé, mais bien l'exercer sur celle qui s'articule immédiatement avec lui (Fabre et Dupouy) : ainsi, pour les fractures de la cuisse, l'extension se fera sur la jambe ; pour les fractures de la jambe, on agira sur le pied, etc. Ces chirurgiens craignent que les pressions que l'on est obligé d'exercer sur les muscles qui s'attachent au fragment pour allonger le membre, ne déterminent la contraction des muscles et ne neutralisent par conséquent la force extensive. Par contre, d'autres praticiens redoutent que l'extension pratiquée au delà de la jointure ne produise une distension fâcheuse des liens articulaires.

Il est évident que ces craintes sont exagérées de part et

d'autre : on fera donc, suivant la remarque de Malgaigne, l'extension sur la région qui présentera le point d'appui le plus commode et le plus solide ; toutefois, si cette extension nécessitait une grande force, on devrait suivre le précepte de J.-L. Petit, c'est-à-dire exercer la traction sur un point très rapproché du siège de la fracture.

Quoi qu'il en soit, l'extension sera pratiquée graduellement et sans secousses, afin d'éviter la contraction spasmodique des muscles, qui pourraient même être déchirés dans des efforts trop violents. Enfin, le chirurgien doit, autant que possible, détourner l'attention du malade, en lui faisant toutes sortes de questions.

L'extension sera exercée dans deux sens : d'abord dans celui du déplacement, afin de dégager le fragment inférieur; puis dans celui de la direction du membre.

Malgré tous ces soins, lorsque l'on a affaire à des malades vigoureux, quand la fracture siège dans une région où il existe beaucoup de muscles puissants, il arrive, quoique rarement, que la réduction ne peut se faire; dans ce cas, on doit recourir au chloroforme.

Il ne suffit pas d'avoir donné au membre fracturé toute sa longueur, pour que les deux fragments soient parfaitement en rapport. Cette manœuvre serait certainement suffisante, s'il n'existait de déplacement que suivant la longueur de l'os; mais, pour remédier aux déplacements suivant la circonférence, il est souvent nécessaire de faire exécuter au fragment inférieur un léger mouvement de rotation. Enfin, il est utile d'élever ou d'abaisser l'extrémité inférieure du fragment inférieur, son extrémité supérieure étant entraînée en bas ou en haut. Les fragments doivent retourner par le chemin même qui les a menés à leur position vicieuse. La réduction doit être complète.

Chez les enfants ou chez les adultes, quand il s'agit de petits os, le chirurgien peut faire lui-même avec les mains l'extension en saisissant le membre au-dessus et au-dessous de la fracture; en même temps il se sert de ses pouces pour assurer la coaptation des fragments.

B. *Contre-extension.* — Elle consiste dans l'effort exercé en sens contraire de l'extension, afin d'empêcher le corps ou le membre de céder à l'effort extensif. La contre-extension est extrêmement simple; il suffit que l'aide soit assez fort pour ne pas se laisser entraîner par celui qui fait l'extension souvent même il est plus simple de se servir d'un lien contre-extenseur attaché à un point fixe. Cette contre-extension sera faite conformément aux principes que nous avons exposés en décrivant l'extension.

Il est des cas où, par suite de la position donnée au membre, la contre-extension s'effectue d'elle-même. Nous aurons l'occasion d'en parler à propos des fractures du fémur traitées par l'appareil du docteur Hennequin (p. 319).

C. *Coaptation.* — Le chirurgien se charge toujours de la coaptation. C'est lui qui surveille et dirige les efforts d'extension, détermine exactement la situation des fragments, juge si l'extension est suffisante, facilite par des pressions latérales, exercées en sens inverse et sur les fragments, leur replacement complet. Mais on ne doit pas oublier que ce n'est qu'au moyen d'une extension bien faite que l'on peut espérer de réduire convenablement une fracture, et que, s'il ne pouvait compter sur l'aide chargé de l'extension, le chirurgien devrait l'exécuter lui-même.

L'obliquité excessive de la fracture, des esquilles, des parties molles interposées entre les fragments peuvent rendre la coaptation impossible. C'est là un fait grave, qui nécessite l'emploi des appareils à extension continue et qui, dans quelques cas, donne lieu à une non-consolidation de la fracture.

Pour ce qui regarde les procédés de *mensuration* et les points par rapport auxquels cette mensuration doit être faite, les renseignements détaillés seront fournis à propos des fractures des os en particulier.

Notons que cette mensuration est des plus importantes à faire avant et après la réduction. Cette mensuration doit influencer notablement le pronostic à donner au blessé et à son entourage. Il en sera de même de l'impossibilité de réduction des fractures.

D. *Contention.* — La réduction une fois opérée, avec ou sans le secours de l'anesthésie, la première chose à faire, c'est de maintenir la fracture pour que le travail de consolidation puisse s'effectuer sans encombre, avec les fragments remis dans leurs rapports normaux.

Le *repos*, la *situation* et les *appareils contentifs* sont les moyens à l'aide desquels on maintient les fractures réduites.

Le *repos* ne doit pas être prescrit d'une manière absolue; il suffit que les fragments soient solidement maintenus en rapport et qu'il n'existe aucun mouvement dans le membre fracturé. Ainsi, pour les fractures du membre supérieur, les malades peuvent se lever, marcher, comme ils le faisaient avant l'accident; mais pour les membres inférieurs, le repos au lit est de rigueur, à moins qu'on n'ait maintenu la fracture avec un appareil inamovible bien appliqué.

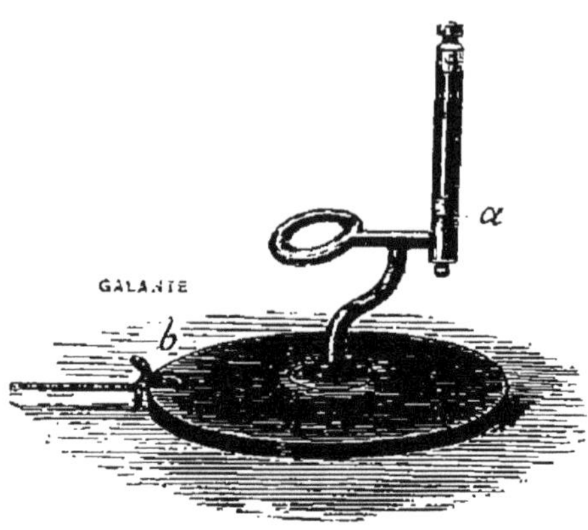

Fig. 167. — Pelvi-support de Cusco.

Comme le repos pourrait, chez les vieillards, causer des accidents graves et même la mort, il faut toujours leur appliquer des appareils assez solides pour qu'ils puissent se lever sur leur séant, sans qu'il en résulte d'inconvénient pour la fracture.

La *situation* est aussi très importante pour maintenir une fracture réduite; la demi-flexion est celle que l'on doit donner au membre fracturé. Mais, s'il est facile de l'appliquer aux membres supérieurs, il est plus difficile de l'employer pour les membres inférieurs. Cependant, c'est dans ce but qu'on a imaginé les appareils à double plan incliné.

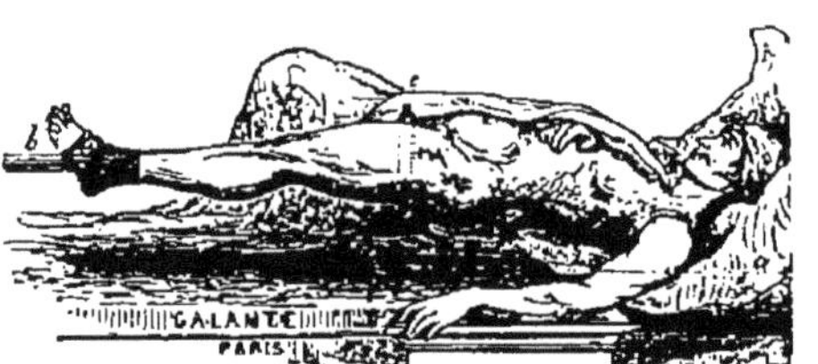

Fig. 168. — Application du pelvi-support.

Quant aux *appareils contentifs*, nous aurons à les passer en revue.

Toutefois, il nous a paru utile d'indiquer ici l'emploi d'un appareil dit *pelvi-support*, dû à Cusco, et destiné à faciliter l'application des divers bandages utilisés dans le traitement des fractures du fémur et des maladies de la hanche.

Le malade, soumis ou non à l'anesthésie, est soulevé de manière à placer au niveau du bassin et horizontalement un plan résistant, par exemple une planche, sur laquelle on met le pelvi-support (fig. 167). La tige verticale de l'appareil, *a*, est poussée entre les cuisses jusqu'au périnée; l'anneau horizontal, remontant sous le bassin, correspond à la région sacro-coccygienne. D'épais coussins sont placés sous le thorax et sous la tête du blessé. Une corde, attachée à la base du pelvi-support en *b* (fig. 167), peut être glissée sous les coussins et fixée à la tête du lit; elle sert à la contre-extension. Les deux membres inférieurs sont étendus horizontalement, ou bien cette extension ne se fait que d'un seul côté (fig. 168).

Grâce à cet appareil, on peut obtenir : 1° une extension et une contre-extension suffisantes; 2° le soulèvement du bassin, qui reste libre et accessible, si bien qu'il est très facile d'y enrouler des bandes sans remuer le malade.

A défaut de ce pelvi-support, il sera facile d'en confectionner un avec un morceau de bois arrondi à ses extrémités, recouvert d'une couche d'ouate et d'un manchon de toile.

2. — Appareils de fractures.

Les appareils employés dans le traitement des fractures sont toujours destinés à maintenir les fragments dans un rapport aussi complet que possible; ils ne doivent donc pas seulement s'opposer par leur solidité aux déplacements suivant la longueur des os, mais ils doivent encore agir par compression pour maintenir les os fracturés dans leur position normale, en empêchant tout déplacement transversal ou par rotation.

On conçoit très bien que, vu les différences que présentent les dispositions anatomiques dans chacune des régions du corps, les moyens contentifs des fractures doivent être assez variés. Mais ce n'est pas encore tout; si l'on se rappelle que l'on peut arriver au même résultat par divers moyens, que dans un certain nombre de cas il suffit de maintenir dans l'immobilité absolue un membre qui n'a pas besoin d'être surveillé, que dans d'autres cas il faut contenir une partie pour laquelle une surveillance de chaque jour est rigoureusement nécessaire; si, enfin, on tient compte des accidents qui peuvent survenir à la suite d'une immobilité trop prolongée, on ne sera pas étonné que pour traiter les fractures on ait imaginé des appareils nombreux et souvent compliqués.

Nous nous élèverons contre ces derniers, qui tendent

aujourd'hui à disparaître de plus en plus, et dont l'énumération serait inutile et fastidieuse.

Les meillleurs résultats peuvent être obtenus avec les moyens les plus simples, à la condition de les appliquer avec l'adresse que doit posséder tout chirurgien.

Quoi qu'il en soit, certaines pièces d'appareil sont nécessaires à presque tous les pansements de fractures. Les unes, communes à beaucoup d'autres pansements, telles que les bandes, les compresses, ont déjà été passées en revue; les autres, les attelles, les coussins, etc., qui sont spécialement employées dans le traitement des solutions de continuité des os, seront étudiées ici.

Nous décrirons ensuite les divers appareils qui résultent de l'arrangement de ces différentes pièces, modifiées selon les cas, et nous terminerons par les appareils spéciaux qui ont été conseillés dans ces dernières années.

1° Drap fanon ou porte-attelles.

Nous ne reviendrons pas sur les diverses pièces de linge qui ont été déjà décrites; celles qui sont employées pour les appareils de fractures ne présentent aucune espèce de modification, nous ne nous arrêterons qu'à la description du *drap fanon* ou *porte-attelles*.

On donne ce nom à une pièce de linge aussi longue que le membre sur lequel on veut appliquer l'appareil et assez large pour pouvoir en faire au moins deux fois le tour. Le drap fanon ne s'emploie que dans les appareils à bandelettes.

Le drap fanon peut encore être formé de deux pièces de linge, réunies entre elles par des coutures longitudinales régulièrement espacées, de façon qu'une attelle en bois ou en métal puisse être insinuée entre les deux pièces de linge et s'y maintienne solidement. De cette manière, on peut réduire la largeur du drap fanon à ce qui est nécessaire pour envelopper les trois quarts de la circonférence du membre fracturé; de plus, les attelles ont le grand avantage d'être bien fixées et de ne pas glisser, comme elles le font trop souvent, lorsqu'on emploie le drap fanon ordinaire.

2° Attelles.

Ce sont des lames minces, étroites, de longueur très variable de bois, de carton, de fer-blanc, de fil de fer, etc.

Elles servent à maintenir immobiles les os fracturés, ou à repousser les fragments osseux dont la réduction est difficile.

Ces dernières attelles, beaucoup plus petites que les autres, sont ordinairement placées en dedans des pièces de linge qui constituent l'appareil, et ne sont séparées des téguments que par une compresse ordinaire ou graduée : elles ont reçu le nom d'*attelles immédiates*, tandis que les autres sont simplement appelées *attelles* ou exceptionnellement *attelles médiates*.

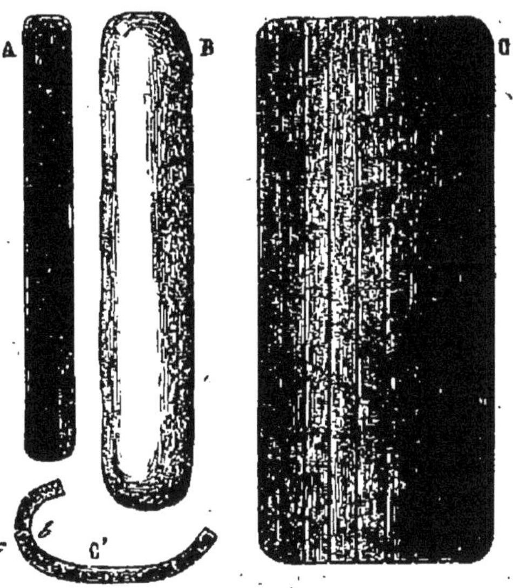

Fig. 169. — Attelles et coussins.

Les attelles de bois sont droites, arrondies à leurs extrémités et sur leurs bords, afin qu'elles ne s'échardent pas et ne blessent ni le chirurgien, ni le malade; elles doivent, autant que possible, être coupées dans le fil du bois (fig. 169, A).

Les attelles de carton se moulent facilement sur les parties, surtout lorsqu'elles sont employées mouillées, ce qui est le cas le plus ordinaire; on a conseillé de les déchirer à leurs extrémités, afin que vers ces points elles présentent moins d'épaisseur.

Plus récemment on a construit des attelles métalliques en fil de fer galvanisé ou étamé afin d'éviter autant que possible son oxydation. Ces attelles ont l'avantage d'être légères et de pouvoir être modifiées selon le besoin, au moins dans une certaine limite; aussi beaucoup de chirurgiens les préfèrent-ils aux attelles de bois.

Dans quelques cas on se sert aussi d'attelles en bois formées de plusieurs pièces réunies par leurs bords (fig. 169, C, C'); elles ont l'avantage de pouvoir prendre plus facilement la forme du membre sur lequel on doit les appliquer. Du reste cet assemblage des attelles a été utilisé pour les attelles en fil de fer (fig. 170); de cette façon on peut avec facilité immobiliser, provisoirement au moins, des fractures : d'où leur utilité incontestable pour le transport des blessés en campagne.

Enfin dans ces dernières années on a employé des attelles en gutta-percha qui peuvent être en quelque sorte moulées sur le membre malade.

On se sert quelquefois d'attelles coudées, suivant leur longueur et dans la direction de leurs faces : telle est l'*attelle cubitale* de Dupuytren, pour la fracture de l'extrémité inférieure du radius. D'autres sont aussi coudées suivant leur longueur, mais dans la direction d'un de leurs

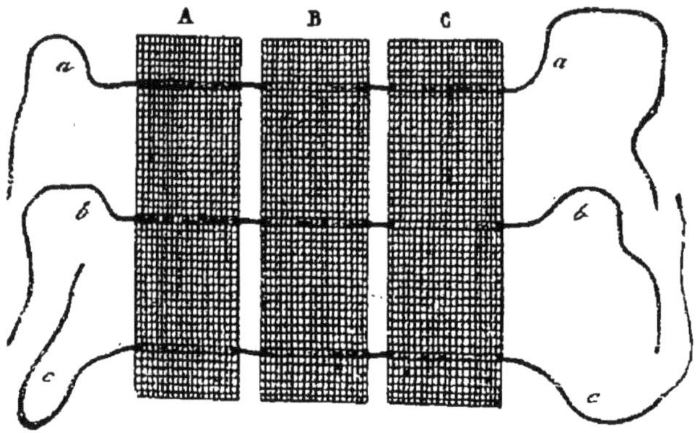

FIG. 170. — Apparei à attelles métalliques développé.

bords : telle est l'*attelle coudée* de Blandin, plus usitée que l'attelle cubitale de Dupuytren, pour les fractures de l'extrémité inférieure du radius. Enfin quelques-unes sont courbées suivant leur largeur : ce sont des attelles de fil de fer, de fer-blanc ou de tôle. Lorsque celles-ci ont une largeur assez considérable, elles ont reçu le nom de *gouttières*.

Quelques attelles présentent une largeur assez grande : les unes, ayant à peu près la forme d'une main, ont reçu le nom de *palettes*, les doigts y sont grossièrement taillés; les autres sont appelées *semelles*, elles représentent grossièrement la forme du pied. Elles sont aujourd'hui, et avec raison, fort peu employées.

Certaines attelles sont percées de mortaises plus ou moins nombreuses, ou bien sont échancrées à leurs extrémités; nous y reviendrons en décrivant les *appareils à extension*.

Lorsque, dans un cas pressant, le chirurgien manque

d'attelles, il peut y suppléer par des corps solides et souples tout à la fois : c'est ainsi qu'il peut employer des écorces d'arbres, des tiges de bottes coupées en lanières assez larges, etc.

Enfin, en plaçant une petite baguette d'osier ou de toute autre plante, au centre d'un petit faisceau de paille, et en maintenant le tout par un lien spiral, on forme les *vrais fanons* exclusivement employés autrefois, au lieu d'attelles, dans le traitement des fractures.

3° Coussins.

Les *coussins* sont des sacs de toile, étroits, allongés; leur largeur est de 8 centimètres environ; leur longueur est proportionnée à la longueur du membre sur lequel ils doivent être appliqués (fig. 169, B).

Les coussins doivent être remplis d'une substance molle qui puisse se déplacer facilement. La balle d'avoine est celle qui est le plus souvent employée; elle échauffe peu le malade, se déplace avec une grande facilité, de telle sorte qu'elle permet de donner au coussin une forme convenable. Le coussin doit être plus épais dans les points où le membre présente des dépressions; plus mince, au contraire, partout où il offre des saillies; de cette manière, l'attelle qui est en contact avec le coussin presse à peu près également sur toute la longueur du membre. Le crin, la plume, la laine ne présentent pas l'avantage de se déplacer aussi facilement que la balle d'avoine; le son se déplace bien, mais il est souvent altéré par l'humidité.

Il est d'autres coussins beaucoup plus épais et plus larges, que l'on place au-dessous du membre malade pour le tenir plus élevé, ou dont on fait des plans inclinés; ils sont constitués de la même manière que les précédents, dont ils ne diffèrent que par le volume.

Dans quelques cas le chirurgien peut manquer de coussins; on peut alors les remplacer par des linges pliés en plusieurs doubles. On a désigné ces appareils sous le nom de *faux fanons*.

Du reste les coussins peuvent être remplacés momentanément par toute espèce de corps souple qui se moule facilement sur les parties, par exemple par du coton, de la filasse, de la mousse, du foin, etc.

On a encore construit des coussins en caoutchouc vulcanisé et remplis d'air. Ces coussins sont souples, ne s'échauffent pas, ne sont pas altérés par l'humidité, enfin ils peuvent être nettoyés avec la plus grande facilité sans qu'il soit besoin de laver entièrement l'appareil (fig. 171). Dans le cas où l'appareil serait trop serré, on soulagerait immédiatement le malade en ouvrant le robinet qui, laissant échapper une certaine quantité d'air, fait diminuer aussitôt le volume du coussin.

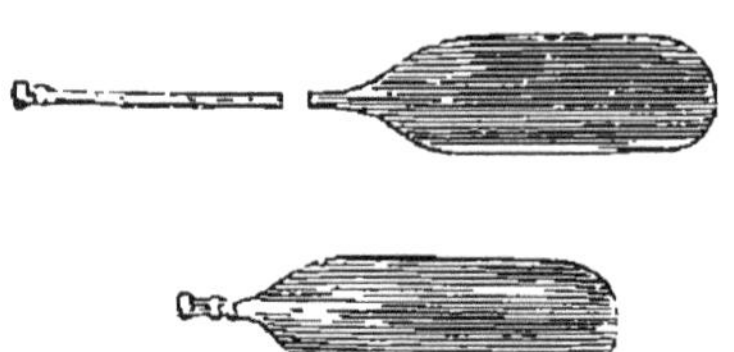
Fig. 171. — Coussins en caoutchouc.

Gariel a fait jadis exécuter plusieurs variétés de ces coussins : les uns sont fixés à une planchette qui fait l'office d'attelle; d'autres présentent sur une de leurs faces des anneaux de caoutchouc destinés à maintenir une attelle mobile; enfin, les planchettes qui supportent les coussins sont réunies entre elles par des charnières, de telle sorte que la réunion de trois de ces coussins forme une espèce de boîte ouverte à ses deux extrémités et à sa partie supérieure. Le membre, entouré de bandelettes de linge, est placé dans cette boîte, dont les coussins sont vides, puis ces derniers sont insufflés jusqu'à ce que le membre soit suffisamment comprimé (fig. 172). L'appareil peut être fermé après que l'on a vidé les coussins.

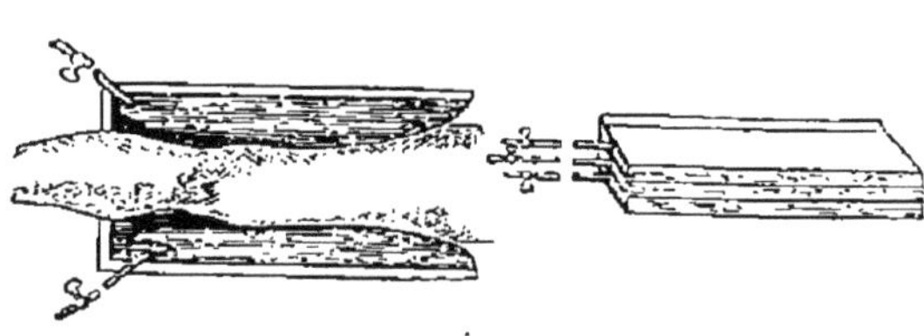
Fig. 172. — Boîte de Gariel.

Au lieu d'un seul grand coussin rempli d'air pour supporter le membre, Gariel conseille encore de placer plusieurs coussins les uns à côté des autres. Grâce à cet appareil, on peut, en insufflant les coussins inégalement, obtenir des dépressions qui permettent à ce coussin multiple de mieux s'accommoder à la forme du membre (fig. 173).

Enfin, Demarquay a eu l'idée de remplacer par un coussin rempli d'eau le coussin de balle d'avoine. En vertu de l'incompressibilité des liquides, cet appareil soutiendrait toujours également les parties qui reposent sur lui. Il empêcherait ainsi les douleurs vives que les malades affectés de fractures du membre inférieur éprouvent si souvent au talon.

4° Lacs et rubans.

Pour maintenir solidement fixées les différentes pièces d'un appareil, ou pour faire l'extension et la contre-extension, on se sert de *lacs*, de *rubans*.

Les premiers, que nous désignons sous le nom de *lacs contentifs*, sont surtout employés pour les appareils dits à bandelettes séparées, afin de maintenir solidairement les coussins, les attelles, etc.

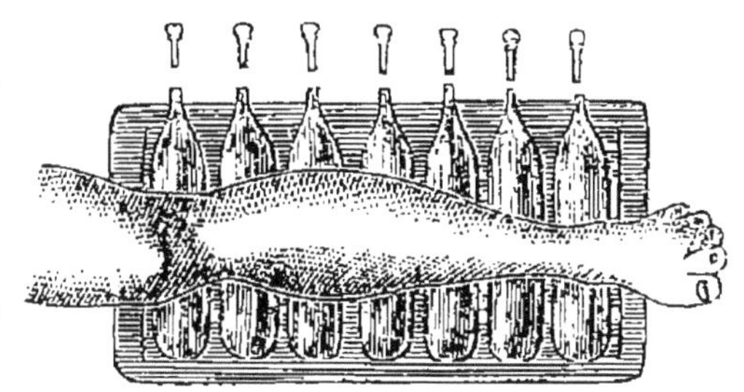

Fig. 173. — Coussins multiples de Gariel.

Les rubans de fil sont les lacs contentifs dont on faisait le plus habituellement usage ; toutefois nous ferons remarquer qu'au bout de peu de temps ces rubans s'enroulent sur eux-mêmes et forment une véritable corde, de telle sorte que la peau du membre, qui n'est garantie en arrière que par le drap fanon et les bandelettes, pourrait être blessée. On a donc conseillé avec raison de construire les lacs contentifs de la manière suivante : on prend une lisière de drap assez longue pour embrasser la face postérieure du membre, et à chacune des deux extrémités on coud un ruban de fil d'une longueur suffisante.

Aujourd'hui beaucoup de chirurgiens remplacent les lacs en rubans de fil par des *courroies*, élastiques ou non, offrant une boucle à l'une de leurs extrémités. L'usage de ces courroies est très commode : on n'est pas obligé de faire un nœud pour réunir les pièces de l'appareil, et, une compression étant donnée, on est sûr qu'elle ne diminuera pas, comme cela arrive trop souvent avec les lacs en rubans de fil.

Les *lacs extensifs* sont formés par un petit sachet très allongé, rempli de coton et terminé par deux cordons de fil. Afin de rendre le sachet plus solide, il est bon de coudre sur chacune des deux faces opposées un ruban de fil qui se prolonge au delà des extrémités du sachet.

Les *lacs extenseurs* et *contre-extenseurs* de Gariel méritent d'être signalés, bien que peu employés aujourd'hui. Son appareil à extension se compose :

1° D'une sorte d'étrier en forme de sac circulaire embrassant le cou-de-pied, et découpé de telle manière que, lorsqu'on l'insuffle, il se trouve transformé en un coussin exactement moulé sur le membre, touchant celui-ci par tous les points de sa surface, et, par conséquent, exerçant une pression parfaitement égale. Celle-ci peut être rendue plus douce encore par l'application d'une bande roulée autour de l'extrémité du membre qui doit supporter l'étrier extenseur. Cette bande a le double avantage d'empêcher le gonflement du pied et de s'opposer à la compression immédiate des tissus par l'appareil. La traction s'opère au moyen de deux prolongements de l'étrier, cordons résistants quoique flexibles et surtout éminemment rétractiles, s'allongeant autant qu'il est nécessaire sans rien perdre de leur faculté de revenir sur eux-mêmes, et assurant ainsi à la traction une continuité et une exactitude parfaites;

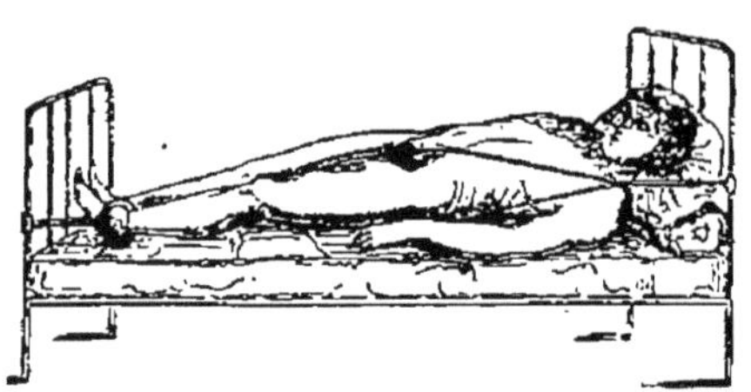

Fig. 174. — Lacs extenseur et contre-extenseur de Gariel.

2° D'un lacs contre-extenseur : tube d'un mètre environ de longueur, présentant à sa partie moyenne un renflement destiné à opérer la pression sur une plus large surface. Ce renflement doit être placé dans l'aine du côté de la fracture et s'étendre jusqu'au delà du périnée (fig. 174).

3. — Appareils amovibles à bandelettes.

1° Appareil de Scultet.

De tous les appareils provisoires pouvant être employés dans les cas de fractures, pour le transport des malades en particulier, l'*appareil de Scultet* est celui qui fut le plus souvent utilisé. Il peut servir pour toutes les fractures du membre inférieur et pourrait être employé pour toutes celles du membre supérieur lorsqu'elles sont compliquées de plaie.

Il se compose : 1° d'un drap fanon ou porte-attelles; 2° de bandelettes séparées, assez longues pour faire une fois et demie le tour du membre, larges de deux ou trois travers de doigt; 3° de coussins et d'attelles aussi longues que le membre fracturé ; 4° de lacs pour serrer l'appareil et le maintenir; 5° de compresses longuettes, quelquefois appliquées au niveau de la fracture ; le nombre, la longueur et la disposition de ces compresses varient avec la nature de la fracture ; 6° d'une semelle destinée à empêcher le renversement du pied, dans les fractures de la jambe ; 7° enfin, dans les fractures du membre inférieur, on assujettira le membre par un lacs fixé de chaque côté aux traverses latérales du lit.

Préparation de l'appareil. — Après avoir choisi un drap fanon qui puisse faire deux fois le tour de tout le membre, et qui soit aussi long que lui, après avoir pris un nombre de bandelettes séparées assez grand pour que le membre puisse être enveloppé dans toute sa longueur, on procède à la confection de l'appareil.

On place :

1° Les lacs à une distance de 8 à 10 centimètres les uns des autres, trois pour les fractures de la jambe, cinq pour celles de la cuisse.

2° Par-dessus les lacs on pose le drap fanon, auquel on donne exactement la longueur du membre : s'il était trop long, il faudrait le replier. Comme l'appareil doit toujours être appliqué de la partie inférieure vers la partie supérieure, et qu'il est construit de telle sorte qu'il est impossible de le changer debout, nous avons l'habitude, afin de ne pas avoir besoin de déranger l'appareil pour en distinguer les deux extrémités, de faire toujours le pli à la partie inférieure. Il est d'ailleurs préférable que ce pli soit plutôt en bas qu'en haut ; car, dans les fractures de la cuisse, l'appareil doit remonter jusqu'à la racine du membre, par conséquent plus haut en dehors qu'en dedans ; on est donc obligé, si l'on ne veut pas avoir de bourrelets qui gêneraient considérablement le malade, de faire un pli oblique de dehors en dedans. On conçoit très bien que ce pli ne pourrait pas être fait convenablement s'il existait déjà un autre pli à la partie supérieure du drap fanon.

D'après ce que nous venons de dire sur l'obliquité du drap fanon, il est très facile de voir qu'un appareil de fracture de cuisse préparé pour le côté droit ne pourra pas servir pour le côté gauche, et réciproquement. Pour les fractures de la jambe, toute espèce de pli supérieur est inutile.

3° Sur le drap fanon on applique les bandelettes séparées. On fera attention au volume du membre. En effet, la cuisse est beaucoup plus volumineuse que le genou, et le mollet offre des dimensions plus considérables que celles de la partie inférieure de la jambe : aussi aura-t-on soin d'avoir sous la main des bandelettes de diverses longueurs, afin qu'on puisse les placer dans le point où elles deviennent nécessaires. La bandelette supérieure doit être appliquée la première; la seconde, appliquée ensuite, doit la recouvrir d'un tiers environ, et ainsi de suite jusqu'à ce que l'on en ait placé un nombre suffisant pour couvrir tout le membre.

4° Au niveau de la fracture on place ordinairement des compresses longuettes, larges de quatre travers de doigt. Ces compresses sont généralement au nombre de trois, la moyenne répondant au niveau de la fracture. Il est inutile de dire qu'elles doivent être imbriquées comme les bandelettes : la supérieure en haut est posée la première, la moyenne ensuite, recouvrant le tiers inférieur de la première, etc. Ces compresses étant pliées en deux suivant la largeur, on trouve d'un côté un pli, de l'autre les deux bords de la compresse; le pli doit toujours être dirigé vers la partie libre, pour la compresse supérieure en haut, pour l'inférieure en bas; quant à la moyenne, sa disposition est indifférente. Notons que ces compresses peuvent être placées sur toute la longueur de l'appareil formant ainsi une seconde couche de bandelettes, plus molles et plus douces, qui sont en rapport direct avec les téguments du membre fracturé.

Ainsi arrangé, on place les deux attelles qui doivent être appliquées sur les parties latérales du membre de chaque côté de l'appareil, sur les bords longitudinaux du drap fanon et sur les extrémités des bandelettes et des compresses longuettes; puis on enroule toutes les parties qui constituent l'appareil, les lacs, le drap fanon, les bandelettes, les compresses autour des attelles en les dirigeant vers le centre.

L'appareil peut être ainsi transporté sans qu'il se dérange; quant aux trois coussins et à l'attelle antérieure, on peut, ou les placer au centre entre les deux attelles latérales, ou bien ils peuvent être mis en dehors ; on fixe le tout avec un lien.

Il est bon d'avoir dans un hôpital quelques-uns de ces appareils préparés à l'avance, car ils sont assez longs à arranger, et il faut souvent beaucoup de temps pour en rassembler les diverses pièces.

Application de l'appareil. — Le bandage de Scultet sera placé sur le coussin qui doit supporter le membre, et on l'étale en déroulant les attelles de chaque côté ; de cette manière toutes les pièces de linge sont dans une position convenable.

Rien n'est si facile que de dérouler cet appareil, lorsque le malade n'est pas encore couché ; mais, si le malade était dans son lit, soit que l'appareil n'ait pas été préparé assez tôt, soit qu'il faille le changer, il est un peu plus difficile de le mettre convenablement. Le meilleur moyen consiste à soulever tout d'une pièce le membre fracturé, en ayant soin pendant cette manœuvre de faire l'extension et la contre-extension, et de glisser entre le membre et le lit l'appareil suffisamment entr'ouvert pour que l'intervalle qui se trouve entre les deux attelles soit assez grand pour recevoir la racine du membre. Il ne faudrait pas trop ouvrir l'appareil, car les bandelettes auront d'autant plus de chance de se déranger que l'intervalle sera plus considérable. On n'oubliera pas que toujours le membre doit croiser perpendiculairement les bandelettes.

Lorsque tout sera convenablement disposé, un aide fera 'extension, un autre la contre-extension, ainsi qu'il sera dit plus loin ; cette manœuvre devra être continuée pendant toute la durée de l'application de l'appareil. Un troisième aide sera placé vis-à-vis du chirurgien, lequel se tiendra du côté de la fracture.

Les compresses longuettes, les bandelettes seront mouillées avec une liqueur résolutive, par exemple de l'eau-de-vie camphrée étendue d'eau, ou simplement de l'eau.

Pour humecter l'appareil, on se sert souvent de compresses que l'on étend ensuite sur le membre au niveau de la fracture.

On procède alors à l'application de l'appareil. Les compresses longuettes seront placées autour de la fracture, puis on arrive aux bandelettes.

Il est inutile de dire qu'elles doivent être posées des extrémités du membre vers sa racine ; car les règles que nous exposerons en parlant de la compression doivent être observées tout aussi bien pour les appareils à bandes séparées que pour les bandages spiraux ; d'ailleurs, l'appareil étant construit, ainsi que nous l'avons dit, l'application des bandelettes par la partie supérieure est impossible.

Le chirurgien saisit la bandelette inférieure du côté où il se trouve, l'enroule obliquement autour du membre, afin qu'elle ne fasse pas de godets ; il exerce en même temps une traction assez forte pour que la compression soit suffisante. Arrivé au côté opposé, il la glisse avec ses deux mains, aussi loin que possible, sous le côté du membre tourné vers l'aide, en ayant soin toutefois de ne pas imprimer de mouvements brusques au membre blessé. Mais, pendant cette manœuvre, l'aide ne doit pas rester inactif, car les tractions que fait le chirurgien pour tendre la bande pourraient entraîner celle-ci ; aussi l'aide doit-il, afin d'éviter cet inconvénient, tirer, en sens contraire, l'extrémité qui est de son côté. Il arriverait encore, si les pièces de l'appareil n'étaient pas convenablement soutenues, qu'elles seraient entraînées par les doigts du chirurgien lorsqu'il veut engager la bandelette sous le membre. Aussi l'aide doit-il avoir la précaution de maintenir dans un état de tension convenable toutes les pièces sur lesquelles les doigts du chirurgien peuvent exercer un certain mouvement de refoulement. L'extrémité tournée vers l'aide doit être appliquée de la même manière ; elle croisera obliquement sur la partie antérieure du membre celle qui a été posée précédemment ; elle sera soulevée par l'aide et confiée au chirurgien, qui l'appliquera lui-même.

Ce procédé a l'avantage de permettre de tendre également les deux extrémités ; mais il est plus difficile d'engager la bandelette au-dessous du membre : aussi, lorsque l'aide sera assez exercé, le chirurgien pourra lui confier l'application complète de toutes les extrémités tournées de son côté. Les bouts de bande qui resteront de chaque côté seront relevés proprement, afin qu'ils puissent être enveloppés par les bandelettes successives, et qu'en même temps ils ne fassent pas de plis qui blesseraient le malade. La deuxième, la troisième bandelette, etc., seront mises exactement de la même manière jusqu'à ce que toutes les bandelettes soient épuisées. Nous ferons seulement remarquer que quelquefois l'inégalité du membre est trop grande pour que l'on puisse éviter les godets ; il est alors nécessaire de faire des renversés.

Nous devons signaler les quelques modifications que peut présenter cet appareil : ainsi les bandelettes sont appliquées au-dessus d'attelles *immédiates* disposées autour des membres afin d'assurer la coaptation dans les fractures où l'obliquité des fragments et où la puissance musculaire s'opposent au contact immédiat des extrémités osseuses ; dans ce cas, les bandelettes seront posées jusqu'au niveau de la fracture. Arrivé là, on s'assurera de la position des fragments ; l'extension, la contre-extension seront faites comme précédemment, et, lorsque le chirurgien jugera les os aussi bien en rapport que possible, il appliquera ses compresses et ses petites attelles ; et, par-dessus celles-ci, maintenues par un ou par plusieurs aides, il apposera ses bandelettes séparées. Si des compresses longuettes avaient été posées sur l'appareil, celles-ci pourraient soutenir les petites attelles, et les bandelettes seraient mises, comme il a été dit plus haut, de l'extrémité vers la racine du membre, sans interruption.

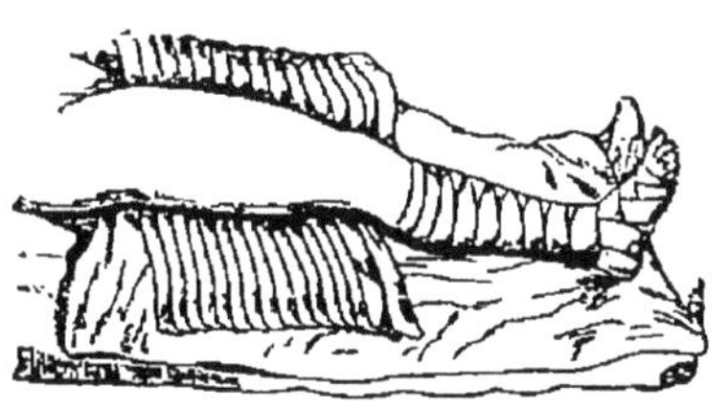

Fig. 175. — Appareil de Scultet (les bandelettes du pied et de la jambe sont appliquées).

Nous avons dit que les bandelettes devaient être appliquées obliquement de l'extrémité des membres vers leur racine ; cependant, au membre inférieur, les premières bandelettes, après avoir été croisées sur le cou-de-pied, seront conduites autour de la plante, de manière à embrasser le pied tout entier en formant un huit de chiffre (fig. 175).

Lorsque l'appareil est ainsi disposé, on procède à l'application des attelles et des coussins, on enroule chaque attelle, la plus longue en dehors, dans le drap fanon, jusqu'à deux travers de doigt environ du membre ; on placera ensuite entre l'attelle et le membre le coussin, que l'on a rendu plus épais au niveau des dépressions, plus mince au niveau des saillies, en faisant glisser la balle d'avoine qui est renfermée dans le sac de toile. Le troisième coussin est posé sur la partie du membre opposée à celle qui repose sur le lit, et par-dessus se met la plus petite attelle. Ce coussin s'étend, dans les fractures du fémur, tantôt sur toute la longueur du membre, tantôt sur la cuisse seulement.

Il arrive quelquefois que les coussins remontent plus haut que les bandelettes, surtout dans les fractures de cuisse, où il est besoin d'employer une très longue attelle externe; on enveloppera alors l'extrémité du coussin d'une compresse épaisse, afin que la balle d'avoine, en passant à travers la toile, ne cause pas de démangeaisons au malade. La même précaution sera prise partout où le coussin sera immédiatement en contact avec la peau.

Lorsque l'appareil est disposé de cette manière, on procède à la ligature des rubans qui doivent tout soutenir. Les extrémités des liens sont relevées de chaque côté et serrées autour du membre; le nœud sera fait sur le bord d'une des attelles, soit de la moyenne, soit de l'externe. Mais comme, en faisant la boucle, le lien pourrait se desserrer, un aide appliquera le doigt sur le nœud simple, pendant que le chirurgien fera la boucle.

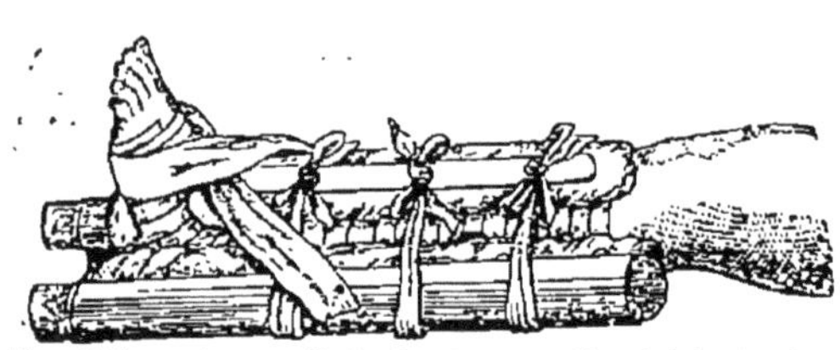

Fig. 176. — Appareil de Scultet appliqué à la jambe.

On conseille généralement de commencer par la ligature qui correspond à la fracture; ce précepte ne présente aucun inconvénient; mais, en général, on noue le lien du milieu, puis ceux des extrémités; enfin on termine par les liens intermédiaires, lorsqu'il en existe. Quoi qu'il en soit, le lien noué le premier est rarement assez serré; aussi est-il presque toujours nécessaire de le réappliquer.

Dans les fractures de la jambe, le pied doit être soutenu, car la plupart du temps il retomberait et ferait saillir en avant l'extrémité supérieure du fragment inférieur. On se servira donc, pour prévenir cet accident, de la semelle, à travers les deux mortaises de laquelle on passera une bande qui, l'embrassant en bas, viendra se nouer par ses deux extrémités sur l'appareil. Mais le plus souvent on fait usage de la *bande plantaire :* le plein de la bande est appliqué sur la plante du pied, et les deux chefs, venant se croiser en avant de l'articulation tibio-tarsienne, sont fixés avec des épingles sur le drap fanon, au niveau des attelles latérales, jamais sur les coussins (fig. 176).

L'appareil de Scultet présente l'avantage de pouvoir être serré à volonté au moyen des liens qui soutiennent les parties constituantes, mais surtout de pouvoir être levé et réappliqué sans qu'il soit besoin de faire éprouver au membre fracturé des mouvements toujours nuisibles au travail de consolidation. Enfin, au moyen de cet appareil, il est assez facile de changer partiellement les bandelettes souillées, lorsque les fractures sont compliquées de plaies. Il suffit pour cela d'attacher une bandelette à l'extrémité de celle que l'on veut enlever et de tirer cette dernière : elle entraîne la première, qui vient ainsi occuper sa place.

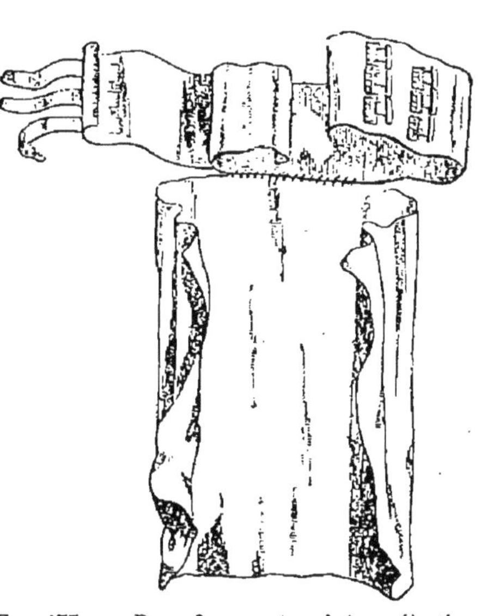

Fig. 177. — Drap fanon et ceinture élastique de A. Richard (pour le côté droit).

Les diverses parties qui constituent le bandage de Scultet, jadis classique, ont été quelque peu modifiées, soit dans leur nature, soit dans leur mode d'arrangement. Tout d'abord les liens ou lacs en rubans de fil ont été remplacés par des courroies élastiques ou non élastiques, munies de boucles à l'une de leurs extrémités.

Dans les fractures du fémur, l'attelle et le coussin externe devant remonter très haut, on a dû les maintenir souvent par un bandage de corps; or celui-ci a pu être fixé d'avance au drap fanon à l'aide d'une couture.

A. Richard a conseillé de remplacer le bandage de corps par une ceinture d'étoffe élastique de 20 centimètres de largeur environ et de 120 à 130 centimètres de longueur. Le milieu du bord supérieur du drap fanon est cousu au bord inférieur de la ceinture; quant à celle-ci, elle est bifoliée dans le tiers de sa longueur, du côté correspondant à la fracture (fig. 177). La valve interne de la ceinture doit avoir une longueur égale à celle de la partie correspondante et libre du bord supérieur au drap fanon, de façon à pouvoir s'enrouler comme lui, non autour de l'attelle externe, mais bien autour du coussin correspondant. C'est qu'en effet, d'après les conseils de S. Laugier, les coussins latéraux peuvent être enroulés et tassés dans le drap fanon lui-même, et les attelles latérales sont ensuite appliquées à nu, comme on le fait pour les attelles antérieures. Elles sont maintenues par des courroies à boucle.

Enfin, au lieu d'employer une bandelette pour soutenir le pied, on peut, à l'exemple de Mirault, d'Angers, coudre

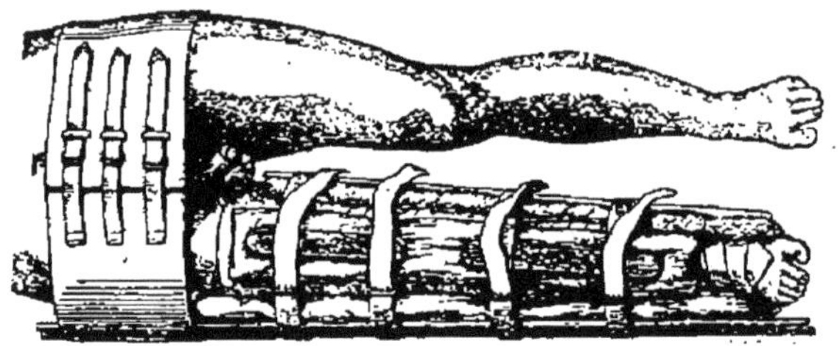

FIG. 178. — Appareil de Scultet (cuisse), modifié par A. Richard.

ensemble les extrémités des coussins latéraux, ce qui préviendrait parfaitement la rotation du pied en dehors (fig. 180).

Lorsqu'on fait usage d'un bandage de corps ou d'une ceinture élastique, il est bon d'interposer entre elle et les

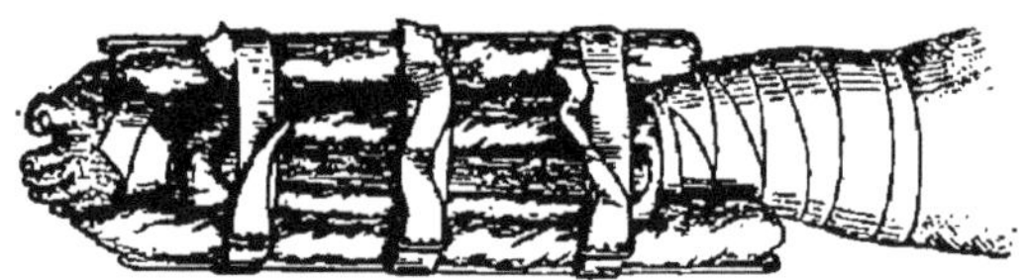

FIG. 179. — Appareil de Scultet (jambe), modifié par A. Richard.

parties saillantes du squelette une couche d'ouate assez épaisse.

Si l'on se trouve à la campagne, éloigné de tout secours, on peut se servir d'attelles faites avec du bois, du carton ou du feutre, ou bien avec du fer-blanc, du zinc, ou de la toile métallique, pour maintenir les fragments après réduction. On applique ainsi un bandage immédiat destiné à éviter les douleurs ressenties par le malade et à permettre son transport. Pour mieux accommoder la pression des attelles aux irrégularités de la surface du membre, on doit matelasser les attelles avec du coton brut, de la laine, de l'étoupe ou des coussins de paille. Une bande d'étoffe quelconque enroulée autour des attelles maintiendra en place ce premier appareil provisoire.

C'est dans cet ordre d'idées qu'a été imaginé l'appareil de Scultet dont nous venons de parler.

Mais à la ville, et dans la pratique hospitalière, les appareils provisoires n'ont aucune utilité. Il est préférable,

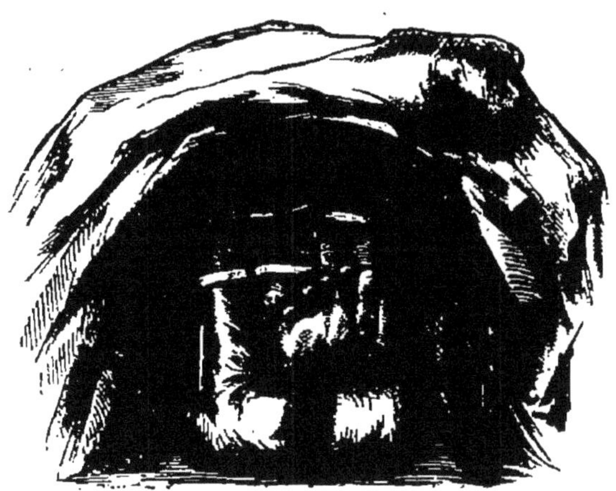

FIG. 180. — Mode de contention du pied.

et c'est aujourd'hui la méthode généralement employée, d'appliquer tout de suite un appareil inamovible.

4. — Appareils inamovibles et amovo-inamovibles.

On désigne sous ce nom des appareils composés ou mieux imbibés de matières molles, demi-liquides et même liquides, ayant la propriété de se durcir après un temps plus ou moins long, de manière à former un moule solide qui comprime le membre sur toute sa surface, et qui maintient les fragments des os en rapport, jusqu'à la complète guérison du malade.

Les *appareils inamovibles* paraissent avoir été assez souvent appliqués par les chirurgiens anciens, et principalement par les Arabes. Le plâtre, la chaux, l'albumine, la gomme, etc., étaient conseillés pour maintenir en contact les diverses pièces qui constituaient les appareils de fractures. Rhazès, Albucasis nous ont donné des formules qui ne laissent aucun doute à cet égard. Hugues de Lucques, Théodoric, Lanfranc, Guy de Chauliac, imitant la conduite de leurs devanciers, appliquaient également des appareils inamovibles. Nous n'insisterons pas sur ces faits, la nature de ce livre ne nous permettant pas d'entrer dans des détails historiques. Rappelons seulement qu'Ambroise Paré préconisait un mélange composé de farine de froment, de plusieurs espèces de résine et de blanc d'œuf; que Moscati avait imaginé son *étoupade*, constituée par des étoupes et des compresses trempées dans du blanc d'œuf battu; que Ledran ajoutait aux blancs d'œufs du vinaigre et une poudre, soit de bol d'Arménie, soit d'amidon, soit de plâtre.

Les appareils inamovibles ont été de nouveau conseillés au commencement de ce siècle; depuis ils ont été modifiés et perfectionnés par Seutin, Velpeau, S. Laugier, Mathijssen et Van de Loo, Richet, Merchie, etc.

1° Appareils amidonnés.

Seutin a conseillé les appareils amidonnés. Inutile de les décrire ici, car ils ne sont plus utilisés. Nous dirons seulement qu'ils ne sont point suffisamment résistants, et qu'ils n'offrent d'utilité que pour les fractures des membres survenues chez les enfants. Les attelles dont on se servira dans ces cas seront en carton, et l'on aura soin de les mouiller au préalable, afin de les rendre plus souples.

2° Appareils ouatés.

Sous le nom d'appareils ouatés, Burggraeve a décrit des appareils inamovibles, de véritables moules formés d'ouate, de carton et de bandes roulées; l'interposition du coton entre le membre et les pièces de pansement prévient toute possibilité de constriction ou d'étranglement, tout en assurant aux parties le degré de solidité et d'immobilité convenables.

En effet, la ouate permettrait d'exercer une compression égale, et par son élasticité elle rend cette compression permanente; elle cède lorsque le gonflement s'empare de la partie contenue dans l'appareil, et le suit lorsque la diminution de volume augmente l'espace qui existe entre les tissus et la coque inextensible; de sorte que, quel que soit le gonflement primitif ou l'amaigrissement, il ne se formerait jamais de vide qui oblige d'inciser la coque, soit pour élargir l'appareil, soit pour le rétrécir.

Nous signalerons l'appareil de S. Laugier, composé de bandelettes de papier imbibées d'une pâte d'amidon.

Le même reproche s'applique à tous ces appareils; on ne peut surveiller avec eux le foyer de la fracture et voir la façon dont se comportent les fragments.

3° Appareils dextrinés.

Il en est de même de l'appareil dextriné de Velpeau.

Tous ces appareils n'ont d'utilité que quand la fracture est complètement consolidée. Ils n'ont alors qu'un rôle purement protecteur contre les violences extérieures.

4° Appareils plâtrés.

I. — Appareil de platre coulé.

L'appareil de plâtre coulé semble avoir été imaginé par les Arabes; cette substance était employée seule ou mélangée avec de la gomme, de la farine de riz, des blancs d'œufs, etc. Il paraît, dit Malgaigne [1], qu'il était vulgaire dans la haute Égypte, lors de l'expédition française dans ce pays.

En 1819, Hubenthal, inspecteur du service médical à Tver, généralisa l'application de cette méthode : voici comment il a décrit son procédé d'application [2] : « Je fais d'abord, si cela est nécessaire, bien étendre le membre fracturé, soit par une machine à extension, soit par les mains d'un aide, et je tâche de remettre les extrémités des os déplacés dans leur situation naturelle. Cela fait, je frotte le membre avec de l'huile tiède, afin de prévenir l'adhérence des poils; j'enduis ensuite la partie inférieure de ce membre d'une pâte faite avec parties égales de plâtre et de papier brouillard

1. Malgaigne, *Traité des fractures et des luxations*, t. I, p. 219, Paris, 1847.

2. *Nouveau Journal de médecine*, par Béclard, Chomel, etc., t. V, p. 212, Paris, 1819.

réduits en bouillie avec une quantité suffisante d'eau. Ensuite, je fais tenir au-dessous du membre un morceau de carton courbé en gouttière, et je remplis de cette pâte et d'un seul coup tout l'espace compris entre le membre et le carton. Avant que la pâte soit devenue solide, je rends, à l'aide d'un couteau ou d'une spatule, le bord de cette moitié inférieure du moule tout à fait uni, et j'y fais plusieurs trous pour que la moitié supérieure s'y lie plus intimement. Je fais celle-ci en versant la pâte sur la face supérieure du membre, mais toujours après avoir graissé le bord de la moitié inférieure. Dans le cas où il y a des plaies, je pratique au moule autant d'ouvertures qu'il y a de plaies... Ces deux moitiés sont unies par des bandes... » Elles peuvent, on le conçoit, être facilement séparées en cas de besoin.

A juste titre, Malgaigne fait remarquer que dans cette description on ne dit pas comment on empêche la bouillie de couler par les deux extrémités de la gouttière de carton; aussi propose-t-il d'entourer le membre d'une serviette suffisamment fine au-dessus et au-dessous des points où l'on veut arrêter l'appareil.

Dieffenbach [1] a conseillé l'usage de l'appareil suivant : une boîte de bois, ayant la forme d'un carré long, un peu plus long que la jambe, d'une largeur telle que le membre ne touche nulle part sur les parties latérales, est complètement ouverte par en haut, et offre à la paroi qui regarde la cuisse une échancrure arrondie propre à recevoir et soutenir la partie supérieure de la jambe. Les cinq parois de cette boîte sont unies par des crochets de fer, en sorte qu'on peut les assembler et les disjoindre avec la même facilité. Enfin, la paroi inférieure est percée, vers les quatre angles, de trous par lesquels on fait passer des cordes de manière à pouvoir tenir le membre dans la suspension : si l'appareil doit rester appliqué sur le lit, on retire les cordes et l'on ferme les trous avec des bouchons.

Le plâtre est convenablement gâché ; la fracture est réduite, et le membre, frotté d'huile pour empêcher l'adhérence du plâtre, est maintenu de telle sorte qu'il ne touche en aucun point les parois de la boîte. On coule la pâte avec précaution, de façon que la boîte soit exactement remplie jusqu'à peu près au niveau de la face antérieure de la jambe, car on laisse une certaine largeur de cette face libre

1. *Gazette médicale*, Paris, 1832, p. 525.

et à découvert : par ce moyen, sans nuire à la solidité de l'appareil, on a l'avantage d'avoir toujours sous les yeux le siège de la fracture, d'en suivre les progrès et d'y appliquer les médicaments que l'on peut juger nécessaires.

Quand la pâte a acquis la consistance qu'elle doit avoir, on démonte la boîte et on la retire en détail. Lorsque la consolidation est jugée accomplie, on enlève l'appareil en détruisant avec la gouge et le maillet toute la portion supérieure de l'enveloppe, afin que le malade puisse en retirer son membre.

Un autre procédé a été préconisé par Froriep, par Richter en 1832 et plus tard par E. Lacroix[1]; il consiste à mouler une gouttière postérieure d'une seule pièce, puis une gouttière supérieure qui peut être constituée de pièces multiples. Pour les détails, nous renvoyons le lecteur à la description qu'en donne A. Nélaton dans son traité[2].

Nous n'insisterons pas davantage sur ces appareils, auxquels on ne peut refuser des avantages incontestables, tels que modicité de prix, facilité d'application, solidité permanente, pression égale sur tous les points. Par contre, ils ont offert des inconvénients sérieux qui ont empêché d'en généraliser l'usage; tels sont : le poids de l'appareil, qui est un obstacle aux moindres mouvements; la chaleur dégagée par le plâtre qui se solidifie, chaleur souvent assez intense pour causer une douleur vive; la contraction du plâtre, qui, en se concrétant, comprime trop fortement le membre et nécessite quelquefois la destruction complète de l'appareil. Aussi a-t-on conseillé d'entourer le membre de compresses pliées en plusieurs doubles, afin d'éviter la sensation trop vive de chaleur et la pression immédiate.

Le séjour prolongé du membre dans ce moule terreux, en retenant les produits de la transpiration, attendrit la peau et peut donner lieu à des excoriations; enfin terminons en signalant la dessiccation trop rapide et l'impossibilité de briser le moule sans le maillet, inconvénient sérieux, surtout lorsque la fracture est compliquée de plaie, ou lorsqu'elle n'est pas complètement consolidée.

Ajoutons cependant que ces divers inconvénients paraissent avoir été exagérés; quelques-uns même, comme l'a fait remarquer G. Julliard, de Genève, peuvent être con-

1. Thèse de Paris, 1837.
2. 2e édit., t. II, p. 197.

sidérés comme avantageux, par exemple le poids considérable de l'appareil, qui rend plus complète l'immobilité du membre[1]. D'un autre côté, la chaleur serait très supportable et la compression ne serait pas à redouter si l'on

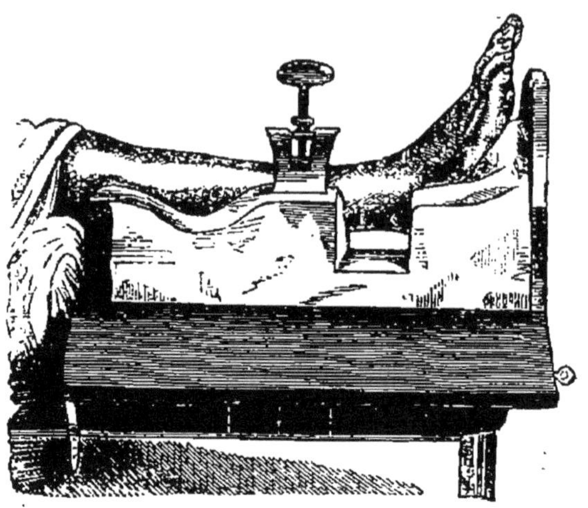

FIG. 181. — Appareil en plâtre coulé de G. Julliard.

n'entoure pas complètement le membre, ou bien si l'on fait l'appareil en plusieurs pièces comme E. Lacroix. Julliard a heureusement combiné la contention de l'appareil en plâtre coulé avec l'emploi de la pointe de Malgaigne (fig. 181).

II. — APPAREILS DE MATHIJSSEN ET VAN DE LOO.

Mathijssen et Van de Loo ont proposé d'étendre du plâtre sur des pièces de linge ou de laine, et de les mouiller au fur et à mesure qu'on les met sur le membre. Ils ont obtenu ainsi un appareil inamovible s'appliquant à peu près comme les autres appareils de fractures, et ayant sur les appareils amidonnés et dextrinés l'avantage de sécher assez rapidement pour qu'il ne soit pas nécessaire d'appliquer un bandage supplémentaire destiné à prévenir le déplacement des fragments[2].

1. *De l'emploi du plâtre coulé dans le traitement des fractures*, Lausanne, 1873.

2. Mathijssen et Van de Loo, *Sur l'emploi chirurgical du bandage plâtré* (Bruxelles, 1854, *Bulletin de l'Académie royale de médecine de Belgique*, t. XIII, n° 4).

Mais tous ces procédés n'ont qu'un intérêt purement historique ; inutile d'y insister. Il nous suffit d'indiquer l'appareil plâtré type, celui que l'on doit appliquer dans la pratique hospitalière et civile.

III. — Appareils platrés de Maisonneuve.

Ces appareils, si fréquemment employés aujourd'hui, ont l'immense avantage de pouvoir être mis très rapidement, de se sécher très vite, et de laisser une grande partie du membre malade à découvert, ce qui permet de les utiliser dans les fractures compliquées.

Ils sont formés d'*attelles plâtrées*, que l'on faisait avec des serviettes repliées un certain nombre de fois sur elles-mêmes, de manière à constituer des attelles de largeur et de longueur convenables. Au lieu d'employer des serviettes ou des pièces de linge, la plupart des chirurgiens préfèrent aujourd'hui la *tarlatane*, dont on fait dix à douze doubles. Les bandes découpées et cousues largement sont trempées dans le plâtre liquide (parties égales d'eau et de plâtre) et bien imbibées.

Le mélange d'eau et de plâtre doit avoir la consistance de la crème douce. On soulève l'attelle préparée au-dessus du vase qui a servi à gâcher le plâtre. L'aide soutenant les deux angles supérieurs de l'attelle ainsi pliée, le chirurgien la comprime légèrement entre ses deux mains, de haut en bas, afin d'enlever l'excès de plâtre et de faire bien adhérer ensemble les doubles de la tarlatane. Le membre, préalablement rasé et lavé, est enduit, avec la main, de bouillie de plâtre comme si l'on voulait le vernir. Alors on prend le linge plâtré, on le glisse de bas en haut sous le membre, en le faisant remonter jusqu'à la hauteur voulue, on vérifie l'exactitude de la réduction, et le linge est ajusté de façon qu'il ne dépasse pas plus le membre d'un côté que de l'autre. Le membre étant maintenu et la fracture réduite, l'attelle est appliquée, et on la maintient à l'aide d'un bandage roulé jusqu'à ce qu'elle soit sèche. Plus tard il suffit de quelques bandelettes de diachylon pour soutenir tout l'appareil.

S'il s'agit d'une fracture de jambe (nous aurons l'occasion d'y revenir), on met *une attelle postérieure* et *deux attelles latérales;* la première est appliquée tout d'abord, puis les deux dernières. Du reste, l'attelle postérieure doit se recourber sous la plante du pied pour former *une véritable semelle*, et les deux attelles latérales doivent n'en constituer qu'une seule, fort longue, dont le milieu appliqué sous le pied maintient l'attelle postérieure, et dont les chefs sont situés sur les parties latérales de la jambe. En un mot, on place ainsi *deux attelles*, *une postérieure* et *une transversale en étrier*. Une bande de toile roulée embrasse le tout jusqu'à dessiccation, ce qui a lieu très vite, et adapte exactement les attelles sur le membre fracturé. Dès que les attelles plâtrées sont sèches, ce bandage peut être enlevé et remplacé par des bandelettes de diachylon.

Au lieu de ces bandelettes agglutinatives, A. Després, qui emploie uniquement l'étrier sans attelle postérieure, maintient l'appareil en place à l'aide de trois courroies élastiques, en ayant soin d'interposer entre elles et les téguments une compresse carrée [1].

A la place d'une attelle postérieure et d'un étrier, on peut dessiner, en prenant comme modèle le membre sain, *une gouttière plâtrée* sur une épaissenr de dix à douze doubles de tarlatane. C'est le procédé mis en pratique par Hergott. Ceci fait, on taille la gouttière, et l'on en coud très largement les bords et le centre pour maintenir les feuilles de tarlatane.

Lorsqu'on fait une gouttière pour l'appliquer sur un membre plié à angle droit, par exemple au bras, il faut prendre la mesure du membre du côté de sa convexité, faire deux entailles à angle droit vis-à-vis du pli du coude, ou bien retrancher, du côté de la concavité, un triangle dont le sommet s'étend au delà de la moitié de l'épaisseur du linge, et dont la base est calculée de façon que les côtés du linge puissent se recouvrir un peu quand ils sont appliqués, afin de se souder l'un sur l'autre, pour embrasser exactement le membre dans une partie de sa circonférence. Aux endroits correspondant à une plaie, des fenêtres doivent être pratiquées.

En somme, que l'on se serve d'attelles ou de gouttières, l'appareil plâtré convenablement appliqué constitue le meilleur de tous les appareils. Aussi nous ne citerons que pour mémoire les appareils confectionnés avec un mélange de plâtre et d'une substance telle que l'amidon, la dextrine, ou bien la gélatine, ou certaines résines.

1. *Bull. de thérapeutique*, t. LXXXIX, p. 295 et suiv., Paris, 1875.

IV. — Appareils de Lafargue, de Saint-Émilion (platre et amidon).

Dans le but d'obtenir la consolidation immédiate des appareils de fractures, Lafargue, de Saint-Émilion, a proposé de faire usage d'un mastic composé d'amidon et de plâtre pulvérisé. Pour préparer ce mastic, Lafargue prenait : 1° de l'empois encore chaud, semi-liquide; trop épais, son gâchage avec le plâtre deviendrait impossible ; 2° du plâtre calciné et pulvérisé récemment, car, s'il est vieux, il a attiré l'humidité de l'air et durcit avec une extrême lenteur.

On met dans une assiette deux ou trois cuillerées de plâtre et une égale proportion de colle d'amidon; on les gâche ensemble sans aucune addition d'eau : si le plâtre est gâché trop clair, c'est-à-dire s'il contient trop de colle d'amidon, il prend avec lenteur et n'acquiert pas une solidité suffisante; s'il est gâché trop serré, c'est-à-dire si la colle d'amidon est froide ou trop épaisse, il se durcit trop vite et devient difficile à employer. Lorsque le plâtre est vieux, il faut gâcher serré, c'est-à-dire se servir d'une colle d'amidon plus épaisse qu'à l'ordinaire, mais toujours tiède. Il est indispensable de ne préparer ce mastic qu'en petite quantité à la fois, et seulement à mesure qu'on l'utilise.

V. — Appareils de Pélikan (platre et dextrine).

Pélikan, de Saint-Pétersbourg, a conseillé une méthode qui offre la plus grande analogie avec celle que nous venons de décrire : il a remplacé l'amidon par la dextrine, modification qui a l'avantage de préparer l'appareil à froid.

« Je prends, dit-il, un quart de livre de plâtre bien calciné et une livre d'eau contenant une once de dextrine; le plâtre s'ajoute par petites doses. Ce bandage durcit en un quart d'heure. Si l'on veut ralentir la solidification, on ajoute plus de dextrine; si au contraire la solidification doit s'opérer plus vite, la dose de plâtre est augmentée. »

VI. — Appareils du professeur Richet (platre et gélatine; appareils de stuc).

Les appareils de Richet sont composés avec un mélange de gélatine et de plâtre, dont la proportion variable produit des effets différents quant à la durée de la dessiccation. Emploie-t-on, par exemple, une solution contenant 1 gramme de gélatine pour 1000 grammes d'eau, la solidification du plâtre est presque aussi rapide que lorsqu'on le gâche avec de l'eau; mais en doublant la quantité de gélatine, le retard devient tout à coup plus sensible et va jusqu'à vingt ou vingt-cinq minutes, temps suffisant et au delà pour qu'on puisse appliquer un appareil sans se presser. La dose de gélatine que Richet mettait habituellement en usage dans sa pratique est celle de 2 grammes pour 1000 grammes d'eau ordinaire. S'il veut obtenir un plus long retard dans la dessiccation, il augmente la proportion de gélatine. Avec 5 grammes de cette substance, le bandage met de trois à cinq heures à durcir, et dix à douze heures avec 10 grammes.

La solution gélatineuse étant maintenue à une douce température de 20 à 25 degrés centigrades environ, on la mélange avec un égal volume de plâtre fin à mouler, préalablement tamisé, c'est-à-dire qu'on met une cuillerée de plâtre pour une cuillerée de solution. On obtient ainsi une bouillie de consistance assez épaisse qu'on rend parfaitement homogène en la pétrissant pendant une minute au plus avec les mains ou plus simplement en la remuant avec une cuiller; la pâte de stuc est alors suffisamment préparée pour être employée. Cette pâte doit être étendue sur des bandes en *tarlatane*. On a la précaution de protéger avec de l'ouate les saillies osseuses, comme on le fait pour les bandages dextrinés.

Un point d'une grande importance dans l'application de la pâte de stuc, c'est d'agir sans retard, puisqu'on sait qu'avec la solution à 2 grammes de gélatine, la dessiccation se fait en vingt à vingt-cinq minutes. Il importe, par conséquent, de tout préparer à l'avance; de pratiquer la réduction, d'assujettir le membre et de l'envelopper d'une bande sèche, de manière qu'on n'ait plus qu'à appliquer la préparation. Pour retarder la dessiccation, il suffit de passer la main imprégnée d'eau tiède sur l'appareil.

Dès qu'on a recouvert toute la longueur du membre qui doit être enfermé dans le bandage, on prend à pleines mains de la pâte de stuc et l'on en étend une couche légère sur la surface du bandage, couche à laquelle on donne le poli avec une spatule ou la lame d'un couteau.

VII. — Appareils platrés et gommés.

On a combiné l'emploi de la gomme avec celui du plâtre. « En gâchant un peu de plâtre dans une solution de gomme, on obtient un mélange de consistance crémeuse qui se solidifie plus rapidement que ceux (appareils amidonnés et dextrinés) que nous venons d'indiquer. C'est celui que nous employons de préférence, » dit Sarazin [1].

VIII. — Appareils platrés imperméables.

Employés dans les cas de fractures compliquées, les appareils plâtrés ont un assez grave inconvénient; le contact répété des liquides les altère; aussi s'est-on efforcé de parer à cette cause de destruction en cherchant à les rendre imperméables, à l'aide d'enduits spéciaux [2].

Mitscherlich [3] a plus particulièrement recommandé diverses substances pour imperméabiliser les appareils plâtrés, ce sont les solutions éthérées et alcoolisées de plusieurs résines. Parmi les résines qu'on peut employer, il faut citer celles de copal, de dammar, la gomme-laque, etc.; on en fait des solutions dans l'alcool ou l'éther (Langenbeck). La résine blanche dissoute dans l'éther a été préconisée par le professeur U. Trélat.

Hergott [4] a utilisé le vernis copal et le vernis térébenthiné. Enfin, dans la guerre du Schleswig-Holstein, on se serait servi d'une solution alcoolique de cire et d'une solution éthérée de résine de Damas.

Follin [5] a employé avec assez de succès la dissolution éthérée de résine de dammar, vantée par Mitscherlich; il suffit d'en imbiber l'appareil plâtré sec à l'aide d'un pinceau et de revenir plusieurs fois sur le même point, afin que l'infiltration soit bien complète. « Le malade, lorsque

1. *Nouv. Dict. de médecine et de chirurgie pratiques*, t. III, p. 49, Paris, 1865.
2. E. Gallet, Thèse de Strasbourg, 1864, 2e série, n° 790.
3. *Arch. für klinische Chirurgie*, t. I, p. 456, et t. II, p. 585.
4. *Soc. de chirurgie*, Paris, 3 mai 1865.
5. *Traité de pathologie externe*, t. II (fractures).

la solution éthérée a pénétré jusqu'à la face profonde de l'appareil, éprouve un sentiment de fraîcheur qui indique bien la pénétration du soluté de la résine » (Follin).

Quant à la solution concentrée de silicate de soude qu'on utilise dans la construction des maisons, elle s'emploie de la même façon que la résine et donnerait de meilleurs résultats.

O. Terrillon a pu confectionner des attelles plâtrées parfaitement imperméables et qui peuvent être plongées dans l'eau sans perdre de leur consistance. Le mélange qu'il utilise au lieu de plâtre ordinaire est composé de 1/3 ou 1/4 de *ciment blanc*, dit aussi *ciment anglais*, avec 2/3 ou 3/4 de plâtre à mouler. Le mode d'emploi est absolument identique à celui du plâtre; en général la solidification du mélange a lieu en quinze ou vingt minutes[1].

Le *tripolithe*, dont on se sert en Allemagne, tient le milieu entre le plâtre et le ciment. Avec les avantages que présente le premier, cette matière réunit une dureté et une résistance beaucoup plus grandes qui augmentent encore consécutivement.

La prise est d'une rapidité que les meilleures qualités de plâtre et de ciment ne peuvent atteindre, elle a lieu en cinq minutes.

Le tripolithe sèche beaucoup plus rapidement que le plâtre et résiste à toutes les influences de la température. En outre, il est beaucoup plus léger que le plâtre.

Les appareils faits avec le tripolithe seraient aussi durs que la brique; ils ne se détériorent point dans l'eau et peuvent être lavés au savon à plusieurs reprises.

IX. — Appareils platrés renforcés d'attelles.

Appareils de W. F. Fuhrer, de New-York.

Ces appareils, qui semblent être assez employés aux États-Unis, ne sont autres que des appareils plâtrés, combinés avec des attelles métalliques destinées à les rendre plus solides.

1. *Bull. de thérapeutique*, t. XCIV, p. 150, Paris, 1878.

Lorsqu'on les utilise pour maintenir les fractures, on a soin d'envelopper le membre lésé d'une étoffe de laine ou de coton pour protéger les téguments contre la pression des attelles métalliques.

5° Appareils en gutta-percha.

Comme on le sait, la gutta-percha commence à se ramollir lorsqu'elle est soumise à une température de 50 degrés; à 65 ou 70 degrés, elle devient très malléable. Grâce à cette propriété, on peut donc lui donner toutes les formes possibles, qu'elle conserve intactes, car en se refroidissant elle redevient dure et résistante.

Les chirurgiens ont confectionné des attelles, des demi-gouttières, des gouttières entières avec cette substance, et les premiers essais furent faits à Londres, en 1846, par Smée, et en 1847, par Lorinser.

I. — Appareils de Uytterhoeven.

Uytterhoeven a imaginé de construire des appareils inamovibles avec des lames de gutta-percha; voici comment il a conseillé de procéder à leur confection :

On plonge la gutta-percha, qu'elle soit en feuilles ou en débris, peu importe, dans de l'eau approchant de l'ébullition. Après quelques minutes d'immersion, le tout est suffisamment ramolli pour être converti en une seule masse, extensible et malléable en tous sens. On pose cette pâte sur une table de bois bien unie ou sur une feuille de marbre, qu'on a soin d'arroser préalablement d'eau froide, pour prévenir l'adhérence de la gutta-percha. On malaxe, on égalise la masse à l'aide d'un rouleau de bois aussi mouillé, jusqu'à former une plaque plus ou moins épaisse, dont on proportionne le volume aux dimensions et au degré de résistance que l'on désire communiquer au bandage ou coque qu'il s'agit de former. La plaque ainsi apprêtée, on l'applique de la manière suivante :

Sous le membre fracturé, réduit et soutenu par deux aides dont l'un fait l'extension et l'autre la contre-extension, on place un coussin bien rembourré et à surface égale. Le chirurgien dispose sur ce dernier sa plaque ramollie. Les deux aides appliquent le membre contre elle. Les mains du chirurgien relèvent les bords, et, faisant soulever le tout, complètent le moulage par quelques tours de bande. Ceux-ci sont enlevés dès que la solidification de l'appareil ne laisse plus de crainte de dépression en aucun point.

Lorsqu'on fait un appareil bivalve, les deux valves sont appliquées et confectionnées de la même manière : on les maintient en place au moyen de deux ou trois anneaux faits aussi de gutta-percha. Par exemple, pour la jambe, un anneau est fixé au genou, en forme de genouillère, un deuxième à la partie moyenne, et enfin un troisième au cou-de-pied. Pour procéder à l'examen du membre, on glisse une spatule entre les extrémités réunies des bandes unissantes, ou on les coupe, et l'on isole les deux valves.

Lorsque la gutta se trouve appliquée à un trop grand degré de mollesse, l'appareil exige beaucoup de temps pour se durcir; il est bon alors de ramener la plaque à un degré de consistance convenable, par son immersion dans l'eau froide. Lorsqu'elle est appliquée, on active son durcissement en l'entourant de compresses imbibées d'eau froide, ou en faisant reposer le membre sur une couche de sable mouillé, et même, si faire se peut, en le plongeant dans l'eau froide, ou encore en l'isolant complètement par la suspension.

Les adhérences que contracte la gutta ramollie avec la peau et les poils sont prévenues par une onction de vaseline ou par l'interposition d'une compresse huilée.

II. — Appareils de Giraldès et A. Desormeaux.

Dès 1858, Giraldès utilisa les attelles ou gouttières moulées de gutta-percha dans le traitement des fractures simples ou compliquées de plaies.

A. Desormeaux[1] préconisa l'emploi d'une gouttière de gutta-percha pour immobiliser les fractures de l'humérus.

Lesueur utilisa les propriétés de la gutta-percha pour contenir une luxation complète en avant de l'extrémité sternale de la clavicule. Il couvrit les régions d'un plastron

1. *Nouv. Dict. de méd. et de chir. pratiques*, t. V, p. 529, Paris, 1866.

moulé directement sur les parties et fixé à l'aide d'un bandage de Desault.

Enfin, à propos des fractures de la rotule et de la mâchoire inférieure, nous verrons les autres applications qui ont été faites de cette substance.

III. — Appareils de F. Paquet, de Roubaix.

Ce chirurgien a proposé la substitution de la gutta-percha *ferrée* à la gutta-percha ordinaire, pour construire des appareils de fractures ou des appareils orthopédiques [1].

D'après F. Paquet, la gutta-percha ferrée aurait la qualité de se ramollir plus vite et d'une façon plus égale, ce qui la rend plus malléable, et, en outre, de se durcir plus rapidement que la gutta-percha ordinaire. La substance employée est le peroxyde de fer.

6° Appareils en feutre plastique.

Nous ne pouvons donner de renseignements précis sur la substance connue dans le commerce sous le nom de *feutre plastique*. Ce produit, d'origine anglaise, sorte de tissu feutré, épais de 3 à 6 millimètres, est très résistant lorsqu'il est sec; plongé dans l'eau bouillante, il se ramollit comme le fait la gutta-percha et peut se mouler sur les parties sur lesquelles on l'applique. Si l'on vient à le refroidir, il conserve la forme qu'on lui a fait prendre et retrouve sa dureté primitive [2].

On conçoit facilement l'usage qu'on a pu faire de ces propriétés pour maintenir les fractures à l'aide d'attelles ou de gouttières moulées; ajoutons que ce *feutre plastique* a été surtout préconisé par de Saint-Germain, qui l'a plus spécialement utilisé pour traiter les fractures chez les enfants.

Le mode d'emploi de cette substance est des plus simples: il suffit de tailler des attelles et de les plonger dans l'eau

1. *Traitement chirurgical et orthopédique par la gutta-percha ferrée*, Roubaix, 1860. — *La gutta-percha ferrée*, Paris, 1867.
2. Louis Bellet, Thèse de Paris, 1876.

bouillante afin de les ramollir. On les applique ensuite sur le membre après interposition d'une bande roulée sèche.

Il suffit ensuite de mouiller le tout avec de l'eau froide pour obtenir la solidification rapide de l'appareil.

7° Appareils silicatés.

Ce fut en 1865 que le docteur Michel, de Cavaillon, proposa l'emploi du silicate de potasse pour confectionner les appareils inamovibles. La même année, le professeur Such, de Vienne, et Angelo Minich, de Venise, utilisèrent ce produit dans le même but, et cela sans connaître les essais tentés en France par Michel; car ceux-ci restèrent ignorés jusqu'à la publication d'une lettre du docteur Pamard, d'Avignon [1].

Il est à remarquer que ce moyen facile et élégant de faire les appareils inamovibles fut très long à s'introduire dans la pratique chirurgicale, et resta confiné quelque temps dans les provinces méridionales. De plus, l'expérimentation faite par les chirurgiens autrichiens, pendant la guerre de 1866, donna d'assez mauvais résultats, ce qui tient probablement aux conditions défectueuses dans lesquelles ils ont été fatalement placés. Aujourd'hui l'emploi du silicate de potasse s'est vulgarisé, et la plupart des chirurgiens des hôpitaux l'emploient dans leurs services.

La quantité de substance qu'on utilise pour un appareil quelconque est toujours inférieure à celle qu'on utiliserait pour construire le même appareil en plâtre, en dextrine, etc.; par conséquent, le pansement est léger, ce qui est un grand avantage pour le malade. Malgré cette légèreté, le pansement au silicate est très résistant et immobilise bien les parties; il serait plus résistant que l'appareil dextriné, amidonné et même plâtré, d'après les expériences de H. Gaye [2].

Au point de vue de la rapidité de la dessiccation, l'appareil silicaté est inférieur à l'appareil plâtré.

Nous croyons utile d'indiquer ici le mode de préparation du silicate de potasse, produit qu'on rencontre bien dans le commerce, mais qui est souvent impur, ce qui nuit aux

1. *Gazette hebdomadaire*, Paris, 1866, n° 43.
2. Thèse de Paris, 1868, n° 154.

résultats fournis par son application, et a pu donner lieu à des accidents. Cette préparation, relatée dans la thèse de Sendral [1], est due à Hepp, de Strasbourg.

On fait fondre ensemble dix parties de carbonate de potasse et douze parties de quartz pulvérisé, le produit de la fusion est coulé, pulvérisé finement, et mêlé avec un peu de carbonate de plomb, afin de précipiter le sulfure de potassium qui résulte de la réduction du sulfate de potasse contenu dans le carbonate du commerce.

D'ailleurs, pour obtenir du silicate très pur, on peut employer, au lieu de carbonate de potasse, de la crème de tartre, et dans les proportions de deux parties pour une de quartz. Le silicate obtenu est pulvérisé et projeté par petites quantités dans de l'eau bouillante, jusqu'à ce qu'il y ait une partie de silicate pour cinq d'eau. Les parties insolubles se déposent, on décante le liquide, et on le concentre jusqu'à ce qu'il ait une densité égale à 36 ou 37 degrés de l'aréomètre de Baumé. C'est dans cet état que l'on conserve la solution pour appliquer les appareils inamovibles.

Le mode d'application des appareils silicatés diffère peu de celui de la plupart des appareils inamovibles que nous venons de passer en revue.

Le membre ou le segment de membre est entouré d'ouate, de façon à protéger les saillies osseuses : cette ouate est assujettie à l'aide d'un bandage roulé. Puis on applique les attelles, et l'on met la bande silicatée (bande de toile et mieux de *tarlatane*), ce qui donne encore plus de légèreté à l'appareil.

Les attelles de carton peuvent être avantageusement remplacées par des compresses pliées en quatre, imbibées de silicate.

Quant à la bande, il y a trois manières de l'appliquer ; les uns déroulent la bande et l'imprègnent de silicate avant de la placer autour du membre, comme on le fait pour la dextrine. D'autres placent la bande sèche et la vernissent avec un pinceau trempé dans la solution silicatée ; mais alors l'appareil manque de solidité, et ce procédé ne peut guère être employé que pour le membre supérieur. Enfin, Gaye a proposé un troisième procédé : « Pendant que la bande sèche est appliquée sur le membre, un aide imbibe cette bande à chaque tour de membre qu'elle fait, non pas avec un pinceau, mais avec la main enduite de silicate ; puis

1. Thèse de Strasbourg, 1868, 3ᵉ série, nº 62.

il beurre uniformément la surface extérieure de l'appareil.»

Cet appareil ainsi confectionné est très solide et très élégant, d'une couleur blanc bleuâtre et d'un aspect nacré; il est lisse, poli et brille à distance comme du verre.

Comme le silicate est soluble dans l'eau chaude, il suffit de placer l'appareil dans un bain tiède pour l'enlever avec facilité; à cet égard l'appareil silicaté se rapproche de celui qui est fait avec la dextrine.

Au lieu de bandes de toile trempées dans le silicate, nous avons fréquemment utilisé les bandes de tarlatane qui permettent de confectionner des appareils d'une très grande légèreté.

Le silicate a, comme inconvénient, sa lenteur de dessiccation. De plus, lorsque l'appareil silicaté est appliqué, on ne peut exercer aucune surveillance sur les fragments. Enfin, il est un point important à prendre en considération, c'est la pureté du produit employé; dans un cas qu'il nous a été donné d'observer, le silicate utilisé était très alcalin, caustique même, si bien qu'aux extrémités du bandage qui fut appliqué, il y eut formation d'escarres profondes. Dans tous les cas, il faut laisser toujours dépasser l'ouate et le bandage roulé, aux deux extrémités de l'appareil[1].

Nous réserverons les appareils silicatés pour les fractures sans déplacements, pour les fractures déjà consolidées, pour les tumeurs blanches, et pour les corsets destinés au redressement de la colonne vertébrale chez les enfants.

8° Appareils silicatés et magnésiens.

Ces appareils, qui, d'après König, seraient dus à Uterhard et dateraient de 1869, ont été surtout employés par E. Küster. Ce sont en fait des appareils silicatés, seulement le silicate de potasse est mêlé avec du carbonate de magnésie finement pulvérisé. König a proposé une partie de magnésie pour deux parties de silicate. Ces appareils seraient plus solides, plus propres, plus légers, et enfin moins chers que tous les autres, aussi les a-t-on vantés outre mesure.

1. W. Wagstaffe et C. Elliot ont utilisé le *silicate de soude* pour les appareils inamovibles faits à Saint-Thomas Hospital (*Medical Times and Gaz.*, vol. I, p. 263, London, 1874).

Toutefois ils auraient quelques inconvénients; c'est ainsi qu'ils durcissent lentement et qu'ils sont difficiles à enlever, puisqu'il faudrait les couvrir de compresses mouillées chaudes pendant plus d'une heure pour les ramollir. Quoi qu'il en soit, les chirurgiens allemands qui les ont utilisés en conseillent l'emploi, surtout pour les membres supérieurs[1].

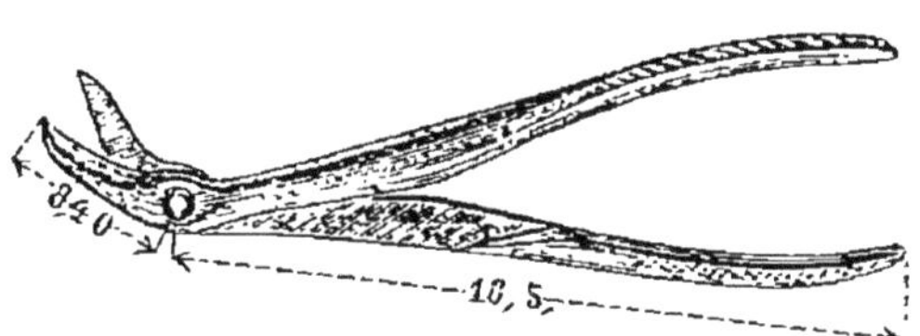

FIG. 182. — Cisaille coudée de Liston.

Collin a imaginé une scie rotative pour couper les appareils plâtrés ou silicatés.

A défaut de celle-ci, on utilisera avec avantage la cisaille coudée de Liston (fig. 182).

9° Appareils modelés en toile métallique.

Ces appareils, inventés par Sarazin, peuvent être rangés parmi les appareils amovo-inamovibles et méritent d'attirer l'attention des chirurgiens. Voici en quoi ils consistent :

« Deux feuilles ou valves malléables à la main et assez rigides pour former cuirasse, clouées ou fixées à la charnière sur une attelle garnie de courroies bouclées : tels sont les éléments de mon appareil[2]. »

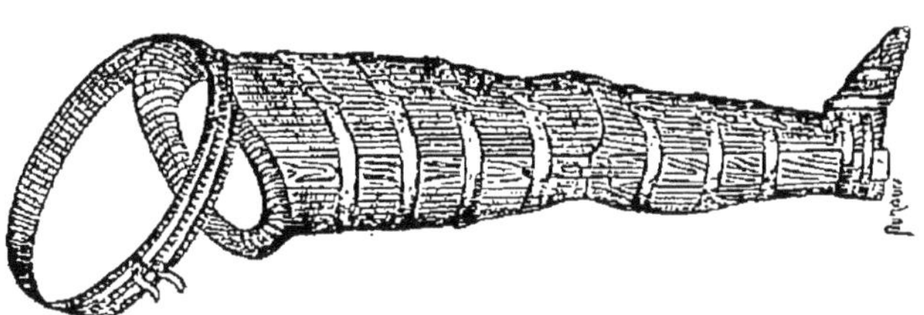

FIG. 183. — Appareil de toile métallique pour la cuisse.

Pour fabriquer les valves de ses appareils, Sarazin s'est arrêté au choix de la toile métallique ordinaire, dont les

1. *Deutsche Klinik*, 1873, nos 12 et 15, et *Revue des sciences médicales*, t. II, 1re partie, p. 451, Paris, 1873.

2. *Archives générales de médecine*, IIe vol., p. 268, Paris, 1871.

mailles ont 2/3 de centimètre et le fil de 7 à 8/10es de millimètre. Cette toile doit être galvanisée afin d'éviter la rouille, ou, pour mieux dire, les fils dont on fait la toile doivent être au préalable galvanisés, afin que celle-ci soit souple et malléable. D'un autre côté, cette toile métallique est assez rigide pour conserver la forme qu'on lui fait prendre, et cette solidité est augmentée par la présence de l'attelle à laquelle on la fixe. Des clous de tapissier peuvent servir à clouer les valves sur l'attelle; lorsqu'on veut les fixer à la charnière, ce qui est préférable, Sarazin conseille de prendre des clous repliés en U à double pointe.

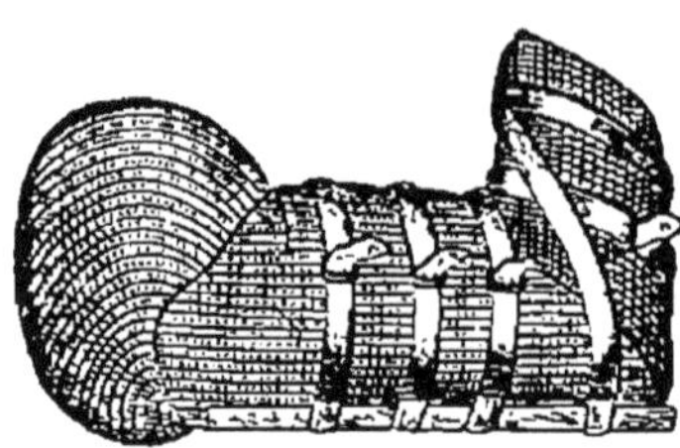

Fig. 184. — Appareil de toile métallique pour le bras.

Nous empruntons à cet auteur deux de ses figures, l'une représentant l'appareil modelé pour la cuisse (fig. 183), l'autre l'appareil modelé pour le bras (fig. 184).

CHAPITRE IV

Traitement des fractures en particulier.

1. — Appareil pour fractures de côtes.

Le traitement des fractures de côtes, quand elles ne se compliquent pas de lésions des organes internes, consiste simplement à immobiliser la partie, et, pour cela, le meilleur moyen est d'employer des bandes d'emplâtre agglutinatif, comme Hannay[1] l'a recommandé le premier.

Avant d'appliquer le bandage agglutinatif qui est du diachylon, on doit corriger tout déplacement marqué des fragments, à l'aide de pressions, en conseillant au malade de dilater sa poitrine aussi largement que possible. Il est préférable d'appliquer le bandage pendant l'expiration; la douleur causée par l'acte respiratoire est ainsi notablement diminuée.

1. Hannay, *London medical Gazette*, novembre 1845.

Dans tous les cas de traumatisme de la poitrine, où l'on soupçonne une fracture d'une ou de plusieurs côtes, sans pouvoir en établir nettement l'existence, il est prudent d'agir comme si la solution de continuité des os était démontrée.

2. — Appareils pour les fractures de la clavicule.

Les bandages conseillés pour maintenir les fractures de la clavicule sont extrêmement nombreux et c'est une preuve qu'il n'en est peut-être aucun qui remplisse parfaitement toutes les indications.

On sait, en effet, que, dans la plupart des fractures obliques de la partie moyenne de l'os, le fragment externe est entraîné en bas par le poids du membre et en dedans par le muscle grand pectoral, tandis que le fragment interne est entraîné en haut par le muscle sterno-cléido-mastoïdien. L'indication à remplir pour réduire la fracture est donc de soulever le fragment externe et de l'écarter du tronc. Mais il faut encore tirer en arrière son extrémité scapulaire, afin de prévenir un enfoncement au niveau de la solution de continuité, car le décubitus, en repoussant l'épaule en avant, fait basculer le fragment externe dont l'extrémité interne se porte en arrière. On s'est efforcé aussi d'agir sur le fragment interne et de l'abaisser.

Le bandage en huit postérieur des épaules fut conseillé par A. Paré, mais il ne fait qu'attirer l'épaule en arrière. Il ne remédie donc qu'à une seule espèce de déplacement, et encore imparfaitement, à cause du relâchement rapide du bandage; aussi lui a-t-on apporté quelques modifications. J.-L. Petit rapprochait les circonvolutions dorsales, à l'aide d'une compresse longuette plusieurs fois repliée sur elle-même; Récamier, Guillon conseillèrent de placer, entre les épaules, un coussin qu'ils fixèrent avec un mouchoir plié en cravate. C'est encore pour porter l'épaule en arrière qu'Heister avait imaginé sa *croix de fer*, et que l'on a inventé un grand nombre d'appareils bouclés, d'appareils mécaniques plus ou moins ingénieux, mais difficiles à supporter, et qui, d'ailleurs, ne sont pas suffisants pour remédier aux déplacements.

Ne pouvant passer en revue tous ces appareils, nous ne décrirons que ceux qui ont joui d'une assez grande vogue ou qui sont encore employés aujourd'hui, malgré leurs imperfections en quelque sorte fatales.

1° *Appareil de Desault.* — Cet appareil, assez bien combiné pour remplir presque toutes les indications des fractures de la clavicule, est pénible pour les malades, et ne donne pas toujours les résultats que l'on pourrait en attendre, à cause de la mobilité du fragment interne, phénomène sur lequel A. Guérin a appelé l'attention des chirurgiens.

Les *pièces du bandage* de Desault se composent : 1° d'un coussin disposé en forme de coin, à base supérieure large de 10 centimètres, épais de 6 centimètres à sa partie supérieure, et assez long pour descendre jusqu'au coude (fig. 185, A) ; 2° d'une bande de 4 ou 5 mètres de long et large de 5 centimètres pour fixer le coussin ; 3° d'une seconde bande de 9 ou 10 mètres de long et large de 6 centimètres pour fixer le bras ; 4° d'une troisième bande de même longueur que la seconde et de même largeur que la première ; 5° de charpie ou mieux d'ouate pour remplir les vides ; 6° de plusieurs compresses longuettes pliées en plusieurs doubles, longues de 20 à 25 centimètres et larges de 5 ; 7° d'un bandage de corps pour envelopper l'appareil ; 8° d'une petite écharpe (fig. 185, B) pour soutenir la main.

Application. — Le malade est assis ; le chirurgien place dans l'aisselle le coussin qu'un aide tire en haut par ses deux angles, afin d'élever l'épaule à la même hauteur que celle du côté sain. Avec la première bande il fixe le coussin de la manière suivante : il fait deux circulaires horizontaux autour de la poitrine, en commençant le bandage sur la partie moyenne du coussin ; il conduit ensuite la bande sur l'épaule saine en passant sur la partie postérieure de la poitrine, puis dans l'aisselle du côté sain, et la ramène sur le coussin en passant sur la partie antérieure de la poitrine. Dirigeant la bande ensuite en arrière du thorax, il la conduit sur l'épaule en passant sur sa face postérieure, repasse dans l'aisselle et va gagner encore le coussin ; il continue le bandage jusqu'à l'entier épuisement de la bande (fig. 185).

Après avoir ainsi fixé le coussin, le chirurgien réduit la fracture ; il soutient le coussin d'une main, de l'autre il soulève le coude pour relever le moignon de l'épaule, et il rapproche le bras de la poitrine, afin d'écarter l'épaule du tronc. Un aide fixe d'une main le bras dans cette position; de l'autre il soutient l'avant-bras fléchi à angle droit sur le bras, la main du malade étant appliquée sur la partie antérieure de la poitrine. Le bras doit être fixé dans cette position par la seconde bande.

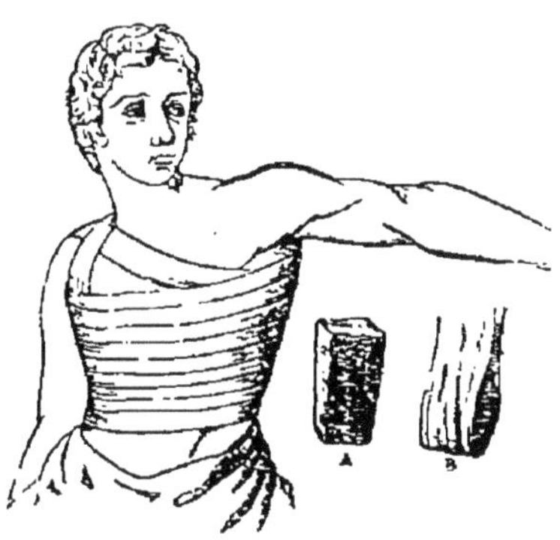

Fig. 185. — Premier temps de l'application du bandage de Desault. — A, coussin; B, écharpe.

Le chef de la bande est placé sous l'aisselle du côté sain, ramené horizontalement en avant de la poitrine sur la partie supérieure du bras malade, puis derrière la poitrine, et l'on continue en faisant des tours de bande qui se recouvrent aux trois quarts. Le bandage est terminé par des circulaires qui embrassent le coude et la partie supérieure de l'avant-bras (fig. 186). La bande doit être d'autant plus serrée que l'on approche davantage de la partie inférieure du bras; les tours supérieurs de la bande doivent être fixés par des épingles à la partie supérieure du coussin; après l'application du bandage, la main doit être soutenue par le linge plein décrit sous le nom de *petite écharpe*.

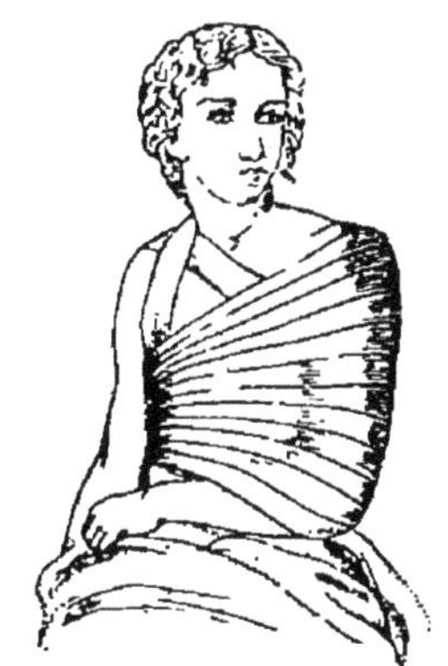
Fig. 186. — Deuxième temps de l'application du bandage de Desault

Les vides qui existent au-dessus et au-dessous de la clavicule sont remplis avec de la charpie ou de l'ouate; les compresses longuettes imbibées d'eau blanche sont placées sur le lieu de la fracture. On procède ensuite à l'application de la troisième bande, la plus importante et la plus difficile à comprendre; elle décrit une série de huit de chiffre répondant par le milieu à l'épaule malade et dont les deux anses embrassent, l'une l'aisselle saine, l'autre le coude malade.

Le chef de la bande est placé dans l'aisselle du côté sain, et la bande est conduite d'abord obliquement sur les compresses longuettes placées sur la fracture, en passant sur la partie antérieure de la poitrine, ensuite derrière l'épaule et le long de la face postérieure du bras du côté fracturé, puis sous le coude, qui est toujours maintenu soulevé par un aide. De là, la bande est ramenée dans l'aisselle en passant sur la partie antérieure de la poitrine, puis, passant en arrière, elle revient sur les compresses, est ramenée en avant de l'épaule et le long de la face antérieure du bras blessé jusque sous le coude, enfin dirigée jusque dans l'aisselle du côté sain en passant derrière la poitrine. De l'aisselle on dirige la bande obliquement en avant sur le siège de la fracture, on la porte en arrière de l'épaule et du bras jusque sous le coude, etc. Lorsqu'on a fait ainsi trois tours de bande dont les doloires se recouvrent aux trois quarts, on termine le bandage par des circulaires horizontaux qui embrassent le bras et le thorax. Ces circulaires servent à consolider l'appareil (fig. 187).

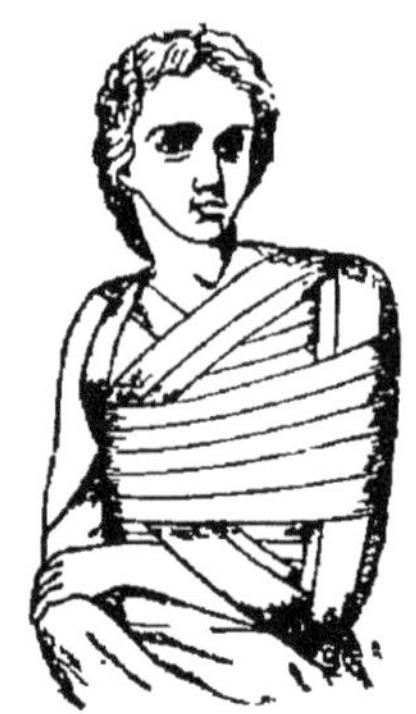

Fig. 187. — Troisième temps de l'application du bandage de Desault.

Pour assurer la solidité du bandage, il est bon d'assujettir les bandes avec des épingles dans les points où elles se croisent, et de couvrir le tout avec un bandage de corps attaché par des épingles.

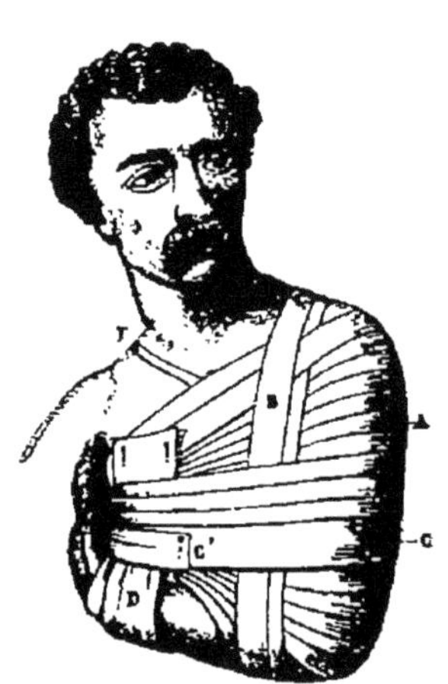

Fig. 188. — Bandage de Desault simplifié.

Ce bandage est fort long à appliquer, et se dérange facilement; aussi faut-il souvent le réappliquer. Il semble parfaitement remplir la plupart des indications des fractures de la clavicule; cependant on peut lui reprocher de ne pas entraîner en arrière l'extrémité supérieure du bras, qui a toujours de la tendance à se porter en avant.

Le bandage de Desault peut être un peu simplifié en remplaçant la longue bande destinée à maintenir le coussin par deux cordons fixés aux angles supérieurs de ce coussin, et qu'on attache sur l'épaule malade préalablement garnie de compresses suffisamment épaisses, ou mieux sur l'épaule saine (fig. 188, E).

Nous ne parlerons pas de l'appareil de Boyer, ni de celui de Gerdy, qui remplissent à peu près les mêmes indications que celui de Desault. Ils ont l'inconvénient d'exercer des pressions quelquefois pénibles pour les malades ; de plus ils ne sont pas à l'abri de tout reproche au point de vue de la contention des fragments de la clavicule.

2° *Appareil de Mayor.* — Ce n'est autre que l'écharpe décrite précédemment sous le nom de *grand plein triangulaire du bras et de la poitrine* (p. 185, fig. 99) ; seulement les deux angles relevés vers la partie supérieure du thorax sont prolongés par deux bouts de bande qu'on dirige, l'un sur l'épaule saine, l'autre sur l'épaule malade, et qu'on fixe en arrière sur la partie postérieure de la ceinture formée par la base de l'écharpe.

Malgré ses imperfections, c'est là peut-être le meilleur appareil auquel on puisse recourir, au moins dans bien des cas (Follin).

3° *Bandage de Velpeau* (fig. 189). — « On prend une bande de 10 à 12 mètres, le chef de cette bande est d'abord appliqué sous l'aisselle du côté sain, on la conduit en diagonale sur le dos et l'épaule jusqu'à la clavicule du côté malade, la main du blessé est d'abord portée sur l'acromion de l'épaule saine comme pour embrasser cette dernière. Le coude ainsi relevé correspond au devant de la pointe du sternum, et l'épaule malade se trouve refoulée en haut, en arrière et en dehors, par l'action de l'humérus, qui, prenant son point d'appui du côté de la poitrine, agit comme un levier du premier genre, ou par un mouvement de bascule. Pendant qu'un aide maintient les parties en place, le chirurgien abaisse la bande sur la face antérieure du bras, puis, en dehors, au-dessous du coude, pour la ramener en haut et en avant sous l'aisselle saine. Il recommence ainsi trois ou quatre fois, afin d'avoir autant de doloires en diagonale qui

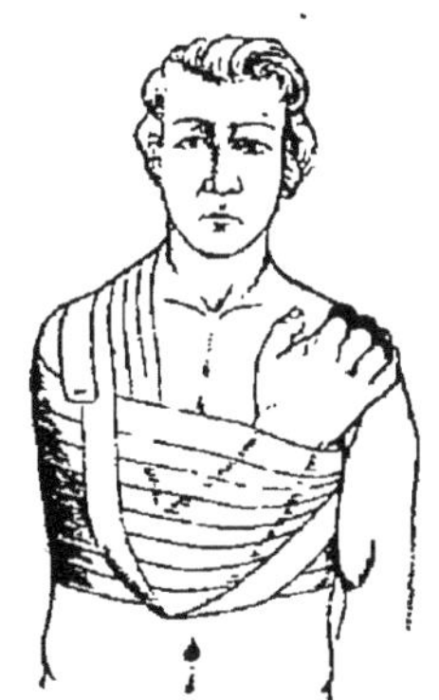

Fig. 189. — Appareil de Velpeau.

coupent obliquement et la clavicule blessée, et le haut de la poitrine, et la partie moyenne du bras. Au lieu de ramener la bande sur l'épaule blessée, on la porte ensuite horizontalement sur la face postérieure de la poitrine, pour la ramener sur la face externe du bras, du coude ou de l'avant-bras, en formant des circulaires qu'on multiplie jusqu'à ce que la main qui est sur l'épaule saine et le moignon de l'épaule malade restent seuls à découvert. On termine par une ou deux diagonales nouvelles et par un nombre semblable de circulaires horizontaux.

« Une nouvelle bande, bien imbibée de dextrine et appliquée exactement de la même façon par-dessus la première, fait de ce bandage une espèce de sac inamovible, dans lequel le coude repose sans efforts et sans pouvoir se porter ni en dehors, ni en arrière, ni en avant. Quelques remplissages, quelques compresses épaisses peuvent être placés au-dessous, dans la région sus-claviculaire, tantôt plus près du sternum, d'autres fois plus près de l'acromion, selon qu'il paraît convenable de comprimer plutôt tel point que tel autre. Il est bon aussi, pour éviter les excoriations de la peau, de placer un linge en double entre la poitrine et le bras [1]. »

Velpeau a conseillé le même appareil pour les fractures de l'extrémité supérieure de l'humérus ; il plaçait alors dans l'aisselle un coussin semblable à celui de Desault, mais moins volumineux.

On voit qu'en somme Velpeau a simplifié l'appareil de Desault et l'a rendu plus solide, grâce à l'emploi de la dextrine.

4° *Appareil de Chassaignac.* — C'est une modification de l'appareil précédent. Chassaignac [2] fléchissait l'avant-bras sur le bras, et le fixait dans cette position à l'aide d'un bandage dextriné embrassant la main, l'avant-bras et la moitié inférieure du bras ; une couche de coton était placée entre ce bandage et les téguments, afin de prévenir l'excoriation de la peau.

La réduction étant opérée, on la maintenait par une bande dextrinée qui décrivait des circulaires obliques en passant

1. Velpeau, *Nouveaux Éléments de médecine opératoire*, t. I, p. 230, in-8°, Paris, 1839.

2. *Gazette des hôpitaux*, 21 avril 1853.

sur l'épaule saine et sous le coude du côté malade ; un coussin éloignait le coude du thorax, et un autre coussin, placé sur la partie latérale et postérieure du cou, fournissait au bandage un point d'appui suffisamment solide (fig. 190).

Ce bandage soulève parfaitement l'épaule, mais il ne l'entraîne pas suffisamment en arrière et en dehors. A la vérité, il offre l'avantage de ne pas exercer une pression circulaire autour de la poitrine, laquelle est très pénible et met obstacle aux fonctions de la respiration.

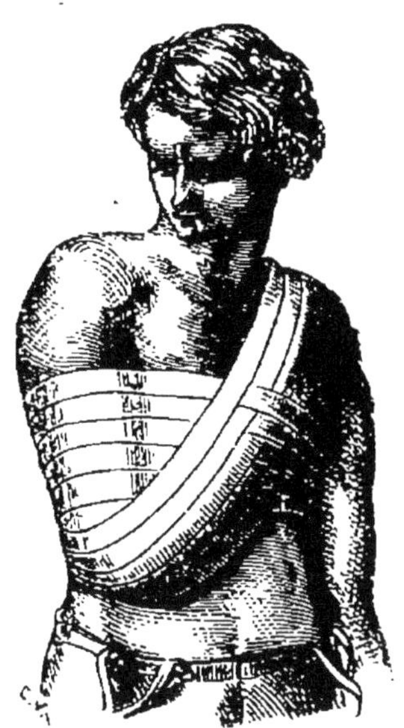

FIG. 190. — Appareil de Chassaignac.

Dans la plupart des précédents appareils, la contention du coude est toujours assez difficile à obtenir, aussi a-t-on cherché à le maintenir, soit à l'aide d'une sorte d'étui, soit avec une gouttière, le tout soutenu par des courroies élastiques ou non. Tels sont les appareils proposés par Péan, R.-J. Levis et Morel-Lavallée.

5° L'*appareil de Morel-Lavallée* est assez commode et paraît devoir être substitué aux précédents à cause de sa simplicité.

Il se compose d'un sac de toile embrassant le coude, et auquel sont cousues trois bandes élastiques. L'une de ces bandes passe en avant et en arrière du thorax pour s'appliquer directement sur la fracture ; l'autre monte sur la partie externe du bras et de l'épaule pour rejoindre la première; enfin, la dernière passe sous l'aisselle du côté sain, et s'attache en avant et en arrière à la première bande [1].

6° *Appareil à claire-voie du professeur Le Dentu.* — Le professeur Le Dentu a préconisé pour l'immobilisation de l'épaule, dans les cas de fracture de la clavicule, de l'acro-

1. Clipet, *Bull. de thérap.*, t. LIX, p. 402, Paris, 1860.

mion, du col de l'humérus, un appareil à claire-voie dont voici la description[1].

Les pièces nécessaires pour l'application de cet appareil sont : 1° un petit coussin axillaire capitonné, donnant attache par deux de ses angles à un bout de ruban de fil; 2° deux bandes d'ouate de faible épaisseur, larges de 16 centimètres environ et longues de $1^m,60$ à 2 mètres; 3° une bande plâtrée de $6^m,50$ de long sur 10 centimètres de large, faite avec huit épaisseurs de tarlatane.

Application de l'appareil. — 1° On place le coussin axillaire, en nouant les deux bouts de ruban sur l'épaule du côté opposé; 2° le bras étant rapproché du corps et l'avant-bras placé à peu près à angle droit par rapport au bras, on dispose les bandes d'ouate suivant une direction qu'il est important de bien préciser. Il faut partir du bord postérieur de l'aisselle du côté sain, couvrir transversalement le dos, contourner le bras du côté blessé juste au-dessus du coude, garnir en avant l'avant-bras, le bord cubital de la main, en laissant libre l'extrémité des doigts, et rejoindre le commencement de la bande d'ouate dans l'aisselle du côté sain.

De ce point, la bande d'ouate monte à l'épaule blessée, en traversant obliquement le dos, contourne la clavicule, descend verticalement en avant de l'aisselle et du bord interne du bras, jusqu'à l'avant-bras, contournant ce dernier immédiatement en dedans du coude, de haut en bas et d'avant en arrière vers l'aisselle et l'épaule, contourne cette dernière par un croisé qui l'amène en avant de la clavicule, croise alors obliquement la poitrine en passant entre cette dernière et la main qui reste libre et rejoint finalement l'aisselle du côté sain.

Une seule épaisseur d'ouate suffit. Par-dessus l'ouate on place la bande de tartalane plâtrée, lui faisant parcourir exactement le même trajet qu'aux bandes d'ouate; mais la longueur de cette bande plâtrée a été calculée de manière qu'elle suive deux fois le parcours tracé plus haut.

Grâce à cette précaution, le second tour recouvre entièrement le premier et donne à l'appareil entier une solidité telle qu'il peut rester en place au moins deux semaines sans se relâcher.

1. P. Gillette, *Chirurgie journalière*, p. 488, Paris, 1878 et S. Duplay et P. Reclus, *Traité de chirurgie*, p. 427 et 428, article de Ricard, Paris, 1890.

Il ne faut pas craindre de serrer un peu, à cause du tassement de l'ouate, surtout au moment du croisement sur l'épaule. Il est souvent utile de changer l'appareil tous les quinze jours.

Le docteur Hennequin a heureusement modifié cet appareil en lui donnant plus de légèreté. Il emploie un seul tour de tarlatane plâtrée, lui permettant de faire le huit de chiffre. L'appareil est ainsi suffisamment solide, maintient bien le coude immobile sans douleurs pour le patient, et permet des mouvements de la main.

7° *Appareil plâtré de Servier*[1]. — Le blessé est couché sur le dos, un coussin long et rond placé entre les épaules, position qui détermine la coaptation ; un linge fin est étendu sur la surface cutanée de tout le moignon de l'épaule. Tandis qu'avec un doigt appuyant sur les extrémités des fragments, on maintient la coaptation, on coule du plâtre sur toute la partie supérieure de la poitrine du côté malade, de manière à en remplir les creux sus et sous-claviculaires, à en couvrir toute la clavicule jusqu'au sternum, et le moignon de l'épaule en arrière, jusqu'à la saillie du trapèze, le bas jusqu'à la naissance du sein. La couche plâtrée aura une épaisseur d'environ 2 centimètres.

L'appareil est ensuite maintenu par des tours de bandes obliques et circulaires analogues à ceux du bandage de Gerdy.

Servier a employé aussi une pièce de tarlatane triangulaire imprégnée de bouillie plâtrée dont le sommet recouvre le moignon de l'épaule, passe sur les fragments et se recourbe en arrière de la saillie du trapèze, et dont la base descendant en avant du thorax vient envelopper d'avant en arrière le coude et l'avant-bras fléchi et se recourbe en gouttière entre celui-ci et la poitrine.

C'est une sorte d'écharpe triangulaire du bras et de la poitrine, qu'on maintient ensuite par des circulaires et des obliques.

Cet appareil a donné quelques beaux résultats, mais il a eu aussi ses insuccès.

En fait, comme nous l'avons expliqué, il est très difficile de maintenir en contact les deux fragments, et l'on peut dire que tous les appareils inventés dans ce but, tous ceux que nous avons énumérés cèdent et sont insuffisants.

1. Chatin, Thèse de Paris, 1872.

8° *Méthode du professeur A. Richet.* — A. Richet, pour éviter une difformité toujours pénible chez une jeune fille, a conseillé de tenir la malade au lit avec un coussin entre les deux épaules, le bras reposant sur un plan un peu moins élevé que celui du lit et fixé dans cette position de manière que l'épaule soit attirée en arrière et en dehors. Un lacet, passé sous l'aisselle et fixé à la tête du lit, élèvera le moignon de l'épaule; si cela ne suffisait pas, on agirait sur les fragments, soit en coulant un moule en plâtre, soit avec une pelote. Cette position, qui doit être conservée jusqu'à la consolidation, c'est-à-dire pendant trente jours environ, est fort pénible; cependant on pourrait rencontrer des malades qui, pour éviter toute difformité, consentiraient à s'y soumettre.

Dans les cas de fracture des deux clavicules, le moyen le plus simple et le plus efficace consiste dans l'immobilisation du bras contre la poitrine et le décubitus dorsal avec un coussin entre les deux omoplates. Nous n'insisterons pas davantage sur les appareils de fractures de la clavicule, renvoyant le lecteur aux traités classiques ou aux ouvrages spéciaux sur les fractures, pour avoir plus de détails.

Aujourd'hui, la majorité des chirurgiens applique simplement, même dans les fractures de la clavicule avec déplacement, l'écharpe de Mayor, modifiée par Gosselin.

La suture osseuse est indiquée quand il y a un grand déplacement, des douleurs violentes et impotence fonctionnelle du membre supérieur par compression des nerfs sous-jacents.

3. — Appareils pour les fractures de l'humérus.

1° *Fractures de l'extrémité supérieure.* — Nous ne parlerons pas des fractures avec plaie; nous réserverons celles-ci pour un chapitre spécial.

Dans la fracture simple du col anatomique, il n'y a pas de déplacement de la tête de l'humérus, pas de déformation, il faut n'employer ni manœuvre de traction ni de réduction. Une simple *écharpe de Mayor* maintiendra le bras en soulevant le coude; et vers le vingtième ou le vingt-cinquième jour, on imprimera au membre quelques mouvements, pour éviter toute raideur articulaire.

Même procédé pour les fractures du col chirurgical sans déplacement notable.

Si l'on peut reconnaître que la tête de l'humérus a subi une rotation portant la surface fracturée en dehors et en haut, il faut placer le bras dans l'élévation et l'abduction, à l'aide d'un gros coussin ayant la forme d'un plan incliné, coussin dont le sommet serait dirigé vers l'aisselle, et dont les faces reposeraient l'une sur le tronc et l'autre sur la face interne du bras.

S'il y a déplacement du fragment, soit en dedans, soit en haut, la réduction sera obtenue par une traction exercée sur le coude, suivant le procédé du docteur Hennequin (voy. *Fractures du corps de l'humérus*).

Si, outre la fracture, il y a luxation de la tête humérale dans l'aisselle, on doit pratiquer l'anesthésie chloroformique, et, au moyen des doigts s'enfonçant jusqu'au-dessous de la tête luxée, ramener celle-ci de dedans en dehors vers la cavité glénoïde (Richet, procédé de refoulement).

Pendant ces manœuvres, le bras sera relevé dans la direction de l'axe de la cavité glénoïde.

Avant d'appliquer un appareil de contention, un coussin sera placé dans le creux de l'aisselle pour empêcher la récidive, qui a beaucoup de tendance à se produire. Le bras sera ramené sur le côté du corps, l'avant-bras fléchi à angle aigu et la main placée sur l'épaule saine[1].

2° *Fractures du corps de l'humérus. — Appareil spiral du bras.* — Après avoir fait décrire à la bande des tours de spire, depuis la main jusqu'au niveau de l'articulation du coude, on réduit la fracture, et l'on continue les circonvolutions jusqu'à la racine du membre, en ayant soin de faire quelques tours circulaires au niveau de la solution de continuité de l'os. On place alors sur le membre quatre petites compresses mouillées, puis par-dessus celles-ci quatre petites attelles; les compresses et les attelles sont disposées : une en avant, une en arrière, une au dehors, et enfin la dernière en dedans; celle-ci ne doit pas arriver jusque dans le creux de l'aisselle, elle est donc la plus courte. On ramène ensuite la bande de haut en bas, et l'on fixe solidement les attelles et les compresses graduées. Cet appareil, rarement employé aujourd'hui, doit être surveillé avec soin, car, lorsqu'il est trop serré, il peut déterminer la gangrène du membre.

1. Bouilly, *Manuel de pathol. ext.*, t. IV, p. 483, Paris, 1889.

C'est précisément pour éviter cette gangrène que la plupart des chirurgiens conseillent de ne pas mettre d'attelle à la partie interne du bras, afin de ne pas comprimer trop directement l'artère humérale.

Ce bandage peut être très modifié; par exemple, après avoir entouré l'avant-bras et le bras d'une bande roulée ordinaire ou en flanelle, on place entre les attelles et ce premier bandage une couche assez épaisse d'ouate, de façon à rendre plus régulière la compression exercée par l'appareil. Le tout est maintenu à l'aide d'une autre bande roulée en spirale, dont quelques tours soutiennent l'avant-bras et fixent le bras sur la partie latérale du thorax. Tel est l'appareil préconisé par A. Richard[1] et représenté dans la figure 191.

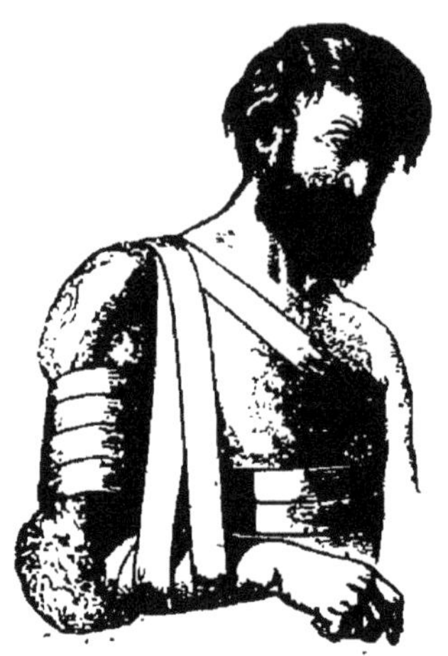

Fig. 191. — Appareil pour la fracture du bras, de A. Richard.

Pour beaucoup de chirurgiens, l'appareil spiral du bras ne nécessiterait pas fatalement l'application d'une bande compressive autour de la main et de l'avant-bras, dans le but d'éviter l'œdème de ces parties. Cet engorgement de l'extrémité du membre, souvent peu accusé, se résout d'ailleurs avec facilité dès que l'appareil est enlevé.

Cet appareil a l'inconvénient de n'immobiliser que les fragments, sans agir suffisamment sur les deux articulations sus et sous-jacentes, c'est-à-dire l'épaule et le coude. Avec lui, les mouvements des articulations voisines peuvent se communiquer aux fragments supérieur et inférieur, gêner leur coaptation et retarder leur consolidation. Aussi donnerons-nous la préférence à l'appareil plâtré du docteur Hennequin.

Appareil plâtré de Hennequin[2]. — Cet appareil ne doit être appliqué qu'après la disparitiou du gonflement.

On place d'abord un bandage roulé ouaté sur la main,

1. *Pratique journ. de la chirurgie*, p. 92, 1868.
2. Charon, Thèse de Paris, 1886, n° 169.

l'avant-bras et le cinquième inférieur du bras; sur les côtés interne et externe du coude, on dispose deux épais rouleaux d'ouate qu'on maintient par quelques tours d'un spiral descendant fait avec la première bande appliquée et qui ont pour but d'empêcher une compression ultérieure des vaisseaux. Dans le creux de l'aisselle, on place en anse la partie moyenne d'une compresse bien garnie d'ouate, dont les deux chefs sont ramenés en avant et en arrière sur le moignon de l'épaule où on les fixe par une épingle.

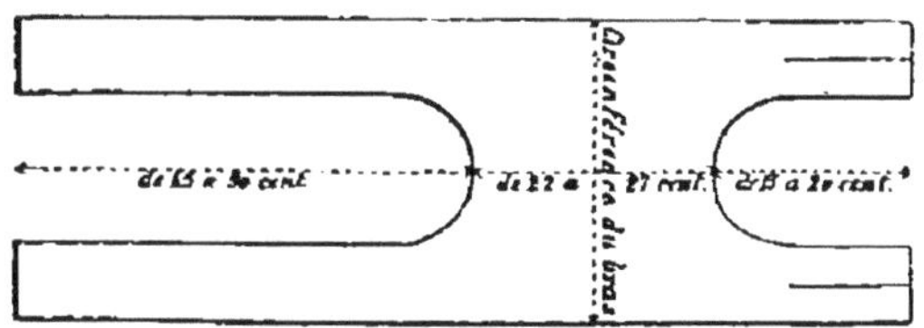

Fig. 192. — Appareil plâtré de Hennequin pour les fractures de l'humérus.

L'avant-bras est ensuite fléchi à angle presque droit (100 degrés) et maintenu par un bout de bande placé en écharpe.

On établit alors l'extension et la contre-extension. Cette dernière s'obtient au moyen d'une bande dont le plein embrasse le creux axillaire par-dessus le matelas ouaté et dont les chefs vont se fixer, suivant que le blessé est assis ou couché, à la tête ou au ciel de lit ou bien encore au plafond (fig. 193).

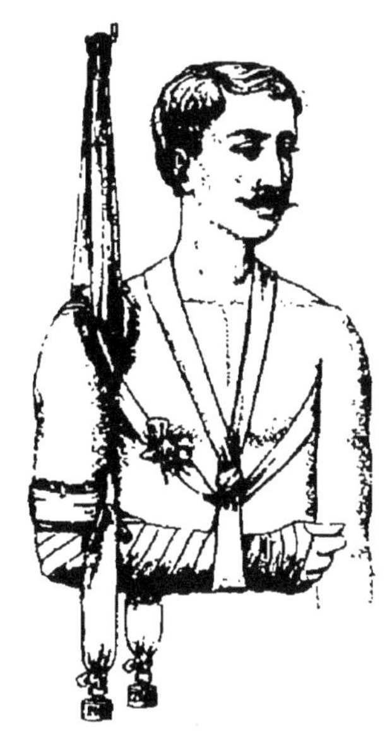

Fig. 193. — Appareil de Hennequin. Extension et contre-extension.

Pour l'extension, on applique le plein d'une bande de 1 mètre sur la face postéro-inférieure du bras, on en ramène de chaque côté les chefs en avant pour les croiser sur le pli du coude, d'où ils vont pendre de chaque côté de l'avant-bras (sorte de huit antérieur du coude); les bouts sont noués ensemble et l'on y attache un poids de 2 à 5 kilogrammes.

Pendant que l'extension ainsi pratiquée produit son effet, on prépare de la manière suivante l'appareil en H avec une pièce de tarlatane longue de 1 mètre, large comme la circonférence du bras et composée de quatorze à seize feuilles de tarlatane superposées : sur un des bords étroits, qui sera le bord supérieur, on taille une échancrure en fer à cheval, profonde de 15 à 20 centimètres, en ayant soin de laisser à la tarlatane, sur chaque côté, une largeur de 5 centimètres; sur le bord opposé on pratique une échancrure semblable, mais beaucoup plus profonde, dont le point culminant doit arriver à 22 ou 26 centimètres de celui de la première, suivant la longueur du bras.

On a ainsi donné à la tarlatane la forme d'une H dont la branche transversale, plus rapprochée du bord supérieur que de l'inférieur, a une largeur égale à la ligne qui sépare le bord inférieur du grand pectoral de la face inférieure de l'avant-bras fléchi, plus 4 centimètres, et dont les branches ont chacune 5 centimètres de largeur; pour faciliter l'application de l'appareil on rend chacune des branches supérieures bifides au moyen d'une incision longitudinale (fig. 192).

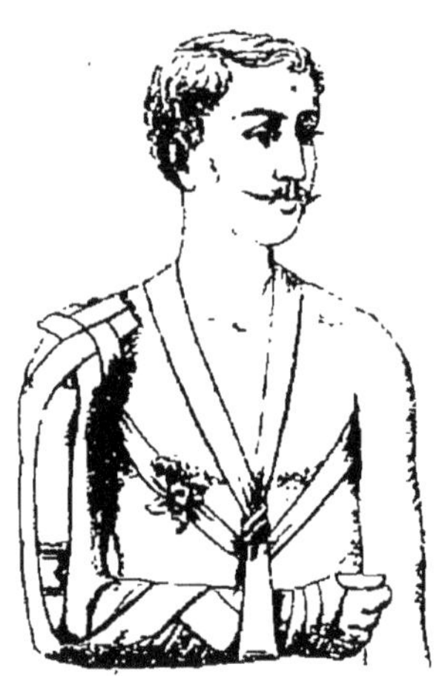

Fig. 191. — Appareil de Hennequin appliqué.

Le bandage, imprégné de bouillie plâtrée, est alors appliqué de telle sorte que le centre de l'échancrure supérieure porte dans l'aisselle sur le milieu de la bande contre-extensive; les deux chefs supérieurs bifides sont disposés de manière que leurs deux lanières intérieures soient placées dans le creux de l'aisselle où elles s'entre-croisent en dedans sur la bande contre-extensive, tandis que les lanières extérieures sont conduites l'une en avant, l'autre en arrière de l'épaule, pour être réunies sur le sommet du moignon de l'épaule. Puis, l'échancrure inférieure est amenée au niveau du pli du coude sur la face antéro-supérieure de l'avant-bras fléchi, et ses chefs sont dirigés l'un en dedans, l'autre en dehors de l'avant-bras, obliquement vers l'union du tiers moyen et du tiers supérieur de la face postérieure du bras où ils s'entre-croisent pour gagner la face antérieure du bras à l'union de son tiers moyen avec son tiers inférieur; en ce dernier point, on les entre-croise de nouveau pour les conduire en spirale autour de l'avant-bras de manière à aller les réunir vers l'apophyse styloïde du cubitus. L'appareil est ensuite maintenu moulé par une bande sèche. Après solidification, on retire avec précaution la bande contre-extensive, et l'on coupe, au ras du bandage, les chefs de la bande qui a servi à l'extension (fig. 194).

D'après les observations publiées dans la thèse de Charon, les résultats donnés par cet appareil seraient encourageants, sans être cependant absolument parfaits. L'immobilisation des fragments est bien maintenue, à condition de ne supprimer la contre-extension que lorsque le plâtre est absolument sec.

Nous avons eu plusieurs succès à la suite de l'application de cet appareil ; et les malades que nous avons vus traités de la sorte par Hennequin lui-même, ont guéri sans pseudarthrose, sans chevauchement des fragments, sans impotence fonctionnelle.

3° *Fractures de l'extrémité inférieure de l'humérus.* — A cause du voisinage de l'articulation, ces fractures ont un certain degré de gravité et l'essentiel est d'éviter la raideur articulaire prolongée. Que ces fractures soient sus-condyliennes, inter-condyliennes ou condyliennes, l'immobilisation doit être appliquée le plus tôt possible. Il y a parfois avantage à laisser quelque temps le membre dans une gouttière métallique, avant d'appliquer l'appareil plâtré définitif.

Cet appareil sera celui du docteur Hennequin précédemment décrit. L'avant-bras sera mis dans la flexion dépassant un peu l'angle droit et dans une situation qui dirige le pouce en avant et en haut. Après dix-huit à vingt jours d'immobilisation chez les enfants, vingt-cinq à trente chez les adultes, on imprimera des mouvements à l'articulation et l'on pratiquera des séances de massage.

4. — Appareils pour les fractures des deux os de l'avant-bras.

1° *Appareil spiral.* — Il n'est besoin que de deux attelles et de deux compresses graduées. Les attelles, ainsi que les compresses, doivent avoir une longueur égale à celle de l'avant-bras : l'attelle placée sur la face palmaire doit arriver jusque dans la paume de la main et laisser les doigts libres de se mouvoir ; l'attelle de la face dorsale ne doit descendre que jusqu'au niveau du poignet. Les compresses sont placées en avant et en arrière, afin de refouler les muscles qui tendent par leur contraction à rapprocher les fragments dans l'espace interosseux. On doit encore faire attention à choisir des attelles assez larges, afin que les tours de bande qui doivent fixer l'appareil appuient, non pas sur les os, mais bien sur le bord des attelles.

Cet appareil s'applique comme celui des fractures du bras; il est seulement préférable d'arrêter les doloires au poignet, de mettre les compresses graduées et les attelles directement sur le membre, et de diriger le bandage spiral de bas en haut sur les attelles.

On veillera avec cet appareil à maintenir la main dans l'adduction lorsqu'il s'agira d'une fracture du radius.

2° *Appareil plâtré.* — L'appareil plâtré s'emploie aujourd'hui le plus fréquement pour les fractures des deux os de l'avant-bras, comme pour celles isolées du radius ou du cubitus.

Avant d'appliquer l'appareil, il faut réduire les fragments. Pour cela pendant qu'un aide, tenant le coude en demi-flexion, pratique la contre-extension, le chirurgien, saisissant le poignet du blessé, exerce une traction douce et régulière, en exécutant de petits mouvements de rotation et repoussant avec la main libre les fragments en saillie. Il faut arriver à reconstituer l'espace interosseux normal. C'est la condition *sine qua non* d'une bonne coaptation. Le bras doit être mis à angle droit et l'avant-bras en demi-pronation.

La demi-gouttière plâtrée doit être taillée en prenant des mesures exactes sur l'avant-bras, le bras et la main.

Elle doit être faite avec dix à douze feuilles de tarlatane auxquelles il est facile de donner les dimensions exigées. On faufile à larges points les bords de la gouttière. On la trempe dans le plâtre liquide (parties égales d'eau et de plâtre), jusqu'à ce qu'elle soit bien imprégnée; on la sèche sur une table entre deux serviettes et on l'applique au moyen de plusieurs tours d'une bande de toile sèche.

Il est nécessaire de faire remonter la demi-gouttière plâtrée jusqu'au tiers inférieur du bras, car le coude doit rester immobile sous peine de voir les fragments coaptés se déplacer de nouveau sous l'influence de la contraction musculaire.

La gouttière descendra de même jusqu'au niveau de la base des doigts, afin que le malade puisse sans cesse les mouvoir. La bande de toile maintiendra l'application de l'appareil jusqu'à complète dessiccation. On la remplacera ensuite par trois bandelettes agglutinatives de diachylon.

5. — Appareils pour les fractures de l'extrémité inférieure du radius.

Dans les cas simples, quand il n'y a pas de déformation, pas de déplacement des fragments, le traitement est facile à instituer. On ne fera aucune manœuvre de réduction qui pourrait amener des phénomènes inflammatoires du côté des gaines et de l'articulation du poignet et on se bornera à masser toute la région douloureuse. Après chaque séance de massage faite tous les jours, on maintiendra le membre sur une attelle palmaire en bois ou en toile métallique bien ouatée, et l'on continuera ce traitement en moyenne pendant vingt à vingt-cinq jours.

Mais, s'il y a déformation, les indications sont plus complexes : on doit, comme pour toutes les fractures, obtenir la réduction des fragments et maintenir convenablement leur complète coaptation.

Pour réduire la fracture de l'extrémité inférieure du radius, il faut repousser en avant et en dedans le fragment inférieur, qui est ordinairement porté en arrière et en dehors. Le chirurgien tire sur le poignet en déviant la main malade vers le bord cubital, il exerce avec le pouce de l'autre main une pression directe sur le fragment inférieur qu'il repousse en avant, tandis que les autres doigts maintiennent le fragment supérieur en appuyant sur sa face palmaire. Cette réduction est très douloureuse. Si on ne peut l'obtenir seul, il faut confier le poignet à un aide. On embrasse alors à deux mains l'extrémité inférieure de l'avant-bras, en appuyant avec les deux pouces sur la face dorsale du fragment déplacé (procédé de Jarjavay).

Différents appareils ont été imaginés pour traiter ces fractures. Nous ne les décrirons pas ici ; ils sont destinés à remplir surtout une indication : ils remédient à l'abduction de la main; mais ils ne modifient pas les déplacements en arrière. Cette dernière indication se trouve parfaitement remplie par l'appareil de A. Nélaton, le seul qui ait survécu en France (Verneuil) et en Amérique (Hamilton), et qui puisse être employé à défaut de plâtre.

1° *Appareil de A. Nélaton* (fig. 195). — On applique sur la face dorsale du carpe et sur le fragment inférieur du radius deux ou trois compresses graduées placées transversalement. D'autres compresses graduées sont appliquées à la face palmaire de l'avant-bras, parallèlement à l'axe du membre : celles-ci sont repliées à leur extrémité inférieure, de manière à présenter un bord assez épais qui doit être placé à 1 centimètre environ au-dessus de la saillie que forme le fragment supérieur; deux attelles sont placées l'une en avant, l'autre en arrière, et maintenues à l'aide d'un bandage roulé. Comme dans l'appareil des fractures de la partie moyenne de l'avant-bras, les attelles doivent être assez larges pour que les tours de bande ne pressent pas trop sur les os; une attelle trop large à la face palmaire pourrait comprimer douloureusement l'éminence thénar. Aussi A. Nélaton a-t-il conseillé d'échancrer cette attelle en dedans, afin de laisser libre cette saillie musculaire. On doit éviter encore que l'attelle postérieure ne presse sur la saillie que forment à la face dorsale du carpe le grand os et l'extrémité supérieure des deuxième et troisième métacarpiens. Enfin, lorsque la déviation de la main est considérable, on peut ajouter à cet appareil l'attelle de Dupuytren.

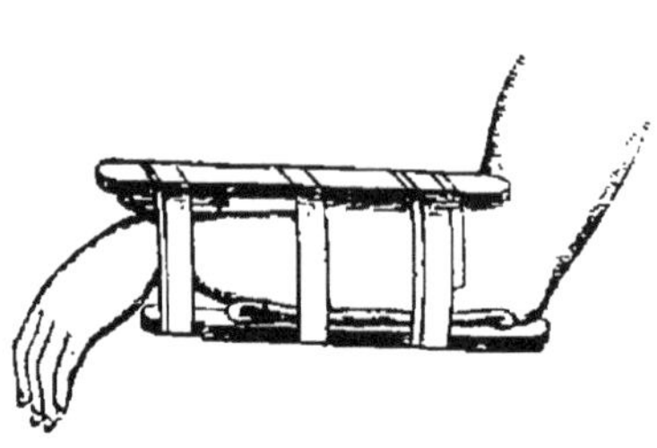

Fig. 195. — Appareil de Nélaton.

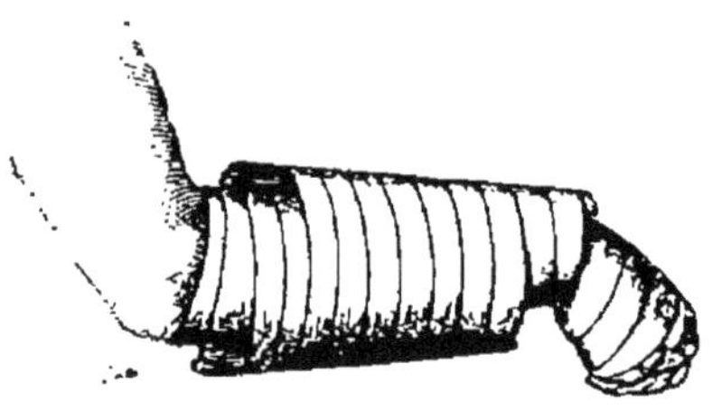

Fig. 196. — Appareil de Nélaton modifié.

L'appareil de Nélaton a été quelque peu modifié selon les cas et selon les chirurgiens. Souvent, au lieu de maintenir les attelles par un bandage roulé, on se contente de les fixer à l'aide de bandelettes de diachylon.

Dans d'autres cas, au contraire, on applique d'abord une bande roulée autour de la main et de l'avant-bras; puis, les compresses étant appliquées comme l'indique A. Nélaton, on les recouvre d'une attelle assez courte, et le tout est entouré d'un second bandage spiral. La main doit être fléchie, ainsi que les doigts, et un tampon d'ouate doit remplir la paume de la main. Tel est l'appareil préconisé par A. Richard et représenté dans la figure 196.

Appliqué au traitement de ces fractures, on peut dire que le bandage spiral contient assez mal les fragments et il n'y a que les attelles qui, maintenant le membre d'une seule pièce, empêchent le chevauchement des extrémités osseuses. Comme tous les bandages en spirale, l'appareil précédent se relâche assez vite et ne peut être resserré qu'à la condition de le réappliquer en entier.

2° *Appareil plâtré.* — L'appareil plâtré pour les fractures du radius se compose d'une attelle ou mieux d'une gouttière confectionnée avec dix à douze feuilles de tarlatane trempées dans une bouillie faite avec parties égales d'eau et de plâtre à modeler.

Comme pour tous les appareils plâtrés, il faut veiller à ce que le plâtre ne soit pas éventé.

On peut tailler l'attelle ou la gouttière sur l'avant-bras sain, en la faisant partir de la base des doigts et la faisant remonter jusqu'au coude.

La réduction obtenue, il faut maintenir l'avant-bras pendant la solidification de l'appareil qui fixe les fragments en bonne position. Et il est nécessaire que cette attelle plâtrée recouvre un peu plus de la demi-circonférence du membre, afin que le fragment inférieur soit bien maintenu.

La gouttière plâtrée remédie donc mieux que l'attelle à la déviation latérale de la main qui doit être immobilisée au moins jusqu'à la base des doigts avec le reste de l'avant-bras. Il suffit d'ordinaire de faire remonter l'appareil jusqu'au coude sans prendre l'extrémité inférieure du bras. L'avant-bras sera mis dans sa position la plus naturelle, en demi-pronation, et la main sera laissée dans le prolongement de l'avant-bras, ou en très légère extension.

Les fléchisseurs et les extenseurs sont, dans cette attitude, dans un même état de tension : c'est l'attitude du repos.

Dans ces conditions la consolidation se fait régulièrement.

6. — Appareils pour les fractures du cubitus.

Comme pour les fractures des deux os de l'avant-bras, on doit veiller à maintenir libre l'espace interosseux. Pour cela, la main étant en supination, pendant qu'un aide fait une extension modérée, le chirurgien doit, malgré les douleurs ressenties par le malade, enfoncer ses doigts solidement entre le radius et le cubitus, et dégager le fragment inférieur du cubitus, afin de le mettre en connexion intime avec le fragment supérieur. Après cette réduction, l'avant-bras sera placé en demi-pronation.

L'appareil auquel on donnera la préférence sera l'appareil plâtré tel que nous l'avons décrit pour la fracture isolée du radius ou des deux os de l'avant-bras. Une écharpe ordinaire soutiendra l'avant-bras.

A défaut d'appareil plâtré, si l'on se servait d'attelles, il serait utile de ne faire porter l'écharpe qu'au niveau du poignet, afin que la pression ne repousse pas le cubitus du côté de l'espace interosseux.

S'il y avait luxation de la tête du radius en avant, il faudrait la réduire sans retard, en exerçant une pression directe sur la tête de l'os dans la direction de l'interligne articulaire, pendant qu'un aide fléchirait légèrement l'avant-bras pour relâcher le biceps et pratiquerait l'extension sur l'avant-bras.

7. — Appareils pour les fractures de l'olécrâne.

Dans la fracture de l'olécrâne, on doit lutter contre deux écueils : la consolidation vicieuse et l'ankylose.

Dans ce but on a adopté deux procédés de traitement, soit l'attitude d'*extension* du membre, soit sa *demi-flexion*.

Quant à la méthode de *flexion légère* proposée par Duverney et recommandée par Desault et Boyer, on doit l'abandonner comme défavorable au bon fonctionnement de l'article, au rapprochement des fragments et à une attitude utile du membre dans le cas de raideur articulaire ou d'ankylose.

« La méthode de *demi-flexion* était employée de préférence par les anciens chirurgiens. Elle a pour but de conserver l'utilité du membre, dans le cas où l'ankylose viendrait à se produire. Lorsque le déplacement est faible, peu marqué, elle reste sans sérieux inconvénient; mais, lorsque les fragments sont très écartés, l'attitude de demi-flexion ne fait qu'exagérer le déplacement.

« La méthode d'*extension complète* est préconisée par les Anglais. Après Haigton et Sheldow, A. Cooper en fut l'initiateur; elle est aujourd'hui encore d'application courante en Allemagne et en Angleterre. En France, malgré l'autorité de Malgaigne, de Dupuytren et de Roux, qui la défendaient avec enthousiasme, elle ne compte que peu de partisans.

« Depuis quelques années cependant une réaction s'est faite en sa faveur; on reconnaît que, pas plus qu'une autre, elle ne favorise l'ankylose, et qu'elle a l'avantage de permettre le rapprochement des fragments[1]. »

Nous ne passerons pas en revue tous les appareils proposés pour traiter les fractures de l'olécrâne. Ces appareils, fort nombreux, ont varié surtout selon la position qu'on s'efforçait de donner au membre malade.

Nous devons faire remarquer que beaucoup des appareils employés pour maintenir l'olécrâne sont comparables à ceux qu'on a utilisés dans les fractures de la rotule.

1° *Appareil de Malgaigne.* — Une attelle ou une gouttière doit être appliquée en avant du membre, de manière à le maintenir dans l'extension. Puis une longue bandelette de diachylon est disposée de telle façon que son plein appuie sur le bord supérieur de l'olécrâne, tandis que ses deux chefs viennent se croiser sur la face antérieure ou palmaire de l'avant-bras. Cette bandelette, dont l'usage a été indiqué par un chirurgien anglais, Alcock, peut encore être placée sur une compresse épaisse, préalablement mise au-dessus de l'olécrâne.

2° *Appareil de A. Nélaton.* — « Plusieurs compresses graduées, disposées en forme de coin, sont appliquées à la partie postérieure du coude, de manière que la base du coin corresponde au sommet de l'olécrâne (fig. 197). Ces compresses sont fixées en ce point par quelques tours de bande; on applique ensuite, sur l'avant-bras et le bras, une bande

1. S. Duplay et P. Reclus, *loc. cit.*, p. 481.

roulée sèche, puis, par-dessus, une bande enduite de dextrine, ou des attelles de carton, ramollies dans l'eau, et fixées à l'aide d'une bande amidonnée, comme le fait Seutin[1]. »

Cet appareil devrait être laissé en place pendant trente ou quarante jours ; toutefois, il faut le visiter de temps en

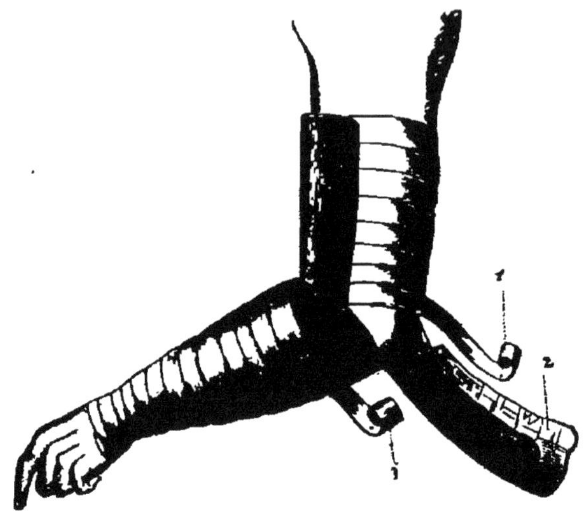

Fig. 197. — Appareil de Nélaton pour les fractures de l'olécrâne.

temps, et imprimer quelques mouvements à l'articulation, pour éviter une trop grande raideur.

3° *Appareil plâtré.* — Si l'on donne le choix à la demi-flexion pour maintenir réduite la fracture de l'olécrâne, on appliquera d'abord une gouttière ou une simple attelle plâtrée sur la face palmaire de l'avant-bras et du bras, puis on placera en sautoir au-dessus du fragment olécrânien une bandelette plâtrée s'enroulant sur la partie antibrachiale de la gouttière primitivement appliquée. Pendant la dessiccation de l'appareil, on maintiendra les fragments en contact ; et comme pour tous les appareils plâtrés on remplacera la bande de toile roulée par des bandelettes de diachylon lorsque le plâtre sera absolument sec. Au bout de vingt à vingt-cinq jours, on retirera l'appareil et l'on fera quelques séances de massage jointes à des mouvements modérés imprimés à l'articulation.

1. Nélaton, *loc. cit.*, t. II, p. 339.

Si l'on adopte l'extension complète pour traiter la fracture olécrânienne, on placera une gouttière en gutta-percha ou une gouttière plâtrée à la partie antérieure du membre ; et, s'il est besoin d'abaisser l'olécrâne pour maintenir les deux fragments en contact, on se servira d'un tampon d'ouate et d'une ou plusieurs bandelettes de diachylon. Mais celles-ci sont souvent inutiles, l'extension simple suffisant amplement. Cette position du membre ne favorise pas plus l'ankylose que la position demi-fléchie, à condition de mobiliser de bonne heure la jointure, comme nous l'avons conseillé déjà.

Dans ces dernières années, on a conseillé la suture de l'olécrâne pour obtenir une consolidation rapide et osseuse de ces fractures.

8. — Appareils pour les fractures de la cuisse.

1° *Appareils à extension.* — Ces appareils ont pour but essentiel de remédier au chevauchement des fragments, afin d'éviter autant que possible le raccourcissement du membre fracturé. Ils ont été plus spécialement utilisés pour les fractures du membre inférieur, ce qui se comprend facilement lorsqu'on se rappelle la fréquence du chevauchement des fragments dans les fractures du fémur, et la claudication qui résulte presque fatalement d'un raccourcissement un peu marqué.

Les procédés employés pour obtenir l'extension permanente sont ou très simples ou au contraire très compliqués, et nécessitent alors des appareils spéciaux qu'on peut diviser en deux classes : 1° les appareils extensifs à attelles perforées, et 2° les appareils extensifs à attelles mécaniques. Nous ne ferons que les mentionner, nous réservant de décrire les appareils les plus usuellement employés, au moins en France.

Parmi les procédés simples d'extension continue, nous pouvons citer :

1° L'appareil de Desault, sorte d'appareil de Scultet auquel sont joints des liens extenseurs et contre-extenseurs.

2° L'appareil de Boyer. L'extension et la contre-extension se font au moyen d'une vis sans fin fixée à une longue attelle externe.

3° Celui de Velpeau, qui pratiquait l'extension et la

contre-extension à l'aide d'alèzes pliées en double et fixées aux deux extrémités du lit.

4° Le procédé de Jobert[1] : le malade étendu bien horizontalement, un paillasson allongé est disposé en gouttière sous le membre fracturé ; une pantoufle embrassant le talon est lacée sur le cou-de-pied, et présente du côté de sa semelle trois courroies qu'on attache au pied du lit. La contre-extension est faite avec une alèze embrassant l'aine du côté sain et fixée à la tête du lit ; une autre alèze, disposée en cravate, passe sur le membre malade et est attachée à la barre latérale du lit.

5° Il est évident que l'appareil à extension déjà décrit de Gariel est de beaucoup préférable à celui que nous venons de mentionner.

6° L'appareil de Gresely, préconisé par Velpeau[2], diffère peu des précédents : la contre-extension est produite à l'aide d'une ceinture de cuir maintenue autour du bassin et portant des sous-cuisses ; cette ceinture est fixée en haut au dossier du lit, en bas à des traverses latérales par des bandes de cuir solides. L'extension se fait par l'intermédiaire d'une guêtre de peau fixée au pied et reliée à une tige métallique clouée au pied du lit par une forte bande élastique.

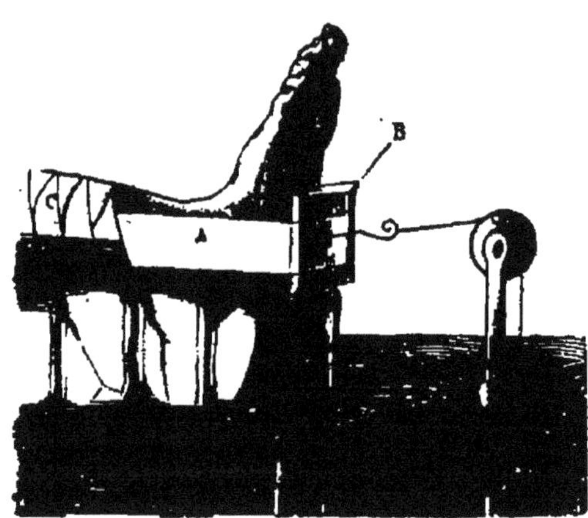

Fig. 198. — Appareil à extension continue.

Cet appareil, simple et peu coûteux, comme l'a fait remarquer Gaujot[3], est cependant très peu employé.

7° Enfin, l'extension permanente à l'aide d'appareils commodes à appliquer et surtout faciles à improviser, a été l'objet d'études intéressantes dues à Gilbert, de Philadelphie, Volkmann, de Halle, et Eugène Bœckel, de Strasbourg.

1. *Bull. de thérap.*, t. XXII, p. 298, Paris, 1844.
2. *Arch. gén. de méd.*, t. XXIX, p. 509, Paris, 1832.
3. *Loc. cit.*, t. I, p. 224.

« Avec du sparadrap, une poulie, un poids et une ficelle, dit E. Bœckel [1], on peut l'improviser partout et l'adapter à des sujets de toutes les tailles. »

Une longue bandelette de sparadrap (A, fig. 198), de 5 à 7 centimètres de large, est appliquée exactement sur l'une des faces latérales du membre, depuis l'endroit malade jusqu'à la malléole ; on la recourbe à une certaine distance de la plante du pied, de façon à former une anse, et on l'applique ensuite symétriquement sur la face latérale opposée du membre malade, toujours en remontant jusqu'au point lésé.

Cette anse est fixée par des circulaires en sparadrap C, ou bien par un bandage roulé, les extrémités supérieures de l'anse étant rabattues sur les derniers circulaires pour éviter le moindre glissement. Il faut que le bandage roulé entoure le pied, pour empêcher l'œdème de cette extrémité.

Dans le milieu de l'anse plantaire, on place une petite planchette de bois B, un peu plus longue que l'écartement des malléoles, dans le but d'éviter que ces dernières ne soient excoriées, et pour empêcher l'anse de sparadrap de se rouler en corde.

Cette petite planche peut être munie d'un anneau (Crosby) (fig. 199), ou mieux on y visse un crochet, destiné à fixer la ficelle qui doit supporter le poids extenseur (fig. 198).

Quant à la poulie, elle peut être adaptée directement au lit, ou bien en être indépendante, et montée sur une tige

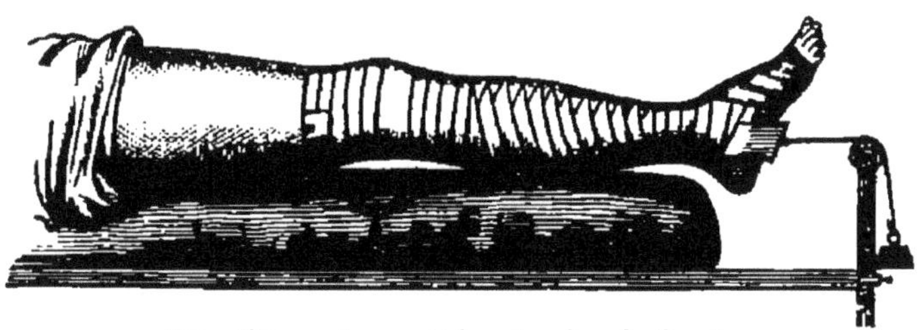

Fig. 199. — Appareil à extension de Crosby.

mobile qu'on peut élever ou abaisser à volonté (fig. 199). Dans quelques cas nous avons pu remplacer cette poulie par une tige ronde, fixée solidement aux montants du lit, et sur laquelle se réfléchissait la corde supportant les poids.

Lorsque la traction n'est pas très considérable, qu'on utilise 2 ou 3 kilogrammes par exemple, on peut se dis-

1. *Bull. de thérap.*, t. LXXXIX, p. 449, Paris, 1875.

penser de la contre-extension, le poids du corps suffit pour résister. Mais, si l'on emploie une traction plus énergique, il faut faire la contre-extension, et ce qui réussit le mieux c'est d'employer, comme l'a conseillé E. Bœckel, un tube de caoutchouc qui passe dans les plis inguinal et fessier, et dont les deux extrémités sont fixées au montant supérieur du lit.

Ajoutons encore que le membre malade doit être placé sur un plan résistant, un coussin de balle d'avoine recouvert d'une toile cirée, de façon à faciliter l'action de l'extension.

C'est pour arriver à ce but que Volkmann a inventé l'appareil à glissement représenté ci-dessous (fig. 200), et qui se compose « d'une gouttière en tôle échancrée au talon et pourvue d'une semelle, à la partie inférieure de laquelle se trouve une traverse qui repose et glisse sur l'arête de deux morceaux de bois bien polis et taillés en prismes [1] ».

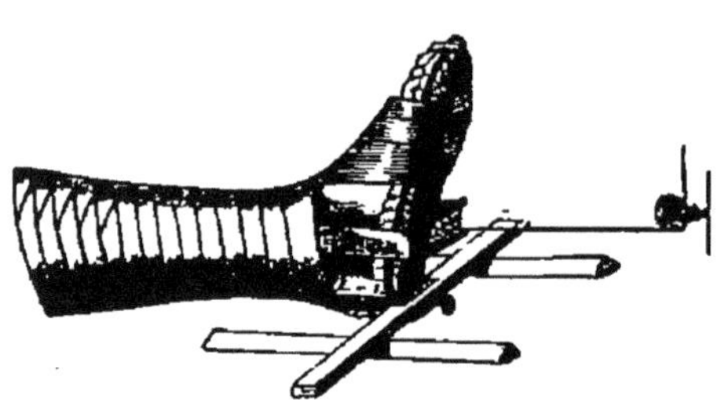

Fig. 200. — Appareil de Volkmann.

C'est là, croyons-nous, une complication assez inutile, comme le fait remarquer E. Bœckel [2].

Dans les cas où le sparadrap irriterait trop les téguments, il faudrait appliquer l'anse de façon que la couche emplastique soit extérieure ; on met par-dessus une bande de flanelle roulée, qui la maintient en place. Romanin, de Trieste, a conseillé de remplacer le sparadrap par du collodion, ou mieux par du collodion riciné et une bande de mousseline (Bœckel).

Ajoutons que l'extension ainsi pratiquée donnerait d'excellents résultats dans les fractures de cuisse. Le professeur S. Duplay l'utilise depuis plusieurs années dans son service hospitalier.

2° *Appareil à bandelettes agglutinatives du professeur Tillaux.* — Il faut que le malade soit couché sur un lit de fer assez résistant, que le sommier n'oscille pas et que les matelas soient assez durs.

1. Esmarch, *Manuel de pansements et d'opérations* (trad. par Rouge, de Lausanne), p. 102, Paris, 1879.

2. *Loc. cit.*, p. 455.

On prend du diachylon coupé en longues bandelettes larges de 6 à 7 centimètres ; on applique la première bandelette le long de la jambe, on la fait passer sous le talon en laissant un certain espace libre, et on la fait remonter jusqu'au point du côté opposé de la jambe, correspondant à celui d'où elle est partie.

On applique alors trois bandes circulaires, l'une entre le point fracturé et le genou, l'autre au-dessous du genou, la troisième au-dessus du jarret. On fait deux tours de ces bandes et l'on replace une autre bandelette longitudinale à côté de la première, puis on fait deux tours de bandes circulaires.

On place ainsi jusqu'à cinq bandes longitudinales, en ayant toujours soin de laisser un espace libre sous le talon.

Au bout de quelques minutes, quand le diachylon s'est bien agglutiné, on suspend, à l'aide d'une corde, à la portée de la bande restée libre à la plante du pied, un poids de 3 kilogrammes.

On soulève les pieds du lit avec deux briques, de manière que la tête soit un peu plus bas que les pieds. A l'aide d'une planchette placée au pied du lit, on tend la corde de façon que le talon soit légèrement soulevé, ce qui délivre le malade de la souffrance que produirait au bout d'un certain temps le frottement de son talon sur le drap. Cet appareil a les plus grandes analogies avec les précédents.

3° *Appareil de Hennequin.* — Il peut servir dans le traitement des fractures de cuisse et dans celui de la coxalgie. Grâce à son emploi, le membre malade ou fracturé peut être placé en trois positions principales, selon le besoin et le désir du chirurgien : 1° la position en équerre (la cuisse horizontale et la jambe verticale); 2° la position rectiligne ; 3° la position en double plan incliné.

Cet appareil a été employé au début avec succès dans les services de Désormeaux, Gosselin, etc.; mais il était alors assez compliqué. Hennequin l'a heureusement modifié dans ces dernières années et l'a rendu facile à appliquer en ville comme à la campagne.

Nous empruntons les éléments de la description de cet appareil simplifié aux mémoires d'Hennequin[1].

1. *Revue de chirurgie*, Paris, 1886, p. 544 ; et *Journal de méd. et de chir. pratiques*, Paris, 1891, p. 609.

Préparation de l'appareil. — Les éléments nécessaires sont : 1° une petite gouttière crurale (inutile quand la cuisse est laissée en liberté, ce qui est rarement le cas) ; 2° deux serviettes cylindrées ou en toile raide, quand on emploie une gouttière, une seule dans le cas contraire ; 3° deux bandes en toile neuve de 10 à 12 mètres de longueur sur 5 centimètres de largeur ; 4° une livre d'ouate (dans les campagnes on pourra remplacer les bandes et l'ouate par plusieurs bas superposés chaussés sur le pied et la jambe du membre blessé) ; 5° une cordelette de 1m,50 de longueur, se réfléchissant sur une poulie ; 6° un corps pesant d'un poids connu. Hennequin se sert d'habitude d'un poids de forme olivaire composé de disques de 1 kilogramme et d'un demi-kilogramme traversés par la cordelette. Sa forme cylindro-conique lui permet de monter et de descendre sans frotter ni butter contre les barres du lit.

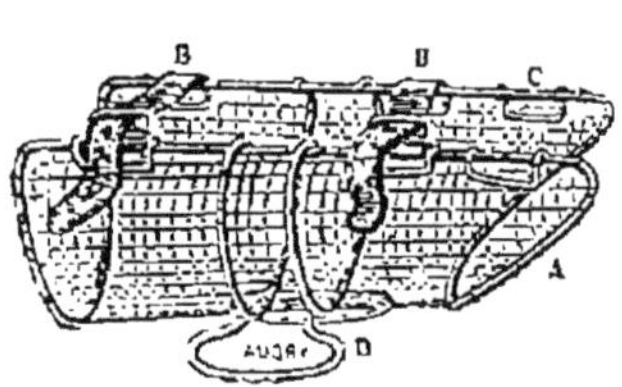

Fig. 201. — Gouttière crurale en fil de fer.

La gouttière en fil de fer (fig. 201) comprend plusieurs modèles de grandeur différente, afin de s'adapter aux membres d'adultes, d'adolescents et d'enfants.

Cette gouttière est échancrée à son extrémité inférieure pour loger la face postérieure de la jambe. A défaut de cette gouttière, on peut en fabriquer une, soit avec du zinc, du fer-blanc, de la tôle, soit au moyen de brins d'osier, du silicate, ou avec des attelles passées dans les coulisses de bandes doubles disposées transversalement.

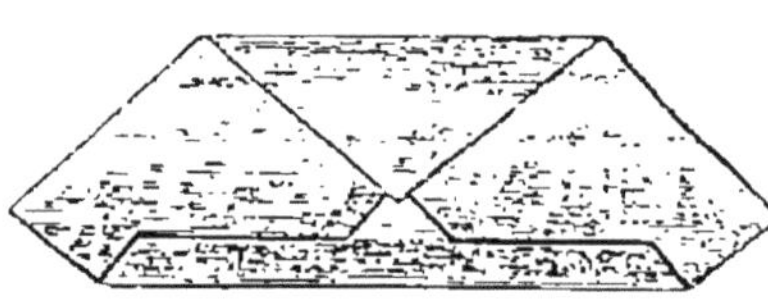
Fig. 202. — Serviette pliée en losange pour servir de lacs extenseur.

Des deux serviettes cylindrées ou en toile écrue, l'une servira à garnir la gouttière, et l'autre sera utilisée comme lacs extenseur. Cette gouttière métallique sera recouverte d'une des deux serviettes pliée en double de la façon suivante : après l'avoir dédoublée, on disposera sur la partie qui correspond au fond de la gouttière une couche d'ouate assez épaisse, de 20 centimètres de largeur sur 30 ou 35 de longueur. Ramenant alors par-dessus l'ouate le côté dédoublé de la serviette, on aura une sorte de matelas qui tapisse tout le fond de la gouttière dont les bords restent couverts par les côtés pendants de la serviette.

La serviette qui servira de lacs extenseur (fig. 202) aura de 80 à 90 centimètres de côté; elle sera étalée en forme de losange sur une table; deux des angles amenés à son centre lui donneront la forme hexagonale. Les deux côtés repliés, enroulés chacun trois fois sur eux-mêmes, viendront se juxtaposer parallèlement à la diagonale, puis seront superposés. Ils auront alors la forme d'une cravate, large de quatre doigts, longue de 1 mètre environ.

Mensuration du membre malade. — Avant de préparer le matelas, il est bon de procéder à la mensuration du membre malade, opération délicate qui demande à être faite avec beaucoup de soins.

Le docteur Hennequin recommande le procédé suivant :

Le blessé en décubitus dorsal horizontal, les membres inférieurs dans la même attitude et placés à égale distance de l'axe du corps, on applique sur le sommet des épines iliaques antéro-supérieures amenées sur une ligne horizontale perpendiculaire à l'axe du corps, un mètre-ruban, ou un simple ruban, et au niveau de l'interligne articulaire du genou, une ficelle que l'on fait pénétrer par traction dans l'interligne, en déprimant le ligament rotulien relâché. Avec un autre mètre-ruban, on mesure à vol d'oiseau, c'est-à-dire en évitant les dépressions et les reliefs, la distance qui sépare sur l'un et l'autre membre le bord supérieur du ruban iliaque de la ficelle condylienne, et l'on a très approximativement la longueur des deux fémurs.

La plupart des chirurgiens mesurent la distance comprise entre l'épine iliaque antéro-supérieure et la pointe de la malléole externe. Ce procédé donne lieu à des erreurs assez considérables, surtout lorsqu'on le pratique sur un membre inférieur resté fléchi pendant longtemps. Car il arrive souvent que la jambe ne reprend pas sa rectitude parfaite avec la cuisse ; en un mot qu'il existe une légère flexion du genou. La mensuration peut accuser une différence de 2 à 3 centimètres, bien que le fémur ait sa longueur normale.

En prenant l'interligne articulaire du genou comme point de repère inférieur, non seulement on évite cette cause d'erreur, mais encore celles qui proviennent de la jambe raccourcie par un arrêt de développement ou une fracture antérieure.

Du reste, on ne comprend pas qu'on mesure la jambe pour avoir la longueur du fémur, quand on a un point de repère aussi précieux que l'interligne articulaire du genou, ou la face articulaire de l'épine du tibia, au côté externe du ligament rotulien.

Préparation du matelas. — Après la mensuration, on dégage le drap de dessous, et on le rejette par-dessus les deux membres, et l'on prépare de la manière suivante le matelas, afin de pouvoir loger la jambe fléchie : découdre le bord du matelas correspondant au membre blessé à partir de son angle inférieur jusqu'à une ligne transversale passant au niveau du pli du jarret, retirer la laine sur une largeur de 20 centimètres en haut et de 20 centimètres en bas, et réunir, avec de fortes épingles, les deux toiles aux confins de la bourre; il en résulte un espace vide quadrangulaire où se logera la jambe fléchie. Si le matelas est trop mince pour permettre de donner à la jambe le degré de flexion convenable, on augmente avec la bourre retirée l'épaisseur de la partie sur laquelle doit reposer la gouttière ou la cuisse laissée en liberté.

Application. — Premier temps. Application du bandage ouaté compressif. — L'extension est pratiquée sur le pied par un aide saisissant d'une main le calcanéum, de l'autre

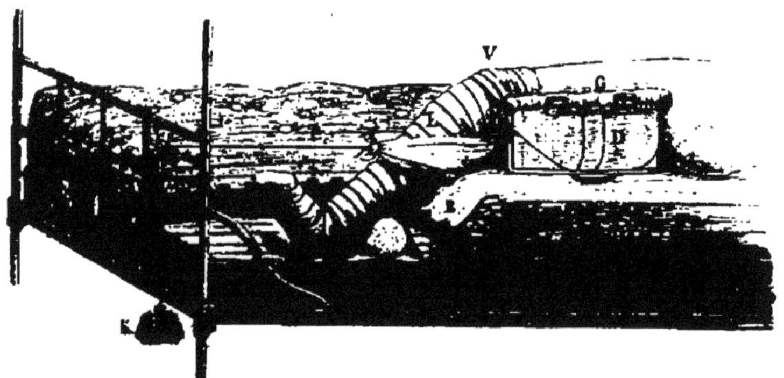

Fig. 203. — Application de l'appareil.

les métatarsiens du pied du membre blessé qu'il soulève doucement, en exerçant une traction modérée et qu'il amène au-dessus de l'espace vide.

Le chirurgien applique une couche de bandes d'ouate,

d'un travers de main d'épaisseur, remontant jusqu'au quart inférieur de la cuisse et la maintient par des bandes en toile, de manière à obtenir un bandage ouaté modérément compressif. Si la tête du péroné est très saillante, il dispose autour d'elle, en fer à cheval, un petit rouleau d'ouate de 10 centimètres de longueur sur 1 centimètre et demi de diamètre. Une bande de tarlatane mouillée est appliquée sur le pied et le bas de la jambe, pour bien cacher l'ouate.

Deuxième temps. Application de la serviette pliée en cravate ou lacs extensifs. — On applique alors le lacs extensif, constitué par la serviette, pliée en cravate, dont le milieu est placé sur la face antérieure et inférieure de la cuisse.

Les deux chefs, dirigés l'un en dedans, l'autre en dehors du membre, se croisent obliquement au niveau du creux poplité et de la face supérieure du mollet, puis, changeant de côté après leur entre-croisement, ils embrassent obliquement la partie supérieure de la jambe et sont noués ensemble en avant, à l'union du tiers supérieur avec le tiers moyen du tibia (fig. 203).

L'extension s'opère donc spécialement sur la face postéro-supérieure de la jambe, l'anneau supérieur du lacs qui embrasse les condyles ayant seulement pour but d'empêcher le glissement de l'anneau inférieur. Le lacs extenseur ne doit avoir aucun contact avec la peau dont il est séparé par le bandage compressif.

Troisième temps. Glissement de la gouttière sous la cuisse. — Ceci fait, on soulève doucement le membre, et on glisse sous la cuisse la gouttière que la serviette ouatée qui la garnit débordera en haut, d'au moins deux travers de doigt. Par quelques pressions, on assure la gouttière et on la modèle de manière à corriger les inégalités du plan du lit.

Quatrième temps. Flexion de la jambe à 40 degrés. — La gouttière en place, le membre tout entier est placé en abduction légère, ou bien le malade se rapproche du bord du lit, ou se couche un peu obliquement. La jambe maintenue au-dessus de l'espace vide est abandonnée progressivement à elle-même. Par son propre poids, elle fléchit jusqu'à ce que le talon repose sur le sommier recouvert du drap et des deux toiles superposées de la partie débourrée du matelas. La face supérieure du mollet s'engage dans l'échancrure de la gouttière, dont les oreilles se prolongent sur les condyles du fémur.

Pour empêcher le talon de porter sur le sommier, on placera entre les deux toiles du matelas, au niveau du tendon d'Achille, un rouleau d'ouate serrée de 8 à 10 centimètres de diamètre.

La jambe sera fléchie à 40 ou 45 degrés, c'est-à-dire dans une position intermédiaire à la rectitude et à la flexion à angle droit.

Cinquième temps. Fixation de la corde à l'anneau inférieur du lacs extensif. — La jambe étant donc fléchie et en rotation légère en dehors, on attache la cordelette par un simple nœud coulant à l'anneau inférieur du lacs extensif; sur le nœud même, quand la jambe n'a aucune tendance à se déplacer; en dehors du nœud, si elle se met en rotation externe exagérée; en dedans, si c'est la rotation interne qui domine. Cette cordelette va se réfléchir sur une poulie quelconque placée au pied du lit, et porte le poids à son extrémité libre.

Hennequin emploie de préférence une poulie bobine à longues branches qui maintiennent le poids à une certaine distance du dossier du lit, évitant ainsi les frottements, les secousses et les arrêts. La largeur et la profondeur de la gorge de la poulie permettent de faire une traction oblique sans que la cordelette grippe sur les crêtes de la gorge et sur les angles aigus des branches qui la supportent.

Au début, le poids sera de 2 kilogrammes; il sera augmenté de 1 kilogramme tous les jours jusqu'à ce qu'on soit arrivé à 4 kilogrammes, chez les adolescents et les femmes; à 5 kilogrammes, chez les adultes de force moyenne, et à 6 kilogrammes, chez les individus vigoureux.

Après cette installation on exerce une traction modérée sur le genou pour bien étaler la cuisse dans la gouttière, et mettre les fragments dans une meilleure position, sans toutefois se préoccuper de leur réduction. Souvent, par la simple position du membre, on constate une correction notable, parfois complète, de la déformation.

Sixième temps. Fermeture de la gouttière. — Il ne restera plus qu'à fermer la gouttière, mais auparavant on placera : entre les bords et les faces externe et interne de la cuisse, un rouleau d'ouate serrée allant du genou à deux doigts au-dessus du bord supérieur de la gouttière et d'un volume variant avec l'espace vide à combler; ces rouleaux seront renforcés dans la partie qui correspond à la saillie formée par les fragments, évidés dans le point correspondant du côté opposé. L'extrémité inférieure du rouleau latéral chargé de réprimer une saillie osseuse sera effilée; celle du rouleau opposé, renflée, afin de ne pas entraver le mouvement que devra exécuter le fragment inférieur pour corriger la déviation en dehors de son extrémité supérieure. Quand la saillie

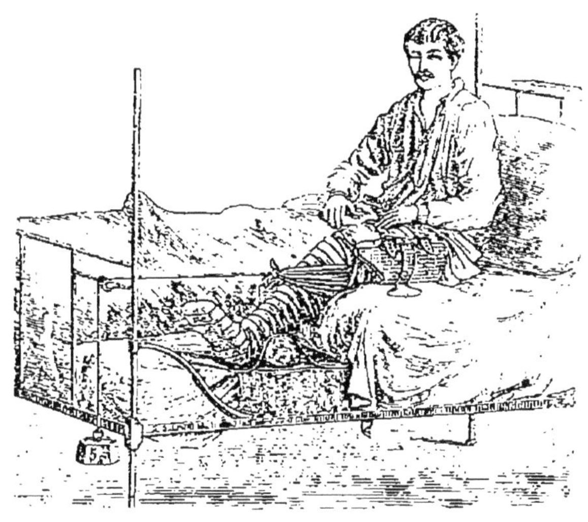

Fig. 204. — Appareil simplifié du docteur Hennequin pour les fractures de cuisse.

est antérieure, les deux rouleaux seront régulièrement cylindriques; mais transversalement sur la partie saillante, on placera un tampon d'ouate assez épais.

La cuisse bien soutenue, bien calée dans la gouttière, on met sur sa face antérieure une couche épaisse d'ouate. Ceci fait, un des bords pendants de la serviette est ramené par-dessus l'ouate, puis une attelle de 35 centimètres de longueur est placée longitudinalement sur la saillie des fragments; sur le tout est étalé l'autre bord de la serviette, et les lacs sont bouclés. A partir de ce moment, le malade peut s'asseoir et rester assis (fig. 204), soit pour lire, soit pour prendre ses repas, sans aucun inconvénient pour la consolidation de ses fragments.

La contre-extension est généralement inutile; Hennequin ne l'emploie plus; le poids du tronc et ses frottements sur le plan du lit formant une résistance suffisante. Si, chez quelques sujets très indociles ou très bornés, on est obligé d'employer un lacs contre-extensif, on l'appliquera de manière qu'il embrasse tout le bassin. On peut placer la partie moyenne d'une serviette pliée en cravate, dans le pli fessier, diriger ensuite les chefs, l'un en dehors, l'autre en dedans de la cuisse, les ramener sur l'abdomen où on les croise au-dessus du ligament de Fallope, et relier leurs extrémités au panneau de la tête du lit.

Hennequin pense que le moment où l'on doit enlever l'appareil est compris, selon les cas, entre trente-cinq jours minimum et soixante jours, mais que le résultat ne doit être considéré comme définitif que quinze jours ou trois semaines après que le membre aura repris ses fonctions sans subir de déformation.

L'appareil de Hennequin est formellement indiqué dans les solutions de continuité du corps du fémur et dans celles des extrémités. Appliqué au traitement de la coxalgie, il a donné aussi d'excellents résultats. Il n'est pas de service chirurgical à Paris où il ne soit appliqué journellement; nous le croyons préférable à l'extension par des bandelettes agglutinatives placées en anse sur le membre complètement horizontal, bandelettes pouvant déterminer de l'érythème de la peau, de l'eczéma et même des escarres.

Entre autres avantages, il offre celui d'éviter les raideurs articulaires, les ankyloses : en effet, grâce à sa flexion sur la cuisse, la jambe peut être mue facilement, aussi bien que toutes les autres articulations du membre inférieur. De plus, le malade peut très facilement s'asseoir dans son lit sans mettre en tension les groupes musculaires. Pas de compression vasculaire ou nerveuse. Avec cet appareil, la contre-extension est absolument inutile, puisqu'elle s'effectue par le poids du tronc et ses frottements sur le lit; c'est une contre-extension automatique. Ajoutons encore que la douleur est nulle quand l'appareil est convenablement appliqué.

De tous les procédés de traction celui réalisé par l'appareil du docteur Hennequin exige la surveillance la moins active, parce qu'il ne blesse pas les parties molles et qu'il maintient le mieux le membre dans l'attitude voulue, sans recourir à des artifices plus ou moins compliqués.

L'attention du chirurgien se portera principalement sur

les agents moteurs, l'attitude du membre et le déplacement des fragments. La rotation externe s'accentue-t-elle, on fixe la cordelette en dehors du nœud du lacs extenseur, à une distance plus ou moins grande selon le degré de la rotation. Quand, au contraire, c'est la rotation interne qui est exagérée, après avoir replacé la jambe dans son attitude normale, on porte en dedans du nœud la boucle de la cordelette.

Il est inutile de tenter la réduction de la fracture avant que la force de traction ait atteint son maximum, car généralement elle se fait d'elle-même.

Lorsque, après et même avant la résorption des épanchements, on constate une déviation d'un des fragments en avant, on place directement sur l'extrémité saillante un tampon d'ouate sur lequel on exerce une pression à l'aide de l'attelle; les bords de la gouttière serviraient de point d'appui si la déviation était interne ou externe, et le fond de la gouttière si elle était en arrière. Les fragments soumis à la double action de la pression directe et de l'extension reprennent facilement leur position normale, car l'extension est le plus puissant moyen de coaptation.

Grâce à l'appareil de Hennequin, le membre inférieur est protégé contre les chocs extérieurs.

Sous l'influence de la compression ouatée, les épanchements sous-musculaires et intra-articulaires se résorbent rapidement.

Les vieillards débilités et ceux dont les fonctions cardiaques et pulmonaires sont altérées, peuvent être soumis à l'extension, en les maintenant alternativement assis et couchés, afin de prévenir les troubles circulatoires, les pneumonies hypostatiques, les congestions cérébrales et autres.

Enfin, les ankyloses antérieures du genou peuvent être corrigées pendant le traitement d'une fracture du fémur du même côté.

9. — Appareils pour les fractures de la rotule.

1° *Bandage croisé* dit *kiastre.* — Le *kiastre* se compose d'une bande roulée dont les tours se croisent en X dans le creux du jarret; on forme donc ainsi un huit de chiffre dont les anneaux embrassent successivement le fragment supérieur et le fragment inférieur de la rotule. Ce bandage, assez puissant, a l'inconvénient de se relâcher facilement; aussi a-t-il subi plusieurs modifications fort importantes :

a. On met sous le creux du jarret des compresses épaisses ou des lames de carton, pour empêcher la compression des muscles fléchisseurs de la cuisse.

b. J.-L. Petit faisait placer, au-dessus du fragment supérieur et au-dessous du fragment inférieur, des rouleaux de linge, des morceaux d'emplâtre taillés en croissant, afin d'agir plus puissamment sur les fragments.

c. Desault, afin de neutraliser l'action des muscles extenseurs, et pour prévenir l'engorgement de la partie inférieure du membre, appliquait, en outre, un bandage roulé depuis le talon jusqu'au pli de l'aine. Une longue compresse fenêtrée au niveau de la rotule, repliée en haut et en bas, était placée sur la partie antérieure du membre, pour maintenir le bandage croisé ; elle servait à empêcher les tours de bande qui répondent à la cuisse de remonter et d'abandonner le fragment supérieur, et ceux qui correspondent à la jambe de descendre et d'abandonner le fragment inférieur.

Desault avait d'abord employé le bandage unissant des plaies en travers; mais il l'abandonna plus tard.

Cet appareil était complété par une attelle étendue de la cuisse au talon qu'on maintenait par une seconde bande.

d. Velpeau employait le huit de chiffre, mais il solidifiait le bandage avec la dextrine. On couvrait le genou d'un linge fin et sec, et après avoir mis le membre dans l'extension et rapproché les deux autant que possible, on plaçait des compresses graduées au-dessus et au-dessous des fragments, et on les maintenait à l'aide du huit de chiffre; puis on appliquait le bandage roulé et imbibé de dextrine depuis le talon jusqu'au pli de l'aine. L'appareil était complété par une longue attelle de carton étendue du talon à la fesse, et qui était fixée à l'aide d'un second plan de bandage dextriné. Une longue attelle de bois maintenait l'appareil jusqu'à sa parfaite dessiccation.

e. Au lieu de faire ce huit de chiffre avec une bande, Gama employait de longues bandelettes agglutinatives, s'appliquant sur les compresses destinées à rapprocher les deux fragments de la rotule. Cet appareil est très solide : il ne se relâche pas comme celui qui est construit avec des bandes de toile; il permet de laisser la rotule à découvert[1].

Malgré ces modifications du kiastre, les fractures transversales de la rotule ne guérissant le plus souvent qu'avec un certain écartement des fragments, on a imaginé, dans le but de l'empêcher, plusieurs appareils sur lesquels nous nous arrêterons un instant.

2° *Appareil de Boyer.* — Il se composait d'une gouttière (fig. 205) s'étendant depuis la partie moyenne de la cuisse jusqu'au tiers inférieur de la jambe, et présentant sur ses parties latérales et près des bords une rangée de clous sur lesquels sont fixées deux courroies qui embrassent les deux fragments en haut et en bas. La partie moyenne de ces courroies est doublée d'un épais cylindre de peau de daim, rembourré de crin.

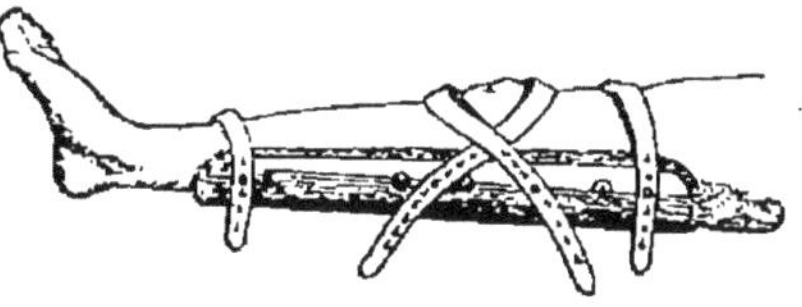

Fig. 205. — Appareil de Boyer.

Il est facile de comprendre le mécanisme de cet appareil : en serrant la courroie supérieure, on amène en bas le fragment supérieur; en serrant au contraire la courroie inférieure, le fragment inférieur est porté en haut. Des trous assez rapprochés les uns des autres permettent de serrer les courroies à volonté, afin de maintenir le membre solidement fixé.

3° *Appareil de Baudens.* — Il offre beaucoup d'analogie avec le précédent et agit directement sur les extrémités des fragments rotuliens. Il se compose d'une petite boîte qui est ouverte à ses deux extrémités. Les courroies sont remplacées par des bandes placées au-dessus de compresses épaisses appliquées sur les extrémites des fragments.

Les deux chefs des bandes sont dirigés, les supérieurs en bas, les inférieurs en haut; mais les premiers sont réfléchis à travers les trous dont sont percées les faces latérales de la boîte, de telle sorte que les quatre chefs sont ramenés à la partie supérieure de la boîte et peuvent être facilement serrés à volonté. Pour cela, il suffit de les nouer ensemble et de les faire glisser sur les deux extrémités pelviennes des

1. Pour plus de détails, voy. Le Coin, Thèse de Paris, 1869, n° 247.

faces latérales, qui sont arrondies de manière à présenter une longueur plus grande en bas qu'en haut.

Cet appareil a été notablement simplifié par L.-F. Guillemin[1], qui à la boîte substitua une planchette placée en arrière du genou.

4° *Appareil de S. Laugier*. — Cet appareil très simple se compose : 1° d'une planche A (fig. 206) présentant à sa face inférieure deux tasseaux D, D, assujettis avec des clous; 2° de deux plaques de gutta-percha B, B; 3° enfin de deux liens de caoutchouc C, C.

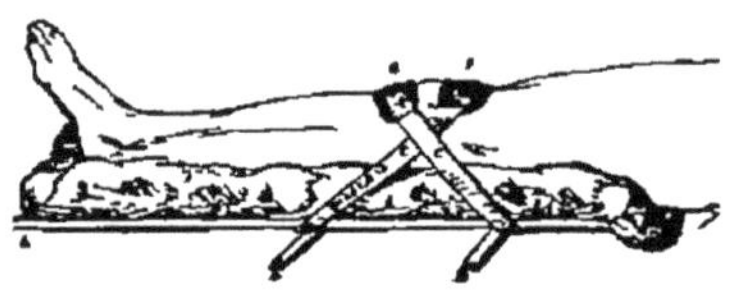

Fig. 206. — Appareil de S. Laugier.

La planche doit être un peu plus large que le membre et garnie d'un coussin rembourré. Quant à la distance qui sépare les deux tasseaux, elle est proportionnée à l'obliquité que l'on veut imprimer aux deux liens de caoutchouc, c'est-à-dire qu'elle est en rapport avec la direction que l'on veut donner aux fragments.

Les deux plaques de gutta-percha, modelées sur chacun des fragments qu'elles embrassent en bas et en haut, sont maintenues par les deux liens de caoutchouc qui embrassent à leur tour chacune des deux plaques. Le lien qui fixe le fragment supérieur va se nouer au tasseau inférieur et réciproquement, de sorte que les deux chefs du lien supérieur se croisent avec les deux chefs du lien inférieur sur les parties latérales du genou.

L'appareil préconisé par Wood est à peu près analogue à celui de S. Laugier[2].

5° *Appareil de Mayor*. — Cet appareil se distingue de tous ceux qui précèdent, en ce que les deux cravates qui maintiennent les fragments sont parallèles et ne tendent pas à s'entre-croiser sur les parties latérales du genou.

Mais tout en contenant bien la fracture, les cravates de Mayor n'empêchent nullement le renversement des fragments signalé par Malgaigne; aussi ne sont-elles plus employées aujourd'hui.

1. *Les bandages et appareils à fractures*, p. 362, Paris, 1875.
2. Gaujot, *loc. cit.*, p. 247.

6° *Appareil de Morel-Lavallée.* — Cet appareil, qui n'est qu'une modification de celui de Mayor, a pour objet de s'opposer au renversement des fragments mentionné ci-dessus.

Il se compose d'une gouttière garnie d'ouate et de liens élastiques formés d'un tissu semblable à celui dont on se sert pour fabriquer les bretelles. Les bandes élastiques présentent une extrémité libre et l'autre garnie d'une boucle.

Pour appliquer l'appareil, il faut d'abord adapter les liens à la gouttière. A cet effet, celle-ci présente, au niveau du genou et de chaque côté, deux ouvertures où l'on fait passer les bandes élastiques de telle façon qu'elles prennent un point d'appui sur la face postérieure de la gouttière. Ceci fait, on place le membre dans l'appareil bien matelassé, on réduit les fragments à l'aide des deux mains et on les maintient réduits pendant qu'un aide place les liens qui doivent les immobiliser.

Ceux-ci, disposés parallèlement, sont assez larges pour agir sur toute la surface des fragments, et par cela même pour les empêcher de basculer. On les arrête ensuite à l'aide des boucles dont nous avons déjà parlé, en ayant soin que ces boucles ne portent pas sur la rotule fracturée.

Enfin, pour éviter le glissement et l'écartement des deux bandes élastiques, Morel-Lavallée les réunissait par un autre lien élastique perpendiculaire à leur direction.

7° *Appareil de Malgaigne.* — Cet appareil agit à la façon des instruments destinés à faire la suture des os. Il se compose de deux plaques d'acier de 3 centimètres de long sur 2 centimètres de large pouvant glisser l'une sur l'autre et se rapprocher à l'aide d'une vis. Les plaques sont bifurquées à l'une de leurs extrémités et se recourbent là en deux crochets très aigus ; les crochets de la plaque inférieure, écartés de 1 centimètre seulement, sont destinés à s'implanter sur le sommet de la rotule, dont la pointe est logée dans leur intervalle. Les crochets de la plaque supérieure qui doivent appuyer sur la base de la rotule peuvent être écartés du double ; le crochet interne doit être plus long que l'autre de 5 à 6 millimètres pour s'accommoder à l'obliquité de cette partie de l'os.

Nous ne décrirons pas le mode d'application de cet appareil ; il suffit de savoir qu'il n'est plus employé aujourd'hui. Il en est de même des appareils de Rigaud de Strasbourg, de Bonnet, de Béranger-Féraud, de Valette de Lyon, etc.

Le principe de tous ces appareils est le même ; il consiste à implanter des pointes métalliques, ou des vis dans les tissus péri-articulaires. Nous ne saurions trop en condamner l'emploi, surtout aujourd'hui où il est si simple de pratiquer la suture de la rotule.

8° *Appareil du professeur U. Trélat.* — L'appareil de Trélat est une combinaison de l'emploi de la gutta-percha et de la griffe de Malgaigne. Pour l'appliquer, il faut attendre que le gonflement inflammatoire ait cessé ; cette condition remplie, on moule très exactement les fragments rotuliens à l'aide de deux plaques de gutta-percha, et on les fixe avec des bandelettes de diachylon.

C'est alors qu'on applique la griffe de Malgaigne, qui, au lieu de pénétrer dans les tissus, ne s'enfonce que dans la gutta-percha. Le membre doit être placé dans une gouttière inclinée de 35 à 40 degrés, et la durée de l'application de l'appareil est d'un mois environ. On conçoit très bien, d'ailleurs, que cet appareil puisse être enlevé, modifié et replacé avec une grande facilité [1].

Le professeur Verneuil a encore simplifié cet appareil en supprimant la griffe et en rapprochant les plaques de gutta-percha au moyen de liens qui se fixent au bord rotulien de chacune de ces plaques. Tous les quatre ou cinq jours ces liens sont resserrés [2].

9° *Appareil du professeur Le Fort.* — Le membre est placé sur un plan incliné, et dès que l'épanchement intra-articulaire est résorbé sous l'influence des résolutifs, de la compression et même des révulsifs, on applique l'appareil.

Deux lames de gutta-percha sont ramollies dans l'eau chaude et placées, l'une au-dessus du fragment supérieur, l'autre au-dessous du fragment inférieur de la rotule, en les accommodant à la forme de l'os, c'est-à-dire en leur donnant la forme d'un croissant et en les maintenant en place, jusqu'à la solidification complète, avec quelques circulaires d'une bande ordinaire.

Lorsque la gutta-percha est durcie, on enlève la bande de toile et on la remplace par quelques circulaires de diachylon, passant sous le plan incliné et fixant solidement les

1. *Bull. de thérapeutique*, t. LXIII, p. 447, Paris, 1862.
2. Le Coin, *loc. cit.*, p. 59-60.

plaques. Le bord des plaques correspondant au centre du genou doit rester libre.

On prend alors dix ou douze grosses agrafes de robe, et, les tenant par le crochet avec une pince à pansement, on les expose pendant quelques secondes à la flamme d'une bougie. Il suffit alors de les presser, le crochet en dessus, sur le bord laissé libre des plaques pour les voir s'enfoncer dans la gutta-percha; il suffit de presser un peu avec le doigt sur les saillies que forme la gutta-percha pour que l'agrafe soit solidement fixée dans la plaque, le crochet seul faisant saillie. Cinq ou six agrafes sont ainsi placées sur chaque plaque de gutta-percha.

On prend alors un fil de caoutchouc, qui est conduit successivement d'une agrafe de la plaque supérieure à celle qui lui correspond sur la plaque inférieure, et ainsi de suite. L'élasticité du fil amène peu à peu les fragments au contact; notons qu'au lieu de fil de caoutchouc, le professeur Le Fort a pu utiliser un fil ordinaire, à la condition de le remplacer au bout de quelques jours par un autre plus serré.

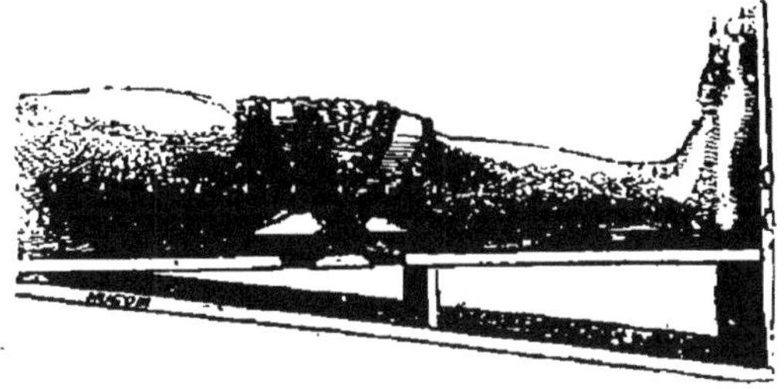

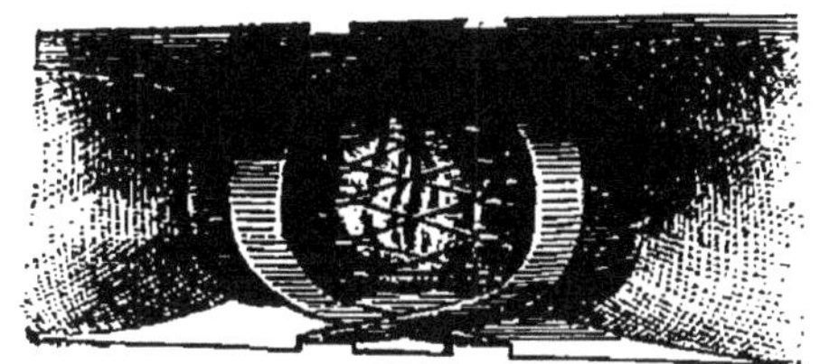

Fig. 207 et 208. — Appareil de Le Fort.

Une bonne précaution est d'imprimer d'assez bonne heure quelques mouvements à l'articulation dans le but d'éviter une raideur persistante du genou [1].

Parmi les appareils encore utilisés dans les fractures transversales de la rotule, nous pouvons citer ceux de S. Duplay, de Fontan de Chazelles, de Lonsdale [2], de Moynac [3], de Nel-

1. *Bull. général de thérapeutique*, t. LXXXVIII, p. 241, Paris, 1875.
2. Voy. Gaujot, *loc. cit.*, p. 247 et 248.
3. Moynac, Thèse de Paris, 1875, n° 13.

son Pautrier[1]. Aujourd'hui, nous le répétons, avec une asepsie bien minutieuse, la suture des fragments rotuliens sera le procédé de choix quand l'écartement des fragments sera trop accusé. Il ne fera courir aucun danger au patient à moins d'une faute opératoire.

10. — Appareils pour les fractures de la jambe.

Le traitement des fractures de jambe peut être très simple ou au contraire présenter certaines difficultés.

Si la fracture est sans déplacement, tous les appareils peuvent être employés, depuis l'appareil Scultet que nous avons déjà décrit et qui reste un assez bon appareil pour le transport des blessés, jusqu'à la simple gouttière métallique bien ouatée. Le pied devra être maintenu à angle droit sur la jambe et bien immobilisé dans cette position.

S'il y a déplacement prononcé, il faudra mettre la jambe dans la flexion à angle droit. La réduction de la fracture de jambe s'obtiendra par l'extension et la contre-extension. Deux aides seront nécessaires au chirurgien. Pour pratiquer la contre-extension, l'un des aides saisira d'une main le pied correspondant au membre fracturé par le talon, et de l'autre main par sa face dorsale. La contre-extension sera pratiquée par les deux mains du second aide, appliquées au-dessous du genou et tirant en sens inverse. Il sera bon quelquefois que l'aide chargé de l'extension relève le pied, pour coapter parfaitement le fragment inférieur avec le supérieur. Le chirurgien veillera à maintenir réduite la fracture en pressant sur les deux fragments.

1° *Appareil plâtré.* — Nous ne passerons pas en revue tous les appareils imaginés pour le traitement des fractures de jambe. Le plus employé aujourd'hui est l'appareil plâtré. Cet appareil se compose d'une attelle postérieure remontant sous le creux poplité et descendant jusqu'à l'extrémité des orteils et d'une longue attelle passant sous la plante du pied en forme d'étrier et remontant latéralement sur la jambe.

Au lieu d'une attelle postérieure et d'un étrier, on peut appliquer sur la jambe une gouttière plâtrée. Dans tous les cas, ces appareils, confectionnés suivant les principes

1. *Bull. de la Soc. de chirurgie*, nouv. série, t. I, p. 209, Paris, 1875.

énumérés plus haut, seront maintenus jusqu'à dessiccation complète pendant la réduction de la fracture, par des bandes de toile roulées que l'on remplacera ensuite par des bandelettes de diachylon.

Ces appareils ont le grand avantage de laisser au chirurgien la liberté de surveiller les fragments qui se présentent en quelque sorte à ciel ouvert; ils ont donc une supériorité incontestable.

Nous pensons que l'appareil plâtré est applicable, même quand les fragments sont rebelles et font saillie sous la peau. Dans ces cas la réduction de la fracture sera pratiquée après avoir administré du chloroforme au malade.

Pendant l'anesthésie, on maintiendra solidement, jusqu'à dessiccation complète de l'appareil, les fragments en place. On peut aussi appliquer sur une assez large étendue du fragment qui faisait primitivement saillie une attelle de bois bien matelassée d'ouate que l'on fixera par quelques bandelettes de diachylon.

La fracture sus-malléolaire, siégeant à 3 ou 4 centimètres au-dessus de l'interligne articulaire, sera traitée de la même façon que la fracture de la partie inférieure de la jambe. On devra appliquer un appareil plâtré après réduction du déplacement. Il faudra aussi surveiller minutieusement les jours suivants cet appareil, afin qu'aucune déformation ne se produise.

2° *Appareils à pointe métallique.* — Dans les fractures obliques du tibia, pour combattre le déplacement du fragment supérieur, on avait autrefois imaginé des appareils à pointe métallique. Le premier en date est celui de Malgaigne [1], puis celui de Roux, puis celui du professeur Ollier [2].

3° *Appareils à pression indirecte et limitée.* — Malgré les nombreux faits qui ont prouvé l'innocuité presque absolue de l'emploi de ces pointes préalablement aseptisées, celles-ci n'ont jamais été franchement adoptées, et l'on a cherché à leur substituer d'autres moyens contentifs moins effrayants.

1. Malgaigne, *Traité des fractures et des luxations*, t. I, p. 795, Paris, 1847.

2. Ollier, *Du traitement des fractures diaphysaires des os longs par les pointes métalliques*, etc., Paris, 1870.

Ces appareils, au lieu d'agir par pression directe sur les fragments déplacés, n'ont qu'une action médiate et peuvent être comparés aux systèmes à pelotes préconisés pour comprimer les artères dans le traitement des anévrysmes.

Tels sont les appareils de S. Laugier et de Benj. Anger.

a. *Appareil de S. Laugier*. — C'est à la fois un appareil à extension continue et un appareil à pelote compressive. L'extension s'exerce à l'aide de la semelle plantaire mobile et entrant à coulisse dans la planchette tibiale; la contre-extension prend son point d'appui à une genouillère lacée.

La compression est exercée à l'aide de la pelote d'un compresseur analogue, sinon identique, à celui de J.-L. Petit.

b. *Appareil de B. Anger*[1]. — Comme l'appareil précédent, celui de Benj. Anger est utilisé pour empêcher la saillie en avant des fragments dans les fractures obliques de la jambe.

Mais tous ces appareils ne sont plus employés aujourd'hui. On leur préfère avec raison l'appareil plâtré, qui, avec une réduction bien faite, empêche le déplacement des fragments; nous en avons parlé plus haut; nous ne saurions trop insister sur son application.

4° *Appareil à suspension. Appareil de Salter*. — Nous ne dirons qu'un mot de l'appareil de Salter, qui est le plus connu.

Son hamac, à suspension unique et centrale, lui donne une trop grande mobilité, et de plus, son cadre en forme de voûte ne permet pas de panser les plaies sans retirer le membre; ce qui est un inconvénient assez sérieux dans les fractures compliquées, l'immobilité des fragments étant le plus puissant des antiphlogistiques.

5° *Appareil à extension. Appareil de Hennequin*[2]. — Cet appareil (fig. 209) se compose : d'un cadre en bandelettes d'acier représentant un rectangle long, ouvert en haut et à ses deux extrémités; d'un hamac formé de trois sangles indépendantes, mobile dans le sens vertical et horizontal, et relié, au moyen de chaînettes en échelle, à quatre poulies

1. *Bull. de l'Acad. de méd.*, t. XXX, p. 807, Paris, 1865.
2. *Revue de chirurgie*, Paris, septembre 1892.

roulant sur deux tringles horizontales rivées au cadre; d'un autre hamac à bascule formant lacs contre-extenseur, supporté par une fourche à crémaillère pouvant s'avancer ou se reculer de manière à mettre le hamac en rapport immédiat avec la face postérieure de la cuisse, quel que soit le degré de flexion de cette dernière; d'une poulie bobine montée sur deux coulisseaux engagés dans deux tiges de fer formant un U très allongé. La partie coudée fait corps

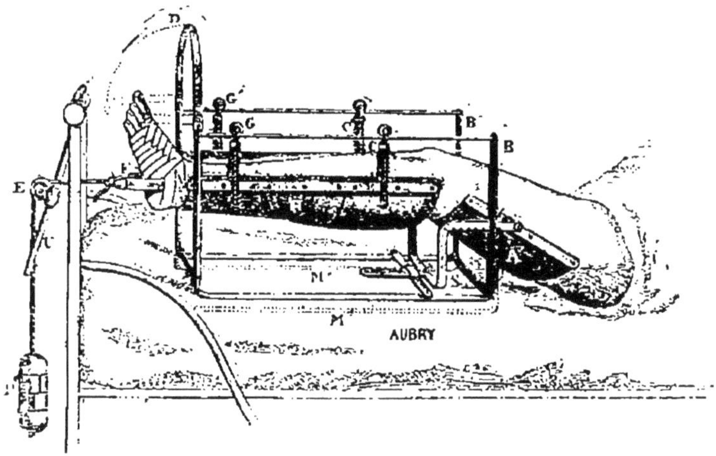

Fig. 209. — Appareil à extension de Hennequin pour les fractures de jambe. — H, hamac jambier; A, hamac central; S, support à coulisse et à crémaillère du hamac central; G, G', galets mobiles armés de chappes à point d'arrêt; C, C', chaînettes en échelle; B, B', cadre rectangulaire à base mobile dans le sens vertical, afin de pouvoir rectifier le plan du lit; D, cerceau articulé pour protéger le pied; E, poulie à curseur mobile sur une longue tige en U; P, poids cylindro-conique composé de disques de 1 kilogramme et d'un demi-kilogramme; F, étrier donnant attache à la corde qui supporte le poids.

avec une presse armée d'une vis, qui peut être fixée à la barre transversale d'un lit en fer, au point voulu.

Cette disposition présente de nombreux avantages; outre qu'elle laisse toute la face antérieure de la jambe à découvert et en rend l'exploration et la surveillance des plus faciles, elle permet :

1° D'élever la jambe, au moyen des chaînettes, au degré voulu;

2° De la faire reposer sur un plan horizontal ou incliné;

3° De rectifier le plan du lit en abaissant ou en élevant l'un des côtés du hamac et du cadre, selon le sens de la dépression du matelas;

4° De panser les plaies sans déranger le membre et sans enlever l'extension, grâce à l'indépendance des sangles qui forment le hamac;

5° D'exercer une pression directe sur un fragment dévié que l'extension serait impuissante à réduire, soit au moyen d'un tampon d'ouate ou d'un coussin, en prenant un point d'appui sur une gouttière plâtrée moulée sur la face postérieure de la jambe;

6° De faire une contre-extension efficace au moyen du hamac contre-extenseur, qui est en même temps un plan incliné sur lequel repose sans gêne et sans fatigue la face postérieure de la cuisse qu'il supporte dans presque toute son étendue, en se moulant sur elle et en la suivant dans ses divers degrés de flexion sur le bassin;

7° De corriger le chevauchement des fragments par une traction continue prenant son point d'appui sur le pied recouvert d'un bandage ouaté, silicaté, qui le maintient à angle droit;

8° De ramener le pied dans l'axe de la jambe quand il est dévié en dedans ou en dehors, porté en avant ou en arrière;

9° De soulager le talon en déboutonnant le dernier ou les deux derniers œillets de la sangle inférieure;

10° De faire la traction dans l'axe de la jambe en fixant sur les tiges en U la poulie bobine, sur laquelle se réfléchit la corde, à la hauteur que l'on veut, au moyen des coulisseaux armés de vis à pression et d'incliner ces tiges en dehors du lit, au moyen de la presse à vis; alors le poids ne subira aucun frottement, ne rencontrera aucun obstacle dans sa course descendante ou montante.

L'extension continue sera appliquée à la jambe toutes les fois que le raccourcissement, dépassant 2 centimètres, ne pourra être corrigé par un appareil contentif, ce qui arrive d'autant plus souvent que le trait de fracture est plus oblique et la réduction plus tardive.

En général, après quinze jours ou trois semaines, un raccourcissement dû au chevauchement des fragments, serait-il réductible par une vigoureuse traction, ne peut plus être maintenu corrigé par un appareil contentif. Et lorsqu'il s'est écoulé un certain temps entre l'accident et la réduction, la coaptation n'est jamais parfaite, parce qu'il s'est formé sur les surfaces de fracture des tissus fibreux, fibro-cartilagineux ou osseux, qui s'opposent à leur coaptation immédiate. L'extension continue est donc à la fois un moyen de correction et de consolidation.

11. — Appareil de la fracture de l'extrémité inférieure du péroné.

1° *Appareil de Dupuytren.* — L'appareil de Dupuytren (fig. 210), pour le maintien des fractures de l'extrémité inférieure du péroné, se compose d'un coussin, d'une attelle et de deux bandes : 1° le coussin doit être de toile, plein aux deux tiers de balle d'avoine, long de 80 à 85 centimètres, large de 12 à 15 et épais de 8 à 10; 2° l'attelle est longue de 50 à 55 centimètres, large de 5 centimètres et épaisse de 5 à 8 millimètres; elle doit être de bois consistant et peu flexible; 3° les deux bandes sont longues de 5 à 6 mètres et larges de 4 à 5 centimètres.

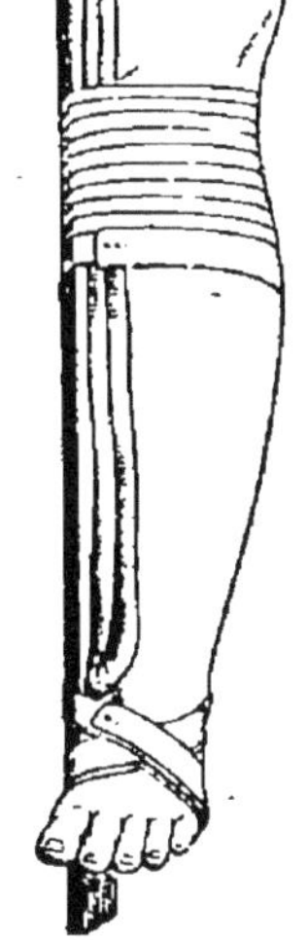

Fig. 210. — Appareil de Dupuytren.

Le coussin, replié sur lui-même, doit avoir la forme d'un coin ; il est placé le long du tibia, sur le côté interne de la jambe fracturée; la base, dirigée en bas, correspond à la malléole interne, qui ne doit pas être dépassée inférieurement; son sommet, dirigé en haut, arrive jusqu'au condyle interne du tibia. L'attelle est appliquée sur le coussin et se trouve disposée de telle manière que, située à une faible distance du tibia, à la partie supérieure du membre, elle s'en trouve éloignée de 6 à 8 centimètres au moins, à la partie inférieure. Enfin, l'extrémité inférieure de l'attelle doit dépasser en bas le coussin dans une étendue de 12 à 15 centimètres, par conséquent elle doit dépasser de 8 à 10 centimètres le bord interne du pied.

Lorsque les pièces de l'appareil sont ainsi disposées, on les fixe autour de la jambe au-dessous du genou ; l'extrémité inférieure de l'attelle, laissant entre elle et le bord interne du pied un certain espace, va fournir un point d'appui solide pour entraîner le pied de dehors en dedans. Pour arriver à ce résultat, on fixe la seconde bande autour de l'attelle par quelques circulaires, puis on la porte vers le cou-de-pied et vers le talon alternativement, en embrassant l'attelle et chacune des parties indiquées, dans des cercles qui viennent, en se rétrécissant à volonté, s'appuyer et se croiser en huit de chiffre sur l'attelle; dès lors celle-ci se trouve transformée en un levier du premier genre : le point d'appui est à la base du coussin, un peu au-dessus de la malléole interne; la puissance et la résistance sont aux extrémités[1].

Dupuytren appliquait cet appareil pour toutes les fractures du péroné; mais Maisonneuve[2] a démontré qu'il convient spécialement aux fractures par *divulsion*. « Le dédain, dit Maisonneuve, affecté pour l'appareil de Dupuytren par plusieurs praticiens distingués, ne me paraît pas suffisamment établi. Certainement cet appareil n'est pas utile dans toutes les fractures du péroné; nous avons même vu qu'il serait nuisible dans la fracture par arrachement. Certainement il n'est pas nécessaire dans toutes les fractures par divulsion, surtout quand il n'y a pas de tendance à la déviation du pied en dehors; mais aussi nul appareil ne peut le remplacer avec avantage quand cette complication existe. »

Cependant Maisonneuve a fait un reproche à l'appareil de Dupuytren, reproche applicable, du reste, à tous les appareils construits avec des bandes libres : c'est de se relâcher avec facilité, de nécessiter un renouvellement trop fréquent et d'exiger trop impérieusement le repos des malades au lit; sans donc le rejeter, il pense avec raison qu'il sera presque toujours utile de le combiner avec l'emploi des appareils inamovibles.

Après avoir mis le pied dans une direction convenable, c'est-à-dire dans l'adduction un peu forcée, le chirurgien enveloppera le pied, puis la jambe d'une bande ordinaire, puis d'une seconde bande imbibée d'une solution de dextrine ou mieux de silicate de potasse; cette bande sera roulée, comme s'il s'agissait d'un bandage compressif. Au-dessus de ce premier bandage il appliquera l'appareil de Dupuytren, dans le but de maintenir le pied dans la position requise jusqu'à l'entière dessiccation du bandage inamovible; alors seulement l'attelle de Dupuytren sera supprimée.

1. Dupuytren, *Leçons orales de clinique chirurgicale*, 2e édit., t. I, p. 414.

2. Maisonneuve, *Recherches sur la fracture du péroné* (*Archives générales de médecine*, Paris, février et avril 1840).

L'appareil de Dupuytren que nous venons de décrire convient pour la *fracture des malléoles, avec luxation du pied en dehors*. On peut le combiner à l'appareil plâtré pour réduire cette luxation; il suffira alors de l'appliquer sur cet appareil pendant la dessiccation de celui-ci.

Au bout d'un mois, il sera bon de supprimer tout appareil et d'imprimer des mouvements à l'articulation pour éviter la raideur et l'ankylose. Le massage, méthodiquement pratiqué, rendra dans ce cas de grands services.

2° *Appareil ouaté* ou *appareil plâtré*. — Si la fracture du péroné à son extrémité inférieure est par arrachement et se présente sans déplacement ou avec un léger déplacement du pied en dedans, il sera facile d'arriver à une guérison rapide par l'enveloppement du membre dans une botte ouatée, combiné au massage. Ou bien on appliquera un appareil plâtré amovo-inamovible, puis des séances de massage seront méthodiquement pratiquées. Comme J. Lucas-Championnière, nous avons obtenu de bons résultats du massage dans le traitement de cette variété de fracture, procédé déjà employé par Berne (1886) et bien décrit dans les thèses de Maison et Lapervenche (1887).

12. — Appareils pour les fractures des maxillaires.

1° Fractures du maxillaire inférieur.

Nous ne nous occuperons pas ici de la ligature directe des parties fracturées, comme le firent Baudens[1] et Bérenger-Féraud, ni de la ligature des dents, procédés qui n'exigent pas d'appareils spéciaux.

D'ailleurs, ne pouvant pas avoir la prétention d'examiner tous les appareils préconisés dans le traitement de ces fractures[2], nous nous contenterons de signaler les plus importants.

a. *Fronde de Bouisson*. — Cet appareil (fig. 211) se compose d'un serre-tête qui s'applique exactement sur le crâne

1. *Bull. de thérap.*, t. XVIII, p. 355, Paris, 1840.
2. Voy. Gaujot, *loc. cit.*, p. 256-271.

et qui est destiné à protéger le cuir chevelu contre le bandage.

Le bandage proprement dit comprend : 1° une lanière de coutil ou de cuir, très souple, qui embrasse circulairement le crâne, de la région frontale à la région occipitale. Une boucle placée en avant, afin de ne pas gêner le décubitus, permet de serrer cette lanière en proportion du volume de la tête du malade; sur les côtés, cette lanière porte des boucles qui correspondent, les deux antérieures à la région temporale, les postérieures à la région mastoïdienne; elles servent à fixer les chefs de la fronde; 2° des lanières de même substance, qui passent par le sommet de la tête et se dirigent, une d'avant en arrière, les autres de droite à gauche, et se fixent sur la lanière circulaire. On a ainsi une calotte à réseau très large qui n'échauffe pas la tête, comme le ferait une calotte pleine.

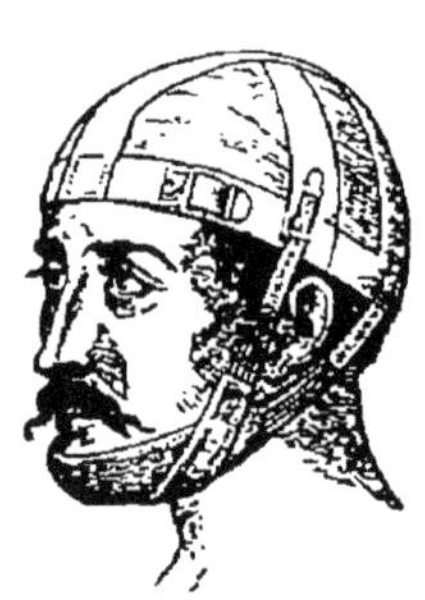

Fig. 211. — Appareil de Bouisson.

La fronde présente : 1° un plein, dont les dimensions sont proportionnées à la hauteur et à l'épaisseur du menton; 2° des chefs, au nombre de deux de chaque côté, en partie constitués par des élastiques formés par de petits ressorts à boudin ou par du caoutchouc vulcanisé enveloppé dans une pièce d'étoffe extensible. Des lanières de cuir prolongent les chefs de la fronde et sont percées de trous assez rapprochés pour graduer à volonté la pression exercée par l'appareil.

Cette fronde maintient les fragments en contact, malgré les mouvements d'élévation et d'abaissement de la mâchoire, qui restent possibles, grâce à l'élasticité des chefs de l'appareil. Il faut remarquer cependant qu'il n'est pas toujours suffisant pour empêcher l'élévation d'un des fragments, c'est-à-dire pour maintenir les dents sur un même plan.

Si donc la fracture était très mobile et n'était pas assez solidement maintenue, il faudrait avoir recours au moyen conseillé par Boyer, qui plaçait entre les dents du fragment non déplacé et celles de la mâchoire supérieure un morceau de liège d'une épaisseur proportionnée à l'étendue du déplacement et creusé en gouttière sur ses deux faces, de manière à recevoir les deux rangées dentaires; de plus, l'écartement des mâchoires permet d'introduire quelques aliments entre les incisives.

b. *Appareil de J. Cloquet et A. Bérard*[1]. — L'appareil conseillé par ces auteurs a la plus grande analogie avec celui de Bouisson, sinon dans sa confection, du moins dans son mode d'action.

Après avoir placé entre les mâchoires une pièce de liège courbe, de manière à tenir les dents sur un même plan, ils embrassaient le menton avec une lame de carton mouillé; une portion antérieure entourait le menton en avant, une portion postérieure maintenait le bord inférieur de la mâchoire; une fronde, dont les chefs étaient fixés comme il a été dit pour l'appareil de Bouisson, assujettissait cette lamelle.

Cet appareil a l'avantage d'être composé de pièces qui se trouvent sous la main, mais les frondes se relâchent très vite; aussi Bégin a-t-il conseillé de remplacer les pièces de linge qui les constituent par des bandelettes de diachylon.

c. *Appareil de Morel-Lavallée.* — Morel-Lavallée a imaginé pour le traitement des fractures de l'os maxillaire inférieur, et même de l'os maxillaire supérieur, un appareil moulé de gutta-percha, fort simple et cependant très puissant[2] (fig. 212).

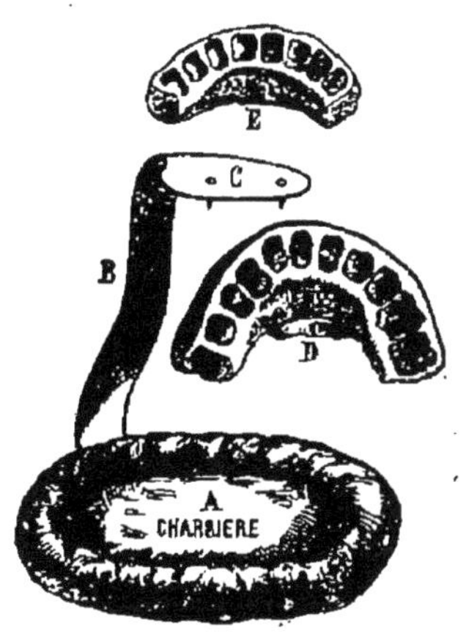

Fig. 212. — Appareil de Morel-Lavallée.

d. *Appareil de Houzelot.* — Il se compose : 1° d'une tige métallique A A, dont la portion verticale offre une coulisse longitudinale, et la portion horizontale B supporte une petite plaque demi-circulaire C, qui présente la direction de l'arcade dentaire. A cette plaque sont attachés deux morceaux de liège : l'un, supérieur, D, très mince, empêche les dents de la mâchoire supérieure de se mettre en contact avec le métal; l'autre, inférieur, E, beaucoup plus épais, est creusé en gouttière pour recevoir les dents de la mâchoire inférieure; 2° d'une plaque rembourrée F, légèrement

1. *Dictionnaire* en 30 volumes, t. XVIII, p. 405, Paris, 1838.
2. *Bull. de la Soc. de chirurgie*, t. IX, p. 553, Paris, 1859.

concave, qui doit prendre un point d'appui sous le menton. Cette plaque est reçue par un pédicule étroit dans la coulisse de la portion verticale de la tige ; elle est mobile dans cette coulisse et peut être fixée à la hauteur voulue au moyen d'un écrou G (fig. 213).

Cet appareil est maintenu en place au moyen de quelques tours de bande peu serrés, qui vont, les uns du menton à l'occiput et réciproquement, les autres passant sous le menton et se dirigeant vers le sommet de la tête. Il maintient solidement les fragments; mais, comme celui de Morel-Lavallée, il a l'inconvénient de laisser dans la bouche un corps étranger; de plus, il exerce sous le menton une pression qui peut être douloureuse et même escarrifier les téguments.

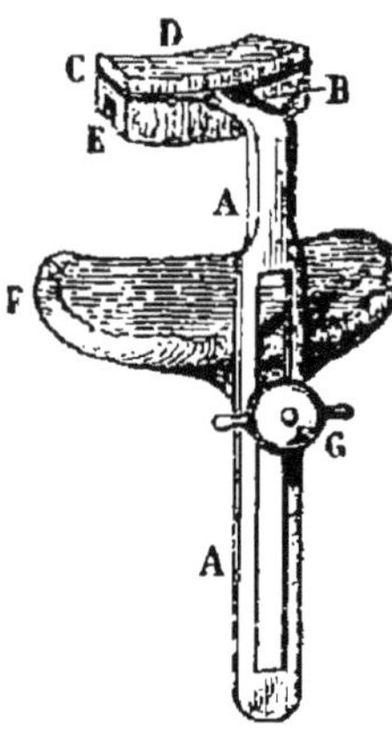

Fig. 213. — Appareil de Houzelot.

Pour éviter ce dernier accident, on a placé l'appareil de Houzelot sur un moule de cuir bien confectionné et embrassant le menton et les parties voisines.

c. *Appareil de Malgaigne.* — L'idée de *fixer les dents* à l'aide des ligatures est certainement une des plus anciennes qui soient venues à l'esprit des chirurgiens qui avaient à traiter les fractures de la mâchoire inférieure. Hippocrate, Celse, Paul d'Égine, etc., conseillaient les fils d'or, d'argent, de soie, etc.; mais, les dents saines s'ébranlant très vite, on a dû chercher à prendre en même temps un point d'appui plus solide.

Malgaigne a proposé l'appareil suivant: « Mon appareil, dit-il, se compose d'une lame de fer doux et flexible qui puisse s'adapter à toutes les variétés de courbure de la face postérieure de l'arcade dentaire. De ses deux extrémités et de deux autres points intermédiaires s'élèvent quatre petites tiges d'acier qui se replient à angle droit pour longer la face supérieure des dents et se replient une seconde fois en bas parallèlement à leur face antérieure. Cette sorte de gouttière à jour embrasse donc en quatre points l'arcade dentaire, et, chaque tige étant munie d'une vis de pression, on peut fixer les dents en quatre points contre la lame de fer qui fait fonction d'attelle postérieure. On garantirait l'émail par l'interposition d'une lame de plomb sur laquelle porteraient immédiatement les vis[1]. »

2° Fractures du maxillaire supérieur.

Nous ne décrirons que les appareils de Morel-Lavallée et de Goffres.

a. *Appareils de Morel-Lavallée.* — Dans le cas où une portion de l'arcade alvéolaire serait séparée du corps de l'os, on pourrait se servir d'un moule de gutta-percha, comme celui qu'employait Morel-Lavallée pour la fracture du maxillaire inférieur. Cette manière de faire serait préférable au procédé de de Graefe, indiqué dans Malgaigne[2].

S'il y avait enfoncement du corps de l'os, ou disjonction des deux os, on embrasserait toute l'arcade alvéolaire dans un moule de gutta-percha, et l'on pourrait refouler les fragments en arrière à l'aide d'une bandelette de diachylon, appliquée sur la lèvre supérieure et passant au-dessus des oreilles pour aller se fixer par ses deux chefs à l'occiput[3].

Pour une fracture simultanée des deux maxillaires, Morel-Lavallée fit deux moules de gutta-percha, qu'il maintint appuyés l'un sur l'autre à l'aide d'une fronde. Le moule embrassant l'arcade dentaire inférieure tint de lui-même; mais pour soutenir le moule de la mâchoire supérieure, Morel-Lavallée essaya en vain d'utiliser un ressort prenant son point d'appui en arrière de la tête. Il eut alors l'idée d'appuyer le moule supérieur sur celui de la mâchoire inférieure à l'aide de deux colonnes de gutta-percha, laissant entre elles une ouverture pour permettre l'alimentation et l'expiration. Une épingle chauffée, enfoncée dans l'axe de ces colonnes, fut engagée à la façon d'un clou dans le moule inférieur, ce qui permit une immobilisation suffisante des deux parties de l'appareil.

b. *Appareil de Goffres.* — Il a été utilisé pour une fracture comminutive[4]. Il se compose de deux demi-cercles

1. *Traité des fractures*, etc., t. I, p. 393.
2. *Ibid.*, t. I, p. 373.
3. Gaujot, *loc. cit.*, p. 258, et Morel-Lavallée, *Bull. de thérap.*, t. XLIII, p. 352, Paris, 1862.
4. *Bull. de thérap.*, t. LXIII, p. 218, Paris, 1862.

croisés à angle droit, prenant appui sur l'occiput, les parties latérales de la tête et le front, à l'aide de lanières de caoutchouc. Une pelote sur laquelle existent deux vis est placée à l'extrémité frontale d'un de ces cercles ; elle sert à maintenir deux tiges d'acier, un peu recourbées, pour passer sur les parties latérales du nez, et dont la partie inférieure, arrondie pour recevoir la lèvre, pénètre dans la bouche et présente une capsule métallique pouvant s'appliquer exactement sur le maxillaire fracturé, grâce à l'interposition d'une couche de gutta-percha préalablement ramollie. A ces tiges verticales peut être adaptée à angle droit une autre petite tige supportant une pelote rembourrée, destinée à maintenir la face antérieure du maxillaire déplacé (fig. 214).

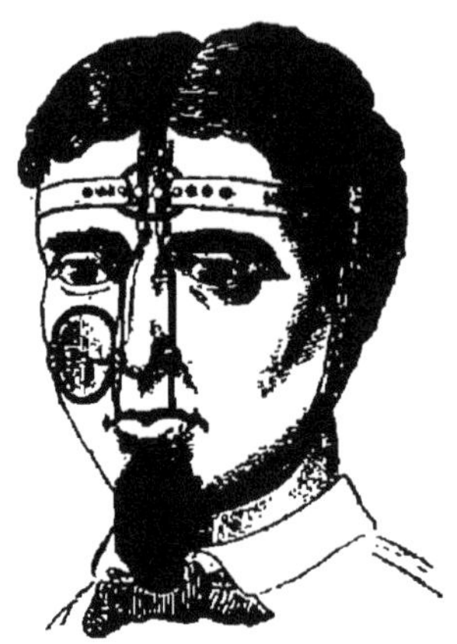

Fig. 214. — Appareil de Goffres.

En résumé, cet appareil n'est qu'un perfectionnement de celui qui a été proposé, il y a longtemps déjà, par de Graefe, et qui consiste en un bandeau d'acier, fixé en arrière à l'aide d'une boucle, bandeau supportant de chaque côté une tige de fer, mobile dans le sens vertical et terminée par deux crochets dont les courbures sont destinées à contourner la lèvre supérieure et l'arcade dentaire.

13. — Remarques sur le traitement des fractures ouvertes.

Nous ne pouvons ici qu'indiquer les grands traits de ce traitement, dont l'importance est capitale, surtout dès les premiers moments de la fracture.

Plusieurs cas peuvent se présenter : quand la fracture ne se complique que d'une petite plaie sans issue de fragments, la blessure, après lavage du membre au savon et à la brosse de crin, sera nettoyée avec la solution de sublimé au 1000e ; et, si cette plaie est récente, si elle n'a pas eu l'occasion de s'infecter, on en fera tout de suite l'occlusion avec un tampon d'ouate antiseptique ou aseptique imprégné de collodion iodoformé ou mieux salolé.

Mais, si la plaie, quelque petite qu'elle soit, a eu le temps d'être souillée, la désinfection sera plus rigoureuse. Le malade sera chloroformisé, puis on commencera par antiseptiser le champ opératoire suivant les procédés habituels; ceci fait, on enfoncera dans la plaie une sonde cannelée stérilisée, sur celle-ci on glissera un bistouri et l'on débridera largement la solution de continuité de façon à arriver facilement dans le foyer de la fracture; alors on enlèvera les esquilles, on pratiquera l'hémostase si c'est nécessaire, on désinfectera soigneusement la surface opératoire et l'on excisera les portions musculaires trop fortement contuses. Le foyer de la fracture sera largement drainé et l'on suturera par-dessus les points non déclives.

La fracture sera réduite, un pansement antiseptique la maintiendra et l'on immobilisera le membre fracturé dans un appareil plâtré ; celui-ci, appliqué d'une manière immédiate après l'accident, est l'*appareil de choix* pour les fractures compliquées de plaie.

Lorsque la contention des fragments est difficile, on doit les réséquer et parfois un ou deux points de suture osseuse assureront l'immobilisation de la fracture.

L'époque du second pansement est surtout subordonnée à la température du malade.

Si la température s'élève au-dessus de 38 degrés, c'est que les drains fonctionnent mal, c'est que l'antisepsie initiale n'a pas été suffisante. Il faut dans ce cas refaire le pansement et désinfecter de nouveau. Le pansement doit aussi être renouvelé, quand il est traversé par les sécrétions séro-sanguinolentes venant du foyer de la fracture, alors même que la température est restée normale.

Mais, s'il n'y a ni douleur, ni élévation thermométrique, ni souillure du pansement appliqué, la fracture peut rester en repos *le plus longtemps possible* dans sa gaine antiseptique.

CHAPITRE V

Appareils pour les affections articulaires.

Trois ordres d'affections des articulations nécessitent l'emploi d'appareils ou de machines plus ou moins compliqués; ce sont : 1° les luxations traumatiques; 2° les affections connues sous le nom de tumeur blanche sans déplacement des surfaces articulaires, ou compliquées de ces espèces de déplacements décrits sous le nom de luxations spontanées, de luxations pathologiques ; 3° les déviations.

I. — Appareils pour les luxations traumatiques.

On sait aujourd'hui que les luxations sont réduites à l'aide de divers procédés qui n'exigent quelquefois que l'intervention de la main du chirurgien ou de ses aides, mais qui assez souvent nécessitent l'application d'appareils en général fort simples, au moyen desquels on obtient une puissance plus grande dans les effets d'extension et de contre-extension.

Les deux principales indications du traitement des luxations sont : 1° de réduire la luxation ; 2° de la maintenir réduite.

La réduction des luxations nécessite des manœuvres plus ou moins complexes qui doivent être divisées, comme on l'a fait déjà pour les fractures, en : extension, contre-extension et coaptation.

Dans les cas ordinaires, l'*extension* se fait à l'aide de lacs qu'on applique autant que possible sur l'os déplacé, par conséquent, très près de l'articulation luxée. Nous avons vu déjà (p. 192) comment on appliquait ces liens d'extension, et quelles étaient les précautions à prendre pour éviter une pression trop douloureuse de ces lacs sur les parties molles sous-jacentes. La traction exercée par les aides étant très variable selon les efforts exercés par ceux-ci, on a cherché à s'en rendre un compte exact en plaçant dans le système des liens destinés à l'extension, un dynamomètre muni de de deux aiguilles : l'une, indiquant la traction qui s'exerce à chaque instant ; l'autre, marquant la traction maxima obtenue. Du reste, dans le but de rendre cette traction plus régulière, le professeur Ch. Sédillot faisait usage des moufles et du dynamomètre ; mais cet emploi était subordonné à la possibilité de faire brusquement cesser l'extension, dès que les surfaces articulaires étaient de niveau et pouvaient être poussées l'une vers l'autre par le chirurgien.

On obtient ce résultat à l'aide des instruments à détente, imaginés successivement par Charrière, Hergott,

Elser, etc.[1], et dont le meilleur est la pince à échappement de A. Nélaton. Son mécanisme est si simple qu'il suffit de jeter un coup d'œil sur la figure 215 pour s'en rendre compte.

Quelques auteurs ont cherché à remplacer les bandes simples, ou les bracelets destinés à fixer les liens extenseurs, par des appareils plus compliqués ; tels sont les moyens de préhension de Sédillot et de Jarvis[2], généralement abandonnés aujourd'hui.

Du reste, pour éviter les excoriations cutanées et protéger les parties molles, on peut appliquer les bracelets de cuir

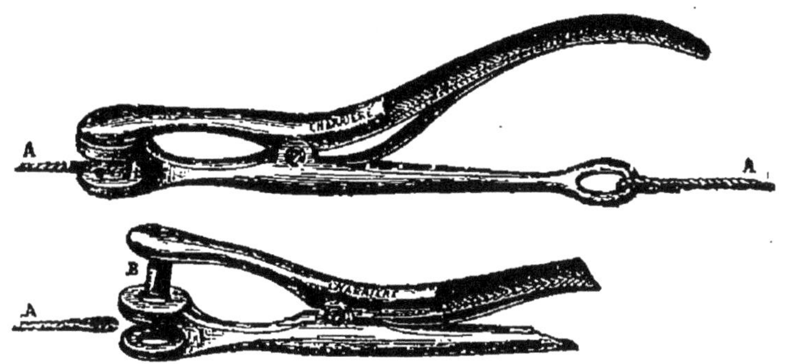

Fig. 215. — Pince à échappement.

sur un bandage inamovible, entourant préalablement le segment du membre sur lequel on veut faire l'extension.

Nous avons déjà parlé de l'extension pratiquée à l'aide de lacs élastiques, nous n'y reviendrons donc pas. Nous ajouterons cependant une remarque à propos des appareils d'extension, c'est que les lacs de corde ne doivent offrir que le plus petit nombre de nœuds possible, ceux-ci devant être remplacés par des ∽ métalliques et des liens circulaires de 0m,2 environ de rayon.

Enfin, lorsqu'on fait usage de la pince de A. Nélaton, et qu'on interrompt brusquement la traction, il faut avoir soin de maintenir les diverses pièces de l'appareil, pour qu'elles ne soient pas projetées de côté et d'autre.

Le sens dans lequel on doit faire l'extension au début, la direction dans laquelle on doit ramener le membre à un certain moment, varient beaucoup et sont subordonnés aux

1. *In* Gaujot, *loc. cit.*, t. I, p. 301.
2. Gaujot, *loc. cit.*, p. 303.

genres de luxation, à leurs espèces et à leurs variétés. Dans quelques cas, il ne faut qu'un léger effort pour pratiquer une extension suffisante; d'autres fois, les moufles n'ont d'action qu'en les combinant avec l'emploi de l'anesthésie générale. La traction nécessaire pour obtenir un résultat définitif a pu être poussée jusqu'à 250 kilogrammes, ce qui est tout à fait un maximum pour Malgaigne ; le plus souvent, elle ne doit pas dépasser 140 à 160 kilogrammes.

La *contre-extension* se fait à l'aide de liens, de bandes, de serviettes, de draps pliés en plusieurs doubles; nous avons vu qu'on pouvait aussi se servir de lanières de cuir rembourrées, etc. Les pleins de ces liens seront appliqués sur l'os ou sur les parties du tronc qui sont immédiatement placées au-dessus de l'os déplacé, et les extrémités seront confiées à des aides ou mieux fixées à un point immobile, comme un anneau implanté dans le mur. Parfois, une main ou les deux mains d'un aide suffisent pour pratiquer la contre-extension.

Reste enfin la *coaptation*, qui consiste à ramener l'extrémité de l'os luxé en contact avec la surface articulaire qu'il a abandonnée. Cette manœuvre, très variable selon les cas, a été parfaitement étudiée par Malgaigne; nous ne pouvons y insister ici[1].

Pour éviter la nécessité d'un certain nombre d'aides et dans le but d'obtenir plus de force, on a construit un assez grand nombre de machines destinées à opérer d'une façon simultanée l'extension et la contre-extension, le chirurgien n'ayant plus alors qu'à se préoccuper de la coaptation des surfaces articulaires déplacées.

Parmi les machines applicables à la plupart des luxations, nous pouvons citer : 1° le *réducteur mécanique* de Mayor[2], plus spécialement employé pour les luxations du bras et du bassin ; 2° l'appareil de Briguel, d'Épinal[3]; 3° enfin l'ajusteur de Jarvis, de Portland. Cet ajusteur, applicable à la réduction de toutes les luxations et fractures, permet au chirurgien d'agir avec facilité sur le membre malade, qui reste mobile pendant toute la durée de l'opération de la réduction.

1. Voy. les traités classiques de Malgaigne, A. Nélaton, Follin et S. Duplay, S. Duplay et P. Reclus, etc.
2. *Chirurgie simplifiée*, t. II, p. 484, fig. 24, 1841.
3. *Journal de chirurgie*, t. II, p. 265, Paris, 1844.

Cet appareil (fig. 216) se compose d'une boîte de cuivre F, C, longue de 33 centimètres sur 4 centimètres de largeur et 13 millimètres d'épaisseur; cette boîte renferme un pignon sur lequel s'engrène une tige d'acier dentée d'un côté et d'une longueur correspondante à celle de la boite. Cette tige d'acier, destinée à faire l'*extension*, est recourbée, A, à angle droit à son extrémité, de manière que la ligne de traction soit bien dans l'axe du membre, l'instrument étant

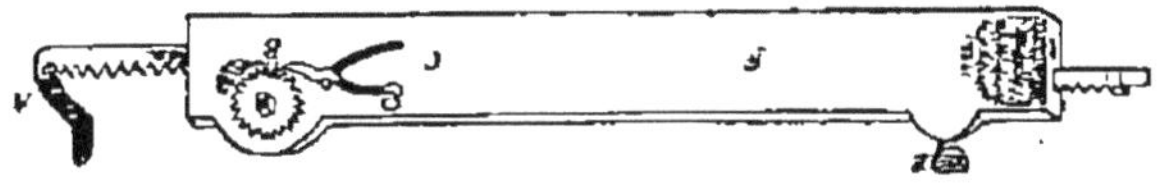

FIG. 216. — Ajusteur de Jarvis pour la réduction des luxations.

parallèlement fixé sur l'un de ses côtés. Une roue à crémaillère, B, et à cliquet d'arrêt est placée en dehors de la boîte, et reliée au pignon interne ; elle permet d'agir sur celui-ci à l'aide d'un levier dont la longueur varie selon la force que l'on veut employer.

Cette tige d'extension occupe la moitié de la boîte de cuivre, l'autre moitié est occupée par une tige destinée à la *contre-extension;* celle-ci est pourvue d'un

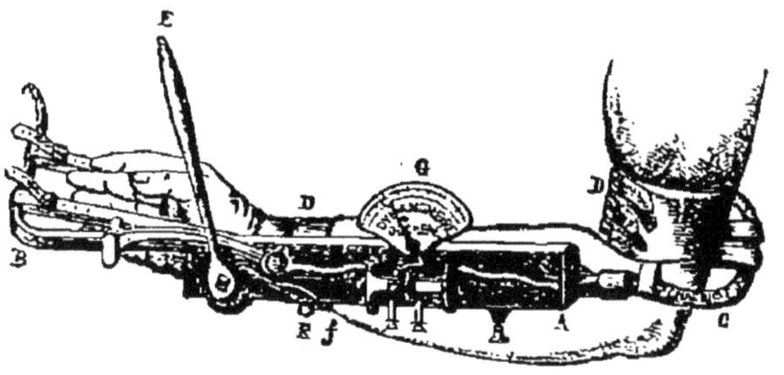

FIG. 217. — Appareil de Jarvis modifié par Charrière et A. Nélaton.

mécanisme qui permet son allongement et son raccourcissement ; pour cela elle est percée dans toute sa longueur de petits trous dans lesquels peut s'engager une vis, E, fixée elle-même à la boîte métallique.

On voit que cet instrument agit, en somme, comme le fait un cric ordinaire.

Aux extrémités des tiges s'adaptent les divers appareils destinés à prendre un point d'appui pour l'extension et la contre-extension; ces pièces varient donc selon la région et ne doivent pas nous occuper ici.

L'appareil de Jarvis a été perfectionné par Charrière et A. Nélaton, qui y ont adjoint le dynamomètre de Duchesne, de Boulogne (fig. 217).

Enfin, Mathieu a encore modifié cet appareil en simplifiant les pièces accessoires, et en y adaptant le système de préhension imaginé pour réduire les luxations des phalanges, et qui se rapproche d'ailleurs beaucoup de celui

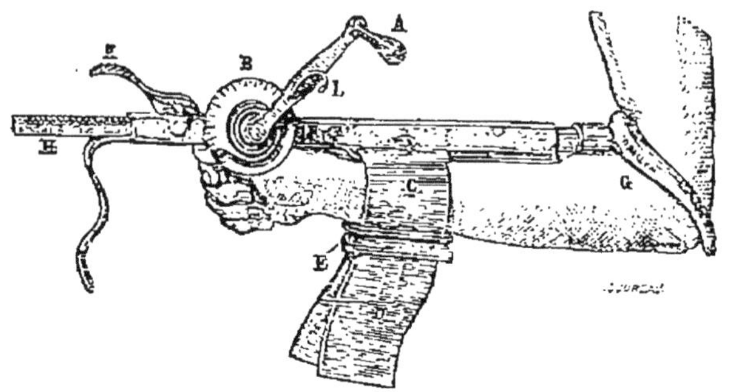

Fig. 218. — Appareil de Jarvis modifié par Mathieu.

de Sédillot, que nous avons déjà signalé en passant (fig. 218). Malheureusement cet appareil est lourd, compliqué, et la compression qu'il nécessite pour prendre un point d'appui solide n'est pas sans danger.

D'autres appareils ont encore été inventés pour la réduction de luxations spéciales; tels sont : l'appareil de Robert et Collin, pour la réduction de la luxation du coude; les

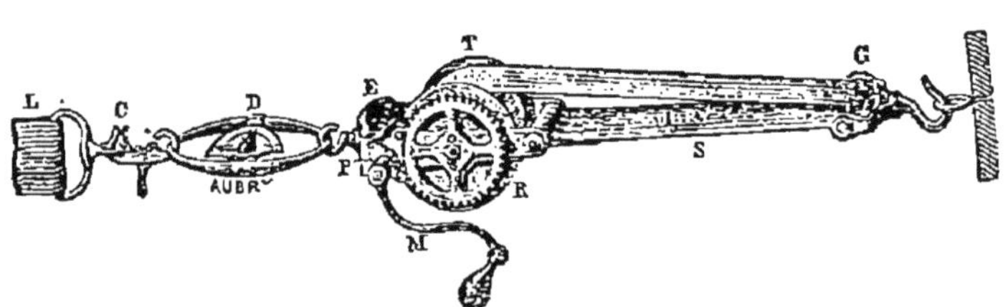

Fig. 219. — Moufles à sangle de Hennequin, pour les luxations.

moufles à sangle de Hennequin (fig. 219) avec pinces à déclanchement pour les luxations de l'épaule et de la hanche; les pinces de Luër, Charrière, Mathieu, Farabeuf, pour la réduction des luxations des phalanges; les appareils de

Stromeyer, A. Nélaton, Junk, de Londres, pour la réduction de la mâchoire inférieure. Il est évident que la description de ces divers instruments doit trouver place dans les traités classiques ou spéciaux, à propos des luxations de ces différents os.

Quant à la partie du traitement des luxations qui consiste à les maintenir *réduites*, nous ne pouvons nous en occuper longuement. Dans la plupart des cas, elle est extrêmement simple et ne nécessite que l'emploi d'une simple bande roulée; car, dès que les surfaces articulaires ont repris leur position normale, elles ont peu de tendance à se déplacer, et, si parfois la luxation se reproduit, ce phénomène tient à des conditions toutes particulières nécessitant l'emploi de moyens qui varient fatalement avec l'espèce de luxation ou avec les complications qui l'accompagnent. Nous renvoyons donc le lecteur aux traités de pathologie chirurgicale[1].

II. — Maladies chroniques des articulations.

Grâce aux recherches chirurgicales de Bonnet, de Lyon, cette partie de la thérapeutique des maladies articulaires a pris une importance que l'on doit bien connaître.

Bonnet a démontré que le traitement des affections chroniques des articulations exige trois indications distinctes : 1° le *repos de l'articulation;* 2° *l'exercice élémentaire des fonctions des jointures;* 3° leur *fonctionnement complet.*

Nous n'avons pas, malgré ou plutôt à cause de l'importance de ce sujet, à examiner quand il convient de réduire les luxations pathologiques, comment il faut procéder à ces réductions, à quelle époque il sera indiqué de substituer à l'immobilité absolue, des mouvements destinés à rendre plus ou moins complètement les fonctions à l'articulation. Nous supposerons les indications nettement posées, et nous étudierons les moyens principaux à l'aide desquels on peut les remplir.

1° *Repos des articulations.* — Le repos des articulations consiste, dit Bonnet, dans la suppression de toutes les fonctions élémentaires qu'elles peuvent exécuter. Dès lors, pas

1. Voy. aussi Gaujot, *loc. cit.* t. I, p. 322 et suivantes.

de mouvements des surfaces articulaires les unes sur les autres, point de pression comme celles qu'entraîne la station verticale, point de contractions volontaires ou instinctives des muscles, point de distension ou de secousses des parties molles qui entourent l'articulation.

Le séjour au lit, la substitution de la position horizontale à la position verticale réalisent une partie de ces conditions; mais il faut quelque chose de plus pour immobiliser une articulation, il faut avoir recours à des appareils.

a. *Gouttières de Bonnet.* — Ces gouttières doivent se mouler assez exactement sur la forme des membres; elles doivent être, s'il est nécessaire, munies de trépieds qui les empêchent de se renverser en dedans ou en dehors. Celles qui sont destinées à l'épaule ou à la hanche doivent immobiliser sur le tronc les articulations scapulo-humérales et

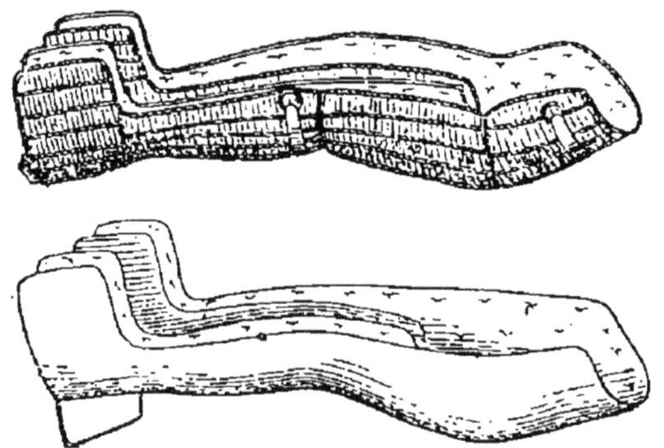

Fig. 220 et 221. — Gouttières de Bonnet.

coxo-fémorales. Les figures 220 et 221 représentent les gouttières de la hanche; elles embrassent le bassin et les deux membres inférieurs; une échancrure postérieure laisse l'anus et le sacrum complètement à découvert, afin que le séjour longtemps prolongé dans l'appareil n'entraîne ni écorchure, ni rougeur à la peau en arrière du bassin; enfin une légère courbure au niveau des genoux et des hanches prévient l'incommodité qui résulterait d'une position absolument horizontale. Un coussin placé sous les reins est souvent utile pour empêcher la douleur que ressentent quelquefois les malades dans le point où la gouttière se termine.

A l'aide d'une gouttière de ce genre, les articulations coxo-fémorales sont assez bien immobilisées, et, au moyen d'une moufle, le malade peut se soulever et satisfaire à toutes

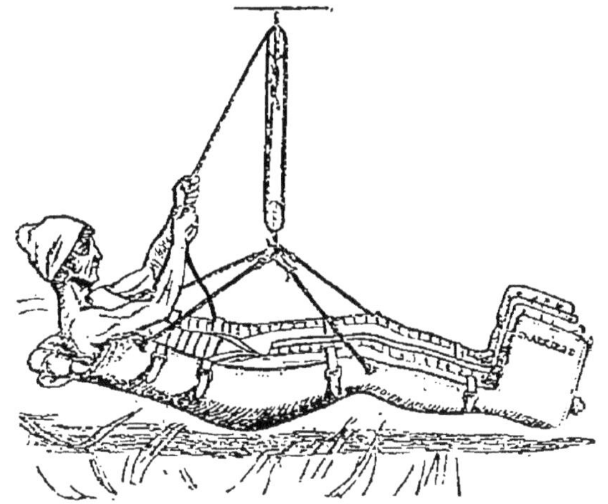

FIG. 222. — Grand appareil de Bonnet.

les exigences de la propreté sans qu'aucun mouvement étendu se passe dans l'articulation malade (fig. 222).

Guillot a fabriqué des gouttières de Bonnet articulées au niveau de la hanche et du genou, ce qui permet de les

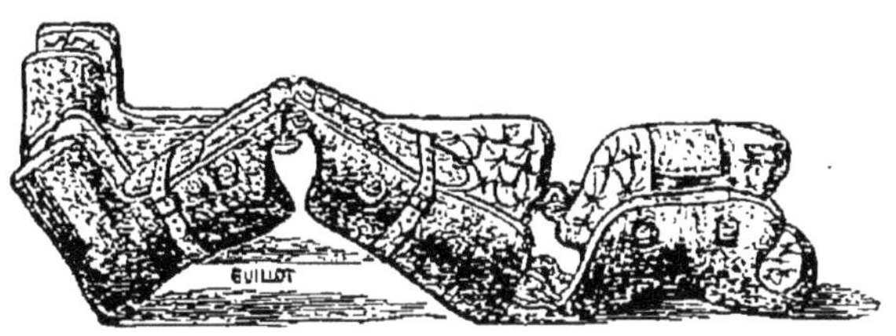

FIG. 223. — Gouttière articulée de Guillot.

employer dans certains cas où l'on n'a pu obtenir tout de suite l'extension du membre malade.

Un semblable appareil est applicable non seulement aux coxalgies, mais encore aux fractures du col du fémur (fig. 223).

b. *Appareil de Guersant.* — Guersant[1] a proposé de remplacer la gouttière de Bonnet employée dans le traitement

1. *Bull. de thérap.*, t. LXVII, p. 496, Paris, 1864.

de la coxalgie par un appareil moins coûteux et assurant parfaitement l'immobilisation de l'articulation malade.

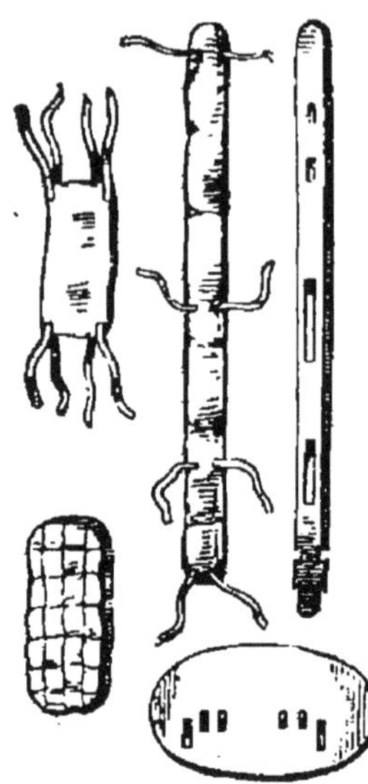

FIG. 224. — Pièces de l'appareil de Guersant.

Cet appareil se compose : de deux attelles, d'une traverse de bois, de coussins, d'un bandage de corps et de mouchoirs.

La figure 224 représente une attelle, un coussin, les deux parties du bandage de corps et la traverse servant à fixer les attelles. La figure 226 montre l'appareil appliqué; enfin la figure 225 représente le bas de la jambe du côté malade, l'attelle correspondante et la planchette, le tout vu de profil.

c. *Appareil de R. Marjolin.* — Il est encore plus simple que le précédent; il consiste à placer sur les deux membres un appareil de Scultet, ou une bande roulée, puis des coussins et des attelles; les attelles externes s'élevant jusque sous les aisselles. Un bandage amidonné ou dextriné est, en outre, appliqué du côté malade, il doit envelopper le membre lésé, le bassin et la base du thorax en entourant les deux attelles externes[1]. Cet appareil est long à confectionner, se dérange assez facilement et se salit très vite; de plus, il a l'inconvénient de comprimer la base du thorax et l'abdomen.

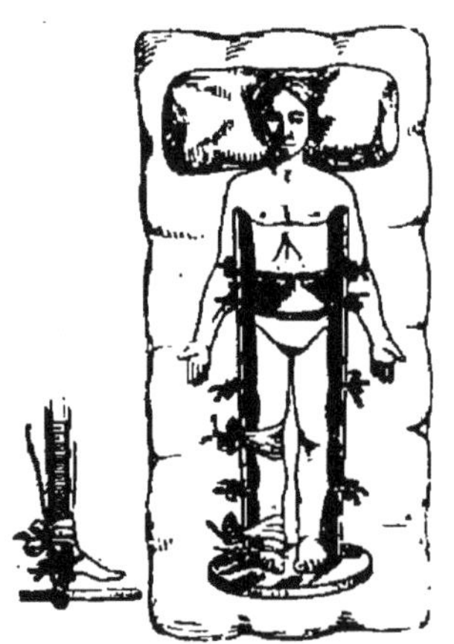

FIG. 225 et 226. — Appareil de Guersant.

d. *Appareil de A. Nélaton*[2]. — Indépendamment de l'immobilité, quelques-uns de ces appareils ont pour but la compression méthodique et, par conséquent, résolutive.

1. *In* L. Labbé, Thèse d'agrégation en chirurgie, Paris, 1863.
2. *Elém. de pathol. chirurg.*, t. II, p. 846 et 848, 2e édit., Paris, 1869.

« La cuisse, la hanche et l'abdomen étant recouverts d'une épaisse couche d'ouate, j'immobilise et comprime toutes ces parties à l'aide d'un bandage roulé fortement serré, qui, au niveau de la hanche malade, revêt la forme de *spica*. Or on sait que le *spica* dit de l'*aine* nécessite, pour la solidité de son maintien, l'enroulement autour du ventre d'un certain nombre de tours de bande qui, au bout de peu de temps, causent au malade une certaine gêne, s'ils sont trop serrés, et se relâchent dans le cas contraire. Pour parer à ce double inconvénient, j'ai l'habitude de réunir tous les tours de bande qui recouvrent la paroi antérieure de l'abdomen, à l'aide d'une autre bande portée au niveau de la ligne médiane, et qui les enserre solidement, comme on peut le voir sur la figure 227. »

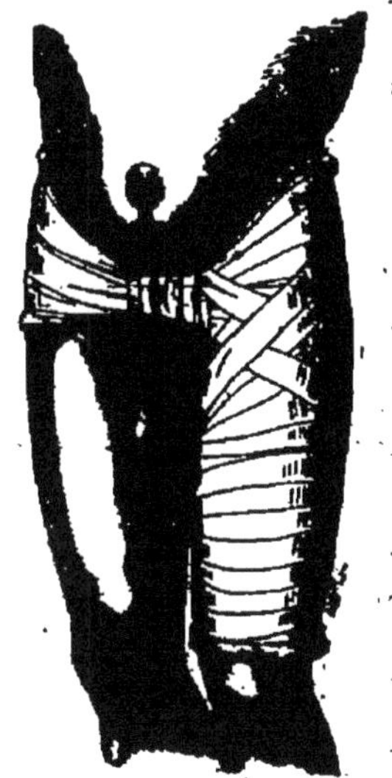

Fig. 227. — Appareil de A. Nélaton.

D'après A. Nélaton, cet appareil, imité de Bonnet, de Lyon, et très simple, devrait être substitué à la plupart des appareils mécaniques construits dans le même but. Or nous lui préférons de beaucoup l'appareil suivant, conseillé par le professeur A. Verneuil[1].

e. *Appareil du professeur A. Verneuil.* — Il se compose : 1° d'un maillot en coton garni d'ouate ; 2° d'attelles en fil de fer ; 3° de bandes sèches et dextrinées ; il est donc en somme facile à construire et à peu de frais.

Le *maillot*, fait en tricot de coton, doit être collant, descendre jusqu'à la cheville et monter sur le thorax jusqu'aux mamelons. Il est garni extérieurement d'une couche d'ouate assez épaisse et bien régulière fixée par des points de fil. Seule la jambe saine n'est pas garnie d'ouate.

Les *attelles*, destinées à soutenir le bandage avant sa dessiccation et surtout à le rendre plus solide, sont des attelles en fil de fer, souples, résistantes cependant et peu lourdes. On peut utiliser soit deux attelles, dont une est placée au

1. R. Philipeaux, *Traité de thérap. de la coxalgie*, p. 443 et suiv., Paris, 1867.

côté externe du membre, tandis que l'autre forme ceinture; soit, ce qui vaut mieux, une attelle en T dont la grande branche joue le rôle d'attelle externe, tandis que la petite branche peut être recourbée en demi-cercle autour du tronc.

Dans quelques cas, pour mieux maintenir la correction obtenue, il est nécessaire de placer une troisième attelle, soit en avant, soit en arrière du membre malade.

Les bandes doivent être en vieille toile; il faut en avoir 10 à 15 mètres pour les jeunes enfants, 20 à 30 mètres pour les adolescents. Les deux tiers de ces bandes doivent être dextrinées.

Quelques rubans de fil, un peu d'ouate et des pinces pour couper ou courber les attelles en fil de fer sont encore nécessaires.

Voici comment on applique cet appareil: le redressement obtenu, à l'aide de l'anesthésie, on passe rapidement le maillot, qui doit être tendu à sa partie supérieure pour éviter les plis. L'attelle en ceinture est placée entre la crête iliaque et les fausses côtes, pour éviter toute compression osseuse, et d'ailleurs elle se maintient mieux en ce point.

Les deux bouts de cette attelle sont attachés ensemble de façon à ne pas trop serrer l'abdomen, sans pour cela laisser les parties trop lâches; de plus, cette attelle doit être modelée sur la forme de l'abdomen et de l'épine dorsale pour être bien supportée.

L'attelle externe est un peu coudée au niveau du grand trochanter pour ne pas blesser cette saillie. Cela fait, les attelles sont assujetties par quelques tours de bandes sèches, puis on applique la bande dextrinée.

Cette dernière doit entourer d'abord la jambe, puis la cuisse, puis la ceinture, enfin on termine par un spica de l'aine. On laisse ainsi à découvert les organes génitaux, le pli inguinal du côté sain et la région anale.

Le professeur Verneuil a indiqué une dernière précaution, qui consiste à laisser sur le maillot une zone périphérique de deux à trois travers de doigt de coton non capitonné; de façon que, les circulaires dextrinés appliqués, on puisse renverser cette zone sur la circonférence de l'appareil. On obtient ainsi un bourrelet de coton protégeant les parties molles contre l'action des bandes dextrinées devenues rigides.

De nombreux appareils mécaniques ont encore été inventés, dans ces dernières années, pour immobiliser les articulations, et en particulier pour traiter la coxalgie. Quelques-uns même ont été déjà signalés à propos des fractures. Mais la plupart d'entre eux ont une application tout à fait restreinte et ne peuvent être décrits ici[1].

f. *Appareil du professeur O. Lannelongue pour la coxalgie.* — Nous citerons encore l'appareil du professeur O. Lannelongue qui utilise l'extension continue par les poids et l'anse de diachylon. Il est rarement besoin de dépasser un poids de 6 à 7 kilogrammes, le poids variant avec l'âge du sujet.

O. Lannelongue a cherché à prendre un point d'appui sur le thorax à cause de la difficulté que l'on éprouve chez les enfants à fixer le bassin.

Cet appareil se compose de deux pièces : une ceinture thoracique bouclée en avant, faite en tissu souple, et un bandage de corps en coutil ou en toile. A la ceinture s'attachent en arrière deux lacs assez longs pour être fixés aux barreaux de la tête du lit ; c'est ce qu'on fait après avoir appliqué la ceinture modérément serrée avec les boucles qu'elle possède. Le bandage de corps est une bande de toile ou d'un tissu résistant longue de 1 mètre à 1m,20, et d'une largeur variable dans son milieu et aux extrémités ; de 15 à 18 centimètres au milieu, de 10 à 12 centimètres aux extrémités.

Ce bandage présente, à une certaine distance du milieu, une fente verticale incomplète ou boutonnière assez grande pour permettre d'y engager une des extrémités du bandage ; cette boutonnière occupe la partie antérieure et médiane, lorsque l'appareil est placé.

On applique ce bandage directement sur la ceinture précédente, le plein étant en arrière ; puis on ramène les deux chefs en avant et l'on engage l'un d'eux dans la boutonnière. Les extrémités de ces chefs sont attachées sur les parties latérales du lit à l'aide des courroies. Ce dernier bandage enserre le corps comme la ceinture précédente autour de laquelle il est placé ; on doit le fixer à cette ceinture à l'aide de plusieurs épingles anglaises. La ceinture et le bandage du corps sont alors confondus en une seule pièce. Le but de ces deux ceintures superposées est de former une enveloppe

1. Voy. les traités classiques et les traités spéciaux sur la coxalgie.

plus complète pour la fixation du thorax. Le bandage du corps porte quatre lacs, tous attachés en arrière sur deux lignes verticales, deux au bord supérieur, deux au bord inférieur. Les lacs supérieurs sont fixés à la tête du lit; les lacs inférieurs aux barreaux du pied du lit; les deux ceintures sont en définitive tenues par six lacs, deux appartenant à la première ceinture, quatre appartenant à la seconde, c'est-à-dire appartenant au bandage de corps. Enfin les deux membres inférieurs sont tenus rapprochés l'un de l'autre par un bandage en toile, moins large, mais confectionné de la même manière que le bandage de corps ; seulement il est inutile de le fixer étroitement. Le matelas du lit sera en crin, résistant, placé sur planche, et l'on enlèvera les oreillers pour ne laisser que le traversin. L'anse de diachylon et les poids se disposent comme d'habitude (voy. *Appareils à extension pour fractures de cuisse*, p. 325).

2° *Exercice élémentaire des fonctions des jointures.* — Bonnet a démontré que la réduction des luxations pathologiques et leur immobilisation étaient des conditions de guérison très importantes. Avant lui les surfaces articulaires étaient immobilisées dans la position qui semblait devoir être la plus favorable, à savoir : l'articulation du coude dans la demi-flexion, celle du genou dans l'extension. Mais il a prouvé que l'ankylose n'était pas indispensable, et qu'il était possible, même après des désordres assez étendus, de rendre aux articulations leur mobilité.

C'est alors que, reconnaissant l'insuffisance du massage et des efforts tentés par les mains du malade, du chirurgien ou de ses aides, il a imaginé une série d'appareils extrêmement ingénieux. Ces appareils, on le conçoit, doivent varier avec l'espèce d'articulation, avec l'étendue et la direction des mouvements normaux : aussi peut-on dire qu'il existe au moins autant d'espèces d'appareils qu'il existe d'articulations.

Nous nous contenterons de décrire et de représenter les appareils destinés à rendre leurs mouvements aux articulations du genou, de l'épaule et du coude.

a. *Appareil d'extension et de flexion de la jambe sur la cuisse* (fig. 228). — Cet appareil se compose : 1° de deux parties articulées entre elles, dont une embrasse la cuisse, l'autre la jambe; 2° d'un support destiné à maintenir le mécanisme à une hauteur suffisante et à porter une poulie; 3° d'une corde attachée au bas de la partie jambière, et d'un manche fixé en haut de celle-ci. Toute la charpente de l'appareil est d'acier, les surfaces qui doivent être en contact direct avec le membre sont de cuir matelassé.

La figure 228 permet de comprendre que le malade peut étendre la jambe en tirant la corde réfléchie sur la poulie. Le manche lui sert à produire la flexion, et en passant de

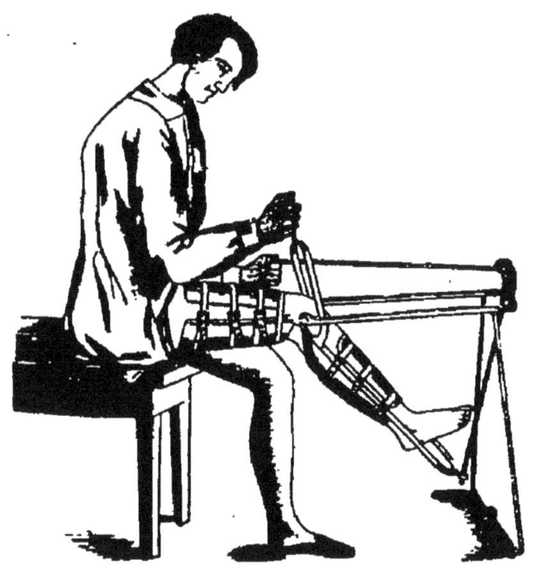

Fig. 228. — Appareil de Bonnet pour mobiliser le genou.

l'un des mouvements à l'autre avec plus ou moins de rapidité, il force le tibia à jouer sur le fémur, comme il le fait dans l'étal normal.

b. *Appareils destinés à rétablir la mobilité de l'épaule.* — Il suffit de jeter un coup d'œil sur les figures ci-contre, pour comprendre le mode d'action de ces appareils.

L'un (fig. 229) est destiné à communiquer des mouvements de rotation à la tête de l'humérus; l'autre (fig. 230) a plus spécialement pour but de rétablir les mouvements d'élévation et d'abaissement de l'humérus.

c. *Appareil destiné à rétablir la mobilité du coude* (fig. 231). — Cet appareil se compose : 1° d'une gouttière fixée sur une planche, et qui sert à assujettir le bras; 2° de deux tiges parallèles entre lesquelles l'avant-bras est retenu au moyen d'un bracelet : ces tiges sont articulées à charnière en dedans et en dehors du coude, pour se prêter aux mouvements

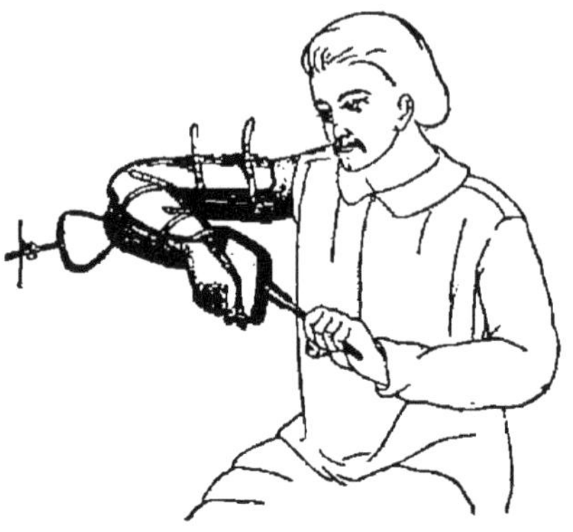

FIG. 229. — Appareil de Bonnet pour mobiliser l'épaule.

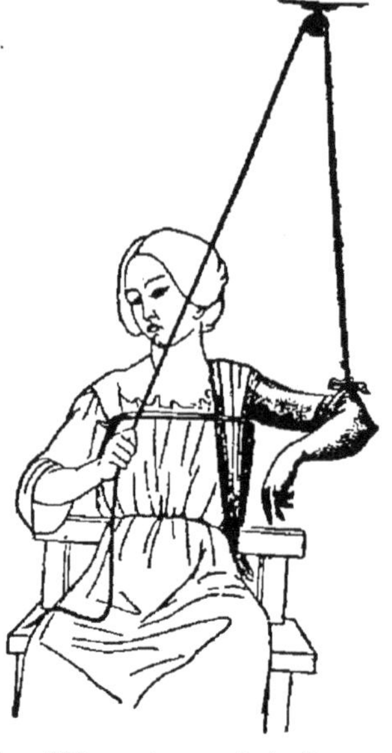

FIG. 230. — Appareil de Bonnet pour mobiliser l'épaule.

de l'avant-bras sur le bras; 3° d'un arc de cercle gradué qui sert à mesurer l'étendue de ces mouvements quand la tige externe glisse sur lui.

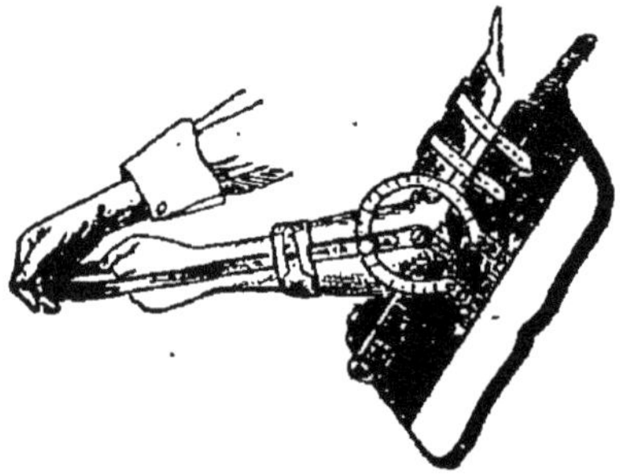

FIG. 231. — Appareil de Bonnet pour mobiliser le coude.

Le malade, ou de préférence un aide, saisit l'une des tiges latérales, et fait exécuter à l'avant-bras des mouvements alternatifs de flexion et d'extension. Une vis de pression qui prend point d'appui sur l'arc de cercle permet de maintenir pendant un temps convenable l'avant-bras dans la direction où il a pu être amené.

Pour que l'instrument fonctionne bien, il est nécessaire d'assujettir la planche qui le supporte, et le plan sur lequel se meut le membre doit être incliné de manière que l'avant-bras se dirige obliquement en dedans.

Les quelques appareils que nous venons de décrire suffisent pour comprendre le but que Bonnet s'était proposé d'atteindre à l'aide de ces machines. Pour plus de détails, nous renvoyons le lecteur au traité même de Bonnet[1].

A Baden-Baden, dans l'établissement de bains de Frédéric, nous avons eu l'occasion de voir des appareils analogues à ceux dont nous venons de parler; ils sont mis en mouvement par un moteur à vapeur.

III. — DÉVIATIONS ACQUISES OU CONGÉNITALES DES ARTICULATIONS.

Elles nécessitent l'emploi d'appareils plus ou moins complexes, dits appareils d'orthopédie, que nous ne pouvons décrire ici[2].

Les fractures non consolidées, ou récemment consolidées, les paralysies de certains muscles ou de certains groupes musculaires, leur rétraction, etc., demandent aussi l'emploi d'appareils mécaniques spéciaux qu'il nous est impossible même de mentionner[3].

Nous parlerons uniquement de l'appareil ou corset plâtré de Sayre, que tout le monde doit être à même de confectionner.

Corset plâtré de Sayre. — Dans les cas de mal vertébral de Pott et de scoliose, Sayre, de New-York, a préconisé l'appareil suivant : il se compose d'un corset plâtré, confectionné avec des bandes de tarlatane imprégnées de plâtre, longues de 2 à 3 mètres et larges de 6 à 8 centimètres. Ces bandes sont trempées dans l'eau, le sujet ayant une position convenable et les téguments protégés par un jersey ou un tricot suffisamment collant; on enroule les bandes autour du thorax et l'on place entre elles des bandelettes de fer-blanc étroites, minces, flexibles, dont les bords sont rendus râpeux.

Pendant toute la durée de la confection de l'appareil et sa

1. Bonnet, *Traité de thérapeutique des maladies articulaires*, in-8°, Paris, 1853. — Voy. aussi Gaujot, *loc. cit.*, t. I, p. 397-416.

2. Voy. Malgaigne, *Leçons sur l'orthopédie*, Paris, 1862.

3. Consultez Gaujot, *loc. cit.*, t. I, 1re section, p. 273, et 2e section, p. 291 (*Appareils d'orthopédie*). — Consultez aussi : *Die apparate für mechanische Heilgymnastik und deren Anwendung von Dr F. Heiligenthal*, Baden-Baden, 1886.

dessiccation, s'il s'agit d'une scoliose, l'enfant est suspendu à une sorte d'appareil qui se compose d'une fronde double, constituée par deux courroies ou plaques métalliques rembourrées, destinées à saisir la nuque et le dessous du maxillaire inférieur, et dont les extrémités, réunies pour chaque côté, vont se fixer par une courroie à une petite traverse métallique ; aux bouts de cette dernière traverse aboutissent par leurs chefs, deux lanières rembourrées dont le plein passe en anse sous les aisselles. La traverse est suspendue par un anneau médian à une moufle qui va s'accrocher soit à un trépied comme dans la figure 232, soit au plafond.

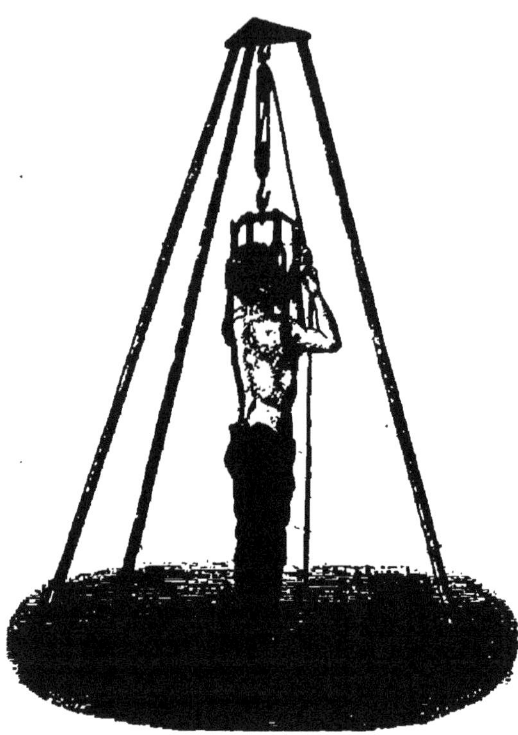

Fig. 232. — Appareil suspensif pour l'application du corset de Sayre (Mathieu).

Le corset ainsi appliqué doit rester en place de deux à trois mois, sans avoir besoin d'être renouvelé.

Petersen a signalé un procédé d'application du corset de Sayre dans la situation horizontale. Le malade est étendu horizontalement sur deux tables placées à une distance l'une de l'autre de manière que ses membres inférieurs jusqu'aux grands trochanters portent sur l'une d'elles, la tête sur l'autre ; le tronc sera soutenu par le plein d'une cravate (ou de larges bandes), longue de 1 mètre à $1^m,30$, dont les extrémités sont fixées au moyen d'une corde, aux bouts d'une tringle en métal ou en bois de $1^m,50$ de longueur, suspendue au plafond par une moufle.

On applique le corset dans cette situation, après avoir

matelassé toutes les saillies, et on le renforce avec des copeaux de tapissier, intercalés dans les bandes plâtrées; on doit recouvrir la partie de la cravate qui touche le corps et l'on coupe ensuite les chefs au ras de l'appareil.

Au lieu de plâtre, on s'est servi de silicate de potasse pur ou mélangé à la magnésie, de feutre plastique, etc.; Karewski [1] applique sur le tricot matelassé d'ouate une cuirasse en toile métallique, qu'il fixe par des bandes trempées dans le silicate de potasse. Mais le feutre plastique, la cuirasse de Karewski nécessitent, pour être exactement appliqués, la préparation d'un moule plâtré du tronc, et sont par conséquent d'une manipulation compliquée, car le fabricant doit presque toujours intervenir pour l'achèvement de l'appareil; du reste ces procédés ont surtout en vue le traitement orthopédique des déviations de la colonne.

Des bandes de tarlatane trempées dans le silicate de potasse rendent l'appareil de Sayre très léger, quoique très résistant.

Dans certains cas, on pourra, suivant le conseil de Sayre, rendre l'appareil amovible, en l'incisant longitudinalement et en plaçant sur ses bords des crochets à agrafes; au moyen de lacets élastiques, il est ensuite facile de serrer plus ou moins le corset et de l'enlever à volonté. Sayre repousse l'emploi de sa méthode chez les enfants qui ne peuvent pas marcher.

CHAPITRE VI

Du massage.

Nous avons eu l'occasion de parler souvent du massage comme traitement des entorses, des fractures et des raideurs articulaires. Qu'est-ce donc que le massage?

Le massage consiste en une série de mouvements et de manipulations exercées à l'aide des mains sur une région du corps.

1. *Archiv f. klin. Chirurg.*, t. XXXII, p. 182, et *Centralblatt f. Chirurg.*, 1886, p. 242, n° 54.

Longtemps on a considéré le massage comme un procédé de second ordre, indigne d'un praticien; et on l'a laissé entre les mains des rebouteurs qui, par suite d'une éducation spéciale, ne tardaient pas à acquérir une grande habileté dans les manœuvres de massothérapie. Mais depuis quelques années, le massage, sorti du domaine de l'empirisme, est entré dans nos mœurs chirurgicales et les résultats satisfaisants que les chirurgiens ont obtenus dans certains cas particuliers, nous engagent à insister sur sa technique et ses applications.

Nous n'avons pas à faire ici l'historique complet de cette question. On peut dire qu'il n'y a pas de médication plus ancienne que le massage. Dans l'Inde et en Chine, deux mille sept cents ans avant notre ère, le massage était employé. Il était également en usage chez les Grecs et chez les Romains. Les Égyptiens en faisaient un fréquent usage.

Hippocrate, dans son livre sur les maladies des articulations, a dit que le médecin doit posséder, avec son expérience, la science du massage. Proxagoras l'employa dans les hernies. Au quinzième siècle, Ambroise Paré remit cette méthode en usage. Vers la fin du dix-septième siècle et pendant le dix-huitième, on ne trouve sur le massage que les écrits de Meïbomius et de Tissot.

A partir de ce moment, ce furent les empiriques qui s'emparèrent du procédé jusqu'en 1837, année où le docteur Martin, de Lyon, relata des cas nombreux de guérison du lumbago par le massage. Il fut alors employé avec succès par Richet, Maisonneuve et Bonnet, de Lyon, dans l'ankylose et l'entorse. En 1853 parut la thèse de Metzger et en 1863 celle d'Estradère sur ce sujet. Nostrom, de Stockholm, ainsi que Brandt ont bien fait connaître le mode opératoire et l'action physiologique de cette pratique thérapeutique.

Depuis cette époque les articles sur ce sujet se sont succédé : Bourguet, d'Aix (in *Bull. de thérap.*, 1869 et 15 novembre 1873), O. Terrillon (*Archives de méd.*, p. 180, 1877), Marc Sée (*Revue de chirurgie*, juin 1884), Berne, de Paris (*Revue gén. de clin. et de thérapeut.*, 1884), J. Lucas-Championnière (*Bull. de la Soc. de chirurgie*, 23 juin et 9 août 1886), Verchère (*Gaz. des hôpitaux*, 5 octobre 1887), Rafin (*Lyon médical*, mars et avril 1888), etc.

Sous le terme général de massage, le docteur W. Wagner,

de Fribourg[1], décrit quatre manipulations spéciales. Ce sont : 1° l'*effleurage*; 2° le *pétrissage*; 3° le *tapotement*, et 4° les *mouvements actifs* et *passifs*. On peut y ajouter le *battage des muscles*, qui consiste *à saisir fortement et à soulever la peau et les muscles.*

Le massage doit être pratiqué avec des mains aseptiques sur toute région que l'on aura eu le soin d'aseptiser à l'avance. Il faut aussi raser soigneusement les surfaces pourvues de poils, afin d'éviter l'inflammation des follicules et le développement de furoncles qui peuvent être les conséquences du traitement.

Avant de pratiquer le massage, il est nécessaire d'enduire les parties sur lesquelles on le pratique d'un corps gras tel que la vaseline ou la pétrovaseline, ou l'huile d'amandes douces. On peut aussi pratiquer le massage à sec, en se servant de poudre d'amidon ou de fécule de pommes de terre.

1° *Effleurage.* — Il consiste à frotter doucement, à caresser avec la paume de la main les parties malades, en allant de la périphérie vers le centre. De cette façon, les veines et les lymphatiques se dégorgent, et les liquides exsudés se résorbent. Au fur et à mesure que le malade s'est habitué à cette manœuvre, la région devient moins sensible et les pressions peuvent être plus fortes.

Le docteur Berne a reconnu que l'effleurage, si léger qu'il soit, n'est pas toujours toléré d'emblée par les malades. Aussi recommande-t-il un procédé qu'il intitule : *manœuvres par rotation et foulage*[2], et qui permet d'aborder primitivement les parties malades sans déterminer de douleurs trop vives.

Ainsi, s'il s'agit de masser l'articulation tibio-tarsienne, il recommande de commencer le massage en appliquant la paume d'une main sur l'extrémité des orteils, tandis que l'autre main fixe l'extrémité inférieure de la jambe; puis on imprime à la première main une série de mouvements rotatoires qui se transmettent aux coulisses tendineuses des extenseurs. Ce n'est qu'après cette manœuvre que Berne pratique l'effleurage, non pas directement au niveau de

1. Wagner, *Berliner klinische Wochenschrift*, nos 6 et 13, 1873. — *Boston medical and surgical Journal*, 17 mai 1877.

2. Bertrand, Thèse de Paris, 1888, p. 50.

l'entorse, mais au-dessus, à deux ou trois travers de doigt de l'articulation. Il applique largement la main sur la région externe de la jambe, puis il place ses pouces de chaque côté du tendon d'Achille et remonte de bas en haut jusqu'au creux poplité. C'est à cette manœuvre qu'il donne le nom de *mouvement d'appel*. En effet, rien n'est plus judicieux que de vider au préalable les vaisseaux lymphatiques ou sanguins qu'on destine à recevoir le sang qui va être chassé de l'articulation; il recommande même de pratiquer l'effleurage profond jusqu'à la racine de la cuisse.

Ceci fait, Berne conseille le *mouvement de foulage* pratiqué avec les extrémités digitales qui pénètrent très facilement entre les anfractuosités osseuses et les divers tendons et ligaments de la région.

2° *Pétrissage*. — Comme son nom l'indique, c'est une variété de massage qui consiste à pétrir la région circulairement avec la paume de la main ou avec l'extrémité du pouce et des doigts. Le degré des pressions que l'on doit exercer varie avec la nature et le siège de la lésion, ainsi qu'avec la sensibilité du malade. On peut combiner l'effleurage au pétrissage si l'on veut faire disparaître un produit d'exsudation et hâter la résorption des altérations qui en résultent.

3° *Tapotement*. — Le tapotement consiste à flageller les parties malades, soit avec l'extrémité des doigts réunis ensemble, soit avec un petit marteau, soit avec le bord cubital de la main (tapotements de Laisné ou hachures de Neumann). Si l'on veut agir sur une large surface, on se servira de la paume de la main. Cette percussion guérit ou améliore certaines formes de névralgies.

4° *Mouvements actifs et passifs*. — Ces mouvements doivent être imprimés aux articulations par le masseur (mouvements passifs) ou par le malade lui-même (mouvements actifs).

Le docteur Douglas Graham[1] a préconisé ce qu'il a appelé les mouvements *activo-passifs* pour rendre aux muscles leur force. Cette manœuvre consiste à s'opposer alternati-

1. D. Graham, *Boston medical and surgical Journal*, vol. XIX, p. 678, 1877.

vement à l'extension et à la flexion du membre, en déployant toujours une force moindre que celle du malade, afin qu'il ne puisse pas reconnaître son état de faiblesse.

5° *Battage des muscles.* — L. Klemm, directeur de l'Institut gymnastique de Riga[1], a imaginé une variété de massage qu'il désigne sous le nom de battage des muscles (*muscles beating*). L'instrument dont il se sert se nomme un batteur de muscle (*muscles beater*), et consiste en trois tubes élastiques réunis ensemble, puis attachés à un manche. La circonférence de chaque tube est à peu près celle du doigt, leur longueur et leur épaisseur varient selon les usages auxquels on les destine; on a donc besoin de batteurs de différentes formes.

Il ne faut jamais faire le battage des muscles à nu, excepté à la tête ou à la main, mais il faut les protéger par une couverture mince. La durée des séances varie avec l'impressionnabilité des parties malades.

Indications et avantages du massage. — Le massage est indiqué au début d'une inflammation, afin que la résorption se fasse plus facilement. Il doit être aussi employé dans les exsudations superficielles ou profondes, dans les névralgies et paralysies périphériques, dans les entorses, les luxations, les fractures, surtout celles du péroné, de la rotule, de l'olécrâne et du radius.

Dans les fractures en particulier : 1° il est bon de surveiller les fragments comme les plaies, de manière à voir chaque jour ce que devient la consolidation ; 2° le massage diminue notablement la durée du traitement de quelques fractures; 3° c'est un excellent moyen dans le cas où la consolidation se fait mal ou bien ne se fait pas ; en enlevant l'appareil et en frottant, au début d'une fracture et dans des conditions déterminées, les fragments l'un contre l'autre, on produit une irritation qui favorise la consolidation.

Les séances de massage doivent être faites tous les jours et durer de dix à quinze minutes.

Dans les atrophies musculaires, en activant la circulation et par suite les échanges nutritifs, le massage est un des meilleurs agents de conservation ou de rénovation muscu-

1. Klemm, *Muscle Beating, or active and passive home gymnastics*, New-York, 1879.

laire. On l'emploiera encore dans le traitement des raideurs articulaires et des rhumatismes chroniques.

Étude clinique et expérimentale sur le massage. — Voici les conclusions auxquelles est arrivé A. Castex[1] à la suite d'expériences répétées.

I. *Résultats cliniques.* — Dans les *contusions simples*, le massage procure la disparition rapide des divers troubles, principalement de la douleur.

Dans les *contusions articulaires*, il dissipe les contractures musculaires réflexes ou les parésies, mais surtout il prévient les amyotrophies rebelles qui en sont la complication la plus grave.

Appliqué aux *entorses*, il est remarquable par la rapidité de ses bons effets. D'après la statistique de Castex, le résultat cherché est obtenu entre trois et quatre jours.

Dans les *luxations*, on doit y recourir dès que la réduction est assurée, car il diminue au plus vite gonflement, ecchymoses, douleurs. Il éveille la fibre musculaire de cette stupeur locale où la plonge le traumatisme et prévient les atrophies et raideurs tardives.

Appliqué aux *fractures juxta-articulaires*, il vient rapidement à bout des douleurs et du gonflement (une fracture simple, sans déformation de l'extrémité inférieure du radius guérit en une quinzaine de jours). Si l'on y a recours après la levée des appareils, il assouplit les parties et dissipe les œdèmes.

Contre les *amyotrophies* acquises, le massage s'est montré impuissant. Il les prévient si on l'applique d'une façon précoce.

II. Les conclusions cliniques sont étayées sur des *résultats histologiques*. Car le muscle traumatisé et non massé présente une *sclérose diffuse* avec hypertrophie du tissu conjonctif annexe dans ses diverses parties, hémorragies interstitielles, engorgement des vaisseaux sanguins et hypertrophie de leur tunique adventice.

Le muscle traumatisé, mais massé, offre son histologie normale. C'est la *restitutio ad integrum*.

Les vaisseaux sanguins sont normaux dans le muscle

1. *Archives générales de médecine*, Paris, janvier 1892.

massé ; dans le muscle non massé, ils offrent une hyperplasie de leur tunique externe.

Les filets nerveux normaux dans le muscle massé présentent, dans le muscle non massé, de la périnévrite et de la névrite interstitielle.

La lésion des nerfs est plus marquée que celle des vaisseaux.

III. En résumé, d'après les recherches de Castex, on constate, *de visu*, que le massage agit en détergeant une partie des matériaux diversement nuisibles que le traumatisme a versés dans les tissus, en ramenant les parties à leur état normal et en prévenant de la sorte le processus de sclérose diffuse qui en serait résulté.

Telle serait l'explication scientifique de l'action du massage.

TROISIÈME PARTIE

DES OPÉRATIONS DE PETITE CHIRURGIE

CHAPITRE PREMIER

Réunion des plaies par première intention. — Sutures.

Nous n'avons pas à revenir ici sur le traitement général des plaies, ni sur les différentes modifications qu'il faut apporter à la thérapeutique des diverses espèces de solutions de continuité; mais le point sur lequel nous devons attirer l'attention est le traitement local, et surtout les petites opérations qu'il nécessite.

Le pansement des plaies doit fatalement varier suivant les indications qu'elles réclament.

Ainsi, il faut le plus souvent les réunir immédiatement; d'autres fois la réunion immédiate est impossible, soit qu'il y ait une trop grande perte de substance et que les bords de la solution de continuité ne puissent pas être mis en contact, soit que les lèvres de la plaie aient été fortement déchiquetées, comme cela se présente pour les plaies contuses. Enfin, la perte de substance est tellement considérable, dans certains cas, que ce n'est qu'au moyen de l'autoplastie que l'on peut espérer prévenir des cicatrices difformes ou vicieuses, ou bien encore oblitérer des orifices qui restent fistuleux[1].

Nous ne parlerons ici que des moyens à l'aide desquels on cherche à obtenir la réunion immédiate.

1. Pour plus de détails, voy. le chapitre PLAIES, Jamain et Terrier, *Manuel de pathologie chirurgicale*, t. I, p. 22, 3e édit., 1877, et Malgaigne, *Manuel de méd. opérat.* (9e édit., par L. Le Fort), 1re partie, p. 115 et suiv., 1888.

Ce sont : 1° la *situation;* 2° les *sutures;* 3° la *compression.*

1° *Situation.* — La position la plus convenable est celle qui met en contact les bords de la solution de continuité. La flexion, dans les plaies transversales, relâchant les tissus, favorise la réunion. La flexion doit être faite du côté de la lésion ; et dans les cas où la flexion serait impossible du côté de la solution de continuité, il faut au moins maintenir les parties dans l'extension et empêcher la flexion du côté opposé. Dans les plaies longitudinales, on conseille de fléchir les parties dans le sens opposé à la solution de continuité, et de les étendre lorsque la flexion est impossible; mais ces préceptes sont le plus souvent impossibles à réaliser.

En effet, la position n'est jamais suffisante pour mettre les bords des solutions de continuité en contact; et, si l'on tend fortement les plaies longitudinales, il peut arriver, ainsi que le font remarquer les auteurs du *Compendium de chirurgie*, que les tissus divisés soient exposés à des tractions douloureuses qui rendent très pénible, quelquefois impossible, l'application des autres moyens propres à maintenir les plaies réunies. Aussi conseillent-ils toujours le *relâchement* des parties, la réunion étant d'autant plus facile que les tissus seront moins tendus. En fait, cette manière d'obtenir la réunion des plaies par la position donnée au membre malade n'a plus autant d'importance aujourd'hui qu'autrefois.

On s'est longtemps servi des agglutinatifs, tels que le diachylon, qui était coupé en bandelettes et placé perpendiculairement aux lèvres des solutions de continuité.

On a employé aussi les bandelettes de toile ou de coton collodionnés (sutures de Mazier, de Vésigné, de Goyrand d'Aix, de Kœberlé, *sutures sèches*). Nous n'insisterons pas sur ces sutures, aujourd'hui presque tout à fait abandonnées.

Actuellement, le seul procédé auquel on ait recours pour réunir les plaies est la suture avec des fils végétaux, animaux ou métalliques.

2° *Sutures.* — Après avoir joui de la plus grande vogue, la suture a été presque entièrement proscrite par l'Académie royale de chirurgie; ce qui fut un grand tort, car dans la majorité des cas elle est indispensable et ne présente pas les dangers qu'on lui a reprochés.

En effet, elle s'oppose à toute espèce de déplacement. Elle fixe parfaitement les plaies à lambeaux, en les empêchant de s'enrouler, elle met les parties saignantes dans un contact parfait; et si, quelquefois, les fils ou les aiguilles ulcérèrent la peau, il n'en est pas moins vrai qu'avec un peu de précaution, on peut prévenir ces accidents d'ailleurs sans importance.

a. *Suture entrecoupée* (fig. 233). — Elle a pour caractère d'être formée par un ou plusieurs fils passés perpendiculairement à l'axe de la plaie, et dont les chefs sont ramenés et noués en avant.

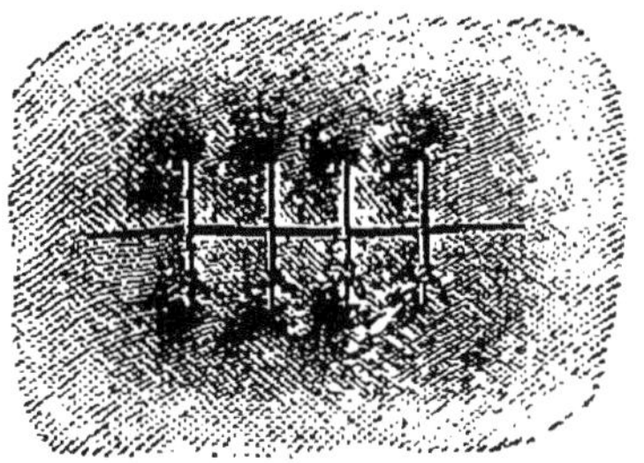

Fig. 233. — Suture entrecoupée.

Pour faire cette suture, on se sert d'aiguilles et de fils.

Les aiguilles sont le plus souvent aplaties, pointues à une des extrémités, et tranchantes sur leurs bords. Les unes sont courbes sur toute leur longueur, *aiguilles courbes;* les autres, courbées seulement vers la pointe, sont les *aiguilles droites*. L'autre extrémité est percée d'un large chas dans lequel on engage un fil simple, double ou triple.

Le volume des fils est en rapport avec l'épaisseur des parties que l'on veut rapprocher.

On peut pratiquer la suture entrecoupée :

1° En engageant les deux extrémités du fil chacune dans une aiguille, puis on perce la peau des deux côtés de dedans en dehors.

2° Une seule extrémité du fil est engagée dans une aiguille et la peau est percée en un seul temps, d'un côté de dehors en dedans, de l'autre de dedans en dehors.

Dans ces deux variétés, on a besoin d'autant de fils qu'on doit faire de points de suture.

3° On ne se sert que d'un fil et d'une seule aiguille. Commençant la suture par un des angles de la plaie, on traverse les téguments comme dans la seconde variété, de droite à gauche, par exemple; on recommence de l'autre côté de gauche à droite, à une distance convenable du premier point de suture, en laissant dans l'intervalle des deux points de suture une longueur assez grande de fil, pour que, celui-ci étant coupé, on puisse le nouer avec le fil de l'autre côté.

Quel que soit le procédé qu'on ait employé pour faire cette espèce de suture, les règles qui doivent accompagner la ligature des fils sont exactement les mêmes. On doit, avant de nouer les fils, régulariser la coaptation, nouer les fils les uns après les autres d'une des extrémités de la plaie à l'autre, faire les nœuds à la partie la moins déclive, afin qu'ils soient moins tachés par le sang et qu'ils puissent être facilement aperçus lorsqu'on voudra enlever les points de suture.

Les sutures superficielles doivent être enlevées au plus tard le huitième jour; il suffit de couper le fil au niveau du nœud, de le saisir et de tirer doucement avec les doigts ou avec une pince, pendant que la main maintient solidement les lèvres de la plaie, afin que l'ébranlement causé par les tractions ne détache pas les bords de la solution de continuité encore imparfaitement réunis. Les sutures profondes doivent être laissées au moins dix ou quinze jours.

b. *Suture à anse.* — Imaginée par Ledran pour l'entérorrhaphie, cette suture est mauvaise en ce qu'elle fronce la partie sur laquelle les points de suture sont appliqués. En effet, comme dans la suture entrecoupée, on passe des fils à travers les tissus; puis, au lieu de les nouer un à un, on les réunit en un gros faisceau qu'on fixe à l'extérieur. Les fils doivent être séparés et enlevés un à un quand on défait la suture.

c. *Suture continue, en surjet* ou *du pelletier* (fig. 234). — Cette suture se fait avec une aiguille plutôt droite que courbe, de la même manière que la troisième variété de la suture entrecoupée; seulement les fils doivent être tirés assez fort pour affronter les bords de la plaie.

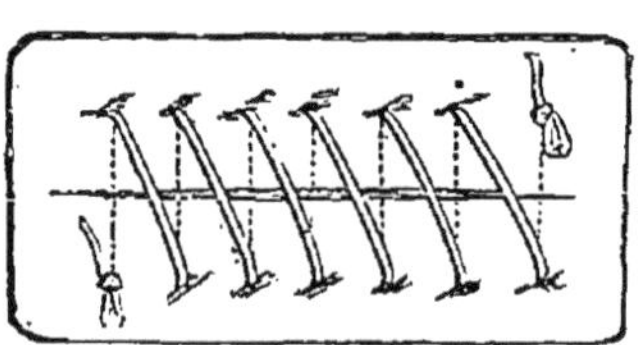

FIG. 234. — Suture en surjet ou du pelletier.

En fait, cette suture décrit des tours de spire depuis une extrémité de la plaie jusqu'à l'autre; il est important de remarquer qu'il ne faut pas en fixer les extrémités avant qu'on se soit assuré qu'elle réunit bien les lèvres de la solution de continuité. Si la suture était trop lâche, il faudrait la serrer en tirant sur les deux extrémités des fils; si elle était trop serrée, et si elle faisait faire un pli aux téguments, on la relâcherait un peu. On arrête les deux extrémités en les fixant au moyen d'un nœud coulant à la spirale voisine.

d. *Suture à points passés* ou *en faufil* (fig. 235). — Cette espèce de suture a la plus grande analogie avec la précédente; seulement, au lieu de décrire des tours de spire, elle forme des zigzags sur les deux faces des bords de la plaie.

On la commence comme la suture en surjet; mais, au lieu de décrire un tour de spire, en avant de la solution de continuité, on passe les fils de la manière suivante : on traverse les deux lèvres de la plaie, l'une de dehors en dedans, l'autre de dedans en dehors; l'aiguille est ensuite conduite au-dessous de la seconde piqûre de la peau, c'est-à-dire de celle qui est faite de dedans en dehors; de telle sorte que l'anse de fil apparent à l'extérieur soit parallèle à la solution de continuité. Puis on traverse avec l'aiguille les deux lèvres de la plaie, l'une de dehors en dedans, l'autre de dedans en dehors, mais en sens inverse des piqûres précédentes, c'est-à-dire de gauche à droite, si le premier point de suture a été fait de droite à gauche. On continue ainsi jusqu'à ce que les lèvres de la plaie soient rapprochées dans toute leur longueur.

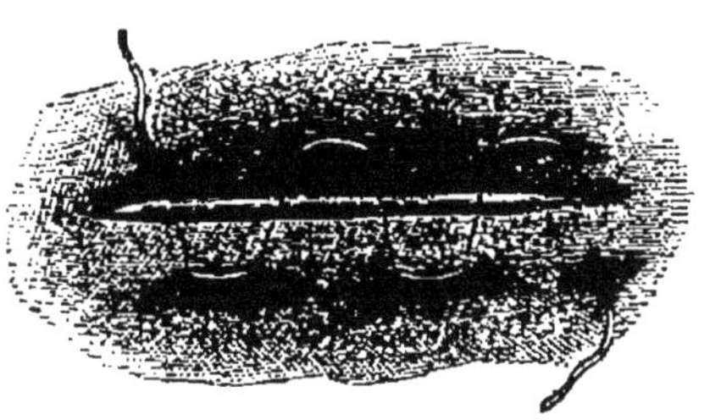

Fig. 235. — Suture à points passés.

On a prétendu que cette suture étranglait moins que la suture en surjet, qu'elle facilitait la réunion des parties sous-cutanées; mais elle soutient moins bien les lèvres de la solution de continuité.

Le professeur A. Verneuil a proposé une espèce de suture en faufil qui donne exactement les mêmes résultats que celle que nous venons de décrire, mais qui offre cet avantage incontestable, à savoir que les fils ne pénètrent pas dans l'intérieur de la plaie. Ainsi le fil pénètre dans les tissus parallèlement à l'axe de la plaie, et son trajet est donc à une certaine distance des bords de la solution de continuité, tandis que les fils obliques se trouvent à la surface. En somme, cette suture est absolument l'inverse de la suture précédente.

L'aiguille est plongée sous les tissus et, conduite parallèlement à l'axe de la plaie, elle sort à la distance voulue; le fil est ensuite conduit obliquement de l'autre côté de la solution de continuité, où l'aiguille traverse de nouveau les tissus, ainsi qu'il a été dit plus haut.

e. Sous le nom de *suture mixte* et *en faufil*, Bertherand a décrit une suture assez ingénieuse. Il passe, de chaque côté de la plaie, et à 1 centimètre de la solution de continuité, un fil qui, traversant les tissus de part en part, forme une anse dans laquelle on peut engager un bout de sonde, un tuyau de plume, etc., qui, parallèle à l'axe de la plaie, doit servir de support. Le nombre de ces anses est proportionné à la longueur de la solution de continuité. Puis il passe, perpendiculairement à la plaie, un long fil qui part en dehors de l'un des supports et va sortir au delà de celui du côté opposé. Ceci fait, il noue les anses de fil de manière à fixer les supports; puis il noue chaque fil transversal qui, embrassant les supports en dehors, rapproche les lèvres de la solution de continuité sans exercer sur elle aucune espèce de traction qui puisse lui être préjudiciable.

f. *Suture en bourse*. — Cette espèce de suture, due à Dieffenbach, n'est employée que pour réunir les bords d'une plaie de petite étendue et avec perte de substance; elle a été surtout appliquée pour obtenir l'occlusion des fistules stercorales, urétrales, parotidiennes, etc. Elle n'est possible que dans les régions où la peau est mince et assez mobile pour pouvoir se froncer comme l'ouverture d'un sac.

Après avoir avivé les bords de la solution de continuité, on enfonce une aiguille armée d'un fil à travers les téguments à une certaine distance des bords de la plaie; l'aiguille est conduite parallèlement à ceux-ci, et sort bientôt pour former un premier point à une distance égale de celle qui sépare l'ouverture d'entrée de l'ouverture de sortie; on enfonce de nouveau l'aiguille, toujours en suivant la direction des bords de la plaie, en formant un cercle si la plaie est circulaire; on continue jusqu'à ce que le fil soit arrivé au point de départ. On saisit alors les deux chefs, on exerce sur eux des tractions comme on le ferait sur les cordons d'une bourse, la peau se fronce et les surfaces saignantes se mettent en contact.

g. *Suture entortillée* (fig. 236 et 237). — Cette suture n'est presque plus employée aujourd'hui; cependant il est bon de connaître la façon de l'appliquer, car elle peut rendre service quand on est dénué de ressources.

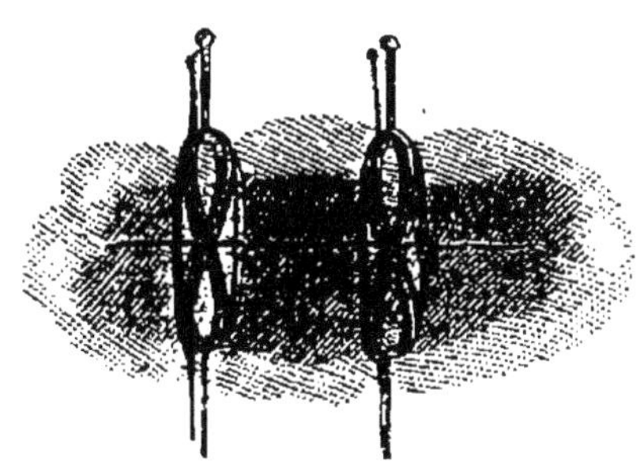

Fig. 236. — Suture entortillée (points séparés).

Pour faire cette suture, on prend plusieurs épingles qui doivent rester à demeure dans la plaie, et un long fil. On introduit une des épingles à une des extrémités de la plaie, en l'enfonçant d'un côté de dehors en dedans, de l'autre de dedans en dehors. Pour introduire facilement les épingles à travers les tissus, on les graisse avec un peu de vaseline, et l'on se sert d'une pince à torsion dans les deux mors de laquelle sont creusées deux rainures qui forment, par l'adossement des mors, une gouttière maintenant solidement l'épingle. Le volume de la pince donne en outre au chirurgien une force assez grande pour faire pénétrer les épingles dans les tissus. Cette espèce de pince a reçu le nom de *porte-épingle* (fig. 238).

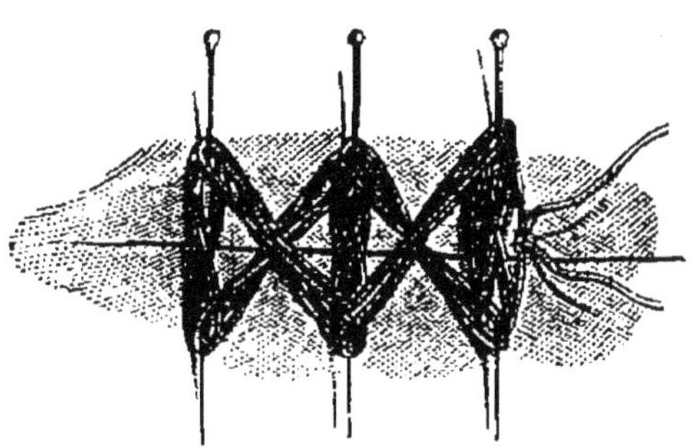

Fig. 237. — Suture entortillée (points réunis).

Lorsque l'épingle est introduite, on l'embrasse, en passant, au-dessous des extrémités laissées libres de chaque côté des téguments, la partie moyenne d'un fil, qui alors décrit une anse dont la convexité regarde la plaie; on applique la deuxième épingle ainsi qu'il a été dit plus haut. On reprend alors le fil, on le fait entre-croiser en avant de la plaie; on le repasse derrière les deux extrémités de l'épingle, on l'entre-croise de nouveau, et l'on décrit ainsi des huit de chiffre en nombre suffisant pour fixer solidement l'épingle. Cela fait, on passe immédiatement au-dessous, en laissant les fils en avant de manière à former une espèce d'X. On se comporte pour la troisième épingle comme pour les précédentes, et l'on continue jusqu'à ce que toutes les épingles soient solidement fixées. On arrête l'extrémité du fil par un nœud, ou bien en le roulant et le plaçant sous une des aiguilles.

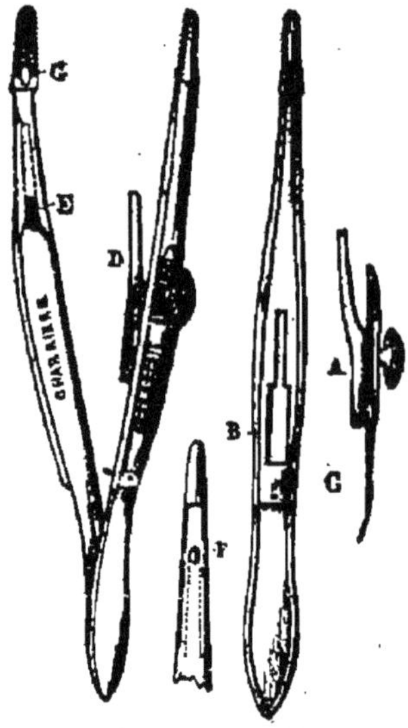

FIG. 238. — Pince à ligature et porte-épingle.

A cette manière de faire le professeur Le Fort préfère les points de suture isolés et indépendants (fig. 236).

Les épingles que l'on utilise sont des épingles à insectes, qui sont très longues, très fines, et qui, en raison de cette dernière propriété, déchirent beaucoup moins les tissus que les autres.

Une fois la suture terminée, il faut avoir soin de couper la pointe de l'épingle avec de forts ciseaux.

Les épingles doivent être enlevées aux mêmes époques que tout autre point de suture, c'est-à-dire lorsque l'on suppose que la plaie est bien réunie et avant que les tissus soient déchirés. Il faut avoir soin, en les retirant, de fixer solidement les bords de la solution de continuité, sans quoi les tractions pourraient les décoller.

A côté de la suture entortillée, nous pouvons citer la suture à plaques latérales de Legros, d'Aubusson[1], celle avec plaques de plomb de Lister et gros fils d'argent et la suture enchevillée.

Pour la suture enchevillée, on doit substituer de petits rouleaux de gaze iodoformée aux chevilles et aux bouts de sonde employés autrefois. Mais ces sutures ont l'inconvénient de ne pas mettre en contact parfait les divisions de la peau qui sont renversées légèrement en dehors; de plus, elles sont inutilement compliquées.

1. *Gazette des hôpitaux*, Paris, 1863, p. 104.

Règles générales des sutures. — 1° La plaie doit être lavée, avec une solution antiseptique ou de l'eau stérilisée et débarrassée du sang ou de tout autre corps étranger qui s'opposerait à sa réunion.

2° Les lèvres de la plaie seront mises en contact et les tissus de même nature doivent, autant que possible, se correspondre; dans ce but, on égalisera les surfaces cruentées avec des ciseaux qui enlèveront les aspérités et les pelotons graisseux exubérants.

3° Les fils ne seront pas assez serrés pour opérer une constriction trop forte sur les tissus.

4° Les sutures doivent être placées à une profondeur assez grande pour qu'il ne reste pas au-dessous d'elles une cavité (clapier ou cul-de-sac) dans laquelle de la sérosité et du sang puissent s'accumuler.

5° Aux points les plus déclives, il est bon de laisser un intervalle pour placer les drains destinés à l'écoulement des liquides.

6° Le nombre des points de suture sera toujours assez considérable pour que, dans leur intervalle, les plaies ne puissent s'entr'ouvrir.

7° La distance entre les points de suture variera donc avec la nature des tissus, la profondeur et le décollement de la plaie. Les sutures seront toutefois placées, pour la même solution de continuité, à une égale distance les unes des autres.

8° La nature des tissus blessés, la profondeur de la plaie détermineront la distance qui doit exister entre les lèvres de la plaie et les bords de la suture. C'est ainsi que dans les plaies superficielles elles seront placées de 3 à 5 millimètres, et ne devront guère, dans les plaies profondes, dépasser 8 à 10 millimètres.

9° En général, on appliquera le premier point de suture à la partie moyenne de la plaie; si cependant celle-ci intéressait le bord libre d'un organe, il faudrait placer le premier point de suture près du bord libre.

10° On a conseillé de ne serrer les fils que lorsque tous les points de suture sont appliqués; des aides rapprocheront alors les bords de la plaie. Souvent cependant les fils sont serrés à mesure qu'on les place, ce qui dispense de l'action d'aides.

11° Il faut avoir soin de ne pas blesser des vaisseaux ou des filets nerveux considérables, en traversant les tissus pour appliquer des sutures.

Sutures métalliques. — Les diverses espèces de sutures que nous venons de décrire sont les plus usitées ; toutes se font à l'aide de fils organiques.

Depuis longtemps, cependant, on emploie des fils métalliques en fer ou mieux en argent, pour faire les sutures ; mais c'est surtout dans ces dernières années que l'usage de ces fils a été plus répandu et qu'on les a préconisés, non seulement pour des sutures spéciales, mais encore d'une façon générale pour remplacer en partie l'usage des fils organiques.

La suture métallique a été d'abord usitée à l'étranger. Dieffenbach en 1826, Marion Sims, de New-York, en 1845, enfin Simpson, d'Édimbourg, employèrent des fils de plomb, d'argent, soit pour la staphylorrhaphie, soit pour l'oblitération des fistules vésico-vaginales, etc. En France, Dupuytren, Velpeau ne font que la mentionner dans leurs ouvrages. Les auteurs du *Compendium de chirurgie*, et avec eux Malgaigne, Richet, Bauchet, se montrent peu favorables à l'emploi de cette suture, tandis que Vidal de Cassis, A. Verneuil, Follin, Letenneur de Nantes et Ollier ont préconisé l'emploi des fils métalliques pour les fistules vésico-vaginales, pour le bec-de-lièvre, enfin d'une façon générale.

De tous les reproches adressés à la suture métallique, le principal est une section trop rapide des tissus étreints par l'anse du fil, section accompagnée d'inflammation si l'asepsie du fil n'est pas complète et pouvant s'opposer à l'union des lèvres de continuité.

Les fils métalliques fins peuvent être noués comme les fils ordinaires. S'ils présentent un certain volume, on tord ensemble leurs deux extrémités.

Pour retirer les fils, rien n'est ordinairement plus facile : il faut les sectionner, soit avec une pince, soit avec de forts ciseaux. Cependant les fils qui pénètrent profondément et qui offrent un volume assez considérable sont parfois difficiles à enlever, à cause des inflexions rigides qu'ils présentent. Aussi faut-il toujours avoir soin de soutenir les lèvres de la solution de continuité quand on retire les points de suture ; cette règle est d'ailleurs générale.

Les diverses espèces de sutures faites avec les fils métalliques sont la *suture entrecoupée*, quand on réunit des plaies qui tendent peu à s'écarter, et la *suture enchevillée*, dans le cas contraire.

Fils à suture. — Aujourd'hui, les fils dont on se sert le plus souvent pour les sutures sont tantôt des fils de soie, tantôt du catgut, et le plus souvent le crin de Florence.

Les sutures sont les unes *perdues* ou *profondes*, les autres *temporaires* ou *superficielles*. Pour les sutures perdues, c'est le *catgut* ou le *fil de soie* très fin qui est généralement employé; pour les sutures superficielles, c'est le *crin de Florence*.

Le catgut dont Lister et ses élèves faisaient un grand usage dès le début de la méthode antiseptique est de la corde à violon tirée elle-même de l'intestin de mouton. Les procédés pour le stériliser sont nombreux; nous renvoyons aux pages 122 et 123 où la méthode de stérilisation généralement employée est indiquée.

Les fils de soie ont pour avantage leur grande facilité de stérilisation. Il suffit de les faire bouillir dans une solution de sublimé au 1000e, ou d'eau phéniquée à 5 pour 100, et de les conserver dans une solution de même titre renouvelée tous les huit jours. L'autoclave les stérilise aussi très convenablement. Notons toutefois qu'une ébullition trop prolongée ou trop souvent répétée diminue vite la résistance du fil.

La soie est d'un emploi très commode; elle n'est ni raide ni glissante. Il faudra la serrer modérément pour les sutures superficielles, de peur qu'elle ne coupe les tissus. Cet inconvénient est moins à redouter pour les sutures profondes.

Le crin de Florence (Silkwormgut), constitué par la glande sétigère des larves du *bombyx mori*, convient pour toutes les sutures superficielles. Il offre toutes les garanties de facile stérilisation et de solidité et remplace avec avantage tous les fils métalliques. On le stérilise de la même façon que la soie.

Pour obtenir le crin de Florence, tel qu'il est dans le commerce, on met les vers à soie, très peu de temps avant de se transformer en chrysalides, dans du vinaigre; cette opération a la propriété de durcir les glandes salivaires des vers, que l'on retire au bout de trois à quatre jours. Lavées et séchées, elles forment ce produit désigné vulgairement sous le nom d'intestins de vers à soie et qui provient exclusivement de leurs glandes salivaires. Au point de vue anatomique, le crin de Florence est une membrane transparente, mince, qui détermine la forme et la dimension de l'organe salivaire.

On a essayé d'autres fils faits avec des tissus empruntés au règne animal, tels que les filaments de tendons de baleine, les filaments des tendons de la queue des kangouroos; on les stérilise de la même façon que le catgut. Mais la difficulté que l'on éprouve pour se procurer ces substances fait que leur usage n'est pas devenu courant.

Aiguilles a suture. — Pour faire les sutures, on s'est contenté longtemps des aiguilles à sutures ordinaires, droites ou recourbées, que l'on montait dans la rainure d'une pince à anneaux. On a modifié le chas de ces aiguilles, dans ces derniers temps, en le faisant à ressort, de façon à les enfiler plus facilement (fig. 239).

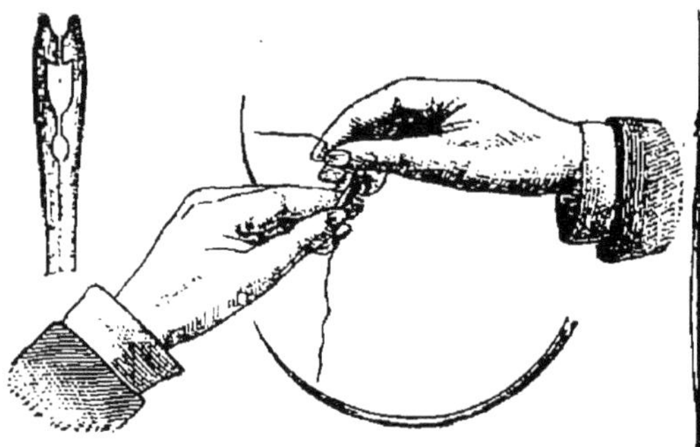

Fig. 239. — Aiguille à chas à ressort.

Puis on a fabriqué un certain nombre de porte-aiguilles à pédale ou à bascule.

Celui de Collin (fig. 240), grâce à un mécanisme d'une simplicité extrême et d'un jeu très facile, se ferme et reste fermé par le seul rapprochement des mors. Pour l'ouvrir, il suffit de pousser en avant un bouton de manœuvre très douce, donnant une bonne prise et situé au point où le pouce se trouve naturellement placé pendant l'emploi de l'instrument.

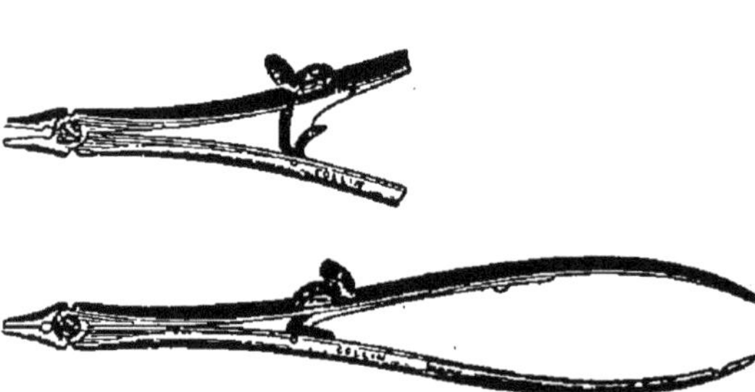

Fig. 240. — Porte-aiguille de Collin.

Nous ne parlerons pas de ceux de Cintrat, de Sédillot et de Langenbeck, beaucoup trop compliqués.

Mais le plus élégant et le plus facile à stériliser est celui de S. Pozzi (fig. 241), très commode pour les sutures profondes de l'utérus et très utile pour saisir les aiguilles plates de Hagedorn.

Les aiguilles à manche ont remplacé les porte-aiguilles. Les manches ont été fabriqués d'abord en ébène ou en ivoire; mais aujourd'hui, pour les stériliser facilement, on leur a substitué des manches métalliques.

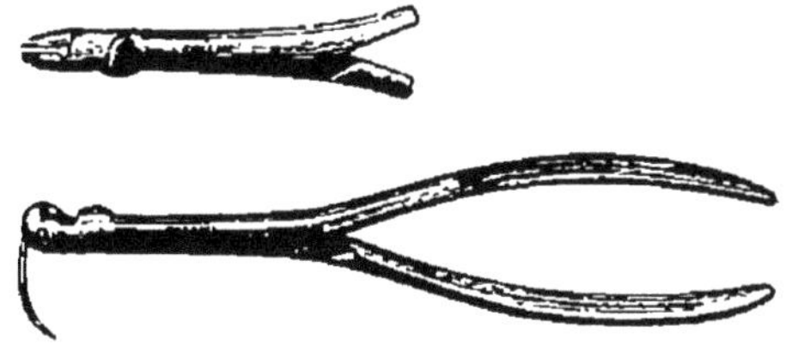

Fig. 241. — Porte-aiguille de S. Pozzi pour aiguille de Hagedorn.

Telles sont les aiguilles à manche de Péan, très utiles pour la périnéorrhaphie; celles de Bouilly, destinées aussi à cet usage; celles du professeur U. Trélat pour la staphylorrhaphie et la palatoplastie. Toutes ces aiguilles sont à extrémité pointue.

Mais il existe des aiguilles mousses, l'aiguille de Deschamps employée pour des sutures ou des ligatures profondes; l'aiguille de F. Terrier, très longue à extrémité arrondie pour les pédicules ovariens, et celle de Walich destinée au même usage. Nous n'insisterons pas sur ces aiguilles dont l'emploi est tout spécial.

Aujourd'hui les chirurgiens français surtout se servent

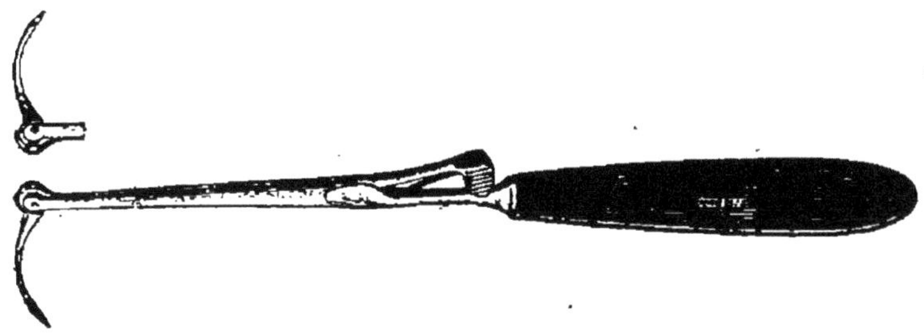

Fig. 242. — Ancienne aiguille de A. Reverdin.

beaucoup de l'aiguille de Reverdin, droite ou courbe, dont le maniement est facile pour les grandes solutions de continuité et les plaies à lambeaux. Elle avait été construite à pédale dès le principe (fig. 242), mais elle a été heureusement perfectionnée,

Aiguille de A. Reverdin. — Elle est à manche métallique (fig. 243 et 244). Une des parois latérales de son chas est mobile et se continue avec une tige contenue dans une glissière placée sur le bord latéral de l'aiguille. Un bouton

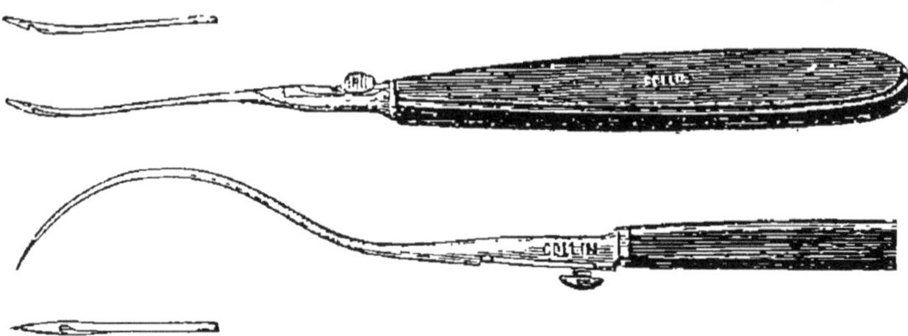

FIG. 243 et 244. — Aiguilles de Reverdin, à chas brisé (aiguille droite et courbe).

placé près du manche tire ou repousse à volonté la tige glissante qui ouvre ou ferme le chas.

Cet instrument est bien en main et très commode lorsqu'il est bien construit; il évite d'enfiler des aiguilles et supprime l'usage des porte-aiguilles. Il a été monté sur manche fixe ou pliant.

Les aiguilles de Reverdin ont subi différentes modifications de forme suivant la courbure qu'on a voulu leur donner. Ainsi, on les a faites les unes courbes, les autres demi-courbes, les autres en S, les autres en crochet, les autres coudées à droite ou à gauche.

Mode d'emploi. — On enfonce l'aiguille fermée, de dehors en dedans, dans l'épaisseur de la peau, à un demi-centimètre ou 1 centimètre d'une des lèvres de la plaie tendue avec une pince à dents de souris; on commence généralement par l'un des angles de la plaie. Conduite dans l'épaisseur des téguments jusqu'au-dessous de la face profonde de la peau, elle traverse la plaie et pénètre dans la face cruentée de l'autre bord tenue aussi avec la pince pour sortir, de dedans en dehors, à 1 centimètre ou un demi-centimètre de ce bord.

On presse alors sur le bouton placé à l'union du manche de l'aiguille avec l'aiguille; et ce mouvement de va-et-vient suffit pour ouvrir l'aiguille que l'on arme d'un fil et que l'on ferme ensuite avant de la faire ressortir des téguments.

Lorsque tous les fils sont placés, on saisit les chefs entre le pouce et l'index de chaque main, et on les noue deux fois (nœud du chirurgien) de manière que le nœud se trouve sur un des côtés de la ligne de réunion et non sur elle, puis on coupe les bouts au ras du nœud.

Pour enlever les sutures, on soulève un peu le fil avec une pince à mors fins et on le coupe près de son nœud; puis on retire avec précaution la partie correspondante au nœud, à l'aide de la pince, en maintenant les lèvres de la plaie pour les empêcher d'être tiraillées.

Collin, pour les aiguilles à manches qui doivent être fines, par exemple pour celles des boîtes d'ophtalmologie, a remplacé le bouton par un mécanisme spécial. Ce mécanisme permet de fermer le chas de l'aiguille par la simple pression sur une pédale; d'où le nom d'*aiguille à pédale*. C'est plus compliqué peut-être, mais utile pour les aiguilles de petites dimensions, à cause de la délicatesse de l'instrument. Dans ce système, la tige qui ferme le chas glisse dans l'intérieur de l'aiguille elle-même (fig. 245).

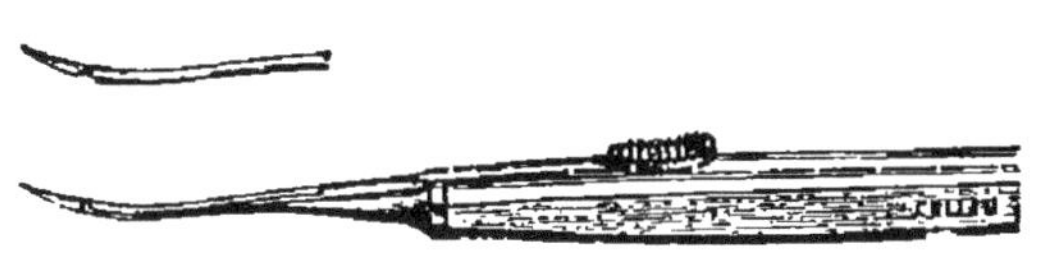

Fig. 245. — Aiguille très fine à pédale de A. Reverdin.

Le docteur Lamblin[1] a fait construire une aiguille destinée à remplacer l'aiguille de Reverdin (fig. 246).

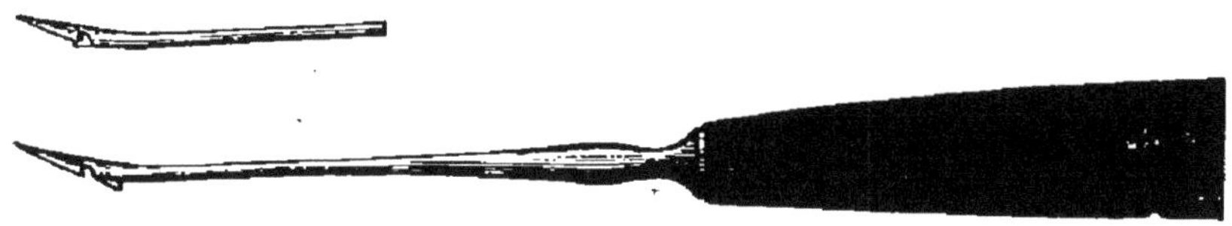

Fig. 246. — Aiguille du docteur Lamblin.

L'orifice dans lequel se place le fil à suture est fermé par une petit clapet qui fonctionne seul automatiquement.

Les *aiguilles de Simpson*, dont on se servait beaucoup il y a peu de temps encore pour les ovariotomies, et qui, grâce à leur solidité, permettent de prendre une grande

1. *Société de chirurgie*, séance du 21 novembre 1888 (Présentation par le docteur Trélat).

épaisseur de tissus, sont tubulées, de façon à recevoir dans leur intérieur un gros fil d'argent. Elles se terminent en biseau. On traverse les tissus avec cette aiguille, puis on passe le fil en l'introduisant dans le canal de l'instrument.

Les *aiguilles de Starten* présentent une molette permettant de chasser le fil à leur extrémité.

D'autres aiguilles ont été imaginées : celle à crochet du docteur Larger, de Maisons-Laffite, celle à encoche de Collin. Ces aiguilles sont une imitation de celle du docteur Mooijs,

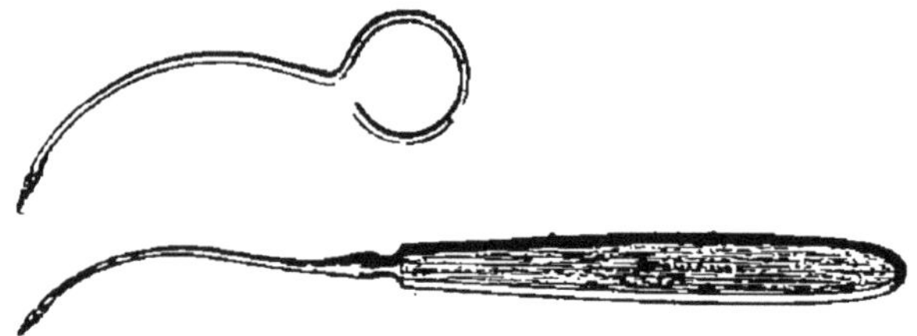

Fig. 247. — Aiguilles du docteur Mooijs.

de Devanter (Pays-Bas) dont nous représentons ici la figure (fig. 247). Elles sont à chas échancré et à anneau ou à manche en métal. Le chas est placé de manière à ne pas permettre à l'aiguille de s'accrocher dans les tissus.

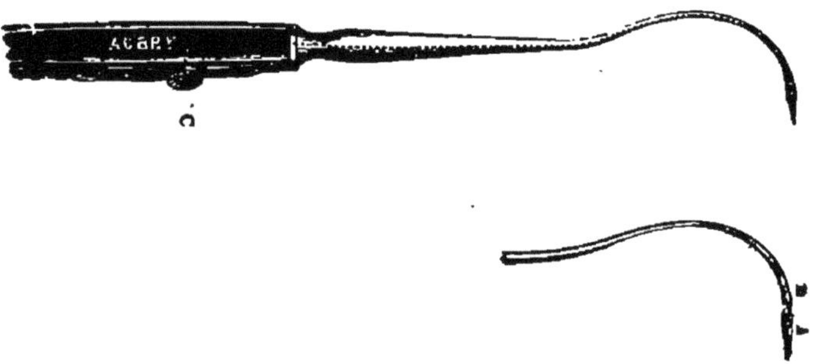

Fig. 248. — Aiguille à chas mobile du professeur Trélat. — A et B, chas mobile dégagé pour pouvoir enfiler l'aiguille (mécanisme de sortie du chas); C, bouton pour manier le chas.

Le docteur Monod a fait construire une aiguille constituée par un chas allongé dont un des bords latéraux, très flexible et très mince, est sectionné à une de ses extrémités, pour permettre l'introduction du fil de catgut ou du crin de Florence dans le chas. Malheureusement cette languette d'acier, en forme de ressort, est trop fragile, et l'aiguille accroche presque toujours les tissus quand elle a servi pendant un certain temps.

L'aiguille à chas mobile du professeur Trélat a été construite par Aubry (fig. 248). Dans cette aiguille, la pointe ainsi que les deux parois latérales du chas sont mobiles. Une des parois latérales du chas servant seule de support à la pointe se continue avec une tige mue par un bouton situé près du manche et glissant dans toute la longueur de l'aiguille comprise entre son chas et le talon. Lorsque la pointe est ainsi avancée, le chas est ouvert du côté opposé à la tige glissante; on place le fil, puis on retire la pointe pour enfermer le fil dans le chas.

Cette aiguille manque de solidité, à cause de la mobilité de sa pointe. Nous préférons de beaucoup l'aiguille de Reverdin, presque universellement employée, et qui est, pour ainsi dire, l'inverse de la précédente.

Aiguille Artus (fig. 249). — Le docteur Artus a fait construire chez Dubois une aiguille pouvant rendre service en chirurgie.

Cette aiguille se compose :

1° Du manche porte-aiguilles ; 2° d'aiguilles de formes et

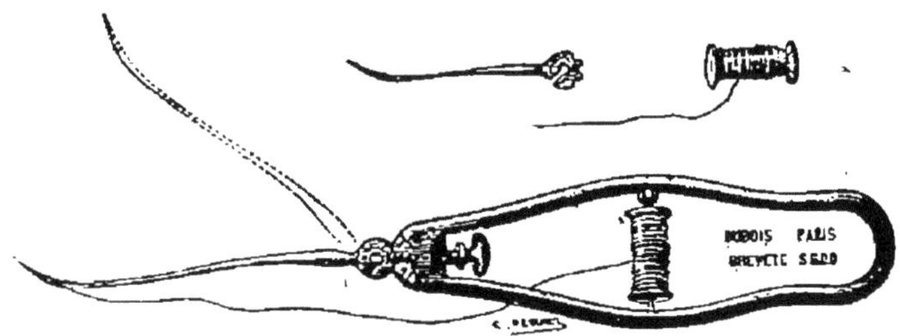

Fig. 249. — Aiguille Artus.

de grandeurs différentes ; 3° de bobines garnies de fils divers pour les sutures (fils de catgut ou de soie).

Le manche, entièrement métallique, présente en son milieu une branche transversale mobile, destinée à supporter la bobine garnie de fils.

Un peu au-dessus de la bobine se trouve un trou traversant obliquement la branche du manche et destinée à conduire les fils.

Enfin à la partie supérieure du manche se trouve une

fente, pour recevoir les aiguilles qui s'introduisent sur l'axe du milieu qui a la forme d'une mortaise, ce qui permet de n'introduire l'aiguille que dans la position très oblique et l'empêche de sortir dans toute autre position. A la partie centrale se trouve un bouton à vis venant faire pression sur les aiguilles et les rendre fixes.

Les aiguilles sont de diverses grosseur, longueur et courbure; elles sont munies d'un chas fermé d'ordinaire vers leur pointe, et à leur base, d'un disque s'ajustant dans la fente du manche : ce disque est fendu d'un côté jusqu'au centre, permettant l'introduction de la partie inférieure de l'aiguille sur la mortaise du manche. Plusieurs échancrures sont faites sur ce disque, afin que le bouton à vis puisse s'introduire dans ces crans et fixer l'aiguille solidement; par la combinaison de plusieurs crans, on peut donner à l'aiguille diverses positions d'obliquité, et par ce fait, avec quelques aiguilles, on obtient toutes les courbures voulues.

Les bobines garnies de soie, de catgut ou de fils d'argent se montent sur l'arbre transversal du manche.

Ainsi donc, pour se servir de cet instrument, il faut fixer l'aiguille sur le manche dans la position droite ou oblique, selon le cas, monter la bobine garnie de fil sur l'arbre et faire passer le chef de ce fil par le trou latéral du manche, et ensuite dans le chas de l'aiguille, en laissant dépasser le fil de quelques centimètres.

Ceci fait, il suffit, après avoir traversé les deux parties à suturer, de saisir le chef du fil qui se trouve au-dessus de l'aiguille, et, tout en retenant ce fil, retirer l'aiguille de la plaie; de cette façon la bobine se déroule et le fil reste à demeure. En coupant le fil en avant de l'aiguille, on se trouve avoir une aiguille toute préparée et permettant instantanément de refaire une autre suture.

On peut donc conclure qu'avec cet instrument un peu trop compliqué il n'y a aucune perte de temps dans l'emploi de l'aiguille, que la manœuvre en est très simple; il n'y a ni verrou ni pédale à faire fonctionner au moment où l'on fait les sutures, on peut l'employer dans les cas les plus délicats. Il suffit de faire varier l'inclinaison des aiguilles pour obtenir une courbure plus ou moins grande.

Enfin sa forme et la matière avec laquelle elle est faite (acier nickelé) permettent de nettoyer et de stériliser parfaitement cette aiguille.

Serres-fines (fig. 250). — Vidal, de Cassis, a proposé de rapprocher les lèvres des solutions de continuité à l'aide de petits instruments auxquels il a donné le nom de *serres-fines*.

Les *serres-fines* de Vidal, de Cassis, ont une direction verticale, comme une pince. Ces serres-fines ont une hauteur qui gêne le pansement, elles peuvent ainsi être ébranlées; de là un tiraillement des bords de la plaie ou une chute des serres-fines, pour peu que celles-ci manquent de ressort. Ces inconvénients ont conduit Charrière à couder la serre-fine dans le point où les branches se croisent, de manière que les deux parties de l'instrument forment à peu près un angle droit; dans ce nouveau modèle, il n'y a de vertical que les extrémités prenantes des pinces, le reste est horizontal. La hauteur de l'instrument est donc très bornée et les inconvénients signalés précédemment sont moindres.

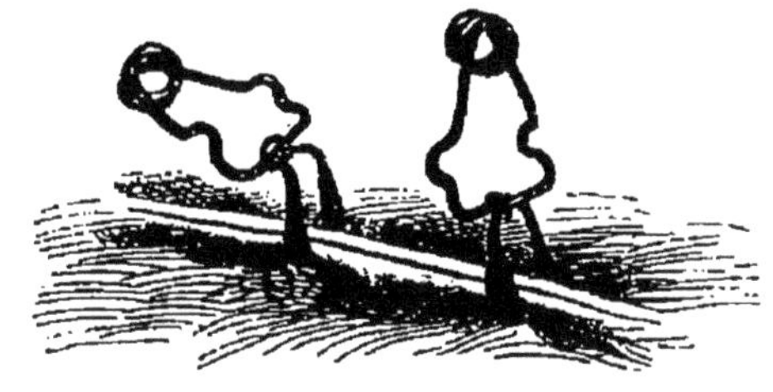

Fig. 250. — Serres-fines de Vidal, de Cassis.

L'application des serres-fines est extrêmement simple: les lèvres de la plaie sont rapprochées, les bords saignants affrontés et maintenus en place avec une pince; le chirurgien saisit alors la serre-fine, la presse entre les deux doigts dans le point où elle présente sa plus grande largeur. Cette pression doit être d'autant plus considérable que la serre-fine est plus volumineuse et plus résistante. Les deux mors sont appliqués de chaque côté des bords de la solution de continuité, et, lorsque la serre-fine est en place, on la lâche et l'élasticité du ressort suffit pour la maintenir.

Quelquefois on est obligé de se servir de serres-fines d'un très petit volume, alors les doigts éprouvent quelque peine à placer convenablement l'instrument; d'autres fois il est nécessaire d'appliquer ces petits instruments dans une cavité : on se sert alors d'une pince spéciale désignée sous le nom de *pince porte-serre-fine*. Quel que soit d'ailleurs le moyen que l'on emploie, l'application est toujours la même.

On doit appliquer les *serres-fines coudées* en commençant par une extrémité de la plaie : on place la première serre-fine à l'extrémité droite, de manière à diriger les mors à gauche; ce qu'on pourrait appeler la queue de l'instrument est dirigé en sens opposé. Les autres serres-fines sont appliquées de la même manière en marchant vers l'extrémité opposée de la plaie. Ainsi placés, ces petits instruments se trouvent imbriqués et forment une espèce de voûte à toute la plaie, voûte très solide et pouvant permettre un pansement méthodique.

Les serres-fines ne sont utilisées aujourd'hui que pour un seul cas : l'opération du phimosis chez les très jeunes enfants; encore faut-il avoir le soin de les stériliser, et de ne les laisser en place que quatre à cinq heures, pour éviter l'escarre qui se formerait.

Le plus souvent, elles sont remplacées, avec avantage, par des sutures avec des fils de soie ou de catgut très fins.

3° *Compression.* — La compression se fait au moyen de bandages; nous avons vu plus haut comment on appliquait l'ouate ou les compresses graduées afin de déterminer le rapprochement des bords des solutions de continuité. Nous n'insisterons pas plus longtemps sur ce moyen essentiellement adjuvant.

CHAPITRE II

De l'hémostase.

Les hémorragies surviennent d'ordinaire à la suite des plaies faites par les instruments tranchants; le plus souvent les piqûres déplacent les vaisseaux et les écartent sans les diviser. Les plaies contuses, les plaies d'armes à feu déterminent une désorganisation autour des vaisseaux qui empêche le sang de s'écouler au dehors, aussi sont-elles assez rarement accompagnées d'hémorragies, surtout d'*hémorragies primitives*. Ce n'est que plus tard, lorsque l'inflammation élimine les escarres, que l'hémorragie apparaît : elle est alors appelée *hémorragie consécutive*.

Nous allons jeter un rapide coup d'œil sur les signes principaux des hémorragies[1].

L'hémorragie est *artérielle*, *veineuse* ou *capillaire*, suivant la nature des vaisseaux blessés. Les symptômes étant très différents, les accidents qui les accompagnent étant très variables, nous allons successivement donner les divers caractères de chacune de ces hémorragies.

1° *Hémorragie artérielle.* — Cette hémorragie est caractérisée par un écoulement de sang rouge et vermeil; écoulement se faisant par jets saccadés, isochrones aux battements du pouls. Si l'on comprime les parties entre la plaie et le cœur, l'hémorragie s'arrête; quand la compression est exercée entre la plaie et les extrémités, elle n'apporte que peu ou point de changement dans la quantité de sang qui s'écoule. Il est souvent impossible de percevoir les pulsations artérielles au-dessous du point où le vaisseau est divisé.

Examinons maintenant la cause de chacun de ces phénomènes, et nous verrons que quelques-uns peuvent manquer ou bien être très modifiés.

Si une grosse artère se trouve blessée vers la racine d'un membre, en un point où il existe peu de vaisseaux anastomotiques, si l'artère est complètement divisée, si la plaie est largement béante, nous trouverons tous les caractères que nous venons de signaler.

Mais, quand la lésion existe beaucoup plus bas vers l'extrémité d'un membre, à l'artère radiale par exemple, le bout supérieur donnera un jet de sang saccadé, isochrone aux battements du cœur, rouge vermeil. Le bout inférieur, recevant de l'artère cubitale une grande quantité de sang par les anastomoses de la paume de la main, donnera également un jet saccadé de sang rouge, peut-être un peu moins rouge que celui du bout supérieur. La compression entre la plaie et le cœur sur la radiale fera cesser l'écoulement de sang par le bout supérieur; la compression entre la plaie et les extrémités fera cesser l'écoulement par le bout inférieur.

Si les anastomoses ne sont pas aussi larges que celles de la radiale avec la cubitale, le bout inférieur laissera passer

1. Voy., pour plus de détails, les traités classiques de pathologie externe.

encore une certaine quantité de sang; mais il sera plus noir et coulera en nappe. On conçoit que dans ces deux cas, surtout dans le premier, il sera possible de sentir les pulsations artérielles au-dessous de la plaie, phénomène qui peut se produire encore si un vaisseau ne se trouve divisé qu'en partie.

Dans quelques cas, la plaie des téguments peut être assez étroite pour empêcher le sang de s'écouler entièrement au dehors. Arrêté par les inégalités de la solution de continuité, le sang coule en nappe; mais la plus grande partie du liquide passe le long de la gaine des vaisseaux, et fuse dans les mailles du tissu cellulaire, qui sont distendues et déchirées. La peau sera violette, tendue, gonflée; et il sera impossible de sentir à travers elle les pulsations des vaisseaux divisés; la tumeur sera agitée de battements profonds, expansifs, isochrones aux battements du cœur.

Rarement l'hémorragie artérielle s'arrête seule; ce n'est que lorsque la plaie est très étroite, que le sang se coagule à travers les fibrilles du tissu cellulaire et forme par son caillot une espèce de bouchon qui s'oppose à sa sortie. Cependant, lorsque les tuniques du vaisseau sont complètement divisées, qu'elles se rétractent inégalement, on peut encore espérer voir l'hémorragie se suspendre. Enfin des syncopes longtemps prolongées peuvent aussi faciliter l'hémostase.

2° *Hémorragie veineuse.* — L'hémorragie veineuse est caractérisée par un écoulement de sang noir en jet continu ou en nappe. L'écoulement cesse lorsqu'on comprime entre la plaie et les capillaires; il augmente lorsqu'on comprime entre la plaie et le cœur, ou si l'on fait contracter les muscles d'où viennent les vaisseaux blessés.

Quand une veine volumineuse est divisée entièrement, et que les bords de la plaie permettent au sang de s'échapper facilement au dehors, les caractères que nous avons indiqués plus haut existent tous; mais, si une portion seulement du calibre du vaisseau est divisée, une partie de la colonne du sang remonte vers le cœur, et l'autre partie coule en nappe par les bords de la plaie. Si l'on comprime entre la solution de continuité et le cœur, tout le sang s'échappera par la plaie en formant un jet dont le volume sera en raison de la grandeur de l'incision. C'est ce phénomène qui se passe dans la saignée.

Lorsque les bords de la plaie ne sont pas parallèles à ceux de la veine, le sang s'épanche dans le tissu cellulaire et forme une tumeur désignée sous le nom de *thrombus*.

Le plus souvent l'hémorragie veineuse s'arrête spontanément.

3° *Hémorragie capillaire.* — L'écoulement de sang à la suite des hémorragies capillaires n'est jamais très considérable, à moins qu'il n'existe quelques prédispositions particulières. En effet, on a observé des individus chez lesquels des hémorragies capillaires survenues à la suite de blessures insignifiantes ont pu causer la mort. Nous ne parlerons pas de ces cas exceptionnels[1].

Le sang qui s'écoule par les vaisseaux capillaires est plus rouge que le sang veineux, moins rouge que le sang artériel, et coule en nappe.

Il est important de noter que toutes les hémorragies ont d'autant moins de tendance à s'arrêter que les pertes de sang ont été plus considérables, ou qu'elles se sont succédé avec une plus grande rapidité. En effet, le sang est plus séreux, il entre dans sa composition une bien moins grande quantité de fibrine et le caillot se forme beaucoup plus difficilement[2].

En résumé, le pronostic des hémorragies varie : 1° avec la nature du vaisseau blessé : aussi les hémorragies artérielles sont-elles beaucoup plus graves que les hémorragies veineuses; 2° avec le calibre du vaisseau : c'est ainsi qu'une hémorragie artérielle peut être moins dangereuse que celle qui tient à la lésion de la veine principale d'un membre, la fémorale par exemple.

Hémostase ou *traitement.* — Un grand nombre de moyens plus ou moins rationnels ont été conseillés pour arrêter les hémorragies; toutefois ils ne sont pas également efficaces, et d'ailleurs ne peuvent pas être appliqués à tous les cas.

1. Voy. Sanson, *Des hémorragies traumatiques*, thèse de concours de clinique chirurgicale, Paris, 1836.

2. Cette opinion n'est pas partagée par tous les chirurgiens, et les faits de guérison des anévrismes par la méthode de Valsalva semblent prouver que la diminution de la masse du liquide sanguin n'entraîne pas fatalement une diminution de sa coagulabilité.

1° *Absorbants.* — La charpie stérilisée, l'ouate antiseptique, l'amadou trempé dans une solution antiseptique, ou bien l'amadou préalablement préparé par son immersion dans une solution d'éther iodoformée au 10e, les poudres telles que le sous-nitrate ou le salicylate de bismuth, la poudre d'antipyrine peuvent être utilisés.

Les absorbants seuls ne peuvent être mis en usage que pour arrêter une hémorragie capillaire, encore faut-il que celle-ci soit peu considérable; cependant, unis à la compression, ils peuvent arrêter des hémorragies plus sérieuses.

2° *Solutions froides et chaudes.* — a. *Solutions froides.* — Elles diminuent le calibre des vaisseaux ouverts et déterminent une espèce de crispation des tissus.

La solution froide de sublimé est souvent employée pour arrêter les hémorragies. On a reproché aux réfrigérants de causer une réaction vive qui détermine une inflammation quelquefois très intense; mais leur plus grand inconvénient est de permettre à l'hémorragie de reparaître aussitôt qu'on en a cessé l'emploi.

b. *Solutions chaudes.* — Les solution antiseptiques ou aseptiques chaudes sont aujourd'hui préférées aux solutions froides. Elles doivent être à 45 ou 50 degrés.

3° *Cautérisation.* — Pratiquée avec le thermocautère au rouge sombre, elle est très bonne pour les petites artères trop profondes pour être liées (rectum, bouche, petit bassin), et pour les vaisseaux capillaires.

4° *Styptiques.* — *Astringents.* — Les solutions de *sulfate de fer* et *de cuivre*, l'*alcool*, l'*eau de Rabel*, l'*eau vinaigrée* et le *perchlorure de fer* étaient les styptiques le plus souvent usités autrefois. Nous ne saurions trop nous élever contre le perchlorure de fer, qui ne produit qu'une hémostase des plus imparfaites et qui, en revanche, donne lieu souvent à des complications phlegmoneuses.

Les eaux hémostatiques, dont on a si longtemps abusé et dont on abuse encore la crédulité du public, ne sont autre chose que les liquides styptiques qui resserrent les tissus et facilitent la coagulation du sang; elles n'ont pas de plus grandes vertus que les liquides que nous avons mentionnés au commencement de cet alinéa.

5° *Compression.* — Elle peut être perpendiculaire au vaisseau : c'est la *compression directe;* ou parallèle au vaisseau : c'est la *compression latérale.*

La compression peut se faire au moyen des doigts d'un aide (*compression digitale*), mais alors elle n'est généralement que provisoire. Pour établir une compression plus prolongée, sinon définitive, on se sert de compresses graduées plus ou moins épaisses, de bourdonnets de charpie, de disques d'agaric superposés en pyramide, etc., maintenus par une bande plus ou moins serrée.

a. *Compression mécanique.* — Il est trois appareils spécialement employés pour faire cette compression : ce sont le *garrot*, le *tourniquet* et le *compresseur*.

1° Le *garrot* de Morel (1674) n'est autre chose qu'un lien circulaire fortement serré au moyen d'un bâtonnet que l'on fait tourner, afin de diminuer la longueur du lien, en le tordant. L'application du garrot a été très perfectionnée : par exemple, comme par ce procédé il faut serrer très fortement les parties molles, on a placé en avant du vaisseau, entre le lien circulaire et les parties molles, une compresse graduée sur laquelle la compression est principalement exercée; sur la partie opposée à la compresse graduée, on met une lame de corne ou d'ivoire, afin de donner un point d'appui au bâtonnet. Cette plaque doit s'adapter sur les parties molles dans une assez grande étendue, afin d'empêcher le plissement de la peau qui peut résulter de la constriction.

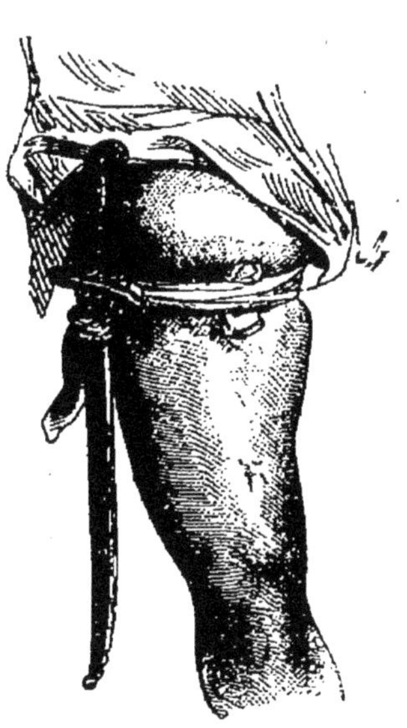

Fig. 251. — Garrot improvisé.

Le garrot offre plusieurs inconvénients, entre autres celui de contondre les téguments, de ne pouvoir lever et rétablir instantanément la compression, enfin de produire une constriction générale arrêtant le cours du sang veineux. Aussi, aujourd'hui, le garrot est-il remplacé avantageusement par les tourniquets et les compresseurs.

Toutefois, comme l'a fait remarquer le professeur Le Fort, il est utile sur les champs de bataille, et dans ces cas le mouchoir, la cravate du blessé, serrés à l'aide du fourreau de sabre, peuvent être employés, en ayant soin d'appliquer sur la partie qui correspond à l'artère un tampon ou quelque autre corps pouvant exercer une certaine constriction (fig. 251).

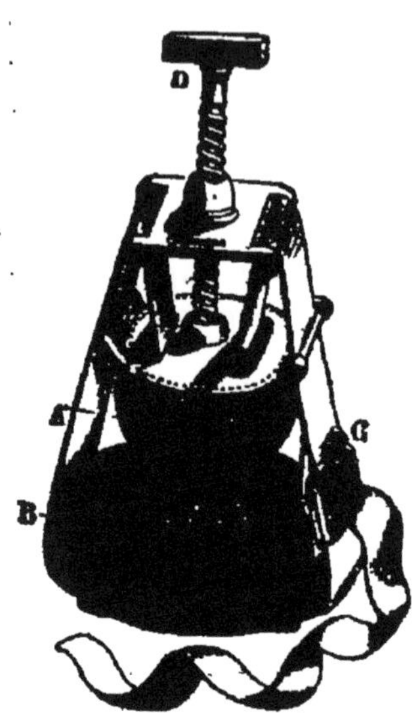

Fig. 252. — Tourniquet de J.-L. Petit modifié.

2° Le *tourniquet*, imaginé au commencement du dernier siècle (1716) par J.-L. Petit (fig. 252), a été perfectionné en Angleterre, en Allemagne, en France. Il présente sur le garrot l'avantage d'exercer la compression sur une partie beaucoup moins étendue, sur le vaisseau seulement, et de pouvoir être appliqué à demeure, tandis que le garrot doit toujours être surveillé et même maintenu par un aide. Aussi le garrot n'est-il employé que lorsqu'on manque de tourniquet, car il peut être facilement improvisé; pour cela il suffit, en effet, d'un lien circulaire et d'un morceau de bois.

3° Le *compresseur de Dupuytren* (fig. 253) n'est autre chose que le tourniquet de J.-L. Petit, dont les lacs sont remplacés par un arc métallique brisé à sa partie moyenne, et dont les deux parties viennent s'engager l'une dans l'autre.

On a encore construit un certain nombre d'autres compresseurs, parmi lesquels nous signalerons les compresseurs à pression continue de Charrière et de Duval.

Quant aux nombreux appareils compresseurs conseillés pour le traitement des anévrismes, nous ne pouvons les décrire ici : aussi renvoyons-nous le lecteur au traité de P. Broca [1] et à celui de Gaujot [2].

1. *Des anévrismes et de leur traitement*, Paris, 1856.
2. *Loc. cit.*, p. 423.

b. *Compression digitale.* — Voici comment on doit faire cette compression : l'aide déterminera l'endroit où il veut comprimer, c'est-à-dire recherchera un point où l'artère est superficielle, et où elle ne se trouve séparée d'un plan solide, d'un os, que par une épaisseur peu considérable de parties molles. Il s'assurera bien de la position de l'artère, puis placera les quatre doigts de la main droite ou gauche sur le vaisseau et perpendiculairement à lui; il pressera légèrement d'abord, puis il augmentera la pression jusqu'à ce que les doigts de l'autre main, placés au-dessous du point comprimé, ne sentent plus les battements artériels; alors il restera en place sans diminuer la compression et sans l'augmenter.

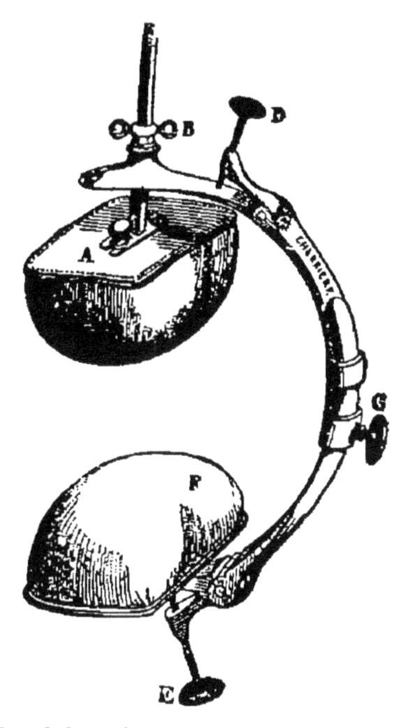

Fig. 253. — Compresseur de Dupuytren modifié.

Comme cette compression est très fatiguante, elle ne tarderait pas à devenir impossible par l'engourdissement des doigts, si l'on n'avait soin de ménager ses forces en ne pressant pas outre mesure.

D'ailleurs, si l'opération était assez longue pour que, malgré cetteprécaution, l'aide fût fatigué, il pourrait changer de main, mais sans lâcher le vaisseau, en plaçant les doigts de la main libre à la place des deux doigts de la main fatiguée; puis, quand ceux-ci seraient bien appliqués, il retirerait cette dernière. Il pourrait encore soutenir les doigts qui compriment, en pesant avec ceux de l'autre main ou mieux en faisant agir sur eux par les doigts d'un second aide; car il est préférable d'avoir une main en sentinelle, afin d'explorer le vaisseau et d'être plus prompt à le saisir si, par un mouvement inopportun du malade ou par toute autre circonstance, on venait à lâcher la compression. Plusieurs aides peuvent être utilisés pour faire cette compression digitale, qui devient alors intermittente.

On peut encore exercer la compression au moyen d'une pelote en forme de cachet; toutefois ce moyen ne doit être appliqué que si le vaisseau est extrêmement profond et quand la compression doit être considérable; dans ce dernier cas, le garrot, le tourniquet et le compresseur peuvent aussi être mis en usage.

c. *Compression élastique. — Méthode et appareil d'Esmarch.* — Cette méthode d'hémostase satisfait à trois indications : 1° la suppression de la circulation artérielle; 2° la suppression de la circulation veineuse; 3° le refoulement du sang contenu dans le membre sur lequel on opère[1].

Cette dernière indication peut être remplie en partie en faisant élever le membre à opérer, pendant quelques instants, de manière à faciliter l'écoulement en retour du sang veineux.

Maisonneuve et Chassaignac avaient proposé de comprimer circulairement le membre à l'aide de tubes en caoutchouc pour y arrêter la circulation artérielle.

En Italie, Grandesso Silvestri, de Vicence, et après lui Vanzeti, de Padoue, faisaient soulever le membre à amputer, l'entouraient assez fortement depuis son extrémité jusqu'à sa racine, et enfin appliquaient un lacet élastique circulaire pour obtenir l'hémostase[2].

En fait, la méthode était presque créée; toutefois, c'est à Esmarch qu'elle doit d'être entrée dans la pratique, grâce aux modifications ingénieuses qu'il lui a fait subir.

Le membre sur lequel doit être pratiquée l'opération (amputation, résection, ligature d'artère, etc.) doit être élevé et entouré d'une bande de caoutchouc, depuis son extrémité jusqu'au-dessus du point où l'on doit agir. La bande de caoutchouc peut être une simple bande ; Esmarch a conseillé l'emploi d'une bande formée d'un tissu de soie et de caoutchouc, bande colorée en rouge. Cette dernière serait plus solide, plus souple; elle doit avoir une longueur de 8 à 10 mètres, et une largeur de 4 à 5 centimètres.

Le chef initial de la bande doit être laissé libre. Si l'on agit sur le membre inférieur, il est bon de placer un peu d'ouate entre les orteils pour diminuer la sensation pénible

1. O. Terrillon, *Bull. de thérap.*, Paris, 15 janvier 1874.
2. Grandesso Silvestri, *Gaz. med. ital. prov. Venete*, 1871, n° 30, p. 309.

produite par la constriction. Les tours de bande doivent être légèrement serrés, et chacun d'eux doit empiéter d'un tiers ou de moitié sur celui qui précède ; enfin il ne faut faire ni renversés ni huit de chiffre.

Arrivé au point où doit cesser la constriction, on fait encore deux ou trois tours circulaires, et le globe de la bande élastique est confié à un aide.

On enroule alors sur ces derniers tours de bande ou immédiatement au-dessus d'eux un tube de caoutchouc qui présente environ le volume du pouce. Ce tube doit être soumis à une traction assez intense, surtout lorsque les sujets sont gras ou fortement musclés ; ses deux extrémités sont fixées soit à l'aide d'un crochet et d'une chaîne, soit

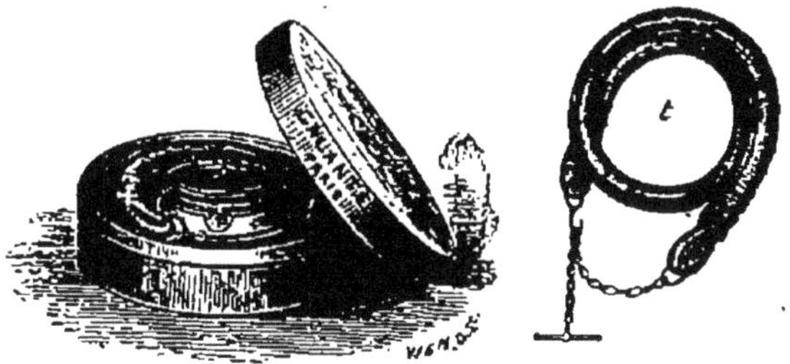

Fig. 254. — Appareil d'Esmarch. — *b*, bande élastique ; *t*, tube de caoutchouc.

par un coulant en métal, ce qui évite de faire un nœud pouvant se desserrer (fig. 254).

Ceci fait, on déroule, de l'extrémité vers la racine du membre, la bande élastique, jusqu'au niveau du tube de caoutchouc, qui peut même être laissé seul en place.

Dans les cas où le membre à opérer est souillé de sang ou de pus, on peut le recouvrir, comme le conseille Esmarch, d'une couche d'ouate ou d'un taffetas imperméable, pour éviter de salir la bande de soie et de caoutchouc.

Dès que la bande est enlevée, le segment de membre mis à découvert présente une pâleur caractéristique et est complètement exsangue ; aussi peut-on opérer sans perdre de sang et aussi facilement qu'on le ferait sur le cadavre. Toutefois, il est très important de pratiquer au fur et à mesure la ligature des grosses artères faciles à reconnaître, et qui sont intéressées pendant la manœuvre chirurgicale.

Quand l'opération est terminée, on enlève peu à peu la constriction circulaire, manœuvre qui n'est pas toujours très commode, car, lorsque le tube est trop tendu, il est souvent difficile de décrocher la chaîne.

C'est pour remédier à ce grave inconvénient que Nicaise a proposé de substituer au tube de caoutchouc une bande élastique longue de 70 à 80 centimètres, et qui porte une série d'anneaux sur une de ses faces. Une de ses extrémités est terminée par un crochet que l'on introduit dans l'un ou l'autre des anneaux, selon les dimensions du membre[1].

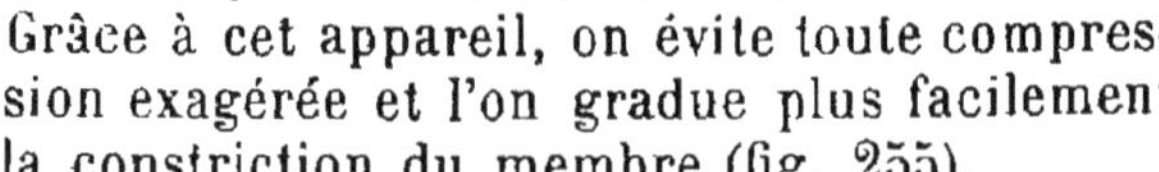

Grâce à cet appareil, on évite toute compression exagérée et l'on gradue plus facilement la constriction du membre (fig. 255).

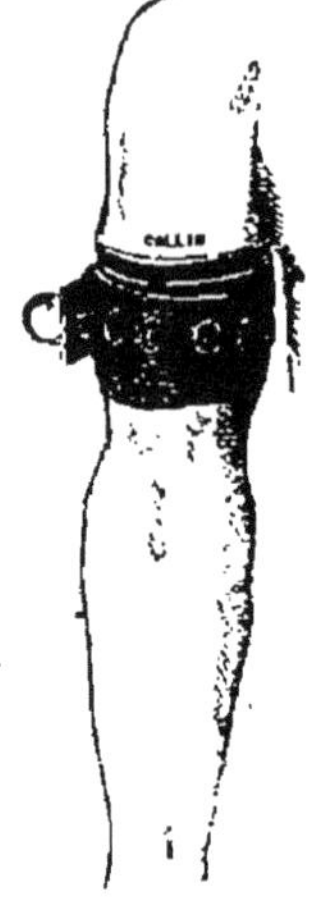

FIG. 255. Bande élastique de Nicaise.

Le tube de caoutchouc peu à peu desserré, une congestion notable du membre succède à l'ischémie, la surface de la plaie se couvre d'un suintement sanguin assez abondant, les petites artérioles donnent du sang ainsi que les surfaces osseuses intéressées. Cet écoulement de sang, parfois assez abondant, paraît résulter d'une paralysie vaso-motrice. Pour y remédier, on a conseillé d'attendre quelque temps avant de faire le pansement, afin de pouvoir lier les artérioles qui peuvent donner encore et de s'assurer que l'écoulement sanguin est bien arrêté.

Ces différents appareils hémostatiques, bande d'Esmarch et bande élastique de Nicaise, ont l'inconvénient grave de ne pas être d'une asepsie absolue; aussi leur préférons-nous de beaucoup la *simple bande en caoutchouc* que l'on aura le soin de conserver immergée dans la solution de bichlorure de mercure à 1 pour 1000, dans un bocal hermétiquement fermé. En utilisant cette bande simple, on n'emploie pas de tube de caoutchouc spécial placé à la racine du membre, c'est la bande elle-même, dont on laisse en place les derniers tours circulaires, correspondant à la racine du membre qu'on opère, qui fait l'hémostase.

6° *Torsion*. — Cette opération, imaginée par Amussat (1828), préconisée surtout par Thierry[2], n'est applicable

1. *Bull. et mém. de la Soc. de chirurgie*, nouv. série, t. II, p. 215, Paris, 1876, et *Gaz. médicale de Paris*, 1876, p. 430.
2. *De la torsion des artères*, Paris, 1829.

qu'aux artères; elle consiste à saisir l'extrémité du vaisseau et à le tordre plusieurs fois sur lui-même avec une pince spéciale dite *pince à torsion*. Celle-ci présente des mors beaucoup plus larges que ceux de la pince ordinaire; de plus elle est pourvue d'une espèce de petit verrou qui glisse sur une des faces de la pince et s'engage dans une petite mortaise creusée dans l'épaisseur de l'autre branche de la pince. La torsion peut être *libre* ou *limitée*. Elle peut être faite avec les pinces ordinaires à forcipressure.

La *torsion libre* consiste à saisir avec une pince l'extrémité d'une artère et à la tordre plusieurs fois. Elle n'est guère applicable qu'aux petits vaisseaux et aurait l'inconvénient d'étendre quelquefois très loin la lésion des tuniques artérielles. Cependant elle a été encore préconisée par le professeur Tillaux, qui l'a utilisée avec succès, même dans les grandes amputations.

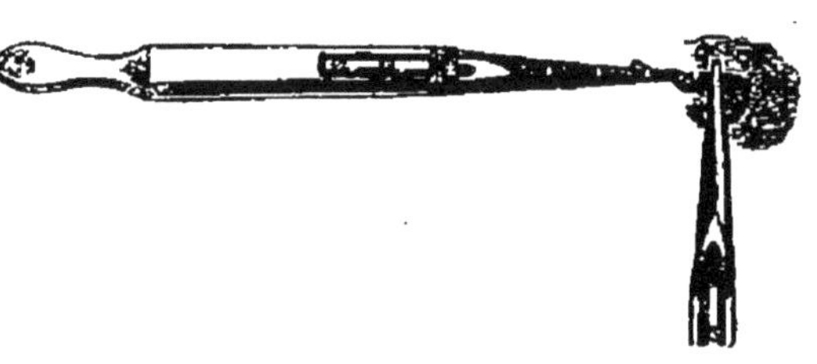

Fig. 256. — Torsion limitée de l'artère.

La *torsion limitée* est applicable aux artères d'un plus gros calibre. Pour la pratiquer, on saisit avec une pince l'extrémité du vaisseau, on l'attire au dehors de la plaie, on le saisit en travers à une certaine distance de son extrémité avec une autre pince; puis on tord toute la partie qui est au delà de la seconde pince. Elle offrirait sur la méthode précédente l'avantage de limiter la déchirure des tuniques moyenne et interne du vaisseau (fig. 256).

La torsion telle que la préconise le professeur Tillaux est non limitée mais complète, c'est-à-dire qu'après avoir saisi l'extrémité de l'artère avec la pince, on imprime à celle-ci des mouvements de rotation sur son axe jusqu'à ce que le bout artériel saisi soit complètement détaché [1].

La pince dont il se sert n'est autre qu'une pince à torsion ordinaire, dont les mors sont plus longs et s'adaptent plus complètement l'un à l'autre. A l'extrémité opposée aux mors

1. *De la torsion des artères*, in *Bull. et mém. de la Société de chirurgie*, nouv. série, t. II, p. 231, Paris, 1876, et Magon, Thèse de Paris, 1875.

se trouve une sorte d'ailette, destinée à faciliter la torsion en donnant aux doigts une plus large prise (fig. 257).

L'extrémité de l'artère, isolée dans une étendue de 12 à 15 millimètres, doit être saisie obliquement, surtout lorsqu'elle est volumineuse; puis, soutenant la pince de la main gauche et la maintenant dans la même direction que l'artère, on saisit l'ailette de la main droite et l'on imprime des mouvements de torsion sur place, sans exercer de traction. Ces mouvements, ni lents, ni rapides, sont continués jusqu'à ce que le bout artériel se détache et reste entre les mors de la pince.

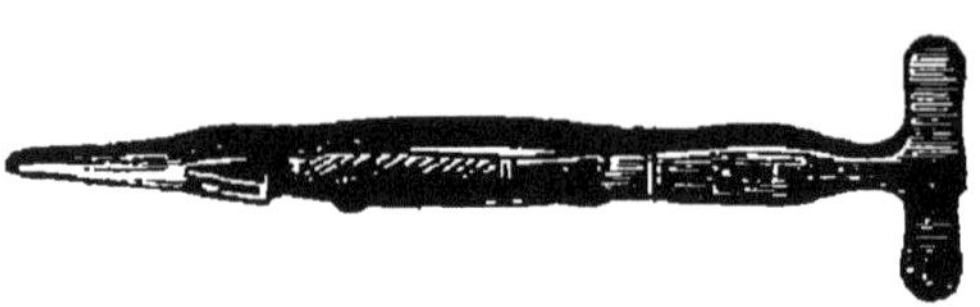

Fig. 257. — Pince à torsion du professeur Tillaux.

Nous ne parlerons pas d'une multitude d'opérations abandonnées aujourd'hui, que l'on a pratiquées sur les artères afin d'arrêter l'écoulement du sang : tels sont la *mâchure*, le *refoulement*, le *froissement*, l'*arrachement*, etc.; comme la torsion, ces divers procédés agissent en lésant les deux tuniques internes du vaisseau.

7° *Ligature.* — C'est le plus simple et le plus sûr de tous les moyens hémostatiques.

La ligature se fait au moyen d'un fil de chanvre, de lin ou mieux de soie, assez solide pour qu'il ne se brise pas en serrant l'artère. On a imaginé des ligatures faites avec des substances animales, considérées comme absorbables, afin que la réunion par première intention puisse être possible.

Les ligatures utilisées par Lister sont faites de catgut fabriqué avec des intestins de mouton (Just Lucas-Championnière). Nous avons eu l'occasion déjà d'en parler page 391.

Les cordes, de diverses grosseurs, doivent baigner pendant quatre à six mois dans le mélange suivant : des cristaux d'acide phénique sont fondus dans un dixième de leur poids d'eau, on ajoute cinq parties d'huile d'olive et l'on mélange intimement le tout[1].

1. Just Championnière, *Chirurgie antiseptique*, p. 63, 1876.

Le catgut ainsi préparé peut rester plongé dans le liquide et doit y être conservé indéfiniment (fig. 258).

Pour être utilisable, le catgut doit être souple et fort, se résorber facilement et ne véhiculer avec lui aucun germe. Cette dernière condition est difficilement remplie si l'on songe que, par sa nature même, le catgut doit contenir un certain nombre d'éléments plus ou moins nuisibles. C'est en raison de sa difficulté de stérilisation qu'on tend, comme nous l'avons déjà dit, à l'abandonner.

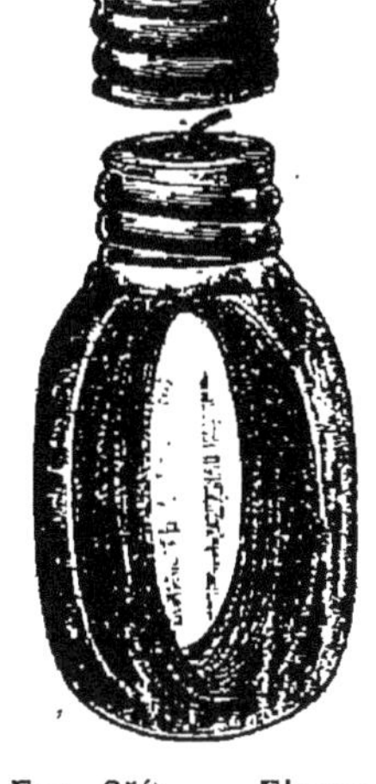

FIG. 258. — Flacon contenant trois grosseurs de catgut.

Les ligatures exercent sur les vaisseaux une constriction circulaire qui empêche le sang de passer; il se fait un caillot obturateur et il se développe une inflammation, sous l'influence de laquelle le vaisseau s'oblitère jusqu'à une certaine hauteur, quelquefois jusqu'au niveau de la première collatérale.

Le fil qui doit servir à faire une ligature doit être très résistant.

Lorsqu'un vaisseau est lié, il se passe, au bout d'un certain temps, dans la partie sur laquelle la constriction a été faite, un travail tout spécial sur lequel nous ne pouvons insister ici.

Le plus ordinairement, s'il est parfaitement aseptique, le fil s'enkyste, du tissu fibreux se forme autour de lui; il ne donne lieu à de la suppuration que s'il n'a pas été suffisamment aseptisé. C'est à cause de sa facilité de stérilisation (ébullition simple ou autoclave, voy. *Préparation du fil de soie*, p. 124), que le fil de soie, qui avait été quelque peu délaissé pour les ligatures depuis l'introduction des fils de catgut, semble reconquérir actuellement une partie du terrain perdu.

Les ligatures doivent être immédiatement appliquées sur les vaisseaux : aussi faut-il isoler ceux-ci avec soin et éviter de comprendre dans l'anse du fil les veines et les nerfs qui accompagnent l'artère.

Quant aux *doubles ligatures*, elles doivent être mises en usage lorsqu'on craint de voir l'hémorragie revenir par le bout inférieur du vaisseau sectionné ; dans toute autre circonstance, elles sont inutiles.

Les ligatures se font tantôt sur l'extrémité d'un vaisseau

divisé; d'autres fois sur la continuité d'un vaisseau divisé complètement ou incomplètement; dans tous les cas, elles doivent être perpendiculaires à son axe.

Lorsque le vaisseau est divisé complètement et qu'on en fait la ligature dans la plaie, le chirurgien en saisit l'extrémité plus ou moins dénudée, au moyen d'une pince à ligature, en appliquant chacun des deux mors de la pince sur deux points opposés de l'axe de l'artère, et en les rapprochant de manière à mettre les deux faces internes du vaisseau en contact. Lorsque toutes les parties molles ont été séparées aussi bien que possible, un aide, muni d'un fil de soie, passe la partie moyenne de celui-ci sur une des faces du vaisseau, ramène les deux chefs sur l'autre face, fait un premier et un second nœud qu'il serre en introduisant les deux doigts indicateurs ou les deux pouces dans le fond de la plaie, et en pressant les deux fils à l'aide de la face palmaire des doigts (nœud du chirurgien) : il peut ainsi serrer convenablement le fil, sans exercer de tractions sur le vaisseau (fig. 259). La constriction doit être assez forte. Ce nœud est rendu plus solide par un troisième nœud, fait de la même manière.

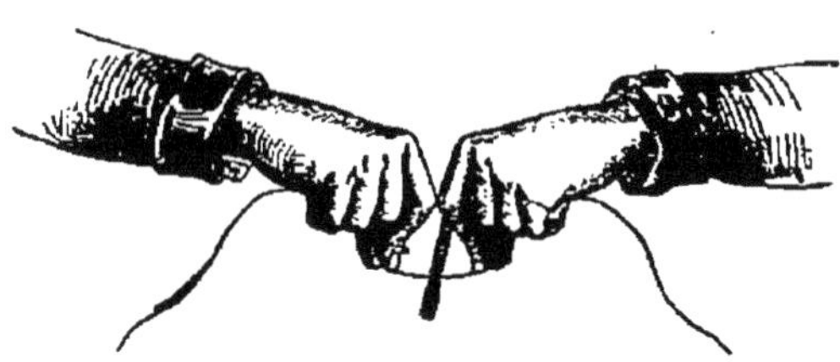

Fig. 592. — Manière de serrer la ligature.

Pour bien serrer le fil, la pince qui tient l'artère doit être relevée, les chefs du fil enroulés et assujettis sur les derniers doigts, les pouces rapprochés dos à dos, fléchis dans leur articulation phalangienne.

Lorsque, au contraire, le vaisseau est divisé en partie seulement ou qu'il ne l'est pas du tout, la ligature étant pratiquée sur un point où une incision a été faite dans le but de découvrir l'artère, le fil sera passé au-dessous d'elle au moyen d'un stylet aiguillé que l'on glissera sur la sonde cannelée, et on le serrera, ainsi qu'il a été dit tout à l'heure, en introduisant les doigts indicateurs, ou les pouces, dans le fond de la plaie, aussi près que possible du nœud.

Si enfin une grosse veine était ouverte par une petite incision, et si l'on craignait une hémorragie grave, il faudrait la lier de la même façon.

Pour ne pas se desserrer, le nœud doit être droit; la constriction doit être bien circulaire et nullement oblique. Il faut avoir soin d'embrasser dans la ligature toute la circonférence du vaisseau, artériel ou veineux, sans quoi le fil glisserait.

Appliquer une ligature sur un vaisseau saisi avec la pince à torsion ou avec la pince ordinaire, n'est pas toujours facile, surtout si l'artère est profonde, et dans ces cas il n'est pas rare d'éprouver de grandes difficultés à passer l'anse du fil à ligature jusqu'au delà des mors de la pince qui tient le vaisseau. Pour y remédier dans une certaine mesure, on a construit des pinces à ligature à mors fortement ovoïdes (pinces américaines); et des pinces à mors allongés se terminant par des griffes destinées à tenir solidement le vaisseau saisi (pinces de Kocher). Grâce à cette disposition des mors, le fil à ligature glisse et vient en quelque sorte s'appliquer de lui-même sur l'artère.

Un autre procédé consiste à passer un fil à ligature au moyen d'une aiguille de Reverdin fortement recourbée et passée au-dessous des tissus saisis avec les pinces hémostatiques.

Mais, si toute ligature est impossible à cause de la profondeur des tissus où se trouvent les vaisseaux artériels, des pinces hémostatiques peuvent parfaitement être laissées sur ceux-ci pendant quarante-huit heures, sans aucun danger pour le patient, à condition que ces pinces aient subi une stérilisation absolue. Au bout de ce temps, l'hémostase est assurée.

8° *Forcipressure*. — Le professeur Verneuil a désigné sous ce nom l'application plus ou moins prolongée d'une pince (*forceps, forcipis*) sur un vaisseau divisé ou non, dans le but d'obtenir l'arrêt de la circulation du sang.

Tantôt la pince sera placée sur le trajet même du vaisseau : la forcipressure est alors *latérale;* tantôt, au contraire, l'extrémité sectionnée sera pincée : la forcipressure est *terminale*.

L'application de la pince peut être encore *passagère* ou bien *prolongée;* dans le premier cas, l'hémostase est temporaire; dans le second, la pince est un agent définitif d'hémostase.

Nous n'avons pas à exposer ici l'histoire et les avantages

de la forcipressure, sur ce point nous renverrons le lecteur au travail très complet du professeur Verneuil[1].

Les instruments utilisés pour pratiquer cet aplatissement des vaisseaux ont été variés ; toutefois on peut dire que les plus communément employés sont les pinces à ligature ordinaire et les pinces à pansement, qui se trouvent à la portée de tous les praticiens.

Dans ces dernières années, la forcipressure ayant été plus particulièrement utilisée comme moyen d'hémostase, soit temporaire, soit définitif, pendant les opérations d'ovariotomie, Kœberlé, de Strasbourg, fit construire des pinces dites *hémostatiques*, ayant la forme des pinces à pansement avec arrêt de Charrière ou de pinces croisées très légères[2] ; elles sont représentées dans la figure ci-contre.

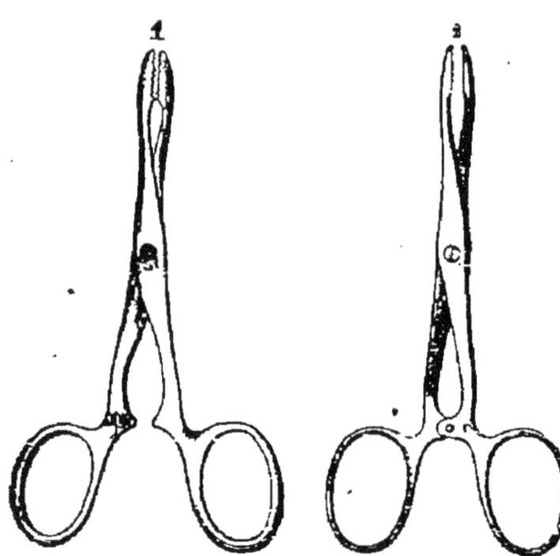

Fig. 260. — Pinces de Péan et de Kœberlé.

De son côté, Péan[3] se servit de pinces fort analogues, dont la forme des mors fut ensuite modifiée, pour répondre à des indications spéciales (fig. 260).

Notons que ces deux chirurgiens se disputent l'invention de ces pinces hémostatiques, invention faite par Charrière dès 1858.

Toutes les pinces hémostatiques ont en général des branches trop flexibles ; il y aurait avantage à les modifier : elles gagneraient en solidité ce qu'elles perdraient en élégance.

La forcipressure a été utilisée avec de grands avantages pendant les opérations ; elle est alors multiple et passagère.

1. *Bull. et mém. de la Société de chirurgie*, t. I, p. 17, 108, 273, 522, 645, Paris, 1875.

2. Kœberlé, *De l'hémostase définitive par compression excessive*, Paris, 1877.

3. Péan, *Du pincement des vaisseaux*, etc., Paris, 1877.

Ce procédé, plus facile, moins encombrant et surtout très rapide, a été conseillé pour la première fois par Carl Graefe et publié par Angelstein en 1831.

L'opération terminée, on procède à l'hémostase définitive à l'aide des ligatures ; souvent même celles-ci peuvent être évitées, le vaisseau pincé étant suffisament oblitéré. Toutefois, nous croyons avec Verneuil qu'il ne faut pas trop se fier à cette hémostase primitive, sauf dans les cas où les parties sectionnées peuvent être réunies par première intention à l'aide de sutures superficielles et profondes.

Mieux vaut arrêter, si c'est possible, tout écoulement sanguin au moyen de ligatures. Celles-ci, faites avec des fils absolument aseptiques, n'offrent aucun danger.

En résumé, la forcipressure est une méthode d'hémostase déjà ancienne, trop abandonnée pendant ces dernières années, et qui aujourd'hui a repris le premier rang dans la pratique chirurgicale.

Il faut, quand on opère, disposer d'un grand nombre de pinces (voy. p. 10). On peut, grâce à elles, supprimer en partie les aides et simplifier beaucoup les temps des grandes opérations.

En bien des régions, aux lèvres, au nez, etc., on peut saisir en masse les tissus de façon à comprimer les vaisseaux qui apportent le sang au point qu'on va diviser, et les laisser en place pendant la durée de l'opération, qui de la sorte n'est pas entravée par l'écoulement sanguin.

On devra avoir un certain nombre de pinces hémostatiques de formes différentes suivant les régions où l'on aura à intervenir : les unes seront droites, les autres courbes, celles-ci auront les mors plats, celles-là seront en forme de T, ou en cœur, ou bien triangulaires.

CHAPITRE III

Tamponnement des cavités naturelles.

1. — Tamponnement des fosses nasales.

Lorsque l'écoulement du sang par le nez est assez considérable pour amener des accidents et compromettre la vie des malades, il faut l'arrêter au moyen du tamponnement des fosses nasales.

N'ayant pas à énumérer ici les causes qui peuvent donner naissance à des hémorragies nasales inquiétantes, nous n'avons qu'à signaler les moyens de les arrêter et à décrire en particulier le tamponnement ; nous ferons remarquer tout de suite que l'on doit y avoir recours d'autant plus vite que le malade aura perdu une plus grande quantité de sang, et qu'il se trouvera dans des conditions telles qu'une perte de sang, même peu considérable, pourrait lui être funeste.

Avant de passer à la description du tamponnement des fosses nasales, nous indiquerons un moyen hémostatique très simple préconisé par Négrier[1]. Il fait élever brusquement le bras correspondant à la narine d'où coule le sang, et *presque toujours* l'hémorragie est suspendue. Négrier rapporte plusieurs observations d'hémorragies extrêmement rebelles arrêtées par ce procédé, qu'on peut toujours essayer.

Le tamponnement des fosses nasales se pratique avec un instrument désigné sous le nom de *sonde de Belloc* (fig. 261). Il se compose :

1° D'une sonde de la longueur et du volume d'une sonde de femme, mais d'une courbure beaucoup plus grande ;

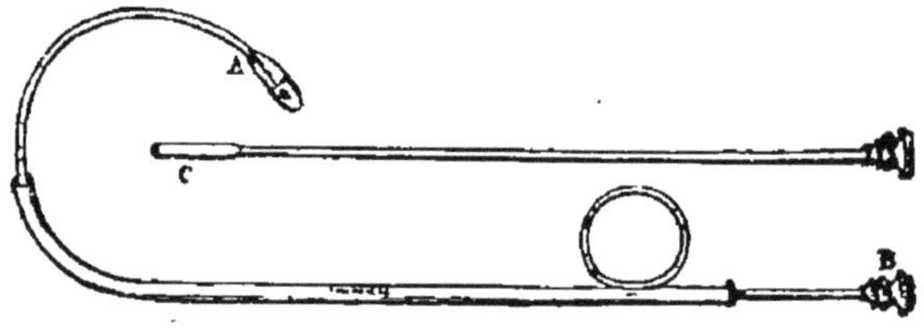

Fig. 261. — Sonde de Belloc.

près de son pavillon se trouve un large anneau destiné à maintenir l'instrument. Cet anneau, qui sert encore de point de repère, est fixé du côté de sa concavité ; le bec de la sonde est percé à son extrémité ; il n'a pas d'yeux ni de cul-de-sac.

2° Dans la cavité de la sonde s'engage un ressort d'acier ou d'argent, terminé du côté du bec de la sonde par un bouton A, qui s'adapte parfaitement au volume de l'instru-

1. *Archives générales de médecine*, 3e série, t. XIV, p. 198, Paris, 1842.

ment, et qui est percé transversalement. A l'autre extrémité du ressort est un pas de vis au moyen duquel se trouve fixé un stylet assez long C, qui pourrait faire corps commun avec le ressort. Mais, afin de rendre l'instrument plus portatif, on dévisse le stylet lorsque le ressort est engagé dans la cavité de la sonde. Alors un petit écrou B s'engage à l'extrémité du ressort, afin d'empêcher ce dernier de sortir de la sonde dans laquelle il se trouve fixé d'un côté par le bouton, de l'autre par l'écrou.

Lorsqu'on veut faire usage de l'instrument, on visse le stylet sur l'extrémité du ressort, et l'écrou qui a été déplacé est vissé à l'extrémité libre de cette tige; on l'engage dans la cavité de l'instrument et l'on fait facilement sortir le ressort.

Charrière a modifié la sonde de Belloc de la façon suivante : au lieu de tenir le stylet dans un compartiment spécial de la trousse, il se trouve, lorsque l'instrument est fermé, dans la sonde elle-même; pour faire fonctionner cette sonde, la manœuvre est des plus simples (fig. 262).

L'instrument étant fermé (fig. 1), on tourne le bouton C de droite à gauche, on dégage le stylet qui tombe jusqu'à ce qu'il rencontre l'anneau du ressort B (fig. 2), puis on continue à tourner deux ou trois tours dans le même sens; le stylet est fixé au ressort, il suffit de le pousser pour faire sortir le ressort de la sonde.

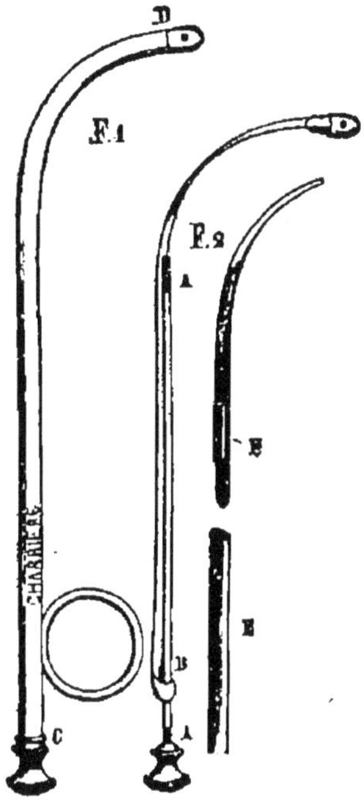

Fig. 262. — Sonde de Belloc, modifiée par Charrière.

Veut-on fermer l'instrument, on tire le stylet, on tourne le bouton de gauche à droite, on dégage le stylet que l'on pousse dans la sonde, et l'on fixe le bouton à la sonde en tournant dans le même sens.

Veut-on démonter l'instrument, on tourne le bouton d'abord, puis le stylet, comme quand on veut mettre la sonde en état de fonctionner; mais on tourne le stylet jusqu'à ce qu'il soit dégagé complètement du ressort, alors on enlève le ressort en tirant sur l'olive. On remonte l'instrument en replaçant le ressort et en tournant le bouton de droite à gauche.

Avant de procéder au tamponnement des fosses nasales, il faut autant que possible antiseptiser cette région. Les antiseptiques forts n'y sont pas de mise; on administrera donc plusieurs injections avec la solution boriquée chaude, soit avec une seringue en verre stérilisable par l'ébullition, soit avec le siphon de Weber dont la canule de verre doit être aussi bouillie au préalable. Au lieu d'acide borique on peut se servir d'une solution chaude de sublimé au 5000[e]. Ces douches nasales chaudes suffisent quelquefois à arrêter les épistaxis.

Mais, pour plus de sécurité, on préparera les matériaux destinés à faire le tamponnement antérieur et postérieur. Ces matériaux peuvent être de la charpie ou de l'ouate stérilisée, de l'ouate salolée ou boriquée, ou bien encore de la gaze iodoformée. On en formera des bourdonnets et des tampons que l'on attachera avec un fil de soie stérilisé par l'ébullition. On pourra tremper les bourdonnets dans une solution d'antipyrine au 10e ou au 5e, qui est elle-même hémostatique.

Au lieu d'ouate et de gaze, on pourra utiliser, pour faire les bourdonnets, le *pengawar Djambi* ou *mousse orientale*. Cette substance a été connue en Europe au commencement du quinzième siècle, sous le nom de *buisson de la Scythie* (*Agnus scythicus*); elle est rendue antiseptique avant d'être livrée à la consommation et est très en honneur dans les armées russes et hollandaises. Elle a été préconisée par W.-A. Tikhomirow, professeur à l'Université impériale de Moscou, et jouit, dit-on, de propriétés hémostatiques.

Manuel opératoire. — A. *Procédé de la sonde de Belloc.* — Deux bourdonnets de charpie stérilisée ou deux tampons d'ouate antiseptique assez fortement serrés doivent être préparés à l'avance; l'un d'entre eux sera placé à l'orifice antérieur des fosses nasales, l'autre à l'orifice postérieur. A la partie moyenne de ce dernier sont noués deux fils de soie assez forts et doubles; un de ces fils est dirigé en avant, l'autre en arrière.

Lorsque l'appareil est préparé, on glisse la sonde de Belloc dans la narine malade. Quand le bec de l'instrument est arrivé sur la face supérieure du voile du palais, ce dont on s'aperçoit par les mouvements de déglutition que fait le malade, on engage le stylet dans la sonde; le ressort, en raison de son élasticité et de sa courbure, se trouve dégagé dans la cavité buccale en contournant le bord libre du voile du palais; la sonde est maintenue en place, le doigt indicateur de la main gauche ramène le bouton qui termine le ressort aussi en avant que possible. On passe alors les deux extrémités du fil double antérieur du bourdonnet dans la perforation du bouton, puis le stylet est retiré; avec lui le ressort s'engage dans la sonde, le fil se trouve tendu, et son extrémité arrive au niveau du bord libre du voile du palais. Si ensuite de la main droite on retire la sonde de la cavité des fosses nasales, on entraîne le bourdonnet vers l'orifice postérieur; mais pendant cette manœuvre le doigt indicateur de la main gauche, introduit dans la bouche, guide le bourdonnet, pour l'empêcher d'arc-bouter sur le voile du palais.

L'instrument devient alors inutile; on le détache, on tire sur le double fil antérieur, et avec le doigt indicateur gauche on fixe fortement le bourdonnet sur l'orifice postérieur de la narine que l'on veut oblitérer. On doit faire attention à ne pas choisir un bourdonnet trop volumineux, car il ne pourrait pas passer ou ne passerait que difficilement entre le bord libre du voile du palais et la paroi postérieure du pharynx. Il ne sera pas non plus trop petit, car en tirant sur le fil on l'entraînerait en avant, ou bien, appliqué sur l'orifice de la narine, il ne l'oblitérerait qu'incomplètement.

Lorsque l'orifice postérieur est parfaitement fermé, on écarte le fil double antérieur, on en place les deux chefs de chaque côté de la narine; on engage alors entre eux l'autre bourdonnet; les fils sont portés en avant de celui-ci et noués solidement; l'autre fil double du bourdonnet postérieur est ramené dans la bouche et fixé sur la joue.

Il est facile de comprendre que le sang ne peut s'échapper en arrière et en avant, arrêté qu'il est par les bourdonnets; que ceux-ci ne peuvent se déplacer, le postérieur étant fixé par l'antérieur, et réciproquement. Quant au fil postérieur, il sert à ramener le bourdonnet postérieur lorsqu'on enlève l'appareil. En effet, le doigt ne peut pénétrer que difficilement jusqu'à l'orifice postérieur de la narine, et cette manœuvre cause beaucoup de gêne au malade; de plus, les mouvements de déglutition étant très violents, lorsque quelque corps étranger vient à toucher le voile du palais, il serait à craindre que le bourdonnet ne fût avalé ; en le soutenant au contraire avec le fil, on peut facilement l'enlever.

L'appareil doit être retiré quand on suppose l'hémorragie arrêtée, soit, en général, au bout de trente-six à quarante-huit heures ; il suffit alors de détacher le fil antérieur, d'enlever le bourdonnet du même côté, de tirer le fil postérieur, pour entraîner le bourdonnet auquel il est fixé. On trouve alors dans la narine un caillot épais, résistant, ayant absolument la forme de la fosse nasale.

Ce moyen d'arrêter les hémorragies appartient, en fait, à la compression ; mais il faut remarquer que celle-ci n'est pas directe, qu'elle a lieu au moyen du sang, qui, réagissant sur tous les points de la membrane muqueuse, s'oppose à l'écoulement d'une nouvelle quantité de liquide.

La sonde de Belloc est un instrument assez commode ; elle peut être cependant remplacée facilement par une sonde de gomme élastique, un morceau de corde à boyau, ou toute autre tige flexible que l'on introduirait jusque dans la bouche par l'orifice antérieur des fosses nasales.

B. *Procédé de Bertherant ou de la sonde molle en gomme.* — Bertherant a conseillé, pour placer un bourdonnet de charpie à l'orifice postérieur des fosses nasales, un procédé fort ingénieux.

« Je pris, dit-il, une sonde creuse emplastique, n° 5, de la filière Charrière, la plus mince qui se trouvât sous ma main, et d'un coup de ciseau j'abattis le bourrelet de cire rouge adapté au pavillon.

« Après y avoir poussé le mandrin courbé comme pour le cathétérisme urétral, je fixai à l'extrémité terminale de l'appareil un double fil de 50 centimètres environ de longueur, au moyen de deux nœuds coulants pris tout simplement dans la plicature du même lien ; les deux chefs libres furent ramenés parallèlement à la tige de l'instrument et saisis avec lui entre les trois premiers doigts de la main droite.

« Puis, dirigeant la sonde, la concavité tournée en bas, d'avant en arrière, dans le méat inférieur, du côté d'où provenait l'écoulement, je la portai directement dans le pharynx : là, un mouvement de bascule l'appuya sur la base de la langue, et je retirai en partie le mandrin, de manière à rendre flexible l'extrémité profondément engagée de mon cathéter. J'invitai alors le malade à expirer fortement et à expectorer même; ce mouvement avait pour but de rapprocher la sonde du voile du palais et de l'isthme du gosier; il me devint, en effet, très facile d'en saisir l'extrémité avec la main gauche et de l'amener tout entière par la bouche, ainsi que son fil, tandis que le mandrin, qu'elle abandonnait graduellement dans les fosses nasales, restait entre ma main droite avec les chefs libres du double lien.

« La sonde une fois sortie, je n'eus qu'à refouler les deux nœuds coulants au delà du cul-de-sac de l'instrument, pour les défaire sans section et sans rupture de fil : on comprend tout de suite comment la plicature restée intacte fut constituée de nouveau en nœud coulant pour recevoir un tampon, et comment l'opération s'acheva d'ailleurs de la même manière que par la sonde de Belloc. »

La section du bourrelet de cire rouge permet au corps de la sonde de glisser sans obstacle dans la narine, le gosier et la bouche. Enfin, la finesse de la sonde rend sa présence dans le pharynx moins incommode et sa propulsion vers la bouche plus aisée.

C. *Martin Saint-Ange* a imaginé un instrument fort ingénieux, à l'aide duquel il oblitère l'orifice postérieur de la narine sans exercer de manœuvres autour du voile du palais.

Cet instrument se compose d'une canule à l'extrémité de laquelle se trouve un petit sac de baudruche qui s'ouvre dans sa cavité; un robinet situé vers l'extrémité antérieure de la canule permet d'ouvrir et de fermer à volonté ce sac. On l'introduit dans la narine, et, lorsqu'il est arrivé à son orifice postérieur, on souffle dans la canule, de façon à distendre le sac; de l'eau peut être injectée dans la canule pour distendre le sac de la même manière. L'instrument est tiré sur l'orifice postérieur de la narine, qui est hermétiquement fermé; l'orifice antérieur est oblitéré par un bourdonnet d'ouate.

Cet appareil n'est autre que celui dont l'usage a été conseillé par R.-P. Taaffe [1].

On peut encore en rapprocher le *procédé de A. Godrich*,

1. *The Lancet*, vol. I, p. 221, London, 1873.

qui propose de prendre un tube en verre de 15 à 18 centimètres, présentant à l'une de ses extrémités un sac invaginé. Le tube introduit par la narine jusqu'à l'orifice postérieur des fosses nasales, on chasse et distend le sac en l'insufflant, et à l'aide d'un fil on l'attire un peu en avant pour qu'il oblitère cet orifice postérieur. Le bout antérieur du tube qui fait saillie en avant est obturé et passé lui-même dans un bouchon perforé qui oblitère la narine[1]. Ultérieurement A. Godrich a remplacé ce tube en verre par une sonde en gomme et a distendu le sac avec de l'eau glacée[2].

Notons que d'après W.-C.-B. Fifield, les chirurgiens de Boston employaient depuis longtemps un morceau d'intestin grêle de cochon, lié à une de ses extrémités : l'introduction se fait à l'aide d'un mandrin, puis on y injecte de l'eau froide et on lie l'extrémité antérieure du morceau d'intestin[3].

D. *Pelote à tamponnement de Gariel.* — Celle-ci est préférable à l'instrument de Martin Saint-Ange.

Cet instrument se compose d'une sonde en caoutchouc terminée à son extrémité fermée par un renflement olivaire ou piriforme, à peine sensible dans l'état de vacuité ; ce renflement peut par l'insufflation prendre un développement considérable (fig. 263). Comme la sonde est molle et flexible, elle ne peut être introduite sans un mandrin droit ou presque droit, car la sonde ne doit pas arriver jusqu'au voile du palais, mais bien s'arrêter à l'orifice postérieur des fosses nasales. D'un autre côté, comme la tige métallique pouvait traverser et entamer le caoutchouc, Gariel, au lieu de placer le renflement à l'extrémité de la sonde, le place à un centimètre de son extrémité. Cette disposition permet de terminer la sonde par un petit dé de métal qui reçoit l'extrémité du mandrin.

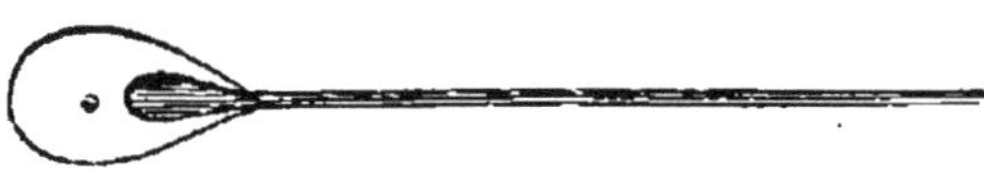
FIG. 263. — Pelote à tamponnement de Gariel.

Pour se servir de cet instrument, on introduit, par l'ori-

1. *The Lancet*, vol. I, p. 115, London, 1873.
2. *Ibid.*, vol. I, p. 517, London, 1873.
3. *Ibid.*, vol. I, p. 618, London, 1873.

fice antérieur de la fosse nasale, la pelote vide d'air et armée d'un mandrin dont le calibre est calculé de telle sorte qu'il puisse passer par l'œil du robinet; lorsque la sonde est arrivée dans la partie supérieure du pharynx, on l'insuffle (fig. 264, *a*), soit avec la bouche, ou mieux avec l'insufflateur à main dont nous avons déjà parlé (fig. 264, *b*). De cette manière la pelote dilatée obture l'orifice postérieur de la narine, et, pour empêcher l'air de sortir, il suffit de fermer le robinet qui se trouve à l'extrémité de la sonde; un bourdonnet d'ouate antiseptique placé à l'orifice antérieur de la fosse nasale complète l'appareil.

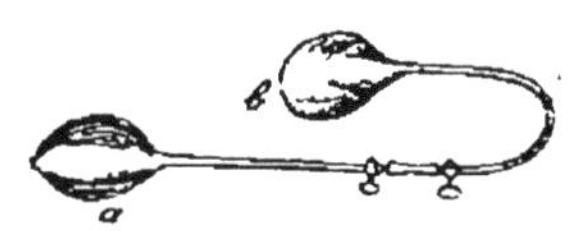

Fig. 264. — Appareil de Gariel.

Diday a fait remarquer qu'il ne fallait pas donner à la pelote une trop grande dimension, car il a observé des accidents qu'il attribue à la compression des nerfs pneumogastriques.

Un appareil absolument analogue a été décrit très ultérieurement par J. English [1].

2. — Tamponnement du vagin.

Le tamponnement vaginal est employé contre les hémorragies de l'utérus qui ont résisté aux moyens classiques, tels qu'irrigations d'eau bouillie très chaude (45 degrés) et injections sous-cutanées d'ergotine.

Comme le dit S. Pozzi [2], le tamponnement vaginal employé comme hémostatique n'est pas un moyen de choix, mais bien d'urgence contre les métrorragies profuses qui, sous peine de devenir mortelles, commandent une prompte intervention.

Mais, avant de faire ce tamponnement, il est bon de faire l'*antisepsie vaginale*. Celle-ci s'obtiendra au moyen d'injections pratiquées avec la solution de sublimé à 1 pour 2000, coupée avec moitié de son volume d'eau filtrée et bouillie.

Ces injections doivent être faites chaudes au moins à la température de 40 degrés. La température élevée du liquide

1. *Wien. med. Press.*, t. XVI, p. 21, 1875.
2. S. Pozzi, *Traité de gynécologie*, 2e édit., 1er fascicule, p. 83, Paris, février 1892.

employé a son importance; les liquides à ce degré font un nettoyage plus parfait, entraînent mieux tous les caillots et les sécrétions adhérentes soit au col, soit aux culs-de-sac du vagin.

On pourrait aussi se servir d'acide phénique à 10/1000 pour faire ces injections; mais le sublimé nous paraît préférable, car il est reconnu aujourd'hui que c'est le plus puissant agent de désinfection. La solution employée devra être formulée ainsi :

Eau filtrée bouillie.............	2000	grammes.
Bichlorure de mercure...........	1	—
Alcool..........................	10	—
Acide tartrique.................	5	—

L'acide tartrique conserve au sublimé toute sa vertu germicide en empêchant la formation des albuminates insolubles.

Ces injections vaginales doivent être faites au moyen d'un récipient de verre auquel on adapte un tube de caoutchouc de longueur moyenne, muni d'une canule en verre[1]. Nous aurons l'occasion d'y revenir à propos de la technique des injections vaginales.

Manuel opératoire du tamponnement vaginal antiseptique. — L'ancienne méthode du tamponnement consistait à introduire dans le vagin, à l'aide d'un spéculum cylindrique ou bivalve, une queue de cerf-volant, en charpie sèche. Cette dernière, chargée de germes, et qu'on laissait souvent très longtemps en place, devenait une source dangereuse d'infection[2].

Aujourd'hui, on a remplacé la charpie par de l'ouate ou de la gaze stérilisée. A défaut d'ouate ou de gaze stérilisée, on se servira d'ouate ou de gaze antiseptique au salol, ou à l'iodoforme.

On fait des tampons ou bourdonnets avec cette ouate ou cette gaze; on les attache un à un avec un fil de soie stérilisé, de façon à former une queue de cerf-volant; on fait placer la malade en semi-pronation latérale ou position de Sims, ou en position ordinaire dorso-sacrée; et en déprimant fortement le vagin au moyen de deux valves de Sims,

1. M. Péraire, *Endométrites infectieuses*, th. de Paris, p. 38 et 39, 1889.
2. Voy. S. Pozzi, *loc. cit.*

on dispose au moyen d'une longue pince stérilisée les tampons autour du col, dans les culs-de-sac et enfin à la surface du museau de tanche.

On doit s'assurer de la vacuité de la vessie et du rectum avant de commencer le tamponnement vaginal.

Il sera bon d'avoir des queues de cerf-volant formées avec des tampons de différent volume ; ainsi il est facile de comprendre que les tampons qui doivent être disposés dans les culs-de-sac doivent être d'un volume inférieur à ceux qui sont placés sur le museau de tanche et qui forment une colonne continue de substance élastique dans toute la cavité vaginale. Au fur et à mesure que les tampons sont placés, on retire les valves de Sims.

Le tamponnement peut être laissé en place de vingt-quatre à quarante-huit heures. Les malades doivent être sondées trois fois par jour.

3. — Tamponnement de la cavité utérine[1].

Si le tamponnement vaginal n'est pas suffisant, il faut savoir faire le tamponnement utérin. Pour le pratiquer, nous laisserons de côté les sachets de Barnes, les sacs dilatateurs de Chassagny, de Simpson et de Tarnier. Ces différents instruments sont d'une application généralement douloureuse ; de plus il est difficile d'obtenir leur asepsie parfaite.

Nous donnerons la préférence aux *tentes aseptiques.*

Ces substances sont les tiges de laminaire, le tupelo (*Nyssa aquatica*) et l'éponge préparée. Tous ces corps prennent par la dessiccation et la compression (éponge à la ficelle) un très petit volume. Ils se dilatent au contact des sécrétions utérines. Conservés dans l'éther iodoformé au 10e suivant le procédé auquel Herff, de Darmstadt (1885), donna la préférence, procédé adopté en France par presque tous les chirurgiens, ces substances sont absolument antiseptiques. On pourra les conserver aussi dans une solution concentrée d'éther ou de salol, dans une solution éthérée de sublimé à 1 pour 100, ou encore les immerger dans une solution concentrée d'alcool phéniqué ou de vaseline salolisée.

Quand on veut pratiquer le tamponnement utérin, on

1. Voy. M. Péraire, *loc. cit.*, p. 43 à 47.

retire les tentes dilatatrices — et c'est aux tiges de laminaire que nous donnons la préférence, — de la solution éthérée, et on les laisse un instant sécher à l'air.

Dès que l'éther s'est évaporé, après une irrigation vaginale antiseptique soignée, la malade étant dans la position soit génu-pectorale ou de Bozeman, soit dorso-sacrée, on essaye de faire pénétrer la tente hémostatique dans la cavité utérine. Mais là, on se trouve souvent arrêté ; la tente est soit trop petite, soit trop volumineuse, ou trop longue ou trop courte. Il est donc nécessaire d'avoir à sa disposition un jeu varié de tentes, et ensuite de s'être rendu compte au moyen de l'hystéromètre, ou mieux d'une sonde en gomme stérilisée, des dimensions de la cavité utérine. Ceci fait, la laminaire est saisie avec une pince stérilisée à longues branches et introduite dans la cavité utérine. Un peu de vaseline au bichlorure de mercure ou de vaseline iodoformée facilite l'introduction de cette laminaire.

S'il existe une déviation utérine, il est bon de donner aux tiges à introduire la courbure qui leur correspondra. Si la pénétration de la tente est difficile, il faut saisir le col avec une pince à petites griffes. Cette pince fixatrice placée sur une des lèvres du col produit une douleur insignifiante.

La tente introduite doit être poussée jusqu'au fond de la cavité utérine. Si elle a une tendance à ressortir, il faudra la caler au moyen de petits tampons d'ouate antiseptique, et faire ensuite le tamponnement vaginal tel que nous l'avons décrit. On doit laisser au moins quarante-huit heures la tente hémostatique qui agit pour arrêter les métrorragies par compression sur les parois utérines.

Si l'opération a été conduite bien antiseptiquement, la malade n'aura pas un instant de fièvre, aucune douleur, et la tente retirée n'aura pris aucune mauvaise odeur. A défaut de ces tentes, on pourra employer la gaze iodoformée, mais l'hémostase ainsi pratiquée ne sera jamais aussi parfaite qu'avec le procédé dont nous venons de parler, à cause de la difficulté d'introduction de la gaze dans un utérus non dilaté.

4. — Tamponnement du rectum.

Le tamponnement rectal sera pratiqué de la même façon que le tamponnement vaginal, après une antisepsie rectale aussi soignée que possible. La manœuvre sera facilitée par l'emploi du dilatateur anal de Nicaise.

On administrera de l'opium au malade à dose suffisante pour retarder l'apparition des selles, on désinfectera le tube digestif par le régime lacté absolu, par le bétol à la dose de 2 à 4 grammes par jour, ou encore par une poudre composée de naphtol β et de charbon, 2 grammes de chacun par jour.

Avant de pratiquer le tamponnement, on fera des irrigations rectales avec des solutions chaudes faiblement antiseptiques : acide borique ou solution de sublimé à 50 centigrammes pour 1000 grammes, étendue d'une partie égale d'eau filtrée et bouillie chaude.

CHAPITRE IV

Rubéfaction.

La *rubéfaction* est cette coloration rouge et douloureuse de la peau, avec un léger gonflement, qui disparaît dès que la stimulation qui l'a produite cesse d'agir.

Lorsque les causes stimulantes sont énergiques ou qu'elles se prolongent pendant un certain temps, il se forme sur la peau des phlyctènes plus ou moins larges, remplies de sérosité : il y a *vésication*.

On conçoit parfaitement que la plupart des moyens qui doivent produire la vésication peuvent déterminer la rubéfaction ; mais il en est quelques-uns qui sont exclusivement employés pour rubéfier la peau : ce sont l'essence de térébenthine et la farine de moutarde. Les frictions peuvent aussi déterminer la rubéfaction ; trop longtemps prolongées, elles feront saigner la peau, déchireront l'épiderme, mais jamais elles ne détermineront la vésication.

Ajoutons encore l'emploi des orties et celui de quelques appareils spéciaux, généralement peu usités.

Nous n'avons pas à étudier ici le mode d'action des médicaments rubéfiants ; à cet égard nous renverrons le lecteur à la thèse de Maurice Raynaud [1].

1. *De la révulsion*, Paris, 1866.

1. — Frictions.

Les frictions sont assez rarement employées; cependant on les met quelquefois en usage pour assouplir les articulations, pour rendre aux muscles une partie de leur action, ou bien pour rappeler la chaleur à la surface de la peau. On se sert pour cela de brosses plus ou moins rudes, de brosses de flanelle, de gants de crin, d'un morceau de laine ou bien encore d'un linge sec et un peu dur; ces divers tissus sont promenés rapidement sur la surface de la peau; mais il faut avoir soin de ne pas déchirer l'épiderme.

2. — Sinapismes.

On donne le nom de *sinapisme* à une espèce de pâte dont la base est la farine de moutarde, supportée sur un linge et appliquée à nu sur la peau.

La farine de moutarde doit sa propriété irritante à une huile volatile qui se trouve dans les semences du *Sinapis nigra*. Cette huile se dégage lorsqu'elle est en contact avec un liquide. Mais tous les liquides n'ont pas au même degré la propriété de faire dégager cette huile volatile : aussi est-il important, pour que le sinapisme agisse rapidement, de choisir la substance qui isolera plus rapidement le principe actif de la farine de moutarde.

L'eau froide est de tous les liquides celui qu'il faut préférer. Trousseau a démontré que l'eau à la température de 75 degrés coagulait l'albumine qui forme une des parties constituantes de l'huile essentielle de la moutarde; que les acides concentrés et les alcalis caustiques jouissaient des mêmes propriétés; que l'eau moins chaude empêchait le dégagement de l'huile volatile; que le sinapisme n'agissait que quand cette eau était refroidie. Il a encore démontré que le vinaigre, dont on se servait autrefois comme véhicule, quand on faisait des sinapismes, altérait aussi l'huile volatile, et qu'ainsi préparé le sinapisme agissait bien plus lentement que lorsqu'il était confectionné avec de l'eau froide.

On doit donc, pour faire un sinapisme, prendre de la farine de moutarde pure ; toute substance autre que la farine de moutarde gênerait l'action du sinapisme; la mêler avec de l'eau froide ou de l'eau dont la température ne soit pas au-dessus de 50 degrés, de manière à en faire une pâte assez consistante que l'on étend sur un linge comme la pâte destinée à confectionner un cataplasme. On replie les bords du linge sur tous les côtés, afin d'empêcher la pâte de s'étendre au delà du point sur lequel on veut agir, puis on l'applique sur la peau.

Quelquefois on ajoute aux sinapismes des corps qui, par leur âcreté, peuvent augmenter l'action rubéfiante; tels sont le poivre, l'ail, la poudre ou la teinture alcoolique de cantharides. Le poivre pulvérisé et la poudre de cantharides sont étendus à la surface du cataplasme; l'ail doit être réduit en pulpe à froid et mêlé à la substance même du sinapisme; enfin on mêle la cantharide à la masse, ou mieux encore on se borne à la mélanger avec la couche superficielle. On peut encore accroître la force active des sinapismes en les préparant avec la farine dont on a préalablement extrait l'huile fixe douce par expression. Si, au contraire, on veut donner au médicament une moindre énergie, on y parvient en mêlant la farine de moutarde avec des quantités plus ou moins considérables de farine de graine de lin, ou bien on se contente de saupoudrer de farine de moutarde un cataplasme de farine de graine de lin[1].

On peut appliquer les sinapismes sur toutes les parties du corps, selon le but que l'on veut atteindre; toutefois la face est presque la seule partie sur laquelle on ne mette pas de sinapisme.

La durée du temps pendant lequel le sinapisme doit rester appliqué est très importante à déterminer; car enlevé trop tôt, il ne produirait presque rien; laissé trop longtemps, il pourrait amener la vésication. Il faut, en général, laisser le sinapisme un quart d'heure à une demi-heure au plus, suivant le degré de sensibilité des individus. D'ailleurs on est averti le plus souvent par les malades, qui se plaignent de douleurs très vives aux points où le sinapisme est placé. Chez les individus qui ont perdu connaissance, il faut surveiller ce topique avec soin; car non seulement les malades ne sentent point son action, mais encore le sinapisme paraît ne pas avoir agi sensiblement, et ce n'est qu'au bout de quelques jours, lorsque la sensibilité est revenue, que la

1. Soubeiran, *Nouveau traité de pharmacie*, t. I, p. 427.

rougeur et même la vésication et les escarres se manifestent.

Blanc et Trousseau pensent « que jamais on ne doit laisser un sinapisme préparé à l'eau, appliqué plus d'une heure, et que, dans le cas même où le malade ne se plaint pas, il faut l'enlever au bout de ce temps, si toutefois la sensibilité est éteinte ou émoussée [1]. »

Cette règle est, du reste, sujette à de nombreuses exceptions. Voici l'opinion de L. Deslandes : « En général, dit-il, plus la peau est fine, délicate, vivante, plus la sinapisation est facile. Ainsi, l'effet des sinapismes est, toutes choses égales d'ailleurs, plus rapide, plus intense chez les enfants que chez les vieillards, chez les femmes que chez les hommes, sur des membres pleins de vie que lorsqu'ils sont insensibles et glacés, sur les parties fines de la peau que sur celles dont l'épiderme est épais, calleux. Cependant et malgré ces données, on peut ne prévoir que très imparfaitement l'effet qu'aura un sinapisme. Il ne faudra qu'un quart d'heure chez un sujet pour que la rubéfaction ait lieu, tandis qu'il faudra deux, trois et même six fois plus de temps chez un autre sujet qui, cependant, paraît être dans des conditions analogues. On ne peut donc prescrire d'une manière absolue le temps que doit durer l'application d'un sinapisme. A quoi donc reconnaître qu'il faut la faire cesser ? Ce n'est pas à la rougeur de la peau, car, le plus souvent, ce n'est que postérieurement à l'enlèvement du cataplasme que la rubéfaction se montre. Ce ne peut donc être qu'à la douleur, à l'irritation locale qu'il cause; aussi ai-je l'habitude de dire: « Vous retirerez les sinapismes quand le malade les aura suffisamment sentis. » Cependant, j'en conviens, cette indication est extrêmement vague : le sinapisme, suivant la manière de sentir du malade et celle de juger des assistants, sera retiré ou trop tôt ou trop tard, et l'on sera exposé à voir l'effet aller au delà ou rester en deçà de celui qu'on voulait obtenir. Mais les inconvénients sont plus à craindre encore lorsqu'on prescrit d'une manière absolue la durée de l'application. Mieux vaut donc encore s'en rapporter à la sensation du malade pour la limiter [2]. »

Lorsqu'on a retiré le sinapisme, il faut laver la place où

1. *Archives générales de médecine*, t. XXIV, p. 74.

2. *Dictionnaire de médecine et de chirurgie pratiques*, en 15 vol., t. XIV, p. 626.

on l'a appliqué avec de l'eau bouillie tiède et l'essuyer avec un linge sec ; si l'irritation était trop vive, on pourrait couvrir la partie malade d'un linge enduit de vaseline, ou avec une carde d'ouate.

Il arrive quelquefois que les douleurs qui suivent l'application du sinapisme sont extrêmement opiniâtres ; on a conseillé pour les calmer l'éther sulfurique, versé goutte à goutte sur le point douloureux. On a recommandé encore des onctions avec un mélange à parties égales d'eau de chaux et d'huile d'amandes douces, ou avec un mélange composé d'onguent populéum, 30 grammes, et de 6 décigrammes d'extrait de belladone, de stramoine ou de jusquiame. Enfin, on peut prescrire un cataplasme de farine de graine de lin, préparé avec une décoction de 8 grammes de feuilles de belladone, de jusquiame ou de stramoine par litre d'eau.

Lorsqu'on ne veut produire qu'une rubéfaction très légère, on se contente d'appliquer des cataplasmes saupoudrés de farine de moutarde. On peut laisser ces *cataplasmes sinapisés* beaucoup plus longtemps que les sinapismes ; il faut néanmoins les surveiller. Si l'on voulait que l'action du sinapisme fût plus lente, on pourrait le préparer avec du vinaigre.

Dans le cas où l'on veut déterminer une irritation prolongée, on promène les sinapismes ; c'est principalement aux membres inférieurs que l'on détermine cette action. Pour user de cette médication, il ne faut laisser les sinapismes appliqués que pendant dix ou quinze minutes au plus. Cet espace de temps est nécessaire pour produire une rubéfaction légère et suffisante, car une rubéfaction trop violente et en même temps trop étendue pourrait causer des accidents.

Lorsqu'on veut, au contraire, obtenir une action très énergique et très rapide, on peut remplacer le sinapisme par la solution révulsive de moutarde de Fauré, de Bordeaux. Elle consiste en un mélange de 12 parties en poids d'huile volatile de moutarde, et de 250 parties d'alcool à 25 degrés. On applique cette liqueur avec un morceau de flanelle fine ou de linge fin, que l'on peut humecter à plusieurs reprises. Après deux ou trois minutes l'effet est produit. Cette liqueur excite sur la peau une vive irritation ; toutefois, en réglant convenablement l'application de ce moyen, on peut obtenir à volonté, soit la rubéfaction simple de la peau, soit le soulèvement de l'épiderme et la formation d'une ampoule.

Enfin la farine de moutarde a été disposée en couches plus ou moins minces à la surface d'un papier épais, si bien que, pour appliquer un de ces sinapismes, il suffit d'humecter la surface active avec de l'eau froide ou tiède. Ce sont là les sinapismes Rigollot, dont l'usage est très répandu aujourd'hui.

Vincent, de Saintes, a proposé, sous le non de *sinapisme instantané*, l'application directe de l'essence de moutarde sur les téguments. Cette essence, contenue dans un tube bien fermé, est versée sur une feuille de papier des dimensions du sinapisme Rigollot, et le tout est appliqué sur la peau. L'action rubéfiante est ainsi très rapide et très énergique. En utilisant deux tubes au lieu d'un, on peut produire une vésication [1].

Beaucoup d'autres substances irritantes peuvent être employées comme rubéfiants : l'essence de térébenthine, la poix de Bourgogne, la pommade d'Autenrieth, l'huile de croton, etc. ; mais la farine de moutarde est d'un usage beaucoup plus facile.

Les bains de pieds, les manuluves, soit sinapisés, soit préparés avec de l'eau chargée de potasse, de soude, d'ammoniaque, d'acides minéraux, peuvent encore servir comme rubéfiants.

L'eau chaude appliquée pendant un temps assez court, le feu à distance peuvent encore déterminer la rubéfaction. Mais ces moyens sont peu employés : nous y reviendrons, du reste, en parlant de la cautérisation.

Les sinapismes sont conseillés dans le cas où l'on veut établir une excitation générale ; mais le plus ordinairement c'est comme moyen révulsif ou dérivatif qu'on s'en sert. Le premier mode d'agir leur est commun avec tous les topiques excitants ; le second offre quelque chose qui leur est propre. Effectivement, les sinapismes se prescrivent surtout dans le cas où les maladies sont mobiles de leur nature, comme le rhumatisme et la goutte ; leur prescription dans les affections du poumon, du cœur, de l'estomac est, pour ainsi dire, populaire et domestique. On emploie aussi les sinapismes dans les affections cérébrales.

C'est, par le fait, un moyen d'essai plus doux que le vési-

1. *Bull. gén. de thérap.*, t. XCI, p. 115, Paris, 1876.

catoire et qui ne répugne pas aux malades comme celui-ci. On ne se sert même quelquefois que de cataplasmes de graine de farine de lin saupoudrés de farine de moutarde, pour ne produire qu'une légère *sinapisation*. On prescrit cette modification du sinapisme pour provoquer la sueur aux extrémités, en les enveloppant chacune d'une sorte de chausson semblable, dans les cas de douleurs vagues, de congestions vers la tête ou la poitrine, etc.

Les rubéfiants agissent comme révulsifs. Quel que soit l'agent dont on se sert, l'action est toujours la même; ils ont sur les autres dérivatifs un avantage très grand : d'abord on peut les faire agir sur une très large surface sans qu'il en résulte d'inconvénients pour le malade, à moins que l'on n'emploie un agent trop énergique qui cause une très vive douleur à un malade déjà en proie à une fièvre intense ; ensuite on peut faire durer leur action aussi longtemps qu'on le désire, en les promenant sur les téguments, ainsi que nous l'avons déjà exposé en décrivant les sinapismes.

3. — Urtication.

L'*urtication* a la plus grande analogie avec la rubéfaction. Les frictions légères, et pendant une courte durée, avec la pommade d'Autenrieth, ou l'huile de croton tiglium, déterminent une éruption qui peut être comparée à celle que provoquent les piqûres d'ortie. Mais ce n'est pas encore là l'urtication proprement dite; celle-ci est déterminée en flagellant une partie du corps avec des orties brûlantes (*Urtica urens*). Ce remède est peu commode pour celui qui l'applique, il ne peut pas toujours être mis en usage, il est excessivement douloureux, et les résultats qu'on en obtient sont loin d'en compenser les inconvénients.

Blatin[1] a proposé de produire l'urtication à l'aide d'une pommade composée d'axonge dans laquelle on incorpore par simple mélange, sans trituration, les soies épineuses du poil à gratter (*Dolichos pruriens* Lin.) à la dose de 50 centigrammes pour 30 grammes de graisse. Son action immédiate produit une sensation analogue à celle qu'excite le contact des orties. Le malade est obligé de frictionner pen-

1. *Revue médico-chirurgicale*, t. XIII, p. 150, Paris, 1853.

dant dix, quinze à vingt minutes la partie que le médicament a touchée. Pendant la friction, la chaleur brûlante et le prurit s'apaisent et disparaissent complètement en moins d'une demi-heure. La peau se couvre ordinairement de papules blanches et plates, qui ne tardent pas à s'effacer, et elle devient le siège d'une chaleur incommode.

L'urtication produite par les soies épineuses du *Dolichos pruriens* n'est due qu'à l'introduction de ces soies dans nos tissus; des essais variés ont démontré qu'elle ne dépendait d'aucune matière soluble de nature irritante. La dose de pommade à employer dans chaque friction est de 50 à 60 centigrammes.

Dans les essais qu'on a tentés de cette médication, aucun malade n'a éprouvé d'inconvénients; les enfants eux-mêmes la supportent facilement ; la main qui fait la friction n'en ressent pas l'effet. Quant aux indications, ce sont précisément les mêmes qui déterminent le praticien à recourir à la pommade stibiée ou à l'huile de croton.

Certaines chenilles possèdent des propriétés urticantes : telles sont les chenilles du *Bombyx processionnea*, de la *Phalæna quercus*, du *Liparis auriflua*, etc. Aussi les nids de processionnaires ont-ils été proposés pour déterminer une rubéfaction cutanée rapide. L'action urticante de ces nids tient à la pénétration, dans le tissu de la peau, des poils fins et pointus dont ils sont formés ; en outre, Ch. Morren a admis l'existence d'une matière spéciale, active, dans l'intérieur de ces productions pileuses.

4. — Instruments révulseurs.

On peut rapprocher de l'action urticante de poils animaux et surtout végétaux, celle qui est produite par les divers instruments révulseurs, proposés pour donner lieu à une rubéfaction rapide.

Ils ont été introduits dans la pratique par Baunscheidt, de Bonn.

L'instrument le plus usité est la *roue révulsive* de Mathieu (fig. 265) qui n'est rien autre qu'un cylindre A, muni d'aiguilles saillantes d'un millimètre et demi. Le cylindre, monté sur une chape B, avec manche C, peut être promené sur la surface cutanée ; on peut même augmenter son action révulsive en agissant avec un courant électrique dont les conducteurs peuvent être introduits dans l'anneau D.

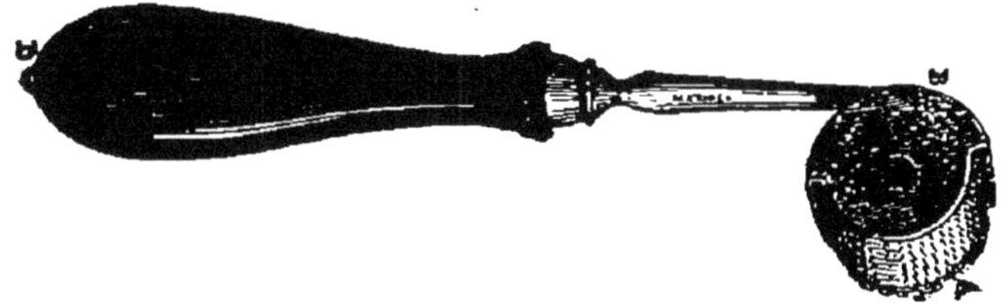

Fig. 265. — Roue révulsive de Mathieu.

A côté de ces instruments révulseurs nous devons mentionner les brosses et les balais électriques.

CHAPITRE V

Vésication.

La *vésication* est une irritation de la peau assez intense pour faire naître, sous l'épiderme, des ampoules remplies de sérosité.

Nous avons vu que les agents qui rubéfiaient la peau, pouvaient déterminer la vésication, lorsque leur action était prolongée ; mais de même qu'il est des moyens particuliers pour la rubéfaction, de même il y en a d'autres exclusivement destinés à la vésication.

La plupart des plantes âcres sont vésicantes, comme presque toutes les renonculacées : la renoncule âcre, la renoncule scélérate, la clématite ; presque toutes les euphorbiacées : les tithymales, l'épurge, etc. ; mais les vésicants dont on fait de nos jours un plus fréquent usage sont : l'ammoniaque, l'eau bouillante et la cantharide.

L'*ammoniaque*, lorsqu'elle est pure, produit très rapidement la vésication. Pour s'en servir, il suffit d'imbiber de ce liquide concentré une compresse pliée en plusieurs doubles et d'appliquer le linge sur la peau : l'effet est presque instantané. Toutefois ce moyen est fort peu employé, à moins qu'il ne soit très urgent d'agir rapidement ou qu'on n'en possède pas de meilleurs.

Darcq, de Stenay, a proposé, pour obtenir la vésication à l'aide de l'ammoniaque, un procédé fort ingénieux:

Dans un verre de montre plat, il verse huit ou dix gouttes d'ammoniaque très concentrée, il recouvre le liquide d'une pièce de linge taillée sur un diamètre un peu moindre que celui du verre, et applique lestement ce petit appareil sur la peau préalablement rasée. Aussitôt qu'autour du verre on remarque une zone rosée, large d'environ 2 centimètres, on peut être certain que la vésication est achevée. Dans certaines occasions, trente secondes sont à peine nécessaires pour obtenir ce résultat. Il ne reste plus qu'à ôter l'appareil, laver la place et arracher avec des pince à dissection l'épiderme, qui vient aisément et d'un seul lambeau[1].

Cependant nous croyons utile d'indiquer un moyen plus simple d'appliquer les vésicatoires à l'ammoniaque. Pour cela, il suffit d'un disque d'amadou de la grandeur du vésicatoire à poser, et d'un morceau de diachylon plus grand que le disque. L'amadou, préalablement imbibé d'ammoniaque, est placé sur la peau et recouvert aussitôt du morceau de diachylon. L'évaporation du liquide actif est ainsi empêchée, et au bout de quelques minutes l'effet vésicant est produit.

L'ammoniaque mélangée avec l'axonge forme la *pommade de Gondret;* elle était jadis d'un usage assez fréquent. Lorsque au moyen de cette pommade on veut produire la vésication, on en étale sur un linge une couche épaisse de 2 millimètres environ, de la grandeur qu'on veut donner au vésicatoire, et l'on a soin, au moyen d'une bandelette de diachylon, de circonscrire la peau tout autour du lieu d'élection. Sans cette précaution, la pommade pourrait fondre et déterminerait une irritation au delà des limites où l'on veut la circonscrire. Cela fait, on laisse la pommade en contact avec la peau pendant quelques minutes, jusqu'à ce que le malade se plaigne de vives douleurs, puis on l'enlève en retirant le linge. S'il en restait quelque portion, on laverait la peau avec un peu d'eau bouillie tiède.

La pommade de Gondret ne détermine pas toujours la vésication; souvent il n'y a qu'une très forte rougeur avec quelques petites phlyctènes suffisantes pour établir un

1. *Bulletin de thérapeutique*, t. XXV, p. 368, Paris, 1843.

vésicatoire permanent; cela tient à la volatilité de l'ammoniaque, aussi cette pommade s'altère-t-elle très vite et ne doit-elle être employée que fraîche. Dans ce cas, il ne faut pas la laisser appliquée pendant plus d'un quart d'heure, car elle pourrait déterminer la cautérisation : aussi le chirurgien ne doit-il jamais abandonner un malade auquel il applique un vésicatoire de cette nature, car il peut en résulter des accidents. En soulevant le coin de la compresse, il est facile de s'assurer de l'effet qu'a pu produire la pommade; et, lorsque la vésication est assez considérable, il faut enlever l'appareil.

Pour éviter l'évaporation de l'ammoniaque, Tonnelé a conseillé de remplir de pommade ammoniacale une de ces petites cupules de fer-blanc que détachent les ferblantiers quand ils pratiquent des trous dans les plaques de tôle étamée, et de maintenir l'appareil en contact avec la peau pendant dix à douze minutes. Le contour de cette petite cupule sera passé à la lime, afin de la débarrasser des bavures, de détruire les inégalités; de cette manière la pommade liquéfiée ne peut fuser sur la peau.

La pommade de Gondret est employée encore pour déterminer de la rougeur sans vésication; dans ce cas, on en frotte matin et soir, avec le doigt, la partie que l'on veut irriter, jusqu'à ce que la peau devienne rouge.

Le mélange d'une partie d'ammoniaque avec deux parties d'huile camphrée, étendu sur un morceau d'ouate et appliqué pendant dix ou quinze minutes, est un très bon vésicant, plus facile à préparer et à manier que la pommade de Gondret.

La *chaleur* produit aussi très rapidement des vésicatoires, mais il est difficile d'en mesurer les effets. On l'emploie de diverses manières : tantôt on trempe un linge dans l'eau bouillante et on l'applique sur la peau pendant quelques secondes. Mais, si par ce procédé on peut avoir très vite un vésicatoire, il peut arriver que l'on produise des escarres.

On peut encore appliquer un cautère nummulaire, chauffé au rouge brun, sur un linge mouillé plié en quatre doubles, et placé sur la partie que l'on veut irriter. Ce moyen n'est pas plus sûr que le précédent.

La vésication à l'aide d'un *marteau* trempé dans l'eau bouillante et placé ensuite sur la peau, est un procédé certain; il est plus commode; il ne faut le laisser appliqué que pendant un temps très court. Nous y reviendrons, du reste, en décrivant la cautérisation.

Plusieurs insectes de la famille des coléoptères ont la propriété d'être vésicants, ce sont : la cantharide (*Meloe vesicatoria*), le *Mylabris variabilis*, la *Coccinella quinquepunctata*. Mais la première, la cantharide, est beaucoup plus active que les autres, et aussi bien plus facile à se procurer. La cantharide doit sa propriété à un principe immédiat, la *cantharidine*.

Diverses préparations ayant pour base la cantharide sont employées pour faire des vésicatoires, ce sont :

1° La *cantharidine*, qui, appliquée sur la peau au moyen d'un papier ou d'un linge huilé, produit d'une manière très rapide et très sûre la vésication.

Laboulbène se sert d'une solution au 100e dans le chloroforme; il suffit d'étendre le liquide sur les téguments pour qu'au bout d'un quart d'heure ou d'une demi-heure l'épiderme se soulève. En cinq ou six heures la vésication est produite; de plus, cette application serait moins douloureuse que celle d'un vésicatoire[1];

2° Un *papier vésicant*, dont il suffit de tailler un morceau de la grandeur que l'on veut donner au vésicatoire;

3° La *toile vésicante*. Nous donnons ici la formule de Lavie, de Brezolles :

Poix noire et poix de Bourgogne, de chacun.	100	grammes.
Axonge et cire jaune, de chacun..........	50	—
Poudre de cantharides..................	120	—

On coupe des bandes de toile cirée, larges de 15 centimètres et longues de 1 mètre, on les tend convenablement et on les couvre de la matière emplastique chauffée au bain-marie. Celle-ci doit être étendue à l'aide d'un pinceau jusqu'à ce que la couche soit d'une épaisseur convenable[2].

Outre son action vésicante, la cantharide possède la propriété d'agir d'une manière spéciale sur les organes génito-urinaires : aussi, lorsqu'on fait usage de cet insecte, doit-on s'assurer s'il n'existe pas déjà une irritation de la vessie.

1. G. Coutisson, Thèse de Paris, 1878, n° 234, p. 31.
2. *Répertoire de pharmacie*, t. IX, p. 29, Paris, 1852.

Il faut aussi remarquer qu'il y a quelques personnes nerveuses dont l'irritabilité de cet organe est tellement grande, que l'application de la cantharide sur la peau est pour ainsi dire impossible. Mérat et Delens[1] disent que les accidents sont d'autant plus fréquents, que la poudre employée contient ces insectes plus en nature et plus grossièrement pulvérisés. Pour éviter la cystite, on a proposé de saupoudrer de camphre la surface du vésicatoire qui doit être en contact avec la peau. La propriété sédative du camphre empêche-t-elle l'action des cantharides sur les organes génito-urinaires ? Il faut avouer que cette précaution est souvent insuffisante. Quoi qu'il en soit, il n'y a aucun inconvénient à employer ce moyen.

Il n'est pas toujours facile de couvrir l'emplâtre d'une couche uniforme de camphre, cette substance, quand elle est pulvérisée, se prenant en grumeaux. Vié a conseillé de dissoudre le camphre dans l'éther jusqu'à saturation de ce liquide, de répandre une quantité suffisante de cette dissolution sur l'emplâtre et de l'étendre rapidement avec le doigt. Bientôt l'éther s'évapore et laisse une couche de camphre très uniforme. Cadet-Gassicourt a proposé d'humecter la surface des emplâtres avec la teinture éthérée de cantharide saturée de camphre.

Les accidents dont nous venons de parler sont beaucoup moins à redouter lorsque la cantharide n'est pas appliquée directement sur la peau : aussi l'emploi des vésicatoires anglais, c'est-à-dire dans lesquels on aurait incorporé la cantharide avec l'emplâtre, pourrait-il quelquefois prévenir l'irritation des voies urinaires.

Pour éviter l'action de la cantharide sur la vessie, on a conseillé d'interposer entre l'emplâtre et les téguments une feuille de papier brouillard, préalablement huilée, ou enduite d'huile camphrée.

D'après Hish, pharmacien à Saint-Pétersbourg, le collodion combiné avec la cantharidine peut remplacer avec avantage les emplâtres et les pommades épispastiques ordinaires. On l'applique sur la peau, préalablement enduite de vaseline, à l'aide de pinceaux imbibés de liqueur cantharidale. Ce collodion est préparé ainsi qu'il suit : par la méthode de déplacement on épuise une quantité voulue 500 grammes, par exemple, de poudre grossière de cantha-

1. *Dictionnaire de thérapeutique*, etc., t. II, p. 300.

ride par 500 grammes d'éther sulfurique et 90 grammes d'éther acétique; puis dans 60 grammes de ce soluté de cantharide on dissout 1gr,25 de poudre-coton. Le collodion cantharidal se conserve très facilement et très longtemps sans altération, dans un flacon hermétiquement fermé.

Œttinger a préconisé l'emploi de parties égales de teinture éthérée de cantharide et de collodion.

Enfin, on peut encore obtenir la vésication en mettant en contact avec la peau de l'écorce de garou (*Daphne gnidium*), après l'avoir fait macérer dans du vinaigre.

Vésicatoires.

Les vésicatoires sont *volants* ou *permanents*.

Le *vésicatoire volant* est celui qui est appliqué dans le but, soit d'irriter la peau, soit de déterminer une évacuation plus grande de sérosité (Velpeau).

Le *vésicatoire permanent*, au contraire, doit déterminer une irritation continue.

1° Vésicatoires volants.

Quand on pose un emplâtre vésicant pour obtenir un vésicatoire volant, on le laisse, en général, moins longtemps appliqué sur la peau que quand on veut produire un vésicatoire permanent.

On devra se rappeler que la vésication est beaucoup plus rapide chez l'enfant que chez l'adulte; chez ces derniers il ne faut pas moins de six ou huit heures pour que l'action soit complète; tandis que chez l'enfant le vésicatoire produit son effet en quatre heures et même en deux heures. On ne saurait donc recommander trop de surveillance, surtout chez les enfants très jeunes. Il faut savoir encore que, chez l'enfant, l'action des vésicants détermine une irritation beaucoup plus vive que chez l'adulte.

La phlyctène étant produite, on évacue la sérosité en perçant les phlyctènes à leur partie déclive. Il faut avoir soin de ne pas enlever l'épiderme soulevé par le liquide, afin d'éviter au malade les douleurs dues au brusque contact de l'air sur les houppes nerveuses du derme.

Pansement du vésicatoire. — Le cérat classique et le papier brouillard doivent être abandonnés. On se servira de silk-protective enduit de vaseline, que l'on recouvrira de lint ou d'ouate boriquée. Le pansement sera renouvelé tous les jours, et au bout de quatre ou cinq jours la cicatrisation est généralement complète.

Très souvent, on peut se contenter de recouvrir le vésicatoire, dont on a ouvert les phlyctènes, avec une couche d'ouate hydrophile boriquée, qu'on laisse à demeure jusqu'à cicatrisation complète.

Les vésicatoires volants ne laissent point après eux de cicatrice; toutefois ils peuvent déterminer une coloration plus foncée de la peau, une sorte de tache pigmentaire très persistante (Robert).

Il arrive quelquefois qu'au lieu d'une seule phlyctène remplie d'une sérosité citrine, il en existe plusieurs, soit que le vésicatoire n'ait pas été assez longtemps appliqué, soit que les adhérences de l'épiderme avec le derme n'aient pas été complètement détruites, soit enfin que l'irritation de la surface cutanée n'ait pas été partout égale. Il faut alors ouvrir toutes les phlyctènes les unes après les autres, et panser comme nous l'avons dit tout à l'heure. Souvent même sous le pansement ouaté, le vésicatoire continue à prendre et les phlyctènes multiples finissent par se confondre en une seule.

2° Vésicatoires permanents.

Les *vésicatoires permanents* sont ceux qui doivent déterminer une irritation continue. Les premiers pansements du vésicatoire permanent sont, à l'exception du pansement ouaté boriqué, les mêmes que ceux des précédents, seulement il faut toujours avoir soin d'enlever l'épiderme. Cependant, si chez des personnes à sensibilité très vive on était obligé de laisser l'épiderme, il ne faudrait pas trop s'en préoccuper, car on peut l'enlever le lendemain : alors il se détache avec facilité et sans causer de douleurs trop vives.

Les pansements consécutifs sont généralement renouvelés toutes les vingt-quatre heures. Ces pansements se font avec de la pommade aux cantharides, au garou, à la sabine, en un mot avec une pommade irritante, ou bien avec des taffetas irritants préparés à l'avance. La pommade à la sabine est spécialement employée en Angleterre; en France, on se sert plutôt de pommade aux cantharides ou au garou.

Nous ne nous arrêterons pas à décrire ces diverses pommades; nous dirons seulement que la pommade épispastique verte, qui contient des cantharides en nature, est la plus active, et qu'elle agit davantage sur les voies urinaires ; que la pommade épipastique jaune a une action moins énergique que la précédente, ne renferme que le principe actif de la cantharide, et, par conséquent, n'irrite pas autant la vessie que la précédente; enfin que la pommade au garou est la moins active de toutes.

Quant aux taffetas et aux papiers vésicants, préparés à l'avance, ils sont fort commodes, produisent le plus souvent tout l'effet désirable. Bien plus, lorsque les vésicatoires sont trop douloureux, on leur incorpore de l'extrait d'opium ou de belladone, afin de calmer l'irritation. On a aussi préparé des papiers vésicants plus actifs les uns que les autres, et pouvant être employés selon les indications.

Comme le vésicatoire permanent doit rester en place pendant longtemps, il faut empêcher l'emplâtre qui doit déterminer la vésication, ou les pièces d'appareil qui supportent la pommade, de se déplacer.

Ces vésicatoires sont aujourd'hui fort peu employés. On leur préfère les vésicatoires répétés soit sur l'endroit où le premier, une fois sec, avait été appliqué, soit sur une surface voisine. Dans le premier cas, l'emplâtre, au lieu de déterminer une ou plusieurs phlyctènes, produit une plaie.

3° Vésicatoires appliqués à la méthode endermique.

On applique souvent sur les téguments de petits vésicatoires pour dénuder la surface du derme, afin de faire absorber par la peau des substances médicamenteuses.

Les moyens d'établir les vésicatoires destinés à absorber ne diffèrent pas de ceux que nous avons indiqués dans les deux paragraphes précédents ; cependant Lambert, à qui l'on doit d'avoir généralisé cette méthode, repousse les vésicatoires faits avec l'eau bouillante. L'action de cet agent, dit-il, est incertaine ; de plus, l'eau bouillante mortifie le plus souvent la surface du derme, de sorte qu'il ne peut plus absorber.

Lorsque, après avoir enlevé l'emplâtre vésicant, on trouve une phlyctène intacte, on peut faire une incision de l'épiderme à la partie la plus déclive de la phlyctène, et glisser le médicament par cette petite ouverture : tel est certainement le meilleur moyen de faire absorber les médicaments, car la faculté d'absorber du derme dénudé n'a en aucune façon été modifiée par l'action de l'air. Lorsque l'on ne peut user de ce procédé, on se contente d'enlever l'épiderme, et de placer sur le derme la substance destinée à être absorbée.

L'étendue du vésicatoire présente aussi une grande importance ; elle doit être proportionnée à la quantité de substance que l'on veut administrer. Bailly pense qu'on retirera plus d'avantages de l'application des médicaments sur un grand nombre de petites surfaces, que de celle qui aurait lieu sur un exutoire unique qui les égalerait toutes en étendue.

Le médicament sera appliqué de préférence sur les points les mieux dénudés : on choisira la substance qui jouit de propriétés actives à petites doses, et, s'il est possible, celle-ci sera réduite en poudre impalpable.

Dans les cas où des accidents d'intoxication se déclarent à la suite de l'application des médicaments, la première indication est de lever le pansement, de laver la surface de l'exutoire ; on peut ensuite le couvrir d'une substance qui neutralise le poison ou en suspende les effets. Barry a proposé d'appliquer une ventouse sur la surface absorbante et Bouillaud a démontré que la compression de l'exutoire pouvait alors être efficace.

CHAPITRE VI

Cautérisation.

La cautérisation est une opération à l'aide de laquelle on désorganise rapidement les tissus vivants, soit à l'aide de la chaleur, soit à l'aide de certains agents chimiques, soit enfin en se servant du courant électrique.

Les substances qui désorganisent les tissus par action chimique sont dites *caustiques* ou *cautères potentiels*. Tous les instruments ou appareils rougis au feu sont dits *cautères actuels* ou sont simplement appelés *cautères* [1]. Enfin, l'action

1. On doit en rapprocher la cautérisation avec le *cautère à gaz* et avec le *thermocautère*.

cautérisante de l'électricité sera étudiée plus loin sous la dénomination de *galvanocaustique*.

1. — Caustiques.

Les caustiques sont des substances qui en contact avec les tissus vivants se combinent avec eux, ou leur empruntent une partie des éléments qui les constituent. De là une décomposition dont le résultat fatal est la désorganisation des parties soumises à leur action et la formation d'une *escarre* ou portion de tissu mortifiée.

Les anciens divisaient les caustiques en deux sections : les *escarrotiques* qui agissent profondément sur les tissus vivants, et les *cathérétiques* dont l'action est beaucoup moindre. Cette division n'est pas admissible, en ce sens qu'on ne peut déterminer nettement la limite de ces deux ordres de substances, et qu'en outre l'action cautérisante est fréquemment subordonnée à la quantité de caustique employée et à la durée de son application.

Les caustiques sont utilisés à l'état solide, mou et liquide. Nous allons décrire les principaux de ces agents et indiquer la manière de les employer.

1° Caustiques solides.

a. *Potasse caustique, pierre à cautère.* — La potasse caustique, préparée à la chaux ou à l'alcool, est un des caustiques solides dont on faisait jadis le plus fréquent usage. On l'employait : 1° pour établir des cautères ou fonticules ; 2° pour ouvrir des abcès, lorsque par exemple les malades pusillanimes avaient peur de l'instrument tranchant, ou bien lorsque les abcès étaient situés trop profondément.

b. *Azotate d'argent.* — L'azotate d'argent est le caustique le plus souvent employé ; renfermé dans son étui appelé *porte-pierre* (p. 11), il peut toujours se trouver dans la trousse du chirurgien.

On l'emploie sous la forme de petits crayons que l'on coule dans une lingotière ; ces crayons doivent être taillés, lorsqu'on ne veut porter la cautérisation que sur une surface peu étendue.

L'azotate d'argent cautérise moins profondément que la potasse, et son action est beaucoup plus rapide. Ce sel forme sur la peau des escarres d'un violet noir très foncé, sur les surfaces en suppuration des escarres blanches très minces, qui se détachent chaque jour. Si l'on veut cautériser une surface sèche, on doit avoir soin de mouiller le crayon; dans le cas contraire, le caustique, se trouvant délayé dans une trop grande quantité de liquide, ne produirait plus un résultat suffisant : aussi faut-il essuyer les plaies que l'on veut cautériser.

Lorsqu'on s'est servi de ce caustique, on doit toujours avoir la précaution de l'essuyer; car, d'une part, il se couvrirait d'une croûte qui plus tard empêcherait son action; d'autre part, si l'humidité était trop grande, une certaine quantité de caustique pourrait se dissoudre.

Le nitrate d'argent sert pour cautériser les bourgeons charnus fongueux à la surface des plaies; non seulement la cautérisation enlève une couche très mince de leur surface, mais encore elle les stimule et change leur nature.

A cet égard, il nous paraît utile de faire une remarque, c'est qu'on ne doit pas frotter le crayon de nitrate sur les surfaces bourgeonnantes, mais simplement les toucher d'une façon successive. De plus il faut toujours avoir grand soin de ne pas passer le caustique sur la mince pellicule blanchâtre située à la périphérie des plaies, pellicule qui est l'indice d'une cicatrisation en voie de formation et qui serait fatalement détruite par le caustique lunaire.

L'application du nitrate d'argent sur les plaies est quelquefois suivie de vives douleurs. Aussi, lorsqu'on doit faire une cautérisation un peu étendue, ou bien, lorsqu'on veut porter le caustique sur le globe de l'œil, doit-on avoir soin de tenir prêts un bassin contenant de l'eau bouillie et des tampons d'ouate hydrophile, afin de laver la surface cautérisée et de dissoudre le nitrate d'argent qui resterait sur la plaie, dans une quantité de liquide assez grande pour que la solution n'exerce aucune action caustique. A cet égard, il est encore plus indiqué d'employer une solution étendue de sel marin, qui décompose l'azotate d'argent en excès et le transforme en chlorure presque neutre.

Dans les hypertrophies de certains organes, lorsqu'on veut constater leur changement de volume, on se sert du nitrate d'argent pour en marquer les limites. Le nitrate d'argent cautérise l'épiderme, en change la couleur sans qu'il en résulte le moindre inconvénient ou la moindre douleur pour les malades, et la trace du crayon reste assez longtemps pour faire constater l'action des médicaments sur l'organisme, mais pas assez pour que la durée des marques noires puisse gêner le malade en quoi que ce soit.

Depuis longtemps Piorry a, pour cet usage, remplacé le nitrate d'argent par des crayons spéciaux, qu'il désigna sous le nom de *crayons dermographiques.*

Pour obvier à la trop grande énergie de l'azotate d'argent et à l'insuffisance du sulfate de cuivre dans certaines cautérisations pratiquées sur la conjonctive, nous avons déjà dit qu'on a imaginé des crayons dans lesquels l'azotate de potasse est mélangé à l'azotate d'argent dans une proportion en rapport avec l'effet qu'on veut produire. Ces cylindres caustiques, peu altérables à l'air, se conservent et se taillent absolument de la même manière que les cylindres de nitrate d'argent pur.

Dans le but de rendre plus énergique la cautérisation avec le crayon de nitrate d'argent, le docteur Thorel[1] imagina de retoucher la partie cautérisée avec un cylindre de zinc métallique. L'escarre, primitivement d'un gris blanchâtre, devient noire, ce qui résulte de la précipitation d'argent métallique, et le malade accuse une douleur plus intense, due très certainement à l'action de l'azotate de zinc. Ce procédé de cautérisation, excellent pour détruire les végétations des organes génitaux, a été attribué à tort au professeur Corradi, de Padoue[2].

c. Le *sulfate de cuivre cristallisé* et taillé en crayon est un autre caustique solide employé surtout pour traiter les maladies des yeux et des paupières. On s'est aussi servi des crayons de *sulfate de cuivre fondu*, mais la difficulté était de lui faire garder son eau de cristallisation. Pour arriver à ce résultat, Mariano Louet a proposé de fondre le sulfate cuprique avec de l'alun à base de potasse ; voici les proportions qu'il emploie :

Sulfate de cuivre..................	30 grammes.
Alun de potasse..............	15 —

1. *Journal de méd. et de chirurgie pratiques*, p. 355, Paris, 1873.
2. *Revue de thérap. méd. chirurg.*, p. 248, Paris, 1875.

Quand la fusion est complète, il suffit de couler le mélange dans une lingotière pour obtenir les crayons.

D'autres caustiques sont appliqués en poudre sur des fongosités : tels sont le *deutochlorure de mercure*, l'*acide arsénieux*, le *nitrate de mercure*; mais ils sont le plus souvent employés à l'état mou, ou en solution. Nous ne nous arrêterons pas davantage sur ces caustiques, nous dirons seulement que les anciens se servaient fréquemment de *trochisques* de minium, de précipité rouge, etc. ; qu'ils plaçaient, soit dans les fistules, espérant en détruire les callosités; soit dans les tumeurs dites cancéreuses, afin d'amener la destruction du tissu anormal par la cautérisation.

d. *Caustique à la gutta-percha et au chlorure de zinc.* — Le caustique de Maunoury et Salmon est constitué par la combinaison à la gutta-percha d'une quantité de chlorure de zinc proportionnée à la puissance de l'action que l'on veut produire. Le caustique préparé était taillé en lanières à l'aide desquelles jadis on embrassait la tumeur dont on voulait faire l'ablation. Aujourd'hui ce procédé est absolument laissé de côté.

e. *Cautérisation en flèches.* — La cautérisation en flèches, dite de Maisonneuve, diffère essentiellement de tous les autres modes de cautérisation, en ce que le caustique, au lieu d'être appliqué à l'extérieur des tissus et d'agir sur eux de dehors en dedans, est, par une manœuvre spéciale, porté d'emblée dans leur profondeur, de manière à opérer leur destruction de l'intérieur à l'extérieur.

Choix du caustique. — Tous les caustiques solidifiables peuvent à la rigueur remplir le but que nous venons de signaler. Mais celui qui a été préféré jadis à tous les autres est la pâte de Canquoin, qui joint à une grande puissance hémostatique l'avantage de n'avoir aucune propriété toxique, et de se prêter avec une grande facilité à toutes les formes et à tous les degrés de consistance que l'on peut désirer. Cette pâte est composée de :

Chlorure de zinc....................	1 partie.
Farine de froment...................	3 parties.
Eau.................................	Q. s.

Pour en former des flèches, on dispose d'abord cette pâte en une sorte de galette ; on la divise ensuite en rayons ou en lanières de formes et de dimensions variables, suivant l'emploi auquel on les destine, puis, au moyen de la dessiccation, on donne à ces lanières la résistance et la solidité nécessaires à leur usage.

Formes des flèches. — « Trois formes principales m'ont paru nécessaires, dit Maisonneuve, pour remplir convenablement les diverses indications que peut présenter cette méthode de cautérisation :

1° Les flèches coniques, plus spécialement destinées à la cautérisation circulaire ;

2° Les flèches en lattes, affectées surtout à la cautérisation parallèle ou en faisceau ;

3° Les flèches fusiformes, exclusivement réservées pour la cautérisation centrale. »

Aujourd'hui, l'emploi de ces flèches caustiques est heureusement exceptionnel, car elles déterminent de vives douleurs.

2° Caustiques mous.

Les caustiques mous sont formés de caustiques solides pulvérisés et réunis en une masse molle avec de l'eau, du miel ou un corps gras. Examinons ceux qui ont été les plus usités autrefois.

a. *Pâte arsenicale, pâte du frère Côme, de Rousselot.* — Nous ne donnons pas les diverses formules des poudres arsenicales; nous ferons remarquer seulement qu'il entre dans leur composition une quantité notable d'acide arsénieux : un vingt-cinquième, quelquefois même un sixième dans la formule de Rousselot. Au moment de se servir de ces poudres, on les délaye dans un peu d'eau, jusqu'à consistance de bouillie, on étend la pâte avec un pinceau sur les surfaces ulcérées et on la recouvre avec un morceau d'agaric mouillé. Au bout de dix à vingt jours, l'agaric tombe avec l'escarre, et il arrive souvent qu'on trouve alors la cicatrice toute formée.

Les pâtes arsenicales produisent des escarres nettes bien circonscrites, mais elles ont un grave inconvénient : elles peuvent être absorbées, et alors déterminent des accidents d'empoisonnement. Aussi, quand on touche un ulcère dont la surface offre une étendue de plus de 3 centimètres carrés, faut-il diviser le traitement, afin de ne jamais exposer qu'une surface restreinte à l'absorption; on ne cautérisera une nouvelle portion qu'après la chute de la première escarre.

La pâte arsenicale, jadis très employée pour détruire les cancers, détermine une douleur vive, qui ne se dissipe le plus souvent qu'au bout d'un ou deux jours.

b. *Pâte de Vienne.* — La pâte de Vienne est faite avec la poudre de Vienne, formée de cinq parties de potasse caustique et de six parties de chaux vive, délayée avec un peu d'eau, mieux d'alcool, ou encore d'eau de Cologne.

Dujardin a remarqué que souvent le caustique de Vienne perd une grande partie de ses propriétés à cause des réactions chimiques qui ont lieu entre la potasse et la chaux, qui n'est jamais pure, et dont la composition varie suivant les localités ; il a donc proposé de remplacer la poudre de Vienne par un des mélanges suivants :

1° Magnésie calcinée et potasse caustique, parties égales ;

2° Argile séchée au feu et potasse caustique, parties égales ;

3° Sable fin séché au feu et potasse caustique, parties égales ;

4° Poudre impalpable de pierre ponce séchée au feu et potasse caustique, parties égales.

La pâte de Vienne était souvent employée pour établir des cautères, elle agit plus rapidement que la potasse caustique.

Pour l'appliquer, on taillait sur un morceau de diachylon une ouverture de la grandeur que l'on voulait donner à l'escarre; on plaçait le morceau de diachylon sur la peau et la pâte dans l'ouverture. Immédiatement après son application, le malade ressentait une douleur assez vive, et au bout d'une demi-heure l'on trouvait une escarre noirâtre de la grandeur de l'ouverture que l'on avait faite au diachylon. L'escarre tombait au bout de dix à douze jours.

c. *Caustique Filhos.* — On fait fondre dans une cuiller de fer à bec et à manche 120 grammes de potasse caustique, on y ajoute, après la fusion, en deux ou trois fois, 40 grammes de chaux vive en poudre. On mélange avec une tige de fer, on chauffe jusqu'à parfaite fusion et l'on coule dans des tubes de plomb fermés d'un bout ayant environ 1 centimètre de diamètre.

« On conserve dans des tubes de verre ayant au fond quelques fragments de chaux vive. Pour employer le caustique, on découvre la longueur que l'on désire en entaillant le plomb avec un canif » (Bouchardat).

d. *Pâte au chlorure de zinc et d'antimoine, pâte de Canquoin.* — Cette pâte n'exerce sur l'économie aucune action vénéneuse et peut être employée très commodément dans les mêmes conditions que la pâte arsenicale. Elle est formée d'un mélange de farine et de chlorure. L'humidité de l'air, rapidement absorbée par le chlorure, permet d'en faire une pâte assez résistante, très malléable, que l'on peut tailler pour lui donner la forme de la surface que l'on veut cautériser, et dont on peut graduer l'épaisseur selon la profondeur des tissus que l'on veut désorganiser.

La *pâte de Canquoin* présente des degrés différents suivant le résultat que l'on veut obtenir. La pâte n° 1 est plus forte ; elle est formée de : farine, deux parties ; chlorure de zinc, une partie. La pâte n° 2 contient : farine, trois parties ; chlorure, une partie. La pâte n° 3, qui est la plus faible : farine, quatre parties ; chlorure de zinc, une partie.

Pour rendre cette pâte plus souple et plus active, on ajoute une demi-partie de chlorure d'antimoine : c'est ce qui constitue la *pâte antimoniale.*

L'application de cette pâte caustique cause une douleur très vive, suivie d'une violente inflammation autour de la plaie. Cazenave et Devergie l'ont employée avec quelque succès dans le traitement des lupus.

e. *Pommade au deutoxyde de mercure.* — Elle est d'un usage peu fréquent et peut causer, par absorption, des accidents de salivation.

f. — On emploie encore comme caustique une substance inerte ou peu active combinée avec un acide puissant. Tels sont :

1. Le *caustique sulfo-safrané,* composé de : safran en poudre, 10 grammes, et acide sulfurique, 20 grammes.

Pour faire usage de ce caustique, on étend avec une spatule, sur la partie que l'on veut détruire, une couche de 2 à 4 millimètres d'épaisseur, on la laisse à l'air et elle forme bientôt une croûte dure et noire comme du charbon, sonore et parfaitement sèche. Ce caustique ne peut être préparé longtemps à l'avance.

Velpeau se servait de cette substance dans les affections cancéreuses et les cancroïdes.

2. Le *caustique nitrique solidifié* de Rivallié. Cet auteur disposait dans un vase de terre des gâteaux de charpie dont

les dimensions étaient en rapport avec l'étendue du tissu qu'il voulait détruire, et versait dessus, goutte à goutte, une certaine quantité d'acide nitrique à son plus haut degré de concentration. Du mélange de ces deux corps résultait une pâte gélatineuse, à laquelle il donnait la forme nécessaire pour qu'elle puisse s'appliquer facilement sur les tissus morbides, les tissus sains environnants étant protégés par des compresses mouillées. Le caustique était laissé en place pendant quinze ou vingt minutes, puis enlevé avec précaution ; on le remplaçait par des gâteaux de charpie imbibés d'eau, ou mieux d'une solution de sulfate acide d'alumine et de potasse ; ces gâteaux devaient être entretenus dans un état constant d'humidité.

L'acide azotique a été quelquefois solidifié ou encore rendu pâteux par son mélange avec de l'amiante (Ferrand), de la fleur de soufre (Bourdin), du safran (Canquoin).

3° Caustiques liquides.

Les caustiques liquides agissent avec beaucoup de promptitude et d'énergie ; on peut facilement les introduire dans des plaies étroites ; ils se glissent dans les anfractuosités et sont souvent d'une grande ressource pour détruire les virus ou les venins.

Préférables aux caustiques solides dans ces dernier cas, leur emploi est beaucoup plus facile ; car, agissant immédiatement, on peut enlever par le lavage le caustique qui reste sur la surface que l'on vient de cautériser, et il n'est pas à craindre, quand on prend quelque précaution, que la cautérisation s'étende loin de l'endroit où l'on veut l'appliquer.

Pour faire usage des caustiques liquides, on trempe dans la liqueur un pinceau fait avec quelques brins de charpie, ou mieux quelques brins d'amiante fixés à l'extrémité d'un petit morceau de bois ou de baleine. Si le caustique est énergique et si l'on veut produire une escarre superficielle, on enlève, en pressant sur le bord du vase, la plus grande partie du liquide contenue dans le pinceau, de manière que celui-ci ne soit que mouillé.

Si l'on veut cautériser une plaie étroite, il suffit de tremper un petit morceau de bois ou mieux une tige de verre dans le liquide, et de déposer, dans l'intérieur de la plaie, la goutte qui reste à son extrémité.

Les caustiques liquides sont très nombreux :

a. *Acides concentrés.* — Les acides sulfurique, azotique, chlorhydrique, l'eau régale sont peu employés. Ce sont des caustiques très puissants, mais leur application est très douloureuse ; cependant il faudrait en faire usage, faute de mieux, si l'on avait à cautériser une plaie résultant de la morsure d'un chien enragé.

Bretonneau a préconisé l'emploi de l'*acide chlorhydrique* mélangé avec le miel rosat, pour cautériser les ulcérations de la bouche ; d'ailleurs, on fait usage de ce dernier acide étendu et même pur, pour cautériser les gencives dans les cas de salivation mercurielle.

L'*eau régale*, dans laquelle on avait fait dissoudre un centième d'or, a été utilisée pour cautériser les ulcérations cancéreuses et les lupus.

L'*acide chromique*, agent oxydant des plus énergiques, s'emploie en solution concentrée au tiers ou par moitié, et détermine des escarres brunes. Il a été plus particulièrement utilisé pour détruire les végétations (Marshall) ; appliqué avec de la charpie sur laquelle on verse sa solution très concentrée, il donne naissance à une vive chaleur ; la charpie, qui s'enflamme parfois, est rapidement détruite ainsi que les tissus sous-jacents. Cette cautérisation très douloureuse pourrait s'employer dans les cas qui réclament le fer rouge (Busch). Le même effet est obtenu avec l'acide solide ou pâteux.

Enfin, on a préconisé l'emploi de l'*acide phénique* liquide, ou, pour mieux dire, en solution concentrée, pour traiter les plaies envenimées. La solution phéniquée au 20e est dangereuse quand on l'applique aux extrémités des doigts ; il y a eu de nombreux cas de gangrène des extrémités produite par cette solution employée pour panser des plaies.

b. *Chlorure d'antimoine.* — C'est un des caustiques les plus violents. Cette cautérisation est extrêmement puissante, très douloureuse, et toujours suivie d'une inflammation locale qu'il faut combattre au moyen d'un traitement approprié.

c. *Azotate acide de mercure.* — Ce caustique a été jadis très employé pour cautériser le col utérin et les végétations vulvaires. Une fois appliqué, il faut avoir soin d'essuyer la partie cautérisée avec de l'ouate hydrophile, de crainte que quelques gouttes ne viennent former des escarres inutiles sur les parties voisines.

Le nitrate acide de mercure doit toujours être employé concentré ; étendu d'une petite quantité d'eau, il n'agit plus que par son acide nitrique, dont l'eau s'empare, et le nitrate de mercure se précipite en jaune, n'étant maintenu en dissolution que par un excès d'acide.

Ce sel peut être absorbé et produire de la salivation mercurielle.

d. *Ammoniaque.* — Depuis que Bernard de Jussieu a, dans une herborisation, obtenu un résultat avantageux de l'emploi de ce caustique, sur un étudiant qui avait été mordu par une vipère, l'ammoniaque a été regardée comme un spécifique contre la morsure de ces espèces d'animaux. Gerdy a utilisé également l'ammoniaque avec succès, sur son frère mordu par une vipère[1]. Nous lui préférerions cependant un caustique plus énergique.

Mélangée avec de la graisse, l'ammoniaque forme la pommade de Gondret, dont nous avons déjà parlé en décrivant la vésication.

e. *Solution d'azotate d'argent.* — Employée pour cautériser la surface des plaies, surtout par Chassaignac, la solution de nitrate d'argent forme des escarres tout à fait semblables à celles que pourrait faire le nitrate d'argent fondu.

f. — La *solution caustique d'iode*, préparée en faisant dissoudre de l'iode dans une solution d'iodure de potassium, est utilisée pour cautériser les ulcérations des tumeurs scrofuleuses.

g. — Il est bon nombre de solutions qui sont encore employées comme caustiques : telles sont les solutions de *potasse*, de *sulfate de cuivre*, de *deutochlorure de mercure*, etc. ; elles sont d'un usage peu fréquent et agissent comme ces mêmes substances à l'état solide.

h. — La solution de *perchlorure de fer*, toujours acide, peut être aussi considérée comme caustique, mais ce n'est qu'exceptionnellement qu'on l'a utilisée dans ce but, aussi n'y insisterons-nous pas.

1. *Traité des pansements*, 2e édit., t. II, p. 152.

REMARQUES GÉNÉRALES SUR LES CAUSTIQUES.

Nous avons vu, au commencement de ce paragraphe, que l'application des caustiques était toujours suivie de la formation d'une escarre. Cette escarre est le plus souvent humide, car la plupart des caustiques n'ont d'action qu'en se liquéfiant : aussi certains caustiques n'agissent-ils pas, ou n'agissent qu'incomplètement, s'ils sont appliqués sur une surface tout à fait sèche ; l'azotate d'argent est dans ce cas, comme nous l'avons déjà dit.

De même que les caustiques n'atteindraient pas le but qu'on se propose s'ils ne se liquéfiaient pas, de même ils l'atteindraient mal s'ils étaient trop étendus par un liquide, car ils deviendraient moins actifs. Et cela, non seulement parce que les molécules du caustique seraient plus divisées, mais encore parce que certains corps, n'agissant que par leur avidité pour l'eau, et décomposant les tissus en favorisant les combinaisons de l'oxygène avec l'hydrogène, trouveraient assez de liquide sur la surface des plaies pour que leur action fût à peu près nulle. Il est à remarquer, de plus, que l'action de ces mêmes caustiques pourrait être neutralisée par la présence à la surface des plaies, de pus, de sang, etc. Leur action porterait d'abord sur les parties qui recouvrent les tissus que l'on veut cautériser, et cette espèce d'escarre pourrait former une digue que le caustique aurait souvent de la peine à franchir : il faut donc avoir soin d'essuyer la plaie, avec de l'ouate hydrophile, afin d'enlever toutes les parties étrangères, liquides ou solides, dont la présence pourrait entraver l'action du caustique.

Il arrive fort souvent que le caustique, en se liquéfiant, fuse sur les parties voisines et produit une escarre plus étendue qu'il n'est nécessaire : aussi doit-on avoir la précaution de préserver ces parties avec de l'ouate hydrophile.

Il est tout à fait impossible de déterminer d'une manière exacte la quantité de caustique nécessaire pour cautériser une surface ; mais, d'un autre côté, nous avons vu que l'épaisseur de l'escarre était le plus souvent proportionnée à la nature du caustique employé, et que la portion du caustique qui n'avait point agi, restait inactive sur la surface de l'escarre. Il faut avoir grand soin de ne pas laisser cet excès de caustique, car il pourrait produire une escarre sinon plus profonde, du moins plus étendue ; on doit aussi se garder de l'humidité, qui pourrait, en liquéfiant le caustique, l'entraîner vers les parties les plus déclives. Il faut donc laver plusieurs fois la région cautérisée, et avec une assez grande quantité de liquide, afin que le caustique soit assez étendu pour être inactif. Par la même raison, il faut beaucoup d'attention quand on se sert des caustiques liquides : car, employés en trop grande quantité, ils pourraient se répandre sur les parties environnantes.

Lorsque les caustiques sont appliqués, ils déterminent une douleur plus ou moins vive, et une inflammation qui est le point de départ d'un travail particulier appelé *inflammation éliminatrice*, qui se termine par la chute des escarres. Les escarres ne se détachent pas toutes avec une égale facilité : plus elles sont épaisses, plus elles restent longtemps ; plus l'inflammation est considérable, plus elles se détachent rapidement.

Ainsi un caustique qui agit lentement, mais dont l'action s'étend à une grande profondeur, produira une escarre très longue à se détacher. Les cathérétiques appliqués à la surface des plaies produisent des escarres qui se détachent très facilement et très vite : telles sont les escarres que laisse la cautérisation des bourgeons charnus avec le nitrate d'argent. Ces sortes d'escarres sont le plus souvent blanchâtres ; les autres sont la plupart noires, mettent quelquefois quinze à vingt jours, quelquefois un mois et plus à se détacher.

Les caustiques laissent toujours, après la chute de l'escarre, une plaie plus ou moins profonde, résultant de la destruction de tous les tissus sur lesquels l'action du caustique a porté. Aussi faut-il éviter de les appliquer sur le trajet d'artères ou de nerfs importants, car il pourrait en résulter des accidents très graves, tels que l'hémorragie, qui succéderait à la chute de l'escarre, si la paroi de l'artère avait été détruite par le caustique. La douleur excessive, la perte de la sensibilité et de la motilité pourraient suivre l'application d'un caustique sur le trajet d'un gros tronc nerveux.

Il est certains caustiques qui ne doivent être appliqués qu'avec les plus grandes précautions : tels sont ceux dans la composition desquels entrent des substances qui peuvent exercer une action toxique sur l'économie, par exemple les pâtes arsenicales, qui ont causé des accidents formidables et même la mort[1]. Les caustiques faits avec le deutochlorure de mercure peuvent également entraîner la mort. Pibrac, dans les *Mémoires de l'Académie de chirurgie*, en rapporte trois observations.

D'autres caustiques, sans causer des accidents aussi formidables, doivent être surveillés avec soin : tels sont ceux dans lesquels il entre des sels de cuivre (?), le nitrate acide de mercure. On a vu une seule cautérisation avec cette dernière substance produire la salivation.

Pour éviter les accidents, il ne faut jamais étaler ces divers caustiques sur de trop grandes surfaces, ni sur des surfaces saignantes, qui absorbent beaucoup plus facilement que les surfaces recouvertes de bourgeons charnus[2].

Injections caustiques. — Avant de terminer ce paragraphe, il nous paraît utile de dire un mot des injections caustiques faites d'abord en Angleterre, puis en France, pour détruire ou modifier les tumeurs, car c'est surtout à ce dernier point de vue que se sont placés les chirurgiens anglais (Broadbent, Simpson, etc.).

Toutefois, malgré les recherches de Luton, Richet et A. Nélaton, cette méthode thérapeutique est encore bien peu entrée dans la pratique.

Les injections d'acide acétique ont été plus spécialement recommandées dans le traitement des cancroïdes, et sans grands résultats. Richet se servit d'injections de chlorure de zinc (une à cinq gouttes) pour traiter des loupes, un goitre, des adénites suppurées. Mais, dans ces divers cas, l'injection portant son action caustique sur les téguments, elle agissait comme les substances précédemment décrites, c'est-à-dire qu'elle donnait lieu à une escarre.

Les phénomènes sont tout autres lorsque l'injection caustique est faite dans la profondeur des tissus, à l'abri de l'air; il y a formation d'une sorte d'escarre, mais celle-ci ne s'élimine pas, elle s'enkyste et se résorbe peu à peu. Tels sont du moins les résultats obtenus par A. Nélaton[3]. Le pro-

1. *Dictionnaire de chirurgie pratique*, t. I, p. 159, art. ARSENIC.

2. Pour plus de détails, consulter Ch. Sarazin, *Nouv. Dict. de méd. et de chir. prat.*, t. VI, p. 567, Paris, 1867; et Th. Anger, *Thèse d'agrégation en chirurgie*, Paris, 1869.

3. Th. Anger, *thèse citée*, p. 67, 81.

fesseur O. Lannelongue a employé ce procédé dans les cas de tuberculoses osseuses, articulaires, péri-articulaires ou ganglionnaires; il l'a nommé *méthode sclérogène*.

2. — Cautérisation par la chaleur.

Il est plusieurs moyens à l'aide desquels la cautérisation par la chaleur est possible.

Telles sont : la cautérisation avec les métaux chauffés à divers degrés, les cautérisations avec les liquides bouillants, la cautérisation par des corps que l'on fait brûler lorsqu'ils sont en contact avec la partie que l'on veut cautériser, par exemple : le phosphore, les diverses substances dont on fait des moxas; enfin la cautérisation par les rayons solaires et par la pile (voy. *Galvanocaustique*).

Cautérisation avec les métaux. — Les appareils métalliques que l'on emploie pour cautériser ont reçu le nom de *cautères;* ce sont des instruments le plus souvent en acier, composés d'un manche, d'une tige et d'une extrémité.

Les anciens se servaient de plusieurs espèces de métaux, l'or, l'argent, etc.; ils espéraient par ce moyen obtenir une cautérisation différente, parce que le métal n'était pas le même; mais on a fait justice de ce singulier préjugé.

On préfère les cautères d'acier, parce qu'ils s'oxydent moins facilement que les cautères de fer, et que, comme ceux-ci, ils changent facilement de couleur à des températures différentes, ce qui permet d'apprécier à peu près leur température. On a préconisé les cautères de cuivre, car ce métal conduit mieux la chaleur que le fer, agit plus vite et, par conséquent, cause moins de douleur; mais il n'a pas l'avantage de changer aussi facilement de couleur que le fer. Enfin, par son inaltérabilité, le poli de sa surface, son pouvoir rayonnant, le platine serait peut-être préférable, si ce n'était son prix élevé (Ch. Sarazin).

La tige du cautère est longue de 20 à 25 centimètres environ, étroite, cylindrique, et terminée en haut par une partie plus large qui en établit la limite supérieure; son extrémité inférieure, appelée *soie*, s'engage dans la partie métallique du manche où elle est retenue à l'aide d'une vis de pression qui pénètre dans une échancrure creusée sur une des faces (fig. 266, 9).

Le manche (fig. 266, 10) se compose d'une partie métallique qui s'enchâsse dans un morceau de bois assez allongé, de 12 à 15 centimètres environ. Tantôt la soie est à demeure; d'autres fois elle se trouve fixée dans le manche par une vis de pression ou un ressort, de sorte que le manche peut servir à plusieurs cautères.

Charrière a naguère imaginé une pince spéciale à pression continue et à point d'arrêt, pour saisir la soie du cautère. Cet instrument (fig. 267, A, B) est beaucoup plus commode que le manche mentionné plus haut.

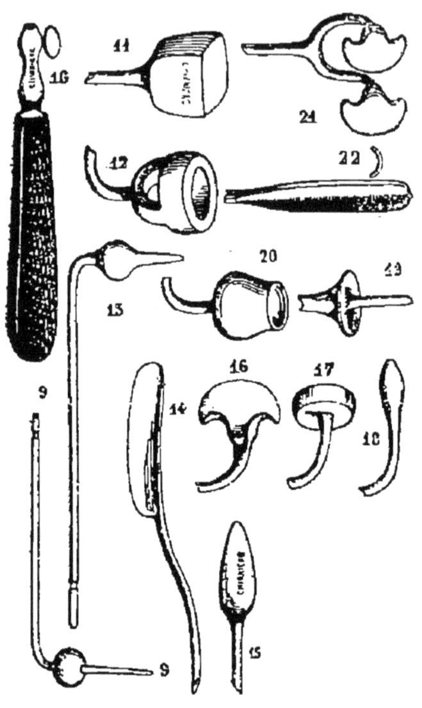

Fig. 266. — Cautères divers.

L'extrémité qui doit cautériser est la plus importante, c'est d'après sa forme que les cautères ont reçu leur nom. Tels sont les cautères *en roseau conique* (fig. 266, 9), *cutellaire* ou *en rondache* (fig. 266, 16), *circulaire* ou *nummulaire* (fig. 266, 17), *olivaire droit* (fig. 266, 15), *olivaire courbe* (fig. 266, 18), etc. Déjà assez nombreux, les cautères l'étaient bien davantage autrefois, car Ambroise Paré a pu en figurer quarante espèces.

Il arrive souvent que le chirurgien n'a pas sous la main un cautère; il peut alors le remplacer par une tige métallique quelconque.

Le cautère doit être chauffé dans un réchaud où brûle du charbon de bois dur, dont on active la combustion à l'aide d'un soufflet. Il faut avoir soin, lorsque le manche est fixé au cautère d'une façon permanente, de le tenir assez loin du foyer pour qu'il ne vienne pas à brûler.

Le degré auquel doit être chauffé le cautère varie avec le résultat qu'on désire obtenir. Veut-on avoir une cautérisation profonde et rapide, on chauffe jusqu'au rouge blanc;

le rouge jaune, le rouge cerise, le rouge obscur cautérisent plus lentement et à des degrés beaucoup moindres; le rouge gris est le plus faible degré que l'on choisisse. Il est bon de noter que la douleur est en raison inverse de l'intensité de la chaleur accumulée dans le cautère.

Sous le nom d'*ignipuncture*, le professeur Richet a employé une méthode de cautérisation destinée plus spécialement au traitement des tumeurs blanches. « Elle consiste à plonger à plusieurs reprises et en des points différents, dans les tissus morbides que l'on désire modifier, un petit cautère à boule terminé par une aiguille longue et fine rougie à blanc [1]. »

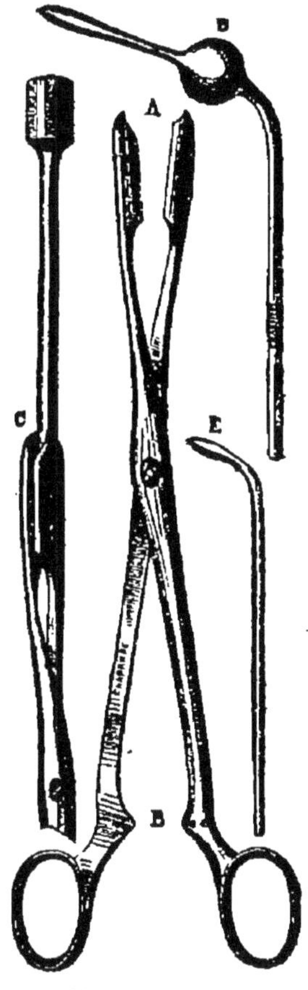

Fig. 267. — Cautères et pince porte-cautère.

L'aiguille, faite en platine, doit avoir 5 à 6 centimètres de longueur; sa base mesure 3 ou 4 millimètres de diamètre, son extrémité est à peu près mousse. Elle est fixée à la boule du cautère à l'aide d'un pas de vis. Quant à cette boule, elle est en acier et offre 2 centimètres de diamètre. Pour faciliter l'emploi de l'instrument, l'aiguille et le manche du cautère doivent faire un angle droit.

Les points où l'on veut pénétrer dans les tissus doivent être marqués, puis on y introduit franchement l'aiguille, qui peut pénétrer ainsi jusqu'à 4 centimètres au plus. On la retire rapidement, sans effort, et l'on applique un autre cautère au voisinage.

Cette méthode, en fait assez ancienne, n'est autre que celle proposée par Guersant pour cautériser les tumeurs érectiles.

Thermocautère. — Le thermocautère a remplacé tous les cautères jadis en usage.

1. *Gazette des hôpitaux*, Paris, 1870, n° 33.

Cet instrument, dû à Paquelin, emprunte sa chaleur à la combustion, sans flamme, d'une substance hydrocarbonée. Sa construction repose sur la propriété que possède le platine, une fois porté à un certain degré de chaleur, de devenir incandescent au contact d'un mélange d'air et de vapeurs hydrocarbonées.

Le thermocautère se compose de trois parties principales : 1° un foyer de combustion ; 2° un récipient à hydrocarbure volatil ; 3° une soufflerie.

Le foyer de combustion, qui constitue le cautère proprement dit et peut offrir des formes variées, consiste en une chambre de platine à grande surface sous un petit volume. Deux tubes concentriques se rendent dans cette chambre : l'un, interne, est destiné à l'apport du mélange d'air et de vapeurs hydrocarbonées ; l'autre, externe, sert de voie de dégagement aux produits de la combustion. Par son extrémité libre, ce dernier tube livre passage au tube interne, qui est fixé à l'aide d'un pas de vis sur un manche en bois cânaliculé. Ce manche peut être allongé à l'aide d'un tube métallique supplémentaire.

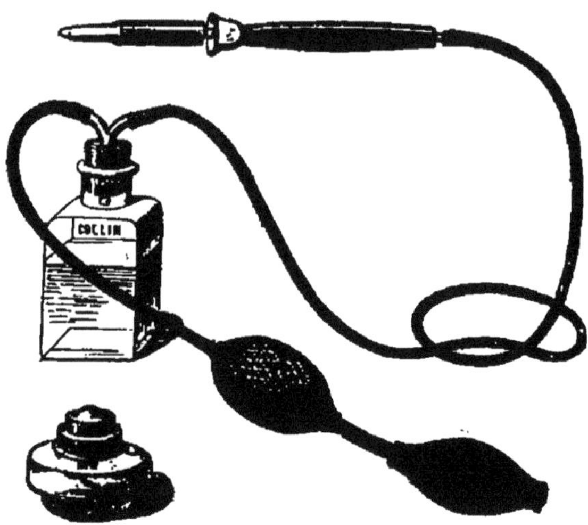

Fig. 268. — Thermocautère.

Le récipient est un flacon fermé à l'aide d'un bouchon en caoutchouc, lequel est traversé à son centre par deux tubes métalliques. Au col de ce flacon est placé un crochet mousse double, ce qui permet de le suspendre, soit à une boutonnière, soit au rebord d'une poche, soit enfin au cordon d'un tablier.

L'un des tubes, qui pénètre dans le récipient, reçoit de l'air lancé par la soufflerie ; l'autre tube livre passage à cet air saturé de vapeurs hydrocarbonées. La substance hydrocarbonée liquide qu'on place dans le récipient est de l'*essence minérale;* celle-ci ne doit remplir que le tiers du flacon.

Enfin la soufflerie n'est autre qu'une poire, comme celle que l'on emploie dans l'appareil à anesthésie locale de Richardson, avec un ballon élastique muni d'un filet, destiné à régulariser le courant qu'on détermine par la pression intermittente de la poire en caoutchouc. Notons qu'en adaptant à la poire une courroie de caoutchouc, la soufflerie peut être mise en jeu à l'aide du pied, ce qui permet de se passer d'aide.

Les trois parties que nous venons de décrire sont reliées entre elles par deux tubes en caoutchouc à parois épaisses, dont l'un va du manche du cautère au récipient, l'autre du récipient à la soufflerie.

Enfin une lampe à alcool est nécessaire pour compléter cette instrumentation, d'un maniement fort simple, comme nous allons le voir (fig. 268).

Manière de se servir de l'instrument. — Le foyer de combustion du cautère, c'est-à-dire la chambre de platine, doit être placé dans la partie blanche de la flamme de la lampe à alcool. Au bout de quelque temps, soit une demi-minute, et toujours en maintenant le cautère dans la flamme, on fait fonctionner l'insufflateur; on peut même cesser de faire marcher l'appareil pendant près d'une demi-minute sans que le cautère s'éteigne; ce qui tient à ce qu'il a emmagasiné assez de chaleur pour se raviver tout de suite à l'aide de quelques insufflations du mélange combustible.

On conçoit que l'incandescence du cautère sera d'autant plus vive que le jeu de la soufflerie sera fait plus activement. On possède donc là un moyen de graduer la chaleur du cautère depuis le rouge sombre jusqu'au blanc éblouissant.

L'usage de cet instrument fort commode demande quelques précautions que nous allons énumérer.

C'est ainsi que l'essence minérale devra être maintenue à une température de 15 à 20 degrés pour former une suffisante quantité de vapeurs combustibles. Dans ce but on peut appliquer la main autour du flacon, ou bien le mettre dans la poche d'un vêtement. L'essence ne doit pas être exposée à l'action des rayons solaires, l'incandescence du cautère ne se produirait pas.

Enfin, chaque fois qu'on s'est servi de l'instrument, il est bon de renouveler la provision du réservoir.

Pour amorcer le thermocautère, il ne faut faire jouer la soufflerie que lorsque le cautère a déjà acquis un certain degré de chaleur.

Les insufflations ne doivent pas être trop brusques, afin de ne pas dépasser le degré de chaleur utile à l'opérateur. On doit éviter de porter la chaleur au rouge blanc lumineux,

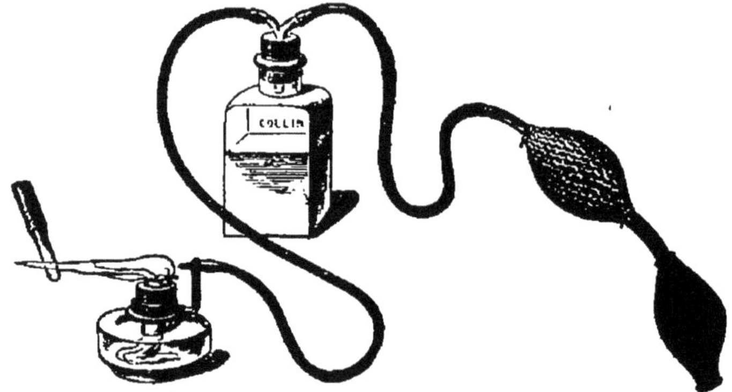

Fig. 269. — Thermocautère.

ce qui peut fondre le tube intérieur du foyer de combustion.

Après chaque opération, avant de laisser éteindre le cautère, il faut le porter au rouge vif, puis séparer brusquement le manche de l'instrument du tube de caoutchouc, alors que le platine est en pleine incandescence. Cette manœuvre a pour but de brûler les particules de carbone qui se déposent sur les parois de la chambre de platine, surtout lorsque le cautère est peu chauffé.

L'instrument refroidi à l'air libre, il faut en frotter l'extrémité avec un linge mouillé, pour le débarrasser des sels dont il s'est incrusté en traversant les tissus organiques.

Le cautère ne doit pas être plongé dans l'eau pour le refroidir, la trempe diminuerait le pouvoir condensant du platine.

Si, pendant une opération, le cautère chauffait mal, il

faudrait, à l'aide de quelques insufflations rapides, activer son incandescence, pour brûler le charbon de la chambre de platine ; parfois même chauffer un peu l'instrument en le plongeant dans la flamme d'une lampe à alcool.

Enfin si, malgré toutes ces précautions, on ne pouvait faire rougir le cautère, il faudrait le chauffer fortement au rouge pendant deux ou trois minutes, à l'aide du chalumeau annexé à la lampe à alcool, comme le représente la figure ci-contre (fig. 269).

En résumé, à l'aide de cet appareil, le chirurgien peut en quelques instants, avoir un cautère chauffé à la température qu'il désire. Il peut, comme il le veut, élever, abaisser ou maintenir à un même degré cette température. Si l'on opère sur une région vasculaire, la température doit être maintenue au rouge très sombre; de plus, avec le cautère, il faut agir en comprimant, à petits coups, par saccades, en hachant, laissant l'instrument le moins longtemps possible en contact avec les tissus[1].

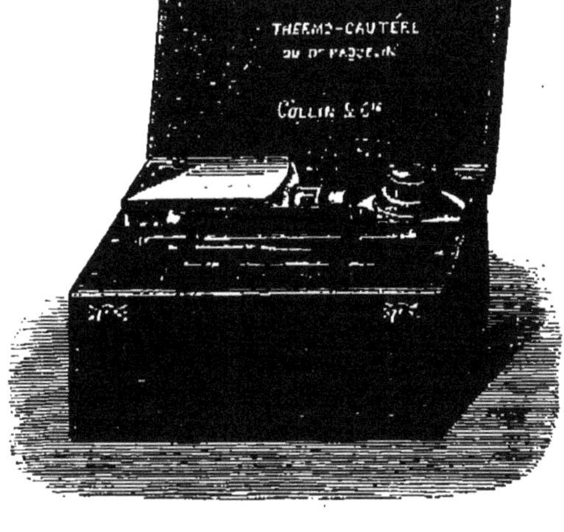

Fig. 270. — Boîte contenant le thermocautère.

Dans les cas où l'on agit dans une cavité, comme l'orbite, le vagin, il est bon, pour combattre les effets du rayonnement, d'irriguer de temps en temps le champ opératoire avec de l'eau froide (Gosselin).

Collin a pu renfermer les diverses parties constituantes du thermocautère dans une boîte de 12 centimètres de haut sur 20 de long et 13 de large, c'est-à-dire une boîte très facile à transporter (fig. 270).

Manière de conserver en bon état le thermocautère. — Le titre de l'essence minérale, mesuré avec le densimètre à

1. *Bull. de thérapeut.*, Paris, 30 août 1877.

pétrole à 15 degrés, doit marquer 700 à 720 degrés, c'est-à-dire qu'elle doit peser 700 à 720 grammes le litre.

L'essence ne doit occuper, au plus, que le tiers de la capacité du réservoir, et la température de l'essence doit être pendant toute la durée de l'opération à 16 ou 20 degrés. Pour cela, il suffira de tenir le flacon dans la main ou dans une poche. Une température exagérée s'opposerait à l'incandescence du cautère.

Se servir d'alcool pur pour la lampe.

Il faut éviter de chauffer le cautère au blanc lumineux.

Si pendant l'opération le cautère se refroidit, on doit faire marcher vivement la soufflerie et au besoin le reporter dans la flamme de la lampe.

L'opération terminée, avant de laisser éteindre le cautère, on doit le porter au rouge vif par quelques insufflations rapides, puis, pendant qu'il est en pleine incandescence, séparer brusquement le tube en caoutchouc du manche.

Il faudra laisser refroidir le cautère à l'air libre, puis l'essuyer avec un linge mouillé. Enfin, si l'appareil sert rarement, on aura soin de chauffer de temps en temps les différents cautères.

En suivant ces indications, données par Collin, l'instrument ne sera jamais en défaut.

Thermocautère avec carburateur-chalumeau. — Th. Chazal a modifié le thermocautère de Paquelin en supprimant la lampe à alcool qui ne produisait pas une température assez élevée lorsqu'il s'agissait de rougir à blanc les foyers de platine, encrassés par les gaz carburés accumulés dans leur intérieur et ne fonctionnant plus.

Ce système (fig. 271) formant constamment chalumeau n'a pas l'inconvénient indiqué, car, produisant une température tout de suite très élevée, il porte au rouge vif les cautères qu'on lui présente.

L'appareil se compose des modèles connus de cautères, manches, flacons et soufflerie, et en outre d'un robinet à double courant, formant chalumeau et remplaçant le double courant simple et la lampe à alcool.

Ce robinet est construit de telle façon que lorsque la clef est placée obliquement, comme le représente la figure C, il est entièrement fermé; la figure B le montre ouvert, laissant passer les courants de gaz carburés dans la partie supérieure qui est le chalumeau et dans le côté communiquant avec le cautère ; enfin la position du robinet en A indique que les gaz passent entièrement dans le cautère.

Connaissant ces différentes combinaisons, il suffit, pour le fonctionnement de l'appareil, de monter toutes les pièces comme l'indique l'ensemble de la figure et ouvrant le robinet dans le sens vertical B, l'on obtient avec la soufflerie un chalumeau qui s'allume à la flamme d'une allumette.

Lorsque le foyer de platine a atteint son maximum de chauffage au moyen de ce chalumeau, il suffit de renverser la clef du robinet en la position horizontale pour éteindre

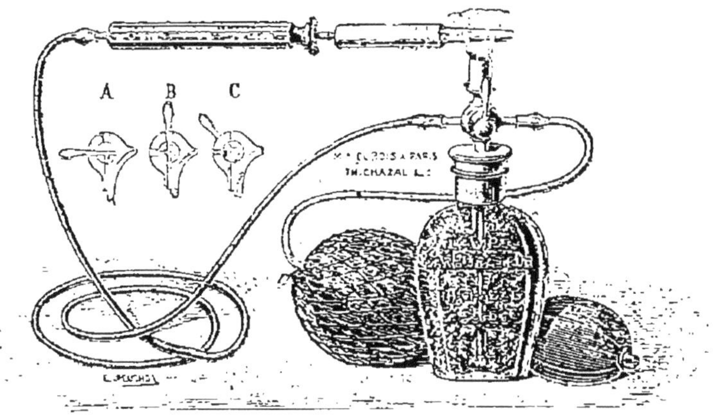

Fig. 271. — Thermocautère avec carburateur-chalumeau.

le chalumeau et entretenir le cautère à toutes les différentes températures désirables, que l'on obtiendra en fermant plus ou moins le robinet.

Pour éteindre l'appareil, il suffit de fermer le robinet en la position C.

De plus, les flacons garnis d'éponges rendent l'essence contenue plus transportable et l'empêchent de se répandre dans les tubes en caoutchouc. Un modèle de flacon de petite dimension permet de rendre cet appareil portatif et peut être contenu dans une trousse de poche.

Thermocautère de poche (fig. 272). — Wasseige a fabriqué des thermocautères de poche pouvant être facilement placés dans une trousse ordinaire. Ils se composent d'une double poire en caoutchouc et de de deux ou trois petits cautères en platine, réunis par un carburateur métallique rempli d'essence minérale. Une toute petite lampe à alcool en métal sert à chauffer les cautères.

Pour se servir de l'appareil, il faut retirer la vis en bois du carburateur, secouer fortement ce carburateur pour en

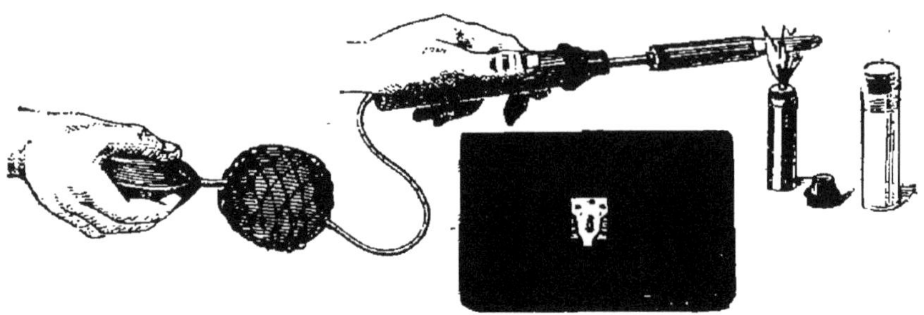

Fig. 272. — Thermocautère de poche.

chasser l'essence minérale évaporée et en remettre de la nouvelle de la valeur d'un dé à coudre.

Il ne faut pas faire fonctionner la soufflerie avant que le cautère soit chauffé sur la lampe à alcool, et avant qu'il ait rougi fortement.

DE L'ACTION DE LA CAUTÉRISATION PAR LA CHALEUR

« *Quod remedium non sanat, ferrum sanat; quod ferrum non sanat, ignis sanat; quod ignis non sanat, insanabile dici debet.* » On voit par cet aphorisme qu'Hippocrate avait la plus grande confiance dans l'emploi du feu pour guérir un certain nombre de maladies; ses successeurs ont continué à faire usage de la cautérisation. Mais déjà, du temps de Pline, elle était abandonnée en partie, car il se plaint de ce que ses contemporains ont abandonné l'esprit d'Hippocrate pour se livrer à celui des systèmes.

Malgré l'exemple des Chinois et des Japonais, qui font un si fréquent usage du moxa; des Arabes et des Égyptiens, chez lesquels le coton que l'on brûlait sur les parties malades était un des principaux remèdes; quoique Linné ait rapporté que les peuples de la Laponie suédoise se servaient souvent et avec succès d'un vieux morceau de bois de bouleau qu'ils faisaient brûler comme un moxa, la cautérisation était, au commencement du siècle dernier, tout à fait abandonnée chez nous.

Dionis, montrant à ses auditeurs diverses formes de cautère actuel, leur disait : « Vous pouvez juger par ceux-ci de tous les autres, qui ne diffèrent qu'en figures, et qui ne sont pas moins cruels. Je ne vois plus aucun chirurgien qui les mette en usage, et, si je les ai fait graver, c'est plutôt pour vous en donner de l'horreur que pour vous conseiller de vous en servir. »

Cependant, en 1751, de Lafaye[1] écrivait : « Les anciens faisaient peut-être un usage trop fréquent du cautère actuel; les modernes, au contraire, le négligent un peu trop. » En 1753, l'*Académie de chirurgie* mentionnait honorablement le mémoire de Louis sur l'usage du feu; mais, grâce aux efforts de Pouteau, qui vanta la cautérisation dans ses *Mélanges de chirurgie*, 1760, et dans ses *Œuvres posthumes;* grâce à ceux de Percy, dont la *Pyrotechnie chirurgicale*[2] fut couronnée par l'Académie; à ceux de Dupuytren, de Larrey, ce moyen héroïque fut désormais acquis à la chirurgie.

Les phénomènes qui accompagnent la cautérisation sont : la douleur, la formation d'une escarre par la destruction des parties cautérisées, la destruction des parties malades et des virus morbifiques, enfin l'inflammation qui détermine la chute de l'escarre.

La douleur est excessivement vive; toutefois plus la température des cautères est élevée, plus la cautérisation est rapide, moins la douleur est considérable. Aussi n'y a-t-il jamais d'inconvénient à porter la température du cautère au rouge blanc; et si, au moyen d'un cautère chauffé de cette manière, on voulait avoir une cautérisation superficielle, il faudrait se contenter d'appliquer l'instrument pendant un court espace de temps.

On a essayé d'empêcher la douleur d'être si intense en exerçant une constriction très forte sur la partie au-dessus du point qui doit être cautérisé; mais cette manœuvre a été rejetée comme inutile. La méthode anesthésique est bien préférable quand on veut épargner au malade les douleurs que détermine la cautérisation. La douleur diminue dès que le cautère n'est plus en contact avec les tissus, et l'on

1. *Principes de chirurgie*, 5e édit., p. 201, 1751.

2. On y trouve un très long mémoire *sur les avantages du feu dans les douleurs rhumatismales fixes et invétérées* (1783), Metz, 1794, et Paris, 1811.

peut même la faire cesser presque immédiatement en versant un liquide froid sur l'escarre.

La thermocautérisation agit comme hémostatique par oblitération des vaisseaux, quand le cautère est au rouge sombre. Mais elle ne peut avoir d'effet utile que sur les vaisseaux capillaires.

Elle agit aussi comme antiseptique, si l'on porte le cautère au rouge blanc, en détruisant dans une opération tous les tissus infectés par des micro-organismes.

Enfin, l'effet ultérieur de la cautérisation est de donner du ton à la partie sur laquelle elle est appliquée, de changer son mode de vitalité par l'excitation nerveuse qui résulte du cautère et de l'afflux sanguin qu'il détermine. De là cet aphorisme des anciens : *Ignis firmat partes*.

3. — De la galvanocaustie [1].

On doit ranger sous cette dénomination générale deux modes d'emploi de l'énergie électrique qui tous deux ont pour résultat la cautérisation des tissus soumis à leur action.

Dans un premier mode, on utilise la chaleur que peut développer un courant électrique, et l'on s'en sert absolument comme on le ferait d'un corps métallique chauffé à une haute température. C'est là la véritable méthode *galvanocaustique*, *galvanocaustie*, ou mieux *galvanocaustique thermique*.

Dans un second mode d'emploi, le courant électrique est utilisé au point de vue des phénomènes chimiques qui se développent lorsque les deux électrodes sont plongées dans les tissus. Là encore il y a cautérisation, non plus par la chaleur, mais par action chimique, comme le ferait un caustique alcalin ou acide. Cette méthode a été successivement appelée *électrolyse*, *méthode électrolytique*, enfin *galvanocaustique chimique*.

I. — GALVANOCAUSTIQUE THERMIQUE.

L'idée de pratiquer la cautérisation des tissus vivants à l'aide de la chaleur développée par un courant électrique n'est pas récente.

1. Ce chapitre a été rédigé en partie par le docteur Mally.

Davy(1807), Fabre-Palaprat (1836), Récamier et Pravaz (1841) firent des essais plus ou moins heureux dans ce sens; toutefois, ce ne fut qu'en 1845 que Heider, de Vienne, employa le fil électrique porté au rouge blanc pour cautériser la pulpe dentaire[1]. Viennent ensuite les recherches de Crussel (1846), de J. Marshall (1851), qui inaugura l'olive de porcelaine entourée d'une spire de platine; de Middeldorpf, de Breslau, qui utilisa l'anse de platine pour sectionner les parties molles comme le ferait un instrument tranchant.

Dès 1850, A. Nélaton, aidé des conseils de Regnault, put pratiquer un certain nombre d'opérations avec le galvanocautère (fig. 273), et cela à une époque où cette méthode paraissait presque inconnue en France. En 1853, Amussat fils utilisa le même procédé pour cautériser les ulcérations du col, les abcès du sein, etc.

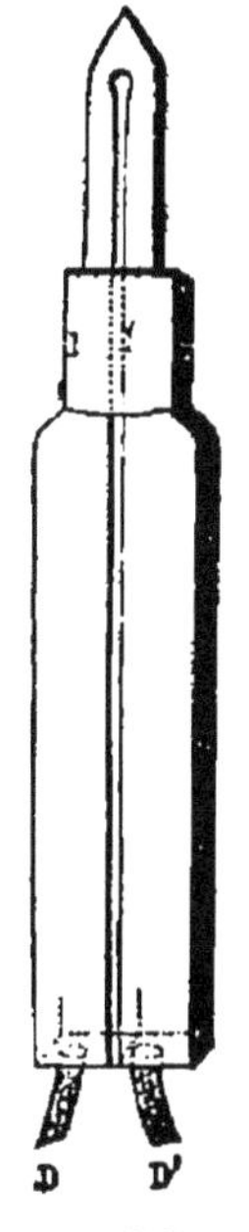

Fig. 273.
Galvanocautère.

Puis vinrent les recherches des professeurs P. Broca et Middeldorpf (1857), et enfin, en 1862, celles de Séré, qui établit qu'un couteau de platine n'est hémostatique que lorsqu'il est chauffé à la température de 600 degrés. Cet auteur fit construire un couteau galvanocaustique employé depuis par la plupart des chirurgiens de Paris.

L'instrumentation complète d'un appareil à galvanocaustique thermique comprend trois parties fondamentales :

1° Un générateur d'électricité;

2° Un rhéostat;

3° Un fragment de platine présentant une grande résistance par rapport au reste du circuit.

Le générateur d'électricité peut être quelconque, pourvu qu'il puisse fournir la quantité d'énergie nécessaire à l'échauffement du platine: que ce soit une pile, une dynamo ou le circuit d'un secteur d'électricité, distribuant la lumière à domicile.

Les plus gros cautères peuvent absorber jusqu'à 150 watts par seconde. Si l'on se sert de piles, on devra choisir des

1. De Saint-Germain, *Nouv. Dictionn. de méd. et de chir.*, t. XII, p. 544, Paris, 1870.

éléments à grande surface, ayant une très faible résistance intérieure. Les piles à treuil (fig. 274), au bichromate de potasse (Trouvé) peuvent fournir en court circuit un courant de 100 ampères environ sous 2 volts, ce qui représente un travail extérieur plus que suffisant. Il est donc nécessaire, surtout si l'on vient à mettre dans le circuit un cautère plus résistant, d'absorber le surplus de l'énergie disponible, faute de quoi le platine atteindrait son point de fusion et pourrait être volatilisé. On y parviendra au moyen d'un rhéostat. Cet appareil est simplement un long

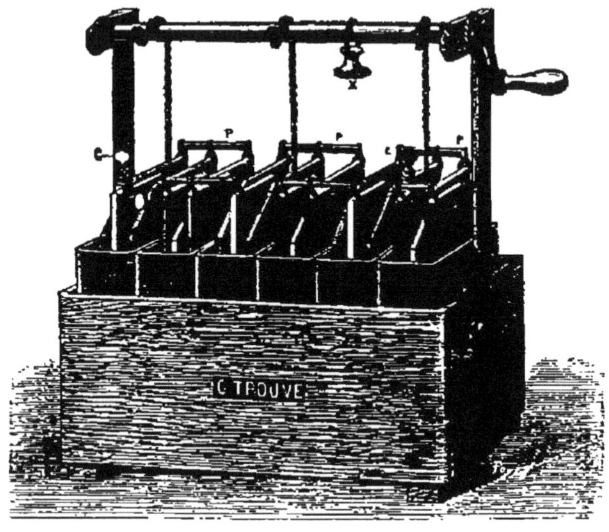

Fig. 274. — Pile à treuil de Trouvé.

fil de melchior de diamètre convenable, dont on pourra intercaler à volonté une partie plus ou moins importante dans le circuit. Il doit être construit spécialement pour le but qu'on se propose, et il doit permettre de régler à volonté la température du cautère depuis le rouge sombre jusqu'au rouge blanc. Si l'on a à sa disposition le courant alternatif, les électriciens construisent des transformateurs spéciaux qui remplissent le même but.

Le cautère galvanique est toujours une anse de platine à laquelle on peut donner des formes très variées (fig. 275) : courte et formant un angle très aigu en son milieu, elle figure une pointe; en arrondissant l'angle et en aplatissant les côtés, elle peut servir de couteau ; enroulée en boudin, elle forme un cautère de grande surface. Enfin, vu la grande malléabilité du platine, on peut lui donner la forme d'un serre-nœud et en faire un instrument tout à fait spécial qui est l'anse coupante galvanique.

Tous ces fils sont montés sur un manche isolant ou porte-cautère (fig. 276) et reliés avec les tiges conductrices,

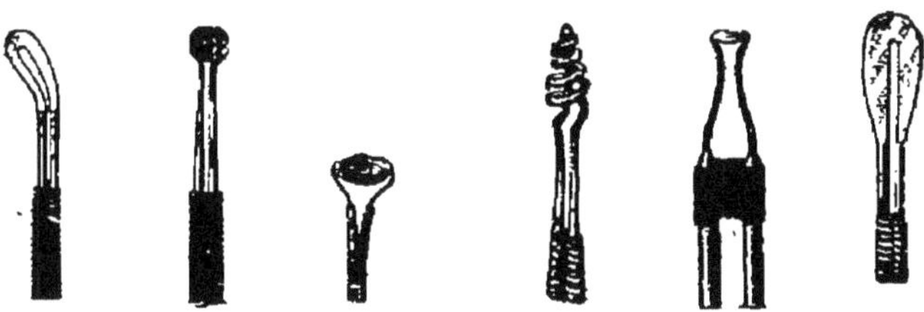

Fig. 275. — Galvano-cautères de formes variables.

isolées entre elles, qui traversent toute la longueur du manche.

Les manches présentent en général une solution de continuité d'un des conducteurs; l'opérateur peut la faire disparaître à son gré pour déterminer le passage du courant, au moyen d'un bouton ou d'une pédale B, disposée sur la face extérieure du manche et dont le jeu rapproche les deux parties isolées du conducteur. Il en résulte que ce

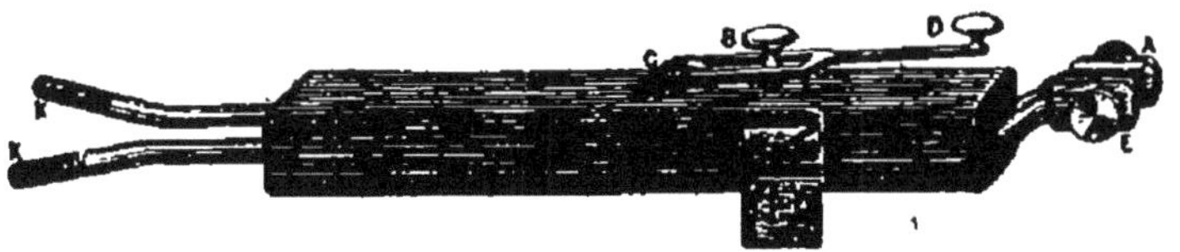

Fig. 276. — Porte-cautère.

point d'intersection est soumis aux effets destructeurs de l'étincelle due à la fermeture et à l'ouverture du courant; il s'encrasse donc fatalement et peut devenir à un certain moment, après un usage prolongé, réfractaire au passage du courant, d'où défaut de fonctionnement de l'appareil. Chardin, pour remédier à ce défaut, a pratiqué dans le manche un petit guichet G, qui permet de nettoyer avec la plus grande facilité le point d'intersection.

L'*anse galvanique* est montée de façon à permettre de réduire progressivement ses dimensions pendant une opération. On arrive à ce résultat soit en fixant ses extrémités sur une sorte de barillet B, qu'on fait glisser en arrière au moyen d'un anneau dans lequel s'engage l'index, soit en les enroulant sur un treuil à manivelle, dans le genre du serre-nœud de Leiter.

La disposition de l'anse galvanique et de son manche (fig. 277) est telle qu'une seule main peut en opérer la manœuvre.

Pour se servir de l'anse, on la place d'abord autour de la partie à sectionner de manière qu'elle soit réguliè-

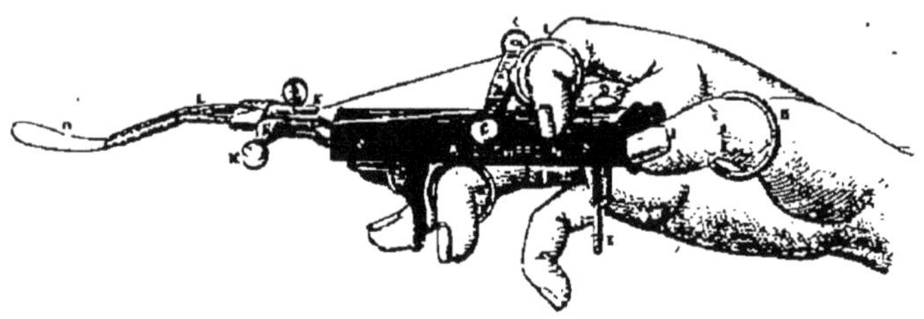

FIG. 277. — Manœuvre de l'anse galvanique.

rement arrondie, sans coudures susceptibles d'augmenter la résistance au courant. On la serre suffisamment; puis, quand tout est prêt, on fait passer le courant, et l'on di-

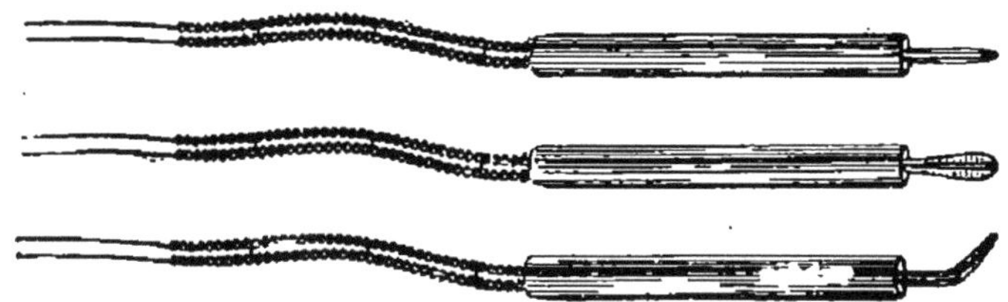

FIG. 278. — Galvanocautères du docteur Mally à manches stérilisables.

minue alors progressivement, lentement, la longueur de l'anse au moyen du mécanisme adapté à l'instrument.

Au fur et à mesure que son étendue diminue, l'intensité du courant doit, de son côté, être diminuée en faisant remonter les éléments de la pile [1], ou en agissant sur le rhéostat.

En somme, le galvanocautère est un instrument qui mérite d'occuper une place assez importante dans l'arsenal

1. P. Chavasse, *Éléments de petite chirurgie*, p. 617 et 618, Paris, 1887.

du praticien ; et cela surtout à cause de la variété de formes que l'on peut donner au cautère, suivant l'importance et l'étendue de la cautérisation que l'on veut obtenir ; et aussi à cause de la facilité avec laquelle on peut régler sa température d'une façon invariable. On a pu construire un jeu de cautères dont l'ensemble du manche et des conducteurs susceptibles d'être en contact avec le champ opératoire, peut être stérilisé à la chaleur dans une étuve à air (fig. 278).

Les manches sont en verre, les rhéophores sont des câbles de cuivre souples, isolés par des perles de verre, et terminés par des chevilles qu'un aide fixe au circuit de la pile. Le rhéostat et le coupe-circuit sont manœuvrés à distance par un aide.

C'est à 1500 degrés environ que le couteau tranche nettement et très facilement les parties, sans qu'il soit besoin de scier ou d'appuyer. Les vaisseaux restent béants, le couteau semble plongé dans un liquide qui ne le mouille pas, et paraît entouré d'un fourreau de globules à l'état sphéroïdal, d'où son isolement[1].

Porté à cette haute température, le couteau galvanique est appelé couteau *hémorragique* (A. Nélaton) ; vers 600 degrés, au contraire, le couteau devient *hémostatique*.

Ce n'est pas ici le lieu de discuter les avantages et les inconvénients de la galvanocaustique. Middeldorpf a employé la galvanocaustique dans un très grand nombre de cas, qu'il serait trop long d'énumérer, et que l'on peut d'ailleurs résumer facilement. Partout où l'on applique le cautère actuel, on peut faire usage du cautère galvanique ; ce dernier peut en outre être porté dans des cavités plus ou moins anfractueuses, profondes, par cela même inaccessibles au fer rouge. Le cautère galvanique, plongé dans les tumeurs érectiles, agit comme le cautère actuel, détermine la coagulation du sang et provoque l'inflammation de la tumeur, de manière à déterminer sa cure radicale, au moins aussi sûrement et peut-être avec plus de certitude que les pointes de feu. Enfin, à l'aide des anses caustiques, on enlève parfaitement bien des tumeurs, sans produire d'effusion de sang, à la condition toutefois que l'anse ne soit pas portée à une trop haute température.

En résumé on peut dire : 1° que les avantages de ces

1. Duplomb, Blanchet, *in* thèses de Paris, 1862.

genres d'appareils résultent de leur faible masse qui permet de les porter aux plus hautes températures, sans avoir à redouter les effets du rayonnement sur les parties voisines de celles que l'on veut détruire;

2° Que cet instrument a une grande supériorité sur les autres moyens pour les cautérisations exercées sur des surfaces peu étendues, situées dans le voisinage d'organes délicats ou dans la profondeur de quelques cavités naturelles;

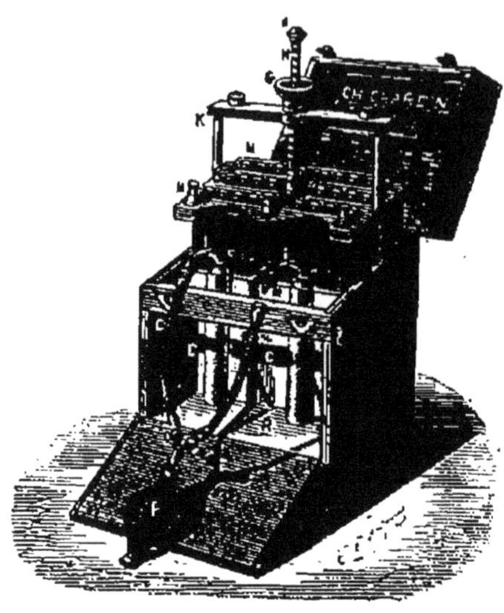

FIG. 279. — A, planchette portant les éléments zinc et charbon; B, bornes de prise du courant; C, auges en porcelaine à circulation; D, tube de réunion de la poire et des porcelaines; F, tube restant fixé à la porcelaine; G, bouton régulateur de la pile; H, vis agissant par le bouton sur la pile; I, boule d'ornement; K, cadre-support de la pile; N, écrous tenant fixes les zincs et les charbons.

3° Que cet appareil permet de régler à volonté la température du cautère à un moment quelconque de l'opération, et cela au moyen d'un rhéostat.

Différents constructeurs se sont ingéniés à rendre portatives les piles servant à la galvanocaustie thermique. Nous signalerons les modèles dus à Chardin, Trouvé, Gaiffe, etc. L'un des plus commodes est celui de Chardin; cet appareil (fig. 279) est renfermé dans une boîte en bois dont le couvercle et la face antérieure se rabattent à charnière.

La pile se compose d'une série de zincs et de charbons alternés, fixés aux deux extrémités d'une planchette mobile A. Ces zincs et ces charbons sont tenus par des écrous N, qui peuvent être vissés et dévissés à volonté, sans intervention d'aucun instrument, ce qui facilite leur nettoyage et leur remplacement.

Les bornes indiquées en B sur la planchette permettent de prendre un seul ou les deux éléments de la batterie, dans le cas de petites opérations nécessitant des cautères de petites dimensions.

La planchette A, à laquelle sont fixés les zincs et les charbons, est supportée à l'aide d'une armature métallique par une vis médiane H, agissant par le bouton, sur la pile. La vis est manœuvrée par un bouton régulateur G. La pile elle-même est supportée par un cadre métallique K.

C'est ce bouton régulateur G, qui permet de communiquer à la vis H un mouvement de rotation avec ascension ou descente de la planchette, plus ou moins rapide à volonté, suivant qu'on la tourne dans un sens ou dans l'autre. C'est cette manœuvre de la vis qui, avec une grande précision, constitue le système modérateur de l'intensité et de la tension du courant, en faisant plonger plus ou moins les éléments zinc et charbon dans le liquide.

Le réservoir C, C est constitué par deux auges de porcelaine émaillée, communiquant en un seul point par un tube touchant presque le fond du compartiment inférieur. Ce dernier compartiment communique de plus avec l'air extérieur par un tube F, que l'on remarque sur le devant de l'auge. Pour faire monter dans le compartiment supérieur le liquide qui séjourne toujours dans le compartiment inférieur, on insuffle de l'air dans ce dernier au moyen d'une poire en caoutchouc P (les éléments zinc et charbon étant préalablement remontés hors de tout contact de liquide) ; sous l'influence de la pression ainsi produite, le liquide reflue par le tube intérieur dans le compartiment supérieur. Cette ascension peut être continuée ainsi jusqu'à épuisement complet de la masse liquide.

Alors, si, au moyen des robinets portés par chaque tube à insufflation, on ferme toute communication entre le compartiment inférieur et l'air extérieur, l'équilibre établi entre l'air introduit et le liquide se maintient fixe, et le liquide reste dans le compartiment supérieur; lorsque l'opération est terminée, on ouvre de nouveau les robinets et, à ce moment, le liquide redescend par son propre poids.

On comprend facilement combien la disposition de ces auges donne de facilité pour le transport du liquide excitateur, en même temps qu'elle permet, sans manipulation compliquée, une marche immédiate de l'appareil.

En résumé, des explications précédentes il résulte qu'il suffit pour faire manœuvrer l'appareil :

1° De faire monter au moyen du bouton à vis le système des piles pour les mettre provisoirement hors du contact du liquide ;

2° Par le moyen de la poire en caoutchouc, de faire arriver le liquide du réservoir inférieur dans les auges supérieures;

3° Puis, quand l'opération va commencer, de faire descendre les piles au moyen du bouton à vis, jusqu'à ce qu'on juge suffisante l'intensité du courant, ce qui est indiqué par la coloration plus ou moins rouge que prend le fil de platine du cautère, c'est un procédé pour graduer l'énergie électrique;

5° Enfin, après l'opération, on retire la poire à insufflation, on ouvre les robinets; l'air du réservoir s'échappe et le liquide descend dans celui-ci où il doit séjourner.

II. — GALVANOCAUSTIQUE CHIMIQUE.

La galvanocaustique chimique est mieux connue peut-être sous les noms d'*électrolyse*, de méthode *électrolytique;* cependant nous préférons la dénomination de galvanocaustique chimique, parce que ce nom seul indique le mode d'emploi et le mode d'action de cette méthode relativement nouvelle.

Cette méthode, comme le fait très justement remarquer Ch. Sarazin[1], « est à la méthode de Middeldorpf ce que les cautères acides ou alcalins sont au cautère actuel ».

Elle repose sur le phénomène de l'électrolyse : une portion du corps humain, étant intercalée dans un circuit galvanique, se comportera comme un électrolyte ; c'est-à-dire que les sels binaires en dissolution seront décomposés, l'hydrogène et les métaux se portant au pôle négatif pour y former des alcalis, l'oxygène et les métalloïdes se portant au contraire au pôle positif pour y former des acides. L'accumulation de ces produits au voisinage des électrodes y détermine la cautérisation. La quantité de produits de décomposition est proportionnelle à la quantité d'électricité qui passe en temps donné, c'est-à-dire à l'intensité du courant. Il est donc utile, lorsqu'on veut produire une escarre, d'être renseigné sur l'intensité du courant. Les appareils médicaux sont généralement munis d'instruments de mesure appelés galvanomètres d'intensité (fig. 280).

On devra se rappeler en passant que l'électrolyse et que

1. *Nouv. Dictionn. de méd. et de chir.*, t. VI, p. 582, Paris, 1867.

l'escarrification sont deux choses différentes reliées entre elles par une relation indéterminée et que, par conséquent, à une intensité donnée ne correspond pas une escarrification donnée, ou, si l'on veut, un chiffre d'ampères ne représente pas une dose définie de caustique.

On peut naturellement n'utiliser comme caustique que l'un des pôles de la pile, l'autre étant représenté par une plaque métallique à grande surface, entourée de linges mouillés ou noyée dans un gâteau de terre glaise (Apostoli), de telle sorte que les produits de l'électrolyse, se trouvant dispersés sur une grande étendue, peuvent ne pas produire d'escarre si l'on prend soin de ne pas dépasser une certaine intensité. Cette électrode peut être placée sur un point quelconque du corps. Si l'électrode active est positive, on aura une escarre acide, jaune, sèche et dure; si elle est négative, on aura une escarre molle et grisâtre.

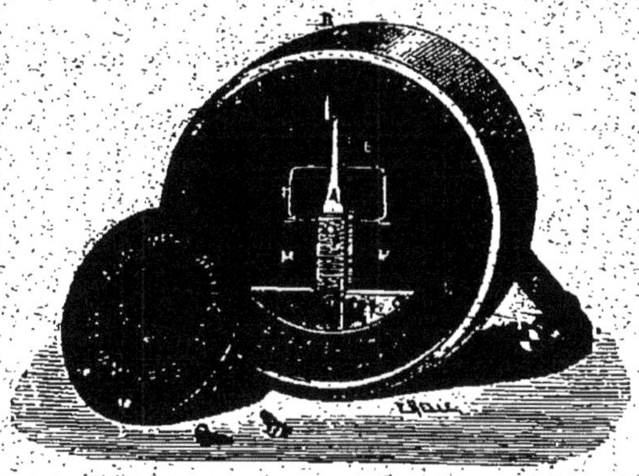

FIG. 280. — Galvanomètre d'intensité et de force électro-motrice apériodique.

Pour faire une application, les électrodes mises en place, on doit pouvoir faire varier l'intensité du courant d'une façon progressive et lentement continue; de même, si l'on atteint de hautes intensités, la rupture brusque du circuit pourrait à ce moment produire une secousse dangereuse due à la présence d'un courant d'induction.

On peut faire varier l'intensité du courant de deux façons : soit en augmentant la force électro-motrice, c'est-à-dire, si l'on dispose d'une batterie à collecteur (fig. 281), en ajoutant un à un des éléments de pile dans le circuit; soit, au contraire, si l'on veut utiliser une prise quelconque d'électricité, au moyen d'un rhéostat approprié qui permettra de diminuer la résistance totale dans des limites convenables. Ici, naturellement, il ne saurait être question d'utiliser le courant alternatif.

On a cherché à rendre portatives les piles à courant continu et c'est le principal mérite de la *pile de Chardin*. Cette facilité de transport est due à une disposition spéciale très simple; de plus, avec cette pile, on a la facilité de pouvoir en renouveler les divers éléments zinc et charbon.

C'est une pile au bisulfate de mercure, enfermée dans une petite boîte (fig. 282) en bois dont le couvercle et la face antérieure se rabattent à charnière. Les éléments zinc et charbon sont vissés sous la planchette supérieure; cette planchette supporte un collecteur et des bornes destinées à fixer les fils conducteurs. Une tige B traverse cette planchette et va se fixer à la boîte H, dans laquelle sont contenus les récipients de verre renfermant le liquide excitateur; cette tige se meut au moyen d'un levier A, et sert à élever ces récipients de verre et à les amener en contact avec les éléments zinc et charbon.

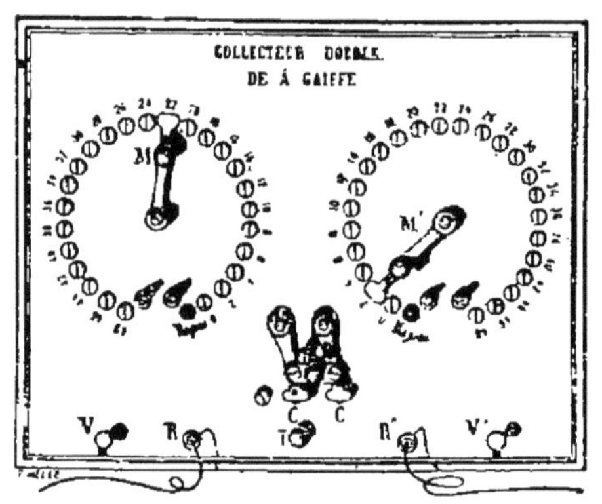

FIG. 281. — Collecteur double de A. Gaiffe.

Il est donc très facile de mettre la pile en mouvement; pour arrêter le courant, il suffit de faire redescendre les récipients de verre. Afin d'empêcher le liquide excitateur de se répandre au dehors, lors du transport de la pile, chaque flacon contient deux flotteurs de liège qui s'opposent à la sortie du liquide et servent à le faire monter, dès que les éléments zinc et charbon viennent à presser sur eux, au moment où l'on soulève les éprouvettes au moyen de la planchette mobile J.

La galvanocaustique chimique a été utilisée par A. Nélaton pour détruire les polypes naso-pharyngiens, pour traiter les kystes, les ganglions malades (Scoutteten). On l'a utilisée pour combattre les rétrécissements des conduits naturels : œsophage (Althaus), urètre (Mallez, Tripier, Fort), etc... Enfin, pendant ces dernières années, à la suite des publications d'Apostoli, Carlet, etc., on l'a appliquée au traitement des fibromes utérins et de certaines lésions de l'utérus ou des annexes. L'électrode active est placée soit dans le canal utérin, soit enfoncée dans la tumeur par le vagin ou à travers la paroi abdominale pour y produire une escarre.

Les résultats obtenus ont été très diversement appréciés. Des expériences entreprises récemment à l'hôpital Bichat semblent démontrer qu'on peut obtenir les mêmes effets en utilisant les courants alternatifs, c'est-à-dire sans électrolyse et sans cautérisation. Le mécanisme de l'arrêt des hé-

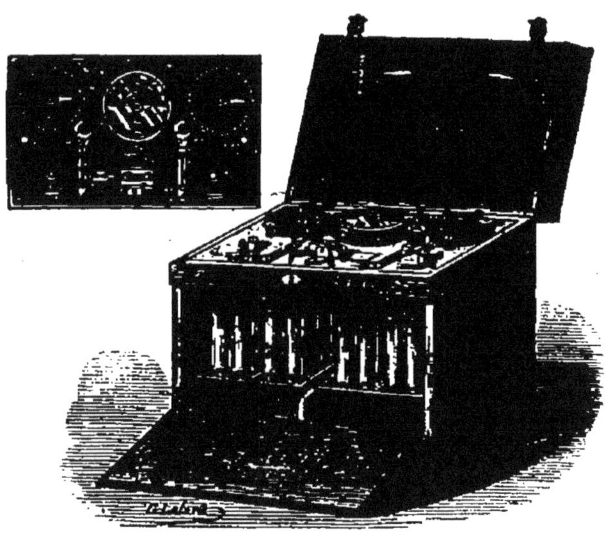

Fig. 282. — Modèle d'une batterie portative pour courants continus. — A, vis faisant monter et descendre le casier C; B, bouton actionnant la vis; H, casier mobile contenant tous les flacons; D, collecteur par unités; G, bornes de prise de courant; F, pièce basculante du renversement (pouvant être modifiée); J, planchette portant les éléments; M, accessoires. — Le bouton B faisant monter à volonté le casier H et, par conséquent, les éprouvettes contenant le liquide excitateur, on possède là un véritable rhéostat qui peut être utilisé dans certains cas.

morragies, la diminution de volume des tumeurs, la disparition plus ou moins complète des douleurs ne semblent donc pas liées, du moins d'une façon directe, à l'action caustique du courant. L'action trophique générale, due à l'électricité, et dont nous n'avons pas à nous occuper ici, peut être obtenue d'une façon plus simple et surtout moins dangereuse par un autre procédé [1].

Dans un même ordre d'idées, on a été amené à attribuer au

1. *Annales de gynécologie et d'obstétrique*, Paris, nov.-déc. 1891.

courant galvanique une action directe sur les microbes. Les expériences instituées dans ce but n'ont pas démontré qu'en dehors du voisinage de l'électrode, c'est-à-dire dans un milieu fortement acide, les bactéries fussent aucunement influencées [1].

En résumé, la galvanocaustie chimique permet de réaliser des cautérisations délicates au sein d'organes profonds ou peu susceptibles d'être attaqués par les pâtes caustiques ordinaires; cela suffit pour assurer à cette méthode une place assez importante parmi les agents thérapeutiques actuels.

CHAPITRE VII

Cautère.

On appelle *cautère* ou *fonticule* un ulcère artificiel établi dans le tissu cellulaire sous-cutané, sur un point déterminé du corps, pendant un temps plus ou moins long et entretenu par un corps étranger destiné à servir d'exutoire.

Les parties du corps sur lesquelles on pose des cautères varient avec le résultat que l'on cherche à obtenir. Si l'on veut établir un cautère permanent, il faut l'appliquer sur un endroit abondamment pourvu de tissu cellulaire, où les mouvements ne soient pas gênés et où le pansement soit facile. On doit toujours éviter les saillies osseuses ou musculaires, et les points où il existe des nerfs et des vaisseaux assez considérables.

On appliquera donc les cautères :

Au bras, entre l'insertion inférieure du deltoïde et l'insertion supérieure du brachial antérieur : c'est le cautère qui est le plus souvent employé ;

A la cuisse, sur son côté interne, à 7 ou 8 centimètres au-dessus du condyle interne du fémur, en avant des tendons du couturier et du droit interne, sur le vaste interne un peu en avant du tendon du grand adducteur. Ce cautère est quelquefois trop gênant, et les pièces d'appareil y sont difficiles à maintenir ;

1. *Revue scientifique*, Paris, 1890, n° 20, p. 636.

A la jambe, au-dessous du condyle interne du tibia, entre le jumeau interne et les tendons du couturier et du droit interne. Ce cautère est préférable à celui de la cuisse;

A la nuque, Velpeau[1] a conseillé de le placer dans la fossette sous-occipitale, c'est-à-dire dans l'espèce de creux limité en haut par l'os occipital, sur les côtés par les splénius, en bas par l'apophyse épineuse de l'axis. Cette place lui semble préférable à celle qui est généralement indiquée, soit la partie moyenne de la région postérieure du cou.

Lorsque au contraire on ne veut établir qu'un exutoire passager, on peut, en se guidant d'après les mêmes règles, l'appliquer sur toute la longueur des gouttières vertébrales, en arrière des muscles qui forment la masse sacro-lombaire pour les maladies des vertèbres ou de la moelle; sur toute la paroi antérieure du ventre, dans les affections chroniques des viscères abdominaux, mais principalement dans les régions du foie, du pylore; sur les fosses iliaques; sur toutes les parois thoraciques, dans les espaces intercostaux et au-dessous des clavicules, dans les affections chroniques ou tuberculeuses du poumon. Enfin on applique les cautères aux membres autour des articulations malades.

Ces divers cautères sont très rarement uniques; le plus souvent on en met plusieurs à des distances variables les unes des autres.

On peut établir un cautère de diverses manières.

1° *Les caustiques.* — La *potasse à l'alcool* était jadis le caustique le plus employé pour établir un cautère. Elle doit être bien sèche et avoir été conservée à l'abri du contact de l'air; elle produit une escarre dont le diamètre est, en général, trois fois plus grand que le sien. Cette escarre est formée par la destruction de toute l'épaisseur de la peau.

Pour ouvrir un cautère avec ce caustique, on prend gros comme la moitié d'une lentille de potasse caustique, deux morceaux de diachylon d'inégale grandeur : le plus petit est percé d'un trou au centre; tous deux ont les angles fendus, afin qu'ils puissent mieux s'appliquer sur les téguments; enfin un tampon d'ouate. On place sur l'ouverture faite au morceau de diachylon (cette ouverture doit être moitié moins grande que l'escarre que l'on veut produire) le petit fragment de potasse, sur le diachylon le tampon d'ouate, et

1. Velpeau, *Médecine opératoire*, 2e édit., t. I, p. 351.

l'on recouvre le tout par le plus grand morceau de sparadrap. L'appareil ainsi établi, on l'applique sur le point où l'on veut placer le cautère, et on le fixe solidement.

Si l'on voulait établir plusieurs cautères, il faudrait faire sur le plus petit morceau de diachylon autant de trous que l'on veut produire d'escarres, placer dans chacun des trous un fragment de potasse et procéder de la même manière. On fera attention à ne pas trop rapprocher les ouvertures faites au diachylon, car les escarres étant le double des ouvertures, si celles-ci étaient trop rapprochées, il arriverait qu'au lieu de plusieurs escarres on n'en aurait qu'une seule, mais trop grande. Si, au contraire, on voulait établir un cautère très allongé comme le sont ceux que l'on applique dans les gouttières vertébrales, on devrait assez rapprocher les trous, pour que chacun des petits fragments produisît une escarre qui puisse se réunir à l'escarre voisine.

Il ne faut jamais mouiller la potasse, car, en agissant ainsi, on pourrait déterminer la formation d'une escarre très étendue.

Aussitôt que la potasse est appliquée, le malade éprouve une légère chaleur, puis un peu de douleur; celle-ci augmente pendant tout le temps que l'escarre met à se former, cinq ou six heures environ; au bout de ce temps elle diminue insensiblement. Dès que la douleur est affaiblie, il faut enlever l'appareil : tout l'effet est produit, et l'on trouve quelquefois une petite quantité de potasse qui n'a pas agi, mais toujours une escarre noirâtre, savonneuse, avec un cercle inflammatoire sur ses limites.

Peu à peu, l'inflammation éliminatrice se développe; elle est même quelquefois assez considérable; si au contraire elle était trop faible, il faudrait l'exciter avec une pommade un peu irritante. Sous l'influence de cette inflammation, l'escarre se détache de la circonférence vers le centre, se ramollit, devient grisâtre et laisse après sa chute une petite ulcération.

Le temps que met l'escarre à se détacher est extrêmement variable. Si elle se détache, chez certains sujets, au bout de dix jours, chez d'autres elle est quelquefois un mois à s'éliminer. Il arrive aussi qu'elle adhère à l'ulcération par une plus ou moins grande quantité de filaments, qu'il faut couper avec des ciseaux.

La potasse présente, comme nous venons de le voir, plusieurs inconvénients; ce sont : l'irrégularité de l'escarre qui est subordonnée à la liquéfaction de la potasse, la lenteur de la cautérisation.

On peut facilement les éviter en faisant usage de la *pâte de Vienne*. Nous avons vu plus haut quelle était la manière d'appliquer ce caustique. Son action est beaucoup plus rapide que celle de la potasse; l'escarre qu'elle produit sur les téguments est toujours d'une grandeur égale à la surface du caustique employé, à moins que, par ignorance ou incurie, on ne laisse cette pâte appliquée sans surveiller son action, et qu'on ne la maintienne en contact avec les tissus pendant un temps plus que suffisant pour déterminer la destruction de la peau. Chez les adultes, dix minutes suffisent pour produire assez d'effet; chez les enfants, six minutes sont suffisantes.

Il peut arriver, quand on fait usage de ce caustique et qu'on ne le laisse pas assez longtemps appliqué, que la peau ne soit pas brûlée dans toute son épaisseur : alors l'escarre est sèche, ne se ramollit pas par l'inflammation éliminatrice, qui manque complètement; et, lorsque l'escarre se détache, au lieu d'une ulcération, on trouve une cicatrice parfaite. Dans ces cas on doit appliquer une seconde fois le caustique.

2° *Le bistouri.* — L'emploi du bistouri pour établir les cautères est un moyen sûr, très prompt, moins douloureux que le caustique; mais, d'un autre côté, il ne présente pas l'avantage de déterminer une irritation, souvent nécessaire lorsqu'on veut obtenir une révulsion active par l'emploi du cautère. Le cautère établi avec le bistouri ne détermine pas, comme le caustique, de perte de substance; il a beaucoup plus de tendance à se fermer.

Pour établir un cautère avec le bistouri, on peut ou tendre la peau avec le pouce et l'indicateur de la main gauche, et avec le bistouri, tenu de la main droite comme une plume à écrire, faire au lieu d'élection une incision qui occupe toute l'épaisseur de la peau. La longueur de l'incision sera proportionnée à la grandeur du cautère. Si cependant on voulait avoir un cautère très grand, une incision cruciale serait préférable à une incision trop longue.

On peut encore faire un pli de la peau, au lieu où l'on veut établir le cautère et, avec le bistouri tenu de la main droite comme un archet, on coupe la peau dans toute son épaisseur, perpendiculairement à la direction du pli. Si l'on voulait avoir par ce procédé une incision très allongée, on ferait un pli beaucoup plus épais.

Aussitôt après l'incision, on place entre les lèvres de la plaie, soit un pois à cautère, soit un petit tampon d'ouate que l'on maintient par un bandage assez fortement serré.

3° *Le vésicatoire.* — C'est, sans contredit, le plus mauvais moyen d'établir les cautères, car il est extrêmement douloureux. En outre, les téguments n'étant point ulcérés dans toute leur épaisseur, mais seulement à leur surface, sont simplement refoulés par l'action du pois, par conséquent tendent toujours à reprendre leur place; et, si le cautère était laissé quelques heures seulement sans qu'il y eût de corps étranger qui comprimât les tissus, il ne tarderait pas à se fermer.

Pour établir un cautère au moyen d'un vésicatoire, ou bien convertir un vésicatoire ancien en cautère, il faut placer, vers le point le plus favorable, un pois que l'on maintient fixé à l'aide d'un petit morceau de diachylon et d'une bande assez fortement serrée. Si l'on voulait se servir d'un vésicatoire récent, on appliquerait un vésicatoire de petites dimensions, et, au bout de quelques jours, on placerait à son centre un pois, qui serait fixé comme il a été dit tout à l'heure.

I. — Pour entretenir une irritation de la plaie qui résulte de la chute de l'escarre, on place au centre un pois ordinaire, ou bien de petites boules dites *pois à cautère*, préparées avec des rhizomes d'iris de Florence ou de petites oranges ; ces pois se trouvent dans le commerce, ils sont généralement disposés en chapelets. On en fabrique de toutes dimensions ; tous ceux du même chapelet ont le même volume. Un trou percé à leur centre sert non seulement à les maintenir réunis, mais encore à passer un fil que l'on fixe sur les téguments, au-dessus du cautère, avec un petit morceau de diachylon ; ce fil permet d'enlever facilement le pois et l'empêche de descendre. En effet, entraîné par son propre poids, il arrive souvent qu'il presse sur la partie inférieure de l'ulcération et fait, comme on dit, descendre le cautère. Ce fil est presque indispensable pour retirer le pois à cautère, lorsque les bords de l'ulcère se gonflent, de manière à en rendre l'orifice plus étroit que le fond. Si l'on se servait d'un pois ordinaire, il faudrait exercer une pression assez grande sur les parties latérales du cautère pour faire sortir le pois. Cette pression est très douloureuse lorsque le cautère est enflammé ou quand l'orifice est assez rétréci pour que le pois ne puisse sortir qu'avec difficulté.

Un morceau de diachylon ou un tampon d'ouate, de préférence hydrophile, suffisent le plus souvent pour le pansement.

Souvent la plaie est trop étendue pour qu'un pois seul soit suffisant; alors on en met plusieurs les uns à côté des autres. Cette pratique est bien préférable à celle qui consisterait à appliquer dans le fond d'une plaie un pois d'un trop gros volume; car, si sa largeur est suffisante, sa hauteur est le plus souvent trop considérable, aussi la pression que les pièces d'appareil exercent sur le pois est-elle très douloureuse. Il faut donc, lorsque la plaie est peu profonde, mettre au fond, ou bien plusieurs petits pois, ou de plus gros fendus en deux parties égales et dont on tourne la convexité vers la plaie, ou bien enfin un morceau de racine d'iris, taillé comme il convient.

On a imaginé des pois couverts de substances qui rendent plus active la suppuration des cautères, par exemple de pommade épispastique.

Il est à remarquer que les pois ordinaires augmentent considérablement de volume, qu'ils sont susceptibles de se déformer et d'exercer sur certains points du cautère une pression douloureuse : aussi leur a-t-on préféré les pois d'iris. Toutefois ces derniers sont encore plus susceptibles de se déformer et d'augmenter de volume que les pois d'orange ou de caoutchouc préconisés plus récemment.

Lorsque le cautère est trop douloureux, on peut enduire le pois de préparations opiacées, le placer dans la plaie et couvrir celle-ci d'un cataplasme émollient; on agirait de même si les téguments qui environnent le cautère étaient trop enflammés.

S'il existe une trop grande quantité de bourgeons charnus qui comblent toute la cavité du cautère, ou qui, faisant saillie à l'extérieur, empêchent l'introduction ou la sortie du pois, il faut les faire disparaître au moyen d'une légère cautérisation avec un crayon de nitrate d'argent.

Enfin, si l'on veut supprimer le cautère, il suffit de ne

plus mettre de pois dans la plaie et de panser celle-ci antiseptiquement. On cautériserait les bourgeons charnus qui feraient saillie à l'extérieur, tant pour accélérer la cicatrisation que pour diriger la formation de la cicatrice.

II. — Il arrive quelquefois que l'on veut entretenir un cautère sans cependant y introduire de pois, soit que les malades éprouvent de la répugnance pour ce mode de pansement, croyant n'avoir de cautère qu'autant que la plaie ne sera pansée qu'avec un pois, soit qu'on veuille, outre la suppuration, déterminer une irritation assez grande, analogue à celle que l'on avait causée primitivement par l'application du caustique.

Il faut, dans ce cas, lorsque la cicatrisation commence à se faire, appliquer au fond de la plaie une couche très mince de potasse caustique, favoriser la chute de l'escarre et recommencer de la même manière aussitôt que la cicatrice reparaît. On peut ainsi faire suppurer un cautère pendant fort longtemps. Si cependant on voulait établir un cautère permanent, on introduirait peu à peu un corps étranger dans la plaie, afin d'éviter une manœuvre douloureuse et qui n'atteint pas toujours complètement le but que le chirurgien se propose par l'application du cautère. Ce procédé a, du reste, l'avantage d'être commode pour les malades, car le pansement est excessivement simple; de plus, l'action du pois sur la surface en suppuration est quelquefois assez pénible pour que les malades ne puissent la supporter.

Trousseau a préconisé une méthode dite *hypodermique*, qui consiste à introduire dans la profondeur des tissus des médicaments narcotiques. Le *modus faciendi* se rapproche beaucoup de celui que nous venons de décrire pour établir les cautères à l'aide du bistouri.

Dans la névralgie sciatique, par exemple, on fait coucher le malade sur le ventre, et, à l'aide d'un bistouri, on pratique au niveau de l'échancrure sciatique une incision cruciale de 1 centimètre et demi, et à son centre on place un pois médicamenteux. On réunit ainsi à l'efficacité d'un corps étranger agissant à la manière d'un cautère simple, celui d'un topique antinévralgique placé dans le voisinage du nerf malade.

CHAPITRE VIII

Moxa.

On appelle *moxa* un petit cylindre de matière combustible que l'on faisait brûler lentement sur la peau, de manière à y déterminer une escarre intéressant une partie ou la totalité des téguments.

Le moxa a été considéré comme un des moyens révulsifs les plus énergiques; il a été employé pour traiter les tumeurs blanches, les caries vertébrales, les affections des viscères, les névralgies, les paralysies, etc.

En Chine et au Japon, on se servait d'un duvet qu'on retirait des feuilles et des sommités desséchées de quelques espèces d'armoises; on les pétrissait avec les doigts de manière à en faire de petits cônes dont on plaçait la base sur la partie que l'on voulait cautériser. Sarlandière avait voulu en généraliser l'emploi; mais ces espèces de moxas ne produisaient qu'une cautérisation superficielle; il en était de même des moxas que Percy faisait avec la moelle du grand tournesol (*Helianthus annuus*), trempée dans une solution concentrée de nitrate de potasse.

L'agaric de chêne, le papier trempé dans une solution de chlorate de potasse ou d'acétate de plomb, enfin une multitude d'autres matières combustibles ont été employés pour faire les moxas. Mais la substance dont on a fait le plus fréquemment usage est le coton cardé que l'on roule en cylindre et que l'on serre fortement dans une compresse que l'on coud sur un des côtés, ou que l'on fixe au moyen d'un fil roulé en spirale. C'est à Pouteau[1] que l'on doit cette espèce de moxa, qui est certainement le plus commode et le plus facile à se procurer. Les Égyptiens et les Arabes ne se servaient pas d'autre substance.

Ce cylindre de coton était maintenu au moyen d'une pince à pansement ou d'un des nombreux porte-moxas inventés, dans ce but (porte-moxa de Larrey, de Guérin, fig. 283, etc.).

1. Pouteau, *Œuvres posthumes*, t. I, p. 204.

Les pansements consécutifs étaient absolument les mêmes que ceux des cautères établis à l'aide des caustiques.

Actuellement les moxas ne sont plus utilisés. Il en est

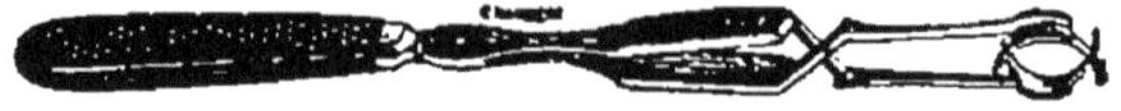

Fig. 283. — Porte-moxa de Guérin.

de même de la cautérisation à la flamme employée par Nélaton à l'aide du *cautère à gaz*. Ce sont des procédés tombés en désuétude.

CHAPITRE IX

Acupuncture.

L'opération la plus simple de la chirurgie est sans contredit l'*acupuncture*. On donne ce nom à une ponction faite avec une aiguille qui traverse les tissus sans en rompre les fibres.

Inconnue des Grecs et des Romains, elle fut pratiquée dès la plus haute antiquité chez les Japonais et les Chinois. Importée en Europe par un chirurgien hollandais, Then-Rhyne, elle n'a jamais joui chez nous que d'une vogue passagère, malgré les efforts de Berlioz, Béclard, Bretonneau, etc., en France; de Scott et Churchill, en Angleterre.

Les recherches multipliées de Jules Cloquet lui ont rendu quelque célébrité.

Elle a été utilisée pour donner issue à de la sérosité épanchée, pour traiter les collections sanguines, les tumeurs anévrysmales, pour explorer le contenu des tumeurs, etc. Comme procédé de diagnostic, on lui préfère aujourd'hui la ponction aspiratrice au moyen d'une seringue de Pravaz ou des aspirateurs Potain et Dieulafoy.

Pour pratiquer l'acupuncture, on se servait d'une aiguille métallique, d'or, d'argent, de platine ou d'acier; dans ce dernier cas il fallait que l'aiguille soit recuite, afin qu'elle ne se brisât pas dans la plaie.

Cette aiguille devait être très acérée, longue de 10 à 15 centimètres, terminée par une petite boule de cire d'Espagne, ou mieux par un petit manche d'acier, long de 9 à 11 milli-

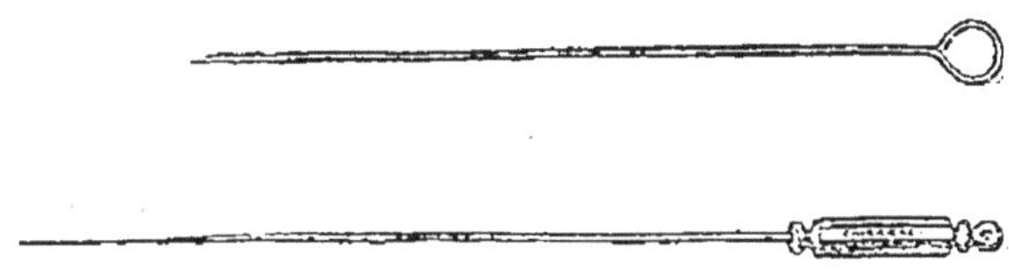

Fig. 284. — Aiguilles à acupuncture.

mètres et taillé à pans, afin qu'il puisse être plus facilement roulé entre les doigts (fig. 284).

CHAPITRE X

Électro-puncture et galvano-puncture.

Si à l'action des aiguilles on ajoute celle de l'électricité statique ou dynamique, on pratique l'*électro-puncture* ou la *galvano-puncture.*

La première partie de l'opération n'est autre chose que l'acupuncture ; seulement il est inutile d'enfoncer les aiguilles aussi profondément. Ces aiguilles doivent être en fer et offrir un anneau au lieu de tête, et l'on comprend que cet anneau sert à fixer préalablement les fils des pôles de la pile lorsqu'on fait la galvano-puncture.

La seconde est l'application de l'électricité, soit au moyen de la machine électrique (Sarlandière, 1825), soit au moyen de la pile. Dans le premier cas, on place le malade sur un isoloir, et l'on approche successivement le conducteur de la tête des aiguilles ; mais le second procédé est de beaucoup le plus commode.

Il est très important de veiller à la force des piles et à l'intensité des décharges ou des courants électriques.

Les sujets chez lesquels on pratique l'électro-puncture ressentent souvent une douleur très vive dans tout le trajet qui sépare deux aiguilles ; à cette douleur s'ajoute la contraction spasmodique des muscles que les aiguilles traversent. Ordinairement la douleur cesse lorsque l'action électrique n'agit plus; mais il arrive quelquefois que les aiguilles s'oxydent dans la plaie.

Il faut utiliser des courants de faible intensité, surtout au début.

Il va sans dire que les aiguilles ne doivent pas être enfoncées, sauf indications spéciales, dans les cavités splanchniques, les nerfs, les vaisseaux, car il peut se développer de l'inflammation autour des aiguilles, et les accidents seraient beaucoup plus à craindre que dans l'acupuncture simple.

L'électro-puncture s'applique dans les mêmes circonstances que l'acupuncture; on doit seulement faire attention à ne pas employer ce moyen dans l'état aigu des maladies, dans la période de douleur des névralgies, par exemple.

CHAPITRE XI

Séton.

Le séton est un exutoire assez rarement employé aujourd'hui; il constitue un véritable trajet fistuleux ordinairement sous-cutané, offrant deux ouvertures et dont on entretient l'écoulement des liquides à l'aide d'une mèche de linge ou mieux de lint.

Le séton peut être appliqué sur toutes les parties du corps, mais le point où il est le plus fréquemment établi est la nuque. Les Arabes (Clot-Bey) emploient, depuis un temps immémorial, de petits sétons qu'ils placent dans le voisinage de l'orbite et surtout vers l'angle externe des paupières. Bouvier a préconisé l'emploi des sétons filiformes aux tempes, derrière les oreilles; passés dans l'épaisseur du cuir chevelu, ces sétons pourraient fournir de bons résultats dans le traitement de l'hydrocéphalie chronique (Demeaux) (?).

L'opération du séton est une des plus simples de la chirurgie. Les objets nécessaires pour la pratiquer sont : 1° un bistouri droit; 2° un stylet aiguillé; 3° une bandelette de linge ou de lint; 4° une bande de tarlatane et de l'ouate; 5° enfin, des alèzes, pour garantir le malade.

Comme c'est à la nuque que l'on place le plus souvent le séton, c'est cette variété de séton que nous allons décrire. D'ailleurs l'opération et les pansements suivants ne différant, dans tous les autres cas, que par la position à donner au malade, il sera bien facile de suppléer à la description, s'il était besoin de pratiquer cette opération sur tout autre point du corps.

Le malade est assis sur son lit ou sur une chaise, le dos tourné vers le chirurgien. Celui-ci rase parfaitement les cheveux qui descendent au niveau du point où l'on veut faire l'incision et antiseptise soigneusement la région à opérer.

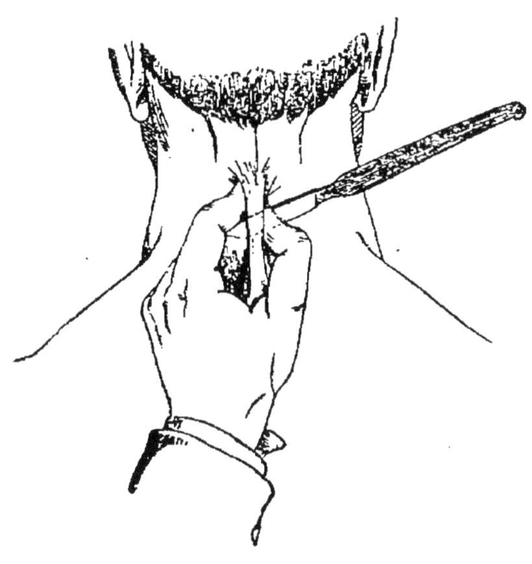

Fig. 285. — Premier temps de l'opération du séton.

De la main droite on tient le bistouri comme un archet de violon, le dos de l'instrument dirigé en haut, le tranchant en bas. De la main gauche on fait un pli longitudinal à la peau, on confie à un aide l'extrémité supérieure du pli, tandis qu'on le maintient à sa partie inférieure. On enfonce alors la pointe du bistouri un peu obliquement, et l'on traverse le pli de part en part. Si l'on manquait d'aide, le chirurgien pourrait maintenir seul le pli de la peau. Il saisirait les téguments avec trois doigts de la main gauche, le pouce d'un côté, de l'autre le doigt indicateur et le médius légèrement écartés; le bistouri ou l'aiguille seraient enfoncés au-dessous du pouce et passeraient dans l'intervalle laissé entre les deux autres doigts (fig. 285).

Il résulte de cette opération une plaie allongée; sa longueur est proportionnelle à l'épaisseur du pli; elle doit être assez large pour qu'on puisse y introduire une mèche de 8 à 10 millimètres de largeur. Si le bistouri était trop étroit, il faudrait, en retirant un peu la lame, couper la peau en sciant, et faire cette incision secondaire plus grande d'un côté que de l'autre, afin que le bord inférieur de la plaie, étant obliquement dirigé en bas (fig. 285), permette aux liquides de s'écouler facilement.

Bouvier conseillait le séton longitudinal : il y trouvait en outre cet avantage, que la cicatrice supérieure est cachée par les cheveux et que la cicatrice inférieure est recouverte par les vêtements ; d'ailleurs, par ce procédé on peut obtenir une révulsion plus énergique, car on peut placer un fil beaucoup plus long que dans le cas où le séton est placé horizontalement.

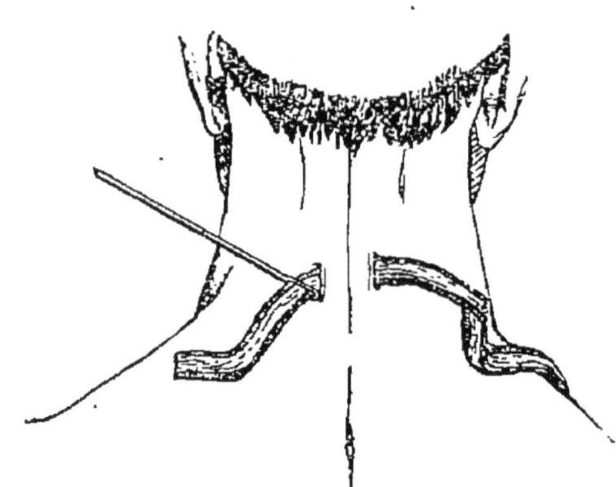

FIG. 286. — Deuxième temps de l'opération du séton.

Lorsque l'incision est terminée, on glisse sur l'une des faces du bistouri laissé en place le stylet aiguillé, garni à son extrémité de la mèche dite à séton, préalablement enduite de vaseline dans une longueur double de celle que doit avoir la plaie. On introduit la mèche dans l'ouverture supérieure, et, lorsque l'aiguille est entièrement passée et a entraîné la mèche par l'autre ouverture, on l'enlève et on laisse la mèche à demeure (fig. 286). On recouvre le tout d'un tampon d'ouate et l'on fixe l'appareil au moyen d'un bandage circulaire médiocrement serré.

La plaie donne une certaine quantité de sang ; mais cette hémorragie, qui n'est jamais considérable, cesse bientôt, et, au bout de quatre ou cinq jours, on procède au second pansement. Celui-ci est très simple, il doit être pratiqué de la même façon. On pourra placer directement sur le séton, soit de la gaze, soit du lint ordinaire.

Les pansements du séton doivent alors être renouvelés tous les deux à trois jours.

Si la mèche venait à abandonner la plaie, on pourrait introduire l'extrémité de la mèche dans le chas d'un stylet aiguillé et lui faire traverser la plaie ou la mettre en place au moyen de la pince de Lister.

Le côté de l'incision où l'on doit introduire la mèche n'est pas indifférent : ainsi nous avons vu que des deux ouvertures du trajet l'une devait nécessairement descendre plus bas que l'autre ; il faut alors faire attention à passer la mèche de la partie la plus élevée vers la partie la plus déclive.

Lorsqu'on veut supprimer le séton, il suffit de retirer la bandelette.

Le séton produisait autrefois des accidents phlegmoneux et érysipélateux qui n'existent plus actuellement grâce aux procédés antiseptiques.

Le sphacèle de la peau sera évité en faisant le pli de la peau très épais ; et, si l'on était menacé de cet accident, il faudrait supprimer la mèche, laisser cicatriser le séton et en refaire un autre plus large s'il était nécessaire.

Nous ne parlerons pas de l'hémorragie, qui n'est jamais considérable, puisqu'il n'y a point de vaisseaux importants dans le point où l'on applique le séton. Si cependant elle était assez forte pour devenir inquiétante, la compression sur la plaie, en laissant la mèche en place, suffirait pour l'arrêter ; il est bien entendu que dans ce cas il faudrait attendre trois ou quatre jours de plus avant de faire le second pansement.

La douleur qui dépend de la lésion des filets nerveux disparaît lorsqu'on a terminé la section des filets éraillés pendant l'opération.

Enfin, les bords des ouvertures fistuleuses se recouvrent souvent de bourgeons charnus fongueux, qu'il faut réprimer par la cautérisation avec le nitrate d'argent ou l'excision.

Tel est le séton employé comme exutoire. On a fait aussi des sétons avec des fils métalliques (Bouvier).

CHAPITRE XII

Incisions.

On donne le nom d'*incisions* aux solutions de continuité faites par un instrument tranchant. Les incisions constituent à elles seules plus de la moitié de la médecine opératoire, car il est rare de pratiquer une opération chirurgicale sans qu'il soit besoin d'inciser les parties molles. L'ouverture des abcès, l'ablation des tumeurs, les amputations, etc., ne sont autres que des incisions plus ou moins complexes.

Les incisions peuvent être faites avec un très grand nombre d'instruments, mais les plus employés sont le bistouri et les ciseaux. Nous ne nous occuperons ici que de celles qui sont pratiquées avec ces deux instruments.

1. — Des incisions faites avec le bistouri.

A. *Bistouris.* — On donne le nom de *bistouris* à des instruments ayant à peu près la forme d'un couteau, composés d'une lame longue de 8 à 12 centimètres environ, et reçue dans un manche de même longueur. Les deux pièces du bistouri s'articulent de manière à pouvoir jouer l'une sur l'autre, afin que le tranchant et la pointe puissent être reçus entre les deux lames qui forment le manche.

Nous ne reviendrons pas sur l'avantage des bistouris démontables et stérilisables; nous renvoyons aux pages 6, 7 et 8, où il en est suffisamment question.

Comme il est important que la lame du bistouri soit solidement fixée sur le manche, de manière qu'il ne puisse s'ouvrir ou se fermer sans la volonté du chirurgien, l'extrémité adhérente de la lame, appelée *talon*, présente deux échancrures, l'une en avant, l'autre en arrière, dans lesquelles une petite tige métallique, mobile dans une mortaise pratiquée sur le dos des deux lames du manche, vient s'engager quand on veut tenir l'instrument ouvert ou fermé.

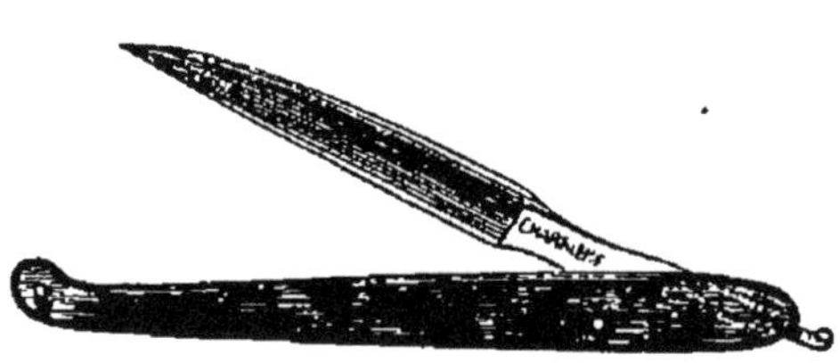

Fig. 287. — Bistouri droit.

Il y a un très grand nombre de bistouris; la différence qui existe entre eux tient à la forme de leur lame. Nous ne parlerons que des trois formes le plus souvent employées, les autres bistouris étant en usage pour des opérations compliquées dont il ne doit pas être question ici.

Ces bistouris sont : 1° le *bistouri droit* (fig. 287), dont le tranchant est droit, la pointe se trouvant tout à fait au sommet du bord tranchant, ou bien encore celui dont le tranchant est légèrement convexe, de telle sorte que la pointe se trouve à la partie moyenne de la lame et forme le sommet de son axe; 2° le *bistouri convexe* (fig. 288), dont le tranchant est convexe et le dos droit; la pointe est en arrière au sommet du dos de l'instrument. Ce bistouri, ne devant couper qu'avec la partie convexe du tranchant, peut être mousse sur ses deux bords, dans son tiers inférieur; 3° le *bistouri boutonné* (fig. 289), dont la lame est droite, étroite, tranchante par un de ses bords, et terminée à son sommet par un bouton mousse ou en forme d'olive qui remplace la pointe.

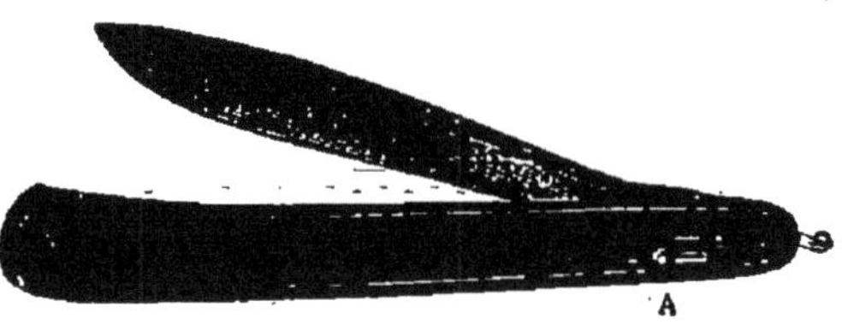

Fig. 288. — Bistouri convexe.

Afin que les bistouris tiennent moins de place dans les trousses, on peut faire supporter deux lames par un même manche.

Les bistouris qui ne peuvent se fermer sont désignés sous le nom de *couteaux* : tels sont les couteaux à amputation, à cataracte; ou bien encore sont appelés *scalpels*. Ces derniers sont, pour le volume et la forme, tout à fait semblables aux bistouris; leur lame est cependant un peu moins longue.

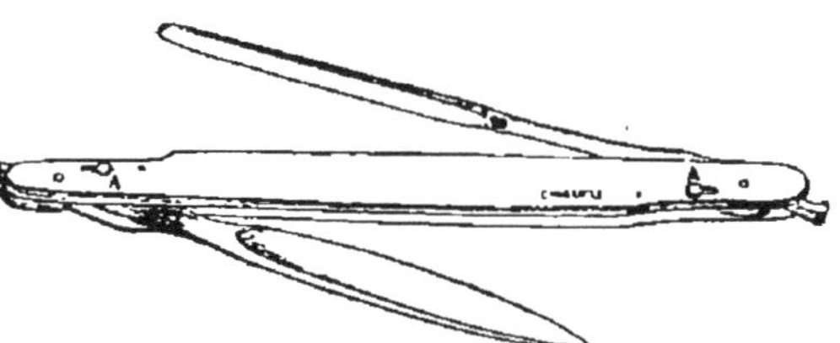

Fig. 289. — Bistouri droit et boutonné.

Le dos des bistouris, au lieu de se terminer, comme le dos des couteaux, par une surface plane sur les deux bords de laquelle se trouvent deux arêtes, doit présenter à sa partie moyenne une arête seulement. Les deux bords doivent être mousses; de cette manière le bistouri peut glisser facilement dans la rainure d'une sonde cannelée.

B. *Manière de tenir le bistouri.* — Il y a trois manières

principales de tenir le bistouri : 1° comme un couteau de table; 2° comme une plume à écrire; 3° comme un archet. Mais il existe quelques nuances dans chacun de ces trois modes, nous allons les indiquer en leur donnant le nom de *positions*.

1° *Première position : bistouri tenu comme un couteau, le tranchant en bas* (fig. 290). — Troisième position de Malgaigne.

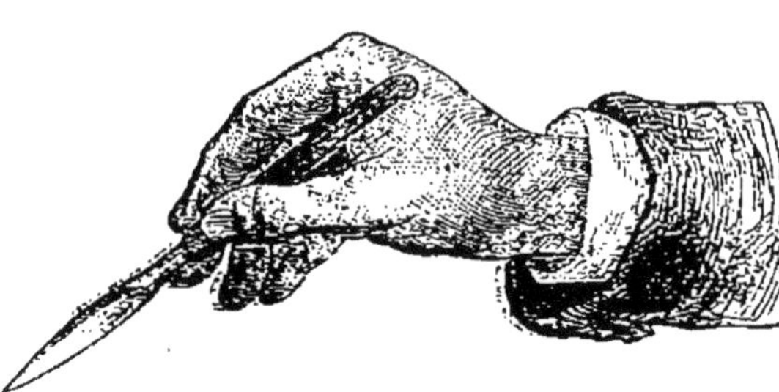

Fig. 290. — Bistouri tenu en première position.

Dans cette position, le manche est renfermé tout entier dans la paume de la main, où il est fixé par le petit doigt et l'annulaire; le pouce et le médius sont placés sur l'articulation du manche avec la lame; l'indicateur appuie sur le dos. C'est la position la plus fréquente.

2° *Deuxième position : bistouri tenu comme un couteau, le tranchant en haut* (fig. 291). — Quatrième position de Malgaigne.

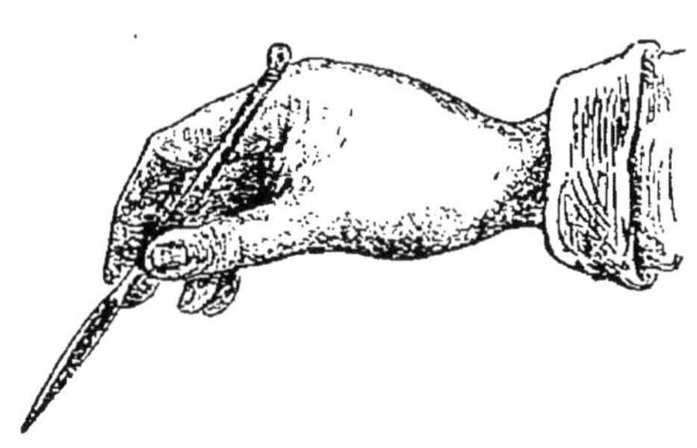

Fig. 291. — Bistouri tenu en deuxième position.

Cette position est la même que la précédente; seulement le tranchant, au lieu d'être dirigé vers les tissus, est tourné dans le sens contraire; le doigt indicateur est placé sur le côté externe de la lame.

3° *Troisième position : bistouri tenu comme une plume à écrire, le tranchant en bas* (fig. 292). — Première position de Malgaigne.

Cette position renferme la troisième et la quatrième de Velpeau : dans la troisième, la pointe est dirigée en bas et en avant; dans la quatrième, la pointe est dirigée en bas et en arrière.

Le manche fait saillie sur le côté dorsal de la main; le

pouce et l'indicateur saisissent l'instrument à l'articulation de la lame avec le manche; le médius est appliqué sur une de ses faces, les deux derniers doigts sont libres et servent à prendre un point d'appui.

4° *Quatrième position : bistouri tenu comme une plume à écrire, le tranchant en haut* (fig. 293). — Deuxième position de Malgaigne, cinquième de Velpeau. — Le tranchant est dirigé dans le sens du plan dorsal des doigts; le pouce et le médius saisissent l'instrument à l'articulation avec le manche, l'indicateur est appliqué contre une des faces de la lame.

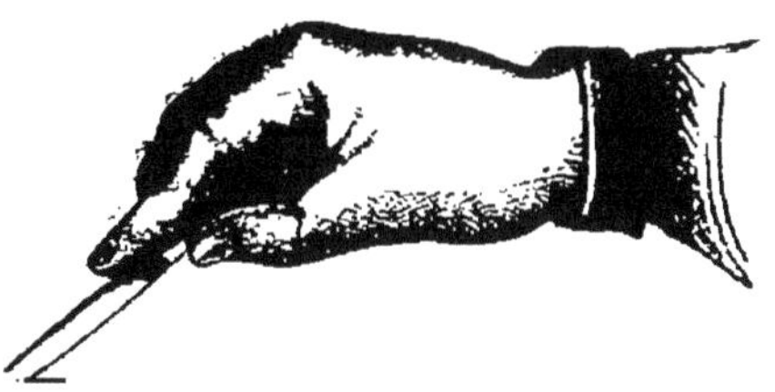

Fig. 292. — Bistouri tenu en troisième position.

5° *Cinquième position : bistouri tenu comme un archet* (fig. 294). — Sixième position de Velpeau.

Le bistouri est tenu sur une des faces par le pouce appliqué sur son articulation, et par les quatre autres doigts appliqués sur la face opposée; le manche de l'instrument est tout entier dans la paume de la main. Le tranchant peut être dirigé : 1° *en bas*, pour faire des scarifications, ouvrir de larges abcès superficiels; 2° *en haut*, pour couper des brides légères, des aponévroses sur la sonde cannelée; 3° à droite et à gauche : dans ce cas, le bistouri, au lieu d'être maintenu par les faces, est soutenu par le ventre et par le dos. Il sert à couper couche par couche et horizontalement, quand on craint de blesser quelque organe sous-

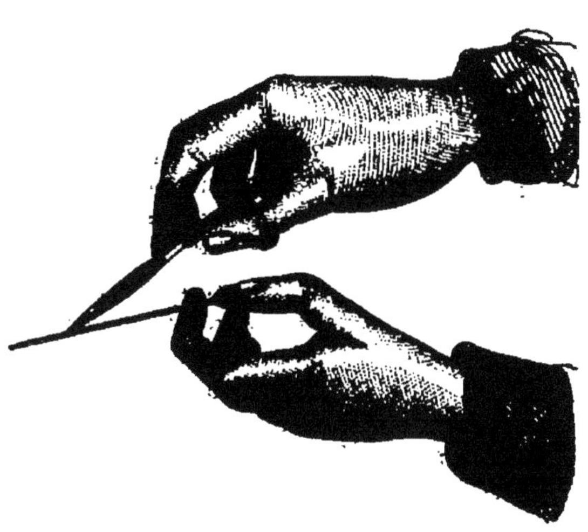

Fig. 293. — Bistouri tenu en quatrième position.

jacent. On appelle cette manière de couper, *couper en dédolant*.

C. *Des diverses incisions.* — Il y a plusieurs manières de faire les incisions avec le bistouri : ou bien on appuie le tranchant de l'instrument sur les parties à inciser, c'est-à-dire de dehors en dedans, ou bien on fait pénétrer l'instrument en plongeant d'abord la pointe au milieu des parties molles et l'on fait l'incision de dedans en dehors. Cette dernière espèce d'incision se fait avec ou sans conducteur. Dans le premier cas, on introduit préalablement dans la plaie un stylet, une sonde cannelée, et, cet instrument servant de guide au bistouri, on pratique l'incision plus sûrement et sans crainte de blesser des parties qu'il est important de ménager. Nous nous occuperons plus loin des incisions faites sur des conducteurs.

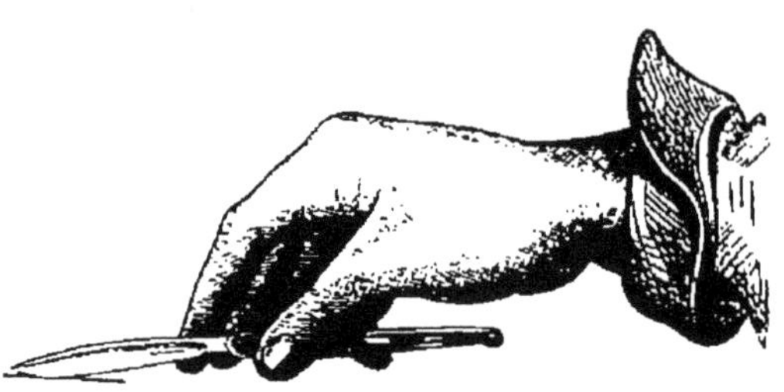

FIG. 294. — Bistouri tenu en cinquième position.

Les incisions sont *simples* lorsqu'elles sont faites dans une même direction et qu'on peut les terminer par un seul coup de bistouri. Elles sont *complexes* dans le cas contraire.

La plupart des incisions sont faites de *gauche à droite* quand on dirige la pointe ou le manche du bistouri directement en travers, en fléchissant les doigts, le poignet ou l'avant-bras préalablement étendu ; on peut les pratiquer de la même manière de *droite à gauche*, mais alors on doit tenir le bistouri de la main gauche. On dit qu'elles sont faites *contre soi*, lorsque le bistouri est ramené du point de départ vers l'opérateur; *devant soi*, dans le cas contraire.

La position du chirurgien par rapport au malade a dû nécessiter ces modifications dans la direction des incisions.

1° Des incisions simples.

Les incisions simples sont le plus souvent droites, plus rarement courbes ; à moins d'indications spéciales, elles doivent être parallèles au grand diamètre de la partie que l'on veut inciser, à la direction des gros vaisseaux et des gros troncs nerveux, à la direction des fibres musculaires, aux replis naturels des téguments. C'est ainsi qu'elles doivent être longitudinales sur les membres; parallèles aux fibres du muscle grand pectoral, sur la poitrine; parallèles aux filets du nerf facial, qu'il est important de ne pas blesser, à la face; dans la direction des plis naturels de la peau, à la plante du pied et à la main.

Il serait trop long d'énumérer la direction que doivent avoir les incisions sur les diverses parties du corps; ce que nous venons d'en dire doit suffire, surtout quand on possède des connaissances anatomiques assez précises, pour que jamais il n'y ait d'erreur grave et que l'on n'ait à déplorer un accident. Toutefois, à cause du siège qu'occupe la maladie, des parties importantes peuvent être lésées dans les incisions simples; c'est alors qu'il faut user de précautions très grandes, telles que de couper sur des conducteurs, d'inciser en dédolant, ou bien couche par couche, de dehors en dedans, en promenant très légèrement l'instrument sur la partie que l'on veut sectionner.

Pour pratiquer des incisions, on doit tendre la peau; ce qui peut se faire de plusieurs manières :

1° Avec le bord cubital de la main gauche, le pouce du même côté tirant en sens inverse. Cette méthode est un peu gênante pour le chirurgien, mais elle est plus sûre; car de cette manière il peut tendre également la peau sur toute la partie qu'il veut inciser, et les lèvres de la solution cutanée sont toujours parallèles à celles des parties profondes.

2° Une autre méthode tout aussi sûre, mais loin d'être applicable à tous les cas, consiste à saisir à pleine main les parties situées au-dessous du point qu'on veut inciser. Elle ne peut être mise en usage que pour le testicule ou pour les membres : encore faut-il que ceux-ci soient peu volumineux.

3° On applique la pulpe des quatre doigts sur la même ligne et dans le sens que doit parcourir le bistouri. La peau est, par cette méthode, solidement fixée; les ongles mêmes offrent un point d'appui à l'instrument. Mais ce procédé ne pourrait servir si l'on devait inciser sur des téguments mous, car la tension n'est possible que d'un seul côté. On pourrait, il est vrai, faire tendre l'autre côté par un aide : mais on n'est jamais aussi sûr d'un aide qu'on le serait de soi-même; il vaudrait donc mieux, si cela était possible, employer le premier procédé. Toutefois, si l'on avait à enlever une tumeur volumineuse ou à faire une incision trop étendue, cette méthode serait préférable à toutes les autres.

4° Quant à celle qui consiste à faire tendre les téguments par un ou plusieurs aides, elle ne peut être employée que dans les cas exceptionnels dont nous venons de parler, et lorsque l'opération doit être assez compliquée pour que le chirurgien ait besoin de l'entière liberté de ses mains.

5° Enfin, on peut inciser sur un pli de la peau. Nous avons vu, en décrivant le séton, comment on faisait ce pli et comment on en faisait tenir l'une des extrémités; le procédé est exactement le même pour l'incision. On peut l'exécuter de deux manières : soit en coupant du talon du bistouri vers la pointe, l'instrument étant tenu en cinquième position, le tranchant en bas; soit en faisant une ponction comme pour le séton, et le tranchant de l'instrument étant dirigé en haut; on coupe des parties profondes vers la superficie, de la pointe vers le talon. Il va sans dire que les incisions faites de cette manière sont perpendiculaires au pli des téguments et que la grandeur de l'incision est toujours double de la hauteur du pli.

a. *Incisions de dehors en dedans.* — Dans cette espèce d'incision, nous distinguerons quatre temps : 1° ponction; 2° abaissement de la lame; 3° la section; 4° l'élévation. Ces différents temps de l'incision sont à peine séparés les uns des autres. Ainsi, le bistouri étant tenu en troisième position et sa pointe étant plongée dans les tissus, on fait subir à l'instrument un léger mouvement d'abaissement, et l'on termine l'incision par un mouvement d'élévation, mais en sens inverse; on évite de cette manière des *queues*, qui, à la vérité, ne présentent pas grand inconvénient, mais qui prolongent inutilement la solution de continuité.

On peut faire les incisions de dehors en dedans avec un bistouri convexe ou avec un bistouri droit. Le premier coupe mieux, fait éprouver peut-être moins de douleur au malade; mais le bistouri droit a sur lui l'avantage de pouvoir couper plus longtemps lorsqu'il y a de longues dissections à faire; car, dans ces cas, la pointe de l'instrument doit surtout servir, tandis que c'est principalement le ventre qui agit dans le bistouri convexe.

L'instrument peut être tenu en première, en troisième ou en cinquième position.

Dans le premier cas, l'incision peut être faite d'une manière plus égale; il n'y a presque pas de crainte de faire des queues, le bistouri agit surtout de la pointe; dans le second, l'instrument agit également de la pointe, mais l'opérateur se sert de son petit doigt comme de point d'appui; il expose moins à blesser les parties sous-jacentes; enfin, dans le troisième, il coupe par le ventre comme un rasoir, il pénètre moins bien et moins vite.

b. *Incisions de dedans en dehors.* — Elles peuvent être faites avec ou sans conducteur.

1° *Sans conducteur*, les incisions peuvent être faites *devant soi* ou *contre soi*. Si on les fait *devant soi*, on engage le bistouri à travers les téguments par une ponction; l'instrument étant tenu en deuxième ou en quatrième position, on lui imprime un mouvement d'élévation et l'on coupe du talon vers la pointe, ou bien on peut traverser la peau une seconde fois et terminer l'incision en dirigeant l'instrument *contre soi*, c'est-à-dire de la pointe vers le talon.

Si l'on veut faire l'incision *contre soi*, on plonge l'instrument par ponction comme dans le cas précédent, le bistouri tenu en quatrième position, la pointe dirigée en arrière, c'est-à-dire vers l'opérateur; lorsqu'il a suffisamment pénétré dans les tissus, on le ramène rapidement à la perpendiculaire; on dégage ainsi la pointe, qui, lorsque l'incision est terminée, est dirigée en avant et le tranchant en bas.

S'il existait une ouverture préalable, quelle que soit celle des deux espèces d'incisions à laquelle le chirurgien ait donné la préférence, il faudrait autant que possible engager la pointe de l'instrument dans cette ouverture.

2° *Avec conducteur.* — A moins que l'opération ne soit très facile, lorsqu'il existe une ouverture, on glisse un conducteur dans la solution de continuité. Si le trajet était assez grand, on pourrait y introduire le doigt indicateur; dans le cas contraire, il faudrait glisser ou une sonde cannelée ou un stylet cannelé. La sonde étant engagée jusqu'au fond du trajet fistuleux, on appuie fortement le pouce de la main gauche sur la plaque, de manière à en faire saillir la pointe. Si la sonde est munie d'un cul-de-sac, il faut, lorsque la pointe du bistouri est arrivée à l'extrémité, renverser le bistouri et couper du talon vers la pointe; ou bien encore faire une incision transversale sur le bec de la sonde, la dégager par cette incision, et conduire le bistouri sur toute la longueur de la cannelure de la pointe vers le talon, l'instrument étant maintenu pendant toute l'opération en deuxième, en quatrième ou en cinquième position, le tranchant tourné en haut.

S'il n'existait pas de cul-de-sac, on pourrait agir comme précédemment; mais il vaudrait mieux conduire le bistouri au delà de l'extrémité de la sonde, de manière à traverser les téguments, et inciser ou devant soi, du talon vers la pointe, ou contre soi, de la pointe vers le talon.

Quand on fait des incisions sur des conducteurs, il faut toujours se servir de bistouris droits; car les bistouris convexes, ayant leur pointe très fortement renversée en arrière, ne pourraient pas traverser aussi facilement les téguments.

2° Incisions composées.

Les incisions composées, n'étant formées que par la réunion de plusieurs incisions simples, sont soumises aux mêmes règles : ainsi elles peuvent être faites devant soi ou contre soi, de droite à gauche, de gauche à droite, de dehors en dedans ou de dedans en dehors, avec ou sans conducteurs. Nous allons en examiner quelques-unes.

1° Les *incisions en* V résultent de deux incisions droites, qui viennent se réunir à angle aigu vers la partie la plus déclive. L'*incision en* L est celle dont les incisions se réunissent à angle droit. On la pratique quand on a besoin de dénuder des os, ou des parties molles sur lesquelles on veut opérer; elles n'intéressent en général que la peau.

Pour une incision en V, on fait une première incision droite, comme nous l'avons dit plus haut; la seconde doit commencer par la base du V. En effet, si l'on commençait par la pointe du V, le bistouri enroulerait la peau, nécessairement mal soutenue, et l'incision se ferait difficilement ou mal; au contraire, dans le sens inverse, l'instrument tranchant tend la peau au fur et à mesure qu'il s'avance vers l'extrémité de l'incision. Il faut avoir soin, dans cette espèce d'incision, de couper entièrement la peau vers le point où les deux branches du V viennent se rencontrer : cela est indispensable lorsqu'on veut disséquer le lambeau.

2° L'*incision cruciale* ou *en croix* est formée par deux

incisions simples qui se coupent à angle droit. L'*incision en* X est absolument la même que l'incision cruciale ; elle n'en diffère qu'en ce que les deux incisions se coupent à angle aigu.

On les pratique dans les mêmes circonstances que les précédentes, et surtout quand on a besoin de mettre à découvert une tumeur peu volumineuse que l'on veut enlever, ou bien quand il faut ouvrir largement un foyer purulent ou un anthrax.

Pour une incision cruciale, on fait une première incision droite comme nous l'avons vu précédemment, puis une deuxième perpendiculaire à la première, dirigée vers elle, enfin une troisième, dirigée toujours vers la première incision et venant la rencontrer au même point que la deuxième. Le même inconvénient que nous avons signalé pour l'incision en V se rencontrerait si l'on faisait les deuxième et troisième incisions des parties déjà coupées vers celles qui ne le seraient pas. L'incision cruciale doit donc se faire en trois temps; cependant, lorsque la peau est indurée et ne recule pas devant le bistouri, on peut faire en une seule fois l'incision perpendiculaire à la première.

3° L'*incision en* T ressemble beaucoup à la précédente; elle se fait dans les mêmes circonstances et de la même manière, c'est-à-dire en dirigeant la seconde incision perpendiculairement à la première, de la circonférence vers la solution de continuité ; elle se fait donc en deux temps.

4° L'*incision elliptique*, ainsi nommée à cause de sa forme en ellipse, est souvent pratiquée lorsqu'on veut enlever une partie des téguments malades ou sains recouvrant une tumeur très volumineuse ; elle est formée par la réunion de deux incisions courbes.

L'incision inférieure doit être faite la première; un aide soutient la tumeur, le chirurgien tend la peau à la partie inférieure : l'incision supérieure doit être faite ensuite. Le chirurgien tend alors la peau en pressant sur la tumeur, tandis que l'aide tend la partie supérieure. Quand cette incision doit être d'une certaine longueur, l'aide doit faire attention à suivre le bistouri de l'opérateur et tendre la peau au fur et à mesure qu'il en est besoin.

Quelques praticiens ont conseillé de commencer cette espèce d'incision par la partie supérieure ; ils évitent par ce moyen de couper deux fois des filets nerveux et épargnent de cette manière une douleur assez grande au malade. Ce précepte est bon; mais il faut remarquer que le sang qui s'écoule de l'incision supérieure gagne les parties déclives et empêche le chirurgien de voir convenablement. D'ailleurs la douleur, le plus souvent supprimée par l'anesthésie, n'est pas tellement considérable qu'il faille lui sacrifier un procédé qui a l'avantage incontestable de rendre l'opération plus facile et plus sûre, en permettant au chirurgien de bien apercevoir les points sur lesquels il porte l'instrument tranchant.

Il arrive quelquefois que l'on marque avec de l'encre la ligne que doit suivre le bistouri. Cette précaution est complètement inutile, à moins que l'on ne fasse l'opération dans des régions où la lésion de quelque organe important pourrait causer des accidents graves; d'ailleurs la ligne d'encre ne sert pas à grand'chose, même dans ces circonstances.

5° L'*incision ovalaire*, ou mieux *en raquette*, dont on fait un si fréquent usage dans les amputations, n'est autre chose qu'une incision en V, dont les deux branches sont réunies par une incision courbe.

6° Quant aux *incisions en croissant*, elles sont moins souvent pratiquées que les précédentes; nous ne nous y arrêterons pas; il est d'ailleurs facile de comprendre comment elles doivent être faites en se conformant aux préceptes que nous avons donnés tout à l'heure.

3° Résumé des règles à suivre dans les incisions.

1° Le bistouri doit être bien tranchant et stérilisé; sa pointe doit être très acérée, afin que la section des parties cause le moins de douleur possible.

2° Les parties sur lesquelles seront faites les incisions doivent être convenablement tendues.

3° Les incisions doivent être dirigées de telle sorte que l'instrument tranchant ne blesse que le moins possible de vaisseaux ou de filets nerveux, que les cicatrices soient aussi peu difformes que possible, et qu'elles ne puissent être tiraillées par la contraction des muscles ou par les mouvements du malade.

4° Le bistouri sera conduit en sciant, car il coupe plus facilement que si l'on se contentait de presser sur les téguments, et les incisions sont moins douloureuses.

5° Les incisions doivent être faites aussi rapidement qu'il

est possible, sans cependant compromettre la sûreté de l'opération.

6° Du premier coup on donnera aux incisions toute la longueur qu'elles doivent avoir; quant à leur profondeur, cela est souvent impossible, quand on opère en avant de parties dont la blessure ferait courir des dangers au malade. D'ailleurs, en cas de non-anesthésie, les incisions au-dessous de la peau sont bien moins douloureuses que celles qui sont faites aux téguments. Les incisions trop longues causent au malade des douleurs inutiles; celles qui sont trop courtes n'atteignent pas ou atteignent mal le but que l'on se propose en les pratiquant.

7° Les incisions seront commencées sans queues et terminées de même; car celles-ci sont complètement inutiles.

8° La lame du bistouri doit toujours couper la peau perpendiculairement à sa surface; les incisions en biseau sont inutiles et plus douloureuses.

9° Le bistouri sera dirigé de telle manière qu'il ne pénètre pas plus profondément que la maladie ne l'exige, et il ne faut faire jamais *d'échappées*, par lesquelles l'opérateur, ses aides et le malade lui-même pourraient être blessés.

10° Quand deux incisions doivent se toucher par un point commun, la seconde doit toujours se terminer sur la première.

11° Quand deux incisions seront faites l'une au-dessous de l'autre, l'inférieure doit être pratiquée la première.

12° Lorsqu'on veut faire plusieurs incisions qui doivent se rencontrer, on commencera par la plus longue; les autres qui doivent rencontrer la première, devant être faites en plusieurs temps, seront par cela même considérablement raccourcies.

13° Les incisions qui sont pratiquées dans le voisinage d'organes importants doivent être faites lentement, couche par couche. S'il existait préalablement une ouverture, elles seraient faites sur un conducteur. Si enfin on était trop près d'un organe à ménager, il faudrait soulever les parties molles avec des pinces et couper en *dédolant*.

2. — Incisions avec les ciseaux.

Les ciseaux qui servent à faire des incisions sont exactement les mêmes que ceux dont nous avons parlé au commencement de cet ouvrage[1].

Les ciseaux doivent être tenus de la main droite; il est fort rare de rencontrer un opérateur qui puisse s'en servir des deux mains, car il faut que les deux lames de cet instrument tombent perpendiculairement l'une sur l'autre, et le défaut d'habitude les fait facilement dévier; alors elles ne peuvent plus couper les parties molles, surtout celles qui ne sont pas tendues.

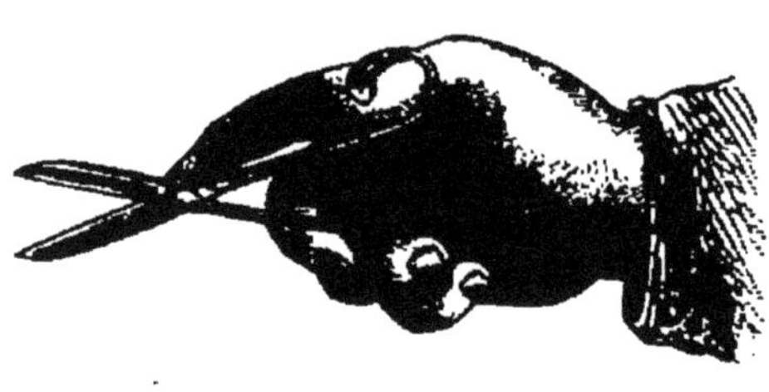

FIG. 295. — Position des ciseaux.

Le pouce doit être passé dans un des anneaux, le médius et mieux l'annulaire dans l'autre; le doigt indicateur placé au-dessous ou sur les parties latérales du point d'entre-croisement des deux lames augmente considérablement la force de l'opérateur (fig. 295). Il ne faut jamais, comme le font les couturières, placer le doigt indicateur dans l'anneau inférieur, l'instrument est bien moins solide.

Les ciseaux coupent d'autant mieux que la partie des branches située au delà du point d'appui l'emporte sur la partie tranchante.

Pour pratiquer les opérations, on se sert d'une multitude de ciseaux de toutes les formes, de toutes les dimensions; nous ne les décrirons pas ici, car les opérations qui nécessitent l'usage de ces instruments ne sont point du ressort de la petite chirurgie; nous ne signalerons que les ciseaux droits et les ciseaux courbes sur le plat.

Les premiers coupent perpendiculairement aux tissus; les seconds, conduits parallèlement à la surface des plaies, sont principalement employés pour exciser les bourgeons charnus, les tumeurs peu volumineuses, etc.

Nous avons vu tout à l'heure que le bistouri agissait en sciant, mais un peu en pressant, car c'est surtout par la

1. Pages 3 et 4.

pression que l'on peut obtenir une section parfaitement nette. Or on a rejeté les incisions faites avec les ciseaux, parce que, disait-on, ceux-ci ne coupent qu'en pressant, et déterminent une contusion en serrant les tissus ; parce que l'incision n'est jamais bien nette. Il est facile de démontrer que les lames n'agissent pas en pressant seulement, puisque, lorsqu'on est obligé de les faire reculer, quand on veut couper une partie trop résistante, elles agissent un peu en sciant ; la contusion, que l'on a mise en avant pour proscrire les ciseaux, est à peu près chimérique, ou tellement faible qu'il est inutile d'en parler. Quant à la section, il est facile de voir qu'elle est aussi nette que celle que l'on fait avec le bistouri.

Ainsi donc, c'est à tort que l'on a voulu presque proscrire les ciseaux des opérations chirurgicales; ils sont même d'une grande ressource quand on veut couper des brides celluleuses ou fibreuses, sur lesquelles le bistouri ne pourrait que difficilement agir si elles n'étaient pas convenablement tendues.

Les incisions avec les ciseaux se font avec ou sans conducteur. Lorsque l'on veut couper une partie, on les introduit entr'ouverts, de manière à comprendre entre leurs lames tous les tissus que l'on doit sectionner, et en rapprochant les deux lames on incise facilement tout ce que l'on veut couper. Si l'on craignait de blesser les parties importantes en glissant la lame inférieure à travers les tissus, on pourrait la conduire sur l'indicateur de la main gauche, ou sur une sonde cannelée préalablement placée dans la plaie.

La section de la peau avec les ciseaux est plus douloureuse que celle faite avec le bistouri ; on doit donc, autant que possible, éviter de s'en servir, quand on veut couper un lambeau cutané.

CHAPITRE XIII

Dissections.

Les *dissections*, en médecine opératoire, ne sont autre chose que des incisions du tissu cellulaire ; elles sont souvent le complément des incisions complexes, des incisions en V, cruciales, etc.; lorsqu'on veut détacher un lambeau de peau.

Nous ne nous arrêterons pas à décrire longuement ces incisions, qui appartiennent plutôt à la médecine opératoire qu'à la petite chirurgie. Nous remarquerons seulement que l'on doit conserver le plus possible de tissu cellulaire adhérent aux lambeaux, la peau étant d'autant moins disposée à la gangrène qu'il reste un plus grand nombre de vaisseaux propres à la nourrir.

Les dissections doivent être faites, autant que faire se peut, d'un seul coup, c'est-à-dire d'un bord du lambeau à l'autre; lorsque la peau se trouve unie aux parties sous-jacentes

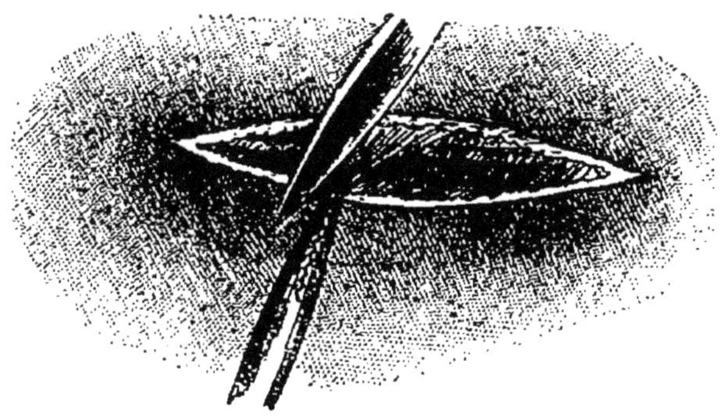

Fig. 296. — Dissection en dédolant.

par du tissu cellulaire lâche, le doigt est souvent suffisant pour la séparer. Dans le voisinage des vaisseaux, il ne faut pas faire de dissections avec le bistouri, mais bien rompre les brides celluleuses en pressant avec l'extrémité d'une sonde cannelée, ou en tirant en sens inverse avec deux pinces tenues de chaque main : c'est ainsi qu'on isole les artères dont on veut faire la ligature. Enfin dans le voisinage des tumeurs que l'on ne veut pas ouvrir ou dont la blessure serait dangereuse, il ne faut disséquer qu'en dédolant, ou couper les brides celluleuses sur la sonde cannelée (fig. 296).

Lorsqu'on veut enlever une tumeur, il faut disséquer sur ses limites et faire attention à ne pas la couper. Dans ce cas, en effet, le liquide qu'elle pourrait contenir s'écoulerait au dehors, et la dissection serait beaucoup plus pénible; ou bien, si la tumeur était solide et de mauvaise nature, il serait à craindre d'en laisser une partie et de la voir plus tard repulluler. Ajoutons qu'il est toujours bien préférable, lorsqu'on le peut, d'énucléer la tumeur, c'est-à-dire de briser avec les doigts les brides qui la fixent aux parties environnantes, et de ne couper avec les ciseaux que les adhérences qui sont trop résistantes pour être déchirées.

CHAPITRE XIV

Greffe cutanée.

La greffe cutanée a pour but de transplanter des portions très minimes de peau, ou même quelques éléments épithéliaux séparés du derme, sur la surface d'une plaie trop lente à se cicatriser.

Le professeur Franck H. Hamilton, de New-York, paraît être le premier qui ait pratiqué une opération de ce genre [1].

A. Reverdin, de Genève, généralisa celle-ci [2] et proposa de la nommer *greffe épidermique*. Elle fut acceptée en France et à l'étranger par la plupart des chirurgiens.

Manuel opératoire. — Une condition essentielle pour réussir, c'est d'avoir la surface de la plaie à greffer en bon état. S'il y a des débris de tissu cellulaire mortifié, encore adhérents aux bourgeons charnus, si la production du pus est encore abondante, ou si les bourgeons sont grands, irréguliers et vascularisés, la surface n'est pas dans les meilleures conditions pour la greffe.

Il faut aplatir les bourgeons par un pansement compressif antiseptique, et, lorsque la surface granuleuse sera suffisamment nettoyée, ne fournira plus de pus, mais seulement la sécrétion plastique qui lui est propre, en un mot sera aussi aseptique que possible, on procédera à l'opération.

Les greffes peuvent être faites avec un bistouri fin, une lancette ou des ciseaux.

La surface sur laquelle on devra prendre la peau sera

1. Hamilton, *Buffalo med. and surgical Journal*, t. II, p. 508, Febr. 1847.

2. A. Reverdin, *Bulletin de la Société de chirurgie*, Paris, 1869, et *Archives gén. de méd.*, t. I, p. 276, 555, 703, Paris, 1872.

soigneusement désinfectée et lavée au sublimé au 1000e.

« C'est à la face interne de la jambe, dit A. Reverdin [1], que je prends ordinairement mes lambeaux ; avec le pouce et l'index je tends bien la peau sur la surface plane du tibia et j'introduis alors la pointe d'une lancette à saignée un peu large, parallèlement à l'os, à une très petite profondeur, à un demi-millimètre environ ; je pousse ma lancette, toujours parallèlement, et sa pointe ressort à 3 ou 4 millimètres plus loin, et, en continuant à pousser, le petit lambeau achève de se couper sur les bords de l'instrument. La petite plaie est le siège d'une fine rosée sanguine. J'applique ma lancette chargée de sa greffe sur les bourgeons charnus que j'ai choisis et je fais glisser sur eux le lambeau avec la pointe d'une épingle ; il se trouve ainsi en rapport avec les bourgeons par sa face profonde ; je m'assure, en le faisant un peu cheminer de côté et d'autre, qu'aucun de ses bords n'est enroulé, car il est nécessaire qu'il soit bien complètement étalé. Ce résultat une fois obtenu et toutes mes greffes en place, je les recouvre de bandelettes de diachylon qui ne seront enlevées qu'au bout de vingt-quatre heures. »

Au lieu de ce pansement, nous conseillons de recouvrir la greffe de protective aseptique ou de papier d'étain préalablement désinfecté par l'ébullition, puis d'ouate boriquée, d'ouate ordinaire et d'une bande en tarlatane modérément serrée. Nous laissons le pansement en place au moins cinq à six jours.

Ollier [2] et Poncet [3], de Lyon, ont modifié la méthode de A. Reverdin en préconisant l'emploi des greffes larges et nombreuses. Ollier a recommandé de tailler des lambeaux de 8 centimètres carrés. Donnelly [4] est allé jusqu'au diamètre d'un quart de pouce.

Pour faire les greffes, J.-T. Hodgen a préconisé le grattage d'écailles épidermiques. Bribach, ex-assistant au Saint-Louis city Hospital, aurait reconnu que les cellules épidermiques prenaient aussi bien que la greffe épidermique proprement dite. E. Studer arriva au même résultat.

Nous ne voulons pas faire l'histoire complète de la greffe cutanée. Mais il est un nom que nous ne devons pas omettre

1. *Loc. cit.*
2. Ollier, *Bulletin de l'Académie de méd.*, Paris, 1872, p. 242, 246.
3. *Lyon médic.*, t. VIII, p. 520, 1871.
4. Donnelly, *New York med. Record*, 1872, p. 572.

à ce sujet, c'est celui de Thiersch, de Leipsick. Ce chirurgien a modifié le procédé de A. Reverdin. Il détruit d'abord la surface bourgeonnante de la plaie à greffer au moyen de la curette. Puis, saisissant de la main gauche la demi-circonférence postérieure du membre auquel la greffe doit être empruntée (la cuisse, par exemple), de façon à bien tendre la peau de la face antérieure, le chirurgien enlève à l'aide du rasoir, auquel il imprime de petits mouvements de latéralité, un ou plusieurs lambeaux épidermiques, en ayant soin de les couper aussi larges et aussi longs que possible.

Le lambeau épidermique est alors transporté du rasoir sur la plaie; il y est étalé à l'aide de deux aiguilles à cataracte, de façon à éviter tout plissement et tout recroquevillement des bords.

Thiersch fut amené à son procédé par l'étude microscopique des greffes épidermiques faites, d'après le procédé de A. Reverdin, sur les bourgeons charnus d'une plaie. Il vit que ces bourgeons charnus persistaient sous la greffe après la cicatrisation complète, et que c'était à cette persistance d'un tissu embryonnaire et à basse nutrition qu'il fallait attribuer la caducité des greffes de A. Reverdin. De là l'idée lui vint de détruire la surface bourgeonnante et de greffer sur les tissus avivés par le grattage.

Thiersch observa, en outre, que les antiseptiques, qui sont coagulants, compromettaient la vitalité des minces lanières dermo-épidermiques. Aussi a-t-il recommandé d'être exactement aseptique et de ne se servir que d'eau salée à 6 pour 1000 pour le pansement. D'après lui, les greffes doivent être recouvertes de bandelettes d'un protective non phéniqué, puis d'ouate imbibée d'eau salée, d'un tissu imperméable, et, enfin, le pansement doit être changé seulement au bout de huit jours.

Socin, de Bâle, a adopté le procédé de Thiersch, comme la plupart des chirurgiens français. Mais les lambeaux épidermiques taillés par Socin sont infiniment plus minces que ceux de Thiersch[1].

Ch. Monod, pour couper convenablement les greffes, a utilisé le large rasoir, à surface plane d'un côté, employé par les histologistes. On peut encore, à l'exemple de S. Pozzi, se servir d'un grand bistouri convexe, bien affilé.

1. *Bulletins et Mémoires de la Société de chirurgie*, Paris, t. XIV, séance du 28 mars 1888, p. 271 à 274.

Comment se fait l'adhérence de la greffe? Comment s'accomplit sa prolifération?

D'après Coste [1], l'épiderme transplanté détermine par sa présence, par son contact, la transformation en cellules épidermiques des éléments embryonnaires formant les granulations. Cette théorie est celle de A. Reverdin, de Colrat, de Poncet de Lyon.

Dans une note présentée à l'*Académie des sciences*, 27 novembre 1872, Claude Bernard s'exprime ainsi :

« Il résulte de l'examen histologique :

1° Que l'adhérence de la greffe se fait d'abord par l'épiderme, puis accessoirement par le derme;

2° Que l'épiderme agit par contact (action catobiotique de Gubler), en déterminant la transformation des éléments embryonnaires en cellules épidermiques. »

Nous venons de voir que, pour Thiersch, la présence du tissu embryonnaire des bourgeons nuisait au développement de la greffe, et qu'il fallait détruire les surfaces bourgeonnantes par le grattage pour obtenir la vitalité de celle-ci sur des tissus bien avivés.

En somme, cette méthode de greffe cutanée procure une facilité merveilleuse pour accélérer la cicatrisation des plaies et des ulcères.

Si la plaie est dans une condition favorable, la greffe échoue rarement.

La pellicule cicatricielle formée est moins disposée à la rétraction et se rétracte moins qu'une cicatrice ordinaire.

La couche profonde de l'épiderme est la partie essentielle de la greffe.

Les greffes doivent être prises, autant que possible, sur le sujet lui-même. En tout cas, le danger d'une inoculation de maladie spécifique doit être présent à l'esprit du chirurgien qui transporte une greffe d'un individu à un autre.

Les *greffes animales*, proposées par Paul Bert [2], peuvent être transplantées et provoquer la cicatrisation chez l'homme. Elles ont été assez souvent employées, et les animaux dont on s'est servi ont été tantôt des cochons d'Inde, tantôt des chiens chinois; mais c'est un point sur lequel nous n'avons pas à insister ici.

1. Coste, *Marseille médical*, 10e année, 7 juillet 1873.
2. P. Bert, th. de Paris, 1863.

CHAPITRE XV

Mouchetures.

Les *mouchetures* sont de petites incisions faites aux téguments dans le but de favoriser l'évacuation d'un liquide infiltré ou épanché.

On pratique les mouchetures sur toutes les régions du corps, sur la conjonctive affectée de chémosis, sur la langue, les amygdales, pour déterminer le dégorgement de ces organes en permettant au sang de s'écouler. On fait encore des mouchetures sur le scrotum infiltré, afin de faire évacuer la sérosité accumulée dans les mailles du tissu cellulaire.

Pour cette petite opération, il suffit d'une aiguille en fer de lance ou d'une lancette, que l'on plonge dans les tissus malades perpendiculairement à la surface des téguments, et que l'on retire sans élargir la plaie; on peut se servir encore d'un bistouri à pointe très acérée. Cette petite opération est très facile à exécuter, ne cause aucune douleur, et doit être pratiquée très rapidement.

Il faut cependant veiller à désinfecter soigneusement les téguments et à se servir d'instruments absolument aseptiques.

Les accidents qui peuvent en résulter tiennent non pas à l'opération elle-même, mais bien à l'état des tissus. Les mouchetures des surfaces œdématiées devront être éloignées autant que possible les unes des autres, afin de couper le plus petit nombre de vaisseaux, ceux-ci étant déjà beaucoup trop rares.

CHAPITRE XVI

Scarifications.

Les *scarifications* présentent une très grande analogie avec les mouchetures; nous les placerons cependant dans un chapitre distinct, car il est important de ne pas confondre ces deux espèces d'opérations. Les premières sont de simples piqûres faites avec un instrument tranchant, de manière à produire une très petite incision ; les secondes, au contraire, pénètrent dans les tissus à des profondeurs qui varient avec les lésions auxquelles on veut porter remède, et ont une longueur qui est très différente et toujours proportionnée à l'étendue de la maladie.

On pratique des scarifications sur toutes les parties du corps et même sur les membranes muqueuses engorgées. Toutes ces scarifications doivent être faites avec le bistouri tenu en cinquième position. Nous décrirons plus loin les scarifications résultant de l'action d'un appareil spécial dit *scarificateur* (voy. *Ventouses scarifiées*).

CHAPITRE XVII

Des sections mousses.

Si l'on étreint fortement une partie avec un fil métallique, on peut ou la faire tomber en gangrène, ou la couper immédiatement.

Il semble par là que la ligature ait deux manières d'agir : dans l'une, la constriction ne fait qu'intercepter la circulation dans les tissus embrassés par le lien, et ce n'est qu'après y avoir déterminé la gangrène qu'elle provoque leur chute; dans l'autre, les parties sont divisées comme elles le seraient par un instrument mousse (*section mousse*) et qui n'agirait qu'en pressant.

Le premier mode est désigné sous le nom de *section lente*, le second sous celui de *section instantanée*.

a. *Section lente*. — Cette méthode d'ablation par la ligature était à près la seule conseillée jusque dans ces derniers temps. L'instrument, on le conçoit, n'agit qu'avec une extrême lenteur, il laisse adhérents les tissus morbides, qui ne tardent pas à tomber en gangrène et incommodent le malade et ceux qui l'approchent par une odeur extrêmement fétide, désagréable. De plus on est souvent obligé de laisser en place l'instrument constricteur, le serre-nœud dont on s'est servi pour faire l'opération. Aussi cette méthode n'est-elle appliquée que dans des cas tout à fait exceptionnels, alors que l'on veut détruire une tumeur située profondément, dans les fosses nasales, à la partie supérieure du pharynx, dans la cavité utérine, ou dans le pédicule de laquelle on soupçonne la présence de vaisseaux volumineux, susceptibles de fournir un écoulement de sang considérable dont on ne peut tarir la source qu'avec de grandes difficultés. On la conseille encore lorsqu'il s'agit d'enlever une tumeur chez des sujets anémiques et auxquels la moindre perte de sang serait préjudiciable; de plus, certains sujets pusillanimes préfèrent la ligature à l'incision.

Enfin, quelques chirurgiens ont pensé que cette méthode pourrait être favorable en permettant à la cicatrisation de se faire de la manière suivante. Chaque jour le fil, en pressant sur les tissus, les détruit, de sorte que l'anse devient d'abord moins large, puis moins serrée. Les tissus ainsi sectionnés, n'étant plus en contact avec le corps étranger, se cicatrisent; il en résulte qu'au moment où la ligature vient à tomber, la cicatrisation qui s'est faite graduellement est complète.

Des insuccès nombreux ont forcé de renoncer à cette méthode, qui est aujourd'hui à peu près abandonnée et à laquelle on a substitué la section instantanée dont il n'était question autrefois que pour les tumeurs molles et d'un très petit volume.

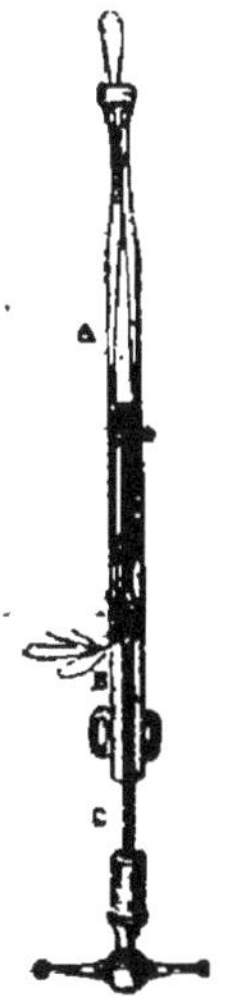

FIG. 297. — Serre-nœud de de Græfe.

Cette ligature était pratiquée avec des fils de grosseur variée, de soie ou de chanvre, avec des cordes à boyau, enfin avec des fils métalliques d'argent, de platine, de fer ou de plomb. Quelquefois le fil était placé directement sur la base de la tumeur, mais le plus souvent il était conduit à l'aide d'un instrument désigné sous le nom de *porte-fil, porte-ligature,* et serré au moyen d'un *serre-nœud;* le plus employé était le serre-nœud de de Græfe (fig. 297).

Lorsque la tumeur était volumineuse, on introduisait à sa base un fil double, on dirigeait chacun des bouts vers les points opposés de la tumeur, de manière à étreindre le pédicule entre deux anses. Quelquefois les anses étaient plus nombreuses et la tumeur était isolée à l'aide de deux ou trois ligatures.

A. Richard avait proposé l'emploi de la ligature, pour opérer la section lente des tumeurs présentant un pédicule plus ou moins considérable. Seulement aux fils usités jadis il avait substitué les fils de caoutchouc.

Cette *ligature élastique*, dont l'idée première appartient à Trousseau, agit en comprimant d'une manière continue et incessante : l'anse du fil élastique revient toujours sur elle-même, jusqu'à ce qu'elle tombe faute d'avoir des tissus à étreindre. Cette section complète présente un grand avantage et doit toujours faire employer les fils élastiques de préférence aux fils ordinaires.

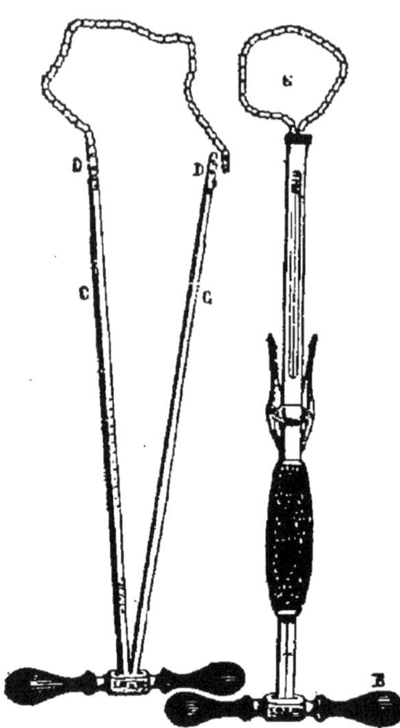

Fig. 298. — Écraseur linéaire de Chassaignac.

En effet, dans les ligatures faites avec ces derniers, l'anse du fil, d'abord très serrée, ne tarde pas à devenir plus lâche à mesure que le sillon de section se creuse, et il arrive un moment où le pédicule de la tumeur n'est plus qu'embrassé par l'anse de la ligature, celle-ci ne revenant jamais complètement sur elle-même. Tous ces inconvénients disparaissent avec la ligature élastique, la constriction est continue et la section complète, aussi la réparation des tissus est-elle presque faite lors de la chute de la tumeur.

Pour appliquer cette ligature, le chirurgien embrasse le pédicule de la tumeur à enlever, par un fil élastique de volume variable fixé entre deux broches métalliques. C'est le procédé employé dans la plupart des cas d'hystérectomie abdominale.

b. *Section instantanée*. — Ainsi que nous l'avons dit, cette méthode est moderne et il était réservé à Chassaignac de la généraliser sous le nom d'*écrasement linéaire*.

Chassaignac pratiquait cette section à l'aide d'un instrument spécial, facile à manœuvrer à la vérité, mais compliqué dans son mécanisme, et qu'il désignait sous le nom d'*écraseur linéaire* (fig. 298). A l'aide de cet instrument, on peut enlever sans effusion de sang des tumeurs hémorroïdales volumineuses, des tumeurs de la langue ; on a pu pratiquer l'amputation de la langue, celle du testicule, extirper des polypes utérins, etc. [1].

Bientôt, on s'est aperçu qu'avec cet instrument il était difficile de couper une grande étendue et une grande épaisseur de téguments; on vit aussi que l'écraseur pouvait être remplacé, jusqu'à un certain point, par un instrument moins compliqué, par un ancien serre-nœud légèrement modifié quant à sa forme, mais plus volumineux et plus solide, ainsi que le conseilla Maisonneuve (fig. 299).

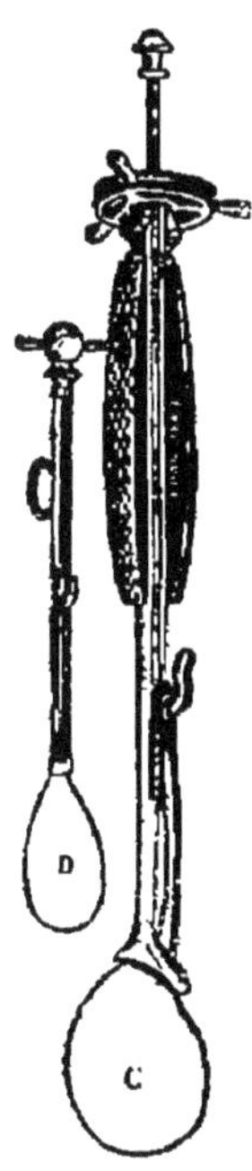

Fig. 299. — Serre-nœuds de Maisonneuve.

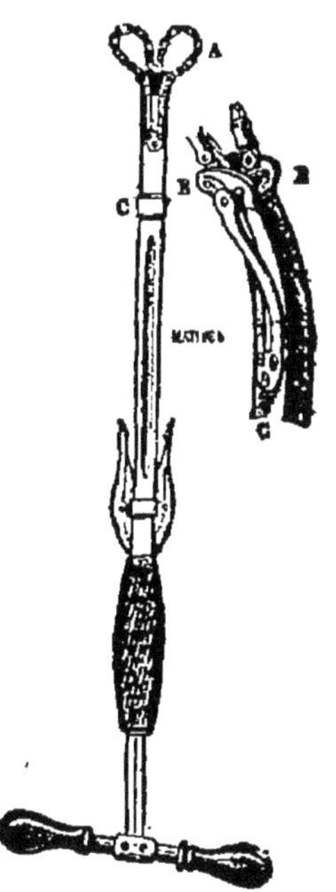

Fig. 300. — Écraseur à double chaine de Verneuil.

Nous n'insisterons pas davantage sur cette question ; cependant nous dirons, à propos de l'écraseur, que Chassaignac pensait qu'il importait au succès de l'opération de couper les tissus par un mouvement alternatif de gauche à droite et de droite à gauche, ce que l'on obtient facilement à l'aide de son appareil. C'est pour obtenir ces effets que Charrière a construit un serre-nœud double, qui opère la constriction alternativement de chaque côté à l'aide de deux vis de rappel qui tirent chacune sur les extrémités du lien.

1. Chassaignac, *Traité de l'écrasement linéaire*, in-18, figures, Paris, 1856.

Enfin, le professeur Verneuil a fait faire par Mathieu un écraseur à double chaîne (fig. 300), ce qui permet de sectionner simultanément les deux parties latérales d'une tumeur.

CHAPITRE XVIII

Ponctions.

On appelle *ponction* l'action de plonger dans les tissus un instrument piquant ou tranchant. Il en résulte que le plus souvent la ponction se fait de dehors en dedans; toutefois, dans quelques cas exceptionnels, on peut la pratiquer de dedans en dehors. La lancette, le bistouri, instruments à la fois piquants et tranchants, peuvent être utilisés pour faire les ponctions; mais il est plus ordinaire d'employer un instrument piquant, enveloppé d'une canule, c'est-à-dire un trocart.

Le *trocart* ou *trois-quarts* (fig. 301) est un instrument composé d'une tige métallique arrondie, terminée à l'une de ses extrémités par une petite pyramide triangulaire, taillée sur l'extrémité de la tige. La pointe de cette petite pyramide

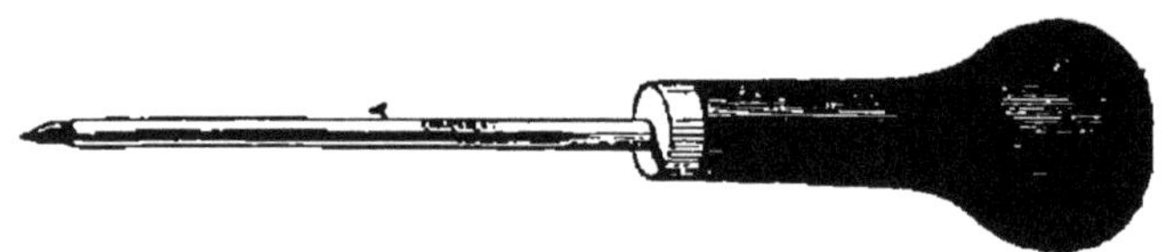

Fig. 301. — Trocart ordinaire.

est très aiguë, les arêtes sont tranchantes. La tige est implantée dans un manche assez fort, présentant une extrémité arrondie et plus volumineuse que le reste. La tige du trocart est renfermée dans un étui métallique, ouvert à ses deux extrémités. Cette canule s'étend sur toute la longueur du trocart, depuis la base de la petite pyramide, qui doit être toujours à découvert.

L'extrémité de la canule qui répond à la pyramide doit être assez rétrécie pour faire ressort sur la tige du trocart, de façon que, s'appliquant exactement à la surface de la tige métallique, les tissus ne viennent pas arc-bouter sur la canule et empêcher, par cela même, l'instrument de glisser et de pénétrer profondément.

L'autre extrémité de la canule présente une surface élargie qui s'ajuste sur le manche et se termine par un bec de cuiller destiné à faciliter l'écoulement des liquides : c'est le *pavillon de la canule*.

Tel est le *trocart* ordinaire droit, ou *trocart* de J.-L. Petit; mais ces instruments ont subi de nombreuses modifications, au point de vue du volume, de la forme, de la disposition de la canule, et de l'agencement du manche avec la tige métallique de l'instrument.

Le volume des trocarts peut varier notablement selon le but qu'on se propose par leur emploi : ainsi il est un instrument beaucoup plus petit que le précédent; c'est le *trocart explorateur* (fig. 302). Il est aussi recouvert d'une

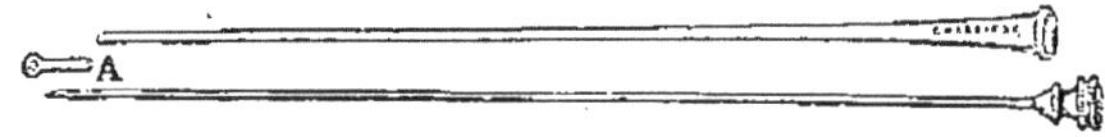

Fig. 302. — Trocart explorateur.

canule s'ajustant parfaitement sur la tige; le manche est formé par une petite plaque analogue à celle qui est à l'extrémité d'un porte-mèche. L'extrémité de la canule en rapport avec le manche n'est pas élargie en forme de pavillon, mais bien en forme d'entonnoir, de manière à lui donner une largeur aussi grande que possible, eu égard au volume que doit avoir l'instrument.

Pour que les trocarts puissent être transportés facilement, on les renferme dans un étui de même forme qu'eux, afin qu'ils y soient maintenus solidement et que la pointe ne soit pas émoussée. Comme le trocart explorateur serait trop volumineux dans une trousse, avec un étui, on a imaginé de couvrir la pointe par une espèce de petit couvercle métallique, assez profond pour que la pointe ne puisse pénétrer jusqu'au fond : ce petit couvercle entre à frottement sur l'extrémité de la canule (fig. 302, A).

Le trocart ordinaire, au lieu d'être enfermé dans un étui, est aussi recouvert d'un petit couvercle qui entre à frottement sur l'extrémité supérieure de la canule; ce petit couvercle est pourvu d'un anneau et peut, à l'aide d'un fil, être attaché au pavillon de la canule : de cette manière il ne peut se perdre. Le seul avantage de cette modification est de rendre l'instrument plus portatif en diminuant son volume.

Charrière a apporté aux trocarts quelques modifications. Il a supprimé la grande gouttière qui terminait la canule des anciens trocarts, et l'a remplacée par un entonnoir dans lequel on peut facilement engager l'extrémité de la canule de toute espèce de seringue, et sur lequel il est extrêmement facile d'appliquer le doigt pour empêcher l'entrée de l'air ou la sortie du liquide. Au point de jonction de l'entonnoir avec la canule existe une gorge circulaire A (fig. 303), au moyen de laquelle on fixait solidement la baudruche de Reybard lorsqu'on voulait jadis pratiquer la thoracentèse. Si l'on retourne la canule, celle-ci rencontre, vers le manche du trocart, une excavation circulaire B, qui sert de point d'arrêt et en même temps maintient toujours dans un état de parfaite conservation l'extrémité de la canule qui doit s'appliquer exactement au-dessus de la pointe d'acier du poinçon. Enfin la saillie de l'entonnoir autour de la pointe et l'aplatissement du manche ovale rendent l'instrument plus portatif et permettent de le loger dans une trousse. Ajoutons encore que le manche et le poinçon peuvent être creusés jusqu'à une certaine hauteur et peuvent loger un *trocart explorateur*, dont la canule est établie d'après les mêmes principes (fig. 303, C).

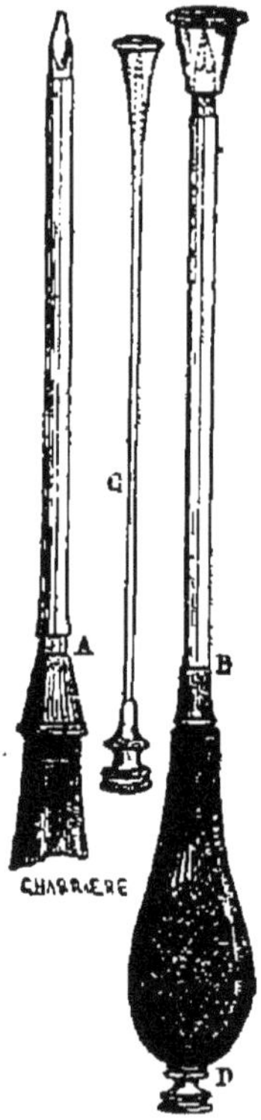

Fig. 303. — Trocarts modifiés de Charrière.

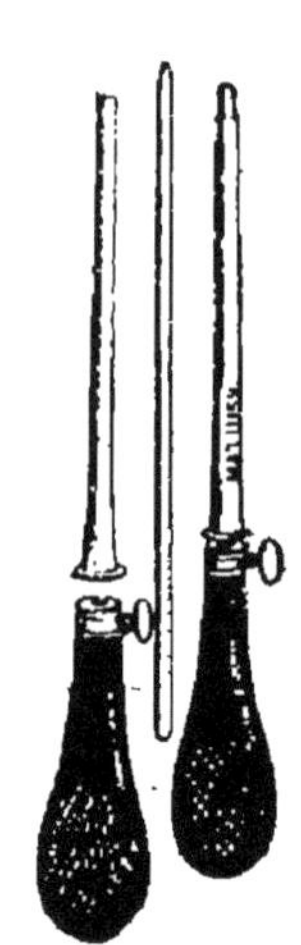

Fig. 304. Trocarts à poinçon mobile.

Nous avons déjà dit que, pour passer les tubes à drainage, Chassaignac se servait de trocarts offrant une échancrure sur un des côtés de leur pointe. Mais ce qu'il importe de faire remarquer dans la construction de ces trocarts, c'est que leur poinçon est rendu mobile sur le manche, et que l'on peut se servir de l'extrémité mousse ou de l'extrémité pointue.

Ce principe a été appliqué par Mathieu à la construction de tous les trocarts; or il offre un certain avantage, c'est que, lorsqu'on ne se sert pas de l'instrument, on retourne la pointe dans l'intérieur du manche, ce qui préserve de toute altération (fig. 304).

Afin de faciliter l'introduction de trocarts de différentes grandeurs dans une trousse de poche, les fabricants d'instruments de chirurgie se sont efforcés de réunir en une seule pièce jusqu'à quatre trocarts de grosseurs différentes.

« Pour arriver à ce but, dit Mathieu, j'ai rendu creux chacun des poinçons, de manière à les faire entrer l'un dans l'autre »; un seul manche sert à tous et protège la pointe du plus gros trocart, qui engaine les autres (fig. 305).

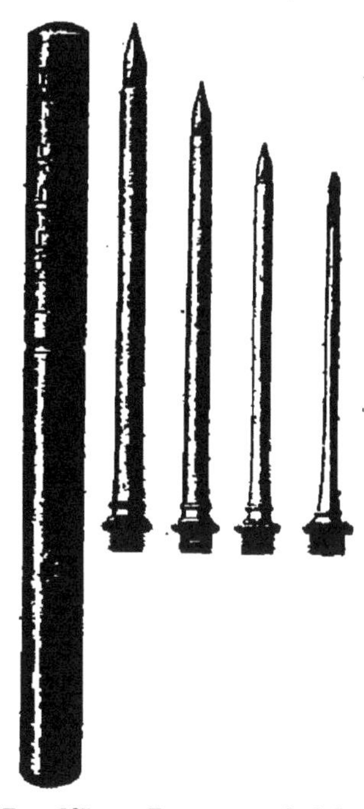

Fig. 305. — Trocarts emboîtés de Mathieu.

Notons que, pour rendre les trocarts stérilisables par la chaleur ou l'ébullition, il faut que leurs manches soient métalliques.

1. — Ponctions avec le bistouri.

La ponction à l'aide du bistouri est souvent le premier temps de l'incision avec laquelle elle se confond, quelquefois aussi des ponctions sont faites avec le bistouri, afin de s'éclairer sur la nature des tumeurs ou pour donner issue à des liquides.

Pour pratiquer ces ponctions, le bistouri stérilisé doit être tenu en première, troisième ou cinquième position (voyez, à l'article *Incisions*, les positions du bistouri). Si cependant les parties à traverser sont d'une épaisseur considérable et si elles doivent offrir une certaine résistance, le bistouri devra être tenu en deuxième ou en quatrième position. Quelle que soit d'ailleurs la position que l'on donne au bistouri, il faut en enfoncer brusquement la pointe. On limite avec le doigt indicateur appliqué sur la lame, l'étendue que l'on veut donner à la ponction, et l'on pénètre du premier coup jusqu'à la profondeur voulue.

Les *ponctions sous-cutanées* diffèrent un peu de celles que nous venons de décrire; dans ces dernières, le chirurgien cherche à pénétrer à travers les tissus, de telle manière que la plaie des téguments ne communique pas avec la plaie intérieure. Ces ponctions que l'on pratique quand on veut empêcher l'air de pénétrer dans un foyer purulent, dans une articulation, par exemple, diffèrent des premières en ce que, au lieu de pénétrer directement jusqu'au foyer que l'on veut ponctionner, on déplace la peau en la faisant glisser sur le tissu cellulaire sous-cutané, on fait alors la ponction. Quand on a retiré l'instrument tranchant, la peau reprenant sa position normale, l'ouverture cutanée ne se trouve plus parallèle à l'incision profonde, et l'air ne peut pénétrer dans le foyer, ce qui est d'ailleurs d'une importance fort relative.

2. — Ponctions avec la lancette.

La lancette stérilisée est entièrement ouverte, ou seulement comme pour la saignée, la châsse faisant un angle droit avec la lame; la lame est saisie entre le pouce et l'indicateur à une distance de la pointe en rapport avec la profondeur que l'on veut donner à la piqûre; les autres doigts sont ou fléchis dans la paume de la main, ou bien, moins fortement fléchis, ils prennent un point d'appui sur les téguments. La lancette est enfoncée perpendiculairement et retirée de même; quelquefois cette ponction avec la lancette est le premier temps d'une incision.

3. — Ponctions avec le trocart.

Avant de se servir du trocart, le chirurgien s'assurera de l'état de la pointe de l'instrument; il vérifiera si la tige joue bien dans la canule. L'instrument, préalablement stérilisé, est saisi de la main droite; le manche est fixé dans la paume de la main, où il est assujetti par les trois derniers doigts fléchis : le pouce est placé à l'union de la canule et du manche; le doigt indicateur, appliqué sur la canule, est fixé à une distance en rapport avec la profondeur que l'on veut donner à la ponction (fig. 306). L'instrument est alors plongé perpendiculairement et avec force. Lorsqu'on a pénétré assez profondément, avec les doigts de la main gauche on retient le pavillon de la canule, et de la main droite on retire la tige du trocart en tirant sur le manche.

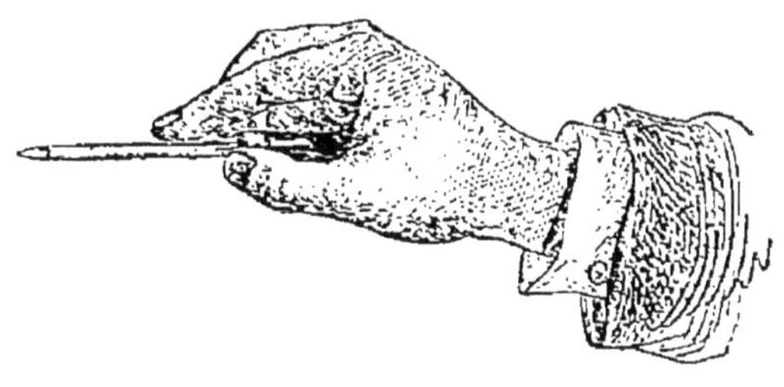

Fig. 306. — Ponction avec le trocart.

Aussitôt que cette tige a abandonné la canule, le liquide s'écoule; mais nous ferons remarquer qu'à mesure que le foyer se vide, les téguments reviennent sur eux-mêmes et finiraient par abandonner la canule, si l'on n'avait soin de presser toujours sur le pavillon en raison de la rétraction des tissus. Il est encore une autre précaution sur laquelle il est important de fixer l'attention de l'opérateur : lorsque l'on comprime afin de faire sortir les dernières gouttes de liquide qui sont dans la poche que l'on veut vider, il faut éviter d'appliquer la paroi de la poche contre l'ouverture de la canule, car, celle-ci se trouvant bouchée, le liquide ne pourrait plus sortir.

« Dans le procédé *ancien*, on plonge le trocart d'un coup brusque et avec la force nécessaire pour arriver immédiatement dans la cavité qu'il s'agit de vider[1].

« Mais pour cela il faut que la collection de liquide soit assez considérable, sans quoi on risquerait de traverser la poche de part en part. C'est pourquoi, lorsque la collection est petite, après avoir saisi le trocart comme il a été dit, on le pousse doucement, à la force du poignet, de manière à le faire pénétrer en quelque façon couche par couche, et d'être toujours maître de l'arrêter à son gré. L'opération est plus longue, mais en revanche infiniment plus sûre. »

Pour retirer la canule, la main droite saisit le pavillon avec le doigt médius et le doigt indicateur, tire brusquement

1. Malgaigne, *Manuel de méd. opérat.*, 9e éd. par L. Le Fort, p. 80, Paris, 1888.

la canule en la faisant tourner sur son axe, tandis que les doigts de la main gauche pressent sur les téguments de chaque côté de la piqûre, afin d'empêcher les tissus d'être tiraillés.

CHAPITRE XIX

Aspiration pneumatique sous-cutanée.

Lorsque, dans le but d'évacuer une collection liquide, le chirurgien est forcé de plonger un trocart ou un bistouri dans la profondeur des tissus, il peut être utile que l'air ne pénètre pas dans le foyer purulent ou autre, que l'on ouvre.

C'est précisément pour éviter cette complication, dont la gravité a été du reste fort exagérée, qu'on a inventé un certain nombre de procédés et d'instruments, que nous allons mentionner rapidement.

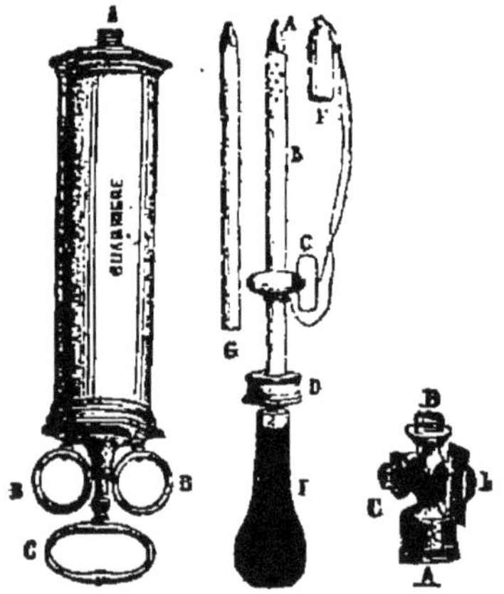

Fig. 307. — Trocart plat et seringue aspiratrice de J. Guérin.

Boyer, qui traitait les abcès froids par les ponctions répétées, conseillait de déplacer légèrement les téguments avant de pratiquer l'opération, et cela pour éviter l'accès direct de l'air dans la cavité de l'abcès. En effet, par le retour des téguments à leur place habituelle, le parallélisme existant entre la solution de continuité de l'abcès et celle de la peau était absolument détruit; d'où l'impossibilité manifeste de l'introduction de l'air dans les parties profondes. Cependant le procédé de Boyer était loin de mettre à l'abri des accidents; aussi on inventa des instruments spéciaux pour faire les ponctions sous-cutanées.

J. Guérin proposa l'emploi d'un trocart aplati dont la canule est munie d'un robinet, ce qui empêche l'entrée de l'air dans les cavités où l'on pénètre avec le trocart. On fait toujours un pli cutané avant de ponctionner l'abcès, puis, le trocart enfoncé, on retire la lame en fermant aussitôt le robinet de la canule. C'est alors qu'on adapte à cette canule une seringue qui, par un système de robinet, peut jouer le rôle de pompe aspirante et foulante. Le pus est donc ainsi aspiré et rejeté au dehors sans changer l'instrument de place (fig. 307).

Dans ce procédé on utilise et la ponction oblique de Boyer, et l'aspiration conseillée il y a déjà longtemps par A. Petit[1]. Ce dernier, en effet, ponctionnait les abcès avec une aiguille rougie et appliquait des ventouses sur l'ouverture ainsi obtenue, afin de faciliter l'issue du pus à l'extérieur.

Jusque dans ces dernières années, l'appareil *aspirateur* de J. Guérin était à peu près le seul employé pour évacuer les abcès par congestion. Cependant nous devons signaler l'existence d'un autre appareil aspirateur, dû à S. Laugier, et destiné à pratiquer la saignée des os. On conçoit facilement que le principe qui ici a guidé le chirurgien est

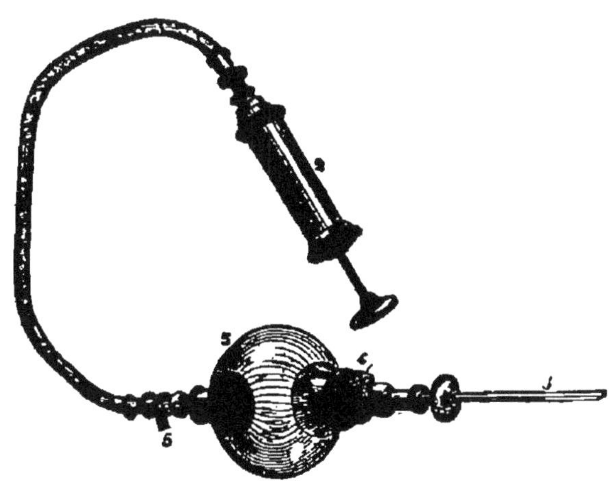

Fig. 308. — Appareil de S. Laugier pour la saignée des os.

tout autre que précédemment; on ne se préoccupe pas de l'action de l'air, mais surtout de la possibilité d'exercer une aspiration énergique sur les ouvertures des rameaux vasculaires intéressés par la ponction (fig. 308).

A. *Aspirateur du professeur Dieulafoy.* — Vers la fin de 1869, Dieulafoy présenta à l'Académie de médecine un *aspi-*

1. *Recueil des actes de la Société de médecine de Lyon,* 1798.

rateur pneumatique auquel il a fait subir depuis un certain nombre de perfectionnements. Le principe est toujours à peu près le même que celui qui a conduit J. Guérin à la construction de sa seringue évacuatrice; mais l'instrument de Dieulafoy n'est pas seulement applicable à l'évacuation des abcès froids, il peut servir dans un grand nombre d'autres circonstances, et, grâce à cet appareil, l'*aspiration pneumatique sous-cutanée* constitue une véritable méthode de diagnostic et de traitement (fig. 309).

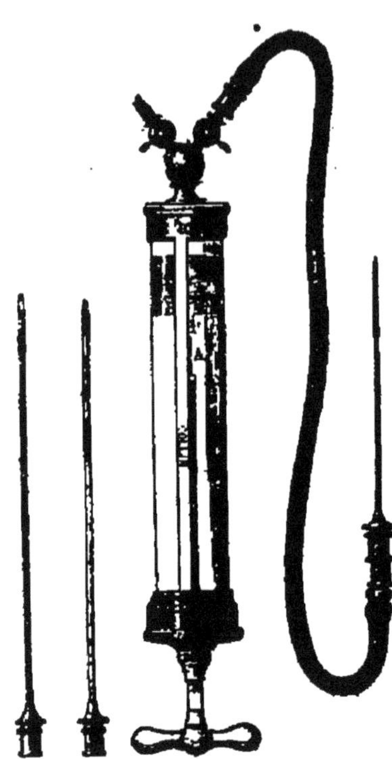

Fig. 309. — Aspirateur du professeur Dieulafoy.

Au lieu d'employer un trocart plat, ou même un trocart explorateur, Dieulafoy se sert de canules-trocarts « d'un volume si exigu, que les organes les plus délicats peuvent être traversés par elles sans en être plus incommodés que par les aiguilles à acupuncture, dont on connaît la parfaite innocuité; de là aussi la nécessité de forcer le liquide à se précipiter au dehors au moyen d'une aspiration puissante[1] ».

Cette aspiration a été obtenue à l'aide d'une seringue de verre à parois résistantes, faisant l'office d'une véritable machine pneumatique. « Pour faire le vide dans le corps de pompe, dit l'auteur[2], je ferme d'abord les deux robinets situés inférieurement; j'attire le piston, et, quand il est arrivé dans le haut de sa course, on lui fait exécuter un léger mouvement de rotation, et il s'arrête en ce point, grâce à une encoche pratiquée le long de sa tige. Voilà donc le vide préalablement formé, et nous sommes en possession d'un moyen puissant, d'une aspira-

1. *De l'aspiration pneumatique sous-cutanée*, p. 4. Paris, 1870.
2. *Loc. cit.*, p. 4 et 5.

tion énergique, que nous pouvons utiliser quand le moment sera venu. » A-t-on affaire à une collection liquide évidente, l'aiguille-trocart est enfoncée dans les tissus, avec quelques précautions, c'est-à-dire qu'au lieu d'agir par pression comme on le fait pour le trocart simple, il faut combiner la pression avec des mouvements de rotation. A cet effet, on saisit l'aiguille entre le pouce et l'index, et on la fait rouler entre ces deux doigts.

Dès qu'on suppose la pointe de l'aiguille dans l'intérieur de la poche liquide, on la met en communication directe avec l'appareil où existe le vide, on ouvre le robinet, et le liquide se précipite dans le corps de pompe. Celui-ci est-il rempli, on ferme le robinet qui communique avec l'aiguille, et l'on ouvre celui qui est latéralement placé, de façon à vider l'aspirateur en poussant le piston.

Ce robinet fermé, on refait le vide et l'on rétablit la communication avec l'aiguille-trocart. On conçoit que cette manœuvre, répétée un certain nombre de fois, puisse vider entièrement une cavité assez vaste, remplie de liquide, par exemple la vessie. On remarquera que cette évacuation se fait très facilement et sans bouger le malade.

Dans d'autres circonstances, l'existence de la collection liquide n'est pas certaine, et c'est à l'aspirateur qu'on a recours pour compléter le diagnostic.

« Supposons que nous allions à la recherche d'un épanchement de la plèvre. J'introduis, dit l'auteur, d'abord l'aiguille creuse (n° 1 ou n° 2) dans l'espace intercostal, et à peine a-t-elle parcouru un centimètre dans la profondeur des tissus, que je la mets en rapport, soit directement, soit au moyen d'un tube de caoutchouc, avec le corps de pompe dans lequel le vide est préalablement établi. Alors, et sur ce point j'appelle toute l'attention, j'ouvre le robinet correspondant, je pousse l'aiguille peu à peu, et c'est *le vide à la main* que je traverse lentement les tissus et que je vais à la découverte de l'épanchement ; les yeux de l'opérateur restent fixés sur le corps de pompe de cristal, et au moment où l'aiguille rencontre le liquide, on voit celui-ci se précipiter avec force dans l'instrument ; le diagnostic se fait lui-même, la manœuvre est absolument inoffensive et le but est atteint[1]. »

On conçoit facilement que ce procédé d'exploration est

1. *Loc. cit.*, p. 5.

applicable à n'importe quelle collection liquide et n'ait rien de spécial à la plèvre.

Dans ces explorations, il peut se faire qu'on ne rencontre absolument rien, et qu'on ait cru à tort à l'existence d'une collection liquide ; or ce résultat négatif n'entraîne avec lui aucun inconvénient, et les piqûres des aiguilles sont presque toujours d'une innocuité parfaite.

Mais l'aspirateur peut encore servir au traitement de l'affection qu'il sert à diagnostiquer, non seulement en évacuant le liquide, mais aussi en lui substituant une injection médicamenteuse, iodée ou alcoolisée. Il suffit pour cela de

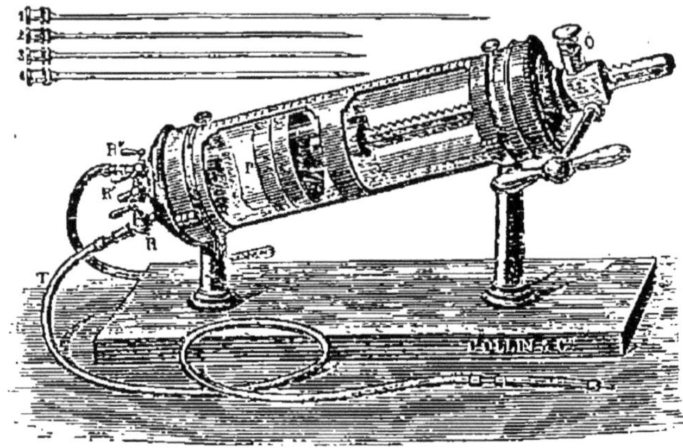

FIG. 310. — Aspirateur à crémaillère du professeur Dieulafoy.

remplir l'aspirateur du liquide à injecter grâce au robinet latéral, puis à fermer celui-ci et à ouvrir le robinet qui communique avec l'aiguille-trocart ou le trocart.

Dans quelques cas, en effet, on peut substituer à l'aiguille un véritable trocart de petit calibre, par exemple lorsqu'il s'agit de vider des collections purulentes.

Les épanchements aigus ou chroniques des articulations, les collections séreuses ou séro-purulentes de la plèvre, l'hydrocéphalie, les abcès chauds ou froids, les kystes peuvent être évacués et traités par l'aspiration pneumatique sous-cutanée. Lors de rétention d'urine, on peut vider la vessie par ce même procédé, procédé de beaucoup préférable à la ponction sus ou sous-pubienne.

Enfin l'aspirateur pneumatique peut être utilisé pour combattre la tympanite qui apparaît dans les fièvres graves et lors d'occlusion intestinale.

Nous pouvons donc conclure avec Dieulafoy : 1° que, grâce à cette méthode, il est toujours possible de rechercher, sans grand danger, une collection liquide, quel que soit son siège et quelle que soit sa nature ;

2° Que cette méthode peut, suivant les cas, servir de diagnostic ou de traitement.

L'appareil primitif de Dieulafoy présentait un assez grave défaut, à savoir la petite capacité du réservoir dans lequel on faisait le vide, ce qui nécessitait des manœuvres pénibles lorsqu'on avait à évacuer des collections liquides un peu considérables. C'est pour y remédier que l'auteur a fait construire par Collin un aspirateur de plus grande capacité, dans lequel le piston se meut à l'aide d'une crémaillère (fig. 310).

B. *Aspirateur du professeur Potain.* — Cet appareil, d'un usage très répandu aujourd'hui, est analogue à celui de Dieulafoy et est d'un emploi très facile. La pompe présente deux orifices et peut être aspiratrice ou bien servir à refouler

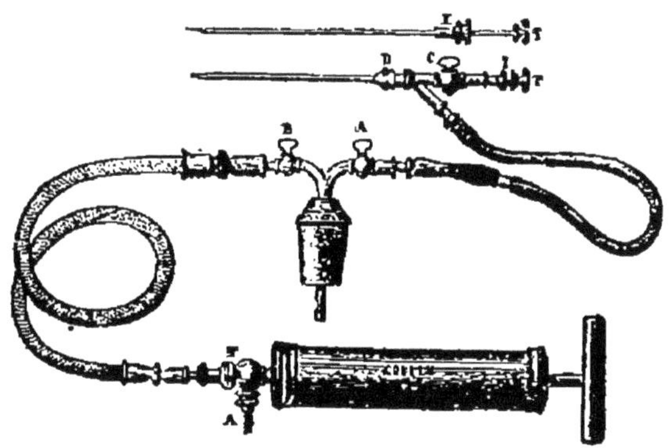

Fig. 311. — Aspirateur du professeur Potain.

l'air. Le flacon peut être remplacé par une bouteille quelconque en verre et assez épaisse quand on veut faire des lavages avec l'appareil. Un bouchon en caoutchouc muni d'un double tube s'adapte au flacon dans lequel on veut faire le vide. Enfin aux canules des trocarts se visse une petite pièce munie d'un robinet et d'une branche latérale sur laquelle se place d'avance le tube aspirateur (fig. 311).

Lorsqu'on se sert de cet appareil, il faut avoir soin de stériliser le trocart ou l'aiguille exploratrice qui doit être plongé dans les tissus. Cette stérilisation peut être faite, soit en flambant l'aiguille ou le trocart, soit mieux en les faisant bouillir dans de l'eau distillée ou stérilisée.

C. *Appareil du professeur Debove.* — Depuis que Potain et Dieulafoy ont préconisé les ponctions aspiratrices, d'innombrables appareils aspirateurs ont été proposés et il paraît peut-être inutile d'en augmenter la liste.

Le professeur Debove a cependant fait construire par

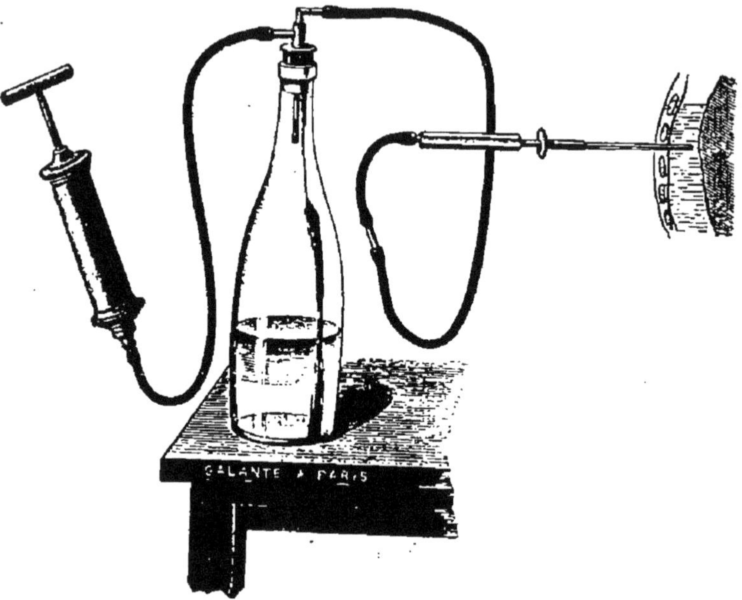

Fig. 312. — Appareil du professeur Debove.

Galante un modèle (fig. 312) qui lui paraît d'un emploi commode; il en énumère ainsi brièvement les avantages :

I. — Voyons d'abord le trocart : 1° il est entièrement métallique, tandis que les autres trocarts sont munis à l'intérieur d'une petite rondelle de cuir, ce qui ne permet pas de les désinfecter à l'étuve sans les détériorer; 2° il est muni d'une gaine et d'un mandrin qui représentent une sorte de trocart plein transformé en trocart creux par un simple mouvement de rotation, et cela si commodément, qu'on pourrait opérer d'une seule main ; 3° il est muni d'un manche, ce qui rend son maniement plus facile.

II. — Les tubes qui relient le trocart à la bouteille et à la pompe sont de simples tubes de caoutchouc sans robinets; ces tubes s'adaptent avec frottement doux à des tetons et l'appareil forme un tout, dont les diverses parties ne sont pas susceptibles de se désunir pendant l'opération.

III. — La pompe est seulement aspirante. On a vu nombre d'accidents arriver par l'emploi des pompes qui peuvent servir tout à la fois à aspirer et à refouler; car trop souvent des opérateurs ont refoulé le liquide qu'ils voulaient aspirer.

IV. — Enfin cet appareil présente un dernier avantage; il est notablement meilleur marché, en raison même de sa simplicité, que ceux existant actuellement dans le commerce[1].

CHAPITRE XX

Saignée.

On appelle *saignée* toute émission de sang faite dans un but thérapeutique.

On donne encore le nom de saignée au sang tiré d'une veine ou d'une artère : ainsi on dit une *petite saignée*, une *copieuse saignée*, pour dire qu'on a tiré peu ou beaucoup de sang.

La saignée *locale* est celle qui est faite au niveau ou dans le voisinage de la partie malade, dans le but de diminuer la congestion sanguine. La saignée *générale* a pour objectif de diminuer la masse du sang. Les anciens médecins considéraient la saignée comme *déplétive*, lorsqu'elle était pratiquée sur telle ou telle veine indistinctement; *révulsive*, lorsqu'elle était faite le plus loin possible de la partie malade, etc. Toutes ces dénominations sont à peu près abandonnées aujourd'hui.

On peut retirer une certaine quantité de sang de l'économie, en intéressant une veine, une artère ou les vaisseaux capillaires; ces trois opérations, bien différentes l'une de l'autre, portent les noms de *phlébotomie*, la seule employée aujourd'hui, *artériotomie*, *saignée capillaire*. Les deux premières sont pratiquées comme *saignée générale*, la troisième comme *saignée locale*.

1. Présenté à la *Société médicale des hôpitaux*, Paris, 22 mars 1889.

ARTICLE PREMIER

DE LA PHLÉBOTOMIE

Les anciens pratiquaient la phlébotomie sur toutes les veines du corps, pourvu toutefois qu'elles fussent superficielles et d'un calibre assez grand pour donner une quantité notable de sang : ainsi ils saignaient la veine *préparate*, la veine *temporale*, la veine *ranine*, etc. ; mais ces opérations sont à peu près abandonnées aujourd'hui, et la saignée, déjà assez rare, est faite presque exclusivement aux *veines du pli du bras*.

Le volume généralement assez considérable de ces veines, la finesse et la demi-transparence de la peau au-dessous de laquelle elles se trouvent placées, leur facile dilatation sous l'influence d'une compression circulaire exercée à la partie inférieure du bras ou de la contraction des muscles de l'avant-bras, qui fait refluer le sang des veines profondes dans les veines superficielles, justifient suffisamment cette préférence.

Dans quelques cas, lorsque les veines du pli du bras ne sont pas apparentes, on ouvre les *veines du dos de la main*, ou la *céphalique* dans son trajet entre le grand pectoral et le deltoïde; mais ces opérations ne se font que très rarement.

On a encore pratiqué la saignée à la partie inférieure de la jambe, sur la *veine saphène interne :* c'est la saignée du pied; jadis enfin, on l'a faite au cou, sur la *veine jugulaire externe*.

Quelle que soit la veine que l'on choisisse, quand on veut pratiquer une saignée, il faut toujours exercer une compression plus ou moins grande entre le point qui doit être piqué et le cœur. Cette compression est faite dans un double but : 1° pour accumuler le sang dans la veine que l'on veut saigner, afin de la rendre plus apparente et plus résistante; 2° pour forcer le sang à s'échapper par l'incision, en l'empêchant de continuer son trajet vers le cœur. On conçoit donc très bien que la ligature qui exerce cette compression doive être assez serrée pour apporter un obstacle suffisant au cours du sang veineux, mais elle ne doit pas comprimer trop fortement les parties, car on arrêterait la marche du sang artériel et l'écoulement sanguin cesserait dès que les veines seraient vidées.

A quel instant de la journée doit-on pratiquer la saignée? Quand c'est une saignée de précaution, on peut choisir le matin ou le soir. Le matin est préférable, car le malade n'est pas fatigué par les travaux de la journée. Le malade ne doit pas avoir mangé depuis trois ou quatre heures au moins; il ne prendra de nourriture qu'une heure après l'opération. Toutefois, dans les affections aiguës, la saignée peut être faite indifféremment à toute heure du jour; dans certains cas enfin, la saignée est tellement urgente, qu'il faut la pratiquer quand bien même le malade aurait mangé.

Les veines sous-cutanées, et surtout celles du membre abdominal, contiennent moins de sang lorsque le malade est resté au lit : ausi la saignée est-elle alors plus difficile. Si donc il est possible de faire prendre au malade un peu d'exercice, on devra le conseiller, car la contraction musculaire fera passer dans les veines sous-cutanées le sang qui aurait coulé dans les veines profondes.

La quantité de sang que l'on doit tirer pourrait varier depuis 125 grammes jusqu'à 1 kilogramme (?), selon la nature de l'affection, l'état du sujet, etc.

« Cette opération, jadis abandonnée à des barbiers, est assez délicate pour n'être confiée qu'à des personnes expérimentées [1]. »

A. *Préparatifs.* — Pour pratiquer la saignée, on doit se procurer : des *lancettes* stérilisées ; deux *bandes*, l'une, qui sert de ligature, est dite *bande à saignée*, l'autre pour le pansement; des *compresses* de lint; des *tampons d'ouate;* de l'*eau tiède*, filtrée et bouillie; un *vase* pour recevoir le sang; un *drap en alèze* ou une *serviette* pour garantir le lit ou les vêtements du malade; enfin un *stylet*, des *pinces à disséquer* et des *ciseaux* stérilisés.

Si la lumière du jour est insuffisante, il faut allumer une *chandelle*, une *bougie*, ou mieux une *lampe*.

1° La *lancette* est un petit instrument composé de deux parties : la lame et la châsse. La *lame* est en acier bien trempé, pointue, tranchante des deux côtés et parfaitement polie. La *châsse* se compose aujourd'hui de deux plaques de

1. M. Gangolphe, *Guide pratique de petite chirurgie*, Paris, 1889, p. 104.

nickel ou d'aluminium, plus longues que la lame, et fixées, ainsi que celle-ci, au talon de la lancette par un pivot, de telle sorte que l'on peut facilement découvrir et recouvrir à la volonté la lame de la lancette, en faisant rouler les valves de la châsse autour de cet axe. Jadis la châsse des lancettes était en corne, ce qui empêchait leur stérilisation.

On se sert de trois espèces de lancettes. L'une large et ne diminuant que vers la pointe : c'est la *lancette à grain d'orge* (fig. 313, G, D). L'emploi de cette lancette doit être préféré, car elle permet de faire une ouverture très suffisante à la veine.

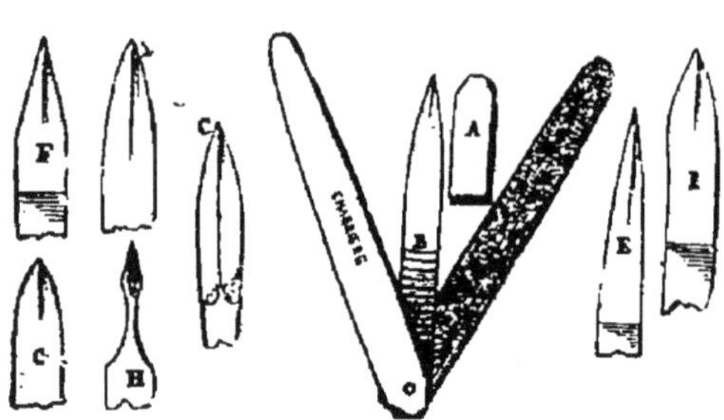

FIG. 313. — Lancettes diverses.

D'autres fois la lancette est moins large et va en diminuant de sa partie moyenne vers le sommet : c'est la *lancette à grain d'avoine* (fig. 313, B, C); elle est préférable quand les veines sont profondes. Lorsqu'on fait usage de cette lancette, il faut pratiquer la saignée en deux temps : le premier temps est la *ponction*, le second temps, l'*élévation :* dans ce second temps on élargit l'ouverture de la veine.

La troisième espèce de lancette est la *lancette à langue de serpent* (fig. 313, E); elle est beaucoup plus étroite que les deux autres : la lame de la lancette va en diminuant de la base au sommet; elle est peu employée.

Les lancettes sont conservées dans un petit étui de métal qu'on appelle *lancettier*. Elles doivent être stérilisées à l'étuve ou par l'ébullition dans une solution de carbonate de soude au 100e.

2° La *bande à ligature* de 1m,50 à 2 mètres environ, large de deux travers de doigt, souple, assez ferme, doit être en toile ou en tarlatane.

3° Le *vase* destiné à recevoir le sang est une petite écuelle d'étain ou de cuivre, d'une contenance de 125 grammes : il a reçu le nom de *palette*. Ce vase est maintenant peu employé; une cuvette ordinaire suffit au chirurgien qui a l'habitude de la saignée. On se sert dans les hôpitaux d'un vase d'étain assez grand pour contenir 500 grammes de sang et gradué par des lignes circulaires, de sorte qu'on peut toujours connaître exactement la quantité de sang qu'on vient de tirer.

4° Les tampons destinés à essuyer les environs de la plaie doivent être en ouate hydrophile et stérilisés par l'ébullition.

5° Les compresses doivent être en tarlatane ou en toile stérilisées pour entourer le pourtour de la plaie opératoire.

6° Des compresses de lint boriqué, de l'ouate boriquée et une bande en tarlatane seront destinées au pansement.

7° L'*alèze* ou les *serviettes* destinées à garantir le lit ou les vêtements des malades ne présentent rien de particulier. Il est bon toutefois de placer au-dessous d'elles une toile cirée, surtout si l'on suppose ne pouvoir diriger convenablement le bras du malade.

8° Les autres instruments, dont nous avons parlé plus haut, ne sont utiles que dans les cas exceptionnels, c'est-à-dire lorsque quelque complication vient empêcher la marche régulière de la saignée. Nous indiquerons plus loin les circonstances dans lesquelles ils deviennent nécessaires.

Quant à la position du malade, elle doit nécessairement varier avec les diverses saignées que l'on veut pratiquer.

Lorsqu'on veut faire l'ouverture d'une veine, il faut ouvrir la lancette, c'est-à-dire placer les deux valves de la châsse d'un côté, la lame de l'autre, de telle sorte que celle-ci fasse avec la châsse un angle qui varie avec la veine que l'on veut saigner, ou plutôt avec la manière dont on veut ouvrir la veine.

B. *Opération*. — Comme pour toutes les opérations, il convient de pratiquer l'asepsie de la peau, des mains de l'opérateur et des instruments. La veine doit être préalablement fixée en haut par le bandage circulaire, en bas par le pouce d'une des deux mains. Dans cette manœuvre il faut éviter de tendre trop fortement la peau, qui, en revenant sur elle-même, détruirait le parallélisme des lèvres des plaies cutanée et veineuse. De l'autre main on saisit la lancette par le talon, entre le pouce et l'indicateur; et se servant des autres doigts comme point d'appui, on enfonce doucement la lancette jusque dans le vaisseau, puis on la retire, soit sans agrandir la plaie, soit en élargissant l'ouverture.

Revenons sur chacun des temps de cette opération :

La lancette doit être portée tantôt perpendiculairement sur le vaisseau, tantôt parallèlement aux tissus, dans la crainte de blesser les organes placés au-dessous de la veine. Ce temps constitue la *ponction*.

Lorsque la veine est profonde, qu'elle n'est point en rapport avec des tissus qu'il importe de ménager, il faut l'enfoncer perpendiculairement; la même chose doit être faite quand on craint de voir rouler la veine en avant de l'instrument. Quand, au contraire, la veine est très volumineuse, très superficielle, il n'y a pas d'inconvénient à faire l'incision un peu oblique; par ce procédé on a l'avantage de pratiquer l'incision de la peau un peu plus large que celle de la veine.

Lorsque la veine est très profonde, qu'on ne la voit pas et qu'on ne peut que la sentir avec le doigt, il est prudent de marquer avec l'ongle le point où l'on peut piquer. On enfonce ensuite doucement la lancette, et l'on constate que la veine est ouverte, quand on voit deux gouttelettes de sang se montrer sur les deux faces de l'instrument.

Lorsque la veine est ouverte, on retire l'instrument en faisant exécuter à la lame un mouvement de bascule, de telle sorte que la pointe soit portée en haut et le talon en bas; c'est le temps qui est appelé *temps d'élévation*. Il faut faire attention à ne pas élever sa lancette trop brusquement, mais bien à couper en sciant; l'incision est plus facile, plus nette, moins douloureuse pour le malade. L'élévation n'est pas toujours nécessaire; elle est inutile quand on saigne une grosse veine superficielle avec une lancette à grain d'orge.

Les ouvertures des veines peuvent être pratiquées en long, en travers ou obliquement. On a conseillé de saigner en long les veines volumineuses, obliquement les veines d'un moyen calibre, en travers les petites veines et les veines profondes. Mais ces règles nous paraissent complètement inutiles; on peut dire que les incisions obliques sont les plus commodes et conviennent parfaitement à tous les cas.

La largeur de l'incision que l'on fait à la veine varie avec le volume du vaisseau. Large pour une veine volumineuse, cette incision doit dans tous les cas être assez étendue pour que le sang coule avec une rapidité suffisante; car une saignée qui dure trop longtemps fatigue le malade et ne produit pas toujours un effet satisfaisant.

L'incision de la peau doit être plus large que l'ouverture faite à la veine, afin de faciliter l'écoulement du sang au dehors, d'éviter un thrombus et de rendre moins facile la destruction du parallélisme des deux plaies, par suite des mouvements du bras du malade.

Lorsque l'incision est terminée, le sang coule le plus souvent en *jet*, quelquefois il coule en nappe, c'est ce qu'on appelle *couler en bavant*. Cet écoulement est presque normal pour quelques saignées, au pied, au cou par exemple; mais pour la saignée du bras, l'écoulement du sang doit se faire en jet; le contraire arrive quelquefois. Nous dirons, en décrivant la saignée du bras, quelles sont les causes de cette particularité et quels sont les moyens d'y remédier.

Le sang est reçu dans le vase dont nous avons parlé plus haut.

C. *Pansement*. — Quand on a obtenu la quantité de sang voulue, on arrête la saignée. D'abord on défait la ligature qui empêchait le sang de circuler dans les veines, puis on détruit le parallélisme des plaies cutanée et veineuse, en déplaçant la peau. Il faut avoir soin de rapprocher les bords de la plaie; on y arrive facilement en faisant une légère traction sur la peau dans le sens de la division. Il est le plus souvent inutile d'appliquer son doigt sur l'incision, comme on le conseille généralement.

On nettoie ensuite les parties que le sang a tachées, et, comme pansement, on applique les compresses de lint, de l'ouate boriquée et la bande de tarlatane.

Nous allons maintenant décrire les modifications que nécessitent les saignées du *bras*, de la *main*, de l'*épaule*, du *pied* et du *cou*.

1. — Saignée du bras.

La saignée du bras est celle que l'on pratique le plus souvent; on peut même dire que les autres sont entièrement abandonnées aujourd'hui.

Avant de décrire la saignée du bras, nous croyons qu'il est bon de donner quelques notions anatomiques succinctes sur les veines du pli du bras.

A. *Veines du pli du bras.* — Cinq veines peuvent être saignées au pli du bras, nous allons étudier leur disposition :

1° La *veine radiale* (fig. 314, 2), située sur le côté externe et un peu postérieur de l'avant-bras, reçoit la médiane céphalique en passant sur le muscle long supinateur ; elle est en rapport avec le nerf musculo-cutané qui, placé au bras sous l'aponévrose, devient sus-aponévrotique au pli du bras. Cette veine, située dans toute sa longueur entre l'aponévrose et le *fascia superficiel*, est entourée d'un assez grand nombre de filets nerveux. Il n'est pas rare de rencontrer plusieurs veines radiales.

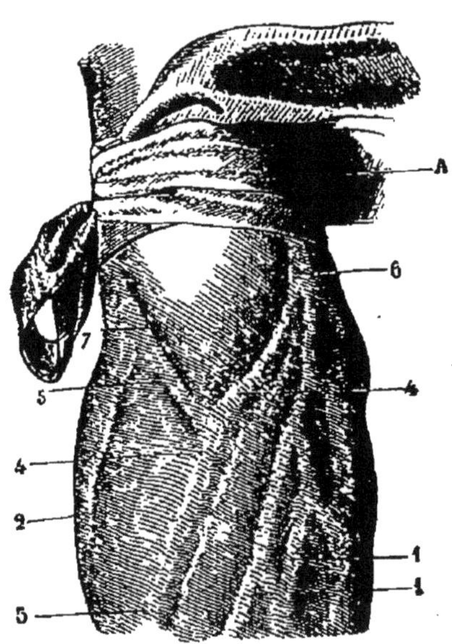

Fig. 314. — Veines du pli du bras.

2° La *veine cubitale* (fig. 314, 1) est placée en avant de l'épitrochlée et en dedans du biceps. Elle est en rapport avec le nerf brachial cutané interne, qui est toujours placé en dedans. Très souvent il existe plusieurs veines cubitales.

3° La *veine médiane*[1] (fig. 314, 3) est située sur la partie antérieure de l'avant-bras ; déviée tantôt à droite, tantôt à gauche, elle se divise, un peu avant d'arriver au pli du bras, en trois branches : une qui marche d'avant en arrière, c'est celle qui fait communiquer les veines superficielles avec les veines profondes ; les deux autres vont en divergeant se jeter, l'une en dehors dans la veine céphalique, l'autre en dedans dans la veine basilique.

4° La *médiane céphalique* (fig. 314, 5), branche externe de bifurcation de la médiane, reçoit la ou les veines radiales et va former la céphalique après un trajet de 5 ou 6 centi-

1. L'existence de cette veine *médiane* est exceptionnelle, et d'ordinaire elle est remplacée par une veine radiale, ou plus rarement par une veine cubitale.

mètres environ; cette veine est entourée de quelques filets nerveux.

5° La *médiane basilique* (fig. 314, 4), branche interne de bifurcation de la veine médiane, croise très obliquement l'artère brachiale, dont elle n'est séparée que par l'aponévrose antibrachiale et l'expansion aponévrotique du biceps; elle croise le tendon du même muscle, et va former la veine basilique un peu au-dessus de l'articulation du coude, après avoir reçu le groupe des veines cubitales. La veine médiane basilique est en général la plus volumineuse et la plus apparente des veines du pli du bras.

D'après ces dispositions anatomiques d'ailleurs extrêmement variables chez les différents sujets, nous voyons que toutes les veines sont plus ou moins entourées de filets nerveux. Mais il est un rapport que présente la médiane basilique, rapport qu'il ne faut pas oublier, c'est qu'elle croise très obliquement l'artère humérale : aussi ne faut-il jamais la saigner, à moins qu'elle ne soit assez éloignée de l'artère, ou bien qu'elle forme avec celle-ci un angle qui se rapproche de l'angle droit. Toutes les fois que ces vaisseaux sont parallèles ou qu'ils se croisent très obliquement, la saignée doit être considérée comme difficile, et, s'il n'y avait pas d'autre vaisseau apparent, il vaudrait peut-être mieux ne pas la faire. En effet, quelle que soit l'habileté du chirurgien, il n'est jamais sûr de ne pas ouvrir l'artère, car le plus léger mouvement du malade peut changer la direction de la pointe de la lancette, ou bien le malade peut précipiter son bras sur la pointe de l'instrument. Qu'en résulterait-il? Un anévrisme, et c'est sans contredit l'accident le plus grave qui puisse accompagner immédiatement la saignée [1].

Toutes les veines du pli du bras, à l'exception de la médiane basilique, peuvent être saignées, et, quoi qu'en ait dit Lisfranc, il est impossible d'éviter les nombreux filets nerveux qui accompagnent les veines. Il faut choisir la veine la plus superficielle, la plus apparente et celle qu'on suppose devoir le moins rouler sous l'instrument. La saignée de la médiane céphalique, quand elle est possible, doit être cependant préférée à toutes les autres. En effet, cette

1. Cependant, d'après A. Richet, la saignée peut être pratiquée sur la médiane basilique, en ayant soin de prendre toutes les précautions possibles pour éviter l'artère, dont la direction n'est jamais ou presque jamais exactement parallèle à la médiane basilique.

veine se trouve toujours sur la face antérieure du membre; par conséquent, la saignée est beaucoup plus commode. Lisfranc préférait la saignée de cette veine au-dessus de la partie moyenne du tendon du biceps; il disait n'avoir jamais trouvé de nerf en ce point. Le même auteur craignait, pour la saignée de la veine médiane, la lésion de l'artère radiale, qui, chez les sujets maigres, n'en est séparée, entre le rond pronateur et le long supinateur, que par l'aponévrose antibrachiale. L'artère nous a toujours paru trop profonde pour que sa lésion soit à craindre; cependant il faut tenir compte de cet avertissement, car on doit éviter de saigner en un point où une artère peut être blessée.

B. *Position du malade.* — La position à donner au malade n'est pas sans avoir quelque importance. Si l'on fait une saignée de précaution, le malade devra être assis; toutefois, s'il est sujet à tomber en défaillance, il vaut mieux le saigner, soit assis sur son lit, soit couché sur le dos ou sur le côté opposé au bras sur lequel on veut pratiquer la saignée. Si le malade est alité, il va sans dire qu'il doit être saigné dans cette position.

C. *Opération.* — Le chirurgien relève la manche du malade; celle-ci doit être assez large pour ne pas étrangler le bras après avoir été convenablement repliée. La région opératoire (pli du bras) doit être savonnée et brossée, et lavée avec la solution de sublimé au 1000[e]. L'opérateur doit déterminer la position de l'artère humérale; quand il l'a bien constatée, il cherche sur la face antérieure de l'avant-bras s'il n'existe pas d'anomalies, car on a signalé fort souvent, et nous avons eu occasion de le voir bien des fois, des divisions prématurées de l'artère, de telle sorte qu'il peut exister au pli du bras deux artères d'un calibre assez considérable pour que leur lésion puisse présenter des dangers.

Cela fait, le chirurgien choisit la veine qu'il veut saigner; bien entendu, il rejette les veines qui sont en rapport avec les artères. Souvent ces veines sont peu apparentes; alors un légère constriction sur la partie antérieure de l'avant-bras, que l'on embrasse dans l'arcade que forment le pouce et l'indicateur, suffit quelquefois pour rendre les vaisseaux plus visibles; dans le cas contraire, il faut faire une constriction circulaire complète. Mais, avant de l'appliquer, on doit toujours s'assurer de la position de l'artère, dont les pulsations pourraient être arrêtées par la compression de la bande, et l'on fera d'autant plus d'attention à ce précepte, que l'une des artères qui naissent de la division prématurée de l'humérale est, le plus ordinairement, très superficielle.

Il arrive parfois que les veines sont tellement petites ou si peu apparentes, surtout chez les femmes très grasses, qu'on ne peut les apercevoir. Dans certaines circonstances, lorsqu'on les sent sous le doigt, ces veines peuvent être facilement saignées ; elles roulent peu et sont en général d'un calibre assez considérable. Nous avons déjà dit qu'il était bon dans ce cas de marquer avec l'ongle le lieu où l'on veut porter la pointe de la lancette, quand on craint de piquer à côté de la veine.

Enfin quelquefois les veines ne peuvent être ni vues, ni senties ; Lisfranc conseillait alors de laisser la ligature appliquée pendant une demi-heure ou une heure, et de faire contracter pendant ce temps les muscles de l'avant-bras du malade. On a recommandé encore de plonger le membre dans l'eau chaude ; mais, comme l'a fait remarquer Lisfranc, l'action de ce bain a souvent « l'inconvénient de rougir la peau, de la tuméfier, ainsi que le tissu cellulaire sous-jacent, et de masquer davantage les vaisseaux ».

Lorsqu'on a choisi la veine, on applique un bandage pour arrêter le cours du sang : celui-ci est désigné sous le nom de *bandage circulaire de la saignée du pli du bras* (fig. 314, A).

La *pièce du bandage* est une bande de 1 mètre à 1m, 50 de long, et large de 4 centimètres. La bande la meilleure est celle qui est faite de toile demi-usée. Les rubans de soie ou de fil neuf sont trop lisses, et la rosette ne se maintient pas convenablement serrée pendant toute la durée de l'opération. On peut toutefois se servir de toute espèce de cordon suffisamment large, et qui ne présente pas l'inconvénient que nous venons de signaler.

Pour *faire le bandage*, placez la main du malade sous votre aisselle ; pressez-la contre la poitrine afin de tenir le membre horizontalement ; appliquez le milieu de la bande déroulée sur le pli du bras, à 2 ou 3 centimètres du point où vous voulez pratiquer la saignée ; portez les deux extrémités de la bande autour du bras en les entre-croisant sur la face postérieure du membre pour faire un second tour ;

fixez-les en repliant en anse un des chefs de la bande, et formant avec la boucle qu'il figure alors et l'autre chef une rosette simple que l'on peut facilement serrer ou desserrer à volonté. La rosette doit être placée sur le côté externe ou interne du bras, l'anse doit toujours être sur une des parties latérales du membre. Nous conseillons cette précaution, afin que le sang, en sortant de la veine, ne vienne pas se porter sur la rosette, incident qui serait très défavorable si l'on avait besoin de serrer ou de desserrer le bandage.

La ligature doit être faite dans le point que nous avons indiqué, c'est-à-dire à 2 ou 3 centimètres du lieu où l'on veut ouvrir le vaisseau ; appliquée trop haut, elle ne maintiendrait pas assez solidement la veine et celle-ci pourrait rouler au-devant de la lancette.

La bande doit être serrée avec assez de force pour suspendre la circulation dans les veines superficielles du bras, mais la compression ne doit pas être assez violente pour suspendre le passage du sang dans l'artère humérale. La tuméfaction des veines au-dessous de la bande, la persistance des pulsations au poignet, indiquent le degré précis de la constriction.

Si les veines ne sont pas apparentes malgré la constriction suffisante de la bande, il faut exercer des frictions ascendantes sur la face antérieure de l'avant-bras, et l'on fera contracter au malade les muscles de la même région, en l'engageant à rouler dans la main une bande, un lancettier, un étui, etc.

Lorsque la veine est complètement distendue, le chirurgien, après nettoyage méthodique du champ opératoire et de ses mains, ouvre la lancette; la lame doit faire avec la châsse un angle droit ou légèrement obtus. Puis il saisit le bras du malade et le fixe de la manière suivante : s'il doit saigner le bras droit, il place la main du malade sous son aisselle gauche, et avec la main du même côté il saisit le côté externe de l'articulation du coude, les quatre derniers doigts en dehors et en arrière ; le pouce, placé en avant, fixe le vaisseau sur lequel doit porter l'instrument tranchant. De la main droite il prend la lancette, le pouce étant appliqué sur l'articulation de la lame avec le manche d'un côté, le doigt indicateur sur le point opposé. Les trois autres doigts de la main droite prennent un point d'appui sur la partie antérieure de l'avant-bras. Quelques auteurs donnent le conseil de saisir la lame de telle sorte qu'on ne laisse saillir que la partie qui doit pénétrer dans les tissus. Ce conseil, comme l'a fait remarquer Nélaton, est mauvais, car, d'une part, si la peau est fine et la veine superficielle, la lame devra être saisie si près de la pointe que l'extrémité des doigts cachera en partie le point sur lequel on opère; et, d'autre part, si le vaisseau est placé profondément, on ne peut savoir à quelle profondeur on devra enfoncer la lancette avant d'arriver au vaisseau.

Le chirurgien procède ensuite à l'ouverture de la veine; il plonge la pointe de l'instrument dans le vaisseau un peu obliquement, le sang s'échappe sur les parties latérales de la lame; il retire alors l'instrument en le relevant un peu, afin de donner plus d'étendue à l'incision des téguments. Le premier temps constitue la *ponction*, le second, l'*élévation*. Nous avons déjà dit, en traitant des généralités, en quoi ils consistaient : il nous reste à exposer ici quelques particularités qui appartiennent à la saignée du bras.

La grandeur de l'incision, par conséquent l'étendue du mouvement d'élévation, doit être proportionnelle à la profondeur de la veine. Une incision de 3 ou 4 millimètres de longueur est suffisante pour une veine superficielle; pour une veine profondément située, il est quelquefois nécessaire de pratiquer une incision de 1 centimètre de longueur. Une autre circonstance doit encore guider le chirurgien, c'est la quantité de sang qui doit être tirée dans un temps donné, nous en avons déjà parlé plus haut.

Si l'on veut saigner le bras gauche, l'opération sera faite de la même manière, mais en sens inverse : ainsi la main gauche du malade sera placée sous l'aisselle droite du chirurgien; la lancette sera saisie de la main gauche et le vaisseau ouvert de dedans en dehors, comme nous l'avons dit plus haut. Pour pratiquer convenablement la saignée, l'opérateur devrait donc savoir se servir également de ses deux mains. Cependant il est quelques chirurgiens qui ne sont pas assez certains d'eux-mêmes; ils saignent le bras gauche de la main droite; ils font alors l'incision en se plaçant en dehors.

Lorsque la veine est. ouverte, il faut diriger, surveiller et souvent favoriser l'écoulement du sang.

Le pouce, qui était appliqué sur la veine afin de la fixer, exercera d'abord sur le vaisseau une compression assez grande pour arrêter la circulation veineuse. Ce temps de l'opération, qui est extrêmement court, n'est pas sans importance; il permet au chirurgien de prendre le vase destiné à recevoir le sang, de le placer convenablement et dans la direction probable du jet ; on évite ainsi de tacher le lit du malade, les meubles environnants, etc. Quand le vase est bien disposé, l'opérateur laisse couler librement le sang. De la main qui tenait la lancette il saisit le poignet du malade; de la main du côté opposé il saisit le bras à sa partie moyenne; il soutient ainsi le membre qu'il vient de saigner, et lui donne la direction qu'il juge la plus favorable à l'écoulement du sang. Cette direction est d'ailleurs celle qu'avait le membre au moment où la ponction de la veine a été faite.

Le plus souvent le sang coule en jet continu, mais quelquefois le jet s'arrête, la saignée coule en bavant; or cette irrégularité mérite plus d'attention qu'on ne pense. En effet, le sang sortant par jet coule beaucoup plus rapidement; la saignée durant moins longtemps, le malade est beaucoup moins fatigué; d'un autre côté, les caractères que l'on tire du sang dans diverses maladies sont beaucoup plus tranchés quand la saignée s'est faite par jet.

Pour faire couler le sang par jet, il suffit, dans la plupart des cas, de faire contracter les muscles de l'avant-bras : pour cela, il faut placer dans la main de l'opéré un corps cylindrique, une bande roulée, un étui, un lancettier, etc., que le malade fait tourner dès que le jet commence à se ralentir.

L'écoulement du sang se trouve souvent empêché par des causes sur lesquelles nous appelons vivement l'attention. Ces causes sont :

1° La destruction du parallélisme entre les lèvres de la plaie des téguments et celles de la veine. Un mouvement imprimé au bras, une traction même légère sur les téguments dans le voisinage de la solution de continuité, peuvent suffire pour produire ce phénomène. Il faut, dans ce cas, donner d'abord au membre la position qu'il avait quand il a été piqué, varier cette position si cela est nécessaire, attirer légèrement la peau dans le sens qui paraîtra le plus favorable au rétablissement du parallélisme.

2° Un peloton graisseux peut, chez les personnes pourvues d'un embonpoint considérable, s'interposer entre les lèvres de la plaie et s'opposer à l'écoulement du sang. Alors il suffit de le saisir avec des pinces à disséquer et de l'exciser à l'aide des ciseaux courbes.

3° Un petit caillot peut se former entre les lèvres de la plaie. On voit alors le diamètre du jet sanguin diminuer au fur et à mesure que le caillot augmente de volume ; bientôt le jet est filiforme, et l'on ne peut obtenir la quantité de sang voulue. On remédie facilement à cet inconvénient en exerçant une percussion légère dans le voisinage de l'incision, ou en exerçant quelques frictions sur la face antérieure de l'avant-bras, afin d'accélérer le cours du sang. Cette dernière manœuvre devra être faite avec ménagement, car on doit éviter de détruire le parallélisme des lèvres de la plaie.

4° La ligature destinée à arrêter la circulation veineuse peut être trop serrée et arrêter la circulation artérielle. Dans ce cas, le sang cesse de couler dès que les veines de la main et de l'avant-bras sont vidées; pour constater ce fait, on explore l'artère radiale au poignet, et l'on remédie facilement à cet inconvénient en desserrant la ligature. Quelquefois la cause peut tenir à la constriction trop grande, non de la ligature, mais bien des vêtements, trop serrés autour du bras; il suffit d'élargir la manche pour voir la saignée prendre son cours normal.

5° Enfin une syncope peut arrêter le cours du sang. Nous y reviendrons en décrivant les accidents de la saignée.

Quand on a tiré la quantité de sang nécessaire, on arrête la saignée comme nous l'avons déjà dit, c'est-à-dire en détruisant le parallélisme des solutions de continuité et en enlevant en même temps le lien constricteur; on fléchit l'avant-bras sur le bras, puis on procède au pansement.

D. *Pansement.* — Après avoir lavé le bras avec une solution antiseptique faible, le chirurgien applique sur la plaie les compresses de lint boriqué et l'ouate boriquée; puis, avec la bande de tarlatane, il décrit autour du coude, placé dans la demi-flexion, des huit de chiffre médiocrement serrés dont les jets viennent se croiser sur la partie antérieure de l'avant-bras. Il est bon, quand on craint que le sang ne vienne à couler malgré le pansement, de faire, après le premier huit de chiffre, un tour circulaire embrassant la partie supérieure de l'avant-bras. L'avant-bras du malade sera maintenu demi-fléchi dans une écharpe, et le membre supérieur condamné au repos presque complet pendant vingt-quatre heures, temps généralement nécessaire à la cicatrisation de la plaie.

1° Des difficultés de la saignée.

Si simple, si facile en apparence, la saignée présente quelquefois des difficultés très grandes ; elle peut avoir des imperfections, elle peut être suivie d'accidents graves.

Les difficultés peuvent tenir :

1° A l'indocilité du malade.

Chez les enfants, et même chez les adultes, des mouvements involontaires empêchent le chirurgien de pratiquer la saignée; mais avec un peu d'habitude on peut percer la veine en suivant avec la main tous les mouvements que fait le malade et faire en quelque sorte la *saignée en l'air;* toutefois ce moyen exige une dextérité et une précision très grande dans les mouvements. Un procédé beaucoup plus sûr et que conseillait Velpeau, consiste à fixer le coude du malade sur le genou préalablement relevé, soit au moyen d'un tabouret, soit par la chaise sur laquelle est assis le patient. Il est rare que, dans ce cas, la saignée ne puisse se faire, surtout si le chirurgien est bien secondé.

2° Parfois il n'y a que la seule veine médiane basilique d'apparente au pli du coude. Il peut arriver qu'en plaçant le bras dans la pronation on écarte un peu la veine de l'artère qui va s'accoler au tendon du biceps. Malgaigne a conseillé alors l'usage d'une lancette n'ayant qu'un tranchant (fig. 313, I); dans ce cas on ferait une piqûre horizontale, le dos de l'instrument étant dirigé vers l'artère. On a conseillé encore de faire l'opération en deux temps : dans le premier temps, on divise la peau, le tissu cellulaire sous-cutané jusqu'à la veine, par une incision horizontale; dans le deuxième, on fait à la veine une petite ponction. Mais il faut une très grande habitude pour faire la saignée de cette manière, car en faisant l'incision horizontale on peut faire à la veine une petite incision, insuffisante pour fournir une quantité notable de sang, et il devient impossible de rendre cette incision assez grande. Enfin, on a conseillé de fléchir légèrement l'avant-bras sur le bras, afin de relâcher l'expansion aponévrotique du biceps et d'éloigner la veine de l'artère. Tous ces procédés sont certainement fort ingénieux; ils peuvent, dans quelques circonstances, prévenir la lésion de l'artère, mais ils ne sont pas sûrs ; aussi conseillons-nous de chercher à ouvrir une autre veine.

3° Les veines sont parfois très petites et peu apparentes;

mais il est possible, dans quelques cas, de les faire paraître en appliquant une ligature longtemps avant de pratiquer la saignée.

4° Les veines peuvent être très mobiles : on y remédie en les fixant solidement et en faisant la ponction perpendiculairement à leur axe.

5° Il arrive quelquefois que des cicatrices de la veine ont rétréci et même oblitéré le calibre du vaisseau : dans ce cas il faut toujours faire la saignée au-dessous. Aussi, quand on suppose qu'un bras doit être souvent saigné, le chirurgien doit-il saigner le plus haut possible et aller toujours en descendant, afin de ménager, comme on le dit, le terrain.

6° On trouve assez souvent des personnes qui ont un embonpoint énorme et tel que souvent on n'aperçoit pas les veines; mais on sent sous le doigt un cordon dur, rénitent, qu'il est facile de distinguer des cordons formés par les tendons au moyen d'une sensation de fluctuation et de vibration que l'on aperçoit, soit en faisant arriver le sang dans les vaisseaux par quelques légères frictions, soit en exerçant quelques percussions sur un des points éloignés du vaisseau sur lequel on a mis le doigt.

7° Mais la difficulté de trouver la veine n'est pas le seul inconvénient que présente la saignée chez les personnes grasses; il s'interpose souvent entre les lèvres de la plaie des paquets graisseux qui empêchent l'écoulement du sang. Nous avons déjà parlé de cet accident qui, dans quelques circonstances, oblige d'élargir l'ouverture et même de pratiquer une nouvelle saignée à quelque distance de la première.

Lorsque le chirurgien veut faire une saignée et qu'il n'ouvre pas la veine, il fait ce qu'on appelle une *saignée blanche*. Cette circonstance peut tenir à ce que l'incision n'a pas pénétré jusqu'à la veine; dans ce cas, on aperçoit quelquefois le vaisseau au fond de la plaie, et l'on peut l'ouvrir en le ponctionnant; d'autres fois la veine a roulé devant l'instrument, ou elle a été déplacée par les mouvements du malade. Le seul moyen de remédier à la saignée blanche, quand on n'aperçoit pas la veine entre les bords de l'incision, est de faire une autre saignée, soit sur la même veine, soit sur une autre.

2° Accidents de la saignée.

Parmi les accidents qui accompagnent la saignée, les uns sont communs à toute espèce de saignée, les autres sont particuliers à la saignée du bras.

1° *Ecchymose.* — Cet accident se produit lorsque la plaie est trop étroite ou que le parallélisme entre les solutions cutanée et veineuse, sans être détruit complètement, n'est pas assez parfait pour que le sang, en s'échappant de la veine, ne vienne s'épancher en partie dans le tissu cellulaire sous-cutané. Les téguments prennent alors une coloration bleuâtre qui peut s'étendre à plusieurs centimètres de distance. Cet accident n'a aucune gravité; l'ecchymose disparaît généralement au bout de quelques jours sans aucune espèce de traitement.

2° *Thrombus.* — Le thrombus s'observe lorsque la plaie des téguments est très étroite et en même temps non parallèle à la plaie de la veine. Il est caractérisé par la présence d'un épanchement sanguin plus considérable que celui de l'ecchymose, la peau se trouve soulevée dans une étendue plus ou moins grande par une véritable tumeur sanguine. On peut arrêter les progrès du thrombus en élargissant la plaie des téguments et en rétablissant le parallélisme des solutions de continuité de la veine et de la peau; dans quelques cas on est obligé, pour tirer une quantité suffisante de sang, de faire une seconde incision, soit à la même veine au-dessus de la tumeur, soit à un autre vaisseau.

Cet accident n'offre rien de grave; la tumeur sanguine disparaît le plus souvent spontanément au bout de quelques jours; d'ailleurs, on peut hâter sa disparition à l'aide d'applications résolutives. Quelquefois et à la suite de pansements mal faits, le sang contenu dans la tumeur s'altère, la peau s'enflamme, et la maladie doit alors être traitée comme un abcès.

3° *Syncope.* — Elle peut arriver, soit avant la saignée : il faut alors attendre que le malade ait repris ses sens ; soit pendant le cours de la saignée. La syncope peut, dans ce dernier cas, tenir à deux causes : ou bien le malade a perdu très peu de sang, mais l'émotion, l'horreur qu'inspire la vue du sang, la sensibilité individuelle en sont la cause. Dans ce cas, on applique le doigt sur la piqûre, on place le malade dans une position horizontale, on lui projette de l'eau fraîche au visage. Ces divers moyens suffisent le plus souvent pour lui faire reprendre ses sens ; alors, si l'on n'a pas obtenu la quantité de sang qu'on voulait tirer, on cesse la compression de la plaie et la saignée continue.

D'autres fois la syncope est produite par la trop grande quantité de sang tiré au malade : il faut alors arrêter la saignée, panser la piqûre comme s'il n'était rien arrivé, et l'on fait revenir le malade à lui de la même manière qu'il a été dit plus haut.

On ne doit pas oublier qu'il est des circonstances qui provoquent la syncope ; par exemple une large ouverture et la position verticale.

4° *Vomissements.* — Les malades qui ont mangé depuis peu sont souvent pris de syncope ; mais des *vomissements* sont les accidents les plus fréquents qu'on remarque quand on les saigne.

5° *Douleur.* — La douleur, qui est quelquefois très vive quand on pratique la saignée du bras, peut persister après l'opération et être assez violente pour causer des accidents convulsifs. Cette douleur est due à la blessure des filets nerveux. Les anciens attachaient beaucoup d'importance à ce genre de lésion et lui attribuaient à tort la plupart des accidents si graves qui accompagnent quelquefois la saignée du bras.

Les accidents que cause la section des filets nerveux se calment ordinairement par des pansements humides et des injections sous-cutanées de morphine. Quoi qu'il en soit, cette lésion est loin de justifier le soin que Lisfranc a pris pour éviter la lésion des nerfs dans la saignée du bras ; il est évident que nous ne parlons ici que de ces petits filets nerveux destinés aux téguments, car la lésion de gros troncs nerveux pourrait être suivie d'accidents plus graves.

6° La *piqûre du tendon du biceps*, celle de *l'aponévrose antibrachiale* ont été aussi rangées autrefois parmi les accidents les plus graves qui puissent accompagner la saignée du bras. Mais on sait parfaitement que ces lésions sont absolument sans importance.

Ce que Samuel Cooper a désigné dans son *Dictionnaire de chirurgie* sous le titre d'inflammation de l'aponévrose antibrachiale, paraît n'être qu'une inflammation du tissu cellulaire sous-aponévrotique (Ch. Bell). Cependant Wharton a rapporté un cas dans lequel l'avant-bras resta dans un état permanent de contraction, et qui guérit en détachant l'aponévrose antibrachiale du tendon du biceps.

7° *Inflammation de la plaie, phlegmon, érysipèle, lymphangite.* — Ces accidents surviennent à la suite de la saignée du bras, quand la désinfection cutanée n'a pas été suffisante, quand la saignée a été pratiquée avec une lancette malpropre, ou enfin quand les bords de la plaie sont en contact avec un linge sale; ils sont dus par conséquent à l'incurie de l'opérateur.

Lorsque cette inflammation commence, les bords de la plaie se tuméfient, ne se réunissent point, ou même se séparent dans les points déjà réunis. Quand cette affection est légère, l'accident est peu grave et se dissipe par les pansements antiseptiques; lorsque au contraire elle est intense, elle peut devenir le point de départ d'une complication beaucoup plus grave, telle que l'érysipèle, le phlegmon, l'adénite, etc.

8° *Phlébite.* — C'est un des accidents les plus redoutables qui puissent suivre la saignée. On peut facilement la reconnaître aux cordes dures, peu noueuses, qu'on observe sur le trajet des veines et à un empâtement général du membre. Cette affection présente toujours une gravité excessive; comme l'érysipèle, comme le phlegmon, comme les angioleucites et les adénites, elle reconnaît pour cause une infection produite, soit par un instrument septique, soit par la malpropreté de la peau du malade, des doigts du chirurgien, ou des substances servant aux pansements.

9° *Blessure de l'artère.* — C'est l'accident le plus grave qui puisse arriver au moment de la saignée; et il est d'autant plus fâcheux qu'un chirurgien prudent peut toujours l'éviter s'il ne saigne pas les veines placées au-devant ces artères. Il n'aura point à redouter les anomalies, s'il a soin d'explorer attentivement toute la face antérieure de l'avant-bras pour s'assurer qu'il n'existe pas de division prématurée de l'artère humérale.

Aussitôt que l'artère est ouverte, le sang s'écoule par jets saccadés, isochrones aux battements du pouls; le sang est rutilant, spumeux; celui qui vient de la veine est plus brun, coule par jet continu et mousse beaucoup moins que le sang artériel; le plus souvent même il ne mousse pas. Il est, en somme, assez facile de distinguer les deux jets de sang. Cependant, comme le jet de sang qui vient de la veine peut présenter chez certains malades une coloration vermeille, comme il peut paraître saccadé par suite de l'impulsion communiquée par les battements de l'artère humérale, nous allons donner quelques autres signes pour qu'on puisse s'assurer si une artère a été ouverte.

Lorsqu'on comprime entre la plaie et la main, le sang, si l'artère est blessée, jaillira plus fort; si, au contraire, la veine seule a été ouverte, le sang s'arrête, à moins qu'il n'y ait une large communication entre les veines profondes et les veines superficielles. Si l'on comprime entre la plaie et le cœur, le sang artériel s'arrête; le sang veineux, au contraire, coule avec force. Cependant le sang artériel pourrait couler, malgré la compression, au-dessus de la plaie, s'il existait une division prématurée de l'artère humérale; alors la compression pratiquée dans le creux axillaire fait cesser l'écoulement du sang. Il est indispensable de prendre toutes ces précautions, afin d'éviter une méprise. Le sang artériel peut encore couler par le bout inférieur, à cause des anastomoses; toutefois, la compression exercée dans le creux axillaire arrêtera le plus souvent tout écoulement sanguin artériel.

Quand cet accident survient ou qu'on le craint, le chirurgien doit conserver assez de sang-froid pour ne pas effrayer le malade, pour s'assurer par les explorations que nous venons d'indiquer si l'artère a été réellement ouverte, et faire ce qu'il convient pour arrêter le sang. Il faut d'abord exercer sur la plaie une compression circonscrite avec de l'ouate et des bandes en toile, et, si cela ne suffit pas, débrider les tissus et fermer la plaie artérielle par des pinces hémostatiques ou faire la ligature des deux bouts avec du fil de soie aseptique [1].

Il arrive quelquefois que des épanchements de sang considérables, des thrombus, soulevés par les battements de l'artère, ont été pris pour des anévrismes faux consécutifs.

1. Voy. l'*Hémostase*, p. 392 et suivantes.

Il faut donc, crainte de méprise, lorsqu'il y a doute, essayer les résolutifs et la compression avant de pratiquer toute opération, et ce moyen réussira parfaitement si l'on n'a pas affaire à la lésion d'une artère.

Lorsque la saignée n'est pas praticable au pli du bras, on peut saigner ou la veine céphalique entre le deltoïde et la portion claviculaire du grand pectoral, ou bien faire la phlébotomie au poignet ou à la main.

2. — Saignée de la main.

Les veines du poignet qui peuvent être saignées sont : en dehors, la *céphalique* du pouce, formée par les veines du pouce et de la moitié du doigt indicateur; en dedans, la *salvatelle*, formée par les veines du reste du dos de la main. Ces deux veines vont constituer, à l'avant-bras, les veines cubitale et radiale. Les veines de la paume de la main et de la face antérieure des doigts étant beaucoup moins grosses, on ne saigne point les veines de la partie antérieure du poignet qui forment la veine médiane à l'avant-bras.

La saignée du poignet n'est pas toujours facile; en effet, outre qu'elle ne donne qu'une petite quantité de sang, le calibre des vaisseaux est souvent en rapport avec celui des veines du bras, de sorte que quand la saignée est difficile au pli du bras à cause de l'exiguïté de ces dernières, elle est également difficile au poignet. Cependant, chez les individus gras, à veines volumineuses, on peut faire assez facilement la saignée au poignet

Les rapports de ces veines avec les organes environnants ne présentent point d'indications particulières; les gaines tendineuses doivent être évitées; quelquefois cependant la céphalique du pouce marche parallèlement à l'artère radiale, lorsque celle-ci contourne l'extrémité inférieure du radius; mais l'artère est assez profonde pour qu'il n'y ait pas de crainte de la blesser.

Quand on veut pratiquer cette saignée, il est bon, outre les objets qui doivent avoir été préparés pour la saignée du bras, d'avoir une cuvette pleine d'eau tiède assez grande pour que la main du malade puisse y plonger jusqu'au-dessus de la piqûre : le sang coule plus facilement. On applique autour du poignet la ligature qu'on avait mise autour du bras et l'on ouvre la veine, soit longitudinalement, soit obliquement, soit transversalement.

3. — Saignée de l'épaule.

Lorsque les veines sont trop petites au poignet, on peut faire la saignée de la veine *céphalique* à l'épaule, entre les muscles deltoïde et le grand pectoral.

On fait avec le bistouri une incision longue d'un pouce environ au-devant de l'épaule, et l'on cherche la veine intermusculaire dont nous venons de parler. Mais parallèlement à la veine et à côté d'elle marche la branche descendante de l'artère acromiale : aussi Velpeau a-t-il conseillé de faire une incision à trois ou quatre travers de doigt au-dessus de l'épicondyle et d'aller chercher au fond de l'incision la veine qui, dans ce point, est moins profonde.

Cette saignée est tout à fait abandonnée aujourd'hui.

4. — Saignée du pied.

Nous avons déjà dit que l'on donnait le nom de *saignée du pied* à l'opération qui consistait à ouvrir une des veines de la partie inférieure de la jambe pour en tirer du sang. Le nom de saignée du pied est donc impropre, car il est très rare que l'on saigne les veines du pied, et d'ailleurs celles-ci ne donneraient pas une quantité de sang assez considérable.

Les veines que l'on peut saigner à la partie inférieure de la jambe sont la *saphène interne* et la *saphène externe.*

La *saphène interne* (fig. 315, 1), formée par les veines du dos du pied, vient se placer entre la peau et la face interne du tibia, ou de l'aponévrose jambière, sur la face interne ou antérieure de la malléole interne ; elle est côtoyée par le nerf saphène interne depuis son origine jusqu'au genou : c'est la plus volumineuse des veines qui puissent être saignées à la jambe. Quelquefois la saphène interne se porte derrière la malléole ; dans ce cas, la saphène se divise en deux branches : l'une occupe la position normale, l'autre passe derrière la malléole.

La *saphène externe*, accompagnée du nerf saphène externe, passe entre le tendon d'Achille et la malléole externe. Elle est plus irrégulière, moins volumineuse que la précédente : aussi est-il rare qu'on puisse la saigner ; lorsqu'elle est double, la branche antérieure se place sur le côté externe de la malléole.

C'est donc la saphène interne que l'on devra choisir de préférence. Il est bien entendu que l'on prendra les précautions antiseptiques dont il a été question plus haut. On favorisera la distension veineuse par une ligature sur la jambe, par des mouvements et par un bain de pied chaud.

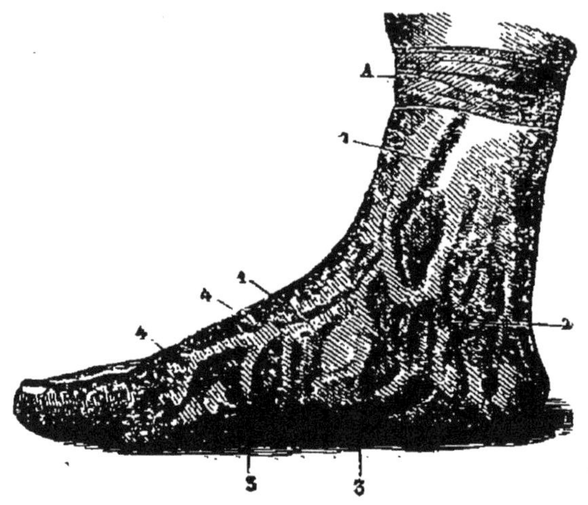

Fig. 315. — Veines du bord interne du pied (1, 2, 3, 4) et de la face interne de la jambe.

5. — Saignée du cou.

La saignée du cou se pratiquait sur la jugulaire externe, quelquefois sur la jugulaire antérieure : aussi appelle-t-on encore cette opération *saignée de la jugulaire*.

Celle-ci est avec raison abandonnée ; en effet, le sang sort difficilement, en petite quantité, quelquefois même ne sort pas du tout ; de plus, cette saignée peut exposer les malades à des accidents graves sur lesquels nous n'avons pas à insister.

ARTICLE II

ARTÉRIOTOMIE

Les anciens faisaient dans certains cas la saignée sur les artères, ou *artériotomie*. Ils saignaient l'artère mastoïdienne, la temporale, la radiale.

Ces opérations ne sont plus usitées de nos jours.

CHAPITRE XXI

Saignée locale.

On entend par *saignée locale* toute saignée faite dans le but de dégorger principalement la partie affectée, et qui est pratiquée le plus près possible de l'organe malade. On lui donne aussi le nom de *saignée capillaire :* il est vrai qu'elle se pratique, non pas exclusivement sur des vaisseaux capillaires, mais aussi sur des vaisseaux d'un trop petit calibre pour qu'une seule ouverture faite par la lancette donne une quantité suffisante de sang.

Cette saignée s'obtient par l'emploi des sangsues et par les scarifications. Mais, nous le répétons, comme on ne peut agir que sur des vaisseaux de trop petites dimensions, on est obligé de faciliter l'écoulement du sang en appliquant sur les incisions un appareil qui a reçu le nom de *ventouse*, et dans lequel on raréfie l'air.

Lorsqu'on se sert de sangsues pour faire des saignées capillaires, il est rare que l'on ait besoin d'appliquer des ventouses pour tirer une plus grande quantité de sang; la sangsue fait elle-même l'office de ventouse, et par conséquent, à moins d'indications spéciales, on obtient une quantité de sang presque toujours suffisante.

ARTICLE PREMIER

DES SANGSUES

La sangsue est un animal de la famille des hirudinées; elle a le corps allongé, mais rétractile, formé d'un très grand nombre de segments. Chacune de ses extrémités est pourvue d'un disque aplati. L'antérieur, plus étroit, porte la bouche; celle-ci, placée au centre du disque, offre trois petites mâchoires cartilagineuses, finement découpées sur leurs bords en dents très aiguës. Le disque postérieur est beaucoup plus large; il sert à la progression. Les hirudinées pourvues de dents et pouvant entamer la peau des animaux forment le genre *Sanguisuga* (Savigny). Les espèces qui sont employées de préférence, car on pourrait, à la rigueur, se servir de toutes, sont au nombre de deux :

1° La sangsue verte, sangsue officinale (*Sanguisuga officinalis* Sav.; *Hirudo officinalis* Lin.). Elle a le corps d'un vert peu foncé, le dos marqué de six bandes longitudinales, de couleur ferrugineuse et tachetées de points noirs sur les bords et à leur partie moyenne; le ventre est d'un vert jaunâtre, largement bordé de noir, les segments sont très lisses. C'est la plus grosse du genre.

2° La sangsue grise, sangsue médicinale (*Sanguisuga medicinalis* Sav.; *Hirudo medicinalis* Lin.), est d'un vert foncé : son dos est marqué de six bandes longitudinales maculées de taches noires triangulaires; le ventre est verdâtre, maculé et largement bordé de noir; les segments du corps sont hérissés de mamelons grenus[1].

Il ne faut pas confondre ces deux espèces avec la sangsue noire, sangsue de cheval (*Hirudo sanguisuga* Lin.; *Hæmopis vorax* Sav.), si commune dans les marais et les eaux douces de France, dont le dos est olivâtre, déprimé, le ventre plus foncé que le dos et immaculé. Cette espèce a été considérée à tort comme causant des accidents qui surviennent à la suite des piqûres de sangsues; car, à la forme émoussée des dents qui garnissent ses mâchoires, on a reconnu qu'il était impossible qu'elle pût entamer la peau de l'homme ou d'aucun vertébré.

Les sangsues habitent les étangs, les marais; on en trouve quelquefois dans certains ruisseaux, mais c'est dans les eaux stagnantes qu'on les rencontre le plus souvent. On les pêche à la main ou dans des filets de crin tendus sur des cerceaux. D'autres fois on leur jette des foies d'animaux sur lesquels elles viennent s'attacher; mais, prises de cette manière, elles sont moins bonnes.

Les grosses sangsues coûtent plus cher que les autres,

1. Voy. les *Manuels d'histoire naturelle médicale*.

toutefois on doit leur préférer celles qui sont de moyenne grosseur et très agiles.

La question de la conservation des sangsues fut très importante, car jadis on en fit une si prodigieuse consommation que l'on fut obligé d'aller les chercher jusqu'en Turquie et en Bohême. On les conserve en grand dans des réservoirs où leur reproduction peut se faire : les pharmaciens les mettent dans des vases remplis d'eau qui doit être changée assez souvent, et qu'il faut toujours maintenir à l'abri du contact des rayons solaires. Piégu les aurait parfaitement bien conservées dans la mousse humide.

D'après Fermond[1], les bassins dans lesquels les sangsues doivent être conservées seront construits de telle manière que ces annélides ne puissent se perdre, que l'eau puisse facilement s'échauffer sans toutefois s'élever à une trop haute température, et sans qu'on puisse y observer des changements trop brusques de température; le fond du bassin sera couvert d'une couche d'argile de 25 à 30 centimètres d'épaisseur; dans ce bassin seront plantés quelques végétaux, tels que massettes, iris de marais, diverses espèces de *chara*. Le *Chara hispida*, dont la tige est chargée d'aiguillons très déliés, est très propre à débarrasser la sangsue de la matière muqueuse qui la recouvre. A l'aide de ces plantes on assure la nourriture des sangsues, car ces végétaux attirent les insectes dont les larves sont dévorées; d'un autre côté, les végétaux décomposent l'acide carbonique et l'acide sulfhydrique contenus dans l'eau.

Il résulte des expériences de Fermond que ces plantes sont indispensables à la conservation des sangsues, et que ces animaux vivent beaucoup mieux dans l'eau qui n'est pas renouvelée: d'un autre côté, en ne renouvelant pas l'eau, on ne court jamais le risque de perdre les jeunes sangsues qui, au sortir de l'œuf, sont tellement déliées qu'il serait très difficile de les apercevoir dans le courant d'eau qui les emporterait. Pendant l'hiver, il faut préserver le bassin, de manière que le froid ne soit jamais assez intense pour congeler toute l'eau, et encore moins celle dont la glaise est imbibée. Le niveau d'eau des bassins doit être constant, afin d'assurer la conservation des œufs jusqu'à leur entière éclosion.

Peut-on faire servir les sangsues plusieurs fois? Nous

1. Fermond, *Monographie des sangsues médicinales*, Paris, 1854.

ne saurions trop nous élever contre cette manière de faire, à cause des inoculations, soit septiques, soit virulentes, qui pourraient se produire d'individu à individu.

Moquin-Tandon[1], qui a publié une excellente monographie des hirudinées, dit qu'une sangsue de petite taille peut absorber 2gr,70 de sang, c'est-à-dire deux fois et demie son poids; qu'une grosse en absorbe la même quantité ou son poids. Mais il faut en outre tenir compte de la quantité de sang qui s'écoule après qu'elles sont tombées, quantité variant avec les prédispositions individuelles, la nature des vaisseaux blessés, les circonstances dans lesquelles on place le malade après la chute des sangsues.

Les sangsues peuvent être posées sur toutes les parties du corps, excepté sur le trajet des gros vaisseaux et des gros troncs nerveux. On peut encore les appliquer sur quelques membranes muqueuses facilement accessibles : dans les fosses nasales, sur les amygdales, les gencives, le col de l'utérus, etc.

Nous avons à signaler quelques particularités importantes dans l'application des sangsues sur diverses parties du corps : ainsi, lorsque la peau est fine, doublée d'un tissu cellulaire lâche, susceptible de s'infiltrer facilement de sérosité, leur morsure est le plus souvent suivie d'une infiltration considérable, plus effrayante que dangereuse : tels sont les paupières, le scrotum. Dans ces mêmes régions, la piqûre donne souvent lieu à une ecchymose assez large : aussi quelques praticiens ont-ils conseillé de n'en jamais appliquer sur ces parties, de crainte de gangrène. Nous ne croyons pas cette crainte fondée; toujours est-il que fort souvent Gerdy a placé des sangsues sur les paupières : l'infiltration était très considérable, mais la résolution se faisait rapidement, et jamais il n'a eu d'accidents à déplorer.

Doit-on appliquer les sangsues sur les parties enflammées? On a craint, et avec plus de raison que dans le cas précédent, la gangrène des téguments : aussi, comme la saignée locale faite autour de la partie malade dégorge aussi bien que si elle était pratiquée sur le mal lui-même, il vaut mieux s'abstenir, autant que possible, d'appliquer des sangsues sur un érysipèle ou sur un phlegmon. D'ailleurs la morsure

1. Moquin-Tandon, *Monographie des hirudinées*, 2e édit., Paris, 1846.

de ces animaux causerait une douleur qui serait d'autant plus vive que l'inflammation serait plus considérable.

Il va sans dire qu'il n'est ici question que de l'inflammation des téguments; car, lorsque ce sont des organes internes qui sont malades, c'est toujours le plus près possible et, autant que l'on peut, sur le réseau capillaire de vaisseaux qui vont se rendre à ces organes que les sangsues doivent être placées.

On doit, principalement chez les femmes, éviter d'appliquer des sangsues sur des parties qui restent découvertes, comme le visage, le cou, la partie antérieure et supérieure de la poitrine, l'avant-bras, le dos de la main : car la morsure de ces animaux laisse des cicatrices d'un blanc mat, ineffaçables, et qui souvent deviennent difformes.

La piqûre de la veine jugulaire externe par une sangsue a été suivie, dans un cas, d'une hémorragie que l'on a eu beaucoup de peine à arrêter : aussi ne doit-on jamais les appliquer sur les points où il existe de grosses veines assez superficielles pour que la morsure de ces animaux puisse atteindre les parois du vaisseau.

A moins d'absolue nécessité, il faut éviter d'en faire usage sur les parties où l'on pense qu'une opération pourra être nécessaire, car le sang épanché autour des piqûres masquerait les tissus sur lesquels on aurait à faire porter l'instrument tranchant.

La vascularité de la région où l'on veut faire une évacuation sanguine doit toujours déterminer le praticien à prescrire une plus ou moins grande quantité de sangsues. C'est ainsi que, dans les régions vasculaires, il ne faut en mettre qu'un petit nombre; tandis qu'au contraire, dans celles où il n'existe que peu de vaisseaux, où la peau est doublée d'une très grande épaisseur de tissu cellulo-graisseux, elles peuvent être prescrites en plus grand nombre. L'âge, la constitution du sujet, la finesse de la peau doivent également entrer en ligne de compte dans les déterminations du médecin.

La difficulté de poser des sangsues à la surface des membranes muqueuses, la répugnance qu'éprouvent les malades à se laisser introduire ces animaux dans la bouche, font qu'elles ne sont que très rarement appliquées sur les gencives, sur les amygdales, etc.

Mode d'application. — Pour appliquer les sangsues, il

faut laver la région avec un peu d'eau bouillie tiède et du savon ; si la peau est couverte de poils, on les rasera soigneusement, puis on la lavera ; lorsque les sangsues sont vives, bien affamées, elles prennent facilement sans qu'il soit besoin d'autres précautions ; dans le cas contraire, il faudrait frictionner légèrement les téguments avec un peu d'eau bouillie tiède, puis les essuyer. On a quelquefois l'habitude d'étendre sur les téguments un peu de lait ou d'eau sucrée, mais cette précaution est au moins inutile, sinon nuisible ; si les sangsues ne voulaient pas mordre, il serait préférable de prendre un peu de sang pour en couvrir la peau. Lorsque les sangsues devront être appliquées sur une partie déjà couverte d'un corps gras, il faut laver la région avec un peu de savon, l'essuyer et la laver une seconde fois avec de l'eau tiède préalablement bouillie.

Les sangsues seront placées dans un linge où elles seront roulées, afin de les essuyer et de les exciter légèrement ; il est même bon de les tenir quelque temps hors de l'eau, pour les affamer, puis on les met en contact avec la peau. Il ne faut pas cependant qu'elles restent à sec plus de trois ou quatre heures.

Les sangsues devront être posées en masse ou bien une à une. Quand on devra appliquer plusieurs sangsues à la fois, on les mettra dans un verre dont la grandeur sera en raison directe de l'étendue de la partie sur laquelle on voudra les placer. Le vase sera renversé sur les téguments, et bientôt on ne tardera pas à les voir fixer leur ventouse postérieure au haut du verre et venir mordre la peau par leur ventouse antérieure : les morsures seront disposées circulairement autour du bord du verre. S'il arrivait que quelques-unes d'entre elles restassent au fond du verre, il serait facile de les faire descendre en refroidissant le sommet du vase à l'aide d'un corps froid.

Le procédé que nous venons de décrire est commode, mais il présente l'inconvénient de réunir des morsures dans un espace souvent trop rétréci, et de les disposer d'une manière qui, dans certaines circonstances, serait trop régulière ; d'ailleurs il n'est pas applicable à tous les cas.

Nous allons donc examiner un autre procédé non moins commode et qui ne présente pas les inconvénients qui ont été mentionnés plus haut. On place les sangsues dans une compresse dont les dimensions sont un peu plus grandes que celles de la partie dont on veut tirer du sang ; puis on renverse la compresse de manière à mettre ces annélides en contact avec les téguments. Les sangsues seront maintenues fixées dans la paume de la main, et les doigts appuyant sur les bords de la compresse les empêcheront de fuir et de se disséminer sur les régions voisines.

Il peut arriver que les sangsues placées aux environs des orifices naturels pénètrent dans leur intérieur; donc, lorsqu'on les met dans une région où cet accident est à craindre, il faut les surveiller attentivement. Dans l'application des sangsues à l'anus, et c'est à cette région que l'on doit le plus souvent se mettre en garde contre l'accident signalé plus haut, on a conseillé de fermer l'orifice du rectum avec un tampon d'ouate. Toutefois, on prend rarement cette précaution, et l'on n'a pas à s'en repentir, car l'odeur des matières fécales éloigne les annélides, et la contraction du sphincter suffit le plus souvent pour les empêcher de pénétrer dans l'intestin.

Les sangsues peuvent être également appliquées une à une. Ce procédé est plus douloureux que le précédent, car dans le premier cas elles mordent presque toutes à la fois, tandis que dans le second cas elles ne mordent que les unes après les autres. On doit néanmoins préférer cette manière de faire lorsque les sangsues sont en petit nombre et qu'elles doivent être appliquées sur un point bien circonscrit, enfin lorsqu'on les pose sur les membranes muqueuses.

On peut appliquer les sangsues en les saisissant par la queue, et en dirigeant leur ventouse inférieure vers les parties qui doivent être mordues; mais, comme leur peau est très glissante, on a de la peine à saisir convenablement l'animal, aussi vaut-il mieux l'envelopper d'un linge.

Un bon procédé consiste à mettre la sangsue dans un tube de verre, la ventouse buccale dirigée vers les téguments, et le tube immédiatement appliqué sur la peau; par ce moyen, on est toujours sûr de faire mordre le point où l'on veut tirer du sang. Une carte roulée peut remplir tout aussi bien le rôle du tube de verre, et se trouve beaucoup plus facilement. Lorsque la peau est entamée, on enlève le tube ou la carte; cette dernière est encore plus commode, en ce qu'on peut la dérouler, et qu'il n'y a pas la crainte de faire lâcher prise à la sangsue en la tiraillant. Lorsque les sangsues doivent être mises sur des parties profondes, il faut faire attention à garantir les parties voisines.

Dès que la sangsue est mise sur les téguments, elle s'arrête, fixe sa queue sur l'épiderme; ses lèvres adhèrent à la peau, et ses dents ne tardent pas à l'entamer, et continuent d'agir jusqu'à ce qu'elles aient ouvert un assez grand vaisseau pour que l'animal puisse sucer le sang. Cette section de la peau est quelquefois très douloureuse, alors que la succion est à peine sensible.

Les sangsues ne prennent pas avec une égale facilité chez les différents sujets: chez les enfants elles mordent très vite, sucent beaucoup de sang en peu de temps, et les plaies qu'elles laissent après leur chute sont très profondes; elles mordent plus difficilement chez les adultes, et encore plus chez les vieillards. Chez les femmes, elles prennent plus facilement que chez les hommes.

Pendant la succion, il faut avoir soin de ne pas les remuer, on les dérangerait et on leur ferait lâcher prise : aussi est-ce une mauvaise méthode que de les toucher à plusieurs reprises pour exciter la succion, car il arrive fort souvent qu'on leur fait abandonner la plaie. Il est vrai que quelquefois des sangsues percent la peau en plusieurs endroits, mais presque toujours celles-ci tombent sans être gorgées de sang, et les plaies qu'elles font ne sont jamais assez profondes pour permettre à une quantité notable de sang de s'écouler : aussi est-il préférable, quand on veut avoir une émission sanguine abondante, de retirer cette sangsue et de la remplacer par une autre. La succion dure de trois quarts d'heure à deux heures; mais elle n'est pas toujours également active, il existe fort souvent des intervalles de repos, après lesquels elle reprend toute son activité première.

Dans le but de procurer l'évacuation d'une grande quantité de sang, quelques chirurgiens ont proposé de couper la queue des sangsues, oubliant que cette opération leur fait lâcher prise. Piégu leur ouvre l'estomac et obtient l'écoulement d'une quantité considérable de sang; mais cette opération délicate est loin de réussir toujours.

Lorsque les sangsues sont gorgées de sang, elles se détachent et tombent d'elles-mêmes; quelquefois, cependant, quoique très fortement distendues, elles restent fixées à la peau. On pourra leur faire lâcher prise en les saupoudrant avec un peu de tabac à priser ou de sel marin; il faut bien se garder de les arracher, car on déchirerait leurs mâchoires qui resteraient dans la plaie, et celle-ci aurait alors beaucoup de peine à guérir. S'il survenait quelques accidents causés par la sensibilité du malade, ou par sa répugnance pour les sangsues, il faudrait les faire tomber de la même manière, sauf à pratiquer une saignée locale par un autre procédé.

La plaie qui succède à la morsure de ces animaux présente la forme d'un triangle équilatéral de chacun des angles duquel partiraient des lignes qui se réuniraient au centre; elle donne issue à une quantité de sang variable avec l'âge et la constitution du sujet, la vascularité de la région, la vigueur de la sangsue. Ce sang coule toujours en nappe, à moins que quelque vaisseau artériel un peu volumineux n'ait été blessé, ce qui est assez rare.

Lorsqu'on veut arrêter immédiatement l'écoulement du sang, il suffit de laisser les plaies exposées au contact de l'air; on lavera ensuite les piqûres avec une solution de sublimé au 1000e et l'on appliquera des compresses de lint boriqué recouvertes d'ouate.

Il est rare que la perte de sang causée par la succion soit assez considérable : aussi faut-il la plupart du temps favoriser l'écoulement du sang, et quelquefois même appliquer une ou plusieurs ventouses, afin d'en tirer une plus grande quantité. Mais il peut arriver que, malgré les précautions les mieux dirigées, on ne puisse faire couler de sang, soit que les morsures n'aient pas été profondes, soit que le sang se coagule avec une très grande rapidité. Il faut alors réappliquer d'autres sangsues, ou déterminer une évacuation sanguine par un autre moyen.

Accidents. — Les accidents qui accompagnent l'application des sangsues, et dont nous parlerons ici, sont l'*hémorragie* et l'*inflammation;* car les symptômes nerveux que présentent les individus à sensibilité excessive sont assez rares, et l'on peut les faire cesser, ainsi que nous l'avons vu plus haut, en faisant lâcher prise aux annélides.

1° *Hémorragie.* — Après l'application des sangsues, l'écoulement sanguin est souvent assez considérable pour qu'il soit nécessaire d'en suspendre le cours. On emploie pour cela différents moyens; le plus fréquent consiste à appliquer sur les plaies un petit morceau d'amadou iodoformé, et à faire par-dessus une bonne compression au moyen d'ouate boriquée et d'ouate ordinaire.

Soit que le sang ait été appauvri et qu'il se coagule difficilement, soit que la sangsue ait ouvert un vaisseau artériel un peu volumineux, ce moyen peut être insuffisant; alors on saisit entre les mors d'une petite pince les lèvres de la plaie et l'on maintient la compression pendant quelques minutes, ou bien on fait une ligature qui embrasse toute la partie comprise entre les mors de la pince. D'autres fois il faut cautériser, et, si la pierre infernale ne suffit pas, on emploie un stylet rougi au feu ou la pointe du thermocautère.

C'est surtout chez les enfants qu'il est important de surveiller l'écoulement du sang, car non seulement les sangsues font chez eux des morsures plus profondes que chez les adultes, mais leur sang aurait moins de tendance à se coaguler; il faut aussi remarquer qu'ils ne peuvent, comme les adultes, avertir les personnes qui les entourent, et que chez eux l'hémorragie a des suites toujours très fâcheuses. Il faut également tenir la même conduite à l'égard des sujets trop affaiblis, chez lesquels on aurait appliqué des sangsues sur une partie abondamment pourvue de vaisseaux.

Lorsque les pièces d'appareil sont très épaisses, il arrive aussi que le malade a perdu une énorme quantité de sang sans qu'on ait pu s'en apercevoir : aussi, nous le répétons, faut-il surveiller avec soin l'écoulement, et c'est pour avoir manqué à ce précepte qu'on a eu quelquefois à déplorer des accidents fort graves.

2° *Inflammation.* — Aussitôt que les sangsues sont tombées, il survient un léger gonflement des parties lésées; en général, au bout de quarante-huit heures la douleur et la tuméfaction disparaissent; on trouve alors autour de la piqûre une ecchymose violette qui ne tarde pas à s'effacer, et il reste une petite cicatrice rouge, blanchâtre, puis indélébile.

Mais les choses ne se passent pas toujours ainsi; les bords de la morsure peuvent s'enflammer, et la plaie se trouve convertie en un petit ulcère quelquefois fort long à se cicatriser. D'autres fois, enfin, l'inflammation s'étend aux environs, et chaque petite plaie devient le point de départ d'un phlegmon circonscrit. Cette inflammation doit être combattue par des pansements antiseptiques, et, si le phlegmon était trop considérable, il faudrait diriger contre lui un traitement approprié et ne plus s'occuper des morsures des sangsues.

Il faut bien le dire, cet accident est rare et n'arrive guère que lorsqu'on a posé un trop grand nombre de sangsues sur un espace peu étendu (?), ou bien chez des personnes dont la peau n'avait pas été suffisamment nettoyée.

Effets thérapeutiques des sangsues. — Les sangsues sont employées :

1° Pour déterminer un dégorgement local; dans ce cas elles doivent être appliquées tout près de la partie malade, et en nombre assez considérable pour obtenir un écoulement de sang suffisant. Sanson obtenait des écoulements de sang permanents en appliquant ainsi un petit nombre de sangsues sur la partie malade : dès qu'une sangsue était tombée, il la remplaçait par une autre, et ainsi de suite, quelquefois pendant vingt-quatre heures. Ce moyen qui, dans une multitude de circonstances, a produit d'excellents résultats, ne pourrait certainement pas être employé chez les sujets trop affaiblis et chez lesquels on craindrait de voir le sang s'arrêter difficilement.

2° Les sangsues sont appliquées comme moyen dérivatif; alors elles doivent être mises à une certaine distance du point malade; c'est ainsi qu'on les applique à l'anus dans les congestions cérébrales, à la partie interne des cuisses, dans l'aménorrhée, etc.

3° Enfin, on conseille les sangsues à titre de saignée générale chez les sujets pléthoriques et qui redoutent la saignée. Dans ce cas, peu importe le point sur lequel on les applique; il faut seulement faire attention à choisir une partie pourvue d'un grand nombre de vaisseaux; c'est à l'anus qu'elles sont mises de préférence.

Quelques praticiens ont pensé que les sangsues ne pouvaient être remplacées par aucun autre moyen thérapeutique. En effet, elles produisent une irritation qui a été regardée comme fort importante; mais les mouchetures et les scarifications sur lesquelles on applique des ventouses irritent aussi la peau et permettent d'extraire une quantité de sang que l'on peut plus facilement évacuer. Si donc les sangsues doivent être préférées aux ventouses, ce n'est que dans le cas où la ventouse ne pourrait être appliquée à cause de la forme des parties.

Il arrive quelquefois que les sangsues s'introduisent dans les ouvertures naturelles : ainsi on en a vu entrer dans le pharynx d'individus qui buvaient dans des ruisseaux, dans l'œsophage et jusque dans l'estomac; on cite même des cas dans lesquels elles s'étaient introduites dans les voies aériennes. Outre l'irritation que l'animal en contact avec les membranes muqueuses est susceptible de produire, il peut survenir des hémorragies très inquiétantes, et la suffocation peut être le résultat de leur introduction dans le larynx. Il faut donc remédier rapidement à cet accident. Une solution de sel marin suffira lorsque la sangsue aura pénétré dans les voies digestives; mais, si elle se trouvait dans la trachée, il ne faudrait pas hésiter à pratiquer l'opération de la trachéotomie.

Nous avons vu plus haut quels étaient les moyens de prévenir l'introduction des sangsues dans le rectum lorsqu'on en fait une application à la marge de l'anus et, si cet accident survenait, un lavement d'eau salée suffirait pour détacher la sangsue. Quoi qu'il en soit, quand bien même on pourrait atteindre l'extrémité de l'animal avec des pinces, il faudrait se garder d'exercer des tractions trop fortes, de crainte de lui déchirer la bouche; car la présence des mâchoires dans la plaie pourrait causer des accidents inflammatoires.

ARTICLE II

DES VENTOUSES

On appelle *ventouse* un récipient ordinairement en forme de cloche, qu'on applique sur une partie plus ou moins étendue de la surface du corps, et dans lequel on raréfie l'air, de manière à faire affluer le sang dans toutes les parties qu'il recouvre.

Les ventouses sont dites *sèches* lorsque les téguments sur lesquels elles sont appliquées ne présentent point de solution de continuité; au contraire, lorsqu'on a fait préalablement des incisions sur les parties qui doivent être recouvertes par les ventouses, celles-ci sont désignées sous le nom de *ventouses scarifiées*.

On appelle *ventouses à pompe* les ventouses auxquelles on a adapté un corps de pompe pour raréfier l'air. Elles ne sont plus guère employées aujourd'hui.

1° Ventouses sèches.

On donne le nom de ***ventouses sèches*** aux ventouses qui sont appliquées sur les téguments, de manière à faire rougir la peau et à déterminer sa congestion.

Le plus souvent les ventouses ne sont autres que des petits vases de verre en forme de cloche, surmontés ou non d'un bouton de même substance, ayant à leur base un diamètre de 4, 6 ou 8 centimètres, et offrant à leur partie supérieure une moitié de sphère à diamètre plus grand que l'ouverture de la base (fig. 316). Il est évident qu'on peut se servir de tout autre vase, pourvu que ses dimensions ne soient pas trop grandes et que l'orifice ne soit pas trop large : un petit verre à boire pourrait, faute de mieux, être employé.

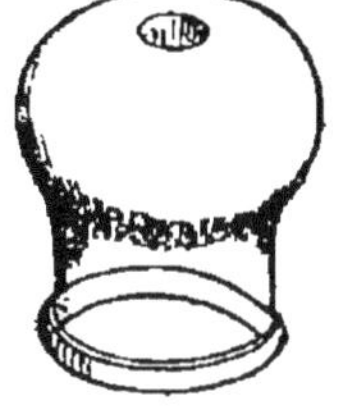

Fig. 316. — Verre à ventouses.

Il est très facile de raréfier l'air contenu dans ces divers récipients; on y arrive en faisant brûler, dans la ventouse ou dans le vase qui doit en tenir lieu, un morceau d'étoupe ou de charpie imbibée d'alcool, ou plus simplement en enflammant de l'alcool ou de l'éther mis en petite quantité dans ce vase, ou bien enfin en y plaçant un petit morceau de papier fin préalablement allumé. Mais ces différents procédés ont l'inconvénient d'échauffer les bords de la ventouse, ce qui pourrait brûler les téguments et produire des escarres. Il vaut mieux placer l'ouverture de la ventouse sur une lampe à alcool (fig. 317), laisser la flamme pénétrer dans l'intérieur du vase pendant quelques secondes : de cette façon l'air se trouve suffisamment raréfié.

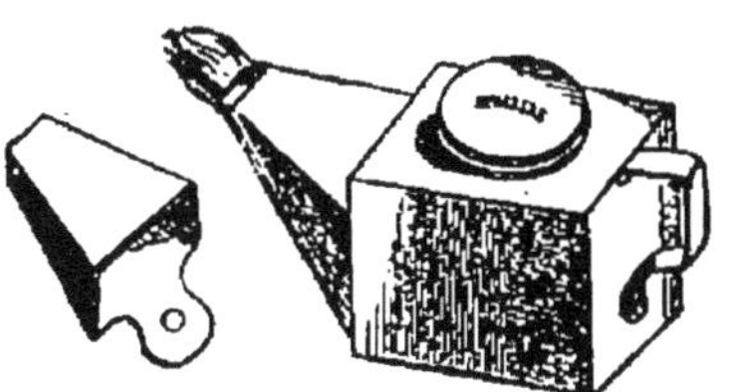

Fig. 317. — Lampe à alcool pour appliquer les ventouses.

Dès que le vide est fait, il faut appliquer la ventouse sur les téguments, ayant surtout soin que les bords soient parfaitement en contact avec la peau, car l'air pénétrerait dans l'intérieur du vase et l'on serait obligé de recommencer : aussi est-il bon, avant de raréfier l'air de l'appareil, de le poser sur les téguments, afin d'être certain qu'il est possible de les mettre parfaitement en contact.

Aussitôt la ventouse appliquée, la peau s'élève dans son intérieur, se congestionne, devient violette. On laisse le verre deux ou trois minutes en place, et pour le retirer il suffit de déprimer les téguments sur un des côtés pendant que de l'autre main on fait basculer le vase en sens inverse. L'air pénètre ainsi dans la cloche, et la ventouse se détache aussitôt; la peau reprend son niveau primitif, mais elle reste violette, et au bout de quelques jours cette coloration ecchymotique a complètement disparu.

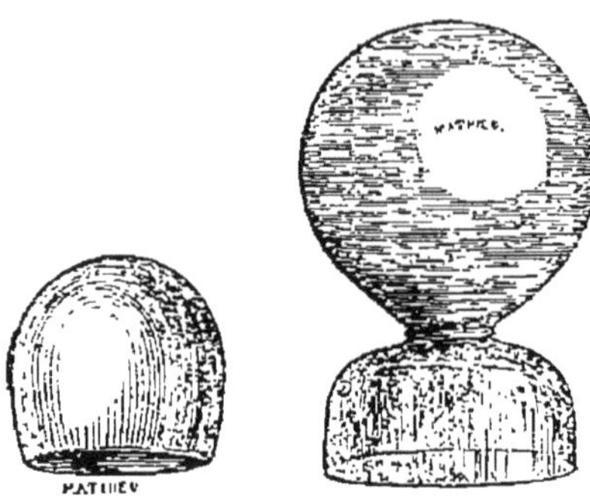

FIG. 318. — Ventouse Blatin.

Nous devons mentionner ici une espèce de ventouse très ingénieuse imaginée par Blatin. Elle consiste en un petit vase hémisphérique très épais, de caoutchouc vulcanisé, et dont l'orifice est maintenu écarté par un fil métallique flexible, contenu dans l'épaisseur du bord du vase (fig. 318). Pour faire usage de cette espèce de ventouse, on comprime le caoutchouc avec la main, de manière à mettre les parois du vase en contact, puis on l'applique ainsi sur les téguments; l'élasticité du caoutchouc étant assez grande pour triompher de la pression atmosphérique, le vide se fait naturellement (fig. 319).

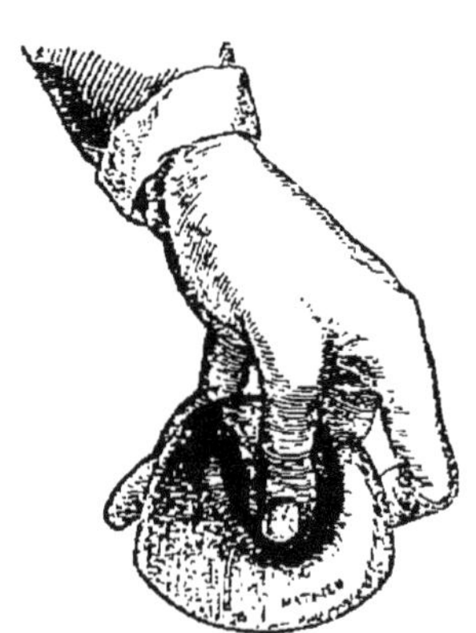

FIG. 319. — Application de la ventouse Blatin.

Nous reprochons à cet instrument de n'être pas transparent; on ne peut apprécier le degré de turgescence de la peau, et l'on ne peut connaître la quantité de liquide qui se serait écoulé par les scarifications, si l'on voulait user de ce moyen pour une certaine quantité de sang. Toutefois nous conseillons aux médecins qui pratiquent loin des grands centres de population, où ils ne pourraient se procurer à l'instant même des appareils convenables, d'avoir toujours à leur disposition quelques-unes de ces ventouses, afin de s'en servir dans les cas où leurs appareils de verre, nécessairement fragiles, viendraient à être brisés.

Ajoutons qu'à la cloche de verre ordinaire on peut adapter une poche de caoutchouc destinée à faire le vide (Mathieu).

Les ventouses ne peuvent pas être appliquées indifféremment sur toutes les régions du corps : il est impossible de les employer partout où il existe des saillies osseuses, partout où il n'y a pas une surface assez large pour que l'orifice du vase soit en contact parfait avec les téguments. Ainsi, chez les sujets amaigris, les ventouses ne peuvent pas être appliquées sur les parois thoraciques, à cause de la saillie des côtes. Il est souvent fort difficile de les poser sur les parois du crâne, à cause de la forme des parties.

Cependant les perfectionnements qui ont été apportés dans la confection des appareils ont permis de poser des ventouses sur des points où l'application a été longtemps considérée comme impraticable.

Bondu, par exemple, a fait connaître une très heureuse addition aux verres à ventouses. C'est un tube de caoutchouc très court. épais à l'une de ses extrémités, beaucoup plus mince à l'autre, qui s'adapte par son extrémité la plus épaisse à la partie inférieure du vase où il se trouve solidement fixé par l'élasticité même du caoutchouc, tandis que par l'extrémité la plus mince il est appliqué sur les parties dont il peut facilement prendre la forme en raison de sa souplesse.

Ventouses Junod. — Depuis longtemps déjà on emploie des ventouses que l'on peut appliquer sur une surface très étendue, à tout un membre, par exemple. Ces ventouses, dues à Junod, sont constituées par un cylindre de cuivre dans lequel on peut emprisonner un ou même plusieurs membres ; une manchette de caoutchouc très souple occupe l'extrémité supérieure du cylindre, et doit être appliquée autour du membre, de manière que la cavité de la ventouse n'ait aucune communication avec l'extérieur. L'air de cette cavité est raréfié au moyen d'une pompe aspirante, et le degré de la raréfaction est mesuré par un manomètre.

Ces ventouses, agissant sur une large surface, produisent une révulsion puissante. Si la raréfaction de l'air est trop prompte, ou portée trop loin, elle est rapidement suivie de syncope; aussi ne doit-on faire le vide que graduellement, et consulter souvent le manomètre qui, par la hauteur de la colonne de mercure, permettra de connaître exactement le vide obtenu. Si, malgré ces précautions, il survenait quelques accidents, on rétablirait l'équilibre en ouvrant un robinet placé sur les parties latérales du cylindre. Il va sans dire qu'il ne faut laisser entrer l'air que lentement, car un changement trop rapide dans l'état du malade peut aussi déterminer l'accident qu'on veut éviter, c'est-à-dire la syncope.

2° Ventouses scarifiées.

Les *ventouses scarifiées* s'appliquent exactement de la même manière que les ventouses sèches; elles ne diffèrent des précédentes que par les solutions de continuité qui ont été faites aux téguments.

Comme nous l'avons déjà dit, on place quelquefois des ventouses sur les morsures de sangsues, afin de faciliter l'écoulement du sang; mais, ainsi que nous l'avons fait remarquer, il est souvent inutile d'employer ce procédé, car les piqûres saignent habituellement bien. D'ailleurs, à moins de cas particuliers, il est assez difficile de bien disposer les ventouses pour que le sang puisse couler d'une manière convenable, vu l'espace qu'occupent les morsures et l'irrégularité que présentent en général les surfaces sur lesquelles les sangsues sont appliquées. En résumé, lorsque, au moyen d'une ou de plusieurs ventouses, on veut pratiquer une saignée capillaire, il faut les mettre sur les scarifications. On doit laver à la brosse au savon et avec une solution de sublimé au 1000e la région où doivent être faites les scarifications.

Pour appliquer des ventouses scarifiées, on place la ventouse sur les téguments, ainsi qu'il a été dit en décrivant les ventouses sèches; on l'enlève lorsque la peau est congestionnée: c'est alors qu'il convient de faire des scarifications. L'avantage qu'on retire de l'application préalable de la ventouse est celui-ci : d'abord la peau est congestionnée, engourdie par l'afflux de liquide que la raréfaction de l'air a appelé dans son tissu; par conséquent, les incisions sont moins douloureuses; mais on a surtout limité parfaitement le siège des scarifications, et l'on n'a aucune crainte de faire des incisions inutiles.

Les scarifications peuvent être faites avec le bistouri, la lancette ou le rasoir, ou bien avec des instruments spéciaux auxquels on a donné le nom de *scarificateurs*.

Lorsqu'on se sert d'un des trois premiers instruments, on doit le tenir comme un archet, en cinquième position, le promener sur la surface de la peau congestionnée, et l'enfoncer au plus de 1 à 2 millimètres; chaque incision doit être séparée de l'incision voisine par une distance de 3 millimètres environ. Elles doivent être toutes parallèles; il vaut mieux ne pas faire d'incisions qui coupent perpendiculairement les premières, car, s'il survenait de l'inflammation autour des solutions de continuité, la gangrène des téguments serait beaucoup plus à craindre. Les scarifications faites avec le bistouri, la lancette ou le rasoir sont plus douloureuses que celles qui sont pratiquées avec le scarificateur; mais ces instruments ont l'avantage de permettre aux incisions d'être aussi longues, aussi nombreuses et aussi profondes que le mal l'exige. A la vérité, l'opération est plus pénible; cependant avec un peu d'habitude on parvient à les exécuter presque aussi rapidement qu'avec le scarificateur.

Le *scarificateur* (fig. 320) dont on fait le plus souvent usage est formé d'une boîte de cuivre contenant un nombre variable de lames, de dix à vingt environ. Toutes les lames sont placées sur un axe, à l'aide duquel on peut, au moyen d'un ressort, leur faire exécuter rapidement un mouvement de demi-cercle. Ce ressort en barillet de pendule a été imaginé par Charrière. En passant d'un côté à l'autre de la caisse, elles traversent des fentes pratiquées sur une des faces de l'instrument. Si donc le scarificateur est armé, c'est-à-dire que toutes les lames soient d'un côté, en pressant sur un petit bouton B, qui permet au ressort de se détendre, elles passent rapidement du côté opposé. Si l'on a appliqué sur les téguments la face de l'instrument à travers les fentes de laquelle des lames doivent passer, celles-ci entament la peau dans une épaisseur qui varie avec la partie saillante de la lame. Lorsqu'on veut armer une seconde fois

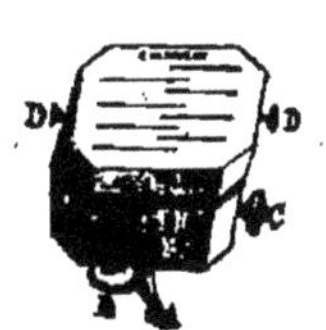

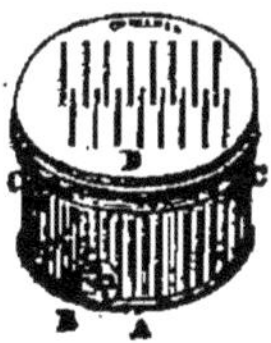

Fig. 320. — Scarificateurs.

le scarificateur, il suffit de tendre le ressort en pressant sur lui au moyen d'une espèce de levier A, situé sur la face de l'instrument qui est opposée à celle à travers laquelle les lames font saillie.

La surface de l'instrument qui doit donner passage aux lames est mobile, c'est-à-dire qu'au moyen d'une vis de rappel, on peut la rapprocher ou l'éloigner du ressort, de telle sorte qu'on peut faire saillir les lames autant qu'il est nécessaire.

A l'aide d'un mécanisme très simple, Charrière est parvenu à donner au ressort des scarificateurs un grand degré de solidité et de souplesse. Il a remplacé les deux ressorts ordinaires par deux lames d'acier, roulées sur elles-mêmes à la manière d'un ressort de pendule; de telle sorte que ces deux ressorts occupent un très petit espace et qu'on peut leur donner tout le degré d'élasticité désirable. Grâce à ce moyen, le ressort a une force *constante*, et les scarificateurs sont plus faciles à armer. La course des lames est très rapide, et leur action est aussi puissante à la fin de la course qu'au point de départ. Les scarifications se font ainsi avec une telle rapidité, qu'à peine si le malade a le temps de sentir la douleur.

Pour nettoyer les scarificateurs, on dévisse le couvercle. Cela fait, on arme à moitié course les lames, et l'on ouvre une porte située sur une des parois de la caisse de l'instrument; dès lors, on peut retirer librement les deux arbres sur lesquels les lames sont placées. Mais on n'arrive pas à un nettoyage complet des lames. Les scarificateurs mécaniques sont difficiles à être maintenus propres et à être soigneusement stérilisés, ce qui est un grave inconvénient.

Parmi les autres scarificateurs qu'on peut encore utiliser, nous pouvons citer ceux de Gama, Gigen Krantz, Pasquier, etc., enfin le scarificateur à lame triangulaire de Collin.

Quel que soit le procédé que l'on ait employé pour pratiquer les scarifications, le sang coule en nappe et en petite quantité; il s'arrête bientôt par suite de la coagulation; il faut réappliquer la ventouse s'il est besoin d'en tirer une quantité un peu notable. Cette application se fait exactement comme nous l'avons dit précédemment; on doit autant que possible faire attention à recouvrir les scarifications, ce qui est toujours facile si l'on a pris soin de ne les faire que partout où la peau avait changé de couleur par l'application de la première ventouse. Aussitôt que la cloche est placée sur les plaies, le sang s'y introduit avec rapidité; mais bientôt, l'équilibre se rétablissant, il cesse de couler; il faut alors retirer la ventouse, laver la surface des plaies avec un peu d'eau bouillie tiède, afin de détacher le sang coagulé qui s'opposerait à l'écoulement d'une nouvelle quantité de liquide sanguin, et réappliquer une seconde fois la ventouse s'il est nécessaire.

Dans certaines circonstances, les ventouses scarifiées doivent être appliquées en nombre considérable; ceci est d'ailleurs subordonné à la nature et à l'étendue de la maladie, quelquefois à la quantité de sang que l'on veut obtenir; mais il est en général facile d'obtenir beaucoup de sang avec peu de ventouses, lorsque les scarifications sont assez profondes et que l'on a su bien faire le vide dans les ventouses.

Les plaies qui succèdent aux scarifications ne présentent pas de gravité et se cicatrisent presque toujours très rapidement. Il suffit de les panser avec du lint boriqué recouvert de vaseline, ou avec de l'ouate boriquée, après les avoir lavées avec la solution de sublimé au 1000e.

Lorsque les ventouses sont appliquées sur un point où l'on doit exercer une compression assez forte, il faut toujours les surveiller activement, car la peau gorgée de sang, couverte de solutions de continuité, est prédisposée à se gangrener.

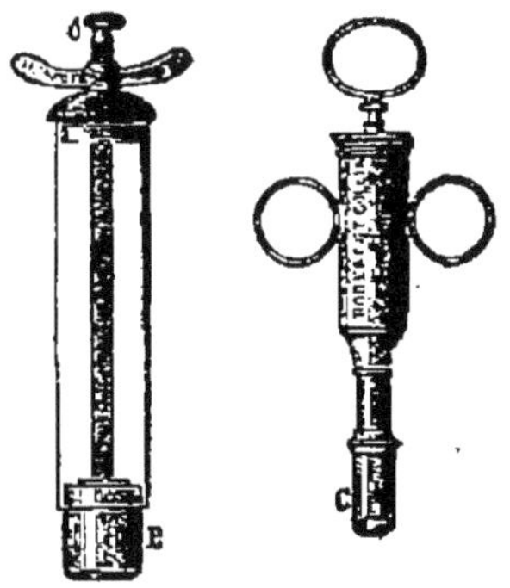

Fig. 321. — Sangsue artificielle de Robert et Collin.

Sangsues artificielles. — Parmi les nombreuses variétés de sangsues artificielles imaginées dans ces dernières années, il nous faut signaler ici celle qui a été inventée par Heurteloup, et dont l'usage a été surtout préconisé pour le traitement des maladies des yeux, ainsi que celle d'Abadie.

Celle d'Heurteloup, la plus usitée, a été très heureusement modifiée par Robert et Collin (fig. 321) :

Un curseur C sert à limiter la profondeur de la scarification; ce même curseur, taillé en biseau, permet de pratiquer une scarification circulaire ou demi-circulaire. Pour cela, il suffit de fermer brusquement la main, en tenant l'instrument par les anneaux; la lame incise les tissus en tournant sur elle-même.

Lorsqu'on a appliqué la ventouse, et que le sang tiré paraît être en suffisante quantité, on dévisse le bouton O d'un demi-tour, et l'air pénètre aussitôt dans l'appareil.

Une bonne précaution à prendre lorsqu'on s'est servi de l'appareil, c'est de pousser le piston de liège de manière qu'il fasse hernie en dehors du tube, afin qu'il puisse se dilater et renouveler un vide parfait lorsqu'on fera une nouvelle application de la sangsue.

Effets thérapeutiques des ventouses sèches et scarifiées. — Les ventouses sèches déterminent une dérivation souvent très puissante, surtout lorsqu'elles sont appliquées sur une large surface, d'après la méthode Junod. En outre, elles ont été mises en usage dans les plaies empoisonnées, afin d'empêcher le venin d'être absorbé. Si l'on possède de meilleurs procédés pour empêcher l'introduction du virus dans l'économie, il n'en est pas moins vrai que l'application des ventouses peut rendre de grands services, et qu'on doit toujours mettre ce moyen en pratique à titre de ressource provisoire. On se sert encore de ces instruments dans l'engorgement des seins, afin d'évacuer le lait accumulé en trop grande quantité dans la mamelle.

Tels sont les moyens que l'on emploie pour faire la saignée capillaire. On voit que, quel que soit le procédé qui ait été mis en usage, on ouvre non seulement des vaisseaux veineux, mais encore des vaisseaux artériels contenant le sang qui doit porter la nutrition dans nos organes. Aussi, partant de ce fait, quelques praticiens ont-ils pensé qu'une saignée capillaire affaiblissait plus qu'une saignée générale; mais ils n'ont pas fait attention que l'écoulement de sang étant beaucoup plus rapide dans la saignée générale, la réparation ne se fait pas aussi vite que dans la saignée locale, où souvent un long espace de temps est nécessaire pour avoir une quantité notable de sang. Il va sans dire que, si quelque artère d'un assez gros calibre était blessée, la saignée locale causerait des accidents graves; mais il n'est ici question que de la saignée capillaire sans aucune complication.

CHAPITRE XXII

Procédés d'évacuation des grandes cavités normales accessibles par un conduit (vessie, estomac).

ARTICLE PREMIER

CATHÉTÉRISME EN GÉNÉRAL

En général, on donne le nom de *cathétérisme* à l'opération par laquelle on fait pénétrer dans l'urètre et dans la vessie un cathéter, une sonde ou une bougie. Lorsque le mot cathétérisme est employé seul, il signifie toujours que l'instrument est introduit dans les voies urinaires. Mais cette dénomination a été appliquée à d'autres opérations ayant avec celle-ci la plus grande analogie : ainsi l'exploration du canal nasal, de la trompe d'Eustache, de l'œsophage, etc., est désignée sous le nom de *cathétérisme du canal nasal, de la trompe d'Eustache, de l'œsophage*, etc.

Il est impossible de donner des règles générales applicables à ces diverses opérations, la forme des parties nécessitant des instruments tout particuliers.

Quel que soit néanmoins l'organe sur lequel on pratique le cathétérisme, cette opération est faite :

1° Pour explorer les parois d'un canal dans lequel peuvent se rencontrer des rétrécissements, des fistules, ou pour constater l'existence ou la non-existence d'un calcul ou de tout autre corps étranger dans le canal ou dans la cavité qui termine ce canal. Roux l'a désigné sous le nom de *cathétérisme explorateur*.

2° Pour servir de guide à un instrument : tel est le lithotome dans l'opération de la taille, ou bien pour faire pénétrer à l'aide d'une sonde creuse un liquide destiné à laver ou à distendre une cavité par des injections : tel est le cathétérisme de l'urètre, du canal nasal, de la trompe d'Eustache, etc.

Souvent, à l'aide d'une sonde œsophagienne, le liquide est porté dans l'estomac, lorsqu'un rétrécissement de l'œsophage ou toute autre cause s'oppose à l'introduction des aliments : c'est le *cathétérisme conducteur*.

3° Pour vider la vessie distendue par de l'urine ou par tout autre liquide. Ce cathétérisme, désigné sous le nom d'*évacuatif*, est appliqué presque exclusivement à la vessie.

4° Pour détruire les rétrécissements des canaux et surtout ceux de l'urètre : c'est le *cathétérisme désobstruant* et *dilatant*. Par ce moyen, on peut souvent rétablir la perméabilité d'un canal; mais il est quelquefois nécessaire de faire des scarifications et des cautérisations sur le trajet des rétrécissements; opérations dont nous n'avons pas à nous occuper ici.

5° On laisse quelquefois à demeure une sonde dans la vessie, afin d'empêcher l'urine, soit de séjourner dans cette cavité, soit de sortir par les plaies de cet organe. Ce cathétérisme, appelé *dérivatif de l'urine*, est fort souvent employé dans les fistules urinaires, à la suite d'abcès urineux, de l'opération de la taille, des fistules vésico-vaginales, etc.

6° Enfin une sonde ordinaire ou d'une forme particulière est introduite dans les fosses nasales, afin de permettre d'appliquer à l'un des orifices postérieurs de cette cavité un bourdonnet de charpie ou d'ouate qui puisse l'oblitérer[1].

ARTICLE II

CATHÉTÉRISME DES VOIES URINAIRES

. — DU CATHÉTÉRISME DES VOIES URINAIRES CHEZ L'HOMME. ÉVACUATION DE LA VESSIE.

Pour pénétrer dans l'urètre, on se sert du *cathéter*, de *sondes* ou *algalies*, de *bougies*.

1° *Cathéter*. — Il n'est guère employé que dans l'opération de la taille; il sert aussi à explorer la vessie pour le diagnostic des calculs. Ce n'est pas ici le lieu de nous occuper de cet instrument; nous ne l'avons mentionné que parce qu'autrefois tous les instruments introduits dans la vessie étaient désignés sous le nom de *cathéters*.

2° *Sondes*. — Ce sont des tubes creux, rigides ou flexibles, arrondis à l'une de leurs extrémités, et percés d'un ou de

1. Voy. *Tamponnement des fosses nasales*, p. 409.

deux trous qui permettent à l'urine de passer par leur cavité : l'autre extrémité est largement ouverte; les sondes sont encore désignées, mais rarement, sous le nom d'*algalies*.

a. *Sondes rigides* ou *sondes métalliques*. — Les sondes métalliques sont le plus souvent en argent ou en maillechort; les sondes de Mayor sont en étain.

Les sondes sont courbes ou droites. Leur courbure est extrêmement variable : tantôt elle ne commence que tout près de leur extrémité, tantôt beaucoup plus loin; quelquefois même l'instrument a deux courbures, et présente à peu près la forme d'une S.

Pendant longtemps on ne se servait que de sondes courbes; mais avec l'invention de la lithotritie sont arrivées les sondes droites, à l'aide desquelles on préparait l'urètre à recevoir des instruments droits.

Les sondes ont deux extrémités : l'une, arrondie et percée de deux trous appelés *yeux* pour permettre à l'urine de pénétrer dans la cavité de l'instrument, c'est le *bec de la sonde;* l'autre, ouverte très largement, est appelée le *pavillon*. Cette extrémité présente un ou deux anneaux qui peuvent être utilisés pour maintenir la sonde dans la cavité vésicale, mais qui servent plutôt comme points de repère; car ce n'est qu'au moyen de ces anneaux qu'on peut savoir où est situé le bec, lorsque la sonde est dans l'urètre.

Le diamètre des sondes est tantôt égal dans toute la longueur de l'instrument, tantôt étroit vers le bec, telles sont les *sondes coniques;* les sondes régulièrement *cylindriques* sont les seules dont nous parlerons ici. Les sondes coniques sont employées plus rarement que les cylindriques et sont surtout destinées à combattre les rétrécissements de l'urètre.

Le volume des sondes est très variable : les unes n'ont que de 2 à 3 millimètres de diamètre, les plus grosses n'en ont pas plus de 9. Les sondes métalliques destinées à combattre certains rétrécissements de l'urètre ont quelquefois un volume beaucoup plus considérable : on en fabrique qui ont jusqu'à 1 centimètre de diamètre.

La longueur des sondes doit être de 30 centimètres environ pour les adultes, de 20 à 24 centimètres pour les enfants.

Les praticiens et les élèves des hôpitaux ont d'ordinaire dans leur trousse deux sondes métalliques, de 6 millimètres environ de diamètre, l'une d'homme, l'autre de femme. Afin de rendre ces instruments plus portatifs, ils sont partagés en deux portions maintenues solidement en rapport l'une avec l'autre par une vis de rappel C (fig. 322), placée à l'extrémité d'un tube métallique qu'on engage dans le tube qui correspond au pavillon de la sonde et qui se visse sur la portion qui correspond au bec de l'une ou de l'autre sonde.

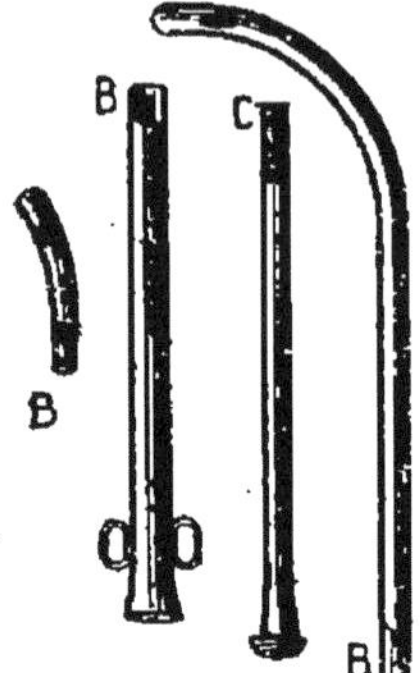

Fig. 322. — Sonde métallique portative.

La partie qui supporte le pavillon est droite, elle est commune pour les deux sondes ; l'autre partie est différente pour les deux sexes. Chez l'homme, elle est beaucoup plus longue que chez la femme, et elle présente la courbure des sondes ordinaires ; chez la femme, cette partie présente, comme toutes les sondes de femme, une petite courbure près du bec de la sonde.

Quand on veut placer cet instrument dans une trousse, on engage sur le compartiment commun l'extrémité de la sonde de femme et on la maintient fixée par la vis de rappel. Cette sonde de femme complète est placée dans l'une des deux cases de la trousse ; l'extrémité de la sonde d'homme est placée dans une autre case. Quand on veut faire le cathétérisme chez l'homme, il suffit de dévisser la vis de rappel, d'enlever l'extrémité de la sonde de femme et de la remplacer par l'extrémité de la sonde d'homme.

Afin que les deux portions de la sonde ne perdent pas leurs rapports, ce qui pourrait arriver si elles étaient vissées l'une sur l'autre, elles s'engagent l'une dans l'autre à l'aide de deux échancrures en bec de flûte B, dont elles sont taillées à leur extrémité adhérente (fig. 322).

Charrière a modifié cette sonde : il la divise en trois bouts, si bien qu'on peut la renfermer dans une très petite trousse de 11 centimètres de longueur. Le tube moyen peut être placé indistinctement sur le bout de la sonde d'homme ou de femme, de telle sorte que cette dernière peut avoir une longueur beaucoup plus grande que celle des sondes ordinaires de femme, et servir dans les cas exceptionnels où le col de la vessie se trouve déplacé par le fait de la grossesse ou d'un état pathologique de l'utérus.

La *courbure* des sondes a beaucoup varié selon les auteurs ; les uns ont cherché surtout à l'accommoder à celle de l'urètre, d'autres ont adopté la courbure qui leur avait semblé la plus commode. Enfin quelques chirurgiens ont paru n'y attacher qu'une importance médiocre, employant indifféremment des sondes de courbures très diverses. Aussi a-t-on pu dire que « le caprice des chirurgiens, plutôt que des connaissances anatomiques exactes, a fait varier presque à l'infini l'étendue et l'intensité de la courbure de la sonde[1] ».

Nous ne pouvons entrer ici dans tous les détails que comporte l'étude des modifications de courbure des sondes. Cependant ces diverses modifications peuvent se rapporter à deux types qui sont : la sonde à grande courbure employée ordinairement, et la sonde à courbure brusque, écourtée, dite *sonde à béquille*. Nous pouvons ajouter à ces deux types la sonde de Gély, qui offre une courbure encore plus étendue que celle des sondes ordinaires.

La sonde ordinaire est la sonde que nous venons de décrire ; sa courbure se mesure par un quart de cercle d'un rayon de 3 centimètres.

La sonde à courbure courte et brusque, *à béquille*, est conseillée dans le cas où le cathétérisme est difficile par suite d'hypertrophie de la prostate, et cela surtout chez les vieillards. La courbure de l'instrument est brusque, la sonde

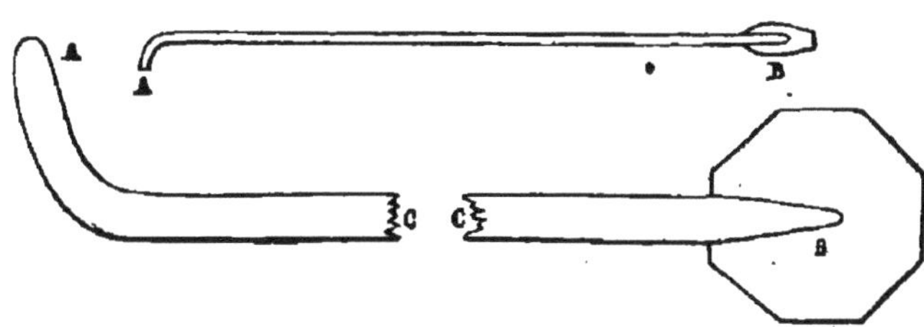

FIG. 323. — Sonde à béquille.

est formée de deux parties réunies par un angle arrondi ; la portion coudée a de 16 à 18 millimètres de long (fig. 323). Cette sonde est employée par beaucoup de chirurgiens ; cependant son introduction n'est pas toujours facile, et le bec de la sonde peut contusionner et déchirer les parois de l'urètre.

Gély, de Nantes, a préconisé l'emploi de sondes d'une courbure plus étendue et plus profonde que celle des

1. Bégin et Lallemand, *Dictionnaire* en 15 volumes, art. ALGALIE.

sondes ordinaires, et s'accommodant plus facilement à la véritable courbe que décrit l'urètre, depuis le col vésical jusqu'au ligament suspenseur de la verge. La courbure de sa sonde représente un peu moins du tiers d'un cercle de 12 centimètres de diamètre. C'est là une moyenne pour faire le cathétérisme évacuatif (fig. 324), car les sondes qu'il a proposées, représentant toujours un tiers du cercle, peuvent appartenir à des circonférences de 10, 11, 12 et 13 centimètres de diamètre, selon que les canaux à explorer sont petits, moyens ou grands[1]. L'introduction de cette sonde à grande courbure serait bien plus facile, au dire de l'auteur, et par son emploi on éviterait la possibilité des contusions, des déchirures du canal et des fausses routes.

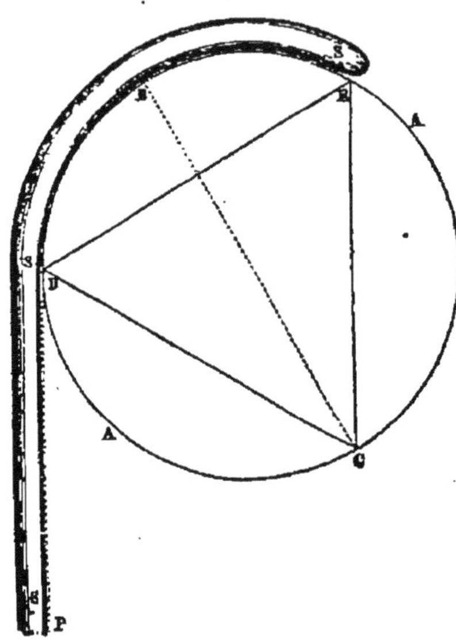

FIG. 324. — Sonde de Gély.

b. *Sondes flexibles.* — Ces instruments sont le plus souvent droits; il en est cependant quelques-uns auxquels on donne une courbure analogue à celle des sondes rigides, cylindriques ou coniques, comme les précédents; il en est d'autres qui ont un volume plus considérable sur une partie de leur longueur, le renflement est destiné à dilater l'urètre rétréci.

Les sondes flexibles sont fabriquées avec un tissu de lin ou de soie recouvert d'un enduit épais leur donnant cette consistance et ce poli qui leur permet de glisser facilement dans l'urètre. Pour être bon, cet enduit ne doit pas se fendre, ni se détacher par écailles.

Les premières sondes flexibles qui ont été faites étaient construites avec un fil d'argent roulé en spirale; mais elles étaient rugueuses et cassantes; plus tard, la spirale était enveloppée en dedans et en dehors d'une couche de

1. Gély, *Étude sur le cathétérisme curviligne*. Paris, 1861, p. 171.

caoutchouc; enfin au fil d'argent on a substiué le fil de soie.

Comme les sondes ne présentent parfois pas une rigidité suffisante pour pouvoir être poussées dans l'urètre, elles peuvent avoir un *mandrin* qui s'enlève et s'introduit à volonté, de manière à faire de l'instrument une sonde rigide lorsque cela est nécessaire. Le mandrin est une tige de fer arrondie, terminée en anneau à l'une de ses extrémités, celle qui doit correspondre au pavillon de la sonde; courbée à l'autre bout, de telle sorte que la sonde flexible droite devienne courbe lorsque le mandrin est introduit dans sa cavité.

Le mandrin doit remplir exactement la cavité de la sonde, afin que, pendant le cathétérisme, il ne se déplace pas; il faut avoir soin, lorsqu'on l'y place, que son extrémité soit parfaitement en contact avec le fond du cul-de-sac qui termine le bec de sonde. Sans cela, non seulement l'extrémité de la sonde ne présenterait pas une rigidité convenable, mais encore le mandrin pourrait se déplacer, son extrémité ferait saillie par les ouvertures de la sonde, et l'urètre serait déchiré.

Le bec des sondes flexibles est absolument le même que celui des sondes métalliques; le pavillon ne présente pas d'anneau; celui du mandrin sert de point de repère. Il va sans dire que tout point de repère est inutile quand on se sert d'une sonde droite.

On fabrique encore les sondes flexibles avec du caoutchouc vulcanisé et avec la gutta-percha. Nous n'insisterons pas ici sur les sondes de caoutchouc, nous nous sommes déjà étendu sur l'inaltérabilité de ce produit; nous rappellerons toutefois que cette invention appartient au docteur Gariel.

Galante a fabriqué des sondes de caoutchouc vulcanisé, qui ont été employées avec succès par A. Nélaton. La flexibilité de ces sondes leur permet de suivre les sinuosités du canal sans érailler la muqueuse; l'introduction en est très facile et il n'est plus possible de faire fausse route. La portion de sonde qui fait saillie dans la vessie se replie sur elle-même, n'irrite pas les parois du réservoir et ne peut produire d'escarre ni de perforation. Enfin l'inaltérabilité du caoutchouc vulcanisé permet de laisser assez longtemps ces sondes à demeure.

Dans une leçon sur les *maladies des voies urinaires*, Phillips, de Liège, a énuméré les avantages qui résultent de l'emploi des *instruments en gutta-percha.*

3° *Bougies.* — Aussi souples que les sondes de gomme élastique, elles sont coniques, cylindriques ou fusiformes, de même grosseur ou plus petites que les sondes, etc.

Les unes, en *corde à boyau,* augmentent de volume par l'humidité, et sont employées pour combattre les rétrécissements; d'autres, de même substance que les sondes, sont les bougies dites de *gomme élastique.*

On a fait des bougies filiformes tissées sur le crin de Florence. Elles peuvent prendre toutes les formes propres à faciliter le cathétérisme, se tortiller, se dévier en forme de baïonnette, etc., au gré de l'opérateur.

L'extrémité libre des bougies est, ou terminée en olive, ou effilée en spirale, *bougies tortillées, bougies à boule.* Pour l'exploration de l'urètre, on se sert en général de *bougies à boule, bougies olivaires.*

La filière française divisée par tiers de millimètre et la filière anglaise divisée par demi-millimètre sont les seules filières usitées pour les sondes et les bougies.

Après l'urétrotomie interne, lorsqu'on veut maintenir l'urètre dans des proportions raisonnables, il est bon d'y

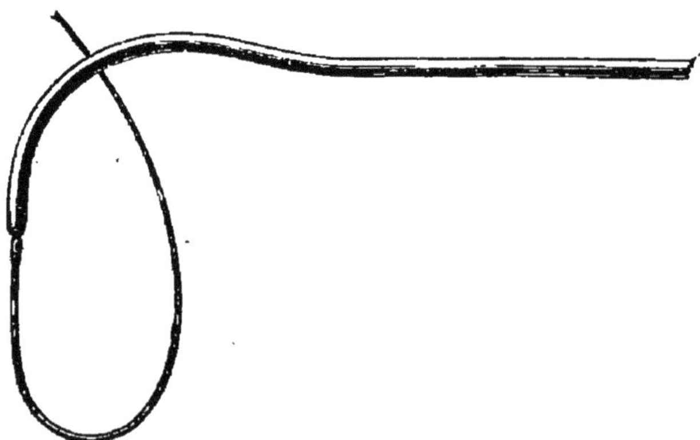

Fig. 325. — Cathéter en métal nickelé du professeur F. Guyon, avec bougie conductrice.

introduire des bougies de plomb ou d'étain à grande courbure appelées bougies Béniqué. Le professeur F. Guyon a eu l'idée de visser, à l'extrémité de ces sondes en métal nickelé, des bougies conductrices en gomme facilitant la manœuvre du cathétérisme (fig. 325).

Mais, quel que soit l'instrument dont on se sert pour pénétrer dans la vessie, il est indispensable d'avoir cet instrument dans un état d'asepsie parfait.

La chirurgie urinaire a largement bénéficié des progrès de la méthode aseptique.

« Une sonde propre, aseptique, quelque fréquent que soit son emploi, ne détermine jamais ni cystite purulente, ni urétrite, ni orchite, ni abcès urétral, ni accès de fièvre urineuse, à condition que les voies urinaires ne soient pas préalablement infectées, sans quoi la sonde, même aseptique, peut produire une auto-inoculation, en puisant des principes infectieux dans les voies mêmes qu'elle est chargée de traverser[1]. »

Nous aurons donc deux points à considérer :

1° L'asepsie des intruments servant au cathétérisme des voies urinaires;

2° L'antisepsie des voies urinaires.

II. — ASEPSIE DES INSTRUMENTS SERVANT POUR LES VOIES URINAIRES : SONDES, CATHÉTERS, EXPLORATEURS A BOULE, ETC.

La difficulté particulière de stérilisation de ces instruments doit nous la faire étudier à part. Leur asepsie comprend deux opérations distinctes : 1° leur stérilisation; 2° leur conservation aseptique.

1° *Stérilisation des instruments utilisés pour les voies urinaires.* — Ces instruments sont en métal, ou bien en gomme et en caoutchouc.

A. *Stérilisation des sondes en métal et des urétrotomes.* — On peut utiliser le flambage, le passage à l'étuve sèche à 150 degrés pendant une demi-heure, l'étuve à la glycérine de Mally, l'autoclave à 134 degrés, ou enfin l'ébullition dans une solution de carbonate de soude au 100°.

B. *Stérilisation des sondes en gomme, en caoutchouc et en gutta-percha.* — L'ancien procédé consistait dans l'immersion de ces instruments dans des solutions antiseptiques. Ce n'est pas un procédé recommandable, et l'on

1. Ricard, *Gazette des hôpitaux*, n° 28, 6 mars 1890, p. 263.

n'est jamais sûr d'avoir obtenu l'antisepsie du canal des sondes, surtout pour celles de petit calibre; des bulles d'air peuvent se trouver emprisonnées dans leur intérieur et empêcher le contact du liquide avec la paroi de la sonde.

De plus, les solutions antiseptiques altèrent les sondes et les bougies : leur surface se dépolit, elles deviennent rugueuses et irritent la muqueuse urétrale pendant le cathétérisme.

L'*ébullition* donne plus de certitude au point de vue de la stérilisation, surtout si cette ébullition est répétée trois jours de suite. C'est le procédé le plus commode en ville, si l'on a soin de tremper ensuite les sondes ou les bougies dans une solution contenant 1 gramme de nitrate d'argent pour 1000 d'eau filtrée bouillie et si l'on fait passer dans le canal de la sonde une certaine quantité de cette solution au moyen d'une seringue que l'on aura eu soin de stériliser aussi par l'ébullition.

Mais l'ébullition des sondes et des bougies plusieurs fois répétée finit par les altérer, elles s'écaillent et sont assez rapidement hors de service.

Procédés de l'hôpital Bichat. — A. *Procédé du docteur H. Delagénière*, du Mans[1]. Cette stérilisation s'obtient par la *chaleur sèche* au moyen de l'étuve de Poupinel.

a. Les sondes du n° 6 au n° 21 inclusivement sont placées dans douze tubes de verre, qui mesurent 35 centimètres de long et $0^m,035$ de diamètre : les huit premiers numéros (de 6 à 13) dans les quatre premiers tubes; les derniers (de 14 à 21) séparément chacun dans un tube. Chaque tube est fermé au moyen d'un tampon d'ouate.

On les place dans l'étuve où l'on porte la température à 100 degrés. Au bout d'une demi-heure au maximum les tubes sont retirés. On les laisse refroidir, toujours bouchés, et le lendemain on renouvelle l'opération, ainsi que le jour suivant. Les sondes sont dès lors stériles et bonnes à être utilisées.

Les tubes étant disposés dans une boîte à douze compartiments portant le même numéro que le tube, il en résulte que les sondes sont classées d'avance et très faciles à prendre.

1. H. Delagénière, *Progrès médical*, Paris, 5 octobre 1889.

b. Les bougies sont traitées de la même façon et disposées dans des tubes semblables. Ici la boîte a vingt et un compartiments pour vingt et un tubes, le premier renferme les bougies filiformes jusqu'au n° 5 inclusivement; les numéros au-dessus, jusqu'à 24 inclusivement, sont dans des tubes séparés.

Chaque tube renferme un ou deux explorateurs à boule, du même calibre que les bougies. De même chaque tube à sondes renferme des sondes ordinaires et des sondes à béquille de même calibre. Enfin les bougies de l'urétrotome et les sondes à bout coupé sont stérilisées dans un tube à part, conservé fermé dans la boîte à urétrotomie.

L'usage de ces sondes et de ces bougies est des plus simples. Les boîtes, munies d'une poignée, sont apportées au lit du malade; l'aide présente le tube demandé; le chirurgien, dont les mains sont antiseptisées, comme s'il s'agissait de faire une opération, enlève d'une main le tampon d'ouate et de l'autre saisit la sonde voulue. Le tube est aussitôt refermé, puis replacé dans la boîte.

Lorsque la sonde a servi, elle est grasse et septique; pour qu'elle puisse resservir, on l'essuie d'abord avec un tampon d'ouate hydrophile, puis on injecte dans son intérieur de la solution de sublimé au 1000e ou de nitrate d'argent au 50e: on la place ensuite entre deux couches d'ouate où on la laisse un ou plusieurs jours, jusqu'à ce qu'on ait assez de sondes à stériliser pour remplir un tube.

B. *Stérilisateur du docteur Mally*. — Nous avons suffisamment parlé de ce mode de stérilisation.

Nous renvoyons le lecteur à la page 120 (fig. 37). L'appareil s'y trouve décrit.

Procédé de l'hôpital Necker par l'acide sulfureux. — Employé par Albarran sur les indications du professeur F. Guyon[1].

L'appareil produit l'acide sulfureux par l'action de l'acide chlorhydrique sur le bisulfite de soude. C'est une cage rectangulaire au fond de laquelle il y a un récipient contenant du bisulfite; on verse, de l'extérieur, à l'aide d'un tube, l'acide chlorhydrique. Au-dessus du vase à bisulfite existe

1. Albarran, in *Ann. des mal. des org. génito-urinaires*, Paris, 1890, p. 33.

une grille, où l'on place les sondes. On conserve ces sondes dans des boîtes en fer étamé à couvercle mobile.

Tous les matins, après avoir retiré les instruments des boîtes, on les place dans de grands plateaux de porcelaine ou de fonte émaillée, où ils plongent dans un bain de sublimé au 1000e (sans alcool). On ne les retire que pour les introduire dans l'urètre.

Une fois que l'on s'en est servi, on injecte dans l'intérieur des sondes de l'alcool à 70 degrés, puis du sublimé; elles plongent ensuite dans ce dernier liquide pendant une heure et sont de nouveau gardées dans la boîte stérilisée en fer étamé.

Ce procédé entraîne à la longue la détérioration des instruments.

Notons qu'on ne peut employer l'acide sulfureux pour les instruments métalliques.

Stérilisation à l'autoclave. — Procédé d'Alapy, de Budapest[1]. — Les sondes et les bougies sont lavées à l'eau et au savon, puis séchées. On les enveloppe ensuite de papier buvard (papier à filtre des laboratoires); dans chaque paquet, bien clos par le papier recourbé aux coins, on place quatre ou cinq sondes environ, chaque sonde est elle-même isolée dans un morceau de papier spécial. Plusieurs de ces paquets sont placés dans un tube de verre bouché avec de l'ouate et le tube est introduit dans l'autoclave ordinaire, où il reste une demi-heure au milieu de la vapeur d'eau chauffée à 100 degrés. Ceci fait, les paquets sont sortis du tube et placés dans un étui quelconque.

A notre avis, pour que la stérilisation soit complète avec ce procédé, il faudrait porter pendant trois jours de suite à 100 degrés les instruments ainsi placés dans l'autoclave, ou bien les laisser pendant vingt minutes, mais alors faire monter la température à 120 degrés.

Stérilisation par la vaseline liquide. — Procédé de Tuffier[2]. — Les sondes sont placées dans des tubes de verre, dits tubes porte-sondes, remplis de vaseline liquide, et portés à 100 degrés.

1. Alapy, in *Ann. des mal. des org. génito-urinaires,* Paris, 1890, p. 414.

2. Tuffier, in *Ann. des mal. des org. génito-urinaires,* Paris, 1890, p. 160.

Les sondes en caoutchouc rouge peuvent ensuite simplement séjourner dans ces tubes où la vaseline a été remplacée par une solution de sublimé au 1000e.

En résumé, le *modus faciendi* qui nous paraît offrir le plus de sécurité dans l'asepsie des instruments servant aux voies urinaires est la stérilisation fractionnée de H. Delagénière.

Mais, comme elle oblige à des manipulations répétées trois jours de suite, il nous paraît plus simple de les stériliser en une seule séance, en les portant d'emblée dans l'étuve sèche à 140 degrés. Si les instruments sont en gomme, ils se détérioreront; mais, si l'on a eu le soin de les choisir fabriqués en une trame de soie recouverts d'une couche de gutta-percha et de caoutchouc, ils supporteront parfaitement cette température pendant trente minutes.

Le stérilisateur Mally nous paraît produire aussi une excellente stérilisation de tous les instruments servant au cathétérisme de l'urètre; car la glycérine contenue dans ce stérilisateur n'altère en rien la substance de ces instruments, et suffit au contraire à les graisser.

2° *Conservation des instruments aseptiques.* — Si l'on emploie le procédé de stérilisation de H. Delagénière, on pourra conserver les instruments dans les tubes de verre qui ont servi à les stériliser; ou bien, suivant la méthode du professeur Poncet, de Lyon, les placer dans les tiroirs d'un meuble en cuivre remplis de poudre de talc préalablement soumise à 140 degrés. Cette poudre très sèche, très fine et nullement hygrométrique, est parfaitement propre à conserver le poli de la surface des sondes et ne pourrait offrir aux germes un terrain de culture favorable[1].

Comme le conseille Tuffier[2], on peut avoir pour chaque malade des tubes en verre contenus dans une armature en fer-blanc. Le bouchon de ces tubes, au lieu d'être en ouate, doit être en verre, et terminé à son extrémité inférieure par une pointe effilée qui doit être introduite dans la lumière de la sonde : il suffit de retirer le bouchon pour que la sonde sorte du tube sans qu'on ait à la toucher.

1. Poncet et Curtillet, *Lyon médical*, 29 décembre 1889. — Communic. à la Soc. de méd. de Lyon, in *Bull. méd.*, n° 20, Paris, 9 mars 1890, p. 230.

2. Tuffier, *loc. cit.*

Les sondes molles en caoutchouc rouge (sondes de A. Nélaton) peuvent être conservées dans de l'eau boriquée ou du sublimé au 2000e.

Dans ce cas, les tubes de verre analogues à ceux dont nous venons de parler peuvent être utilisés. Suivant le conseil d'Albarran, on peut faire creux le bouchon de ces tubes et pratiquer un petit orifice latéral sur la portion conique du bouchon qui ne pénètre pas dans l'intérieur de la sonde. Cette disposition a pour but de permettre l'entrée du liquide dans l'intérieur de la sonde, sans que l'air soit emprisonné dans la lumière de l'instrument, ce qui empêcherait le liquide de mouiller sa surface interne[1].

III. — ANTISEPSIE DES VOIES URINAIRES.

F. Terrier a conseillé l'emploi du biborate de soude à la dose de 4 à 5 grammes par jour, soit dans une potion, soit mieux dans le lait, de façon à ne pas occasionner de troubles gastriques.

Le benzoate de soude, l'acide benzoïque sont insuffisants.

Le salol (F. Dreyfous) à la dose de 3 à 4 grammes par jour a paru rendre des services chez des malades exposés à des infections, soit en apparence spontanées, soit provoquées par un cathétérisme malpropre, chez des malades à urines septiques, chez les rétrécis qui doivent se sonder eux-mêmes. Toutefois le salol est loin d'être inoffensif. En raison de sa décomposition en acide phénique et acide salicylique, les malades atteints d'une affection rénale inflammatoire, soit aiguë, soit chronique, ont souvent présenté des phénomènes d'intoxication. Pour obvier à cet inconvénient, on a conseillé de prescrire concurremment du sulfate de soude, on obtient alors du sulfophénate de soude inoffensif.

En somme, l'antisepsie complète des voies urinaires est en général difficile à pratiquer, il faut donc aussi s'adresser au traitement local.

Avant de pratiquer le cathétérisme, il faut nettoyer le méat, le gland et la région préputiale avec une solution de

1. Albarran, *Annales des maladies des organes génito-urinaires*, Paris, 1890, p. 41.

sublimé au 1000e coupée avec moitié d'eau bouillie tiède. Des tampons d'ouate hydrophile seront trempés dans cette solution et serviront à faire ce lavage.

Il faut ensuite désinfecter le canal avec une solution tiède d'acide borique à 5 grammes pour 100. Cette désinfection de l'urètre se fera au moyen d'injections contenant cette solution, injections faites *à canal ouvert*, la verge maintenue dans une direction rectiligne et légèrement tendue de façon que le liquide ressorte aussitôt; il s'agit, on le voit, plutôt d'un lavage plusieurs fois répété que d'injections.

Ceci fait, on aura de la vaseline boriquée pour graisser la sonde, mais mieux vaut de la vaseline stérilisée. On stérilisera cette vaseline en la maintenant pendant une demi-heure ou une heure, dans un tube plongé dans l'eau bouillante.

IV. — MANUEL OPÉRATOIRE.

Nous ne traiterons ici que du cathétérisme évacuatif, c'est-à-dire celui qui est destiné à vider la vessie distendue par l'urine.

Le cathétérisme est une opération délicate; aussi, pour la bien faire, le chirurgien a-t-il besoin de beaucoup d'exercice.

Si le cathétérisme est pratiqué de telle sorte que l'opérateur ne fasse aucun effort pour introduire la sonde, on le désigne sous le nom de *cathétérisme simple*. Lorsque au contraire il existe dans l'urètre des rétrécissements que l'on se propose de franchir à l'aide d'efforts plus ou moins violents, cette opération, d'ailleurs médiocre, est désignée sous le nom de *cathétérisme forcé;* nous ne nous en occuperons pas ici.

Le cathétérisme simple peut se faire avec une sonde courbe ou avec une sonde droite. Lorsqu'on se sert de la sonde courbe, on peut pénétrer dans la vessie par le *procédé ordinaire*, par celui du *tour de maître*, par celui d'*Abernethy*. Nous décrirons le cathétérisme droit sous le nom de procédé d'Amussat.

Quel que soit le procédé dont on veuille faire usage, on choisit l'instrument qui paraît être le plus convenable : il est bon de l'échauffer dans l'eau tiède bouillie afin que l'impression du froid ne cause pas une contraction spasmodique des parois du canal, contraction qui deviendrait un obstacle à l'introduction de l'instrument.

Quand on emploie la vaseline pour graisser la sonde, il faut vérifier si elle n'est pas accumulée à l'extrémité de la sonde, et si elle n'en bouche pas les ouvertures; ce qui empêcherait l'urine de pénétrer dans la sonde et de s'écouler au dehors.

A. *Procédé ordinaire.* — Le malade est couché sur le bord gauche de son lit, la tête soutenue par des oreillers et les cuisses légèrement fléchies; le chirurgien, placé du même côté, saisit la verge entre l'annulaire et le médius de la main gauche, leur face dorsale tournée en bas; puis, portant ses doigts vers la racine de l'organe, il entraîne les téguments de ce côté, découvre le gland, qu'il prend entre le pouce et l'indicateur. Saisissant alors la sonde de la main droite, par le pavillon, la concavité tournée vers l'abdomen (fig. 326), il en présente le bec au canal de l'urètre; pendant ce mouvement, la verge est dirigée aussi vers la sonde : alors on introduit doucement l'instrument dans le canal. On fait glisser la sonde parallèlement au ventre du malade, en ne la poussant que très légèrement, pendant que de l'autre main on fait avancer la verge vers le pavillon (fig. 327).

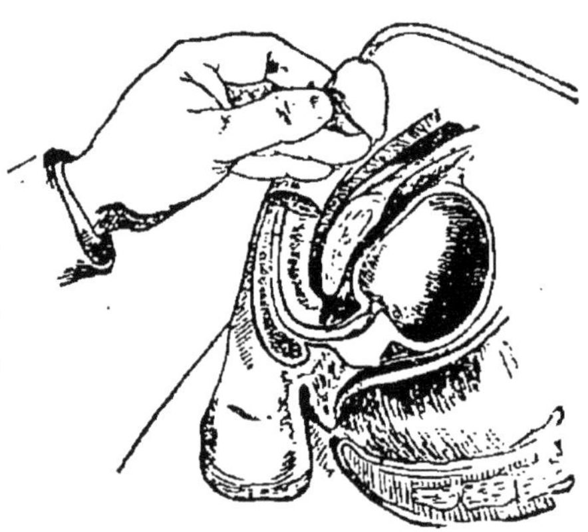

FIG. 326. — Premier temps du cathétérisme simple.

Lorsque l'instrument est arrivé au niveau de la courbure de l'urètre, on porte en bas la verge et le pavillon de la sonde, de manière à faire pénétrer le bec dans le col de la vessie (fig. 328). Dans ce mouvement, chacune des extrémités de la sonde décrit un arc de cercle en sens inverse. Ainsi, lorsque le pavillon de la sonde est dirigé en haut, le bec est dirigé directement en arrière; au fur et à mesure que l'on abaisse le pavillon, le bec est dirigé en haut; il passe alors sous les pubis en s'appliquant contre la paroi antérieure de l'urètre; arrivé là, il est quelquefois nécessaire de retirer la sonde, afin de dégager le bec des plis formés par le froncement de la muqueuse urétrale. Enfin, lorsque le pavillon est dirigé en bas, le bec de la sonde est porté en haut, et il est souvent assez facile de le sentir à travers les téguments de l'abdomen. On peut ainsi, jusqu'à un certain point, diviser en trois temps les mouvements du cathétérisme :

Premier temps. — La sonde est glissée parallèlement au ventre; elle pénètre dans l'urètre jusqu'au niveau des pubis.

Deuxième temps. — Le pavillon de la sonde est porté en avant jusqu'à ce qu'il soit perpendiculaire à l'abdomen ; le bec de la sonde passe sous les pubis et pénètre dans le col de la vessie.

Troisième temps. — Le pavillon de la sonde est abaissé entre les cuisses du malade; la sonde pénètre dans le réservoir de l'urine.

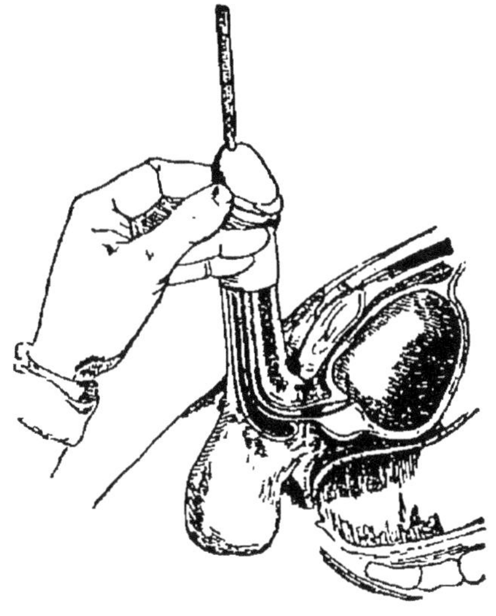

FIG. 327. — Deuxième temps du cathétérisme simple.

La sonde a quelquefois plus ou moins de peine à pénétrer dans la vessie : c'est ainsi que, chez divers individus et aux différents âges, la partie de l'urètre qui s'étend depuis la symphyse des pubis jusqu'au col de la vessie est inégalement recourbée. Aussi le chirurgien devra-t-il faire attention dans le choix à la sonde qu'il veut introduire : il prendra une courbure plus grande chez les vieillards, moindre chez l'adulte, et encore plus petite chez les enfants. S'il n'avait pas d'instruments multiples à sa disposition, il se rappellera que le mouvement en arc de cercle sera d'autant plus considérable que la courbure de la sonde sera moins grande et qu'elle devrait l'être davantage.

On reconnaît que la sonde est dans la vessie par le défaut de résistance perçue à son extrémité, par la facilité de faire exécuter au bec des mouvements à droite et à gauche, enfin par l'écoulement de l'urine : aussi le chirurgien doit-i avoir soin, lorsqu'il pénètre dans la vessie, de placer u doigt sur le pavillon de la sonde, afin que le lit, les vête- ments du malade ne soient pas souillés par l'urine.

Il arrive souvent que l'on éprouve de la difficulté à intro duire la sonde. Il ne faudrait pas, pour vaincre la résis- tance, abaisser violemment le pavillon, car on s'exposerai à déchirer l'urètre; au contraire, on agira avec beaucou de douceur : on pourrait ou soulever la sonde, afin d'évite les brides formées sur la paroi postérieure du canal, ou bien en dégager légèrement le bec pour le réintroduire d nouveau ; enfin u léger mouvemen de vrille pourrai quelquefois efface les plis de la mu- queuse.

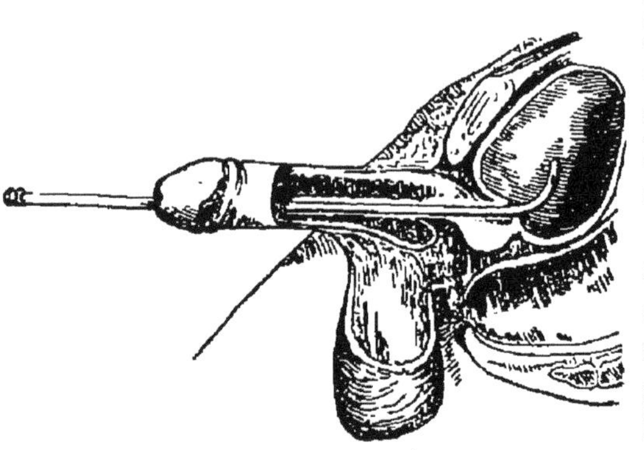

FIG. 328. — Troisième temps du cathétérisme simple.

Si, malgré toutes ces précautions, on ne pouvait y arriver, la main gauche placée sous le périnée guide- rait le bec; si l'in- strument était trop avancé, un doigt serait introduit dans le rectum et condui- rait son bec dans l'ouverture du col de la vessie. Le troi- sième temps ne devant être exécuté que lorsque la sonde a franchi la prostate, il faut toujours éviter de diriger le pavillon en bas lorsqu'on éprouve de la résistance : car le bec n'est plus conduit dans la direction de l'urètre comme dans les deux cas précédents, et c'est alors qu'une impru- dence deviendrait très funeste au malade.

Difficultés du cathétérisme. — Il existe des difficultés nor- males dans les voies urinaires qui empêchent la sonde de pénétrer facilement dans la vessie, surtout lorsqu'on n'a pas acquis une certaine habitude de manier cet instru- ment.

Nous avons dit plus haut qu'on conseille généralement de faire coucher le malade sur le bord gauche du lit, afin que le chirurgien puisse plus librement agir de ce côté. Il est vrai que dans cette position l'opération est plus facile à exécuter; mais, dans certaines circonstances, on doit se résoudre à opérer de quelque côté que le malade soit couché.

S'il s'agit d'un cathétérisme exploratif, on peut placer le malade de la manière la plus avantageuse au chirurgien; mais, lorsqu'il y a rétention d'urine, lorsque le malade est en proie depuis longtemps à de vives douleurs, il y aurait de l'inhumanité à le faire déplacer, afin de rendre plus faciles les manœuvres de l'opération. Il faut donc le laisser dans la position qu'il occupe.

On doit chercher à oublier les descriptions données sur la manière de tenir la sonde; on n'aura pas toujours *en vue la plume pour écrire*, parce que, si l'instrument était tenu de cette manière, il ne pourrait pas entrer dans le canal. On n'allongera pas non plus la verge, afin de lui faire former un angle droit avec l'axe du corps, parce que le canal trop tendu augmentera la résistance en multipliant les points de frottement sur la sonde. On s'inquiétera peu d'écarter le prépuce avec le pouce et l'index, plutôt qu'avec le pouce et le médius. Mais l'opérateur, tenant la sonde de la manière qui lui est le plus commode, écartant le prépuce afin de découvrir le méat urinaire, n'importe avec quels doigts, introduira la sonde d'une manière moins classique, moins chirurgicale peut-être, mais certainement plus facile.

En commençant, la sonde peut ne pas être posée sur la ligne médiane, chez les sujets qui ont le ventre saillant ou bien dont la courbure antérieure de l'urètre est très forte : la sonde produit des frottements sur la paroi antérieure du canal et son passage est douloureux.

La figure 326, qui montre le premier temps du cathétérisme tel qu'il est décrit dans les ouvrages classiques, ne saurait représenter fidèlement la position que l'on doit donner à la sonde, quand la saillie du ventre nécessite la modification du manuel opératoire que nous indiquons ici. On se donne de grandes facilités en plaçant la sonde dans le pli de l'aine, et en la maintenant ainsi jusqu'à ce que son bec ait accroché la symphyse des pubis.

On ne peut trop insister sur cette recommandation d'agir très lentement : on est trop persuadé que cette opération n'est qu'un *tour de main*; mais, si elle donne des résultats heureux lorsqu'elle est bien faite, elle produit très rapidement des accidents bien graves lorsqu'une main inexpérimentée n'a pas su éviter les obstacles naturels qui existent dans les voies urinaires.

Si le méat est trop étroit, il faut le débrider avec un bistouri boutonné; quant à l'arrêt produit par la valvule de Guérin, il s'évite en dirigeant le bec de la sonde sur la paroi inférieure du canal.

Au nombre des autres obstacles, il faut mentionner la symphyse des pubis. Lorsqu'on a à sonder un sujet gras, on ne parviendra pas à faire passer le bec de la sonde sous les pubis, si d'abord on la place dans une ligne parallèle à l'axe du corps; le pavillon, étant poussé en avant par la saillie de l'abdomen, tient le bec de l'instrument trop relevé contre la paroi supérieure du canal, ce qui l'empêche d'atteindre le bulbe; si l'on a baissé le pavillon, le bec vient buter contre la symphyse, et la sonde est arrêtée dans sa marche. Alors, si l'instrument n'est pas tenu solidement entre les doigts, il pivote sur lui-même, et le pavillon se renverse : c'est ce qui a souvent été pris pour l'effet d'un rétrécissement spasmodique.

Cela a peu d'importance, lorsque l'opérateur a agi lentement; mais au contraire, si, dominé par des idées de force, de cathétérisme forcé, il a mis une certaine énergie à faire marcher la sonde, il fera certainement une déchirure à la paroi supérieure de l'urètre à l'endroit où le bec de la sonde était arrêté.

Pour éviter cet obstacle, il suffit de placer le cathéter dans la direction du pli de l'aine et de l'y maintenir jusqu'à ce que son bec soit engagé sous les pubis et ait pénétré jusqu'au bulbe.

Le cul-de-sac du bulbe est encore un autre obstacle naturel, et il augmente en raison des efforts qu'on fait pour le franchir, si l'on n'est pas dans la bonne direction. Il dépend de l'extrême élasticité de ces tissus et de la position fixe du bulbe par rapport à l'aponévrose moyenne du périnée.

Lorsque l'extrémité du cathéter est arrivée dans le bulbe, il faut retirer un peu vers soi et abaisser *très lentement* le pavillon. Si l'on continue à presser sur tout l'instrument, lorsque son bec est arrêté à la paroi inférieure du bulbe, on peut le perforer et faire une fausse route jusqu'au rectum.

C'est lorsqu'ils sont arrêtés par cet obstacle qu'on voit des opérateurs chercher à diriger le manche du cathéter en pressant sur le périnée ou en introduisant le doigt dans l'anus. Ces manœuvres sont inutiles et quelquefois nuisibles; il est presque impossible de préciser avec les doigts, à travers l'épaisseur du périnée, la direction que *va prendre* le cathéter ; quant à celle qu'il a prise, si on la reconnaît, on constate un fait accompli : par exemple, si une fausse route est faite, on en reconnaît l'existence, mais on n'a pas su la prévenir ou l'empêcher.

Si la pression faite par le périnée sur la courbure du cathéter est forte, le bec de l'instrument porté en avant peut contondre et perforer la paroi correspondante du canal. C'est donc une manœuvre dont on doit généralement s'abstenir, parce qu'elle ne peut pas aider ceux qui n'ont pas la grande habitude du cathétérisme, et parce qu'elle peut être la cause d'accidents graves.

Chez quelques sujets et surtout chez les vieillards, on rencontre encore un obstacle naturel dans la région prostatique. Le sillon de la paroi postérieure de la prostate est quelquefois très profond, de sorte que son extrémité vésicale, en se recourbant en haut, forme en avant du col de la vessie une saillie qui empêche la sonde de passer. Lorsque le bec est arrêté à ce point, il faut amener à soi le pavillon et l'abaisser avec lenteur entre les cuisses du malade et dans la direction d'une ligne presque parallèle à l'axe du corps. Cette inclinaison exagérée est douloureuse, et c'est afin de diminuer la douleur qu'il faut agir avec une extrême lenteur.

On s'est aussi préoccupé des courbures à donner aux sondes. Il ne s'agit ici que de l'instrument employé pour le cathétérisme dans les voies normales, sans altérations, sans déviations. La courbure la plus généralement applicable est celle qui occupe le tiers de l'instrument et qui représente une portion de cercle dont le rayon a 6 centimètres de longueur.

En prenant les précautions qui viennent d'être exposées, en agissant *avec lenteur*, on évitera toujours les obstacles naturels du canal, et le cathétérisme à travers les voies urinaires à l'état normal sera une opération facile à exécuter et à l'abri de tout danger[1].

B. *Procédé dit : le tour de maître.* — Ce procédé est beau-

1. *Annuaire de médecine et de chirurgie pratiques*, 1849. — Ch. Philips, *Traité des maladies des voies urinaires*, p. 417 et suiv, 1860.

coup plus difficile et plus douloureux que le précédent, aussi nous ne nous y arrêterons pas longtemps.

Il diffère du procédé ordinaire en ce qu'au lieu de tourner la concavité de la sonde vers le ventre, on y tourne sa convexité ; et, lorsque le bec de l'instrument est ainsi au niveau de la symphyse des pubis, on fait exécuter à la verge et à la sonde un demi-tour qui ramène son pavillon vers l'aine droite et en haut, et l'on achève l'opération comme il a été dit précédemment. Le cathétérisme peut être fait de cette manière lorsque le ventre est trop volumineux pour que le procédé ordinaire soit praticable.

C. *Procédé d'Abernethy.* — Le malade est couché en travers sur le bord de son lit. Le chirurgien, placé entre les cuisses, saisit de la main gauche la verge, comme il a été dit dans le procédé ordinaire : de la main droite il présente à l'urètre le bec de la sonde, le pavillon tourné contre soi et la convexité tournée vers l'abdomen, la concavité en bas. Il fait pénétrer l'instrument en relevant le pavillon jusqu'à ce qu'il soit arrivé au niveau de la courbure du canal ; alors il abaisse fortement le pavillon de la sonde en le portant vers l'anus ; le bec est ensuite engagé sous les pubis, et en le poussant on lui fait suivre la face antérieure de l'urètre, et il pénètre facilement dans la vessie. Le pavillon est alors ramené vers le ventre par un demi-tour, comme dans le tour de maître ; mais cette manœuvre ne présente plus de danger, puisqu'elle n'est exécutée que lorsque l'instrument est dans la vessie.

Ce procédé n'est plus guère utilisé aujourd'hui.

D. *Cathétérisme avec la sonde de Gély, de Nantes.* — Le premier temps de l'introduction de cette sonde est le même que pour les sondes ordinaires ; cependant, vu la grande courbure de l'instrument, on doit placer la verge dans la direction du pli de l'aine, et introduire la sonde de côté jusqu'à la partie la plus profonde de l'urètre. On la ramène ensuite dans le plan vertical, de cette façon le bec arrive sans difficulté jusqu'au bulbe ; alors, pour pénétrer dans la portion membraneuse, on tiraille légèrement la verge, on soulève ainsi la paroi inférieure de l'urètre, et le bec de la sonde est porté en haut vers le point où il doit s'engager.

« A partir de ce moment, l'instrument devra être poussé

vers la vessie par un mouvement qui diffère beaucoup de celui qu'on exécute habituellement. Il arrive même, à cet égard, que l'usage de cette sonde présente au premier abord quelques difficultés, spécialement aux praticiens qui veulent encore, dans ce cas, exécuter les mouvements d'abaissement de la manière ordinaire.

« Les médecins peu habitués au cathétérisme, et surtout les malades, réussissent en général mieux que tout autre à l'introduire du premier coup avec facilité.

« Cette hésitation disparaît, du reste, aussitôt que l'on saisit le véritable mécanisme de son introduction. Il consiste à faire cheminer l'instrument en lui communiquant une impulsion curviligne en rapport avec le cercle sur lequel a été modelée sa courbure. C'est un mouvement en tout semblable à celui qu'on imprime à la lame d'un sabre courbe pour la replacer dans le fourreau. Le mouvement d'abaissement doit complètement disparaître comme mouvement isolé. Il doit se confondre, se lier si bien avec celui de propulsion qu'on ne saurait jamais les distinguer l'un de l'autre, l'impulsion curviligne ne pouvant être réalisée qu'à l'aide de cette fusion complète. En tout cas, l'abaissement du pavillon de la sonde ne saurait jamais être porté aussi loin qu'avec l'algalie ordinaire. Il suffit, en général, de la pousser doucement vers la vessie par ce mouvement circulaire. Dans beaucoup de circonstances, elle y pénètre d'elle-même par son propre poids, tant il y a de concordance entre sa forme et celle de l'urètre[1]. »

E. *Cathétérisme avec la sonde droite, procédé d'Amussat.* — Ce procédé de cathétérisme a été imaginé surtout afin de permettre l'introduction des instruments de lithotritie dans la vessie. Ces instruments étaient jadis droits; mais depuis on leur a donné une courbure semblable à celle des sondes; le cathétérisme droit est bien plus rarement employé; cependant il pourrait être encore utile dans les cas où il existe des fausses routes dans l'urètre. En effet, le bec de la sonde se trouvant toujours dirigé en arrière, éviterait l'éperon que fait la fausse route dans le canal.

Ce procédé est simple et rapide. La verge est tenue entre le pouce et le doigt indicateur de la main gauche, dans une direction telle qu'elle soit perpendiculaire au plan antérieur

1. Gély, *loc. cit.*, p. 151.

du tronc. L'instrument est introduit de la main droite et insinué dans le canal jusque dans la vessie; mais il arrive quelquefois que le col de cet organe est un peu plus élevé, il suffit alors de faire exécuter au pavillon un léger mouvement de bascule en bas; le bec remonte un peu plus haut et pénètre ainsi dans la vessie[1].

F. *Cathétérisme avec les sondes flexibles. Sondes de A. Nélaton.* — Les sondes métalliques ne sont plus guère employées pour évacuer l'urine, elles peuvent être utilisées pour explorer la vessie. Les sondes de gomme élastique leur sont préférées avec raison; s'il est besoin de laisser en permanence un instrument dans l'urètre, elles deviennent indispensables. En effet, bien que leur séjour puisse causer des accidents, ceux-ci seraient beaucoup plus graves si l'on faisait usage des sondes métalliques.

La sonde sera parfois garnie d'un mandrin d'un volume aussi gros que possible, eu égard au diamètre de la sonde. On enduit l'instrument de vaseline, et on l'introduit dans la vessie de la même manière qu'une sonde métallique. On retire ensuite le mandrin d'une main, tandis que de l'autre on tient la sonde solidement fixée, si même on ne la repousse pas un peu, car souvent on ne l'a pas introduite tout de suite assez profondément. Quelques malades éprouvent une douleur vive quand on retire le mandrin; il faut donc procéder doucement à ce temps de l'opération.

On peut encore se servir d'une sonde sans mandrin; mais il faut, ou que la voie soit très libre, ou qu'il soit nécessaire de franchir un rétrécissement: alors on emploie une sonde d'un très petit calibre. Enfin, lorsqu'on fait usage d'instruments fabriqués de telle sorte qu'ils aient la courbure des sondes métalliques, les mandrins sont inutiles.

Dans quelques cas, les malades atteints d'affections des voies urinaires et en particulier d'hypertrophie de la prostate sont dans la nécessité de se sonder eux-mêmes.

Autant qu'on le peut, il faut, pour éviter tout accident, leur conseiller l'emploi de sondes en caoutchouc, parfaitement molles et flexibles, et à l'aide desquelles il leur est impossible de se blesser. La sonde de A. Nélaton répond à ces desiderata.

1. Amussat, *Leçons sur les rétentions d'urine causées par les rétrécissements du canal de l'urètre, et sur les maladies de la glande prostate*, publiées par le docteur Petit, p. 56, Paris, 1832.

Parfois, cependant, les malades sont obligés de se servir de sondes en gomme, et la plupart du temps, de sondes présentant une courbure déterminée, en particulier de sonde à béquilles. Notons que cet usage peut être innocent entre les mains de gens prudents, mais qu'il peut aussi déterminer des accidents résultant surtout de fausses routes.

Évacuation de l'urine. — Quel que soit le procédé que l'on ait employé, l'urine sort par les ouvertures pratiquées au voisinage du bec de la sonde. Le pavillon doit être maintenu plus bas que le col de la vessie : aussi doit-on avoir soin, lorsqu'on sonde un malade dans son lit, de choisir un bassin assez plat pour que le pavillon de la sonde puisse s'abaisser suffisamment. Si le vase n'était pas assez grand, le doigt serait appliqué sur le pavillon jusqu'à ce que le vase eût été vidé ou qu'on en eût replacé un autre.

Pendant que l'urine coule, il est bon de faciliter sa sortie par de légères pressions sur la région hypogastrique; cette précaution devient nécessaire lorsque le cathétérisme est pratiqué pour une paralysie de la vessie, ou lorsque l'urine, ayant distendu considérablement cet organe, lui a fait perdre sa contractilité.

Ordinairement l'urine s'écoule entièrement, mais il peut survenir une interruption brusque, quoiqu'il en reste encore une assez grande quantité. Ce phénomène peut tenir à plusieurs causes : des caillots, des mucosités, de petits graviers viennent s'appliquer aux ouvertures de la sonde; d'autres fois la membrane muqueuse, revenant sur elle-même par suite de l'évacuation du liquide, peut aussi l'empêcher de passer dans la sonde. Dans le premier cas, il est facile de déboucher la sonde, soit avec un stylet introduit dans sa cavité, soit en poussant une légère injection d'eau bouillie tiède; ce dernier précepte doit être mis en pratique toutes les fois que des mucosités existent en grande abondance et qu'on veut en faciliter la sortie. Dans le second cas, il suffit de ramener la sonde en avant, c'est-à-dire de la placer dans une partie de la vessie encore distendue par l'urine.

La quantité d'urine que l'on évacue de cette manière est extrêmement variable. Tantôt le cathétérisme est pratiqué chez des individus ayant des envies fréquentes d'uriner sans qu'il y ait plus de quelques gouttes d'urine dans la vessie, chez les brûlés par exemple; tantôt, au contraire, la vessie est considérablement distendue : on trouve souvent 2 ou 3 litres et même jusqu'à 20 à 30 litres de liquide. Marjolin rapporte que, dans un cas, la quantité d'urine a été assez considérable pour que, le liquide étant évacué, le malade soit mort subitement. La mort aurait pu être prévenue si l'on n'avait donné cours à l'urine que graduellement, et c'est le conseil qu'il donne, si pareil cas se présentait.

Lorsque l'urine est entièrement évacuée, on retire la sonde. Cette manœuvre est très simple; il suffit d'imprimer à l'instrument un arc de cercle en sens inverse de celui qu'on lui a fait décrire pour le faire pénétrer. Pendant cette manœuvre il est indiqué de fermer la sonde avec un doigt placé sur son pavillon, de façon à éviter l'écoulement de l'urine contenue dans le canal de la sonde. Souvent aussi on laisse la sonde à demeure dans la vessie : nous allons nous occuper de cette particularité.

Des sondes à demeure. — Lorsqu'on éprouve de grandes difficultés pour pénétrer dans la vessie et qu'on suppose que le malade aura bientôt besoin d'être souvent sondé, si l'on veut dilater un rétrécissement, ou encore si l'on veut détourner le cours de l'urine afin d'empêcher le liquide de passer par une plaie de la vessie ou de l'urètre, on est obligé de laisser une sonde à demeure.

Les sondes de gomme élastique et mieux de caoutchouc vulcanisé sont celles dont on doit spécialement faire usage.

Les sondes qu'on introduit dans la vessie doivent être renouvelées tous les huit ou dix jours au moins. En effet, si la sonde est laissée à demeure pour un rétrécissement, outre qu'il est besoin d'en augmenter le calibre, une sonde laissée trop longtemps s'altérerait; sa surface, de polie qu'elle était, deviendrait rugueuse, on la retirerait plus difficilement, elle serait plus cassante, et, si une partie de l'instrument restait dans la vessie, elle formerait un noyau autour duquel les sels de l'urine se déposeraient, et bientôt on trouverait un véritable calcul. Enfin toute la partie de la sonde qui serait dans la cavité vésicale se couvrirait de sels calcaires qui rendraient l'extraction de la sonde très pénible, déchireraient l'urètre, pourraient même tomber dans la vessie et devenir également des noyaux de calculs.

Les accidents qui peuvent survenir par suite du séjour des sondes sont assez nombreux; ce sont : 1° la *formation d'abcès* dans l'épaisseur de l'urètre et la perforation de ce canal; 2° *l'inflammation d'un ou des deux testicules*, qu'on fera cesser rapidement en retirant la sonde, et en prescrivant un traitement antiphlogistique en rapport avec l'intensité de l'inflammation; 3° *l'irritation de la vessie*, qui peut être quelquefois assez grande pour faire cesser l'emploi des sondes à demeure; 4° *l'hématurie;* 5° la *perforation de la vessie* par la gangrène de ses parois, causée par la pression de la sonde. Cet accident, le plus grave de tous, est assez rare chez les adultes, plus fréquent chez les vieillards : on le préviendrait en n'enfonçant pas trop la sonde; 6° *la sonde peut se briser*, soit dans l'urètre, soit dans la vessie. Mais le dernier cas présente une gravité toute spéciale; car, ainsi qu'il a été dit plus haut, ce corps étranger devient le noyau d'un calcul pour lequel il sera tôt ou tard nécessaire d'opérer. Lorsque la sonde est brisée dans l'urètre, on peut espérer la retirer, soit au moyen de pinces introduites dans le canal, soit en pratiquant une boutonnière au pénis; 7° enfin des *érections* peuvent rendre l'usage des sondes excessivement pénible aux malades, et si au bout de quelques jours ils ne s'y accoutument pas, ce qui est rare, on est obligé d'en cesser l'emploi.

Appareils contentifs des sondes. — Lorsque les sondes sont introduites dans la vessie et doivent y rester à demeure, elles seront fixées de telle façon qu'elles ne sortent pas de la vessie et qu'elles ne rentrent pas dans cet organe, car leur extrémité ne doit jamais dépasser le col de plus de 3 à 5 centimètres.

Un grand nombre de moyens ont été imaginés pour fixer les sondes; toutefois nous ne nous occuperons que du plus important, les autres n'en étant que des modifications plus ou moins heureuses.

Pour faire cet appareil, on prend un cordon de coton d'un mètre et demi de long environ. Le cordon est fixé à sa partie moyenne près du pavillon de la sonde par deux nœuds; chacun des deux chefs est ramené sur la verge de chaque côté. Sur la partie moyenne de cet organe, on place une petite compresse de lint assez longue pour l'entourer, et autour de cette compresse on enroule en sens inverse les deux cordons, que l'on a soin de ne pas entasser sur un même point, mais que l'on dispose de manière à couvrir la verge dans une étendue assez considérable, afin que la pression exercée sur un point seulement ne cause pas de douleur. Lorsque les deux chefs du fil de coton sont épuisés, on les noue ensemble (fig. 329).

Ainsi disposé, l'appareil est suffisant pour maintenir les sondes. Mais, si l'instrument dont on s'est servi est un peu long, s'il est très flexible, s'il tend à sortir de la vessie en se recourbant, il pourra se dévier à droite ou à gauche, quelquefois même il finira par sortir tout à fait de la vessie : aussi est-il préférable de fixer un second cordon de la même manière dans l'intervalle des deux chefs qui ont été primitivement placés. On pourrait encore supprimer la petite compresse que nous avons dit devoir être enroulée autour de la verge, mais la compression ne serait plus aussi uniforme.

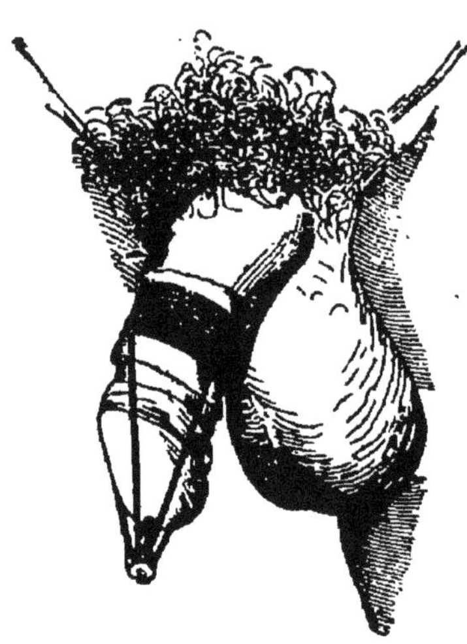

FIG. 329. — Manière de fixer les sondes.

Ce moyen est fort simple et très facile à mettre en usage. On lui a reproché : 1° de rendre l'érection, déjà très pénible lorsqu'une sonde est introduite dans l'urètre, beaucoup plus douloureuse par la constriction que ce bandage exerce sur le pénis ; 2° d'empêcher l'écoulement des quelques gouttes d'urine qui, chez les individus soumis à l'usage continuel des sondes, se glissent entre la sonde et les parois de l'urètre.

Aussi, pour obvier à ces inconvénients, a-t-on conseillé de fixer les liens sur un suspensoir à l'ouverture duquel on aurait fait deux œillets pour les laisser passer ; ou bien encore de fixer les liens sur un large anneau dans lequel on aurait engagé la verge et qui lui-même serait attaché à une ceinture au moyen de lacs placés, les uns en avant, les autres en arrière. D'autres, enfin, ont imaginé de petits appareils qui, par leur élasticité, peuvent se dilater et se laisser allonger au moment de l'érection du pénis et se resserrer ensuite. Un autre procédé consiste à fixer les cordons aux poils du pubis au lieu de les fixer à la verge (c'est le procédé de Thompson)

Quand la sonde est fixée dans l'urètre, afin d'empêcher l'écoulement incessant de l'urine, on ferme le pavillon de la sonde par un petit fosset; on le retire toutes les fois que le malade a besoin d'uriner.

Ce n'est pas ici le lieu de décrire les cas dans lesquels il est nécessaire d'enlever ce petit bouchon, les diverses maladies pour lesquelles on met les sondes à demeure nécessitant des indications différentes.

Il est même des circonstances dans lesquelles il faut bien se garder de boucher le pavillon de la sonde : c'est lorsqu'on veut empêcher l'urine de passer par des solutions de la vessie, car, si l'urine s'accumulait dans ce réservoir, elle ne tarderait pas à sortir par la plaie. Dans ces circonstances on a conseillé d'adapter au pavillon des sondes un long tube en caoutchouc qui fait l'office d'un véritable siphon. Ce tube doit plonger dans un urinal rempli d'une solution de sublimé au 1000e.

V. — DU CATHÉTÉRISME DES VOIES URINAIRES CHEZ LA FEMME.

Les sondes de femme sont à peine courbées et beaucoup moins longues que les sondes d'homme; elles n'ont que 15 centimètres environ de longueur.

Le cathétérisme est, en général, extrêmement simple, car l'urètre est très court, facile à trouver, parfaitement régulier : aussi, à moins d'exceptions sur lesquelles nous allons revenir, est-il très facile de pénétrer dans la vessie.

1° *Cathétérisme à découvert.* — La malade est couchée; les cuisses sont légèrement écartées et un peu fléchies sur le bassin. Le chirurgien, placé sur le côté droit, écarte les petites lèvres avec le pouce et le doigt médius de la main gauche, tandis qu'avec l'indicateur, dont la pulpe est tournée du côté du vestibule, il dirige la sonde, tenue de la main droite, dans le méat urinaire, la concavité tenue en haut; lorsque l'instrument a franchi la symphyse des pubis, il abaisse légèrement le pavillon et la sonde entre dans la vessie.

2° *Cathétérisme à couvert.* — La pudeur empêche souvent les femmes de se découvrir; aussi est-ce avec une certaine peine qu'elles se laissent sonder; c'est pourquoi le chirurgien doit apprendre à pratiquer cette opération sous les draps, ce qui est assez facile.

Comme précédemment, les nymphes sont écartées ; le doigt indicateur, conduit d'arrière en avant de la fourchette au vestibule, rencontre successivement le vagin, sa colonne antérieure, au-dessus de laquelle se trouve le méat urinaire. Une petite saillie située en avant de la colonne antérieure du vagin apprend au chirurgien qu'il est arrivé vers l'orifice qu'il veut franchir. Souvent, quand il est un peu exercé, il pénètre du premier coup, et, dans le cas contraire, il tâtonne un peu ; mais il y arrive presque toujours sans grande peine. On obtiendrait le même résultat en dirigeant le doigt de la partie supérieure vers la partie inférieure, c'est-à-dire du clitoris vers le canal de l'urètre ; mais, il faut, autant qu'on le peut, éviter de porter le doigt sur cet organe.

Il est quelquefois assez difficile de traverser l'urètre pendant les derniers temps de la grossesse, ou bien encore chez les femmes âgées, surtout chez celles qui ont eu beaucoup d'enfants. En effet, l'orifice se trouve enfoncé sous les pubis, le canal est très oblique, de telle sorte qu'il est nécessaire de porter en haut le vestibule et le clitoris, pendant que les petites lèvres sont entraînées en dehors. Lorsque la sonde est introduite, elle doit être abaissée davantage ; il est même nécessaire d'en choisir une à courbure plus forte ; aussi une sonde d'homme est-elle quelquefois indispensable. Quoi qu'il en soit, il sera facile de pratiquer cette opération quand on se rappellera que le méat urinaire se trouve sur le bord supérieur du vagin, et que, s'il était entraîné plus profondément par les causes qui viennent d'être signalées, il faudrait le chercher, non pas au-dessus du vagin, mais à sa partie supérieure et antérieure.

Fiseau a conseillé de placer dans l'entrée même du vagin le doigt indicateur de la main gauche, la face palmaire tournée en avant : il glisse sur ce doigt, qui lui sert de conducteur, la sonde prise de la main droite comme une plume à écrire ; l'instrument, toujours senti par le chirurgien, ne peut pénétrer dans le vagin et rencontre presque toujours le méat urinaire. Il rappelle que chez les femmes jeunes cet orifice est situé un peu plus haut que chez celles qui sont plus avancées en âge ou qui sont dans un état de grossesse avancée ; chez ces dernières, il est plus rapproché du vagin.

Appareils contentifs des sondes chez la femme. — Ils sont assez difficiles à établir de façon que les sondes soient solidement fixées dans la vessie.

On attache des rubans à l'extrémité de la sonde, et ceux-ci sont fixés sur un bandage en T double; mais cet appareil se dérange facilement, car les sous-cuisses sont tendus ou relâchés selon que les membres inférieurs sont dans l'extension ou dans la flexion. Les fils noués ou agglutinés aux poils des grandes lèvres ne sont pas un moyen plus sûr.

« Desault s'est servi d'une machine en forme de brayer, dont le cercle, assez long pour embrasser la partie supérieure du bassin, supporte à sa partie moyenne une plaque ovalaire qui doit être placée en avant des pubis; au milieu de cette plaque est une coulisse dans laquelle glisse une légère tige d'argent recourbée, de manière qu'une de ses extrémités percée d'un trou tombe au-dessus de la vulve au niveau du méat urinaire. Cette tige peut être fixée sur la plaque au moyen d'un écrou. Après avoir introduit et disposé la sonde dans la vessie, de sorte que son bec et ses yeux se trouvent dans la partie la plus basse de ce viscère, on engage le bout de cet instrument dans le trou de la tige, qui est ensuite assujettie dans la coulisse, comme nous l'avons dit plus haut. » L'appareil de Desault est très compliqué et n'est suffisant pour maintenir les sondes fixes qu'autant que la malade ne fait pas de mouvement.

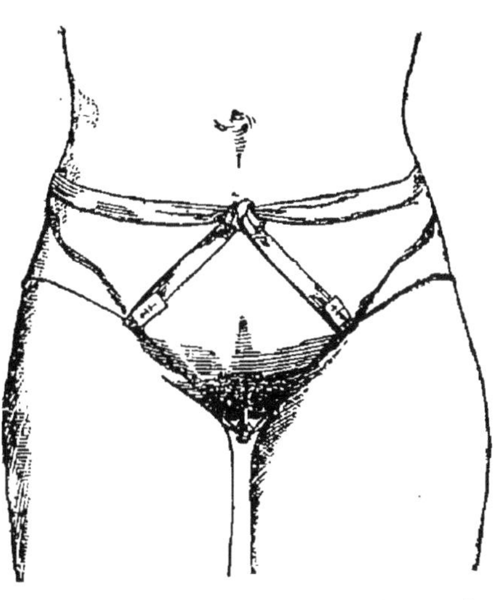

Fig. 330. — Appareil contentif des sondes de Bouisson.

Nous devons au professeur Bouisson, de Montpellier, la connaissance d'un appareil contentif des sondes qu'il a imaginé. Cet appareil est excessivement simple et maintient la sonde très solidement. On attache au pavillon de la sonde par une de leurs extrémités deux longs rubans de coton; l'un embrasse d'avant en arrière la cuisse du côté droit, l'autre la cuisse gauche, les deux autres extrémités sont ramenées sur le pavillon de la sonde. On peut encore attacher la partie moyenne des rubans au pavillon de la sonde et porter un des chefs en avant, l'autre en arrière, et les nouer ensemble sur le côté externe de l'une et de l'autre cuisse.

Quoi qu'il en soit, ces rubans de coton sont fixés par deux bandes de toile qui les embrassent par leur partie moyenne et qui sont réunies sur le milieu d'une ceinture passant au-dessus des hanches. Pour que l'appareil soit fixé d'une manière tout à fait complète, les liens contentifs des fils de coton seront établis en avant et en arrière (fig. 330).

On peut aussi fixer les sondes à demeure aux poils du pubis roulés en touffes. C'est actuellement le procédé le plus souvent employé.

ARTICLE III

ÉVACUATION ET LAVAGE DE L'ESTOMAC. CATHÉTÉRISME DE L'ŒSOPHAGE.

L'évacuation et le lavage de l'estomac ont été proposés dans certains empoisonnements, dans les cas d'ingestion trop abondante de boissons alcooliques, dans les cancers et les dilatations de l'estomac et pour assurer l'asepsie de cet organe dans les interventions chirurgicales pratiquées, soit pour ablation de tumeurs néoplasiques, soit pour la création d'un abouchement artificiel de cet organe dans l'intestin.

Mais nous n'avons pas à discuter ici les cas dans lesquels l'évacuation et le lavage de l'estomac sont indiqués; disons seulement que cette opération a été proposée par Blatin, C. Renaut et Lafargue, et érigée en méthode thérapeutique par Küssmaul, Faucher et Debove.

I. — ÉVACUATION PAR LA VOIE BUCCALE ET LAVAGE.

1° *Cathétérisme de l'œsophage; pompe stomacale.* — Le cathétérisme de l'œsophage se pratique avec une sonde en caoutchouc noir ressemblant aux sondes urétrales, mais d'une longueur de 50 centimètres à peu près et d'un diamètre de 1 centimètre. Comme certaines sondes urétrales, son extrémité inférieure est arrondie, présentant un œil latéral.

Au bout supérieur, suffisamment évasé, on peut adapter une pompe aspirante et foulante.

Pour pratiquer le cathétérisme de l'œsophage, il faut faire asseoir le malade, puis lui faire ouvrir la bouche en lui recommandant de baisser la tête. Cette manœuvre favorise l'introduction de la sonde; au contraire, la tête renversée en arrière la rend difficile. Le chirurgien se place en face du malade, lui introduit son index gauche dans la bouche, déprime sa langue et sent son épiglotte qu'il maintient abaissée avec la pulpe de l'index. Puis, tenant la sonde préalablement graissée de la main droite, comme une plume à écrire, il la fait glisser sur la face dorsale de son index gauche, en la portant le plus loin possible, contre la paroi antérieure du pharynx. Par une pression douce, il l'engage dans l'œsophage, puis il retire son index et continue à pousser lentement la sonde jusqu'à ce qu'elle ait pénétré dans l'estomac. Une fois la sonde en place, on doit ordonner au malade de respirer largement. Chez certaines personnes très sensibles, on ne peut pénétrer dans l'arrière-bouche sans amener des vomissements; mais on parvient à calmer très facilement ce réflexe par le bromure de potassium, ou mieux par des badigeonnages à la cocaïne.

Si, au lieu de pénétrer dans l'œsophage, la sonde pénètre dans le larynx et la trachée, le malade est pris tout d'un coup de quintes de toux et de suffocation. Il faudra alors retirer la sonde et attendre que le calme se soit rétabli pour faire une seconde tentative de cathétérisme. « Les seconds phénomènes, c'est-à-dire ceux que détermine la présence du tube dans l'estomac, sont plus difficiles à éviter; d'ailleurs ils sont beaucoup plus rares, et le plus souvent on les fera disparaître en introduisant tout de suite une certaine quantité d'eau dans l'estomac. On éloigne ainsi les parois de ce dernier de l'extrémité du tube, et l'on évite la révolte de l'organe.

« D'ailleurs, la tolérance du pharynx, de l'œsophage et de l'estomac s'établit avec une extrême facilité; et après trois à quatre séances, les malades supportent sans aucun inconvénient la présence de ce tube[1]. »

1. Extrait des leçons de *Clinique thérapeutique* professées à l'hôpital Saint-Antoine par Dujardin-Beaumetz. Paris, 1883.

2° *Siphon de Faucher.* — Aujourd'hui pour laver l'estomac, on a abandonné presque complètement la pompe pour ne se servir que du siphon de Faucher. Ce siphon se compose d'un tube de caoutchouc rouge, souple, élastique, ayant une longueur de 1m,50 et 10 à 12 millimètres de diamètre. A ce tube s'adapte un entonnoir de verre de 500 grammes de capacité (fig. 331).

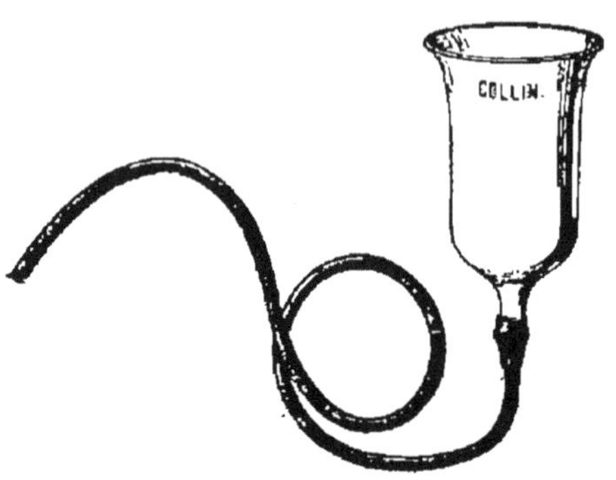

FIG. 331. — Siphon de Faucher pour le lavage de l'estomac.

La manœuvre, pour introduire ce siphon, est à peu près la même que pour le cathétérisme de l'œsophage avec une sonde rigide. Les malades, dès que le tube se trouve à la base de leur langue, n'ont qu'à faire des mouvement de déglutition pour avaler le siphon; ils peuvent aussi eux-mêmes faire leur lavage stomacal (fig. 332).

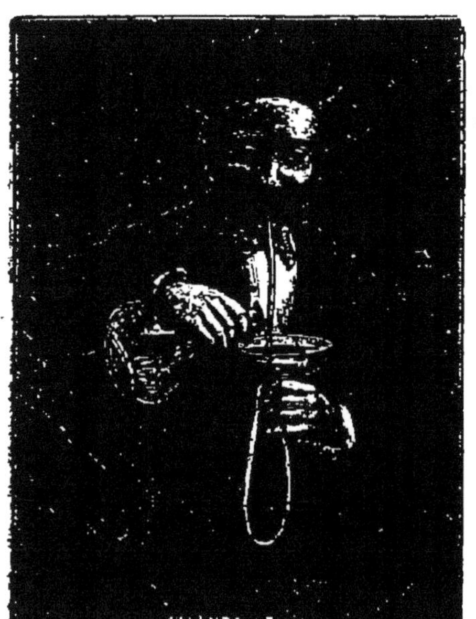

FIG. 332. — Moyen de se laver soi-même l'estomac.

3° *Tube de Debove.* — Le tube de Debove (fig. 333) est plus rigide et plus gros que celui de Faucher. Il présente, à 45 ou 50 centimètres de son bec, un index qui, lors de son introduction, doit être arrêté en avant de la bouche. A l'extrémité libre du tube se trouvent deux yeux latéraux.

Quoi qu'il en soit, que l'on se serve de l'un ou de l'autre de ces instruments quand le tube, bien graissé avec de la vaseline, de la glycérine ou du lait, a été enfoncé dans l'œsophage et que l'index du tube se trouve un peu en avant des lèvres, il faut adapter l'entonnoir au tube, verser le liquide choisi dans cet entonnoir et l'élever au niveau ou au-dessus de la tête du malade pour permettre au liquide de s'écouler dans l'estomac. Dès que le liquide est sur le point de disparaître, il faut abaisser l'entonnoir et faire couler le contenu de l'organe dans une cuvette ou un seau. Quant à la quantité de liquide à employer, elle est des plus variables et dépend du degré de dilatation de l'estomac et

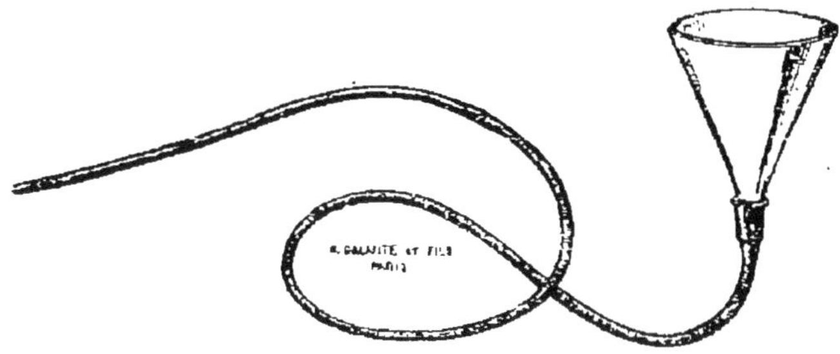

FIG. 333. — Tube de Debove.

de la tolérance plus ou moins grande de cet organe. Il est des malades chez lesquels on peut impunément introduire 2, 3, 4 et même 5 litres de liquide; il en est d'autres, au contraire, chez lesquels 500 grammes amènent des efforts de vomissement.

Pour que l'estomac soit convenablement lavé, il faut que le liquide ressorte aussi clair qu'avant son introduction.

Le *gavage* au moyen de la sonde ou du siphon œsophagien se fait de la même façon, sauf qu'on n'abaisse pas l'entonnoir, afin de laisser dans l'estomac les principes nutritifs introduits.

Pour procéder aux lavages de l'estomac chez les tout petits enfants dans les cas de dyspepsie sans fièvre, dans les affections gastro-intestinales aiguës ou chroniques, on se servira d'une *sonde urétrale de Nélaton* munie aussi d'un entonnoir de verre. Le gavage sera exécuté de la même façon.

II. — CATHÉTÉRISME ET GAVAGE PAR LES FOSSES NASALES.

Le gavage par les fosses nasales est indiqué à la suite d'opérations sur la bouche ou la langue, et chez les individus atteints de contractures des masséters.

On le fera au moyen d'une sonde de A. Nélaton que l'on pourra soit laisser à demeure en la fixant au moyen d'une grosse épingle de nourrice et d'un fil faisant le tour de la tête, soit remettre pour chaque gavage.

Cette sonde est introduite dans une des fosses nasales et, quand elle est parvenue dans le pharynx, il suffit de provoquer quelques mouvements de déglutition, tout en exerçant sur elle une douce propulsion. Le doigt mis dans la bouche peut aussi guider la sonde et faciliter son introduction dans l'œsophage.

CHAPITRE XXIII

Instillations. — Injections. — Irrigations des cavités.

ARTICLE PREMIER

INSTILLATIONS

L'instillation est une pratique qui a pour but de laisser tomber goutte à goutte un liquide médicamenteux. On l'emploie pour l'œil, pour le conduit auditif ou pour l'urètre postérieur.

I. — ŒIL.

Employée pour le traitement des maladies des yeux, la solution destinée à être instillée se nomme *collyre.*

Les collyres sont d'un fréquent usage, et, sagement administrés, ils ont une grande utilité dans les maladies des yeux. Ils deviennent dangereux, au contraire, lorsqu'ils sont ordonnés intempestivement et lorsqu'ils sont mal administrés, car ils peuvent augmenter l'irritation et aggraver l'affection contre laquelle on les emploie, ou bien déterminer des ulcérations qui ne se guérissent qu'en laissant à leur place des taies qu'il est impossible de faire disparaître.

L'administration des collyres ne doit donc être confiée qu'à une personne intelligente ; de plus, ces médicaments doivent être fréquemment renouvelés, car il ne faut jamais se servir d'un collyre altéré.

Les collyres sont tantôt instillés dans l'œil, tantôt utilisés en lotions pour décoller et laver les bords des paupières, pour faciliter l'écoulement du pus, dont le contact prolongé avec la cornée pourrait déterminer des accidents; enfin, ils servent encore à donner à l'œil des bains locaux dans un petit récipient de forme particulière appelé *œillère*. Il est évident que, dans ces deux derniers cas, il pénètre toujours quelques gouttes de collyre entre les paupières.

Les collyres sont employés à l'état *pulvérulent*, à l'état *liquide*, à l'état de *gaz* ou de *vapeurs*. Nous ne parlerons ici que des collyres liquides.

Collyres liquides. — Les collyres liquides sont d'un usage fréquent. Lorsqu'ils sont employés dans le but de donner un bain local, on les administre le plus souvent à l'aide de l'œillère ; cependant on peut aussi faire usage de quelques appareils spéciaux.

Le plus souvent les collyres doivent être instillés entre les paupières, soit pour agir à la surface de la conjonctive et de la cornée, soit pour être absorbés et provoquer la dilatation ou la contraction de l'iris. Dans ce dernier cas, leur emploi doit être surveillé, en ce sens que l'absorption du médicament a donné lieu parfois à des phénomènes d'intoxication, surtout chez les enfants.

Pour instiller un collyre, le malade étant couché ou assis, on lui renverse la tête en arrière, on écarte les paupières en se servant de la main gauche, et l'on fait tomber quelques gouttes du collyre sur la surface du globe de l'œil, le pouce de la main droite étant appliqué sur l'ouverture de la fiole qui contient le médicament et empêchant ainsi le liquide de s'écouler en grande quantité.

Plusieurs modifications peuvent être apportées à cette manière de faire trop élémentaire. Tout d'abord, lorsqu'il est difficile d'ouvrir l'œil malade, comme cela s'observe chez les enfants, on peut déposer quelques gouttes du collyre vers le grand angle de l'œil, et, en maintenant la tête renversée pendant quelque temps, il pénètre toujours un peu de liquide entre les paupières. Cette manière de procéder s'applique surtout au cas où le collyre n'est pas destiné à agir localement, mais bien à être absorbé par la conjonctive (collyres à l'atropine).

Au lieu de verser directement le collyre en tenant le goulot de la bouteille oblitéré avec le pouce, on peut utiliser un tuyau de plume ou même un chalumeau de paille. On plonge le tuyau dans le collyre, et l'on bouche son extrémité libre avec le doigt; la colonne de liquide est ainsi maintenue par la pression atmosphérique. Tout se passe alors comme précédemment; au moment où l'œil du malade est ouvert, on débouche brusquement le tube en enlevant son doigt et le liquide tombe dans la cavité conjonctivale.

Enfin, il vaut mieux se servir d'un certain nombre d'appareils dits *compte-gouttes*. Le plus simple de tous, et en même temps le plus commode, consiste en un tube de verre effilé à l'une de ses extrémités et entouré ou, pour mieux dire, prolongé à son extrémité opposée par un tube de caoutchouc fermé. On comprime le tube de caoutchouc entre deux doigts pour expulser un peu d'air de l'appareil, puis on plonge l'extrémité effilée du tube de verre dans le collyre, en ayant soin de cesser aussitôt la compression du tube de caoutchouc. Le calibre de ce dernier revenant à son état normal, il se fait un vide, et le liquide monte dans l'appareil.

Veut-on maintenant instiller quelques gouttes de collyre entre les paupières, il suffit, après les avoir écartées à l'aide de la main gauche, de presser quelque peu sur le tube de caoutchouc, comme le représente la figure ci-contre (fig. 334).

Dans un service d'ophtalmologie bien organisé, chaque malade doit avoir son compte-gouttes stérilisé par l'ébullition, et ce compte-gouttes doit être conservé dans un bocal de verre bien bouché plein d'eau boriquée.

On aura soin, dans les prescriptions de collyre, d'éviter d'associer le laudanum ou l'opium aux sels de plomb ou d'argent, car il se formerait un méconate *insoluble* de plomb ou d'argent. Quand le collyre est agité avant les instillations, le méconate en suspension est mis en contact avec l'œil, et, s'il existe une ulcération de la cornée, il se fixe dans cette menbrane. Ainsi se sont formés de toutes pièces un grand nonbre de nuages, de prétendus albugos que l'on aurait pu prévenir. Quant aux collyres de sulfate de cadmium, de cuivre ou de zinc, le laudanum peut ne pas en être exclu.

Dans quelques cas, lorsqu'on ne veut introduire dans l'œil qu'une très petite quantité de liquide, ou bien lorsqu'on ne veut exercer d'action que sur une partie déterminée du globe oculaire, on trempe dans le liquide un petit pinceau de blaireau ou d'ouate stérilisée, que l'on va porter sur la partie en écartant les paupières. Le laudanum, le nitrate d'argent en solution plus ou moins concentrée, l'acétate neutre de plomb dissous peuvent être employés de cette manière. En général, après avoir badigeonné la surface de la conjonctive avec le pinceau chargé de liquides médicamenteux, on la lave à l'aide d'un autre pinceau trempé dans de l'eau stérilisée ou distillée et bouillie.

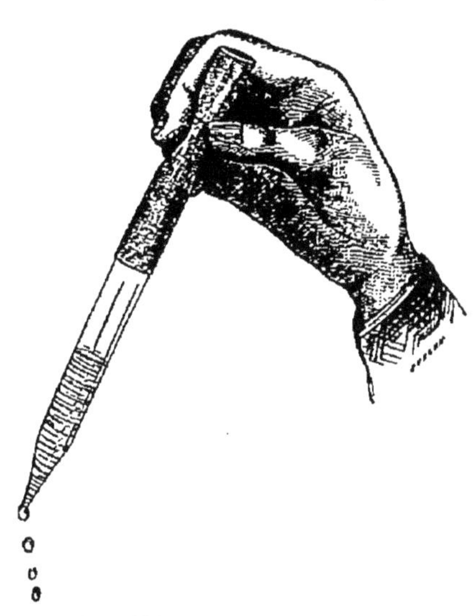

Fig. 334. — Compte-gouttes.

Parfois on touche très légèrement le point malade avec l'extrémité d'un crayon de nitrate taillé comme un crayon ordinaire. Il ne faut pas oublier d'essuyer son crayon de nitrate d'argent toutes les fois qu'il aura été en contact avec un liquide, car l'humidité pourrait le faire fondre.

Au lieu d'employer des crayons formés de nitrate d'argent pur, on s'est servi de crayons mitigés (de Barral), constitués par un mélange d'azotate d'argent et d'azotate de potasse. Le mélange varie fatalement, selon que l'action caustique du nitrate d'argent doit être plus ou moins affaiblie.

II. — CONDUIT AUDITIF.

On emploiera le même procédé d'instillation que pour l'œil en utilisant le compte-gouttes. On fera incliner la tête du malade du côté opposé à celui que l'on se sera proposé d'instiller. Après cette instillation, il est bon d'obturer le conduit auditif avec un tampon d'ouate hydrophile.

III. — URÈTRE.

Les instillations intra-urétrales ont été préconisées par le professeur Guyon. Elles doivent être faites dans les cas d'urétrite chronique, et dans les cystites blennorragiques du col.

Nous donnerons l'exposé de la méthode de ces instillations que nous emprunterons presque complètement au docteur E. Desnos[1].

Instrumentation. — Les instruments nécessaires aux instillations consistent en : 1° un *explorateur de gomme*

Fig. 335. — Explorateur à boule.

(fig. 335) *à boule olivaire*, percé d'un canal dans toute sa longueur, dit *instillateur;* le centre de la boule terminale

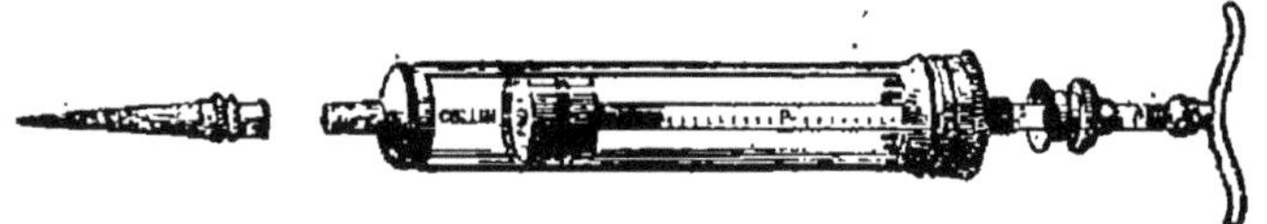

Fig. 336. — Seringue à instillation.

présente ainsi un pertuis filiforme; 2° une *seringue* du même modèle que celle de Pravaz, de dimensions assez grandes, d'une contenance de 4 grammes d'eau environ

1. E. Desnos, *Traité élémentaire des maladies des voies urinaires*, p. 106, Paris, 1890.

(fig. 336); à son embout s'adapte une canule conique, munie d'un pas de vis à l'extérieur, et dont l'extrémité est filiforme (Guyon).

« A défaut de la seringue de Guyon, on pourrait se servir de la seringue de Pravaz, à laquelle on aurait le soin d'ajouter une petite canule filiforme et en prenant la précaution d'amorcer l'explorateur auparavant, afin d'avoir dans la seringue la quantité de liquide suffisante pour faire les instillations[1]. »

Manuel opératoire. — On commence par charger la seringue; la canule est fixée à l'instillateur au moyen de son pas de vis, puis ajustée à la seringue; il faut alors amorcer, c'est-à-dire faire tourner le piston jusqu'à ce que le liquide apparaisse à l'extrémité de la boule olivaire; chaque tour imprimé au piston déterminant l'issue d'une goutte, on comprend avec quelle précision on pourra se rendre compte de la quantité de liquide injecté.

1° *Si l'instillation est destinée à l'urètre antérieur*, au cul-de-sac du bulbe, par exemple, on choisit une boule assez volumineuse (n°s 18 à 22) pour qu'elle entre en contact assez intime avec les parois urétrales et empêche le reflux du liquide.

L'instillateur est alors conduit jusqu'à la portion membraneuse dont la résistance sert de point de repère; puis on le ramène en arrière, on maintient la boule à une distance de 1 à 3 centimètres de la barrière membraneuse et l'on instille un nombre variable de gouttes de liquide (de six à douze).

L'appareil est laissé en place pendant quelques minutes; puis, la sonde une fois retirée, le liquide s'écoule librement par le méat.

Son action sur la portion la plus antérieure du canal est nulle, car le passage est rapide. l est d'ailleurs possible d'empêcher même ce contact rapide, en aspirant le liquide contenu dans le cul-de-sac du bulbe avec la seringue avant de retirer l'instillateur.

2° *Pour l'urètre postérieur*, quelques précautions sont à prendre. Le malade devra uriner immédiatement avant, car, si la vessie était remplie, une certaine quantité d'urine

1. A. Boursier, *Journal de méd. et de chir. pratiques*, Paris, 25 mars 1892.

s'épancherait dans le canal prostatique et sa présence modifierait l'action du liquide.

Un lavage de l'urètre antérieur est utile; mais ordinairement on peut s'en dispenser, car presque toujours l'urétrite est à la fois antérieure et postérieure. On le pratique d'une manière très simple, soit avec une sonde droite d'un calibre de beaucoup inférieur à celui de l'urètre, soit avec le même appareil à instillations, en ayant soin d'employer une boule petite qui permette le reflux immédiat du liquide et en ayant soin de la conduire jusqu'au cul-de-sac du bulbe. L'instillateur franchit ensuite la région membraneuse; là il n'est plus nécessaire d'employer un instrument volumineux, mais une boule de dimensions assez grandes pour que la traversée membraneuse donne lieu à des sensations bien nettes (n°s 13 ou 14). Une fois dans la prostate, on instille un nombre de gouttes un peu plus considérable, de quinze à vingt-cinq, quantité suffisante pour remplir cette portion de l'urètre. Le liquide séjourne en arrière du sphincter membraneux et n'apparaît pas au méat.

Chez la femme on se sert d'une bougie à boule n° 18 ou 20; si l'on veut agir sur l'urètre, on pousse la bougie jusqu'au col vésical, puis on retire la boule et l'on fait les instillations; si c'est dans la vessie, on les fait au niveau du col vésical.

Substances employées. — Différentes substances ont été employées; les *sulfates de zinc*, de *cuivre* au 40e, au 20e produisent, au moment même de l'instillation, une irritation assez vive qui se calme bientôt; mais les effets sont peu durables; l'écoulement diminue pour reparaître presque aussi intense le lendemain.

Le *sublimé* à 3, 4, 6 pour 1000, le *biiodure* à 2, 3 pour 1000 sont des agents plus puissants, mais la réaction est très violente, dure longtemps et oblige à trop espacer les séances; à un titre plus faible, l'effet curatif est peu marqué; quant à l'*iodoforme finement pulvérisé* et tenu en suspension dans une solution de gomme, son action est trop peu prolongée pour que les résultats soient appréciables.

Le *nitrate d'argent* est la substance qui a généralement donné les meilleurs résultats. Ces substances employées sont appelées *modificatrices*. Les *substances analgésiques*, telles que la cocaïne et la morphine, ont été instillées pour le traitement des cystites douloureuses, mais elles n'ont eu qu'une efficacité très médiocre.

Immédiatement après l'instillation de nitrate d'argent, la douleur est assez vive, très variable d'ailleurs, suivant les sujets, et peut-être aussi la gravité des lésions. Elle est plus intense quand le liquide a été porté dans l'urètre postérieur, et donne lieu à un certain degré de ténesme rectal. Tous les symptômes passent assez rapidement, dans un délai qui varie de quelques minutes à deux heures.

La réaction inflammatoire se manifeste bientôt après sous forme d'un écoulement purulent plus ou moins abondant, d'abord très liquide, puis plus épais au bout de quelques heures. Après les premières instillations, cet écoulement dure de douze à dix-huit heures, beaucoup moins longtemps après les suivantes.

Le titre de la solution le plus souvent employée est de 1/50. Au bout de cinq à six instillations, on peut l'élever progressivement, arrivant ainsi à 1/30, 1/20 et même 1/10. Dans ce dernier cas, une à deux gouttes seulement doivent être instillées, la réaction est alors très vive et l'écoulement consécutif d'ordinaire teinté de sang. Nous avons obtenu quelques succès au moyen de ces solutions très concentrées, mais elles ne doivent être conseillées que dans les cas exceptionnels et lorsque l'urètre est très tolérant.

Les instillations sont faites en général tous les deux jours. Cet intervalle est nécessaire pour que les phénomènes réactionnels s'apaisent.

ARTICLE II

INJECTIONS ET IRRIGATIONS

L'injection a pour but d'introduire, à l'aide d'une seringue ou d'un appareil analogue, un liquide dans une cavité naturelle ou accidentelle. Le nom de *lavement* est réservé aux injections faites par l'anus.

On donne encore le nom d'*injection* au liquide que l'on injecte.

Les substances qui peuvent servir d'injections sont extrêmement nombreuses; le plus souvent on emploie l'eau pure ou chargée de principes médicamenteux, émollients, narcotiques, excitants, irritants, etc., selon le but qu'on se propose.

Les injections d'eau bouillie tiède servent, soit à distendre les parties, soit à les laver.

La quantité de liquide employée dans les injections varie nécessairement avec les indications.

Nous étudierons successivement :

1° Les injections et irrigations faites dans les canaux et les cavités;

2° Les injections dans les tissus : injections hypodermiques et parenchymateuses.

Nous allons examiner successivement les différents organes dans lesquels on fait des injections.

1. — Injections et irrigations faites dans les canaux et cavités.

I. — CONDUITS LACRYMAUX ET CANAL NASAL.

Les *injections dans les conduits lacrymaux* doivent être faites avec une seringue particulière, dite *seringue d'Anel* (fig. 337) : c'est une petite seringue qui contient 18 grammes environ de liquide, et dont la canule droite ou courbe A, B, est terminée par un tube presque capillaire. Pour faire ces injections, on introduit l'extrémité de la canule dans un des points lacrymaux et l'on pousse doucement le liquide. Ces injections demandent beaucoup de soin et un peu d'habitude.

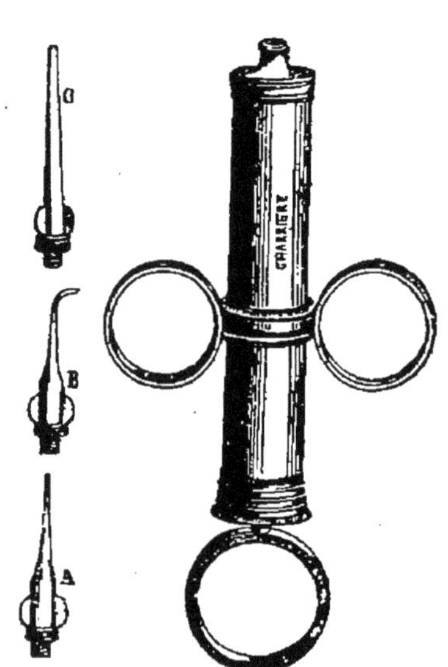

FIG. 337. — Seringue d'Anel.

J. Charrière a construit[1] une seringue d'Anel modifiée. Cette petite seringue, dont le corps de pompe est de verre, offre une face aplatie et graduée, sur laquelle glisse un

1. *Académie de médecine*. Paris, 6 août 1861.

écrou curseur. De cette façon on peut mesurer exactement la quantité de liquide injecté. Une canule courbée à angle droit, et terminée par un tube capillaire, complète l'appareil au moins pour les injections dans les conduits lacrymaux. On peut remplacer cette canule par une autre terminée par un trocart, pour faire des injections souscutanées.

II. — CAVITÉS NASALES ET NASO-PHARYNGIENNES.

Les injections dans ces cavités peuvent être pratiquées au moyen d'une seringue ordinaire ou d'un simple irrigateur; elles n'offrent donc rien de particulier. Toutefois, nous signalerons un appareil employé par Guersant pour irriguer le pharynx des enfants.

Cet appareil (fig. 338), qui sert aussi à écarter les mâchoires, est construit en bronze d'aluminium et a la forme de l'extrémité d'un manche de cuiller légèrement recourbé. L'extrémité destinée à abaisser la langue (C, B) offre sur sa circonférence et sur sa convexité un certain nombre de petits trous; l'autre extrémité (A) peut s'ajuster au conduit d'un irrigateur ordinaire ou d'une seringue.

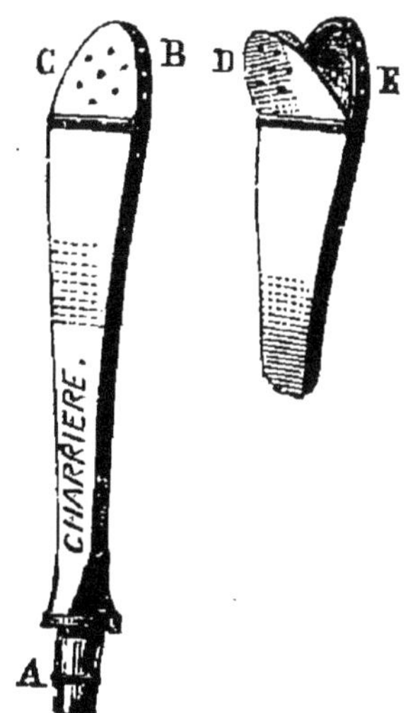

Fig. 338. — Irrigateur du pharynx.

L'appareil, plein de liquide, est introduit dans la bouche comme si l'on voulait abaisser la langue, et l'on fait jaillir le liquide, qui est projeté sur les parois pharyngiennes; une cuvette placée sous le menton reçoit l'eau simple ou médicamenteuse qui s'écoule de la bouche.

Si dans quelques cas, comme nous l'avons dit, ces irrigations peuvent être faites soit avec une seringue ordinaire, soit, ce qui est préférable, avec un irrigateur auquel on adapte une canule particulière, dans beaucoup d'autres circonstances, il vaut mieux utiliser des appareils spéciaux dont l'emploi est plus simple et souvent aussi plus facile, surtout lorsque le traitement doit durer longtemps.

Maisonneuve[1] et Gailleton[2] préconisèrent les injections faites à l'aide de seringues d'une capacité variable; toutefois le premier se servait plus spécialement de la seringue à hydrocèle. Cette pratique est aujourd'hui à peu près abandonnée, sauf dans les cas où l'on a à combattre une légère hémorragie, comme celle qui suit l'ablation des polypes muqueux des fosses nasales.

Gailleton ne tarda pas à substituer à l'usage de la seringue l'emploi de l'irrigateur, procédé qui fut adopté par S. Duplay et Constantin Paul, etc., et que nous conseillons très fréquemment.

Le malade debout ou assis, la tête penchée en avant au-dessus d'une cuvette, on introduit la canule de l'irrigateur dans la narine en la dirigeant de telle façon que le courant de liquide soit lancé du côté de l'arrière-cavité pharyngienne. Pour oblitérer plus facilement la narine dans laquelle on place la canule de l'irrigateur, on peut garnir celle-ci soit de linge, soit de caoutchouc, ce qui permet d'appuyer plus facilement sur l'aile de la narine sans éprouver la moindre douleur. Lorsque la canule est placée, on ouvre à moitié le robinet de l'irrigateur et le liquide, lancé dans la cavité nasale, pénètre dans l'arrière-cavité, pour revenir par la narine du côté opposé. Tout d'abord le liquide passe un peu dans le pharynx; mais après une certaine habitude, et en recommandant au malade de respirer par la bouche, le voile du palais oblitère complètement la partie supérieure du pharynx et permet au jet de liquide de s'écouler entièrement par la narine laissée libre.

E.-H. Weber, de Leipzig, puis Th. Weber, de Halle, se servaient, surtout le second, d'un véritable siphon terminé par une olive en corne qu'on introduisait dans l'une des narines. Le liquide, placé dans un vase plus ou moins élevé, s'écoulait à l'aide de ce siphon dans les cavités nasales et les nettoyait assez bien.

Cette méthode a été modifiée par le docteur Alvin[3]. Son appareil se compose d'un réservoir cylindrique pouvant contenir jusqu'à 30 litres, réservoir soutenu par une corde s'enroulant sur des poulies et un treuil. Le tout est sup-

1. Académie de médecine, 10 janvier 1854.
2. *Note sur l'irrigation nasale*, par Constantin Paul, in *Bull. de thérapeutique*, t. LXXXIX, p. 157, Paris, 1875.
3. *Irrigation naso-pharyngienne*. Paris, 1875.

porté par un bâti triangulaire formé de trois tiges de fer. A la partie inférieure de ce réservoir sont disposées trois tubulures d'où naissent trois tubes de caoutchouc qui descendent au niveau des malades et se terminent chacun par une olive percée dont la forme correspond au moulage de la narine. Enfin un petit appareil, sorte de piston, permet au patient d'ouvrir et de fermer le courant du liquide. Notons que l'appareil du docteur Alvin est surtout applicable dans les stations thermales, où les malades sont nombreux.

Nous lui préférons de beaucoup le système plus simple construit sur les indications du professeur S. Duplay et représenté ci-contre (fig. 339).

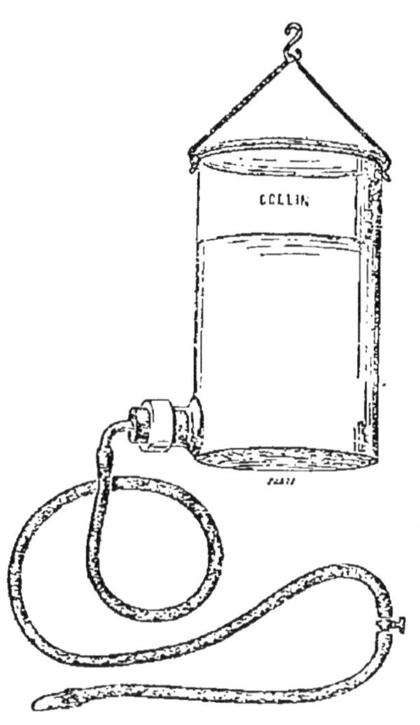

Fig. 339 — Appareil du professeur S. Duplay.

Il se compose d'un vase en verre offrant à sa partie inférieure une tubulure; un tube en caoutchouc, sur le trajet duquel est disposé un robinet et qui se termine par une canule appropriée, permet de conduire le liquide jusque dans la narine. On conçoit que, selon la hauteur à laquelle on place le vase, on obtient un courant de force variable; d'ailleurs, cet écoulement peut être encore modéré par le jeu du robinet placé sur le trajet du tube en caoutchouc et à la portée du malade qui prend son irrigation.

III. — OREILLE.

1° *Conduit auditif externe.* — Pour les *injections dans l'oreille*, on se sert d'une seringue dont le siphon est terminé en olive percée d'un seul trou à son sommet. Souvent, ces injections doivent être faites avec un irrigateur ordinaire; en particulier quand il s'agit d'expulser un bouchon de cérumen.

Pour ces injections Galante a inventé une canule conique en caoutchouc simple, creusée d'une rigole; cette canule (fig. 340) peut être adaptée à une seringue ou à un irrigateur.

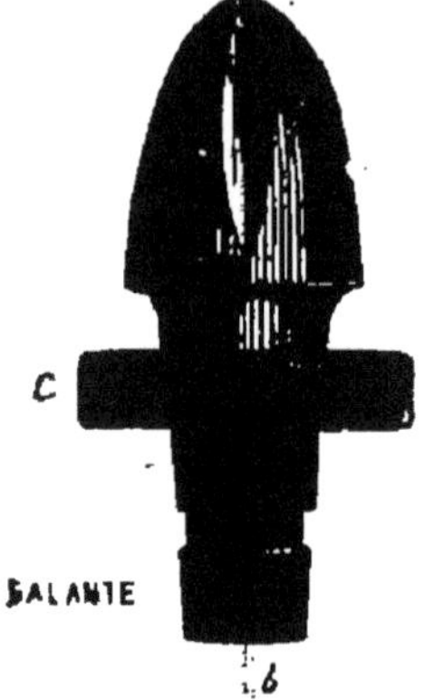

Fig. 340. — Canule de Galante.

2° *Trompe d'Eustache. Cathétérisme.* — Les *injections dans la caisse du tympan* exigent l'introduction préalable, dans la trompe d'Eustache, d'une sonde d'argent légèrement recourbée à son sommet.

Les injections que l'on pratique dans la caisse sont le plus souvent des injections d'air; au lieu d'une seringue, on se sert d'une poire de caoutchouc terminée par une canule s'adaptant au pavillon de la sonde introduite dans la trompe. Itard a modifié un peu cet appareil en y ajoutant un robinet qui a pour but de s'opposer à l'issue des vapeurs d'éther dont il faisait grand usage pour traiter les maladies de la caisse (fig. 341).

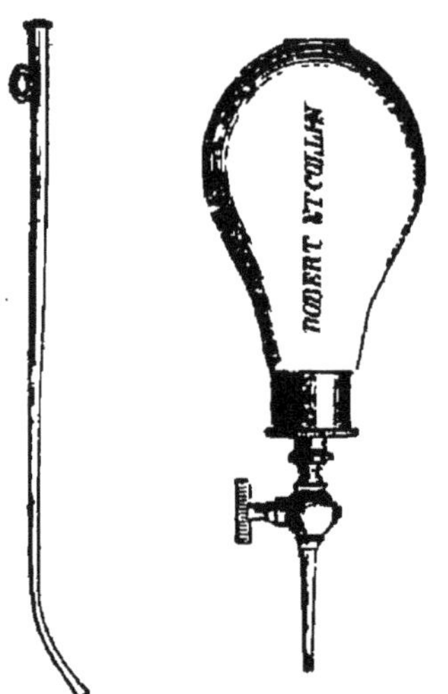

Fig. 341. — Insufflateur d'Itard.

S'il est nécessaire de pratiquer des injections liquides dans l'intérieur de la caisse, on peut à la rigueur se servir d'une petite seringue qu'on introduit dans le pavillon de la sonde préalablement placée dans la trompe.

Tel n'est cependant pas le procédé que nous utilisons de préférence, et à l'exemple du professeur S. Duplay nous nous servons à cet effet de l'insufflateur d'Itard. La sonde en argent étant placée dans le pavillon de la trompe d'Eustache, on emploie un compte-gouttes, pour instiller dans la cavité de la sonde une petite quantité du liquide à injecter; puis, à l'aide de la poire à insufflation, on fait pénétrer la colonne de liquide jusque dans la cavité de la caisse, en la poussant brusquement avec de l'air.

IV. — URÈTRE.

Les *injections dans l'urètre* se font au moyen d'une seringue qui contient environ 20 grammes de liquide; nous en avons parlé à propos de l'antisepsie de l'urètre pratiquée avant le cathétérisme; le siphon de la seringue est légèrement conique.

On introduit le siphon tout entier dans le canal, puis, avec les doigts d'une main, on le maintient en place en appliquant les parois de l'urètre au-dessus de la canule; l'autre main tient la seringue et presse sur le piston. L'injection ainsi poussée doit être gardée pendant une ou deux minutes, ce qu'on obtient en appliquant la pulpe d'un doigt sur le méat urinaire; il est bon de renouveler l'injection deux ou trois fois par séance, surtout si elle n'est pas très active. Ces injections ne pénètrent presque jamais dans la vessie; si cependant on le craignait, il faudrait appliquer le périnée sur un corps dur, l'angle d'une chaise par exemple, ou bien y faire placer le doigt d'un aide, qui comprimerait fortement l'urètre. Quand on emploie des médicaments qui peuvent attaquer la seringue, le nitrate d'argent par exemple, il faut se servir d'un instrument en verre ou en caoutchouc durci.

On voit que ces injections peuvent être facilement faites par les malades eux-mêmes.

Il est quelquefois nécessaire de faire arriver le liquide de l'injection jusque dans la portion membraneuse de l'urètre; or il est fort difficile de pénétrer jusqu'à cette région, si l'on se borne à placer le bout de la seringue au méat. Pour cela, il faut que le bout de la canule dépasse le bulbe et entre dans la région membraneuse; elle doit donc arriver au delà de l'éperon formé par l'union du bulbe avec la portion membraneuse: car, autrement, le liquide reviendrait entre la sonde et les parois de l'urètre sans avoir atteint les parties malades.

Phillips a conseillé d'introduire dans le canal une sonde à courbure fixe, terminée en olive et percée d'un trou central. L'injection, poussée dans ces conditions, baigne la portion membraneuse, ne peut revenir latéralement, les parois du canal étant distendues par la pression exercée par l'olive et se trouvant fortement appliquées sur cette dernière.

S'il est nécessaire de faire porter l'injection sur toute la longueur du canal, après être entré dans la portion membraneuse et y avoir poussé une certaine quantité de liquide, on ramène l'olive en avant du bulbe, en retirant la sonde vers soi et en continuant à pousser le piston de la seringue. De cette façon, l'injection, étant projetée contre le uribulbe et ne pouvant pas aller au delà, revient par le méat naire en passant entre la sonde et les parois du canal [1].

Dans certaines circonstances et particulièrement dans la blennorragie, les injections urétrales doivent être pratiquées d'arrière en avant, surtout lorsqu'elles ont pour but de faire avorter l'inflammation. Langlebert [2] a inventé dans ce but une seringue à jet récurrent, dont l'usage offre de réels avantages. Le corps de pompe et le piston sont en corne, et la canule en ivoire; cette dernière se termine par un renflement en cul-de-sac offrant vers sa base, c'est-à-dire du côté de la seringue, deux orifices. Le liquide, lancé dans la canule, s'arrête au niveau du cul-de-sac qui la termine, et sort d'arrière en avant par les petits orifices mentionnés plus haut. Il en résulte donc un jet rétrograde et dirigé vers le méat urinaire.

V. — Cavité vésicale.

Les *injections dans la vessie* exigent l'introduction préalable d'une sonde comme dans le cathétérisme (voy. *Cathétérisme de l'urètre*, p. 583 et 597). On adapte le siphon de la seringue à l'extrémité libre ou pavillon de la sonde, et l'on pousse l'injection.

Les injections faites dans la vessie ont pour but de distendre cet organe, d'agir sur sa muqueuse, de nettoyer sa cavité : dans ce dernier cas, il est indiqué de se servir d'une sonde à double courant, comme celle de Jules Cloquet, par exemple.

Si l'on veut que le liquide séjourne pendant quelque temps dans la cavité vésicale, il faut en injecter une quantité insuffisante pour la distendre, et retirer la sonde; si,

1. *Supplément au Dictionnaire des dictionnaires de médecine*, p. 839, Paris, 1831. — *Maladies des voies urinaires*, par M. Phillips, 1860, 1 vol. in-8, fig.

2. *Traité théorique et pratique des maladies vénériennes*, p. 65, Paris, 1864.

au contraire, on veut faire sortir le liquide immédiatement, on n'a qu'à laisser la sonde à demeure dans l'urètre.

Lavages vésicaux. — Il est indiqué de désinfecter la vessie : 1° toutes les fois qu'elle doit être le siège d'une opération (taille, lithotritie);

2° Lorsqu'on opère un rétrécissement de l'urètre (urétrotomie externe ou interne);

3° Quand elle contient de l'urine purulente, fétide. Dans ces derniers cas, les lavages vésicaux rendent des services inappréciables[1].

La solution la plus employée est l'acide borique à 40/1000. Cette solution devra être tiède.

Ou bien encore on peut utiliser la solution suivante préconisée par le professeur F. Guyon :

Acide borique	50	grammes
Eau distillée	1000	—
Borate de soude à 18 degrés	5	—

ou bien la solution de nitrate d'argent au 500e.

Pour faire des irrigations dans la *vessie*, on se sert d'une sonde métallique à double courant : cette sonde est creusée de deux canaux parallèles : l'un sert à l'entrée du liquide qu'on introduit dans la vessie, l'autre sert à sa sortie.

Vergne et Chose ont construit des sondes en gomme à double courant, présentant un conduit d'aller petit et un conduit de retour très large[2].

Reliquet a fait construire par Robert et Collin un instrument très ingénieux destiné à faire des irrigations continues dans le canal de l'urètre et dans la vessie.

Du reste, la sonde à double courant n'est pas d'une nécessité absolue pour les irrigations de la vessie; il suffit d'avoir une sonde molle de Nélaton à travers laquelle on fait pénétrer l'injection qu'on laisse ensuite ressortir; puis on pousse une nouvelle quantité de liquide et l'on continue ainsi jusqu'à ce qu'il ressorte clair. En terminant, on laisse un peu de solution boriquée dans la vessie.

Il ne faut jamais distendre outre mesure une vessie; on s'exposerait soit à la rompre, soit à provoquer des douleurs

1. Gangolphe, *Guide pratique de petite chirurgie*, Paris, p. 45, 1889.

2. *Bull. et mém. de la Soc. de chirurgie*, t. II, p. 250, Paris, 1876.

violentes et des hémorragies; il ne faut donc pas attendre que le malade se plaigne pour s'arrêter.

Asepsie des seringues à injections. — En général, il faut proscrire toutes les seringues qu'on ne peut soumettre à l'ébullition, et celles dont les pistons ne peuvent être facilement aseptisés.

Ainsi on se servira de préférence de seringues en verre ou en métal nickelé. Les pistons seront en moelle de sureau ou en amiante. Au moment de s'en servir, on les graissera avec de la vaseline boriquée; nous ne citerons que pour mémoire les seringues qui ont été construites dans ces derniers temps : la seringue du professeur F. Guyon et celle du professeur Debove. La seringue de Debove est analogue à celle que nous décrivons pour les injections hypodermiques (p. 637).

Seringue du professeur F. Guyon (fig. 342). — La seringue du professeur F. Guyon pour injections vésicales est destinée à pouvoir être maintenue aseptique. Le corps de pompe est en verre. Deux ajutages métalliques ferment l'appareil

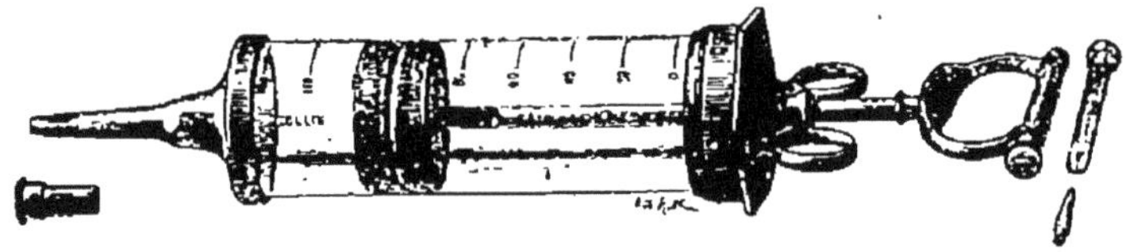

FIG. 342. — Seringue du professeur F. Guyon.

en haut et en bas; ces ajutages sont en métal argenté, et ne noircissent pas par conséquent avec les solutions de nitrate d'argent. Ils sont soudés directement au verre par un procédé spécial, dit *procédé de Cailletet.*

L'ajutage inférieur offre un pas de vis destiné à recevoir le pavillon des canules; quant à l'ajutage supérieur, il présente l'aspect d'un couvercle à fermeture à baïonnette, percé d'un orifice dans lequel s'engage la tige métallique du piston. De chaque côté de cet orifice se trouve un anneau destiné à recevoir les doigts du chirurgien et à permettre ainsi une mobilisation plus facile du piston dans le corps de pompe. L'anse qui termine la tige du piston est creuse; elle est ainsi transformée en une sorte de boîte pouvant s'ouvrir et se fermer et contenant dans son intérieur un jeu varié de canules.

Le piston est en cuir comme dans les anciennes seringues. Ce piston est disposé de façon à ne pouvoir descendre complètement jusqu'à l'extrémité inférieure de la seringue, de sorte qu'il reste dans le corps de pompe une sorte de compartiment toujours plein de la solution antiseptique employée; celle-ci garantit le piston contre les germes atmosphériques.

Du reste, pour plus de sécurité, la seringue est fermée par un opercule métallique emboîtant complètement l'ajutage inférieur de l'appareil.

Collin a modifié cette seringue : pour la rendre plus résistante, il a placé deux barrettes métalliques le long du corps de pompe; ces barrettes relient ensemble les deux ajutages fermant l'appareil en haut et en bas. Sur l'une d'elles existe une graduation par 20 grammes.

C'est en tenant grand compte des difficultés de stérilisation que présentent les seringues que nous préférons l'appareil suivant pour les lavages de la vessie.

Nous conseillons de prendre un entonnoir de verre muni d'un tube de caoutchouc, terminé par un petit tube de verre effilé pouvant s'adapter à l'extrémité libre d'une sonde en caoutchouc vulcanisé introduite dans l'urètre ou dans la vessie. Le tout doit être placé dans un bocal bien fermé rempli d'eau boriquée. Après s'en être servi, on soumettra l'appareil très simple et qu'il est facile de construire soi-même à l'ébullition. On peut aussi utiliser le bock du professeur Pinard.

VI. — Cavité vaginale.

Le bock en verre, en porcelaine, en métal nickelé ou en tôle émaillée sert parfaitement pour les lavages vaginaux.

Ce sont les instruments les plus simples et les plus facilement stérilisables qui doivent être préférés dans ces cas. Au récipient en forme de bock de Pinard (fig. 344) est fixé un tube en caoutchouc, et à l'extrémité du caoutchouc doit se trouver une canule en verre. Cette canule doit être conservée aseptique dans un bocal bien fermé plein d'une solution de sublimé au 2000e.

Aux anciens robinets en métal ou en ébonite pouvant facilement s'infecter et destinés soit à laisser échapper le liquide, soit à le retenir, nous préférons de beaucoup la pince fixée en dehors du tube (pince presse-tube), et pouvant à volonté s'ouvrir ou bien se fermer par un système d'arrêt au gré de la personne qui pratique les injections. Ce petit instrument est léger, mobile sur le tube; on peut le faire glisser en un point quelconque de son trajet (fig. 344 et 345).

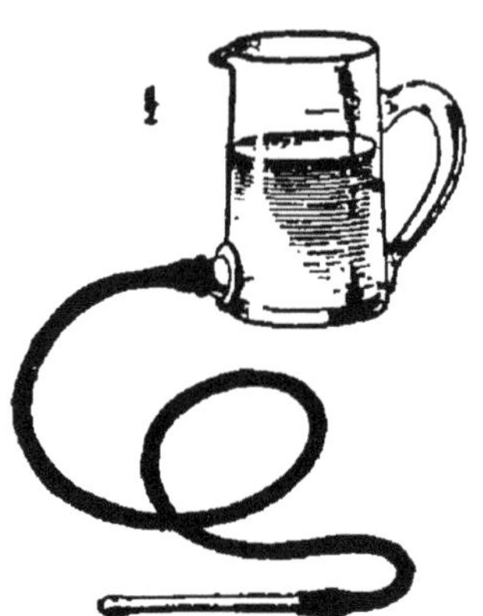

Fig. 343. — Récipient en forme de bock de Pinard.

Son emploi supprime la jonction du robinet avec le tube en caoutchouc.

Pour être facilement transportables, on a fait les récipients destinés à contenir les liquides à injections soit en caoutchouc (fig. 346), soit en toile imperméable et en forme de poire ou d'entonnoir. Ces sortes de sacs, de la contenance de 2 litres, peuvent être stérilisés par l'ébullition. Ils peuvent recevoir l'eau à la température la plus élevée, ainsi que les divers antiseptiques, acide borique, sublimé, etc... Un couvercle mobile empêche la poussière de pénétrer dans l'appareil.

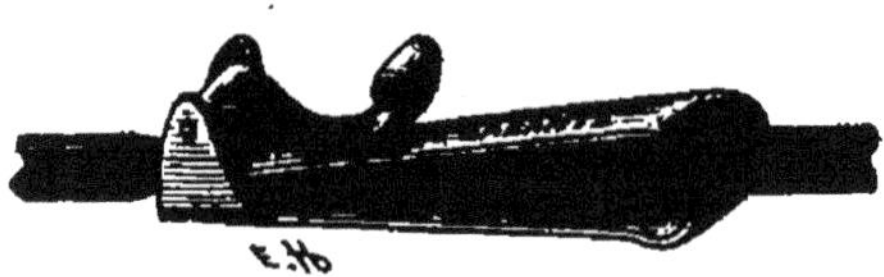

Fig. 344. — Pince presse-tube fermée.

Une légère armature en métal permet de le suspendre à un clou à crochet fixé à une paroi verticale quelconque, et aussi de le tenir à la main.

Fig. 345. — Pince presse-tube ouverte.

Un tube en caoutchouc de 1^m,50 environ, garni d'une pince métallique servant de robinet, amène l'eau à une canule en cristal, dont la forme varie suivant l'injection qu'elle doit fournir.

On a fait des vide-bouteilles pouvant servir en voyage aux irrigations vaginales. Signalons ceux de Lefour, de Budin et de Dubois.

L'appareil de Budin, qui nous paraît le plus commode, est ainsi construit (fig. 347) :

Dans un bouchon en caoutchouc, qu'on peut placer sur une bouteille ou un litre quelconque, passent deux tubes accolés. L'un, plus gros, permet l'écoulement du liquide contenu dans la bouteille, l'autre, très petit, l'entrée de l'air.

Un tube de caoutchouc, sur lequel on peut monter soit

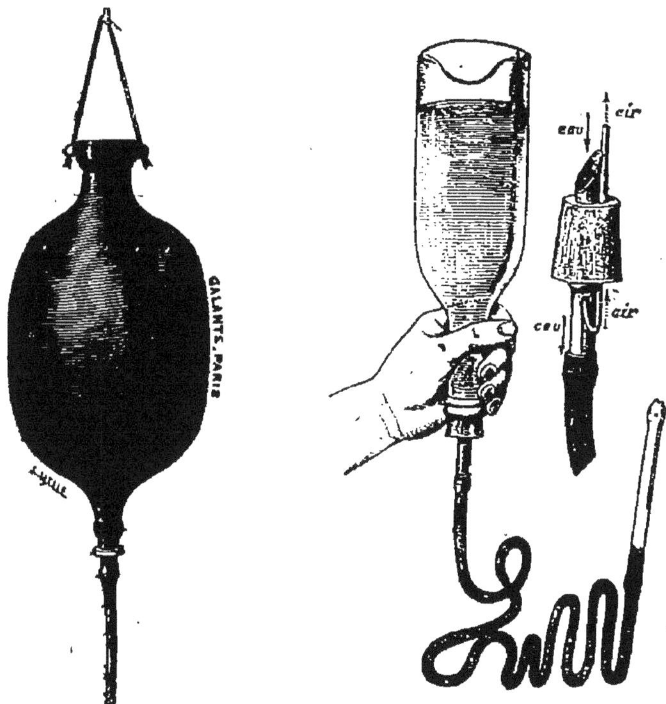

FIG. 346. — Poche en caoutchouc du docteur Doléris.

FIG. 347. — Vide-bouteille du docteur Budin.

une canule vaginale, soit une sonde à injection intra-utérine, termine l'appareil. La bouteille remplie du liquide ordonné pour l'injection est fermée avec le bouchon; on place la canule ou la sonde, on renverse la bouteille en l'élevant de la longueur du tube et l'injection se fait aussitôt.

L'irrigation vaginale doit s'exécuter soit dans la position horizontale, soit dans la position accroupie. Dans la position horizontale, le contact du liquide est plus prolongé. C'est donc à cette position que l'on doit donner la préférence. Bien entendu, le lit doit être protégé par une alèze et une toile cirée; et le liquide sortant du vagin doit être reçu dans un bassin ou un bidet, ou mieux, soit dans le sabot anglais, soit dans le réservoir d'Yvonneau.

VII. — CAVITÉ UTÉRINE.

Les *injections dans la matrice* se font au moyen d'une sonde qùe l'on introduit dans la cavité utérine, en la glissant sur le doigt indicateur placé sur le col près de son orifice. Elles ont été très employées après les accouchements, soit comme excitantes, soit comme hémostatiques, soit enfin pour déterger la cavité utérine.

Le nombre des sondes à injections intra-utérines s'est multiplié dans ces derniers temps; signalons celles de Tarnier, Pajot, Budin, Pinard, Militano, Doléris, Gaches-Sarraute, Olivier, Bozemann, Fritsch, Collin, Mathieu, etc.

Mais la plupart de ces sondes présentent un vice capital, on ne peut les nettoyer et l'on ne peut acquérir la certitude qu'elles sont absolument aseptiques. Cela, parce que leur extrémité est fermée et que les yeux sont placés à 1 ou 2 centimètres de cette extrémité. Il existe donc en ce point un cul-de-sac dans lequel des éléments septiques peuvent se loger sans que l'accoucheur s'en aperçoive.

Les injections intra-utérines en gynécologie n'offrent toutefois pas les mêmes dangers qu'en obstétrique.

Quand l'utérus est largement dilaté, l'injection avec une sonde ou même une canule ordinaire, stérilisée bien entendu, n'expose à aucun danger, tant que la pression n'est pas trop forte, le reflux du liquide se faisant facilement autour de la sonde[1].

Les injections intra-utérines pourront donc être faites avec un simple tube de verre ou de caoutchouc aseptique moussé à son extrémité.

Pour faire l'antisepsie de la cavité utérine, les solutions employées pourront être, soit une solution phéniquée au 100e, soit une solution de sublimé au 3000e, soit de l'eau stérilisée au filtre Chamberland, bouillie et additionnée de 6/1000 de sel marin. Pour maintenir aseptique cette cavité on pourra dans quelques cas utiliser les crayons médica-

1. S. Pozzi, *loc. cit.*, p. 17.

menteux composés selon cette formule donnée par Von Hacker[1] :

Iodoforme pulv.		20 grammes.
Gomme arabique	)	
Glycérine	} àà	2 —
Amidon	)	

(F. s. a. des bâtonnets de même calibre que les crayons ordinaires de nitrate d'argent.)

On les maintiendra dans la cavité utérine au moyen de petits tampons d'ouate iodoformée, dits *tampons de Vuilliet*.

Pour plus de détails, nous renvoyons aux traités classiques de gynécologie.

Il est des cas dans lesquels l'*irrigation continue intra-utérine* est nécessaire.

S. Pozzi[2] a conseillé, pour l'établir, d'introduire dans l'utérus un tube à drainage en croix, en plaçant dans une pince ses branches transversales relevées. Quand la cavité utérine est dilatée, cette introduction n'offre aucune difficulté ; mais, dans le cas contraire, un tube rigide est souvent nécessaire.

C'est pour obvier à cet inconvénient que Pinard et Varnier, après avoir essayé la sonde en verre du professeur Tarnier et celle en celluloïde de Budin, ont renoncé à s'en servir. L'une est exposée à se rompre et l'autre se ramollit, et s'affaisse de façon à empêcher l'écoulement du liquide. Aussi ont-ils donné la préférence à une sonde en argent à double courbure (courbure utérine et courbure périnéale) comme la sonde vésicale de Sims. D'une longueur de 31 centimètres, elle est aplatie ; son diamètre transversal est de 12 millimètres ; son épaisseur, parois comprises, est de 7 millimètres, parois non comprises de 5 millimètres 1/2. Elle est pourvue à son extrémité utérine de quatre ouvertures, une antérieure, une postérieure et deux latérales[3].

L'appareil irrigateur que ces auteurs conseillent est un tonnelet en faïence émaillée d'une contenance de 15 litres. Ce tonnelet devra être placé à 50 centimètres environ au-

1. R.-V. Hacker, *Notice sur les procédés antiseptiques.*, etc., trad. par J. Redard (*Revue de chir.*, Paris, 1885, p. 43).

2. Pozzi, *loc. cit.*, p. 82.

3. Pinard et Varnier, *Annales de gynécol.*, t. XXV, p. 20 et 21, Paris, 1886.

dessus du plan du lit. Il devra être relié à la sonde à l'aide d'un tube en caoutchouc sur le trajet duquel se trouvera un robinet permettant de régler le débit du liquide.

La solution employée sera le biiodure de mercure au 2000e au début; puis la solution saturée d'acide borique. Ces solutions devront être portées à une température variant entre 35 et 40 degrés. On enduira de vaseline les organes génitaux externes et les fesses, pour éviter les excoriations.

Au lieu de biiodure de mercure, on pourra aussi employer le sublimé à 1 pour 5000 ou d'acide phénique à 10 pour 1000.

Pinard et Varnier[1] ont bien donné la façon dont la malade doit être placée pour subir ces irrigations :

Sur un lit en fer muni d'un sommier à lames métalliques flexibles, parallèles et espacées de 15 centimètres, deux matelas ordinaires repliés sur eux-mêmes sont placés bout à bout de telle façon qu'un interstice existe au milieu du lit entre les deux matelas. Chaque matelas est recouvert d'une toile imperméable dont les extrémités libres viennent tomber dans le vide situé entre les deux matelas et dirigent le liquide dans un récipient disposé sous le lit.

De cette façon on peut reposer sur ce lit comme sur un lit ordinaire, dont il ne diffère que par la scissure médiane et transversale.

Ce dispositif peut être appliqué partout et avec tous les lits possibles; nous en avons donné la description page 247, figure 161.

VIII. — RECTUM. — LAVEMENTS.

Les *lavements* ne sont autre chose que des injections faites dans l'intestin par l'anus; on leur donne encore le nom de *clystères*. Lorsque les liquides sont introduits dans le rectum jusqu'à une certaine hauteur, on leur a donné le nom de *douches ascendantes*.

On donne les lavements avec des seringues d'une capacité variable depuis 500 jusqu'à 125 grammes. Le lavement de 500 grammes est un lavement entier ; celui de 250 grammes

1. *Loc. cit.*, p. 20.

est un demi-lavement; celui de 125 grammes est un quart de lavement.

Quelques auteurs les divisent en lavements *simples*, lavements *médicamenteux*, enfin lavements *nutritifs*, selon leur composition et le but qu'on s'efforce d'atteindre par leur administration.

Pour solliciter simplement les garde-robes, il faut donner un lavement entier; ce sont en général des lavements émollients ou laxatifs. Toutefois cette règle n'est pas absolue, et dans bien des cas de constipation il est préférable d'administrer un quart ou un demi-lavement *froid*, qui fait contracter l'intestin avec rapidité.

Les demi-lavements sont surtout indiqués dans l'administration des lavements médicamenteux; dans quelques cas, ce sont encore des lavements émollients ou purgatifs, mais plus actifs; d'autres fois, on prescrit cette sorte de lavement avec de l'eau d'amidon additionnée de quelques gouttes de laudanum, pour arrêter la diarrhée.

Si les liquides introduits dans le rectum doivent être absorbés, on donne un quart de lavement; l'intestin n'étant pas distendu, le malade peut le garder, et de cette manière le liquide passe dans l'économie aussi facilement que s'il était ingéré dans l'estomac. Ce sont ces lavements qui sont chargés de principes médicamenteux actifs, tels que le laudanum, le camphre, le musc, le quinquina, etc.

Enfin, on prescrit encore, sous la forme de quarts de lavements, des lavements *nutritifs* toutes les fois qu'une altération organique de l'œsophage ou de l'estomac empêche les aliments de pénétrer dans le tube digestif par sa partie supérieure. Il est bien certain que cette espèce d'alimentation est loin d'être suffisante; mais néanmoins il faut en user toutes les fois que l'alimentation est impossible d'une autre manière.

Pour Dujardin-Beaumetz[1], ces lavements nutritifs, en dehors des peptones, sont une illusion thérapeutique. L'auteur refuse toute valeur nutritive aux lavements de bouillon et de lait, tant qu'il n'est pas démontré que par eux on élève la température d'une part et qu'on augmente d'autre part la quantité d'urée sécrétée en vingt-quatre heures.

1. Dujardin-Beaumetz, *Leçons de clinique thérapeutique*, p. 668, Paris, 1891.

Pour rendre absorbables les lavements nutritifs, il faut les porter le plus haut possible dans l'intestin au moyen du tube et de l'entonnoir de Debove servant aux lavages de l'estomac, ou bien avec l'entéroclyseur de Cantani.

Ordinairement, la canule des seringues à lavements est conique, droite, ou recourbée à angle droit. Quand les malades veulent se donner des lavements eux-mêmes, le siphon est très long et présente deux courbures. La première branche, celle qui s'adapte à la seringue, est courte; la seconde, plus longue, est horizontale et présente à sa face inférieure et dans toute son étendue un support assez large pour maintenir l'instrument dans la même position. La troisième branche, celle qui doit être introduite dans le rectum est conique, et d'une longueur égale à la première.

Outre les seringues, on se sert d'instruments appelés *clysoirs*, *clyso-pompes*. Ces appareils remplacent avantageusement les seringues; ils se composent d'une pompe foulante, d'un réservoir pouvant contenir un litre de liquide et d'un siphon flexible terminé à son sommet par une petite canule d'ivoire : avec cet instrument les malades peuvent facilement se donner eux-mêmes toute espèce de lavements ou se faire toute espèce d'injections.

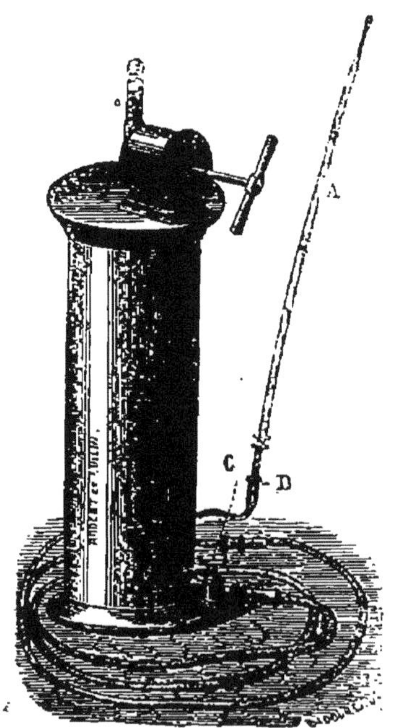

FIG. 348. — Irrigateur Eguisier.

L'*irrigateur Eguisier* est certainement un des meilleurs instruments de ce genre (fig. 348).

La manière de donner les lavements est assez simple; toutefois elle nécessite quelques précautions importantes, puisqu'il est arrivé plusieurs fois que des malades ont succombé à la suite d'accidents tenant à ce que les lavements avaient été mal administrés. Pour donner ou prendre convenablement un lavement, le malade doit être couché sur le côté droit, le bassin un peu plus élevé que le tronc, le corps légèrement en arc, afin de relâcher les muscles abdominaux.

Certains auteurs, entre autres P. Le Gendre[1], recommandent le décubitus rigoureusement horizontal, sans oreiller ni traversin sous les épaules.

La canule dirigée un peu en avant, comme pour aller du périnée à l'ombilic, doit être introduite dans l'étendue de 2 à 3 centimètres environ ; puis on porte la canule légèrement en arrière, car le rectum suit la courbure du sacrum et se dirige en arrière au-dessus du sphincter, et l'on pénètre ainsi jusqu'à 6 à 7 centimètres.

Lorsque la canule n'a pas été conduite au delà des sphincters, son bec venant arc-bouter contre les parois de la vessie ou du vagin, le liquide, au lieu de pénétrer dans le rectum, sort à mesure qu'il est chassé de la seringue.

Si la canule de la seringue arc-boute de manière à ne pas laisser sortir le liquide de l'instrument, et qu'on veuille pousser la seringue pour vaincre cette résistance, si surtout on ne la pousse pas dans la direction qui a été indiquée plus haut, la canule peut déchirer les parois de l'intestin, le péritoine, les parois du vagin, et déterminer des accidents sur lesquels nous n'avons pas à insister ici, mais que nous avons observés chez un jeune enfant.

La canule étant introduite convenablement, on pousse doucement le piston de la seringue, en recommandant au malade de ne point faire de grands efforts d'expiration, de ne point tousser, ni éternuer.

Pour prendre un lavement avec l'irrigateur, il faut d'abord fermer le robinet situé à la partie inférieure de l'irrigateur, remplir le réservoir du liquide à injecter, puis faire remonter la crémaillère de l'irrigateur. On doit, avant d'introduire la canule dans l'anus, expurger l'appareil de l'air qu'il contient ; pour cela, on ouvre un instant le robinet et l'on projette au dehors un peu de liquide.

On doit, en général, n'ouvrir qu'à moitié le robinet quand on commence à prendre le lavement, pour éviter la surprise du rectum et sa réaction expultrice. Quand une partie du liquide a déjà pénétré et que l'ampoule rectale est pleine, il y a lieu de faire tourner doucement le malade sur le côté droit en ouvrant largement le robinet, afin d'augmenter

1. *Traité pratique d'antisepsie*, p. 379, Paris, 1888.

la pression et de faire pénétrer plus avant la masse liquide. Les malades ont souvent alors eux-mêmes la sensation du passage du liquide dans les parties transverse et ascendante droite du côlon et jusque dans le cæcum.

Le lavement pris, le patient doit rester quelques minutes immobile, la canule demeurant dans l'anus, en contractant volontairement son sphincter; puis la canule est retirée doucement.

Quand le besoin d'expulsion n'est pas irrésistible, il est utile, si le lavement a été donné pour combattre la constipation, de faire doucement avec la paume de la main le massage de la région abdominale correspondant au côlon et au cæcum pour aider le liquide à s'insinuer dans les bosselures du côlon, à imbiber les masses fécales durcies et à les détacher peu à peu des parois intestinales auxquelles elles adhéraient. Ces frictions éveillent généralement aussi les contractions péristaltiques de l'intestin et le besoin d'évacuer le lavement, besoin auquel il est temps alors de laisser le malade donner satisfaction[1].

Dans quelques cas, et surtout chez les enfants, les lavements administrés en trop grande abondance ne sont pas rendus; ce phénomène tient à ce que l'intestin, fortement distendu, perd sa contractilité; il faut alors introduire une sonde dans le rectum, afin que le liquide contenu dans l'intestin s'écoule facilement au dehors.

Il arrive quelquefois qu'il est impossible de faire pénétrer un lavement dans le gros intestin, soit parce que le rectum, trop irritable, repousse le liquide à mesure qu'il sort de la seringue ou de l'irrigateur, soit parce que des matières stercorales endurcies, ou des tumeurs hémorroïdales volumineuses, empêchent le liquide de passer. Dans ce cas, il faut extraire les matières fécales avec le doigt ou une cuillère, ou introduire profondément dans les parties supérieures du rectum une canule flexible de gomme élastique, à laquelle on adapte le siphon de la seringue ou l'extrémité du conduit de l'irrigateur. Enfin, il peut exister des dégénérescences du gros intestin : il faut alors introduire aussi profondément que possible une sonde flexible, et l'on donne le lavement en adaptant l'irrigateur (fig. 348) ou le siphon de la seringue au pavillon de la sonde.

On peut aussi, au lieu de l'irrigateur Eguisier, se servir

1. P. Le Gendre, *loc. cit.*, p. 381 et 382.

de l'entéroclyseur de Cantani dont nous avons déjà parlé ou de celui de Dujardin-Beaumetz. Ces appareils sont simplement formés :

1° D'une sorte d'entonnoir en verre pouvant être facilement tenu à la main;

2° D'un tube terminé par une canule souple et longue.

La manœuvre en est des plus simples : on introduit la canule dans le rectum aussi haut que possible, puis on fait pénétrer lentement le liquide versé dans l'entonnoir en maintenant le malade couché horizontalement. On augmente la pression à son gré, suivant la hauteur à laquelle on élève l'entonnoir.

Ces appareils se rapprochent beaucoup de ceux de Faucher et de Debove, servant au lavage de l'estomac.

2. — Injections dans l'épaisseur des tissus.

On les divise en : 1° injections hypodermiques; 2° injections parenchymateuses.

I. — DES INJECTIONS SOUS-CUTANÉES OU HYPODERMIQUES.

C'est à Lafargue, de Saint-Émilion, qu'est due l'idée première de ce mode de pénétration des médicaments dans l'organisme. « Il faut, dit-il, employer une longue aiguille, munie d'un sillon profond, dans lequel on introduit la morphine sous forme de pâte, et qu'on dirige ensuite à travers les tissus. » En remplaçant l'aiguille sillonnée par l'aiguille actuelle, le problème était résolu dès 1837.

Rynd, de Dublin, en 1845, se servit, pour faire des injections sous-cutanées, d'un appareil des plus défectueux; aussi cette méthode thérapeutique fut-elle d'abord tout à fait négligée.

En 1853, Wood, d'Édimbourg, utilisa le procédé français; pour l'appliquer il se servit de la *seringue de Fergusson*. Celle-ci, beaucoup plus parfaite que l'appareil de Rynd, se composait d'un corps de pompe en verre sur lequel se vissait une aiguille en acier, terminée par une pointe taillée en bec de flûte et creusée d'un canal dans toute sa longueur. Mais cet instrument offrait un grave inconvénient dans la pratique, c'est qu'il ne pouvait donner la mesure exacte de la quantité de liquide injectée dans les tissus; de là des accidents d'intoxication signalés par Wood et par ses imitateurs.

Cette méthode fut bientôt mise en pratique courante, grâce aux efforts constants des professeurs Béhier et Courty, de Montpellier; au lieu d'employer un instrument *ad hoc*, on se servit de la petite seringue déjà bien connue de Pravaz, qui était utilisée pour injecter des liquides coagulants dans les vaisseaux sanguins (fig. 349).

Cet instrument se compose : 1° d'un corps de pompe en nickel ou en argent, dans lequel se meut un piston dont la course est réglée par un pas de vis; 2° d'un petit trocart très fin et muni d'une canule qui peut se visser à la seringue. Cette petite seringue contient trente gouttes de liquide, et le pas de vis est calculé de manière qu'à chaque demi-tour du piston il sort une goutte de la substance en solution, c'est-à-dire que le piston parcourt toute l'étendue de la seringue en quinze tours complets. Les canules sont un peu coniques et en argent ou en nickel; quant au trocart, il est en acier et terminé par un bouton (fig. 349).

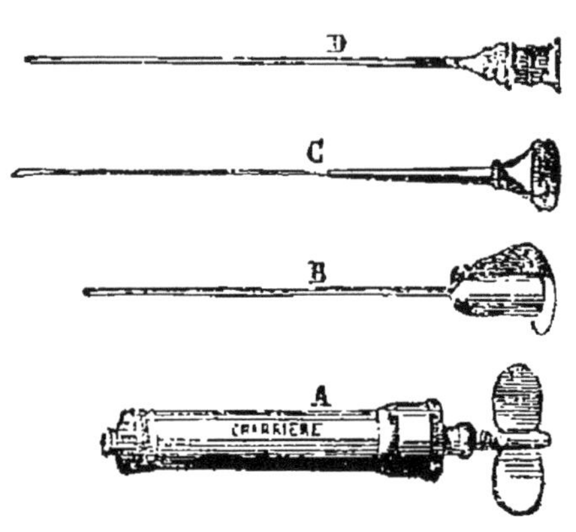

Fig. 349. — Seringue de Pravaz.

On conçoit facilement la manœuvre de l'instrument. La canule, armée de son trocart, est plongée sous les téguments. Ceci fait, on retire le petit trocart, et l'on visse sur l'extrémité libre de la canule la seringue préalablement remplie du liquide à injecter. On tourne alors la vis qui fait mouvoir le piston, et à chaque demi-tour une goutte de liquide sort du corps de pompe. Lorsqu'on fait des injections intravasculaires avec cet appareil, il présente quelques inconvénients; aussi lui a-t-on fait subir des modifications.

Tout d'abord le corps de pompe a été fabriqué en verre, puis on a ajouté à la seringue une seconde canule plus fine, pouvant être introduite dans la canule du trocart après la ponction. Cette dernière modification, due à Lenoir, a pour objet d'éviter la coagulation du sang dans la première canule et d'assurer l'arrivée du liquide coagulant dans le vaisseau ponctionné.

D'ailleurs, l'instrument de Pravaz fut notablement perfectionné par Charrière (fig. 350). Le corps de pompe A est en cristal et protégé par quatre tiges verticales métalliques, qui relient ensemble les deux ajutages également métalliques fermant l'appareil en haut et en bas. L'ajutage inférieur offre un pas de vis destiné à recevoir le pavillon de la canule C; quant à l'ajutage supérieur, il présente l'aspect d'un couvercle à vis dans lequel s'engage la tige du piston B, creusée elle-même en pas de vis. Chaque demi-tour de la tige du piston donne issue, comme dans la seringue type de Pravaz, à une goutte de liquide.

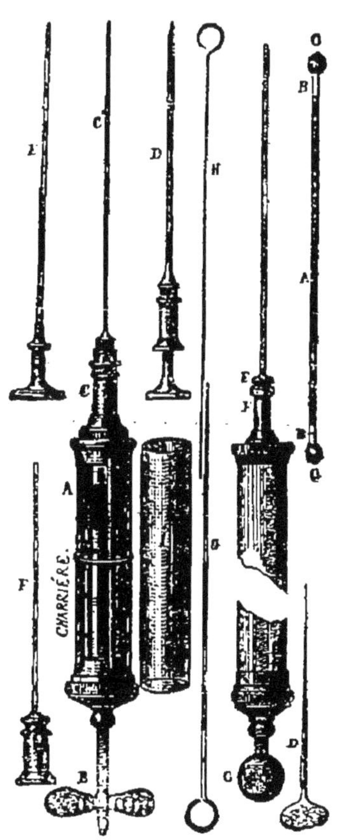

Fig. 350. — Seringue de Pravaz, modifiée par Charrière.

La petite canule CC', présentant une virole à double vis, est destinée à être introduite dans la canule D du trocart E, comme on le fait pour la seringue de Pravaz. Il faut donc encore se servir de deux canules, l'une pour faire la ponction, l'autre que l'on introduit dans la première et qui sert à conduire l'injection.

Du reste, cette manière de faire offre un certain avantage, en ce sens que, la seringue et la canule qui y est adaptée étant entièrement remplies de liquide, on est sûr de n'injecter aucune bulle d'air dans le tissu cellulaire souscutané, lorsqu'il s'agit d'une injection hypodermique, ou bien dans un vaisseau lorsqu'on fait une injection coagulante.

Par suite du mécanisme qui préside à la marche du piston, on voit que le liquide introduit dans les tissus ne peut être poussé que lentement. C'était là un inconvénient, au moins pour quelques auteurs; aussi a-t-on cherché à y remédier en rendant toute liberté d'action au piston et en y adaptant un curseur destiné à graduer la quantité de liquide qu'on veut injecter dans la profondeur des tissus. Ce curseur, placé sur la tige même du piston, peut être reculé ou avancé au gré de l'opérateur, à l'aide d'une vis.

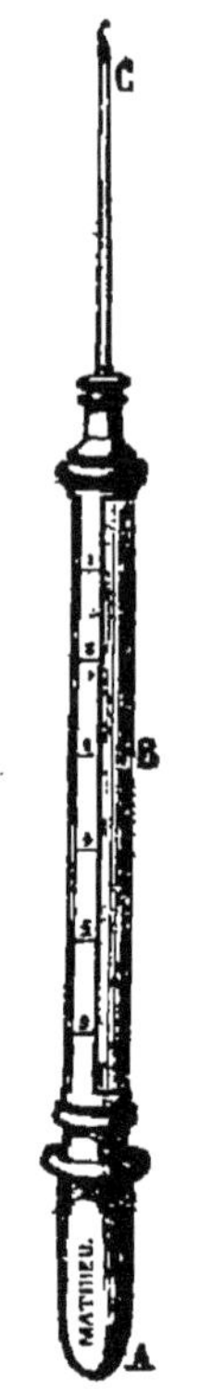

Fig. 351. — Appareil de Bourguignon.

En 1860, Bourguignon présenta à l'Académie de médecine[1] un appareil spécial pour pratiquer les injections hypodermiques (fig. 351). Ce médecin chercha à remplacer le jeu du piston des seringues de Fergusson ou de Pravaz par l'action d'une petite ventouse de caoutchouc A, glissant à frottement sur l'extrémité du corps de pompe B, qui n'est autre qu'un petit cylindre de verre. Pour charger l'instrument, il suffit de presser l'ampoule de caoutchouc et de la laisser revenir à ses dimensions normales. La canule de l'appareil est fixe, c'est une aiguille creuse en or, montée à vis sur le cylindre de verre; par conséquent, pour remplir l'instrument, il faut que cette aiguille plonge dans le liquide qu'on veut employer.

Tout étant ainsi préparé, on fait pénétrer l'aiguille dans les tissus, en tenant l'instrument comme une plume à écrire; puis on comprime l'ampoule de caoutchouc, en comptant sur le tube de verre gradué le nombre de gouttes que l'on injecte.

Cet instrument a été abandonné; l'aiguille-trocart seule, imitée de celle de Fergusson, a été conservée dans la plupart des appareils, dus à Lüer, Robert et Collin, Mathieu, etc.

La seringue de Lüer se compose d'un corps de pompe en verre, contenant quarante-cinq gouttes de liquide. La tige du piston, munie d'un curseur, est graduée par millimètres, et à chaque fois que le piston s'enfonce d'un millimètre, il s'échappe de l'appareil une goutte de liquide;

1. 20 juin 1860.

donc, en plaçant le curseur en un point de la tige, on sait exactement la quantité de liquide qui est injectée dans les tissus, et, de plus, cette injection peut se faire rapidement.

La canule, en or, en argent ou en acier, n'est qu'une aiguille acérée, qu'on enfonce directement sous la peau. Au lieu de se visser sur la seringue, elle s'ajuste à frottement, ce qui est préférable, car le manuel opératoire est d'autant simplifié.

En effet, on ponctionne les téguments, on ajuste la seringue, et d'un seul coup l'injection est poussée dans les tissus.

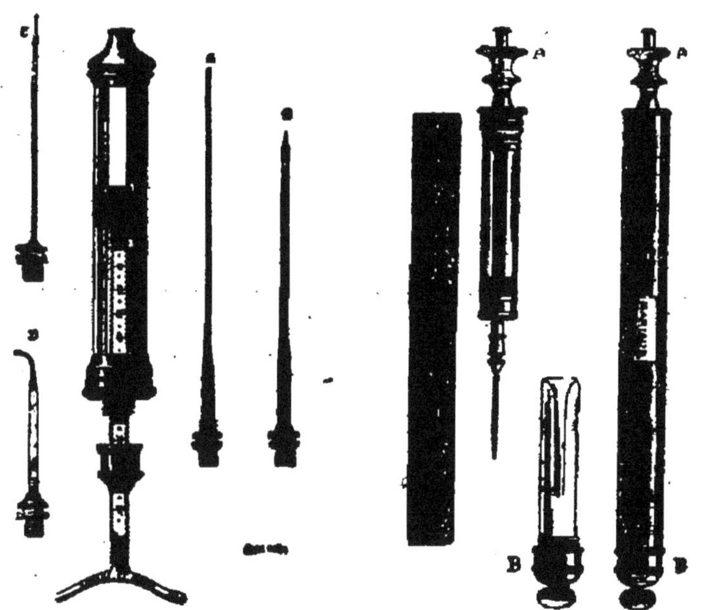

Fig. 352. — Seringue de Robert et Collin.

Fig. 353. — Seringue de Pravaz, avec flacon contenant la solution à employer.

On peut rapprocher de la seringue de Lüer celle de Leiter, dont la virole de la canule et le piston sont en caoutchouc durci, au lieu d'être en métal [1], ce qui aurait pour avantage de diminuer le prix de l'instrument et de le rendre inaltérable au contact de tous les liquides.

La seringue fabriquée par Robert et Collin (fig. 352) est construite d'après les mêmes principes et peut servir à pratiquer des injections coagulantes, des injections sous-

1. Gaujot, *loc. cit.*, p. 113, fig. 71.

cutanées et des injections dans le canal nasal; pour cela, il suffit d'y adapter les diverses canule A, B, C, D.

Aujourd'hui, on a rendu les seringues de Pravaz très portatives en les enfermant, soit dans une gaine métallique en forme de petit cylindre avec flacon contenant la solution à employer (fig. 353), soit dans un petit étui aplati ressemblant à un porte-allumettes. De plus, on a supprimé la vis qui servait à ajuster les aiguilles. On les fait entrer à frottement dans l'ajutage inférieur du corps de pompe.

Des seringues aseptiques à injections hypodermiques. — Les premiers qui aient eu l'idée de construire des seringues stérilisables à inoculation expérimentale sont : Malassez, Roux et Straus. Malassez supprima dans sa se-

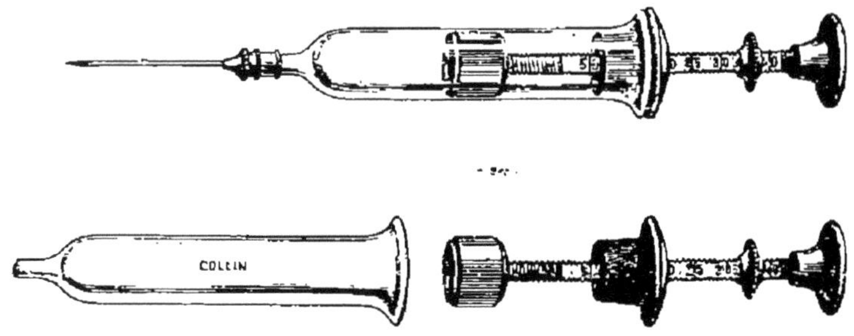

Fig. 354. — Seringue stérilisable à inoculations de Roux.

ringue tous les ajutages métalliques; le corps de pompe est tout en verre; il n'y a de métallique que la tige supportant le piston de caoutchouc. Dans la seringue de Roux, qui ressemble à celle de Malassez, le piston est en amiante. Dans la seringue de Straus, les ajutages métalliques sont conservés; le piston est en moelle de sureau; il peut augmenter ou diminuer de volume suivant sa plus ou moins grande compression entre deux rondelles métalliques mues par un système de vissage placé sur la tige du piston. C'est Collin qui a inventé le premier les pistons en moelle de sureau.

Imitant les seringues à inoculations expérimentales de Roux, Straus et Malassez, le docteur Clado a fait construire une seringue qui a pour caractères spéciaux : la facilité avec laquelle on peut nettoyer et antiseptiser par l'ébullition le corps de pompe et l'aiguille, et cette particularité que le piston peut être facilement remplacé.

Elle est composée d'un corps de pompe tout en verre et gradué. Sur le bout usé à l'émeri vient s'emmancher à frottement le corps de l'aiguille; le piston est en moelle de sureau. Les aiguilles sont droites ou courbes.

Seringue stérilisable à injections hypodermiques du professeur Debove. — Dans la seringue de Debove, le piston est en amiante, qui résiste, comme on le sait, aux températures les plus élevées. On peut ainsi débarrasser complètement cette partie de l'appareil des microbes qui s'y localisent facilement et deviennent un danger sérieux. L'amiante nous paraît préférable à la moelle de sureau, qui résiste, il est vrai, à la température de 120 degrés, mais qui s'altère facilement.

La seringue de Debove se compose d'un tube de verre bien calibré. Les ouvertures supérieure et inférieure sont obturées à l'aide d'un disque d'amiante dont l'adaptation parfaite au tube se fait par la compression entre deux rondelles de cuivre ou de nickel, pouvant être rapprochées ou éloignées au moyen d'un système de levier latéral. Ce système de déclanchement est analogue à celui qui ferme les bouteilles de bière; il permet, d'un coup de pouce, de démonter l'appareil. Le piston s'adapte également d'une façon parfaite à la surface interne du corps de pompe par la pression d'un disque d'amiante fixé entre deux platines métalliques qui peuvent être rapprochées ou éloignées à l'aide d'un système de vissage dépendant de la tige du piston. L'ajutage inférieur de la seringue sur laquelle l'aiguille entre à frottement est en verre comme le corps de pompe.

La canule, ou plutôt l'*aiguille*, a subi aussi des modifications.

Les aiguilles de la seringue de Pravaz sont habituellement en acier. Elles présentent, comme inconvénient, d'être difficiles à désinfecter et de s'oxyder facilement.

Si l'on veut stériliser une aiguille d'acier, soit pour faire une ponction exploratrice, soit pour faire une injection hypodermique, on la passe dans la flamme d'une lampe à alcool ou à l'eau bouillante, mieux encore à l'autoclave. Dans le premier cas, on détrempe souvent l'acier, aussi l'aiguille ne pique-t-elle plus et devient flexible. Dans le second cas, la température n'est pas suffisante pour détremper, mais l'aiguille s'oxyde, ne pique plus aussi bien et sa lumière peut se boucher.

Les praticiens qui n'ont pas, bien à tort suivant nous, la précaution de désinfecter leurs aiguilles, savent qu'il est nécessaire d'y passer après chaque injection un petit fil d'argent, sans quoi, l'acier mouillé s'oxydant facilement, la canule deviendrait imperméable et hors d'état de servir.

Pour remédier à ces inconvénients, on a eu recours à des métaux inoxydables, tels que l'or et le platine; mais les aiguilles faites avec ces métaux piquent mal, et, n'étant pas suffisamment résistantes, se courbent sous une pression même peu énergique.

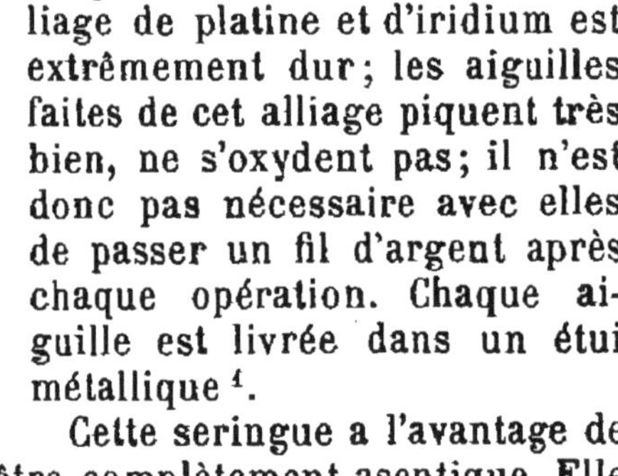

Fig. 355. — Aiguilles de Debove en platine iridié.

Pour résoudre ces difficultés, le professeur Debove a fait construire par Galante des aiguilles en platine iridié (fig. 355). L'alliage de platine et d'iridium est extrêmement dur; les aiguilles faites de cet alliage piquent très bien, ne s'oxydent pas; il n'est donc pas nécessaire avec elles de passer un fil d'argent après chaque opération. Chaque aiguille est livrée dans un étui métallique[1].

Cette seringue a l'avantage de faire un vide parfait et d'être complètement aseptique. Elle peut être stérilisée à l'eau bouillante ou à l'autoclave. Les aiguilles peuvent subir la même stérilisation ou bien être portées au rouge dans la flamme d'une lampe à alcool sans les altérer d'aucune façon.

Seringue aseptique du docteur Félizet. — Cette seringue est susceptible de se démonter entièrement en quelques secondes et ses pièces constituantes peuvent être stérilisées.

Rigoureusement pneumatique, sa puissance de propulsion peut être proportionnée à la résistance que les tissus opposent.

Elle est capable de fonctionner aussi bien avec l'eau, comme la seringue de Pravaz ordinaire, qu'avec l'éther, le chlorure de zinc, le naphtol camphré, la teinture d'iode, la

1. *Société médicale des hôpitaux*, séance du 17 avril 1891.

créosote, en un mot avec tous les liquides qui dissolvent les graisses, altèrent les cuirs ou dénaturent la substance trop perméable des disques spongieux.

L'appareil se compose essentiellement de : *a*. un corps de pompe; *b*. un piston spécial; *c*. un jeu d'aiguilles (fig. 356).

Le corps de pompe appartient au modèle ordinaire; il consiste en un cylindre de verre transparent, fort et strictement calibré, exactement ajusté dans une monture métallique. La monture porte à sa partie supérieure une large rondelle ou deux ailettes à volonté, qui donnent un point d'appui à l'index et au médius et assurent ainsi la force et la régularité de la propulsion avec une seule main.

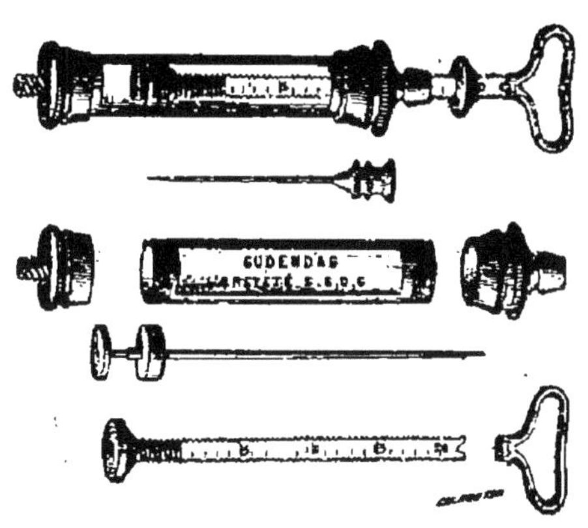

Fig. 356. — Seringue de Félizet.

Le piston est la pièce essentielle : il se compose de deux tiges terminées chacune par un disque dont le diamètre est légèrement inférieur au diamètre intérieur du corps de pompe, c'est-à-dire que les disques affleurent à peine le verre. Avec un écart plus grand, en effet, l'expansion de la masse intermédiaire aurait pour conséquence un *grippement* qui rendrait le fonctionnement impossible ou tout au moins difficile et irrégulier.

La tige, très épaisse et très solide, est cylindrique, à part une surface plane sur laquelle est inscrite la graduation en centimètre cubes et fractions. Elle est forée, dans toute sa longueur, pour recevoir à frottement doux la tige intérieure.

Lorsque les deux pièces se pénètrent, les deux disques se rapprochent ou s'écartent à volonté, séparés par une rondelle de caoutchouc spécialement préparé en disques bien calibrés. Le rapprochement des disques, en comprimant la rondelle, l'aplatit et la fait régulièrement déborder.

C'est précisément cette expansion excentrique régulière

qui, comblant la légère différence du diamètre des disques et du diamètre intérieur du corps de pompe, assure contre la surface de ce dernier une application pneumatique dont il s'agit maintenant de régler la tension.

Le rapprochement des deux disques s'obtient par un procédé courant, comme dans les bouchons anglais, au moyen d'un jeu de vis; mais, comme il s'agit de régler la pression et de la maintenir à son point, on a disposé à la partie supérieure de la tige extérieure quatre échancrures, sortes de crans à arêtes mousses, sur lesquels le degré de rotation obtenu se maintient sans variation.

Enfin, comme la propulsion du piston est susceptible d'offrir une résistance considérable, soit que la compression de la rondelle soit portée très loin, soit que la nature du liquide à injecter en rende le glissement plus difficile, on a adapté à la rondelle supérieure du corps de pompe, dans les seringues d'une capacité supérieure à 1 centimètre cube, deux ailettes sur lesquelles l'index et le médius peuvent prendre un appui solide, tandis que l'aiguille trouve sur la baguette toute la puissance nécessaire.

Le jeu d'aiguilles se compose de modèles de diverses substances (acier, or, platine iridié) et surtout de différentes longueurs.

La fixation de l'aiguille à la seringue se fait au moyen d'un pas de vis à longue hélice, de telle sorte qu'avec une torsion d'un simple demi-tour, l'aiguille est solidement assujettie à sa seringue.

Malgré la résistance éprouvée du caoutchouc aux diverses substances, il est nécessaire de changer les disques intermédiaires, et, à cet effet, chaque boîte porte quelques rondelles de rechange.

Tels sont les divers appareils utilisés pour les injections sous-cutanées; notons toutefois que, malgré les perfectionnements apportés dans le calibre des corps de pompe et dans la régularité des pas de vis des pistons, il peut se faire que la quantité du liquide contenu dans la seringue soit un peu au-dessus ou un peu au-dessous de la normale indiquée par les constructeurs; ou bien que le nombre des gouttes éliminées par un certain nombre de tours soit un peu variable. De là la possibilité d'erreurs dans la dose des médicaments injectés; de là encore des accidents possibles. Aussi croyons-nous qu'il est utile de recommander à chaque opérateur d'étudier avec soin son instrument, de façon qu'il puisse savoir avec exactitude la quantité *en poids* de liquide que le piston de sa seringue peut chasser dans les tissus.

Nous ne pouvons insister ici sur les indications ou sur les contre-indications des injections hypodermiques ; remarquons seulement que, par leur emploi, le médicament est fatalement absorbé, qu'il est absorbé complètement et en quelque sorte en nature. Ce sont là des avantages inappréciables sur lesquels il n'est pas besoin d'insister.

Manuel opératoire. — Pour faire pénétrer l'injection hypodermique, la ponction peut être perpendiculaire à la surface du derme ou parallèle au pli que l'on fait à la peau et elle se fait avec des aiguilles courtes dans le premier cas et longues dans le second.

Celles-ci sont aussi indispensables quand on veut pratiquer l'exploration d'un organe profond et en retirer un liquide.

Avant tout, il est indispensable que la surface sur laquelle doit se faire la piqûre soit complètement aseptisée, ce qu'on obtient en la lavant et en la brossant à l'eau et au savon, et avec une compresse ou un tampon d'ouate hydrophile imbibé d'une solution de bichlorure de mercure au 1000e.

Les piqûres déterminent une douleur d'autant plus vive que l'on est plus lent à faire pénétrer l'aiguille dans le derme, car une ponction rapide est peu douloureuse. La ponction perpendiculaire au tégument est moins douloureuse que la ponction faite parallèlement, car elle se fait avec une petite aiguille.

Il est utile de ne se servir que de trocarts ou d'aiguilles capillaires, afin de diminuer autant que possible la douleur qui résulte de la piqûre, douleur qui peut être fort vive lorsque la ponction et l'injection sont faites dans un endroit de la peau très riche en filets nerveux.

On peut atténuer la douleur en faisant le *stypage* avec le chlorure de méthyle ou le chlorure d'éthyle, c'est-à-dire une anesthésie passagère sur le point où l'on veut introduire l'aiguille.

Lorsqu'il s'agit de combattre des phénomènes locaux et en particulier des symptômes douloureux, il faut alors se rapprocher le plus possible du siège de la douleur, en évitant toutefois de pénétrer dans des vaisseaux sous-cutanés, ce qui pourrait amener des accidents. Cette remarque sur la localisation d'action des injections sous-cutanées paraît surtout applicable aux injections faites avec l'atropine et la morphine.

Dans quelques cas, enfin, l'injection sous-cutanée est employée comme révulsive, et l'on se propose de provoquer des douleurs par le fait même de la pénétration de liquides irritants (eau salée, azotate d'argent, térébenthine, etc.) dans les tissus. C'est alors qu'il peut se développer des phénomènes d'inflammation sous-cutanée, et l'on cherche même parfois à les faire naître.

Chaque fois que l'on verra se former une tuméfaction semblable à une plaque d'urticaire, au niveau du point où l'on aura pratiqué l'injection hypodermique, on peut être certain que la piqûre a été mal faite et n'a pas pénétré assez profondément.

Accidents des injections hypodermiques. — Les accidents provoqués par les injections hypodermiques sont des lésions inflammatoires, la formation d'abcès ou de phlegmons, et ils sont dus soit à l'irritation produite par la substance active, soit à l'altération de la solution, soit encore, et c'est un point sur lequel il convient d'insister, au défaut de propreté de l'aiguille qui peut même introduire des germes morbides.

C'est pour cela que l'on doit employer l'eau stérilisée à 130 degrés; mais comme cette eau, au contact de l'air, cesse de devenir aseptique, Limousin a imaginé de renfermer la solution médicamenteuse stérilisée dans des ampoules de verre contenant une dose pour injection et dont le col est fermé à la lampe. Quand on veut les utiliser, on brise le col d'un coup de lime et l'on puise directement la solution. Ces ampoules ont l'inconvénient d'être d'un prix relativement élevé.

Les points d'élection pour les piqûres sont ceux dans lesquels le tissu cellulaire est abondant, et où les vaisseaux et les nerfs sont peu nombreux : ce sont le sillon rétro-trochantérien, la paroi abdominale antérieure, la pointe de l'épine de l'omoplate, la fosse sus-épineuse ou la cuisse pour les injections lentes.

On évitera de faire les injections hypodermiques dans les points où la peau est très épaisse (mains, pieds); de plus, il faudra éviter les veines superficielles.

On comprend l'indication de choisir les points où il faut

faire les injections, surtout lorsqu'elles doivent agir d'une façon générale; telles sont celles qu'on emploie pour combattre la syphilis (Serrenzio, G. Lewin, A. Martin et Liégeois, Fournier, T. Mauriac, etc.). Dans ces circonstances il faut choisir de préférence une portion des téguments douée d'une sensibilité obtuse, par exemple la région de la nuque ou du dos.

II. — INJECTIONS PARENCHYMATEUSES.

Ce sont les injections pratiquées dans l'épaisseur d'organes malades ou dans des tumeurs; et c'est surtout à ce dernier point de vue que les chirurgiens anglais (Broabdent, Simpson, etc.) ont expérimenté ces injections.

En France, elles ont été préconisées par Luton, A. Nélaton, Richet et O. Lannelongue.

Les liquides employés ont été soit des liquides caustiques, soit des liquides antiseptiques. On est allé dans ces derniers temps jusqu'à injecter dans les poumons, tuberculeux ou pneumoniques, des solutions de bichlorure de mercure ou d'iodoforme (Lépine, Dieulafoy, Gouguenheim).

Les seringues utilisées sont des seringues stérilisables telles que nous les avons décrites. Les aiguilles doivent présenter une longueur plus grande que celles employées pour les injections hypodermiques.

CHAPITRE XXIV

Vaccination.

La *vaccination* est une opération par laquelle on introduit dans une plaie faite à la peau un virus appelé *vaccin* qui préserve de la variole. Le vaccin peut être recueilli sur l'homme ou sur les animaux : de là les dénominations de *vaccine humaine* et de *vaccine animale.*

La découverte de la vaccine, maladie transmissible, inoculable, date de la fin du siècle dernier. Ce fut Jenner qui remarqua que la maladie des trayons des vaches connue sous le nom de variole des vaches (*cow-pox*) avait de l'analogie avec l'éruption variolique de l'homme. Après de nombreuses observations, il crut que le *cow-pox* pouvait prémunir l'homme contre la contagion variolique et contre l'inoculation de la variole et fit sa première démonstration le 14 mai 1796. En 1798, il publia ses observations et fit entrer la vaccination dans la pratique médicale courante[1].

Chez le cheval, des pustules analogues à celles des trayons des vaches peuvent se montrer aux extrémités des membres, au pourtour des narines et de la bouche, au pourtour des parties génitales. C'est le *horse-pox* analogue au *cow-pox*. Le liquide qui s'en écoule, inoculé à une génisse, produit le cow-pox, et transmis à un enfant donne la vaccine. Le *horse-pox* a été bien étudié en 1860 par Lafosse, professeur à l'école vétérinaire de Toulouse, et par H. Bouley.

La *vaccine* transmise de l'homme aux animaux donne toujours le *cow-pox* chez la vache, le *horse-pox* chez le cheval.

On a recherché quelle pouvait être la nature de la vaccine; mais jusqu'à présent les recherches bactériologiques sont restées infructueuses et l'on ne connaît pas encore le micro-organisme de la vaccine.

1. — Opération.

1° *Antisepsie de la peau.* — La peau dans laquelle on va porter la vaccine doit être lavée et brossée à l'eau et au savon, puis désinfectée avec une solution de sublimé au 1000e pour les adultes, ou d'acide borique à 4 pour 100 pour les enfants.

2° *Asepsie de l'instrument.* — L'instrument servant à faire l'inoculation vaccinale devra être soit stérilisé à l'étuve sèche, soit bouilli, soit immergé, comme le font Chambon et Saint-Yves Ménard, dans une solution d'oxycyanure de mercure de 1 pour 1500; mais nous préférons les deux premiers procédés.

On peut inoculer le vaccin sur toutes les parties du corps, mais le lieu d'élection est au bras, au-dessous du deltoïde. Placées dans ce point, les cicatrices ne sont point

1. *Vaccine et vaccination*, leçon de Saint-Yves Ménard, Paris, 1891.

apparentes, puisqu'elles sont cachées par les manches des vêtements, et les personnes vaccinées n'éprouvent jamais de répugnance à montrer cette partie lorsqu'il est besoin de constater l'existence du vaccin. D'ailleurs, les chirurgiens ont agi sagement en choisissant un endroit toujours le même chez tous les individus, car on évite de cette manière des investigations souvent difficiles pour le praticien, et toujours désagréables pour les malades. Dans ces derniers temps, cependant, beaucoup de vaccinations et de revaccinations ont été faites à la jambe vers le mollet ou à la cuisse, surtout chez des jeunes filles.

La vaccination se pratique soit par simple piqûre, soit par scarification plus ou moins étendue. Disons tout de suite que la piqûre est suffisante. La scarification n'avait sa raison d'être que quand on employait du vaccin peu actif, pour lui donner des surfaces d'absorption plus grandes et pour multiplier les chances de succès; mais elle est beaucoup plus douloureuse que la piqûre, et donne lieu à une pustule trop considérable, qui laisse une cicatrice bien plus large (Saint-Yves Ménard).

Il est des cas où la vaccination doit être faite à l'aide d'un procédé tout spécial : lorsque, par exemple, il s'agit de détruire à l'aide du vaccin une tumeur érectile d'un certain volume; il est alors utile de faire pénétrer le virus jusque dans l'intérieur des tissus : aussi imprègne-t-on de vaccin des fils qui doivent traverser la tumeur comme des sétons.

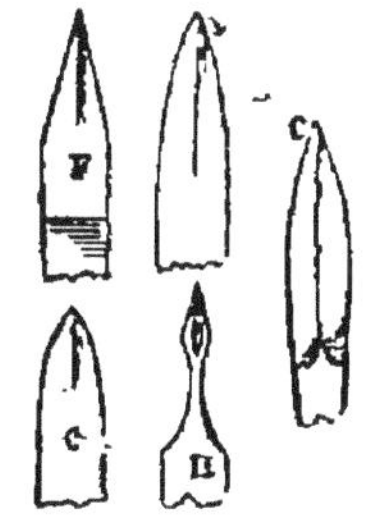

Fig. 357. — Lancettes à vaccin.

Pour vacciner, on se sert d'une simple lancette. La vieille lancette cannelée (fig. 357) convenait pour la vaccination d'enfant à enfant, quand il fallait économiser le vaccin; elle servait alors à vacciner plusieurs personnes mais elle n'est plus employée aujourd'hui. Nous verrons plus loin que la plus usitée est la lancette Chambon ou encore le *vaccinostyle*.

On charge la lancette en couvrant une de ses faces de vaccin, ou bien en plongeant sa pointe dans un bouton de vaccine arrivé au sixième ou même au huitième jour. La lancette chargée, tenue de la main droite comme une plume à écrire; la main gauche, embrassant le membre au-dessous du point où l'on veut faire les piqûres, afin de tendre la peau, on pratique entre l'épiderme et le corps papillaire une petite ponction très oblique et de 2 millimètres environ de profondeur. On laisse la lancette dans la plaie pendant quelques instants, on essuie ses deux faces sur la plaie, puis on la retire. Cette opération n'est presque point douloureuse; elle l'est si peu, que les enfants endormis ne se réveillent souvent pas pendant qu'on les vaccine; elle se fait avec une très grande rapidité et donne lieu tout au plus à l'écoulement d'une gouttelette de sang.

Une seule piqûre peut suffire pour vacciner un individu et le préserver de la variole ; mais, comme quelquefois la vaccination ne réussit pas, il est bon d'en faire plusieurs : on en pratique ordinairement deux ou trois à chaque bras.

Lorsque l'opération est terminée, il faut couvrir les piqûres de fragments de baudruche gommée préparée antiseptiquement à l'acide borique et d'un peu de lint ou d'ouate boriquée. On maintient fixé le tout au moyen d'un bandage circulaire peu serré.

On peut vacciner les enfants à tout âge; mais, à moins de circonstances particulières, telles que les épidémies de variole, il sera bon d'attendre qu'ils aient deux mois; dans les cas exceptionnels, dont nous venons de parler, il faut vacciner les enfants aussitôt que cela est possible. Enfin, il n'est jamais trop tard pour vacciner un individu : la vaccine réussit tout aussi bien chez un vieillard qui n'a pas eu la variole que chez un enfant.

Depuis ces dernières années, la revaccination a été faite sur une large échelle, et, dans le but de faciliter l'inocula-

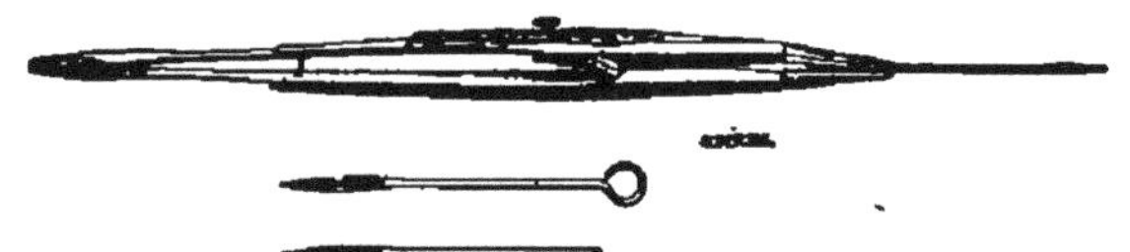

Fig. 358. — Épingles à vaccin.

tion, on s'est servi d'aiguilles cannelées pouvant être primitivement chargées de virus et abritées dans une sorte d'étui analogue à celui qui entoure le crayon de nitrate d'argent dans un porte-nitrate.

On a même été plus loin, et, pour éviter qu'un même instrument puisse servir à plusieurs inoculations, Guéride fabriqua, sur les indications de Lorain, des épingles cannelées en acier, dont le prix de revient est tel que toute épingle ayant servi peut être jetée (fig. 358).

Pince et lancette de E. Chambon. — Quand la méthode de vaccine animale fut importée de Naples à Paris, en 1864, l'usage était de recueillir du vaccin sur la génisse en excisant une pustule et en grattant la face interne avec le bistouri. E. Chambon a substitué au procédé napolitain, quelque peu primitif, le procédé français qui a réalisé un progrès considérable dans la pratique de la vaccine ani-

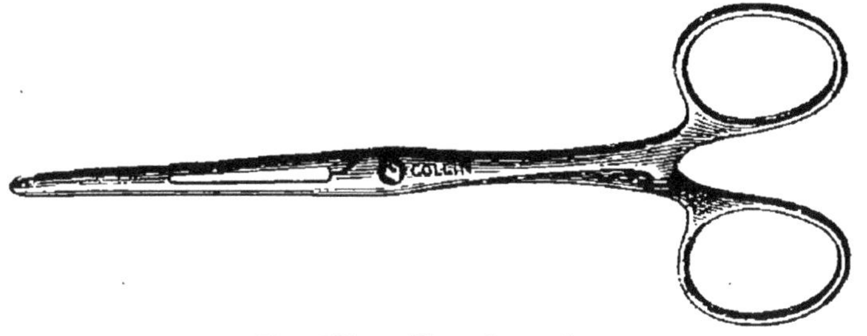

FIG. 359. — Pince à vaccin.

male. Il consiste à saisir la pustule à l'aide d'une pince (fig. 359) et à la gratter par sa face externe.

La lancette (fig. 360), qui sert au grattage, est aussi utilisée

FIG. 360. — Lancette à vaccin.

pour vacciner les enfants; elle transporte le vaccin directement de la génisse au bras.

L'Institut de vaccine animale dirigé par Chambon et Saint-Yves Ménard, à qui sont confiés les services des hôpitaux et des mairies de Paris, utilise toujours la pince et la lancette de E. Chambon. Ces deux instruments sont employés également dans les instituts vaccinogènes de l'armée.

Vaccinostyle individuel du docteur Mareschal — Le vaccinostyle individuel[1] a été imaginé par le docteur Mares-

1. *Revue d'hygiène et de police sanitaire*, t. XII, p. 492, Paris, 1890. — *Archives de médecine militaire*, t. XV, p. 269, Paris, 1890.

chal, dans le but d'obtenir un instrument d'un prix assez infime pour qu'on puisse le sacrifier après l'avoir utilisé une seule fois.

Les diverses lancettes et même les aiguilles à vaccination dont nous avons déjà parlé, sont d'un prix trop élevé pour permettre d'employer un instrument neuf pour vacciner chaque sujet, ainsi que le voudrait avec raison le professeur A. Fournier[1]. Leur pointe ne tarde pas à s'émousser ou à se casser, ce qui nécessite un nouvel affûtage; enfin, il faut les désinfecter après chaque inoculation. Au contraire, le vaccinostyle, qui n'est autre chose qu'une sorte de plume métallique affûtée, est d'un prix très minime, d'où suppression des réparations et certitude de n'employer qu'un instrument aseptique. Le médecin qui vaccine plusieurs clients emploie autant d'instruments qu'il a de sujets à inoculer. Une fois la vaccination terminée, il lui suffit soit de détruire, soit de désinfecter par l'ébullition ou l'étuve sèche tous les vaccinostyles; leur affûtage permet de les utiliser un très grand nombre de fois.

On sait que l'inoculation se fait dans la *couche sous-épidermique;* si la pointe est trop finement affûtée, elle oblige l'opérateur à une grande légèreté de main, qu'il n'est pas facile de conserver surtout dans les vaccinations « par fournées », au risque de provoquer un écoulement de sang inutile et même nuisible au point de vue du succès.

Si l'affûtage est nul, comme dans la plume métallique ordinaire du commerce, la pointe pénètre mal et provoque de la douleur.

Il fallait donc, à ce point de vue, rester dans un juste milieu ; c'est ce qu'ont fait les constructeurs. Le vaccinostyle est très suffisamment affûté pour assurer l'inoculation, tout en laissant à la pointe une solidité suffisante pour qu'on puisse l'utiliser un grand nombre de fois après l'avoir stérilisée.

Il a en outre l'avantage de réduire au minimum la perte de temps et le nombre des aides. Enfin, si ultérieurement surviennent des accidents vaccinaux, le malade ne pourra accuser ni l'instrument, ni l'opérateur, mais bien sa propre constitution, en admettant que le vaccin soit irréprochable.

Il y a deux modèles de vaccinostyles : l'un est à pointe plate; l'autre à pointe évidée et cannelée.

1. *Bulletin de l'Académie de médecine*, séance du 6 août 1889.

Pour stériliser les instruments, on les trempe dans l'eau bouillante; il est utile d'y ajouter une certaine quantité de cristaux de soude du commerce (1 pour 100), afin d'éviter le phénomène qui se produit lorsqu'on trempe une plume neuve dans l'encre : le liquide adhère mal à la pointe. Le même fait se produit sur le vaccinostyle trempé dans le vaccin, comme d'ailleurs sur la pointe de la lancette ordinaire; c'est même, à notre avis, à ce petit phénomène, qui passe souvent inaperçu, que l'on doit attribuer bien des insuccès de vaccination.

Les constructeurs ont réuni dans une petite pochette des vaccinostyles, des verres de montre, des étuis à vaccin, enfin des porte-plume dits auto-expulseurs.

L'instrument peut sans difficulté être employé seul; mais, monté sur un porte-plume, il est mieux en main pour les personnes dont les doigts sont volumineux.

2. — Étude clinique de la vaccine.

1. *Vraie vaccine.* — Dans les deux ou trois premiers jours qui suivent l'inoculation, on ne voit rien; mais, à la fin du troisième jour au plus tard, on aperçoit un point rouge à la place de chaque piqûre. Cette petite rougeur paraît reposer sur une base dure; le sommet présente à peu près l'apparence d'une piqûre de puce.

Le quatrième jour, la rougeur est plus apparente, circulaire, ombiliquée au centre (fig. 361). Le cinquième jour, la teinte rouge est circulaire et enveloppe le bourrelet du centre, qui est plus saillant. Le sixième jour, le bourrelet augmente encore, devient plus large et s'entoure d'une auréole argentée distendue par du liquide (fig. 362).

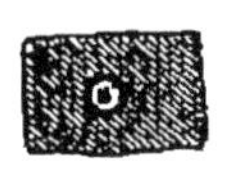

Fig. 361. — Vaccine au quatrième jour.

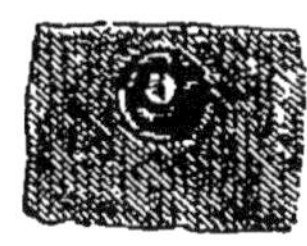

Fig. 362. — Vaccine au sixième jour.

Le septième jour, le bourrelet se distend, l'auréole inflammatoire s'étend encore, le tissu cellulaire sous-cutané s'enflamme. Le huitième jour, le bourrelet est plus large, plus rempli de matière; l'auréole s'étend d'une piqûre à l'autre quand elles ne sont pas éloignées de plus de 3 centimètres (fig. 363). C'est le neuvième jour que la pustule acquiert son maximum de développement : le sommet commence à se recouvrir d'une petite croûte noirâtre; la chaleur est mordicante, le bras pesant; le malade éprouve de la douleur, quelquefois même il existe un léger mouvement fébrile. Le dixième jour, le bourrelet vaccinal est plus aplati, plus large, repose sur une tuméfaction très prononcée ; la douleur qu'éprouvent les malades est plus considérable ; quelquefois les ganglions de l'aisselle s'engorgent. Le onzième jour, la dessiccation commence; le bouton, dur, aplati, dépourvu de liquide, se recouvre d'une croûte de couleur grise ou d'un jaune sale (fig. 364).

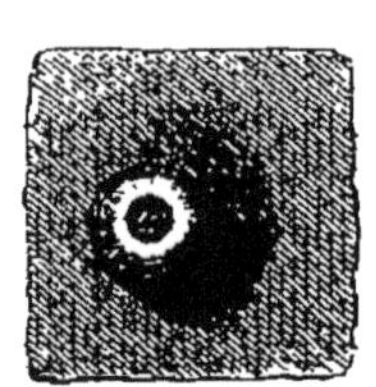

Fig. 363. — Vaccine au huitième jour.

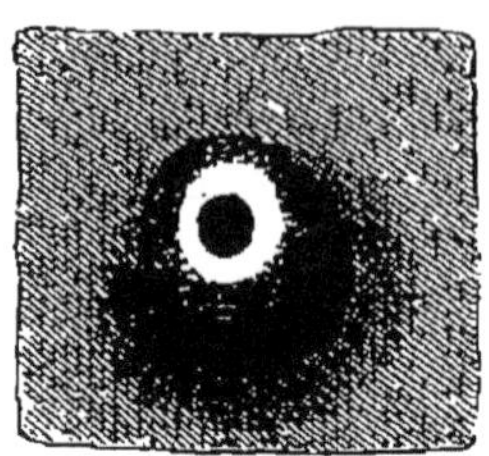

Fig. 364. — Vaccine au onzième jour.

A partir du douzième jour, on trouve sous la croûte du pus au lieu de liquide; la quantité de pus devient de moins en moins considérable, l'inflammation disparaît complètement et, du vingtième au vingt-cinquième jour, les croûtes tombent entièrement, laissant apercevoir une cicatrice pointillée, très facile à reconnaître et qui ne s'efface jamais.

II. *Fausse vaccine.* — La description que nous avons faite de l'éruption vaccinale peut facilement faire reconnaître la fausse vaccine de la vraie vaccine. Nous allons décrire la différence qui existe entre ces deux éruptions.

La *fausse vaccine* s'observe chez les individus qui ont déjà été vaccinés et qui le sont pour la seconde fois ; chez ceux qui ont eu la variole ou bien qui ont été vaccinés avec du vaccin de mauvaise qualité.

Dans la fausse vaccine il n'y a pas de période d'inoculation, la suppuration se manifeste dès le deuxième, le troisième ou le quatrième jour ; la croûte est quelquefois très longue à se détacher ; elle tombe souvent au bout de cinq ou six jours pour se reproduire, comme il arrive dans tous les ulcères.

Enfin la fausse vaccine ne laisse point sur la peau des traces pointillées qui puissent la faire reconnaître.

III. *Soins à donner au cours de la vaccine.* — L'état général n'est presque pas modifié chez les enfants vaccinés dans leur première année. Les auteurs ont insisté sur un mouvement fébrile vers le sixième ou septième jour, mais il est peu prononcé et n'exige pas de traitement particulier : les enfants sont simplement maussades pendant un jour ou deux. Saint-Yves Ménard conseille de ne modifier en rien l'hygiène de l'enfant. Les bains quotidiens doivent être continués, il faut veiller simplement à ne pas détacher les croûtes qui recouvrent les petites plaies ; on doit les laisser tomber seules.

Au contraire, chez l'adulte vacciné pour la première fois, la température peut monter à 39 et même 40 degrés ; le bras peut être le siège de vives douleurs, et de l'engorgement ganglionnaire axillaire peut coexister avec les différents phénomènes.

Lorsque, du septième au douzième jour, le bouton vaccinal a atteint son maximum de développement, que l'épiderme est rouge, tendu, pour diminuer les douleurs et les démangeaisons qui peuvent se produire, il est bon de faire un pansement avec du lint boriqué, soit enduit de vaseline boriquée, soit trempé dans la solution boriquée à 4/100.

IV. *Accidents de la vaccine.* — Ces accidents peuvent être attribués : au vaccin employé, au mode opératoire, aux pansements consécutifs nuls ou malpropres, et aux dispositions individuelles des sujets vaccinés.

Ainsi on a signalé des cas de *vaccine généralisée*, mais les observations en sont fort rares et sont dues sans doute aux dispositions particulières de l'individu.

Les accidents *angioleucitiques*, *phlegmoneux* ou *érysipélateux* sont des complications septiques, dues à la malpropreté des téguments, à celle de l'instrument employé, des mains de l'opérateur ou du pansement recouvrant les piqûres ; ou bien encore c'est le vaccin qui lui-même est impur. En fait, ils tiennent le plus souvent à l'incurie du chirurgien ou du malade.

La *syphilis vaccinale* a été surtout observée lorsqu'on inoculait la vaccine de bras à bras, en plongeant la lancette dans un bouton de vaccin et en portant sur les bras d'un autre individu le virus entraîné par les deux faces de l'instrument.

Il résulte d'un travail de A. Viennois[1] que l'inoculation de la syphilis avec la vaccine ne serait possible que lorsque avec le vaccin on vient à inoculer du sang de l'individu vaccinifère.

C'est pour éviter cette contagion que la vaccination animale a pris, dans ces dernières années, une extension considérable. Ce sont les observations de syphilis vaccinale présentées par Hervieu à l'Académie de médecine, en juillet 1889, qui ont motivé de la part du professeur A. Fournier la conclusion suivante : « La responsabilité incombe à la méthode de vaccination de bras à bras, et elle en est inséparable. »

Mais la syphilis vaccinale pourrait aussi se produire d'une autre façon. On sait que le sang d'un syphilitique peut servir à inoculer la syphilis ; il faut donc admettre qu'en vaccinant successivement, avec une même lancette non essuyée, un syphilitique et un sujet sain, on expose le second à prendre l'affection du premier (Saint-Yves Ménard). De là l'indication de désinfecter soigneusement chaque lancette après chaque vaccination.

3. — Culture et récolte du vaccin de génisse[2].

La culture et la récolte du vaccin ne peuvent guère se faire convenablement et économiquement que dans des établissements spéciaux, auxquels on donne le nom d'*instituts de vaccine animale* ou *instituts vaccinogènes.*

La préoccupation dominante doit être d'obtenir sur les vaccinifères des éruptions nettement caractérisées et à évolution régulière, puis de recueillir du vaccin de culture pure, du vaccin exempt de microbes étrangers pathogènes, tels que ceux de la septicémie, de la suppuration. De là l'indication d'opérer dans un milieu d'une propreté absolue et d'y maintenir par tous les moyens possibles l'antisepsie la plus complète.

Ainsi les génisses doivent être dans une étable aussi

1. *De la syphilis transmise par la vaccination,* in *Archives générales de médecine,* Paris, 1860.

2. Nous empruntons cette étude au travail de Saint-Yves Ménard (*loc. cit.*), p. 38 à 44.

propre et aussi facile à nettoyer qu'un laboratoire, qu'une chambre de maternité, avec sol imperméable, en béton ou mieux en carreaux céramiques, avec parois recouvertes de faïence vernissée, avec stalles en bois dur verni, râteliers en fer, auges en fonte émaillée, avec ventilation par appel d'air, etc.

Le *choix des vaccinifères* n'est pas sans importance. Quand on a besoin d'un animal de temps à autre, on ne peut le prendre qu'au marché voisin. Or, dans les grandes villes où sont généralement les instituts de vaccine, les marchés reçoivent presque toujours des veaux de lait qui, sevrés brusquement, fatigués par un voyage de vingt-quatre ou trente-six heures, gorgés d'eau, se trouvent dans de mauvaises conditions pour prolonger leur existence au delà du terme qui leur était assigné. Très difficiles à alimenter, ils sont souvent atteints d'une diarrhée infectieuse assez grave pour mettre leur vie en danger; de plus, ils peuvent être contaminés de fièvre aphteuse, de péripneumonie ou d'autres maladies contagieuses. On court ainsi le risque de n'avoir pas de bon vaccin et même de n'en avoir pas du tout, au jour où il est attendu.

Il est préférable de faire venir de la campagne des génisses âgées de six à huit mois, sevrées depuis longtemps déjà; elles se nourrissent facilement avec du foin et du son, elles ne sont jamais malades et elles permettent d'assurer les services réguliers de vaccination.

L'inoculation ou la *vaccination* d'une génisse est une opération simple; c'est l'ensemencement. La peau peut être prise comme terrain de culture dans toutes les parties du corps. La région mammaire, bien qu'elle soit le siège habituel du cow-pox naturel, n'est pas une région d'élection. Si quelques-uns l'adoptent, d'autres choisissent le périnée, et d'autres l'encolure. On peut prendre avec avantage la *moitié inférieure de la région thoraco-abdominale du côté droit*, parce qu'elle présente une grande étendue, commode pour l'inoculation et pour la récolte du vaccin.

La génisse est couchée du côté gauche et fixée sur une table-bascule spéciale. La surface à ensemencer est lavée au savon, puis rasée et lavée à l'eau boriquée; la peau est parsemée de scarifications superficielles de 2 centimètres de hauteur, faites à la lancette, et disposées en quinconce, avec un écartement de 3 centimètres et demi; enfin, dans les scarifications, on insère de la lymphe vaccinale recueillie sur la génisse ayant montré précédemment la plus belle éruption.

L'évolution des pustules sur la génisse n'est pas la même que sur l'enfant. La période de sécrétion est plus hâtive, si bien qu'elles fournissent du vaccin dès le quatrième jour, puis au cinquième et au sixième jour au plus tard.

La *récolte du vaccin* se fait aussi différemment sur la génisse et sur l'enfant.

Au bras d'un enfant, il suffit de ponctionner l'épiderme dans l'anneau blanc de la pustule pour qu'il s'écoule un liquide séreux lactescent appelé lymphe vaccinale.

Sur la génisse, la lymphe ne s'écoule pas ainsi; il faut, pour l'obtenir, comprimer assez fortement la pustule. A Naples, Negri excisait complètement une pustule à l'aide du bistouri, puis il recueillait du vaccin en grattant sa face profonde. Ce procédé napolitain, quelque peu barbare, était inapplicable quand il fallait utiliser un grand nombre de pustules assez rapprochées. Chambon eut l'idée de comprimer et de maintenir la pustule avec une pince à crémaillère et de récolter ainsi le vaccin par la face externe en grattant légèrement la peau.

Emploi du vaccin. — Le vaccin produit peut être utilisé de deux manières : ou bien il est recueilli sur une pustule et inoculé immédiatement avec la même lancette à un enfant, c'est la *vaccination directe sur la génisse;* ou bien il est recueilli en masse sur plusieurs pustules avec un grattoir spécial, puis il est préparé sous diverses formes et conservé pour être employé à des distances plus ou moins longues. On vaccine alors avec des plaques, avec des tubes, etc.

La vaccination directe est celle que Chambon a toujours fait prévaloir à Paris, c'est la seule en usage dans les services des hôpitaux et des mairies. La théorie, confirmée par une longue expérience, l'indique comme la meilleure méthode, et, de fait, elle donne peu de déceptions.

Le vaccin transporté a donné, dans les premiers temps, bien des mécomptes; on recueillait simplement la sérosité citrine qui s'écoulait des pustules comprimées, on en emplissait des tubes capillaires à ampoules et on l'expédiait telle quelle. Cette sérosité vaccinale était d'ordinaire peu active et souvent tout à fait inactive, même après un ou deux jours de conservation.

Depuis cinq à six ans, au contraire, on fait usage d'une préparation que le comité vaccinal de Milan a fait connaître : on recueille le vaccin en grattant les pustules assez profondément; les particules du derme diluées dans la sérosité sont triturées dans un mortier d'agate et forment un liquide pulpeux plus ou moins homogène; on y ajoute enfin de la glycérine chimiquement pure, produit antiseptique qui a la précieuse propriété de rendre la matière animale imputrescible, tout en conservant au vaccin son entière vitalité.

Cette pulpe vaccinale glycérinée se conserve longtemps dans des tubes étroits, fermés au chalumeau, et donne les meilleurs résultats. Elle rend applicable la vaccine animale, là même où des conditions économiques ne permettent pas d'entretenir des génisses pour la vaccination directe. Le vaccin sous cette forme peut être expédié partout.

Avant d'enfermer la pulpe vaccinale glycérinée dans les tubes, il est bon de stériliser ces tubes à l'étuve sèche. On sera sûr ainsi du contenant et du contenu.

Quand, pour vacciner, on veut se servir des tubes capillaires, dont l'invention appartient à Bretonneau, il suffit de casser les deux extrémités, de souffler légèrement à l'aide d'un chalumeau sur une ouverture, tandis que l'autre donne passage au vaccin, qui est reçu sur une plaque de verre, sur laquelle on peut facilement charger la lancette. Pour plus de facilité, on recevra le vaccin qui s'écoule par l'une des extrémités sur la lancette elle-même.

En somme, la vaccine est une maladie bénigne; elle donne l'immunité antivariolique : grâce à elle les épidémies de variole, devenues de plus en plus rares, font de moins en moins de victimes.

L'immunité donnée par la vaccine n'est pas une immunité définitive; elle n'est que temporaire. Il y a donc nécessité d'être revacciné deux ou trois fois pour être préservé à coup sûr et définitivement de la variole. En Allemagne et en Angleterre la vaccination est devenue obligatoire; il serait à souhaiter qu'en France cet exemple soit imité, et que la revaccination soit également exigée.

D'après les statistiques, la variole chez les vaccinés a été généralement bénigne, et chez les revaccinés insignifiante.

CHAPITRE XXV

Réduction des hernies.

En parlant de l'application des bandages, nous avons dit que la réduction préalable de la hernie était, dans la majorité des cas, une condition *sine qua non* de leur emploi. Or, si cette réduction est fréquemment facile et parfois même spontanée, il n'en est plus ainsi dans quelques circonstances, et elle nécessite alors certaines manœuvres plus spécialement décrites sous le nom de *taxis*. Nous verrons que, pour quelques hernies, ce taxis a pu être remplacé par la compression élastique exercée à l'aide d'une bande de caoutchouc (procédé de Maisonneuve).

Dans certains cas enfin, il faut opérer la hernie et en pratiquer la cure radicale, c'est-à-dire débrider l'ouverture naturelle ou accidentelle qui lui a donné passage et qui l'étreint, faire la résection du sac après sa ligature le plus haut possible, et pratiquer la suture des piliers.

A cause du danger que court le malade par un taxis mal fait ou prolongé, ou par la réduction en masse d'une hernie étranglée, on a une grande tendance aujourd'hui à abandonner les manœuvres de taxis pour faire d'emblée la cure radicale, car, grâce à l'antisepsie ou à l'asepsie, cette opération faite à temps est devenue relativement bénigne.

Il est évident que nous n'avons pas à discuter ici les conditions dans lesquelles une hernie étranglée ou non étranglée doit être opérée radicalement.

DU TAXIS

On en distinguait trois espèces : le taxis *simple*, le taxis *prolongé* et le taxis *forcé*.

Cette division, regardée longtemps comme classique, tend à être abandonnée aujourd'hui, depuis qu'on a la possibilité d'utiliser l'anesthésie pour faciliter l'application du taxis. D'un autre côté, comme l'a fait remarquer le professeur Gosselin, les mots *modéré* ou *prolongé* n'expriment rien de précis, et le taxis qui peut être modéré pour un chirurgien, devient forcé pour un autre doué d'une musculature plus considérable. On peut donc dire, avec cet auteur, que le taxis est toujours plus ou moins forcé, selon qu'on emploie plus ou moins de force pour le faire; de même le taxis peut être plus ou moins prolongé, suivant les conditions dans lesquelles on se place, suivant qu'on fait usage ou non des agents anesthésiques.

Le professeur Gosselin a donc proposé[1] de supprimer ces diverses dénominations pour leur substituer les mots de *taxis approprié, suffisant* (Tirman), ou mieux encore de *taxis progressif*. Grâce à cette expression, ce chirurgien cherche à faire comprendre que la force de pression qu'on doit employer augmente à mesure que le temps s'écoule, « c'est-à-dire que le taxis devient d'autant plus forcé qu'il est plus prolongé ».

Le taxis peut être fait sans anesthésie, ou bien après anesthésie préalable ; telle est la division pratique proposée par le professeur Gosselin, et qui semble la meilleure, surtout au point de vue où nous nous plaçons.

1. Le taxis *sans anesthésie* doit être exceptionnel, c'est-à-dire qu'on doit toujours employer les anesthésiques dès que cela est possible.

Le malade est couché sur le dos, les jambes fléchies sur les cuisses et celles-ci fléchies sur le bassin, sans être portées dans une abduction exagérée ; les muscles abdominaux sont ainsi placés dans le plus grand relâchement possible. D'ailleurs, l'abdomen doit être situé dans une position déclive par rapport au bassin, par conséquent il est indiqué de soulever légèrement ce dernier à l'aide d'un oreiller ou d'un coussin.

Fabrice d'Aquapendente et Ambroise Paré donnaient le conseil de suspendre le malade par les pieds. Winslow voulait que le malade fût appuyé sur les coudes et sur les genoux ; Cooper, que les genoux fussent rapprochés. Ribes plaçait les jarrets fléchis du malade sur les épaules d'un aide qui imprimait des secousses de temps en temps. Mais c'est à la position horizontale que l'on donne aujourd'hui la préférence.

D'après Malgaigne, une forte flexion combinée à une forte abduction de la cuisse serait le meilleur moyen d'élargir

1. *Leçons sur les hernies abdominales*, p. 131 et suiv., Paris, 1865.

l'anneau inguinal. Richter recommandait d'embrasser la tumeur d'une main, de sorte que la base soit dans la paume de la main; puis de la soulever et de la presser du côté de l'anneau, et, si cela ne réussit pas, de presser dans toutes les directions possibles.

Sabatier établissait, en règle générale, qu'il fallait varier l'impulsion selon les détours du trajet. Boyer voulait que l'on commençât par faire rentrer la portion de l'intestin la plus voisine de l'anneau. Velpeau prescrivait de réduire en premier les parties qui sont sorties les dernières. Principes plus faciles à énoncer qu'à mettre en pratique.

C'est dans les grosses hernies qu'on s'est servi autrefois de la bande de caoutchouc de Maisonneuve, en combinant son action compressive au taxis manuel[1].

O. Lannelongue a imaginé de comprimer d'une façon continue la paroi abdominale en se servant d'un sac à plomb qu'il faisait reposer sur elle, au niveau de l'orifice herniaire.

Colson père et Bourgeois, de Beauvais[2], ont mis en usage ce moyen, alors que le taxis s'était montré infructueux et après avoir laissé le sac à plomb beaucoup plus longtemps que ne l'avait recommandé O. Lannelongue; la réduction a été obtenue.

Quoi qu'il en soit, le chirurgien doit se placer à droite du malade si la hernie est sur la ligne médiane, du côté de la hernie si elle siège dans l'une des aines.

Avec les doigts de la main gauche le chirurgien entoure aussi exactement que possible le pédicule de la hernie; il place ceux de la main droite sur le pourtour de la tumeur herniaire, de façon à la comprimer à la fois en plusieurs points. « Il fait agir ces doigts comme pour refouler le corps de la hernie du côté de son pédicule; les doigts gauches, placés sur ce dernier point, pressent eux-mêmes de manière à empêcher la hernie de s'étaler et à la diriger du côté de l'abdomen[3]. » Dans cette manœuvre il faut que la pression exercée sur la main droite soit plus considérable que celle de la main opposée, agissant sur le pédicule; de plus, il faut éviter avec grand soin d'appuyer sur le fond de la tumeur, afin de ne pas décoller le sac herniaire et réduire à la fois

1. *Mémoires de l'Académie des sciences*, 3 août 1863.

2. D. Colson, *Opération de la hernie étranglée sans ouverture du sac*, thèse de Paris, 1874.

3. Gosselin, *loc. cit.*, p. 190.

et en masse le sac et la hernie. Ce fait, qui a été observé un certain nombre de fois, se produirait surtout lorsque ce sont les malades eux-mêmes qui ont pratiqué le taxis et réduit leur hernie.

Les pressions, d'abord modérées, doivent être peu à peu augmentées, et, si l'on est trop fatigué, il faut se faire remplacer tout de suite par un aide. Dans le cas où l'on serait seul, il faudrait se reposer pour reprendre les manœuvres aussitôt que possible. C'est qu'en effet le professeur Gosselin [1] a insisté beaucoup sur ce précepte que le taxis doit être *continu* et non pas intermittent, comme on a trop souvent l'habitude de le pratiquer.

La durée de ces manœuvres est fort variable ; elles pourraient être continuées pendant vingt, quarante, et quelquefois même soixante minutes, avant qu'on puisse assurer que la tumeur est irréductible et doit être opérée. Pour nous, après un taxis inefficace de dix minutes au plus, nous nous décidons à opérer (F. Terrier).

Lorsqu'on a affaire à une hernie volumineuse, on peut faire presser par un ou plusieurs aides, de façon que toute la circonférence de la tumeur soit également comprimée. Dans quelques cas, aux pressions indiquées ci-dessus, Gosselin conseille d'ajouter des mouvements de latéralité ou d'avant en arrière. Nous ne conseillons pas ces manœuvres.

La sensation d'une résistance vaincue, la disparition de la tumeur, ou du moins de sa plus grande masse, la perception d'un gargouillement particulier, sont les principaux signes de la réduction des hernies. Toutefois celle-ci peut être incomplète, c'est lorsque les viscères herniés, et en particulier l'épiploon, ont contracté des adhérences avec les parois du sac herniaire.

Dans quelques cas même, le volume des parties qui restent dans le sac est assez considérable pour qu'on puisse être fort embarrassé : or, dans ce cas, il vaut mieux opérer que d'administrer un purgatif d'exploration pour juger de la perméabilité des voies digestives (Gosselin).

D'autres fois, au contraire, lorsque les hernies sont petites, on peut croire à une réduction qui n'existe pas; mais cette erreur est facile à éviter en palpant avec soin les parties; c'est, comme l'a dit Gosselin, affaire de tact et d'habitude.

1. *Loc. cit.*, p. 183.

Dans certains cas enfin, les parois du sac étant doublées de graisse ou étant épaissies, on peut croire à une non-réduction, alors que cependant les efforts du taxis ont été couronnés de succès; c'est là encore une question d'habitude.

II. Le taxis *avec anesthésie* doit être le plus souvent employé, il est beaucoup plus facile; les malades, ne souffrant pas, ne réagissent pas contre les efforts du chirurgien, d'où la réduction plus prompte de l'intestin.

Il résulte, en effet, des recherches du professeur Gosselin qu'à l'aide de l'emploi des anesthésiques la réduction se faisait, en général, entre cinq et quinze minutes.

Cette remarque même suffit pour faire comprendre que, si le taxis a, jusqu'à un certain point, besoin d'être forcé, il n'a pas besoin d'être prolongé, et que, passé quinze à vingt minutes au plus[1], on doit obtenir un résultat. Dans le cas où la hernie ne serait pas réduite, il faudrait opérer.

Le manuel opératoire du taxis avec anesthésie, étant tout à fait analogue à celui que nous avons déjà décrit, ne nous occupera pas spécialement.

Mais il est un point sur lequel il nous faut attirer l'attention, c'est celui qui a trait aux *indications du taxis*. D'après le professeur Gosselin, il faut essayer le taxis pour réduire la plupart des hernies qui sont au dehors depuis vingt-quatre heures; au delà de ce terme, et jusqu'à quarante-huit heures, il est encore indiqué pour les grosses hernies et pour celles de moyennes dimensions. On pourrait peut-être le tenter pour les petites hernies contenant de l'épiploon; mais ici il ne faudrait guère dépasser les trente-six premières heures. Enfin les grosses et les moyennes hernies peuvent encore être réduites jusqu'à soixante-douze heures après leur sortie[2].

Ces règles nous paraissent fort discutables et plus une hernie est ancienne, volumineuse ou non, plus vite il faut l'opérer. Le taxis n'est utilisable que dans les hernies nouvellement étranglées et de plus il ne doit pas être prolongé au delà de cinq à dix minutes (F. Terrier); dans les hernies

1. De cinq à dix pour nous.

2. Voyez, pour plus de détails, le *Traité* de Gosselin, p. 185 et suiv.

étranglées depuis plus de vingt-quatre heures, il faut, croyons-nous, opérer sans taxis.

Des *accidents* peuvent résulter de l'emploi du taxis; par exemple, on a cité des coliques consécutives assez intenses, la péritonite suraiguë par épanchement, accident tout à fait exceptionnel, enfin la réduction en masse du sac avec la hernie.

Dans ce dernier cas on substitue à l'étranglement externe un étranglement interne peut-être plus grave; mais il est bon d'ajouter que souvent cette réduction en masse a été faite par les malades eux-mêmes, et qu'elle est très exceptionnelle à la suite des manœuvres régulières indiquées plus haut. Le diagnostic et le traitement de cet accident ne peuvent guère nous occuper ici; disons seulement que la persistance des signes de l'étranglement et l'exploration attentive du lieu où existait la hernie peuvent faire penser à son existence.

Voyons maintenant d'après quelles règles et dans quel sens doivent être appliqués les efforts de réduction pour chacune des hernies les plus fréquentes.

a. *Taxis de la hernie inguinale.* — La hernie inguinale se distingue des autres par les caractères suivants : elle se présente sous la forme d'une tumeur peu élevée, située au-dessus de l'arcade crurale, étendue obliquement suivant une ligne dirigée de l'épine iliaque antérieure et supérieure à l'anneau inguinal; tantôt elle s'arrête au pli de l'aine, dans ce cas elle a reçu le nom de *bubonocèle;* tantôt elle pénètre dans les bourses, elle est alors appelée *oschéocèle.* La tumeur est alors piriforme, à grosse extrémité dirigée en bas; si l'on place le doigt sur l'épine du pubis, on sentira le pédicule de la tumeur au-dessus du doigt, caractère qui la fera toujours reconnaître de la hernie crurale.

Pour réduire ces hernies, le malade sera placé comme nous avons dit plus haut, de manière que tous les muscles soient dans le relâchement; le chirurgien se placera du côté correspondant à la tumeur, et dirigera les efforts obliquement de bas en haut, de dedans en dehors et un peu d'avant en arrière. Si la tumeur était interne, c'est-à-dire située en dedans de l'artère épigastrique, la direction qu'on devrait donner aux efforts de réduction serait un peu plus directe d'avant en arrière et moins oblique en dehors. Il en est de même lorsque la hernie est ancienne et que la tumeur est très volumineuse.

Pour la réduction des hernies inguinales d'un petit volume et sur le point de s'étrangler, A. Després a indiqué le moyen suivant, qui lui aurait souvent réussi : il applique le bord cubital de la main gauche un peu au-dessus du pédicule de la hernie; il presse en glissant de manière à faire descendre la tumeur dans le scrotum, puis il comprime la tumeur avec la main droite plus ou moins fermée, suivant le volume de la hernie, et la hernie rentre après quelques efforts dont le chirurgien ménage l'intensité et la durée.

Voici comment A. Després explique le mécanisme de ce procédé : 1° il fixe le collet du sac, obstacle principal à la réduction ; 2° en pressant sur la tumeur, il diminue le volume de l'intestin à l'orifice du sac ; 3° en pressant avec la main droite, il fait exécuter à l'anse intestinale un mouvement analogue à celui de deux doigts ouvrant une bourse à coulisse.

b. *Taxis de la hernie crurale.* — La hernie crurale est plus difficile à reconnaître au début que la hernie inguinale, car elle se trouve profondément cachée sous l'arcade crurale; on ne peut la trouver qu'en inclinant en avant le tronc du malade, en lui faisant fléchir et tourner les cuisses un peu en dedans : alors, si l'on porte le doigt dans la direction du canal crural, on constate la présence de la tumeur.

Lorsqu'elle fait saillie à la partie antérieure de la cuisse, elle se présente sous la forme d'une tumeur globuleuse placée sur la partie moyenne et un peu interne de la cuisse, remontant quelquefois en dehors vers la racine du membre. Quoi qu'il en soit, sa forme allongée en travers, sa situation au-dessous du cordon spermatique, la position de son pédicule au-dessous de l'épine du pubis, la font facilement distinguer d'une hernie inguinale arrêtée au pli de l'aine ; toutefois, il est bon de remarquer que le rapprochement des deux anneaux, chez la femme, rend le diagnostic un peu plus difficile.

Pour réduire cette hernie, on tentera de repousser les viscères dans l'abdomen, c'est-à-dire directement en haut; si la hernie est peu grosse, il faut la repousser en haut et en dehors; enfin, lorsqu'elle a franchi un orifice du *fascia cribriformis*, il faut d'abord l'y ramener en la repoussant en bas et en dedans, puis ensuite exercer les pressions en haut et en dehors.

c. *Taxis de la hernie ombilicale.* — Qu'elle soit congénitale ou accidentelle, cette hernie est facile à reconnaître. Quant à sa réduction, elle est tantôt très simple, et l'on dirige les efforts d'avant en arrière, d'autres fois, au contraire, difficile, vu le volume de la hernie, le peu de résistance des parois abdominales, l'accumulation énorme de graisse dans cette région, etc.

Dans les cas d'impossibilité de réduction, on interviendra chirurgicalement et l'on fera la cure radicale de la hernie.

CHAPITRE XXVI

Opérations qui se pratiquent sur les dents.

1. — Exploration de la bouche.

L'exploration de la bouche au point de vue de la chirurgie dentaire se fait de la manière suivante. Le sujet étant assis devant la lumière, sur un fauteuil assez élevé, et la tête appuyée solidement contre le dossier du siège, l'opérateur se place à droite et de la main gauche écarte les lèvres dans la direction qu'il veut donner à son examen, tandis que la main droite reste libre pour saisir au besoin les instruments.

L'exploration de la bouche se fait quelquefois par examen direct à l'œil nu, lorsqu'il s'agit, par exemple, de constater des altérations soit des dents antérieures, soit des gencives; mais le plus souvent on emploie des instruments qui sont :

1° La *sonde* (fig. 365), tige d'acier renflée à sa partie moyenne et effilée à ses deux extrémités. Ces extrémités doivent être détrempées et très souples, afin de pouvoir subir diverses inflexions. Cet instrument sert particulièrement à déterminer le siège, l'étendue et la sensibilité des caries.

Dans le cas où la maladie est récente et la cavité superficielle, n'ayant encore causé que peu ou pas de douleur, cet examen au moyen de la sonde se fait très simplement. Si au contraire l'altération est ancienne et a déjà causé des douleurs plus ou moins vives, la recherche et l'exploration de la carie doivent se faire avec les plus grandes précautions. En effet, l'opérateur, après avoir introduit doucement l'instrument dans la cavité et l'avoir débarrassée des matières alimentaires et des corps étrangers qu'elle peut contenir, rencontre vers les parties les plus profondes un point très douloureux qui répond à un pertuis faisant communiquer la cavité de la carie avec celle de la pulpe, et par lequel cet organe se trouve mis à nu. C'est sur ce point que devront être dirigés, souvent avec le même instrument, les divers moyens : pansements, cautérisations, etc., soit pour modifier l'état de cette pulpe, soit pour la détruire.

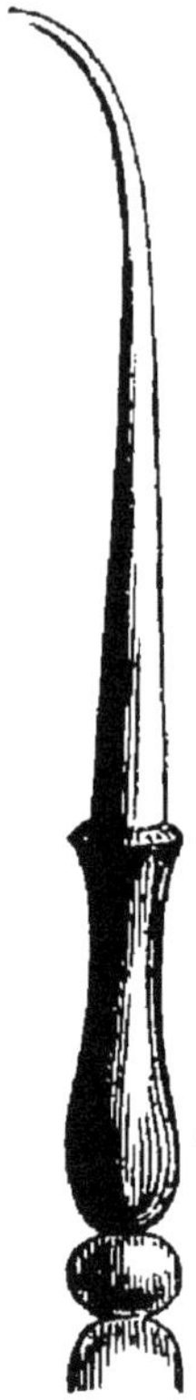

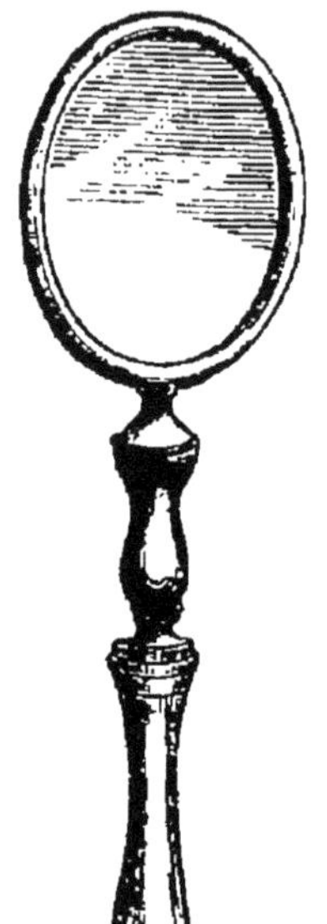

Fig. 366. — Miroir.

2° Le *miroir* (fig. 366). Petit miroir concave de forme ovalaire, d'environ 4 centimètres de hauteur sur 3 de largeur, monté à boule et susceptible de se prêter à tous les mouvements. Cet instrument est d'un usage très fréquent. Introduit dans la bouche, il sert à observer la face postérieure des dents et des gencives et en dénote le moindre changement de forme, de coloration, de transparence, etc. C'est le plus souvent avec le miroir qu'on reconnaît à une teinte bleuâtre spéciale la présence d'une carie siégeant dans un point inaccessible aux instruments, dans l'interstice de deux dents, par exemple.

Fig. 365. — Sonde.

La recherche des altérations dentaires nécessite encore l'emploi de divers autres moyens : ainsi il est quelquefois utile de percuter la couronne des dents pour en apprécier la sensibilité, ce qui se fait au moyen d'un manche d'instrument ; d'autres fois, l'opérateur devra, avec les doigts, déterminer si une dent soupçonnée de maladie est plus ou moins ébranlée. Dans d'autres cas, il est nécessaire de savoir si une dent est plus ou moins impressionnable aux transitions brusques de température, et de projeter sur elle, au moyen d'une poche de caoutchouc garnie d'un tube, un jet d'eau froide ou d'eau chaude.

Enfin, l'exploration de la cavité buccale ne devra pas toujours être bornée aux dents, et il sera bon de consulter aussi l'état des gencives et de la muqueuse sur les divers points de la bouche.

2. — Antisepsie buccale.

Les découvertes récentes ont démontré que la bouche humaine était un milieu des plus favorables à la réception des germes pathogènes, et qu'un certain nombre d'affections, dont l'origine restait mystérieuse, avaient leur point de départ dans la cavité buccale.

Cette cavité a été comparée avec raison à une étuve à culture, réalisant les conditions de chaleur et d'humidité que comporte un tel appareil.

Les schizomycètes de cette cavité, bien étudiés par W. Vignal, sont extrêmement nombreux. On sait que les parasites pyogènes et que le pneumocoque de Friedländer en sont les habitants ordinaires (Netter). Cornil et Renaut[1] ont simultanément démontré que les laryngites nécrosiques (laryngo-typhus) ont pour agents pathogènes les parasites de la bouche et de l'arrière-gorge auxquels les lésions de la laryngite typhoïde constituent simplement des portes d'entrée[2]. Ce sont les microbes buccaux qui produisent les ostéo-périostites alvéolo-dentaires, les amygdalites, les angines infectieuses, et très souvent aussi les phlegmons ganglionnaires du cou.

Eu égard à la quantité de microbes qui habitent la bouche, il est nécessaire de poursuivre l'antisepsie de cette région avec le plus de soin possible; on évitera ainsi les accidents dont nous venons de parler. De plus, lorsqu'il sera nécessaire d'intervenir chirurgicalement sur cette région, qu'il s'agisse des lèvres, des joues, des mâchoires, des dents ou de la langue, la désinfection préalable aura mis les surfaces opératoires dans d'excellentes conditions pour une guéri-

1. Voy. Lemoine, *De l'antisepsie médicale*, p. 84, thèse d'agrégation, Paris, 1886.

2. Vinay, *Manuel d'asepsie*, p. 376, Paris, 1890.

son rapide. L'action de cette antisepsie est tellement évidente que certains individus atteints de lésions inopérables sont notablement soulagés par ces soins seuls de propreté.

Cette antisepsie buccale doit être établie dès la première enfance. Bien que difficile à réaliser, son importance est tellement grande qu'elle ne doit être en rien négligée. Comme l'a dit Le Gendre[1], dès que l'enfant commence à s'alimenter avec des aliments solides, c'est-à-dire laissant des résidus dans les interstices des dents, on devrait, par des lavages, après chaque repas, chasser ces résidus; puis apprendre à l'enfant, dès qu'il est en état de le faire lui-même, à se rincer soigneusement la bouche non seulement après chaque repas, mais chaque fois qu'il a mangé, entre les repas, du pain, des gâteaux et des sucreries.

Galippe a bien démontré que tous les aliments sucrés fournissaient un terrain de culture, très favorable à l'évolution des microbes buccaux et par suite à la carie dentaire.

D'où la nécessité des dentifrices et des gargarismes.

Dentifrices. — On donne ce nom à toutes les préparations destinées à entretenir l'antisepsie des dents.

Les dentifrices sont très nombreux. Les uns sont à l'état liquide, tels que l'eau de menthe, l'eau-de-vie de gaïac, les diverses teintures étendues d'eau; d'autres sont pulvérulents, comme la poudre de charbon, de quinquina, de corail, de carbonate de magnésie, l'os dorsal de sèche pulvérisé, etc. Ces poudres agissent mécaniquement. Quelques dentifrices, tels que la crème de tartre, sont acides et agissent chimiquement. Si on laisse des substances acides trop longtemps en contact avec l'émail des dents, celui-ci peut être altéré, surtout lorsqu'une parcelle de poudre acide reste entre une dent et la gencive. Aussi ne saurait-on trop recommander de se rincer la bouche avec soin, surtout après l'emploi des dentifrices acides; on peut même employer alors une solution alcaline.

Pour faciliter la toilette de la bouche, on se sert de petites brosses dites *brosses à dents*. Quelles sont les meilleures, les brosses molles ou les brosses dures? Les brosses dures paraissent avoir l'avantage de stimuler les gencives frappées d'atonie.

Quelles qu'elles soient, ces brosses doivent être con-

1. Le Gendre, *loc. cit.*, p. 1888.

servées continuellement immergées dans une éprouvette en verre contenant une solution de sublimé au 2000e ou de chloral au 100e, ou encore d'eau filtrée bouillie contenant quelques gouttes d'acide thymique.

Les poudres dentifrices que nous recommanderons seront celles de craie lavée et de carbonate de magnésie; on pourra leur incorporer du bicarbonate de soude, du chlorate de potasse, de l'acide borique finement pulvérisé, du salol, de la saccharine. On aromatisera avec quelques gouttes d'essence de menthe, d'anis ou de rose.

« Dans la plupart des maladies fébriles, la salive devient acide, les enduits saburraux constitués par des amas de cellules organiques en voie de décomposition offrent un terrain de pullulation aux microbes[1]. » D'où la nécessité de laver la bouche et de nettoyer les dents avec une solution alcaline.

Il est nécessaire aussi de faire, de temps en temps, le nettoyage des dents avec quelques gouttes d'une solution alcoolique de *Quillaja saponaria*, placées sur une brosse à dents préalablement humectée d'une solution antiseptique.

Pour assurer l'antisepsie de la cavité buccale, les irrigations faites avec des instruments spéciaux sont inutiles, il suffit d'avoir tout simplement recours aux gargarismes.

Gargarismes. — Ce sont des liquides simples ou médicamenteux dont on se sert soit pour laver la bouche et le pharynx, soit pour agir sur la muqueuse de ces cavités.

Quand on veut se gargariser, on prend dans sa bouche une petite quantité de liquide et l'on renverse la tête en arrière; la base de la langue, venant s'appliquer sur la paroi postérieure du pharynx, empêche le liquide d'être avalé; puis on chasse lentement l'air qu'une longue inspiration avait accumulé dans les poumons. Cette expiration imprime de légères secousses au liquide et détermine un bruit particulier de glouglou. De cette manière, l'isthme du gosier et la partie moyenne du pharynx se trouvent humectés par le liquide du gargarisme. Comme il est impossible de faire une inspiration pendant qu'on se gargarise, on ne peut prolonger longtemps cet exercice; d'ailleurs les muscles, étant dans un état de contraction

1. Le Gendre, *loc. cit.*, p. 189.

permanente, ne tarderaient pas à se fatiguer considérablement.

Il est bon aussi d'utiliser les gargarismes sous forme de *bains locaux*. Dans ce cas, le malade garde pendant un certain temps dans sa bouche la solution antiseptique employée.

Mais, quand il s'agit de la cavité buccale, le choix des antiseptiques est très délicat et très limité.

Miller a montré que le meilleur antiseptique buccal était une solution de deutochlorure de mercure au 1000e ou même au 5000e.

L'acide phénique a une action microbicide plus faible ; aux doses où il faudrait l'employer pour le rendre absolument antiseptique, il serait trop caustique et serait difficilement supporté par les malades.

Le chloral à 1 pour 100 peut être utilisé avec avantage. Il en est de même de la solution boriquée à 4/100.

3. — Abrasion ou nettoyage des dents.

Cette petite opération a pour but de débarrasser la surface des dents et surtout leur collet, des corps étrangers, des taches ou du tartre qui s'y dépose et d'assurer ainsi l'asepsie buccale.

Le plus souvent, les soins journaliers auxquels se livrent les personnes soigneuses suffisent à enlever les corps étrangers à mesure qu'ils se produisent, et le praticien, dans ces cas, ne doit pas intervenir. D'autres fois, la quantité considérable de tartre accumulé, la nature particulière des taches ou la présence d'un corps étranger interposé à deux dents, exigent l'emploi de moyens particuliers.

Les instruments ordinairement employés sont des burins. On peut en limiter le nombre à trois formes principales :

1° Un *burin droit* (fig. 367), tige d'acier de forme quadrangulaire taillée obliquement à une extrémité, de façon à figurer un losange tranchant par ses deux côtés supérieurs. Cet instrument sert à enlever le tartre ou les taches au pourtour des dents inférieures et supérieures ;

2° Un *burin courbe* (fig. 368), à extrémité identique avec celle du précédent, et destiné à détacher le tartre de la face postérieure des dents antéro-inférieures, point de la bouche où il s'attache plus spécialement ;

3° Un *burin concave* ou *grattoir en cuiller* (fig. 369),

instrument servant à gratter les faces internes ou externes des molaires. L'usage des burins dans la petite opération dont il s'agit doit être fait avec certaines précautions, afin de ne pas léser la couche d'émail ; d'ailleurs l'ablation du tartre n'offre pas ordinairement une grande résistance, et il suffit de le soulever par un petit effort brusque pour le détacher par masses volumineuses. Quant aux taches, un instrument mousse suffit souvent par simple frottement à les enlever.

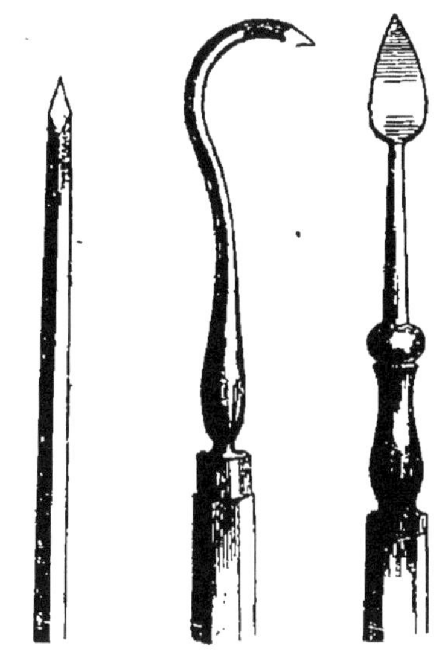

Fig. 367. Burin droit. Fig. 368. Burin courbe. Fig. 369. Grattoir.

En outre de ces instruments, il est quelquefois utile de se servir soit de petites tiges de bois, souvent suffisantes pour enlever des taches, soit d'une petite lame d'acier mince et flexible qu'on fait passer successivement dans les interstices dentaires où l'on suppose la présence de corps étrangers ; mais dans tous les cas on doit éviter l'emploi de préparations ou substances ayant une réaction acide, et dont l'action chimique sur les dents est toujours dangereuse ; enfin, lorsque l'opération est terminée, on prescrit au patient d'user de soins hygiéniques, afin d'éviter la reproduction de ces corps étrangers.

4. — Résection ou limage des dents.

Cette opération a pour but l'ablation d'une portion d'une dent, soit dans le cas de carie superficielle qu'on veut effacer, soit dans le but de séparer deux dents contiguës, soit pour adoucir un angle ou supprimer une saillie quelconque.

Les instruments qui servent à cette opération sont des *limes* de formes variées : tantôt ce sont des limes plates (fig. 371), pouvant user par leurs deux faces ou par une seule et en même temps par leurs bords; tantôt l'instrument est monté sur un *porte-lime* courbé en forme de baïonnette (fig. 370) et pouvant de la sorte être porté au fond de la bouche dans l'intervalle de deux molaires; enfin on peut employer des limes, soit arrondies en boule, soit présentant diverses courbures (fig. 372, 373).

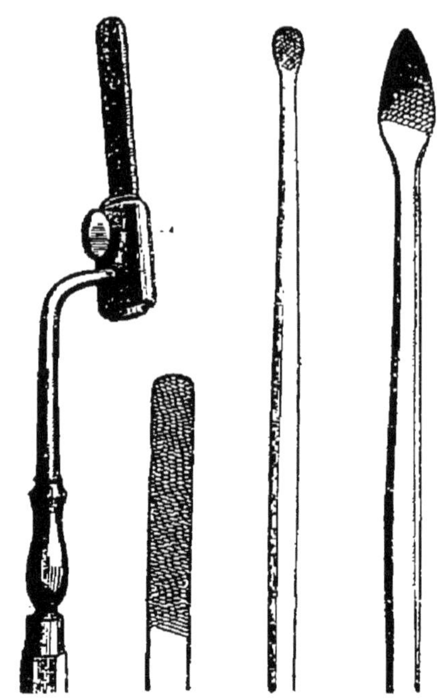

Fig. 370. Lime et porte-lime. Fig. 371. Lime plate. Fig. 372. Lime arrondie en boule. Fig. 373. Lime courbe.

Lorsque avec la lime on veut effacer une carie superficielle siégeant, par exemple, sur un des côtés d'une dent antérieure, l'opérateur doit s'assurer d'abord que la cavité n'est pas douloureuse et qu'elle ne dépasse pas en profondeur l'épaisseur de la couche d'émail. Alors, après avoir séparé le point carié de la dent voisine, on doit diriger l'instrument obliquement, de façon à ménager la face antérieure de la dent affectée, en portant sur la face opposée l'action de l'instrument.

Cette petite opération, véritable résection d'une partie malade, a donc pour résultat de transformer une cavité destinée par nature à s'accroître en une surface lisse et polie sur laquelle les aliments et les corps étrangers ne peuvent plus séjourner. Toutefois l'emploi de la lime doit être réservé aux circonstances, encore assez fréquentes où, par suite du peu de dimension ou de la mauvaise conformation de la carie, l'obturation n'est pas possible.

En effet, le passage de la lime sur les dents, en outre qu'il produit un agacement souvent fort pénible, entraîne quelques inconvénients. Une dent limée est ordinairement douloureuse pendant plusieurs jours, ou bien elle reste impressionnable au contact de l'air et des liquides froids, l'instrument ayant aminci la couche d'ivoire qui protège la pulpe centrale. D'autres fois encore cet organe peut s'enflammer : il se trouve alors étranglé dans la cavité qui le contient, et donne lieu à des douleurs permanentes extrêmement vives.

Il est souvent nécessaire, afin d'éviter ces divers accidents, d'appliquer après l'opération, sur la surface limée, la pointe du thermo- ou du galvanocautère; et cette cautérisation a ordinairement pour résultat d'anéantir instantanément la sensibilité, en même temps qu'elle produit une irritation de la pulpe qui devient le siège d'une hyperproduction notable de dentine, et donne lieu par suite à une augmentation de densité et d'épaisseur de la couche d'ivoire.

C'est donc plus spécialement dans le cas de carie légère du bord des incisives qu'est appliquée la lime. Il faut, en effet, autant que possible, en éviter l'emploi aux autres dents, ou le réserver aux circonstances où il est indispensable de séparer deux molaires pour découvrir une carie inaccessible aux instruments, ou bien pour isoler une dent cariée de la surface saine d'une dent voisine.

Quant à l'effacement des arêtes, saillies ou angles, il se fera avec des limes montées, plates ou rondes, suivant les indications de chaque cas particulier.

5. — Obturation des dents.

On appelle *obturation* l'opération qui consiste à remplir ou boucher (vulgairement *plomber*) avec diverses substances la cavité d'une carie, afin d'en arrêter définitivement le progrès.

Dans un certain nombre de cas, la carie étant peu profonde et n'ayant causé aucune douleur, l'obturation immédiate procure une guérison complète; mais, le plus souvent, lorsqu'on est consulté, la maladie étant ancienne et ayant donné lieu à des douleurs plus ou moins vives, l'obturation devra être précédée d'un certain nombre de pansements destinés à rendre préalablement insensible le fond de la cavité.

Ces pansements se feront au moyen de petits tampons d'ouate aseptique trempés dans l'acide phénique pur dissous dans l'alcool, ou dans le sublimé au 100e.

Mais il est préférable de rouler ces tampons dans de la poudre d'iodoforme agissant à la fois comme anesthésique et antiseptique. Nous en avons bien des fois constaté l'heureux effet.

Pour maintenir le tampon d'ouate iodoformée dans la dent cariée, on appliquera un second tampon imprégné d'une solution alcoolique de *sandaraque*.

Préparation de la cavité d'une dent pour recevoir une obturation [1]. — Dans toute préparation d'une cavité, il faut d'abord réséquer tous les points faibles de la dentine, et se faire une entrée suffisamment large pour bien voir le fond de la cavité.

En second lieu, nettoyer la cavité à fond sans en léser le plancher où se trouve la chambre pulpaire qu'il importe de respecter avant tout.

Et enfin faire des points de rétention, de façon à retenir solidement l'obturation, surtout s'il s'agit d'une aurification.

Ce travail préparatoire est aujourd'hui tout à fait simplifié grâce aux instruments dont on dispose.

On résèque d'abord avec les rugines la dentine ramollie, en respectant la pulpe, puis on emploie les fraises à main, et l'on nettoie le pourtour de la cavité. Une fois la carie bien ouverte, quand on verra les points qu'il faut éviter de toucher, on pourra se servir du tour dentaire ou machine à fraiser de S.-S. White, de Philadelphie, que nous n'avons pas à décrire ici. Sur ce tour, on montera la fraise qu'on jugera la plus appropriée au travail à faire.

Dans la préparation des cavités, il est indispensable de travailler à l'abri de l'humidité produite par la salive. Quand l'opération est de courte durée, on peut se préserver de celle-ci, en garnissant les gencives voisines de disques d'amadou ou de bourrelets de papier buvard. Mais, si l'opération est un peu longue (pour une aurification par exemple), on ne doit pas hésiter à se servir de la digue en caoutchouc.

Application de la digue. — La description de l'application de cette digue a été bien faite par Herbert E. Baylis, de

1. Brasseur, *Encyclopédie internationale de chirurgie; chirurgie des dents et de leurs annexes*, p. 605, Paris, 1889.

New-York[1]. Disons en deux mots qu'il est nécessaire que cette digue soit percée au moyen d'un emporte-pièce d'un nombre de trous correspondant au nombre de dents que l'on désire comprendre dans la digue. Au moyen d'un fil de soie on conduit le caoutchouc dans les espaces interdentaires; ce fil de soie est maintenu par une ligature portée sur la dent jusqu'au contact du bord libre de la gencive. En arrière, la digue est fixée au moyen d'une sorte de courroie élastique, portant à ses deux extrémités une pince porte-digue.

Ainsi disposée et bien maintenue, la digue mettra parfaitement la cavité destinée à être mastiquée à l'abri de la salive.

Dessèchement de la cavité. — Après avoir placé la digue et essuyé l'intérieur de la cavité au moyen d'un tampon d'ouate, on insufflera de l'air chaud dans cette cavité, afin qu'elle soit indolore et apte à recevoir les matières obturatrices. Ce dessèchement se fera au moyen d'une poire de caoutchouc terminée par une canule métallique recourbée; il suffira de passer cette canule au-dessus de la flamme à alcool et de souffler ensuite dans la cavité.

Matières propres à l'obturation. — Les matières qui peuvent être employées sont extrêmement variées. Tantôt il est indiqué d'obturer une dent avec des matières d'une faible densité et pouvant, au besoin, s'enlever facilement : telles sont la gutta-percha, la cire, les résines. On les emploie surtout lorsqu'on veut pratiquer une obturation provisoire, afin d'éprouver, par exemple, la sensibilité d'une carie à la fin du traitement, avant d'en opérer l'obturation définitive; d'autres fois, on veut appliquer une matière solide et résistante, et l'on a recours alors à un certain nombre de substances qui, d'abord molles ou malléables, sont susceptibles, avec le temps ou au moyen de certaines manœuvres, d'acquérir dans la cavité une grande dureté : tels sont l'or en feuilles, les amalgames métalliques, les ciments, etc.

Gutta-percha. — La gutta-percha rendra de grands services pour les obturations temporaires. On la ramollira en la chauffant au voisinage de la flamme d'une lampe à alcool.

1. Voy. Baylis, *Progrès dentaire*, Paris, 1874, p. 219.

Colignon a donné la formule d'une bonne préparation de pâte à la gutta-percha pouvant être faite facilement et à peu de frais : on chauffe dans un mortier 6 grammes de gutta-percha et 28 grammes d'oxyde de zinc, et l'on mélange jusqu'à complète incorporation.

Or. — On utilise aujourd'hui des boulettes ou des cylindres d'or préparés d'avance suivant différentes grosseurs.

Ces boudins doivent avoir à peu près le double de la profondeur de la cavité.

On doit passer rapidement dans la flamme d'une lampe à alcool la boulette d'or ou le cylindre avant de l'introduire, de façon à le *recuire*. Cette précaution permet d'obtenir une dureté bien plus grande encore et des résultats plus complets.

Différents moyens sont employés pour condenser l'or dans la cavité : le maillet à main, le maillet automatique, le maillet électrique, le maillet pneumatique. Le maillet automatique est le plus usité. On se sert le plus fréquemment de celui de Snow et Lives.

Enfin, lorsqu'on a complètement introduit et foulé l'or dans la cavité, on doit égaliser soigneusement la surface de l'obturation avec une lime fine et mince, et ensuite la polir par frottements ménagés, soit au moyen de brunissoirs métalliques, soit au moyen de disques faits de caoutchouc durci imprégné de corindon, servant en quelque sorte de meules et qu'il est facile de monter sur le tour dentaire de White.

Les différents procédés d'aurification demanderaient beaucoup de développements. Aussi renvoyons-nous la pratique aux manuels opératoires publiés sur ce sujet[1].

Amalgames. — Les amalgames sont des mélanges de métaux, d'alliages ou d'oxydes métalliques avec le mercure. Ils s'emploient de préférence pour l'obturation des cavités de grandes dimensions ou siégeant au fond de la bouche dans des points où leur coloration grise ou noire n'est point aperçue, et dans lesquelles l'application de l'or présente des difficultés. On avait autrefois obtenu des pâtes

1. Harris, Austen et Andrieu, *Traité de l'art du dentiste*, 3e édit., Paris, 1892.

métalliques par le mélange du mercure avec l'argent réduit en limaille ou avec la *chaux-argent*, combinaison particulière de chaux et d'oxyde d'argent. Mais ces amalgames, prenant peu à peu dans la bouche une couleur noire par suite de la sulfuration de leur surface, ont été abandonnés.

Aujourd'hui on mélange au mercure soit des alliages d'argent et d'or, soit des alliages d'argent et d'autres métaux. Deux alliages formulés par Magitot sont composés, l'un d'argent et d'étain par parties égales, l'autre d'argent 4, d'étain 2, de zinc 1. Le premier de ces alliages employé en pâte avec le mercure acquiert une excessive dureté et reste tout au plus grisâtre dans la bouche. Le second, également très dur, bien qu'un peu moins résistant que le précédent, conserve la teinte grise métallique presque sans modification.

Ciments. — Ces composés plastiques sont appelés vulgairement *plombages blancs, émail dentaire*. Parmi les ciments, nous devons en signaler un composé d'oxyde de zinc et de chlorure de zinc mélangés de façon à produire une pâte très épaisse (oxychlorure), et qui, employé dans certaines cavités à parois très minces des dents antérieures, par exemple, tient encore pendant un certain temps, et conserve, sans altération aucune, sa couleur blanche.

Ce ciment est volontiers remplacé aujourd'hui par un ciment très solide, le ciment oxyphosphaté; l'oxychlorure n'est plus guère utilisé que pour l'obturation des racines à cause de sa vertu fortement antiseptique. Les oxyphosphates sont des composés de pyrophosphates de zinc et d'acide phosphorique.

Oxyde de zinc suroxydé.
Phosphate d'alumine liquide.
(Dans deux flacons séparés.)

Pour préparer ces ciments, il suffit de répandre une ou deux gouttes du liquide sur une tablette de verre avec un peu de poudre d'oxyde de zinc. On mélange le tout au moyen d'une spatule.

Ces ciments, étant calmants, sont d'un emploi précieux dans l'hyperesthésie pulpaire et dentinaire.

Instruments. — Les instruments qu'on emploie pour pratiquer l'obturation sont tantôt disposés pour préparer la cavité à recevoir les matières obturantes, comme les *rugines*, tantôt ils sont destinés à introduire ces matières elles-mêmes ; tels sont les *fouloirs*, *spatules*, *brunissoirs*, etc. Les *rugines*, appelées aussi *excavateurs*, sont des tiges d'acier recourbées à leur extrémité suivant différents angles, et terminées par un bord tranchant (fig. 374). Elles servent à débarrasser les caries des corps étrangers et des parties d'ivoire ramollies qu'elles renferment ordinairement, de manière à découvrir la couche saine de dentine sur laquelle

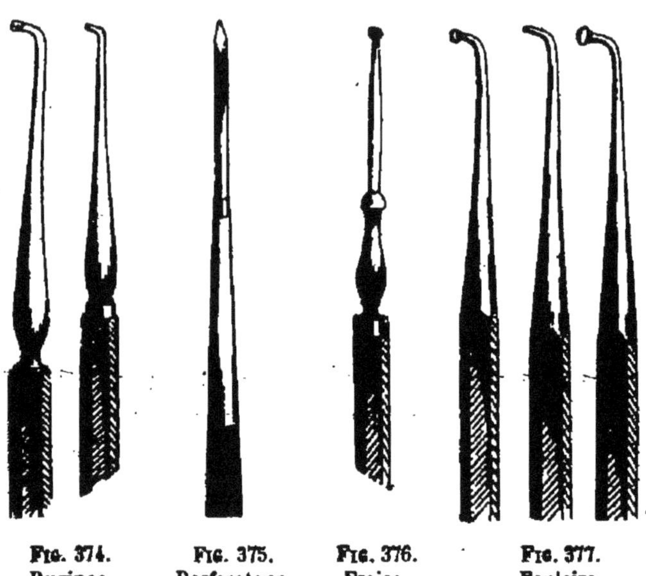

Fig. 374. Rugines. Fig. 375. Perforateur. Fig. 376. Fraise. Fig. 377. Fouloirs.

doit être directement appliquée l'obturation. Elles s'emploient également ainsi que d'autres instruments perforateurs (fig. 375) ou fraises (fig. 376), pour donner, s'il y a lieu, à la cavité une forme telle qu'elle puisse contenir et retenir efficacement la matière introduite.

Les *fouloirs* sont tantôt des tiges d'acier, droites ou courbes, ou bien terminées en boules et destinées à pousser dans la carie les pâtes molles, métalliques ou autres (fig. 377) ; tantôt ce sont des instruments à extrémité ou facette grenue comme la surface d'une lime, et disposés de manière à fouler l'or (fig 378), tantôt des maillets, agissant au moyen d'un ressort placé dans leur intérieur ; nous n'y reviendrons pas.

Enfin on se sert aussi, soit de *spatules* pour égaliser la

surface des amalgames (fig. 379), soit de *brunissoirs* (fig. 380) pour frotter et brunir la surface d'une aurification.

Accidents de l'obturation. — Lorsqu'une dent cariée a été obturée avec les précautions convenables, cette opération peut avoir pour résultat la guérison sans retour des accidents de la carie et la conservation de l'organe et de ses fonctions.

Si, au contraire, l'obturation a été faite dans une cavité restée sensible ou présentant sur un point une dénudation

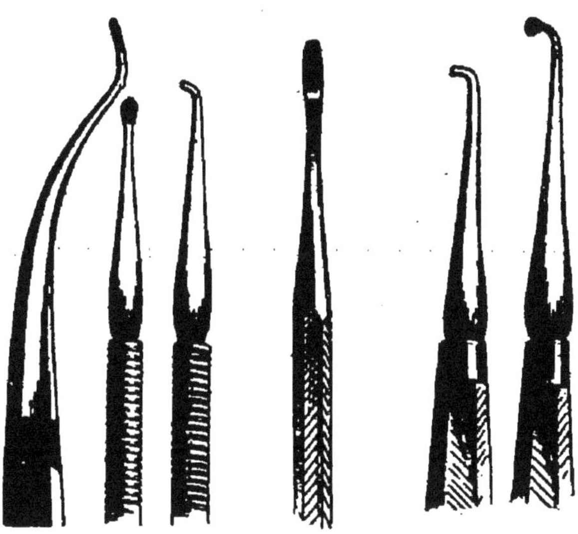

FIG. 378. Fouloirs pour l'aurification. FIG. 379. Spatule. FIG. 380. Brunissoirs.

de la pulpe dentaire, des accidents divers peuvent survenir. La dent, sans causer de douleurs spontanées, peut rester impressionnable aux transitions de température, au contact des aliments froids ou chauds; cette sensation, que favorise singulièrement la conductibilité du métal employé, a pour siège la pulpe que protège seulement, au-dessous du métal, une mince couche d'ivoire plus ou moins ramolli.

D'autres fois, la pulpe, elle-même dénudée, est en contact avec la substance obturante et s'enflamme bientôt. Comprise alors entre la cavité qui la contient et la face profonde du métal, elle subit un véritable étranglement et donne lieu aux douleurs les plus vives. Si ce premier phénomène ne s'apaise pas rapidement, l'inflammation peut se propager au périoste dentaire, puis aux parties voisines, et causer des désordres plus ou moins considérables dans le tissu du maxillaire ou dans les régions ambiantes.

Ces divers accidents cessent ordinairement lorsqu'on retire le plombage, ou plus simplement quand on le perfore de manière à dégager la pulpe. Toutefois, lorsque, par suite de la position de l'obturation, la perforation ou l'enlèvement du métal ne sont pas possibles, on peut, au moyen de divers instruments perforateurs (fig. 375), pratiquer sur un point accessible la trépanation de la cavité de la pulpe au niveau du collet de la dent, opération qui, découvrant la surface de l'organe, permet de procéder ensuite au traitement des lésions dont il est devenu le siège.

6. — Extraction des dents.

L'extraction a pour but la suppression d'une dent lorsqu'on a perdu tout espoir de la conserver et de la guérir.

Cette opération, l'une des plus fréquentes que l'on pratique en chirurgie dentaire, est loin d'être aussi simple et aussi facile qu'on se le figure et si dans un grand nombre de cas elle n'exige qu'une expérience et une habitude ordinaires, il en est d'autres où elle peut s'accompagner de complications ou d'accidents plus ou moins graves.

L'opérateur ne saurait donc s'entourer de trop de précautions et devra toujours examiner avec une grande attention la dent à extraire, afin d'apprécier le plus exactement possible la forme de la couronne, le nombre, la disposition et la direction probables des racines, l'étendue de l'altération dont la dent est le siège et le degré de résistance qu'elle peut présenter. Alors, il fait choix de l'instrument le plus convenable à chaque cas particulier.

Pour qu'une extraction soit bien faite, il faut qu'elle réunisse les conditions suivantes : 1° enlever la totalité de l'organe; 2° éviter la lésion des parties au sein desquelles elle est située; 3° opérer avec la sûreté et la rapidité nécessaires, pour amoindrir ou épargner la douleur de l'opération.

L'extraction d'une dent, quel que soit l'instrument employé, est divisée ordinairement en trois temps : 1° application de l'instrument sur les points les plus résistants de l'organe; 2° rupture des adhérences qui le réunissent aux parties voisines; 3° entraînement de la dent hors de l'alvéole en lui imprimant une direction qui doit se rapprocher le plus possible de son axe naturel.

Instruments. — Les instruments qui servent à l'extraction des dents sont extrêmement nombreux; nous décrirons seulement ceux qui sont le plus fréquemment employés et qui nous paraissent suffire dans la pratique ordinaire.

A. *Clef de Garengeot.* — Elle se compose:

1° D'un manche d'une grosseur et d'une longueur suffisantes pour être tenu dans la main; ce manche est le plus souvent divisé en deux parties égales, maintenues par un pas de vis; une de ces parties est creuse et reçoit un petit

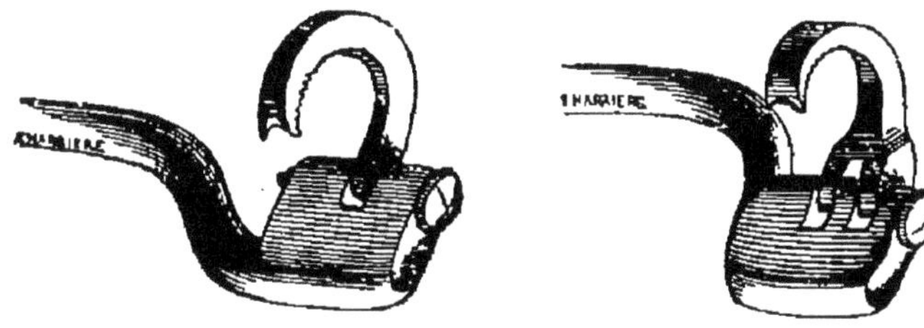

Fig. 381. — Crochets de clef de Garengeot.

tournevis destiné à retirer la vis qui maintient le crochet, lequel doit être porté à droite ou à gauche, suivant la position de la dent que l'on veut enlever;

2° D'une tige droite, terminée d'un côté par un anneau qui s'engage à frottement entre les deux compartiments qui forment le manche, à l'autre par une partie élargie qui a reçu le nom de *panneton;* celui-ci présente à son bord supérieur une échancrure dans laquelle s'engage le crochet. Les deux saillies qui la limitent en haut et en bas sont percées d'un trou permettant d'introduire une vis qui, s'engageant dans un trou analogue percé dans le talon du crochet, le fixe solidement sur le panneton;

3° D'un crochet courbé en demi-cercle et d'une grandeur proportionnée au volume de la dent que l'on veut extraire (fig. 381).

La clef de Garengeot a été modifiée de diverses façons; nous ne nous occuperons pas de ses perfectionnements.

Pour extraire les dents au moyen de cet instrument, après avoir constaté quelle est la dent que l'on veut enlever, après avoir déterminé le lieu où l'on veut prendre un point d'appui, on dispose le crochet comme il convient, c'est-à-dire tourné à gauche ou à droite, selon que la dent malade siège à la mâchoire supérieure ou inférieure, au côté droit ou au côté gauche. On enveloppe le panneton d'un bourdonnet d'ouate recouvert d'un petit morceau de linge, afin que la pression exercée sur la gencive par cette partie de l'instrument ne détermine pas une contusion trop violente. Au lieu de ce linge on peut utiliser avec avantage un tube de caoutchouc.

Le malade a la tête appuyée sur le dossier d'un fauteuil et tient la bouche suffisamment ouverte; l'opérateur alors y introduit le doigt indicateur de la main gauche pour servir de guide à la clef. Le panneton est appliqué sur la gencive, puis on saisit la dent de façon que la couronne se trouve logée dans la courbure du crochet et que le panneton réponde de l'autre côté sur la gencive à peu près à l'extrémité de la racine. Par ce moyen la résistance a lieu sur le collet de la dent, le point d'appui sur le côté opposé de l'alvéole, et la puissance se trouve placée au manche : on a ainsi un levier du premier genre. On fait alors exécuter un mouvement de rotation de la clef et la dent se trouve entraînée.

Ainsi constituée, la clef est susceptible d'enlever presque toutes les dents, si ce n'est toutefois les incisives et les canines, qui exigent l'emploi des daviers, ainsi que les dernières molaires ou dents de sagesse pour lesquelles nous décrirons un instrument spécial. Elle a suffi pendant très longtemps, surtout en France, au plus grand nombre des extractions, et ce n'est que dans ces derniers temps qu'on a proposé de la remplacer dans la grande majorité des opérations de ce genre par des instruments qui à certains égards offrent sur elle une supériorité incontestable, les *daviers*.

La clef présente en effet un certain nombre d'inconvénients qu'il faut signaler : 1° appliquée sur le bord alvéolaire, elle produit inévitablement la compression plus ou moins grande de la gencive, compresssion dont la douleur s'ajoute à celle de l'extraction et qui peut amener la gangrène de cette partie, la dénudation de la paroi osseuse, et divers autres accidents qui en sont la conséquence; 2° la grande puissance de l'instrument permet difficilement d'en modérer l'action suivant les difficultés prévues ou imprévues de l'opération; 3° la direction toujours oblique, soit en dehors, soit en dedans, de la force employée n'est pas en relation avec l'axe de l'organe à enlever, ce qui expose très fréquemment à la fracture d'une portion plus ou moins étendue de la paroi osseuse alvéolaire.

Ces accidents ne sont pas sans gravité, et, comme leurs conséquences n'apparaissent souvent que dans les jours qui suivent l'extraction, ils échappent à l'opérateur qui n'en soupçonne pas l'importance.

Dans certaines circonstances toutefois, et en l'absence d'autres instruments, la clef peut, entre des mains exercées, rendre de grands services ; aussi avons-nous dû en indiquer le manuel opératoire.

B. *Daviers ou forceps.* — Nous ne mentionnerons ici que pour mémoire les pinces droites ou courbes autrefois en usage dans la pratique, à mors identiques, et pouvant tout au plus servir à achever une extraction commencée avec la clef, ou pour enlever les dents temporaires plus ou moins ébranlées.

Les *daviers*, dont nous voulons parler ici, sont des instruments qui paraissent être d'origine anglaise, et conçus sur ce principe très rationnel, que pour pratiquer une extraction, il faut employer un instrument pouvant s'adap-

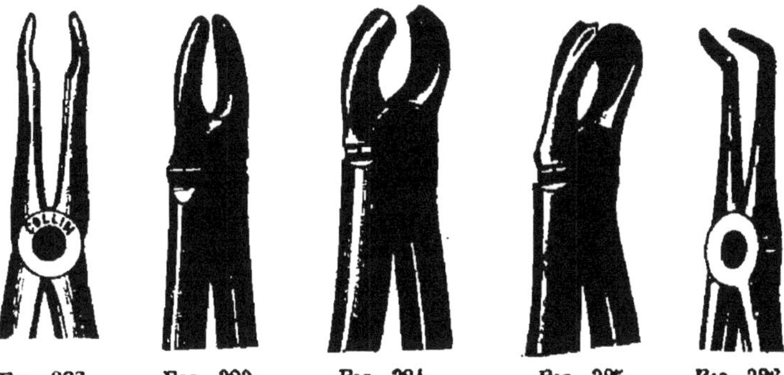

FIG. 382. FIG. 383. FIG. 384. FIG. 385. FIG. 386.

ter exactement sur la forme de chaque dent. La forme générale de l'instrument est celle d'une pince ordinaire à branches droites ou courbes et à mors terminés par un bord tranchant, et plus ou moins aplatis, contournés ou évasés, suivant la forme de la dent à extraire (fig. 382 à 386). Il en résulte que le nombre des daviers doit être considérable et les praticiens, qui en font un usage exclusif, les ont multipliés à l'infini, de manière à suffire à tous les cas si variés de la pratique journalière. Il nous semble qu'on peut en limiter le nombre à sept principaux que nous allons passer en revue.

1° Deux daviers droits suivant le modèle figure 387, à mors égaux, disposés en cuiller, l'un large, l'autre plus étroit, destinés à extraire les incisives et les canines supérieures

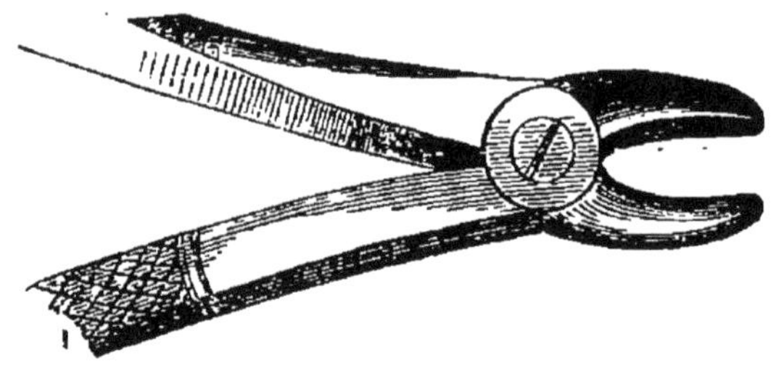

Fig. 387. — Davier droit.

ou inférieures à forme toujours conique et dont le volume seul varie. La précaution de deux daviers nous paraît d'autant plus nécessaire que cet instrument est le seul qui puisse être employé pour l'extraction de cette espèce de dents.

2° Un troisième davier (fig. 388), à mors un peu plus évasés que ceux des précédents, mais recourbés sur le manche à angle presque droit, suffira à extraire les petites

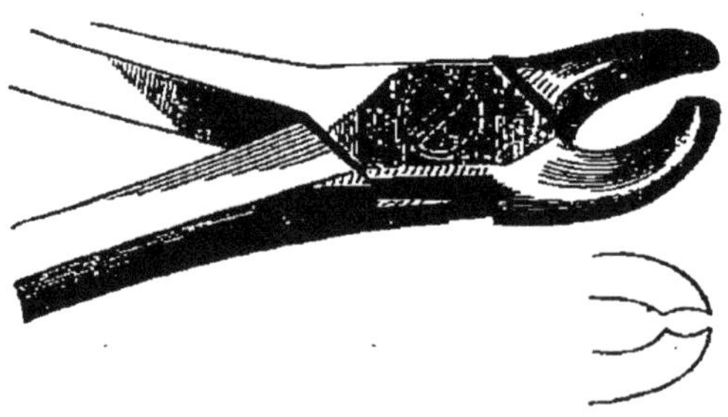

Fig. 388. — Davier courbe.

molaires des deux mâchoires indistinctement; toutefois l'extraction des petites molaires supérieures pourra se faire dans certaines circonstances avec les daviers droits.

3° Un quatrième (fig. 389) servira à extraire les premières et même les secondes grosses molaires inférieures. Il est rigoureusement conformé comme l'exige la forme de la dent, dont la couronne régulière et carrée surmonte deux faisceaux de racines disposés l'un devant l'autre et séparés transversalement par un sillon que remplit dans l'alvéole

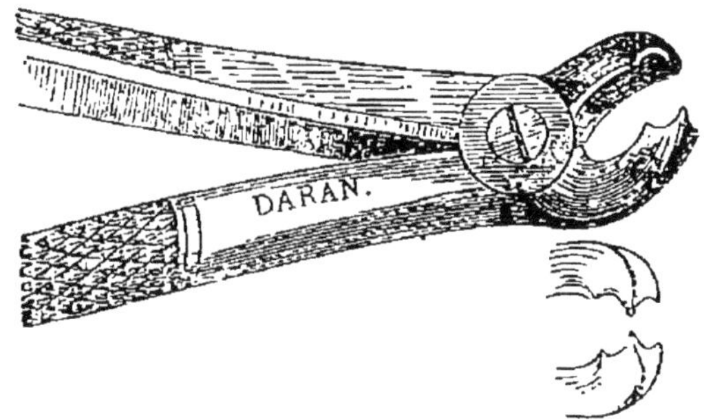

FIG. 389. — Davier courbe pour les première et deuxième molaires inférieures

une travée osseuse. Chacun des mors, large et mince, est séparé en deux concavités égales par une arête saillante destinée à pénétrer dans le sillon, tandis que les côtés en cuiller saisissent les racines.

Les deuxièmes molaires inférieures, différant peu des précédentes, seront extraites par les mêmes instruments ; ces dents sont en effet conformées comme les premières molaires, seulement leur volume est un peu moindre, leur forme un peu moins nettement accusée, et leurs racines courtes, mais également disposées, sont séparées par un sillon moins profond.

4° Un cinquième davier (fig. 390) servira à extraire la première grosse molaire supérieure gauche. Or cette dent

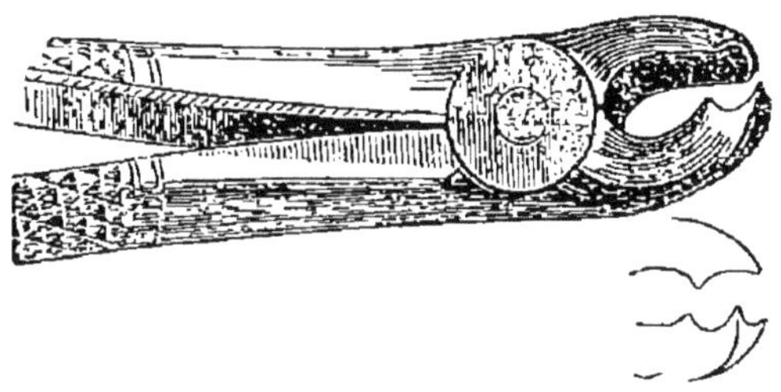

FIG. 390. — Davier pour la première grosse molaire supérieure gauche.

présente une disposition et une forme constantes : sa couronne ressemble à celle des premières molaires inférieures, mais ses racines, au nombre de trois, sont situées deux en dehors, une en dedans. Il résulte de cette disposition que le davier devra présenter à son mors externe deux concavités séparées par une arête qui s'interpose aux racines, tandis que son mors interne offrira une cavité unique pour recevoir la racine interne.

La deuxième molaire supérieure droite, d'une forme voisine de la précédente, s'enlèvera avec les mêmes instruments.

5° Un sixième davier (fig. 391), destiné à l'extraction de la première ainsi que de la seconde grosse molaire supé-

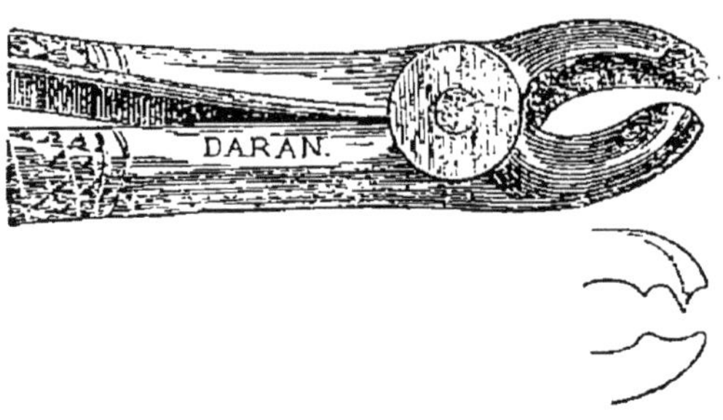

Fig. 391. — Davier pour la première et la deuxième molaire supérieure droite.

rieure droite, sera disposé absolument comme le précédent, sauf que le mors divisé sera externe et le mors simple placé en dedans.

6° Enfin, un septième davier à mors en cuiller, un peu plus mince que celui figuré figure 389, et un peu recourbé sur le manche, est de la plus grande utilité, pour extraire, chez l'enfant, les diverses dents temporaires, et, chez l'adulte, les racines ou débris de dents peu accessibles par leur forme à l'emploi d'autres instruments.

Les daviers que nous venons de décrire ont donc pour caractère de borner leur action à la dent à extraire, sans comprimer ou léser les parties voisines : leur appropriation à la forme des dents et la direction de la puissance employée sont telles qu'une extraction dans ces circonstances ressemble réellement à une véritable énucléation d'un organe hors de la cavité qui le contient et suivant la direction de son axe naturel.

Toutefois ils ont l'inconvénient, en raison de leur volume et de leur position la plus ordinaire au milieu de l'ouverture de la bouche, de masquer quelquefois, ainsi que la main qui les tient, le champ de l'opération. Ils ont encore le désavantage d'exercer leur action sur une dent par deux puissances opposées agissant au niveau des mors sur les deux côtés de la couronne. Or si, comme cela arrive le plus souvent, cette couronne creusée d'une cavité est plus ou moins fragile, la dent peut être brisée ou écrasée. Cet inconvénient serait très sérieux s'il n'était en partie compensé par la forme tranchante des mors qui, pénétrant au-dessous de la gencive, vont saisir la dent par sa partie la plus profonde au point de division des racines, c'est-à-dire au delà des limites les plus ordinaires des caries.

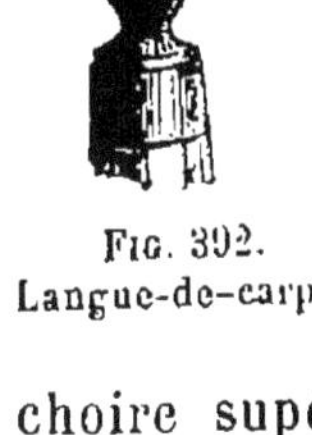

Fig. 392. Langue-de-carpe.

L'extraction de la dernière molaire, ou dent de sagesse, peut se faire, ainsi que nous l'avons dit, avec un instrument particulier, la *langue-de-carpe* (fig. 392) : il se compose d'une tige d'acier dont l'extrémité, en fer de lance élargi à sa base, est coudée à angle très ouvert sur une tige droite, montée elle-même sur un manche à angle droit. Mais on peut aussi se servir de daviers de forme particulière. Ainsi, pour les dents de sagesse à la mâchoire supérieure, on choisira le davier en forme de baïonnette. La courbure de l'instrument permettra d'atteindre le fond de la bouche et d'extraire très facilement la dent.

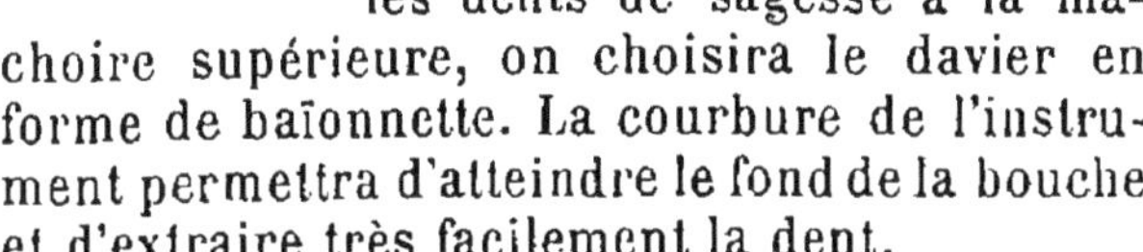

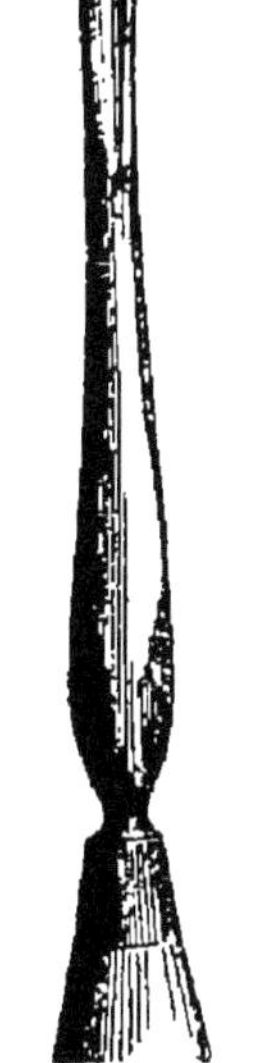

Fig. 393. Pied-de-biche.

Pour la mâchoire inférieure, on se souviendra que les racines des dents de sagesse sont recourbées en arrière, et que, si on leur imprime les mêmes mouvements de latéralité que pour les autres dents, on est exposé à les briser. On utilisera le davier à mors coudés après avoir luxé la dent, soit au moyen de la langue-de-carpe, soit au moyen de l'élévateur.

Un autre instrument est aussi très utile pour les cas de débris plus ou moins ébranlés ; nous voulons parler du *levier simple* ou *pied-de-biche*. Celui qui est dessiné figure 393 est en cuiller et susceptible d'être employé dans la plupart des circonstances. Il s'applique en dehors sur un point solide des débris et par pression directe les renverse en dedans. Pour l'extraction des racines et chicots, on a construit un certain nombre de pinces présentant des conformations de mors très diverses; leur extrémité est très effilée pour pénétrer facilement dans la cavité alvéolaire.

Ainsi qu'on vient de le voir, nous avons décrit les instruments propres à l'extraction des dents, sans accorder de préférence absolue à l'un d'eux à l'exclusion des autres. Nous pensons donc que l'opérateur ne doit ni rejeter la clef de Garengeot au profit des daviers, ni adopter ceux-ci à l'exclusion de la clef. Ces instruments peuvent, selon nous, rendre d'équivalents services dans les cas bien déterminés qui leur conviennent, et le praticien, dans une opération dont les conditions varient si fréquemment, ne doit pas se séparer, par idée préconçue, d'aucune des ressources que lui offrent le nombre et la variété des moyens opératoires. Nous recommanderons une fois de plus de subordonner toujours le choix de l'instrument aux conditions de forme de chaque dent et aux circonstances de siège et d'étendue des altérations qu'elle présente.

ACCIDENTS DE L'EXTRACTION DES DENTS

Accidents immédiats. — Les plus importants sont :

1° La *douleur* produite par l'extraction des dents, le plus souvent assez vive, est cependant très variable suivant les conditions diverses de l'opération et l'état de la dent elle-même. Elle résulte de la réunion des causes suivantes : *a.* application de l'instrument ; *b.* déchirure du périoste dentaire ; *c.* rupture du faisceau vasculo-nerveux au sommet des racines ; *d.* commotion et tiraillement de la pulpe ; *e.* durée de l'opération ; *f.* susceptibilité plus ou moins grande du sujet.

On voit donc que la douleur peut être très violente lorsque, chez un sujet nerveux, une opération longue s'effectue sur une dent dont les diverses parties sensibles sont conservées ou enflammées, tandis qu'elle peut être très faible si l'extraction est rapide et que l'organe soit dépourvu, par atrophie ou gangrène, d'une portion ou de la totalité de sa pulpe ou de son périoste. C'est ainsi que des extractions ont pu être faites sans aucune douleur.

Les convulsions, l'avortement, la suppression des règles ont été quelquefois le résultat de la commotion douloureuse qui accompagne cette opération. On pourra faire disparaître la douleur à l'aide de l'anesthésie locale par la cocaïne (voy. plus loin l'*Anesthésie locale*).

2° *Contusion et déchirure de la gencive.* — La contusion est déterminée par la pression du panneton de la clef. La déchirure résulte de l'adhérence, parfois très intime, de la gencive au collet de la dent. On évitera la première en garnissant soigneusement le panneton au moyen d'un tube en caoutchouc, ou en employant les daviers, et la seconde en ayant soin d'isoler, avec un bistouri, la dent des parties voisines avant de procéder à l'opération.

3° *Fracture de la dent.* — Il arrive assez souvent que, soit par suite de direction vicieuse et imprévue des racines (dents barrées, crochues, etc.), soit en raison de mauvaises dispositions opératoires, la dent se fracture sur un point quelconque de son étendue. Cette complication apporte quelquefois les plus grandes difficultés à l'ablation des parties restantes. La conduite du chirurgien, dans ces cas, devra varier suivant que les portions non extraites seront, par leur nature, susceptibles ou non de causer de nouvelles douleurs. Dans le premier cas, un fragment de pulpe ou de filet nerveux étant, par exemple, resté adhérent aux parties profondes, ou bien le périoste étant enflammé, l'extraction complète devra être regardée comme indispensable. Si, au contraire, les seules parties qui subsistent sont les extrémités non altérées des racines, il sera inutile d'en tenter l'ablation, presque impossible, leur présence ne déterminant d'ailleurs, le plus souvent, aucun accident.

4° *Hémorragie.* — L'extraction des dents est toujours accompagnée d'un écoulement de sang plus ou moins abondant. Dans certaines circonstances cependant, soit que l'opération ait été accompagnée de désordres assez étendus, soit par suite de la constitution même des sujets, les hémophiliques par exemple, une hémorragie grave peut se déclarer et donner lieu aux accidents les plus sérieux et à la mort. Grandidier a cité jusqu'à douze cas d'hémorragies incoercibles et mortelles chez des sujets hémophiliques[1].

1. *Archives générales de médecine*, Paris, 1863, p. 503.

L'hémorragie consécutive à une extraction ayant toujours pour principale origine la rupture des vaisseaux dentaires au fond de la plaie, les caillots qui se produisent dans l'alvéole, et qui le remplissent, peuvent arrêter spontanément l'écoulement sanguin. Si celui-ci persiste, on emploiera des lotions ou applications astringentes et styptiques. En cas d'insuccès, on devra procéder, sans plus tarder, à l'application du moyen rationnel par excellence, le tamponnement de l'alvéole. Cette opération devra être faite avec des bourdonnets d'ouate trempés dans une solution d'antipyrine au 10e ou au 5e et introduits un à un dans toute l'étendue de l'alvéole, de manière même à en dépasser un peu l'ouverture, afin que la mâchoire opposée les maintienne appliqués. On fait garder au malade le tamponnement pendant douze ou quatorze heures. Belloc a proposé de tamponner avec de la cire ramollie qu'on introduit dans l'alvéole. On peut aussi toucher la surface cruentée au moyen du thermocautère porté au rouge sombre.

5° *Fracture de l'alvéole.* — Cet accident, fréquent avec la clef, assez rare avec le davier, offre une gravité proportionnée à l'étendue du fragment détaché et à la déchirure de la gencive qui l'accompagne ordinairement. Néanmoins, au moment de l'opération, il produit, par la suite, des phénomènes inflammatoires, soit locaux (abcès de la gencive), soit plus étendus (phlegmons de la joue), jusqu'à ce que l'élimination du séquestre soit effectuée.

Il sera donc indispensable, après toute extraction, de rechercher avec soin si, sur un point quelconque de la plaie, un fragment osseux de l'alvéole n'a pas été brisé, afin d'en faire l'ablation immédiate. Quant aux parties osseuses non fracturées, mais simplement dénudées, elles se recouvrent ordinairement très vite de bourgeons charnus, sans même subir d'exfoliation, et se cicatrisent rapidement.

On a signalé encore, comme accidents de l'extraction des dents, la luxation de la mâchoire, l'ouverture du sinus maxillaire par l'avulsion d'une molaire supérieure, et enfin la fracture complète du maxillaire. Nous n'avons pas à nous occuper ici du traitement de ces complications.

Accidents consécutifs. — Les principaux accidents consécutifs à l'extraction des dents, que nous ne ferons que mentionner ici, sont : la déviation des dents voisines de la perte de substance; l'allongement lent et progressif de la dent qui était opposée à celle extraite; la difficulté ou la suppression complète des fonctions du côté correspondant de la bouche et certaines altérations des dents ou des gencives qui en sont la conséquence; la déformation de la mâchoire; la dépression des joues; certaines névralgies rebelles consécutives à l'ébranlement du système nerveux de la face, etc.

7. — Greffe dentaire.

L'extraction des dents suivie de réimplantation est une des plus vieilles opérations de la chirurgie dentaire, à laquelle certains praticiens ont essayé, de nos jours, de rendre un regain de popularité.

La greffe est dite par *restitution* ou *réimplantation*, si la dent est remise à la place qu'elle occupait primitivement.

La greffe est dite d'*emprunt* quand elle est introduite dans un alvéole qui n'était pas celui de la dent extraite.

Elle est *autoplastique*, si la dent appartient à l'individu lui-même; *hétéroplastique*, si la dent vient d'un autre individu[1].

Nous renvoyons aux traités spéciaux de chirurgie dentaire où cette question, qu'il nous suffit de mentionner, est suffisamment développée.

CHAPITRE XXVII

Perforation du lobule de l'oreille.

La perforation du lobule de l'oreille est une opération tellement simple qu'elle est abandonnée, bien à tort, aux bijoutiers et aux gens du monde. Mais, comme elle peut être suivie d'accidents, nous croyons devoir en dire quelques mots.

Cette opération est toujours pratiquée dans le but d'introduire dans la plaie faite à l'oreille une boucle d'oreille, par conséquent cette ouverture doit rester permanente.

1. Brasseur, *loc. cit.*, p. 649 et 651.

Pour la pratiquer, on se sert, soit d'un emporte-pièce, soit d'un trocart très petit; ce dernier est assez commode; toutefois le premier, déterminant une perte de substance, lui est préférable. Ces instruments doivent être stérilisés.

Pour faire la perforation du lobule, on saisit celui-ci de la main gauche, on le place sur un bouchon de liège neuf préalablement bouilli, afin que l'instrument perforateur, tenu de la main droite, trouve un point d'appui assez résistant, et puisse plus facilement traverser les parties molles. Si l'on choisit le trocart, on le plonge brusquement avec sa canule, jusqu'à ce que cette dernière, ayant traversé toutes les parties molles, soit implantée dans le bouchon.

Il est à remarquer que les bijoutiers traversent toujours le lobule d'arrière en avant, et de dedans en dehors, afin que la partie inférieure de la boucle d'oreille soit dirigée en avant, tandis qu'elle serait dirigée latéralement, si le lobule était percé perpendiculairement à sa surface. On enlève la tige du trocart comme après la ponction faite avec cet instrument, puis on dégage du bouchon l'extrémité de la canule; on introduit dans celle-ci un fil d'argent stérilisé et on la retire; la canule, entraînant le fil, lui fait traverser la solution de continuité. Les deux extrémités sont portées, l'une en avant, l'autre en arrière du lobule, et fixées ensemble, afin qu'elles ne puissent se déplacer.

On pourrait se servir aussi d'une aiguille de Reverdin ou d'une aiguille tubulée pour passer le fil.

Il est indiqué de ne pas placer tout de suite la boucle d'oreille, dont les bords anguleux pourraient irriter la plaie, d'où la nécessité de la retirer et parfois même de la briser s'il survenait quelque accident. D'ailleurs le poids du bijou est quelquefois assez considérable pour déchirer le lobule, ou du moins pour en agrandir l'ouverture outre mesure.

Il est à remarquer que, quel que soit le corps que l'on place dans l'ouverture, celle-ci tend toujours à descendre : aussi vaut-il toujours mieux faire l'ouverture plus haut que plus bas.

Si l'on se servait de l'emporte-pièce, on agirait comme on le fait avec le trocart. Après avoir traversé le lobule, on dégagerait l'instrument de l'extrémité du bouchon, on enlèverait du centre de l'instrument les parties détachées du lobule, et on les remplacerait par le fil métallique qui, entraîné avec l'emporte-pièce qu'on retire, traverserait tout le lobule.

Cette opération, fort peu grave, n'est presque pas douloureuse. Mais il est bon, chez les sujets pusillanimes, d'insensibiliser le lobule de l'oreille au moyen de l'éther en pulvérisation, ou du chlorure d'éthyle (voy. *Anesthésie locale*).

Les accidents que l'on avait à redouter autrefois, après cette petite opération, étaient l'érysipèle ou l'inflammation du lobule; aujourd'hui, grâce à l'antisepsie ou à l'asepsie, on n'a plus à y songer.

CHAPITRE XXVIII

Agents anesthésiques.

De tout temps, les chirurgiens ont été vivement préoccupés de l'idée de supprimer ou du moins de diminuer la douleur dans les opérations chirurgicales; des efforts plus ou moins heureux ont été tentés dans ce sens.

Les moyens employés ont été locaux et généraux. En d'autres termes, l'anesthésie peut être *locale* ou *générale*.

1° Anesthésie locale.

Parmi les moyens locaux nous citerons :

1° La *narcotisation*, procédé qui consiste à mettre les narcotiques en contact avec les tissus sur lesquels doit porter l'instrument vulnérant : c'est ainsi qu'on a utilisé la belladone et l'opium. Mais les résultats obtenus ont été à peu près insignifiants.

Nous verrons plus loin qu'il n'en est pas de même de la cocaïne en applications sur les muqueuses.

2° Les *réfrigérants*. — Personne n'ignore que l'action du froid diminue la sensibilité. Cette propriété a été mise à profit dans la pratique des opérations chirurgicales; mais malheureusement on ne peut prolonger trop longtemps l'action de cet agent, qui pourrait mortifier les tissus. Il est encore une autre cause qui s'oppose à ce que les réfrigérants puissent être appliqués à toutes les opérations; c'est qu'ils n'agissent qu'à la surface, et, dès que la peau a été divisée, la couche organique sous-jacente, qui n'a pas subi l'action du froid, est très sensible. Aussi les réfrigérants, et en particulier le mélange à parties égales de glace et de sel marin, ne pourront-ils agir comme anesthésiques que lorsqu'on voudra pratiquer une opération intéressant les tissus superficiels.

A. Richard a préconisé l'emploi d'un mélange réfrigérant composé de glace, de sel et d'un cinquième de chlorhydrate d'ammoniaque. L'application de ce mélange est un peu douloureuse, mais l'anesthésie serait rapide (sept minutes) et complète.

Malgré les quelques douleurs produites par l'application des mélanges réfrigérants, nous croyons leur usage parfaitement indiqué dans un grand nombre de circonstances où l'on est obligé d'obtenir une anesthésie locale.

Toutefois, il faut distinguer deux cas bien distincts, selon que les tissus sur lesquels on les fait agir sont sains ou enflammés; les tissus sont-ils normaux, il ne peut y avoir aucune crainte de gangrène ou d'accident; mais, dans le cas contraire, il faut être plus réservé sur la tolérance des parties, comme l'a fait remarquer M. Perrin[1].

3° La *compression*. — Les chirurgiens ont également employé la compression comme moyen préventif de la douleur. Souvent cette compression est toute locale : c'est ainsi que l'on froisse entre les doigts la partie sur laquelle doit porter l'instrument; par exemple, les bijoutiers mettent ce moyen en pratique quand ils veulent percer le lobule de l'oreille.

A cette espèce se rattachent la compression circulaire sur la totalité d'un membre, et celle qui est appliquée sur le tronc nerveux qui envoie les filets à la partie dont on veut supprimer la douleur.

Jacques Moore imagina, pour arriver à ce but, un compresseur analogue à celui que Dupuytren employait pour arrêter les hémorragies artérielles; son compresseur de la cuisse comprimait en même temps le nerf crural et le nerf sciatique. Ce procédé n'a pas été adopté par les praticiens, car l'instrument agissait également sur les vaisseaux, et la

1. Maurice Perrin, in *Dictionn. encyclop. des sciences méd.*, t. IV, p. 488, Paris, 1866.

compression des filets nerveux n'est pas elle-même exempte de douleur.

Enfin, on a préconisé la compression circulaire ; ce dernier moyen peut encore diminuer la douleur quand l'instrument doit agir superficiellement. A cet effet, on a utilisé l'emploi de la bande d'Esmarch ; mais les résultats obtenus ont été peu encourageants, ainsi qu'il résulte des recherches de Chauvel[1]. Dans quelques cas, cependant, lorsque les nerfs sont superficiellement placés, cette compression peut produire une anesthésie assez complète. Il suffit alors d'employer un simple tube de caoutchouc et de combiner à la compression l'anesthésie par le froid (éther, glace, chlorure d'éthyle ou de méthyle).

4° L'*acide carbonique* a été aussi préconisé comme agent anesthésique local. Ce gaz était déjà employé depuis de longues années avec des succès variés, lorsque Follin institua une série d'expériences à l'effet de déterminer la valeur de cet agent. Il l'utilisa contre les douleurs provoquées par des ulcères, des cancroïdes siégeant surtout sur le col utérin ; il a constaté que cet acide avait la propriété de calmer les souffrances et de modifier avantageusement les surfaces ulcérées.

Ce moyen, qui eut un grand retentissement, a donné des résultats variés : si certaines malades affectées de cancer de l'utérus ont été soulagées, d'autres, au contraire, n'ont obtenu aucun bénéfice de cette application et nous avons observé une malade dans ce cas.

L'acide carbonique dirigé sur les autres parties de l'organisme a donné des résultats encore moins avantageux ; on a remarqué, en effet, que ce gaz agissait avec beaucoup plus d'avantage lorsque la surface mise en contact avec lui était ulcérée ; que l'action était bien moins prononcée quand le gaz était mis en rapport avec une membrane muqueuse ; et qu'enfin il ne se produisait rien, lorsque le courant gazeux était projeté sur les téguments recouverts de leur épiderme. Il n'est donc pas surprenant que les effets aient été si différents, même pour les affections utérines ; les résultats devant, d'après les principes exposés plus haut, être en rapport avec l'état du col utérin.

Pour administrer les douches d'acide carbonique, Follin

1. *Bulletin de la Soc. de chirurgie*, Paris, 1874, p. 361.

se servait d'un flacon à trois tubulures, muni de tubes disposés comme dans les laboratoires de chimie pour la préparation des gaz : un tube conducteur de gaz, un tube de sûreté, un troisième tube pour conduire l'acide chlorhydrique destiné à décomposer le carbonate calcaire. Les douches ont généralement une durée de deux à trois minutes.

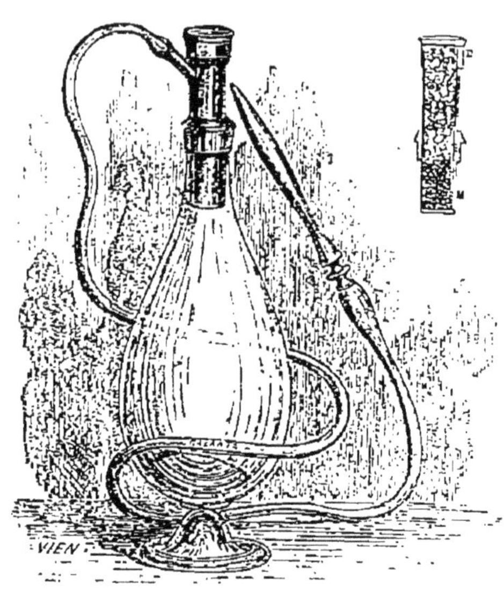

FIG. 394. — Appareil de Fordos.

On a essayé de mélanger l'acide carbonique à d'autres vapeurs anesthésiques. Fordos a fait passer un courant de ce gaz sur une éponge imbibée de chloroforme; il a pu, après une douche d'une minute, faire cesser des douleurs très vives pendant trente-six heures.

Quoi qu'il en soit, l'acide carbonique ne saurait être que très exceptionnellement utilisé comme anesthésique, dans le sens que nous entendons ici, c'est-à-dire pour empêcher la douleur dans les opérations chirurgicales.

Application d'un tube métallique renfermant de l'acide carbonique liquide. — Le docteur Wiesendenger a décrit[1] un procédé d'anesthésie locale par le froid dont la particularité caractéristique consiste en ce que l'agent réfrigérant ne touche pas le point que l'on veut anesthésier. Ce point est touché par un tube métallique renfermant de l'acide carbonique liquide.

Le premier phénomène obtenu est une anémie du tissu cellulaire accompagnée d'une légère sensation de brûlure et bientôt suivie d'une anesthésie qui dure d'une à deux minutes et disparaît sans mauvais effets. Comme on peut

1. *The Lancet*, London, 1er août 1891.

donner différentes formes à l'instrument, il est évident qu'on peut s'en servir dans différents buts. Il suffit de tourner une vis pour avoir un courant d'acide carbonique sec à — 34 degrés. En se servant du froid comme caustique, le chirurgien a l'avantage de produire l'anesthésie en même temps.

Quand on applique le froid dans une cavité comme la bouche, il faut commencer par dessécher soigneusement le point sur lequel l'application doit être faite, autrement les tissus adhéreraient à l'instrument.

Kummell a appliqué ce traitement à l'hôpital Sainte-Marie, à Hambourg, et une incision longue de 12 centimètres put être faite sans que le malade sentît rien. Au lieu d'acide carbonique on peut prendre un gaz quelconque qui se liquéfie.

5° *Électricité.* — On a imaginé de faire traverser les tissus par un courant électrique, afin de prévenir la douleur que provoque l'extraction des dents ou l'ouverture des abcès.

Les premières expériences faites en Amérique eurent rapidement chez nous un grand retentissement. Une série considérable d'expérimentations fut instituée dans les hôpitaux de Paris par Magitot. Mais les effets furent loin d'être constants.

Il en fut de même des opérations pratiquées par Velpeau, par Robert et par Morel-Lavallée; avec ces auteurs, nous sommes autorisés à conclure que le courant électrique ne saurait être considéré comme un agent anesthésique.

6° *Éthérisation localisée.* — L'éther et le chloroforme ont été aussi employés pour produire l'anesthésie locale. Les effets obtenus ont beaucoup varié, selon les expérimentateurs et surtout selon les conditions dans lesquelles ils se sont placés.

On a cherché à favoriser l'évaporation de l'éther ou du chloroforme par un courant d'air actif; dans ces cas l'action anesthésique peut et doit surtout s'expliquer par l'abaissement de température que l'évaporation du liquide fait subir à la partie qu'on veut engourdir.

C'est Giraldès qui, le premier, paraît avoir eu la pensée d'utiliser les nombreux pulvérisateurs, et notamment celui de Lüer, pour réduire en poudre impalpable l'éther ou le chloroforme, le projeter sur les téguments et les anesthésier. Toutefois l'application de la méthode est due à Richardson, qui imagina à cet effet un appareil fort ingénieux.

Cet appareil (fig. 395) se compose d'un flacon dans lequel on met l'éther, flacon qui présente un col assez large, fermé par un bouchon, livrant passage au système tubulé destiné à produire la pulvérisation du liquide anesthésique.

« Ce système se compose de deux tubes métalliques d'inégale longueur, d'inégal diamètre, et placés l'un dans l'autre sans juxtaposition. Leur extrémité supérieure, située à 2 centimètres l'une de l'autre, est effilée; par leur extrémité inférieure, l'un, le plus petit de diamètre, celui qui est inclus, plonge dans l'éther; l'autre, qui lui sert de manchon, n'atteint pas la surface du liquide. Le courant d'air est fourni et entretenu d'une façon continue par deux poires de caoutchouc reliées entre elles par un tube de communication; l'une des poires, munie d'une soupape, fait office de soufflet; l'autre, de réservoir à air. Cette dernière est en communication médiate avec l'intérieur du flacon.

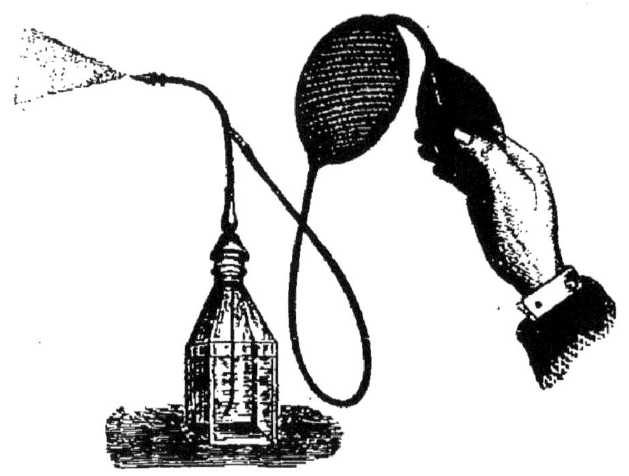

Fig. 395. — Appareil de Richardson.

« Pour faire fonctionner l'appareil, on met en mouvement la poire à soupape avec la main; l'air est ainsi projeté, d'abord dans la seconde poire, puis dans le flacon dont la pression intérieure augmente. Cet excès de pression fait monter le liquide jusqu'à la partie supérieure du petit tube, en même temps qu'elle établit un courant de dedans en dehors à travers l'espace ménagé entre les tubes. Il résulte de cette disposition ingénieuse que le liquide anesthésique, au fur et à mesure qu'il s'écoule par l'orifice supérieur du tube interne, est enveloppé par un courant d'air et divisé à l'infini. L'air comprimé dans la seconde poire transforme la force de projection intermittente du soufflet en une force de projection continue. On conçoit sans difficulté que l'activité du soufflet peut être variée au gré de l'opérateur[1]. »

La plupart des patients soumis au jet d'éther pulvérisé ont ressenti une douleur plus ou moins vive, parfois à à peine marquée, ce qui dépend de la sensibilité des parties soumises à l'expérience, et peut-être aussi de la plus ou moins grande susceptibilité du sujet. Richardson pense, et nous sommes de son avis, qu'il faut avoir grand soin d'utiliser de l'éther bien pur, ce qui permet d'obtenir une anesthésie rapide et sans douleur.

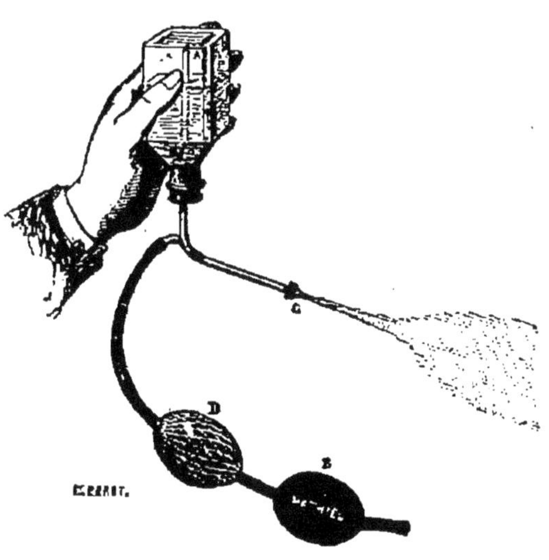

Fig. 396. — Appareil de Mathieu.

D'autres appareils ont été construits depuis celui de Richardson, et parmi eux nous pouvons signaler l'appareil de Mathieu (fig. 396). Les boules D, E sont celles de l'appareil anglais; le flacon est renversé, de façon à favoriser la sortie du liquide; enfin le courant d'air réduit en poussière très fine le liquide qui sort en C; B est la prise du liquide dans le flacon.

Un bon procédé, que nous recommandons pour obtenir une anesthésie locale aussi complète que possible avec l'éther, consiste :

1° A mettre de l'éther à 66 degrés dans un pulvérisateur;

1. M. Perrin, *loc. cit.*, p. 485.

2° A placer ce pulvérisateur dans un récipient contenant un mélange de glace et de sel marin ;

3° A pulvériser cet éther sur les parties à anesthésier, après quinze minutes de refroidissement.

Divers mélanges, dans lesquels entrent toujours l'éther ou le chloroforme, ont été successivement proposés pour produire l'anesthésie locale, mais sans grands résultats pratiques.

Fournié a fait usage d'un mélange à parties égales d'acide acétique et de chloroforme; il a donné à son procédé le nom de *chloracétisation*. Dans un appartement d'une température de plus de 17 degrés, si l'on applique exactement sur la peau saine l'orifice d'un flacon qui contient une quantité d'acide acétique cristallisable pur équivalente au quart de sa capacité, et autant de chloroforme, on obtient, en chauffant le mélange avec la main pendant cinq minutes environ et au prix de légères souffrances, une anesthésie locale complète. « C'est, dit l'auteur, le moyen anesthésique local le plus sûr, le plus facile, le plus économique, le plus simple et le plus général[1]. » Cependant il est peu utilisé et produirait parfois des douleurs excessivement vives (Duckworth et R. Davy). D'ailleurs ces diverses applications locales du chloroforme ou de l'éther sont presque tombées dans l'oubli depuis la découverte de l'anesthésie locale par l'éther pulvérisé.

On a aussi préconisé le mélange anesthésique suivant :

Chloroforme	10	grammes.
Éther	15	—
Menthol	1	—

Il suffit de pulvériser ce liquide pendant une minute sur la peau des régions qui doivent être le siège d'une opération. L'anesthésie obtenue persiste de deux à six minutes.

7° *Sulfure de carbone*. — Il a été utilisé comme anesthésique local par Delcominète, de Nancy; et M. Perrin a conseillé de le substituer à l'éther dans l'appareil précédemment décrit de Richardson. Il a été fort peu employé.

8° Bell, Squibb, Andrew H. Smith ont préconisé l'anesthésie locale à l'aide d'une solution d'*acide phénique* à 85 pour 100.

1. *Comptes rendus de l'Académie des sciences*, t. LIII, p. 1006.

On badigeonne la peau avec cette solution, et il se produit une sensation de brûlure durant environ une minute. Bientôt les téguments se plissent, se tuméfient et deviennent absolument insensibles ; on peut alors les inciser sans que le malade s'en aperçoive[1].

Ce procédé nous a paru absolument défectueux.

9° *Chlorure de méthyle*. — Le gaz chlorure de méthyle ou éther méthyl-chlorhydrique est incolore, d'une odeur alliacée désagréable.

Son emploi a été d'abord d'ordre médical; c'est ainsi que le professeur Debove[2] a été le premier à signaler tout le parti que l'on pouvait tirer en médecine de ses propriétés anesthésiques locales. Depuis cette époque il a été fréquemment utilisé, soit dans les hôpitaux, soit en ville. Le nombre des médecins qui ont parlé de sa valeur thérapeutique est trop considérable pour que nous songions à les énumérer. Disons seulement qu'il a fourni le sujet de cinq thèses, celle de Santelli[3], de Chauvin[4], de Rouillon[5], de Raison[6] et de Peyronnet de Fonvieille[7].

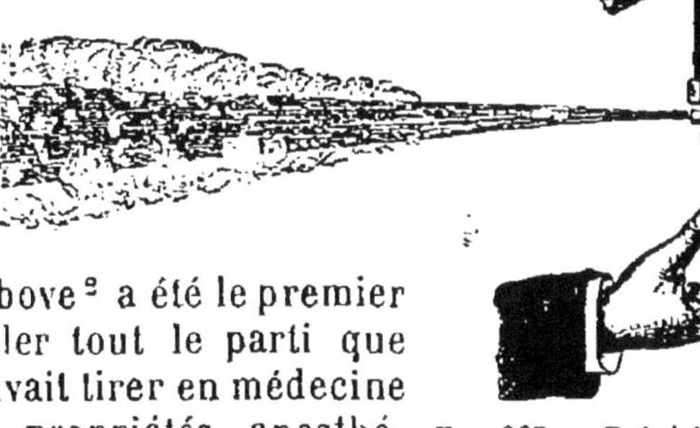

Fig. 397. — Pulvérisateur au chlorure de méthyle du professeur Debove.

On obtient le chlorure de méthyle en chauffant une partie d'alcool méthylique avec deux parties de sel marin et

1. *Med. Times and Gaz.*, vol. II, p. 128, London, 1872.
2. *Soc. méd. des hôpitaux*, séance du 8 août 1884.
3. Thèse de Paris, 1884.
4. Thèse de Lyon, 1885.
5. Thèse de Paris, 1885.
6. Thèse de Paris, 1886.
7. Thèse de Paris, 1886.

trois parties d'acide sulfurique concentré. On le conserve dans des siphons métalliques.

Mais ces siphons sont assez incommodes à manier à cause de leur volume et à cause de la difficulté que l'on éprouve à graduer le jet de vapeur; aussi a-t-on cherché à les modifier.

Le docteur Dujardin-Beaumetz a présenté à l'Académie[1] un *pulvérisateur de chlorure de méthyle* construit par Galante, sur les indications du professeur Debove.

Cet appareil (fig. 397), fort maniable, que l'on peut facilement emporter avec soi, remplace avantageusement les siphons que l'on employait jusqu'ici. C'est un tube métallique, enveloppé de caoutchouc, à l'extrémité inférieure duquel se trouve une ouverture filiforme par où peut s'échapper le jet de chlorure de méthyle. Un système d'ouverture et de fermeture très ingénieux permet de produire le jet de chlorure de méthyle avec une extrême facilité.

Le chlorure de méthyle détermine une anesthésie beaucoup plus rapide que l'éther. La peau devient immédiatement blanche et d'une dureté excessive, et, si l'on continuait longtemps la pulvérisation, la peau se recouvrirait de phlyctènes et se mortifierait. Nous verrons plus loin la façon d'éviter ces accidents.

Le froid obtenu par la pulvérisation est, d'après Debove[2], de — 52 à — 53 degrés.

On peut aussi pulvériser le chlorure de méthyle sur de gros tampons d'ouate sèche et de bourre de soie appelés *stypes;* ils s'en imprègnent et l'on applique les tampons sur les surfaces à anesthésier. Ce procédé, qui offre l'avantage de limiter l'anesthésie, est celui du docteur Bailly; il porte le nom de *stypage*[3]. Mais le résultat obtenu avec ce système est plus lent qu'avec la pulvérisation directement dirigée sur la peau; de plus, on n'obtient avec le stypage qu'un froid de — 22 degrés.

On peut aussi utiliser le procédé de Galippe[4]: il consiste

1. *Bulletin de l'Académie de médecine*, Paris, séance du 20 mars 1888, p. 399.

2. Debove, *De l'emploi médical du chlorure de méthyle*, p. 8, Paris, 1889.

3. Bailly, *Bulletin de l'Académie de médecine*, Paris, 31 janvier 1888, p. 139 à 147.

4. Galippe, *Soc. de biologie de Paris*, séance du 4 février 1888.

à verser dans un verre un mélange de chlorure de méthyle et d'éther et de badigeonner avec ce mélange au moyen d'un pinceau ou d'un tampon d'ouate la surface à anesthésier.

Dans les opérations chirurgicales, le chlorure de méthyle a été peu utilisé; et cela, dans la crainte de produire des phlyctènes et des escarres par la congélation longtemps prolongée. On évitera cet accident en recouvrant de vaseline les surfaces destinées à être anesthésiées; grâce à cette petite précaution, le chlorure de méthyle nous a rendu bien des services, et mérite d'être conservé comme anesthésique local.

10° *Chlorure d'éthyle.* — Le *chlorure d'éthyle*, produit d'origine française, dérive de l'alcool de vin. C'est un liquide incolore possédant une odeur éthérée agréable peu intense; il bout à + 10 degrés centigrades, soit 25 degrés plus bas que l'éther ordinaire.

Ce point de vaporisation à + 10 degrés centigrades se prête merveilleusement aux exigences de son emploi comme anesthésique local; en effet, il suffit de la chaleur de la main de l'opérateur pour projeter sur la partie à anesthésier un mince jet de chlorure d'éthyle contenu dans un tube ou dans une ampoule de verre.

Ce corps étant inflammable, il est bon de prendre garde à toute flamme ou matière en combustion, ou tout au moins de s'en tenir à distance pendant son emploi, afin d'éviter une explosion.

Quoique produit français, le chlorure d'éthyle a été essayé d'abord à l'étranger, car ce sont les chirurgiens et les dentistes de Genève qui l'ont employé les premiers comme anesthésique local. Nous citerons parmi eux A. Reverdin et Vuilliet, Kummer et Wisard de Genève, Schulmann de Bellegarde, etc.

Parmi les autres auteurs ayant utilisé les propriétés anesthésiques du chlorure d'éthyle, on peut citer Rougier[1], Meng et Dubois[2], Henrich[3], Ferrand[4], Grandclément[5],

1. *Bull. du dispensaire de Lyon*, octobre 1890, n° 10, p. 214.
2. *Société d'odontologie de Paris*, séance du 3 décembre 1890.
3. « *Zähnärtzliches* » *Wochenblatt*, n° 187, 24 janvier 1891.
4. *Lyon médical*, 15 février 1891, p. 235.
5. *Ibid.*, 22 mars 1891, p. 408.

Scheller[1], Redard[2], Montfort[3], Chapenan[4]. Nous-mêmes, pendant les années 1891 et 1892, nous avons pu apprécier à la consultation chirurgicale de l'hôpital Bichat les services que le chlorure d'éthyle était susceptible de rendre dans les opérations demandant une anesthésie de courte durée.

Enfin le docteur Marcel Baudouin a consacré un assez long article à ce produit[5]. On trouvera dans cet article le mode de préparation du chlorure d'éthyle qui a été tout d'abord fabriqué à Lyon.

Mode d'emploi. — Les tubes en verre contenant le chlorure d'éthyle (fig. 398) sont terminés par un bec effilé fermé à la lampe et ils renferment environ 10 grammes de chlorure d'éthyle.

Pour s'en servir, on brise le bec du tube avec une pince ou avec les doigts, au point le plus étranglé marqué d'un

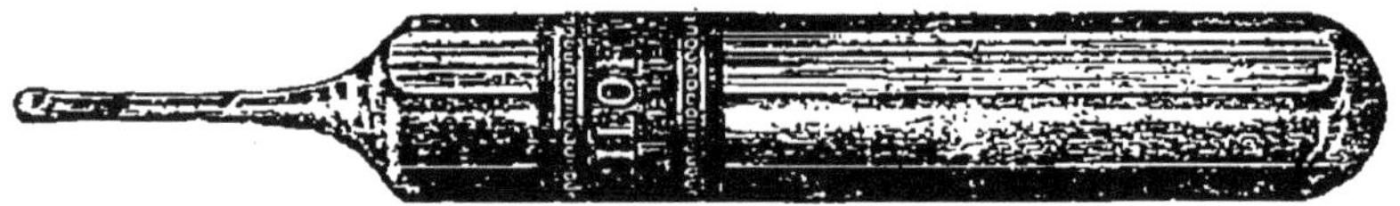

FIG. 398. — Tube contenant le chlorure d'éthyle.

trait de lime; on renverse le tube et le chlorure s'échappe en mince jet: c'est la chaleur de la main qui réduit le chlorure d'éthyle en vapeurs et détermine le jet du liquide. En cas de besoin, le jet peut être arrêté en posant le doigt sur l'ouverture, ou en faisant passer le tube de la position inclinée à la position verticale.

Le tube contenant le chlorure d'éthyle doit être placé à une distance de 15 à 20 centimètres de la partie à anesthésier. De cette façon l'insensibilisation se fait plus rapidement.

Lorsque le contenu du tube n'a pas été entièrement employé, on peut le refermer avec de la cire ou un capuchon de caoutchouc, et le conserver dans une position verticale, de préférence dans l'eau froide, pour éviter l'évaporation.

1. *Gazette médicale de Varsovie*, 4 avril 1891, n° 14.
2. *Congrès français de chirurgie*, 5e session, Paris, 1891, et tirage à part.
3. *Gaz. hebd. de méd. et de chir.*, Paris, 2 mai 1891, n° 18, p. 210.
4. *Dental Cosmos*, août 1881, n° 8.
5. *Progrès médical*, Paris, 25 mars 1892, n° 13.

Au lieu de tubes, le docteur Bengué a imaginé des ampoules (fig. 399) se terminant à une de leurs extrémités par une douille de cuivre présentant un pas de vis. On ferme l'ampoule au moyen d'un bouchon, aussi à vis, venant se fixer sur cette douille. De cette façon on peut conserver longtemps le chloréthyle sans qu'il s'évapore, et utiliser la même ampoule pour plusieurs petites opérations.

Le mode d'emploi de ces ampoules est le même que celui

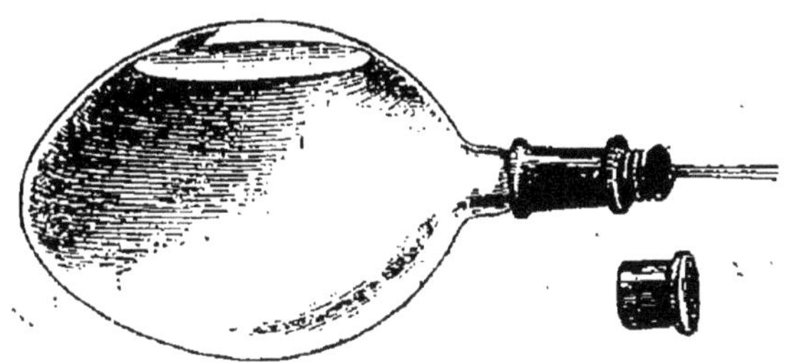

Fig. 399. — Ampoule au chlorure d'éthyle.

des tubes; elles ne diffèrent donc de ceux-ci que par leur mode d'occlusion et leur contenance plus grande.

Pour arriver à une anesthésie suffisante, il faut continuer la pulvérisation pendant trois à quatre minutes; cinq minutes sont quelquefois nécessaires. Suivant le conseil de Redard, on peut, chez les personnes dont l'épiderme est sensible, placer de la vaseline sur la peau avant de pratiquer la pulvérisation.

La surface sur laquelle on projette le liquide anesthésique devient rose, puis rouge intense, et enfin blanche, parcheminée. La coloration blanche est un signe sûr de l'insensibilité; mais elle ne se produit pas toujours, et, malgré son absence, l'anesthésie peut être presque complète. Le malade n'éprouve qu'une sensation vague de toucher : ce qui tendrait à prouver que le sens du tact est conservé (Wagner). Lors de l'anesthésie nous avons constaté une série de picotements, comme si de fines aiguilles pénétraient dans la peau. « L'emploi du chlorure d'éthyle n'est désagréable qu'au moment de la congélation du derme.

« La théorie de cette anesthésie est facile à comprendre. L'évaporation très rapide du chlorure d'éthyle absorbe la chaleur de la peau ou de la muqueuse; d'où des troubles dans la circulation des parties refroidies et des modifications du côté des extrémités nerveuses[1]. »

Comme l'éther et le chlorure de méthyle, le chlorure d'éthyle peut être utilisé pour les opérations pratiquées sur les membres : ouvertures de panaris, d'abcès, de phlegmons; résections ou désarticulations des doigts ou des orteils. Il peut être employé pour les ablations ganglionnaires du cou, pour les ablations de kystes sébacés de la face, de lipomes, de loupes du cuir chevelu, pour les excisions d'épulis, pour les opérations d'ongles incarnés, pour les ponctions aspiratrices.

On l'a aussi utilisé pour les extractions dentaires; dans ces cas, on s'est servi avec avantage de tubes recourbés dont le jet peut être plus facilement dirigé sur les gencives.

11° *Chlorhydrate de cocaïne.* — Le chlorhydrate de cocaïne se retire des feuilles de coca.

Il faut atteindre la seconde moitié du dix-neuvième siècle pour trouver un premier travail sur les propriétés physiologiques de ces feuilles. Garneke en isola le principe actif, l'érythroxyline, du mot *erythroxylum*, nom scientifique du cocalier. En 1859, Niemann, de Vienne, reprit ces recherches au point de vue chimique, et établit la formule exacte du nouvel alcaloïde, nommé par lui *cocaïne*. Dès lors, l'élan fut donné : Wohler de Goëttingen, Lossen, Pœppig, Humann, Gazeau, Gubler fournirent sur sa composition, sur ses réactions, sur ses caractères physiques et chimiques, des détails précis auxquels on n'a pas eu grand' chose à ajouter. Von Aurep montra, en 1880, l'action de la cocaïne sur la peau et sur quelques muqueuses.

Mais tous ces travaux restèrent sans application clinique, et ce fut seulement en septembre 1884 que Koller communiqua au Congrès de Heidelberg un mémoire prouvant que des instillations de cocaïne sur la muqueuse oculaire analgésiaient la cornée et la conjonctive et permettaient d'y porter l'instrument tranchant sans provoquer de douleur. En France, F. Terrier répéta ces expériences, dont il fit part à la Société de chirurgie[2].

Depuis cette époque, les propriétés anesthésiques de cette substance ont été fréquemment utilisées.

1. Marcel Baudouin, *loc. cit.*
2. *Bull. de la Soc. de chirurgie*, t. X, p. 825, Paris, 1884.

Le chlorhydrate de cocaïne, tour à tour vanté et mis à l'index, a été généralement employé en solution dans l'eau, soit pour injections hypodermiques, soit pour badigeonnages, soit pour instillations, soit pour pulvérisations.

Pour les badigeonnages sur les muqueuses, on s'est servi des solutions de cocaïne à 10 pour 100. C'est ainsi qu'elles ont été utilisées dans les fosses nasales, les conduits auditifs, le vagin, le pharynx, le larynx; sur les amygdales, les gencives, le col utérin, etc.

Dans ces cas, comme l'a fait remarquer Gouguenheim, il faut vigoureusement *brosser* la surface à anesthésier au moyen de la solution de cocaïne, pour obtenir un résultat satisfaisant, et fréquemment renouveler ce badigeonnage avant d'y porter l'instrument tranchant.

Le chlorhydrate de cocaïne, à la dose de 2 à 3 centigrammes, employé en injections sous-cutanées, produit une anesthésie locale suffisante pour permettre de procéder sans douleur aux opérations de petite chirurgie.

Lorsqu'on voudra pratiquer l'anesthésie locale à l'aide d'une injection sous-cutanée de chlorhydrate de cocaïne, il faudra se servir d'une des seringues aseptiques précédemment décrites page 655. La surface à anesthésier sera soigneusement nettoyée avec de l'eau, du savon et une solution de sublimé au 1000e. La seringue sera stérilisée par l'ébullition, l'aiguille flambée ou bouillie et l'on se servira d'une solution de cocaïne parfaitement pure et fraîche.

La solution de cocaïne généralement employée se formule ainsi :

Chlorhydrate de cocaïne............	1 gramme.
Eau filtrée et bouillie...............	20 —

On fait un pli à la peau et l'on fait pénétrer de 1 centimètre et demi l'extrémité de l'aiguille bien stérilisée, puis on pousse lentement 1 centigramme de chlorhydrate de cocaïne mesuré par le curseur du piston de la seringue.

Pour éviter la douleur de la piqûre, avant de faire l'injection hypodermique, nous conseillerons de pratiquer sur la surface à anesthésier une pulvérisation d'éther avec l'appareil de Richardson.

L'injection faite, et il est bon de savoir que la seringue de Pravaz contient 5 centigrammes de cocaïne, on retire la seringue, on laisse l'aiguille en place après en avoir fermé l'extrémité avec l'index; on peut aussi retirer complètement l'aiguille, et l'on attend pendant quatre à cinq minutes l'effet de la cocaïne.

Au bout de ce temps, s'il n'y a pas de phénomènes d'oppression, pas de battements cardiaques précipités, pas de sueurs froides, pas de fourmillements aux extrémités, pas de tendance à la syncope, pas de crainte, pas d'appréhension chez le malade, on injecte deux autres centigrammes de cocaïne pour arriver au total de 3 centigrammes.

P. Reclus et Isch Wall[1] ont exposé un manuel opératoire différent de celui que nous venons d'indiquer. Pour ces auteurs, la pratique des injections sous-cutanées ne donnerait que des résultats médiocres. Ils ont conseillé d'avoir recours aux injections dans l'épaisseur du derme, d'une façon systématique. Voici comment s'expriment ces auteurs :

« Sur le trajet de l'incision projetée, avec l'aiguille de la seringue de Pravaz, on fait une piqûre à la peau; mais, pour ne point la traverser, il faut prendre bien soin de donner à l'instrument une direction presque parallèle à celle du tégument. Aussitôt que la pointe de l'aiguille est en plein derme, on pousse le piston de la seringue, afin de faire sourdre quelques gouttes de liquide; dès lors, si l'aiguille avance lentement, son passage ne peut plus être perçu par le patient, car la cocaïne qui sort de la pointe anesthésie les tissus où cette pointe va pénétrer.

« A partir de ce moment, on pousse d'une manière lente et continue la seringue tenue de la main droite entre le pouce et les trois derniers doigts, l'index placé sur le piston, et l'aiguille chemine dans l'épaisseur de la peau qui présente toujours une certaine résistance; si, brusquement, celle-ci vient à manquer, c'est que l'aiguille a pénétré dans le tissu cellulaire : il faut alors donner à la seringue une direction tout à fait parallèle; à la résistance nouvelle qu'éprouve l'aiguille en avançant, on reconnaît qu'elle est rentrée dans la trame serrée du derme. Deux signes indiquent encore qu'on marche dans la bonne voie : la peau se boursoufle légèrement suivant la ligne d'injection, puis elle pâlit et revêt une teinte livide.

« S'il est besoin d'une traînée anesthésique quelque peu étendue, il faut, après avoir retiré l'aiguille ordinaire, la repiquer au point où elle avait fini sa course. »

1. Reclus et Isch Wall, *Revue de chirurgie*, 9e année, p. 158, Paris, 1889.

Les accidents de la cocaïne à doses faibles ne se produisent qu'en présence d' « idiosyncrasies », de susceptibilités particulières, comme il en existe pour tous les médicaments et spécialement pour les alcaloïdes. Or l'injection d'un seul centigramme suffit à révéler cette idiosyncrasie et sert de pierre de touche à l'opérateur.

Si, après la seconde injection, il se produit quelque manifestation d'intolérance, il faut opérer tout de suite : le choc, assure-t-on, enrayera les accidents[1].

Les accidents dus à la cocaïne se manifestent par des crises nerveuses chez les femmes hystériques. Il peut y avoir aussi de la pâleur de la face, des sueurs froides, une faiblesse générale, du refroidissement des extrémités, de la dilatation pupillaire, de l'accélération des battements du cœur, avec cent trente et cent quarante pulsations par minute, de l'embarras dans la respiration et enfin perte de connaissance.

Tous ces symptômes peuvent disparaître au bout d'une demi-heure sans laisser aucune trace.

Dans plusieurs autres cas, on a eu l'occasion d'observer une légère pâleur de la face, une sensation spéciale, analogue à celle que l'on ressent quand on a le mal de mer, de l'accélération du pouls et du cœur, parfois de la loquacité, de l'abattement général avec tendance à la perte de connaissance ou bien de l'excitation avec imminence de crises nerveuses.

Le chirurgien ne doit avoir ni appréhension ni inquiétude; cela suffirait pour effrayer le malade et lui faire subir, par suggestion, les conséquences d'un accident imaginaire : il doit donc rassurer son malade.

Si le patient est hystérique ou névropathe, il faut agir avec une grande prudence et mettre en pratique toute l'influence morale possible. Au moindre symptôme d'excitation, on ajournera l'opération.

Ajoutons que dans tous les cas où nous avons utilisé la cocaïne comme anesthésique local, nous n'avons eu à déplorer aucun accident fâcheux.

Les conditions indispensables pour éviter les accidents dus à la cocaïne, accidents soit généraux, soit locaux, sont les suivantes :

1° Les injections doivent être faites avec des précautions

1. Anthelme Combe, *Extr. du Congrès français de chirurgie*, 5e session, Paris, 1891.

antiseptiques, avec de l'eau distillée et récemment bouillie; la solution doit se faire au moment de s'en servir;

2° Le malade doit être alimenté;

3° Il doit être placé dans la position horizontale;

4° Il ne doit avoir aucun vêtement qui le serre;

5° Les individus atteints d'une maladie des poumons, du cœur, des reins, les cachectiques, etc., doivent être surveillés avec attention, et l'on ne doit pas dépasser pour eux la dose de 1 à 2 centigrammes;

6° La femme est beaucoup plus susceptible de subir les effets généraux de la cocaïne que l'homme;

7° Comme antidote de la cocaïne, on fera des inhalations d'ammoniaque, d'acide acétique ou de nitrite d'amyle, des aspersions d'eau froide sur la figure et la poitrine; on fera prendre une boisson alcoolique en y ajoutant de cinq à dix gouttes d'éther;

8° On doit pousser le piston de la seringue à mesure qu'on enfonce l'aiguille dans le tissu, pour éviter l'introduction du liquide dans le calibre d'une veine.

Robson[1] et Corning[2] ont montré que par l'emploi de la bande d'Esmarch on peut renforcer et prolonger l'effet anesthésique local de la cocaïne; ce résultat est évidemment dû à l'empêchement de la résorption. E. Kummer[3] est arrivé aux mêmes conclusions : il réserve la cocaïne pour opérer les doigts ou les orteils, parce que le champ opératoire peut être isolé du reste du corps par une ligature élastique. Un des avantages de cette ligature élastique est de laisser à la cocaïne le temps nécessaire (huit minutes environ) pour produire son effet maximum.

Corning, de New-York, a imaginé le procédé suivant :

On injecte dans la peau de la région que l'on veut anesthésier, d'abord une solution de cocaïne à 2 ou 3 pour 100; puis, après avoir retiré la seringue, mais en laissant son aiguille en place, on adapte à cette aiguille une autre seringue remplie de beurre de cacao liquéfié par la chaleur et l'on injecte ce liquide; enfin on soumet la région aux pulvérisations d'éther. Le refroidissement produit par ces pulvérisations amène la solidification du beurre de cacao

1. *British med. Journ.*, n° 1349, 1890.

2. *New York med. Journ.*, XLII, 1890.

3. *Revue médicale de la Suisse romande*, t. X, p. 354 et 377, mai 1890.

injecté dans la peau. La circulation dans les capillaires se trouvant suspendue par suite de cette solidification, la solution de cocaïne n'est pas absorbée, mais reste en place, continuant à agir sur la terminaison des nerfs sensibles et à entretenir ainsi l'anesthésie. Dès qu'on cesse les pulvérisations, le beurre de cacao se liquéfie par la chaleur du corps. L'absorption de beurre de cacao ainsi que celle de la solution de cocaïne commencent alors à se produire et l'anesthésie tend à disparaître. Mais, si l'on continue les pulvérisations d'éther sans interruption, on peut faire persister l'anesthésie pendant un temps très long, variant d'une à deux heures, surtout lorsqu'on a soin de diminuer la tension de la peau en élevant, par des tractions exercées de la périphérie vers le centre, un pli cutané tout autour de la région anesthésiée.

Les accidents mortels dus à la cocaïne sont imputables à l'infériorité de la cocaïne employée et souvent aussi à la façon maladroite dont sont pratiquées les injections. La cocaïne maniée avec mesure est un analgésique puissant, rendant de grands services dans la chirurgie journalière et qui mérite d'être conservé.

12° *Phénate de cocaïne.* — On sait que l'acide phénique présente, au point de vue de son action locale, certaines analogies avec la cocaïne, puisque, comme cette dernière, il produit de l'ischémie et de l'insensibilité des tissus. On pouvait donc s'attendre à ce que la combinaison de ces deux substances sous forme de phénate de cocaïne possédât des propriétés thérapeutiques supérieures à celles du chlorhydrate de cocaïne, exclusivement employé dans la pratique.

Il en serait ainsi d'après un médecin bavarois, le docteur von Oefele, d'Hengersberg, qui s'est servi exclusivement du sel phénique de cocaïne chaque fois qu'il a eu l'occasion d'utiliser cette dernière substance.

Il a trouvé que le phénate de cocaïne, tout en exerçant une action analgésique locale beaucoup plus persistante que celle du chlorhydrate de cocaïne, offrait en outre l'avantage de supprimer les chances d'intoxication cocaïnique. On sait que, d'après Glück, l'adjonction d'acide phénique à une solution de cocaïne en diminue les effets toxiques[1]. Ces

1. *Semaine médicale*, Paris, 1890, annexes, p. CLIV.

propriétés et avantages du sel phénique s'expliquent par son insolubilité presque complète dans les solutions aqueuses. Étant insoluble dans les sucs de l'organisme, le phénate de cocaïne, employé en applications locales, ne se résorbe que peu ou point, d'où l'absence d'intoxication et la persistance de l'action analgésique, qui pourrait durer jusqu'à trente-six heures. Le phénate de cocaïne peut être employé sans danger à l'intérieur ainsi qu'en injections hypodermiques.

Voici les formules dont s'est servi von Oefele :

Pour applications locales dans le pharynx, sur les amygdales, etc.:

Phénate de cocaïne	1	gramme.
Alcool absolu	10	—

Mêlez. — Usage externe.

Phénate de cocaïne	1	gramme.
Éther sulfurique alcoolisé	10	—

Mêlez. — Usage externe.

Pour injections hypodermiques et pour instillations dans l'oreille (dans les cas d'otalgie) :

Phénate de cocaïne .... 0,10 centigrammes.

Faites dissoudre dans :

Alcool .... 5 grammes.

Ajoutez :

Eau distillée .... 5 —

F. s. a. — Injecter le contenu de 1 à 3 seringues de Pravaz de cette solution.

Pour pulvérisations et inhalations (dans les affections du larynx et des bronches) :

Phénate de cocaïne	0,10	centigrammes.
Menthol	0,25	—
Alcool dilué	10	grammes.

F. s. a. — Employer en pulvérisations la cinquième partie de cette solution dans le courant de la journée.

2° Anesthésie générale.

Parmi les moyens d'anesthésie générale nous ne ferons que signaler :

1° Le *sommeil*, la *syncope*, dont à la rigueur on peut profiter pour faire des opérations très courtes et très peu importantes;

2° L'*ivresse alcoolique*. A la vérité, on a pu remédier à des déplacements articulaires avec la plus grande facilité, pratiquer même des opérations sans que les malades tout à fait ivres s'en soient aperçus. Mais l'ivresse, même revêtue de l'idée thérapeutique, n'a pu entrer dans les habitudes dignes et rationnelles de l'art chirurgical;

3° Le *hachisch*, dont l'ivresse peut être comparée à celle de l'alcool;

4° L'*opium* et les narcotiques, soit seuls, soit combinés à d'autres anesthésiques plus énergiques, comme nous le verrons bientôt;

5° Le *chloral*, médicament puissant, administré à l'intérieur, soit par le tube digestif, soit en injections sous-cutanées, soit même en injections intra-veineuses (Oré, de Bordeaux);

6° Enfin le *magnétisme animal*, l'*hypnotisme*, sur lequel il n'est pas encore possible de se prononcer, malgré d'assez nombreuses observations parues dans ces derniers temps.

Les agents anesthésiques qui ont été et qui sont le plus fréquemment employés sont : le *protoxyde d'azote*, l'*éther* et le *chloroforme*.

Quelques autres substances peuvent être considérées comme des succédanés anesthésiques; tels sont le *chlorure* et le *fluorure d'éthyle* et *de méthyle*, ainsi que le *bromure d'éthyle*. Nous aurons l'occasion de les passer en revue.

Du protoxyde d'azote. — Les propriétés exhilarantes du protoxyde d'azote ont été découvertes en 1799 par Humphry Davy, dans l'institut pneumatique de Beddoes à Clifton; Horace Wells l'appliqua le premier à l'anesthésie en 1844. Depuis cette époque, ce gaz fut employé plus particulièrement par les dentistes américains d'abord, puis par les Anglais.

Ce ne fut que plus tard qu'il pénétra en France, et jusque dans ces dernières années on pensait que, vu son action très fugace, il ne pouvait être utilisé que pour faciliter l'extraction des dents. Mais il est bon de noter que H. Wells, Colton, Goodville de New-York, et d'autres expérimentateurs, purent prolonger l'anesthésie à l'aide du protoxyde d'azote, et que de longues opérations purent être faites grâce à son emploi.

D'autres expériences furent entreprises sur l'action de ce gaz, et parmi elles on peut surtout citer celles de Krishaber (1867), Jolyet et Blanche (1873), Zuntz et Goltstein, Paul Bert (1878)[1].

Or il résulte de ces divers travaux que le protoxyde d'azote n'agirait pas seulement comme un gaz asphyxiant, ainsi que l'admettaient Cl. Bernard, Jolyet et Blanche, Magitot, E. Perrin, etc. Ce gaz aurait par lui-même une action anesthésiante, signalée par Darin, Rottenstein, Zuntz et Goltstein, et parfaitement démontrée par le professeur Paul Bert[2].

Ce dernier expérimentateur a prouvé que sous une pression de deux atmosphères, on obtient l'anesthésie avec un mélange à parties égales d'air et de gaz protoxyde d'azote.

Ajoutons même que des opérations ont été pratiquées en plaçant le patient et les opérateurs dans une chambre close, dont la pression intérieure était supérieure à celle de l'atmosphère.

Les applications de ce procédé, faites à l'hôpital Beaujon, dans le service de Léon Labbé et à l'hôpital Saint-Louis, chez Péan, n'ont donné lieu qu'à des dépenses considérables pour des résultats très imparfaits.

Mode d'administration. — Examinons les diverses méthodes employées pour administrer le protoxyde d'azote.

Les premiers chirurgiens utilisèrent un simple ballon imperméable rempli de ce gaz, terminé par un embout muni soit d'un robinet simple, soit d'un robinet à double courant et d'une sorte de masque embrassant la bouche et les narines, masque décrit sous le nom d'*inhalateur* (fig. 400).

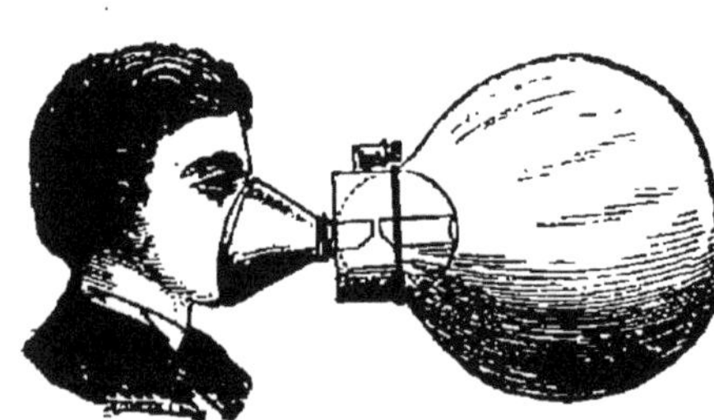

FIG. 400. — Inhalateur du gaz protoxyde d'azote.

Ultérieurement furent annexés à ce ballon soit un gazomètre destiné à y renouveler le protoxyde d'azote, soit des réservoirs en fonte, contenant le gaz comprimé ou liquéfié. Tels sont les appareils de Johnston, de Georges Barth, etc.

1. *Mémoire* lu à l'Académie des sciences le 11 novembre 1878.
2. Rottenstein, *De l'anesthésie*, Paris, 1879.

En Allemagne, J. Neudœrfer[1] a préconisé le mélange à la pression ordinaire de 20 volumes d'oxygène pour 80 volumes de protoxyde d'azote qui seraient renfermés dans un ballon en caoutchouc. Klirowitz[2] a employé ce procédé à la maternité d'Erlangen. Il produisait le protoxyde en chauffant l'azotate d'ammoniaque pur dans de grands pots de fer; de là le gaz se rendait dans un gazomètre à cloche de 250 litres, qui contenait l'oxygène et dans lequel s'effectuait le mélange respirable; on a pu maintenir ainsi l'anesthésie pendant une heure.

D'autres praticiens ont employé un procédé analogue à celui-là, sans avoir à déplorer d'accidents.

Avec le mélange de protoxyde d'azote et d'oxygène, Hillischer a prouvé[3] qu'on pouvait déterminer des narcoses aussi profondes et aussi longues qu'on le désirait. Le sommeil obtenu par ce mélange ne serait accompagné ni de stertor, ni de cyanose, ni d'excitation. Les inhalations de ce mélange ne produiraient aucune élévation de la pression sanguine.

Nous ne voulons pas multiplier la description des appareils destinés à l'anesthésie par le protoxyde d'azote.

Citons celui de Fred. Hawitt permettant une forte économie de gaz[4]. Préterre s'est servi d'une sorte de gazomètre à eau[5] dans lequel se rendait, après avoir traversé trois flacons laveurs, le protoxyde d'azote, fabriqué en chauffant de l'azotate d'ammoniaque pur; un long conduit reliait le gazomètre à l'inhalateur.

Quoi qu'il en soit, on doit se montrer très réservé dans l'administration de cet agent anesthésique; il faut l'employer surtout dans les opérations ne demandant pas une durée trop longue. Nous savons en effet que Magitot[6] et Laffont[7] ont appelé l'attention sur les accidents graves produits par le protoxyde d'azote.

1. *Deutsch. Zeitschr. f. Chirurg.*, Bd. XVIII, Heft 3 et 4, 1883.
2. *Assemblée des nat. et des médec. allemands à Strasbourg*, 1885.
3. *Semaine médicale*, Paris, 1887, p. 238.
4. *The Lancet*, London, t. XXXIII, p. 40, 1883.
5. Blanchard, Thèse de Paris, 1880, n° 256.
6. Magitot, in *Bull. et Mém. de la Soc. de chirurgie*, t. I, p. 217, Paris, 1875.
7. *Comptes rendus hebdom. des séances et Mémoires de la Société de biologie*, 8e série, t. II, séance du 28 novembre, p. 717 à 720, Paris, 188

Parmi les précautions à prendre dans l'emploi de cette méthode anesthésique, nous croyons devoir recommander l'usage d'un gaz parfaitement pur, et autant que possible le décubitus dorsal au moment de son emploi.

De l'éther. — L'éther a été employé pour la première fois comme anesthésique général par C. Long, d'Athènes, en 1842; mais le véritable créateu de ce mode d'anesthésie est Morton, qui commença ses essais en 1846, d'après les conseils de Jackson.

Comme l'éther est très volatil et d'une odeur pénétrante, désagréable pour beaucoup de personnes, il n'était pas possible de songer à le faire respirer sur un mouchoir, une éponge ou même en plaçant un flacon sous les narines. Sans doute on arriverait ainsi à obtenir l'anesthésie, mais une grande quantité d'éther serait inutilement perdue et les aides placés autour du malade pourraient en être incommodés. Pour ces raisons, on a dû songer de bonne heure à l'invention d'appare ls spéciaux d'inhalation.

Le premier dont on se soit servi est celui de Morton. Il consiste en un flacon à deux tubulures contenant des éponges : l'une des tubulures permet de verser l'éther dans le flacon et y laisse arriver l'air; l'autre donne passage à un tube de verre que le malade place dans sa bouche ou dans une de ses narines et par lequel il aspire les vapeurs anesthésiques. Cet appareil n'était pas d'une grande commodité et ne permettait pas, à cause de l'étroitesse du tube, qu'une grande quantité de vapeur arrivât à la fois dans les voies aériennes.

Divers auteurs se sont donc mis à la recherche de nouveaux moyens : les uns, à l'exemple de Cloquet, de Charrière et Lüer, ont proposé des appareils qui permettaient de respirer l'éther seulement par la bouche; les autres, tels que Ferrand de Lyon, J. Roux de Toulon et Charrière, en ont imaginé au moyen desquels on respirait de l'éther tout à la fois par la bouche et les fosses nasales; d'autres encore, et en particulier Doyère et Maissiat, s'étaient proposé surtout de donner à l'instrument des dispositions qui permissent de doser la quantité du médicament.

Parmi toutes ces inventions, deux seulement ont survécu, et d'abord celle qui consiste en un récipient de verre duquel part un long et gros tube de caoutchouc, terminé par une cuvette métallique dont la forme est calculée pour s'adapter assez hermétiquement à la bouche.

Des soupapes placées dans l'intérieur du tube principal et dans un embranchement spécial sont destinées à laisser entrer l'air extérieur dans le flacon au moment de l'inspiration, et à empêcher son retour dans le vase au moment de l'expiration. En outre, un robinet adapté à l'une des tubulures de ce récipient permet l'entrée de l'air en quantité plus ou moins grande, suivant qu'il est plus ou moins complètement ouvert, en même temps qu'il sert à verser le liquide.

L'autre invention est celle du *sac*, tel que l'avait imaginé d'abord Jules Roux, et que l'a modifié plus tard Charrière. Ce dernier a fait construire de petits sacs de soie doublée d'une étoffe imperméable, et qui peuvent se replier de manière à occuper une très petite place et à être rendus portatifs. L'une des extrémités aboutit à un récipient; l'autre est terminée par un cercle métallique dont les contours s'adaptent assez exactement au nez et à la bouche.

Mayor, de Lausanne, a proposé un autre mode d'administration qui dispense de tout appareil spécial, et que l'on connaît sous le nom de *procédé du voile*. Ce moyen consiste à placer sous le visage du malade un vase quelconque, assiette ou cuvette, qui contienne de l'éther, puis à renverser par-dessus le vase et la tête du malade une serviette ou un drap préalablement attaché autour du cou. Ce procédé a le grave inconvénient de ne pas laisser voir le visage et les troubles généraux qui se traduisent sur lui.

Lorsque les inhalations d'éther étaient généralement employées, on se servait ou de l'appareil de Charrière et Lüer, ou du dernier procédé, celui du voile. Voici du reste comment on les emploie. S'agit-il du récipient, on y verse de l'éther; puis, le malade étant couché ou assis, suivant les cas, on place sur sa bouche l'entonnoir terminal du tube. Les narines sont en outre maintenues fermées, soit avec une pince spéciale, soit avec les doigts d'un aide. On ouvre le robinet qui sert à faire passer l'air extérieur, afin que les premières inspirations n'attirent pas de vapeurs éthérées trop pures et irritantes, puis on engage le malade à respirer naturellement et sans grands efforts. Après deux ou trois minutes, et dès que les voies aériennes sont habituées au contact de l'éther, on ferme complètement le robinet, de telle sorte que l'éther inspiré ne soit plus mélangé avec une aussi grande quantité d'air. A la rigueur, on peut se passer de l'occlusion des narines, dont l'ouverture a même l'avantage de prévenir plus sûrement l'asphyxie ; seulement, en agissant ainsi, l'éthérisation arrive beaucoup plus lentement.

S'agit-il du voile, il n'y a rien de bien particulier à indiquer : dans ce procédé comme dans l'autre, il est bon d'explorer le pouls, de pincer de temps en temps la peau, d'adresser quelques questions au malade, afin d'apprécier les progrès de l'éthérisation.

En Angleterre, on se sert le plus habituellement de l'appareil de Krohne et Sesemann, qui peut être utilisé aussi bien pour l'éther que pour le chloroforme (fig. 401).

Cet appareil se compose d'une bouteille graduée contenant

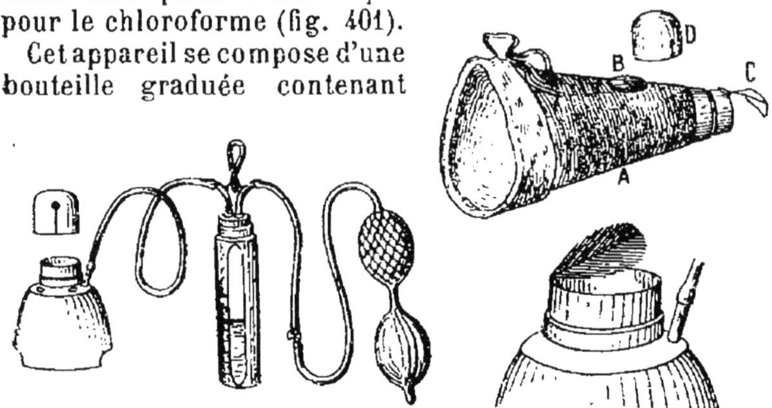

FIG. 401. — Appareil de Krohne et Sesemann.

deux orifices à travers lesquels passent deux tubes ; le plus gros de ces tubes est relié à une soufflerie de Richardson, et le second à un tube de caoutchouc aboutissant à un masque ou à un cornet.

Le masque est en caoutchouc vulcanisé, le cornet est formé d'une carcasse métallique recouverte de flanelle. La bouteille ou récipient du fluide anesthésique est couverte en partie de cuir. Sa partie inférieure est graduée pour huit drachmes. Le masque et le cornet qui recouvrent le nez et la bouche sont pourvus d'un indicateur de respiration qui donne au praticien un compte rendu exact de la respiration du patient.

Cet indicateur est formé par une simple plume de poulet ou de coq fixée à l'orifice supérieur du masque et du cornet ; il se soulève et s'abaisse à chaque inspiration ou expiration du patient (fig. 401). On sait de cette manière si le malade respire ou ne respire pas. Le cornet est utilisé pour l'éther et le masque pour le chloroforme.

Un robinet interposé entre les soufflets et la bouteille facilite l'introduction de l'air à travers l'éther ou le chloroforme et régularise la force de la vapeur.

Ce mode d'anesthésie comprend plusieurs points importants :

1° Le malade ne respire que de l'air imprégné de vapeurs narcotiques fraîches projetées sur le masque par chaque compression du soufflet. Ces vapeurs pénètrent dans les poumons et s'échappent ensuite à travers l'indicateur de la respiration.

2° L'opérateur peut se rendre exactement compte de la quantité d'anesthésique employée.

3° L'indicateur de respiration permet de laisser couverts la poitrine et l'abdomen.

4° Cet appareil permet d'employer une très petite quantité de chloroforme ou d'éther.

Les avantages de cet appareil consistent en l'addition du robinet, de l'indicateur de respiration et l'abolition des soupapes. Plus le robinet est tourné, moins l'air passe à travers le fluide anesthésique et par conséquent moins la vapeur pénètre dans le masque.

L'indicateur de respiration peut s'appliquer à tous les inhalateurs anesthésiques.

Mode d'emploi. — 1° Remplir la bouteille de 4 à 7 drachmes de chloroforme ou d'éther, selon la durée de l'opération;

2° Bien fermer la bouteille avec le bouchon et la suspendre au premier bouton de l'habit;

3° Éloigner le couvercle protecteur de l'indicateur de la respiration;

4° Faire quelques compressions du soufflet avant d'appliquer le masque pour que la vapeur puisse s'échapper dans l'air, afin d'être certain que le soufflet est attaché au long tube dans la bouteille, et pour débarrasser les tubes de l'air qui a pu rester depuis l'emploi précédent;

5° Régulariser le robinet, en le tournant en partie, de manière qu'un courant d'air continuel se produise en agitant le soufflet dans le mouvement de vingt ou trente pleines compressions par minute. Pour des adultes faibles ou des enfants, le robinet sera encore plus tourné, pour laisser passer moins d'air dans la bouteille;

6° Tenir le masque d'abord à deux ou trois pouces et l'approcher graduellement de la figure, à mesure que le malade a moins peur, et couvrir légèrement la bouche et le nez, une fois que la respiration du malade peut être observée par les mouvements correspondants de l'indicateur;

7° Comprimer le soufflet doucement d'abord, afin que peu de vapeur entre dans le masque au commencement de l'opération, et graduellement accroître la quantité et le nombre des compressions, selon les circonstances, jusqu'à complète anesthésie;

8° Quand l'anesthésie complète est obtenue, on la maintient en diminuant le nombre des compressions et en les réduisant graduellement jusqu'à la fin de l'opération.

Cet appareil fort commode mériterait d'être adopté en France.

Quelques chirurgiens, entre autres Butter[1], préfèrent l'éther au chloroforme dans la pratique chirurgicale. Ce dernier a trouvé qu'avec l'éther, l'insensibilité s'obtient plus facilement qu'avec le chloroforme, que tout danger d'une action sur le cœur est écarté, que les vomissements sont plus rares et le réveil beaucoup plus rapide. Le professeur Juillard[2] est partisan de l'éthérisation douce et graduelle par opposition à la méthode suffocante.

Il conclut en disant que l'éther est moins dangereux que le chloroforme, qu'il produit l'anesthésie aussi complètement et aussi constamment. Les inconvénients de l'éther peuvent être évités par une bonne administration.

Les contre-indications de l'éther sont son inflammabilité et le mauvais état des voies respiratoires. Pour les opérations de longue durée, Juillard fait toujours préalablement chez l'adulte une piqûre de morphine, jamais chez les enfants (1 centigramme chez les hommes, 1 demi-centigramme chez les femmes); mais la quantité d'éther nécessaire pour obtenir le sommeil ne peut être diminuée qu'autant qu'on laisse le malade dans la tranquillité la plus complète durant les vingt minutes qui s'écoulent entre l'injection morphinée et l'éthérisation. Un autre avantage de la morphine est d'atténuer l'effet défavorable de l'éther sur les voies respiratoires des emphysémateux.

Mode d'action. — L'éther, à doses modérées, agit comme un stimulant de la circulation; mais, à doses élevées, il déprime l'action cardiaque, à un moindre degré cependant que la respiration.

1. *Arch. f. klin. Chir.*, Berlin, vol. XL, H. I, 1890.
2. *Revue méd. de la Suisse romande*, t. XI, p. 81, févr. 1891.

Au moment où l'inhalation de l'éther commence, le malade ressent quelques picotements dans la gorge et tousse; les voies aériennes s'accoutument peu à peu au contact des vapeurs irritantes; ces premiers accidents cessent au bout de trois ou quatre minutes; le malade commence à ressentir une sorte de bien-être qu'il exprime par des signes, ou bien la physionomie prend un air d'étonnement; les yeux s'ouvrent largement, restent fixes, puis arrive souvent une grande excitation. Enfin, le malade ressent de la pesanteur de tête, des étourdissements, des tintements d'oreilles; la vue s'obscurcit, les idées s'embarrassent, la sensibilité devient de plus en plus obtuse; la peau est insensible aux pincements et aux tiraillements de tout genre; enfin, le sommeil finit par être profond et accompagné de ronflement. On dit alors que l'anesthésie est complète. Le temps nécessaire pour arriver à ce résultat est extrêmement variable : chez quelques sujets l'anesthésie vient très rapidement, chez d'autres il faut attendre dix, douze et quelquefois vingt minutes.

La succession de ces phénomènes permet de les rapporter à deux périodes distinctes : l'une d'*excitation*, pendant laquelle on voit surtout l'agitation; l'autre de *sommeil*, pendant laquelle les malades sont calmes et insensibles : c'est la période *chirurgicale* de Maurice Perrin et Ludger Lallemand.

Si, au moment où la dernière période est obtenue, on continuait à faire respirer l'anesthésique, on arriverait, ainsi que l'ont observé sur les animaux les professeurs Longet, Flourens, etc., à suspendre les fonctions les plus importantes, celles de la respiration, de la circulation, et à causer la mort; c'est-à-dire que la période de sommeil pourrait être suivie d'une troisième période d'*anéantissement* ou de *stupeur*, comme l'a dit Jobert. Mais cette période serait tellement dangereuse que, pour la pratique, il est indispensable de s'en tenir à la seconde et de ne pas la dépasser.

Pendant les deux périodes d'excitation et de sommeil, il y a suspension des fonctions de la vie animale; si l'on arrivait, au contraire, à l'anéantissement, ce serait par une suspension des fonctions organiques.

Chloroforme. — Le chloroforme fut découvert en 1831 par Soubeiran en France, et presque simultanément en

Allemagne par J. Liebig[1]. Mais ce n'est qu'en 1847 que ses propriétés anesthésiques ont été bien mises en lumière par Flourens et Simpson.

Le chloroforme est un liquide incolore, d'une odeur *sui generis* assez agréable, d'une saveur piquante et sucrée.

Il se prépare soit à l'aide du chlorure de chaux et de l'alcool, soit à l'aide du chloral.

Pour anesthésier un malade, il faut toujours se servir d'un chloroforme parfaitement pur. Aussi conseillons-nous de ne jamais user d'un chloroforme placé dans un flacon qui aura déjà été débouché ou dans un flacon dont le bouchon fermerait mal. Il faut conserver le chloroforme dans un endroit frais, à la cave par exemple, et pour éviter l'action des rayons lumineux qui pourraient le décomposer en donnant naissance à du chlore et à de l'acide chlorhydrique, on doit le placer dans des tubes colorés en noir ou mieux en jaune.

Le chloroforme qui est retiré directement du chloral est certainement le meilleur ; c'est celui qu'emploient ordinairement Schræder de Berlin et Léopold de Dresde. Nous l'avons aussi souvent utilisé avec succès.

Pour que le chloroforme soit jugé pur, il faut qu'il soit complètement incolore, limpide et neutre au papier de tournesol; il faut que son odeur soit uniforme, franche et agréable; qu'il s'évapore sans laisser de tache sur une feuille de papier blanc, et sans laisser après évaporation sur la compresse une forte odeur de chlore.

Dans le commerce il est souvent rendu impur par la présence d'alcool et de matières organiques. Un chloroforme décomposé ou impur peut être la cause d'accidents de suffocation; il est donc indispensable de se rendre compte de son état de pureté avant de s'en servir.

On reconnaît la présence du chlore et de l'acide chlorhydrique en versant le chloroforme dans une solution de nitrate d'argent. Il se fait un précipité blanc de chlorure d'argent.

Pour reconnaître l'alcool, on agite le chloroforme avec de l'eau distillée, puis on laisse reposer; le chloroforme va au fond; s'il est laiteux au lieu d'être limpide, c'est qu'il renferme de l'alcool.

1. J. Regnauld, *Dict. encyclop. des sciences méd.*, t. XVI, p. 646, Paris, 1874.

On reconnaît la présence des matières organiques en versant dans le chloroforme quelques gouttes d'acide sulfurique; le liquide se colore en noir si ces matières y existent[1].

Le chloroforme de Duncan, d'Édimbourg, nous a paru préférable à celui de nos hôpitaux; il a l'inconvénient de s'évaporer plus vite que le chloroforme français; mais il a comme avantage d'amoindrir la sécrétion salivaire qui gêne souvent le malade dans le fonctionnement normal de sa respiration, et oblige celui qui donne le chloroforme à lui déterger, avec une éponge montée, le fond de la gorge.

Pour être plus sûr de la pureté absolue du chloroforme, nous avons fait faire par Sonnerat des tubes de verre colorés

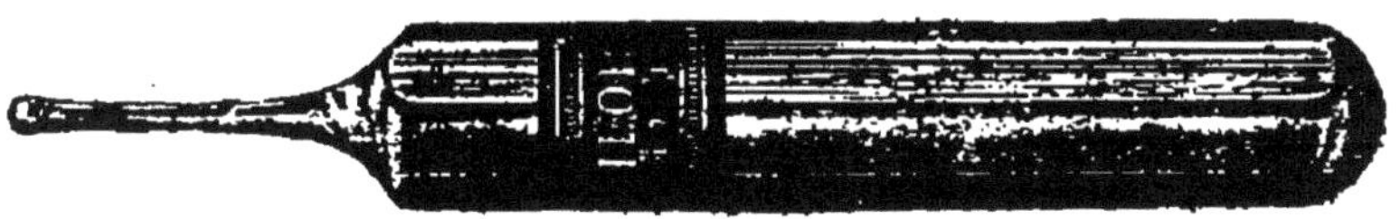

FIG. 402. — Tube coloré et fermé à la lampe, contenant le chloroforme pur.

en jaune et fermés à la lampe, renfermant cet agent anesthésique (fig. 402). Ces tubes ne nous servent qu'une fois; et nous jetons ce qui peut rester au fond des tubes, car nous le considérons comme altéré. Comme nous usons de très faibles quantités de chloroforme, ces tubes ne contiennent les uns que 10 grammes, les autres que 12 à 15 grammes de l'agent anesthésique. Il suffit de briser l'extrémité effilée du tube au moment de s'en servir, pour obtenir l'écoulement du chloroforme goutte à goutte.

Purification du chloroforme. — Les modifications légères apportés au procédé du Codex dans le but d'arriver à une purification absolue de ce produit nous ont été fournies par Sonnerat.

I. — Agiter plusieurs fois par jour le chloroforme du commerce avec la moitié environ de son volume d'eau distillée. Au bout de quarante-huit heures, décanter, rejeter l'eau de lavage et renouveler cette opération une seconde fois.

1. Pour plus amples détails, voy. *Bull. de la Soc. de chirurgie* (*communications de Reynier, Just Lucas-Championnière, F. Terrier, etc.*, séance du 24 juillet 1889, p. 618 à 625), et *Bull. gén. de thérapeut.*, 30 juillet 1888, p. 85.

Ce lavage du chloroforme doit être fait avec le plus grand soin, il a pour but de débarrasser le produit commercial de l'alcool, des acides et des impuretés solubles dans l'eau.

II. — Le chloroforme, séparé complètement, au moyen d'un entonnoir à robinet, de l'eau qui le surnage, est additionné, par kilogramme, de 30 grammes environ d'acide sulfurique pur. On le laissera en contact pendant quarante-huit heures, en ayant soin d'agiter le mélange, pendant deux minutes, toutes les deux heures environ. Renouveler ce traitement avec de l'acide nouveau toutes les quarante-huit heures, jusqu'à ce que le dernier acide reste *incolore*, après avoir été agité avec le chloroforme pendant une nouvelle période de quarante-huit heures.

Cette agitation répétée avec l'acide sulfurique débarrasse le chloroforme des matières organiques diverses et des produits chlorés qui le souillent.

III. — Quand on a bien constaté que l'acide sulfurique reste incolore, on décante le chloroforme et on l'additionne, par kilogramme, de 60 grammes d'une solution de soude caustique pure, ayant une densité de 1332 à 15 degrés centigrades, opération qui a pour but de saturer l'acide sulfurique que peut contenir le chloroforme, même après décantation. Bien agiter toutes les deux heures pendant vingt-quatre heures.

IV. — Au bout de ce temps, rejeter le liquide aqueux, *alcalin*, et le remplacer par 100 grammes d'huile d'amandes douces par kilogramme de chloroforme.

V. — Brasser fortement le mélange ; filtrer et distiller au bain-marie.

VI. — Le produit distillé est pur, mais mélangé d'eau. Pour le déshydrater, le mettre en contact, pendant vingt-quatre heures, avec 5 pour 100 de chlorure de calcium fondu et concassé, en agitant de temps en temps ; décanter ; distiller au bain-marie et ne recueillir que les 8/10es du produit, en réservant, pour une autre purification, le premier et le dernier dixième qui passent à la distillation.

Mode d'administration. Choix du procédé. — Il y a quatre méthodes pour faire aspirer les vapeurs de chloroforme :

1° La *méthode des doses massives.* C'est la méthode sidérative, méthode ancienne, que nous croyons dangereuse, employée encore par quelques chirurgiens et en particulier par De Saint-Germain, chez l'enfant.

2° La *méthode des intermittences régulièrement calculées.*

Elle consiste à verser du chloroforme à intervalles plus ou moins rapprochés, en faisant respirer au malade tantôt de l'air, tantôt du chloroforme.

3° La *troisième méthode, exposée par Sédillot*, consiste à sidérer le malade par de grandes doses de l'agent anesthésique après lui avoir fait respirer au début à la fois de l'air et du chloroforme à des intervalles plus ou moins variés, en éloignant et en rapprochant de son visage la compresse imbibée de chloroforme. C'est la combinaison des deux premières méthodes.

L'anesthésie obtenue de cette façon est tout aussi incomplète et aussi dangereuse qu'avec les deux premiers procédés.

4° La *méthode à doses faibles et continues, sans intermittences*, en diminuant autant que possible l'entrée de l'air à travers la compresse. C'est la méthode la plus prudente, la plus sûre, celle qui permet de prolonger l'anesthésie complète aussi longtemps que l'on veut.

Nous éliminerons donc les trois premières méthodes pour ne nous occuper que de la quatrième.

Cette méthode d'anesthésie chloroformique à petites doses que nous employons habituellement nous a paru présenter de grands avantages. Nous avons exposé son manuel opératoire dans la *Revue de chirurgie*[1].

Consistant à donner le chloroforme en petite quantité, d'une façon continue, sans intermittence autre que le temps de retourner la compresse sur laquelle on verse le chloroforme, elle diffère absolument des anciens procédés.

Avant nous, le docteur Léon Labbé avait signalé pour la première fois cette méthode à l'Académie de médecine[2], puis Peyraud de Libourne[3] et P. Boncour[4] lui avaient consacré deux articles. Depuis cette époque, d'autres auteurs l'ont préconisée aussi bien en France qu'à l'étranger. Parmi eux, nous signalerons les docteurs Schwartz[5], Popescu[6],

1. M. Péraire, *Rev. de chirurgie*, Paris, 1889, p. 394 à 406.

2. L. Labbé, *Bull. de l'Acad. de méd.*, Paris, 1882, p. 185, séance du 28 février.

3. Peyraud, *Journ. de méd. de Bordeaux*, 13 mai, 20 mai, 13 juin, 1er juillet 1883 et 13 avril 1884.

4. P. Boncour, *France médicale*, Paris, 1888, 3, 6 et 8 décembre.

5. Schwartz, *Revue gén. de clin. et de thérapeut.*, Paris, 1889, nos 26, 27, 29, 30 et 32.

6. Popescu, *Procedeus de chloroformisare in dosé mici si con-*

Cordero[1], Otto Zuckerkandl[2], Marcel Baudouin[3] et Brandt, assistant à Hambourg[4].

Dans la *Revue de chirurgie*, le docteur Nicaise[5] a bien indiqué qu'il se servait de la chloroformisation *goutte à goutte*; mais, comme il emploie aussi le masque et qu'à travers celui-ci il laisse entrer une quantité d'air suffisamment grande, son procédé nous paraît très différent de celui que nous indiquons ici.

Avant d'anesthésier le malade, il faut lui éviter, à tout prix, les apprêts de l'opération. Dans ce but, le mieux est de l'endormir dans son lit et de le transporter ensuite tout endormi dans la salle d'opération. Quelques chirurgiens, entre autres F. Terrier, ont même l'habitude de cacher aux malades le jour de leur opération; c'est ainsi qu'ils les surprennent un matin et commencent à les anesthésier en leur persuadant qu'ils vont simplement essayer sur eux le chloroforme, ou bien que cette anesthésie préalable est absolument nécessaire pour bien les examiner. Quand le patient a suffisamment absorbé de vapeurs anesthésiques pour ne pas se rendre compte de ce qui se passe autour de lui, le chirurgien se fait remplacer par l'aide. Ce *modus faciendi* est excellent au point de vue moral, nous ne saurions trop le recommander : il permet au malade d'avoir toute la tranquillité d'esprit désirable et de dormir convenablement pendant la nuit qui précède l'opération.

Comme l'a indiqué avec raison le professeur Gosselin, on doit ne jamais administrer le chloroforme à la suite d'un repas, car le trouble de la digestion et les vomissements peuvent contribuer à la suspension de la respiration et des mouvements cardiaques.

Bien entendu, avant de commencer l'anesthésie, on fera l'examen complet du malade (cœur, poumons, artères, etc.). Toutefois, cet examen n'a pas, et certains chirurgiens l'enseignent depuis longtemps (F. Terrier), toute l'importance

tinui, in *Spitalul*, Bucharest, 31 janvier 1890, n° 2, p. 54, et Thèse, Bucharest, 21 avril 1892, n° 280.

1. Cordero, *Gaceta medico de Mexico*, 1er avril 1890, n° 7, p. 121.
2. Otto Zuckerkandl, *Centr. f. Chir.*, 24 octobre 1891, n° 43, p. 833.
3. Marcel Baudouin, *Gazette des hôpitaux*, Paris, 7 et 14 juin 1890.
4. Brandt, *Centralblatt für Chirurgie*, 21 novembre 1891, n° 47, p. 905.
5. Nicaise, *Revue de chirurgie*, Paris, juillet 1892, p. 582.

qu'on lui accordait autrefois et que beaucoup lui accordent encore. En effet, l'expérience nous a prouvé qu'on pouvait endormir sans danger, à l'aide du procédé que nous préconisons, la plupart des malades atteints de lésions cardiaques, artérielles ou pulmonaires[1]. Comme on peut le voir dans les observations que nous avons publiées[2], plusieurs de nos malades étaient, soit intoxiqués par l'alcool, par la nicotine ou la morphine, soit cardiaques, soit polysarciques; plusieurs avaient des affections rénales, quelques-uns étaient tuberculeux ou emphysémateux; les femmes souvent très nerveuses ou emphysémateuses, ou gênées dans leur respiration par de la pleurésie, de la bronchite, des kystes ovariens ou de l'ascite. Nous avons même pu maintenir anesthésiées de la même façon, pour de graves opérations, des femmes enceintes et d'autres sur le point d'accoucher.

Avant de commencer l'anesthésie chloroformique, le chirurgien doit s'efforcer de tranquilliser ses opérés, de leur parler doucement, de leur expliquer qu'ils doivent respirer naturellement et sans efforts, qu'ils ne s'endormiront pas tout à coup, qu'il faut pour ce résultat un temps assez long (Sédillot). Il doit les engager à se laisser aller sans s'agiter, et surtout à ne pas causer.

Mais ce n'est pas seulement du malade que le chirurgien doit exiger le silence; c'est aussi de ses aides, de son entourage; ce silence nous paraît indispensable, et le docteur Boncour a eu parfaitement raison d'y insister[3]. En effet, faire causer le malade, ou le faire compter, c'est tenir son attention en éveil, c'est retarder son anesthésie.

Ce précepte est absolument contraire aux recommandations exposées autrefois par les chirurgiens qui avaient l'habitude de discourir longuement et d'exiger des réponses du malade.

Ceci fait, le chirurgien doit visiter la bouche du patient et s'informer s'il n'a pas de fausses dents, afin d'éviter des accidents par la chute de celles-ci dans le pharynx.

La *position à donner au malade* a de l'importance : c'est le décubitus dorsal qui doit être choisi, la tête plus basse que les jambes et le tronc. Chassaignac, A. Nélaton, etc., ont bien insisté sur ce point; la position assise pouvant déter-

1. Marcel Baudouin, *loc. cit.*
2. M. Péraire, *loc. cit.*
3. P. Boncour, *loc. cit.*

miner des syncopes. On doit veiller aussi à ce que la poitrine et l'abdomen ne soient pas comprimés par des vêtements pour ne pas gêner la libre expansion pulmonaire.

Les mains du malade doivent être confiées à deux aides, ou attachées au lit pour l'empêcher de se débattre; ses jambes doivent être solidement maintenues.

Le chloroformisateur doit se placer derrière la tête du malade. De cette façon il ne gêne en rien l'opérateur, il n'est pas gêné lui-même et il peut attentivement surveiller son malade, en se désintéressant complètement de l'opération et de ce qui se passe autour de lui.

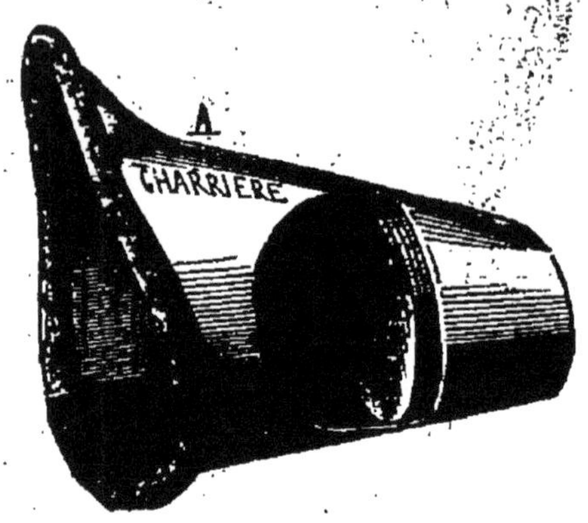

FIG. 403. — Appareil de Raynaud et Charrière.

Pour administrer le chloroforme, on s'est servi d'un certain nombre d'appareils actuellement abandonnés. Mentionnons celui de Charrière et Lüer, fréquemment utilisé autrefois.

On a employé aussi les cornets et les masques. Tel est le cornet de Raynaud et Charrière, fait soit en carton, soit en toile métallique, doublé de laine et présentant dans son intérieur une sorte de diaphragme percé de même étoffe, destiné à être imbibé de chloroforme (fig. 403).

Le professeur Le Fort avait imaginé une sorte de boîte en maillechort, percée de deux trous, et présentant sur sa paroi supérieure un ressort en fer à cheval permettant de fixer quelques rondelles de linge sur lesquelles on versait le chloroforme (fig. 404).

Le professeur F. Guyon avait fait construire par Collin une sorte de cadre en fil métallique, présentant à sa partie supérieure, au-dessus du point qui correspond à la racine du nez, un véritable ressort dans lequel on engage la compresse servant à l'anesthésie (fig. 405). Ces appareils sont utilisés par quelques chirurgiens, entre autres J. Lucas-Championnière et Nicaise.

A l'hôpital Saint-Louis, Péan emploie un appareil assez ingénieux, bien que compliqué, imaginé par R. Dubois, de Lyon, et qui permet de se servir des mélanges titrés d'air et de chloroforme recommandés par Paul Bert. Comme cet appareil est loin d'être portatif, il est difficile de l'utiliser dans le domaine de la pratique chirurgicale courante.

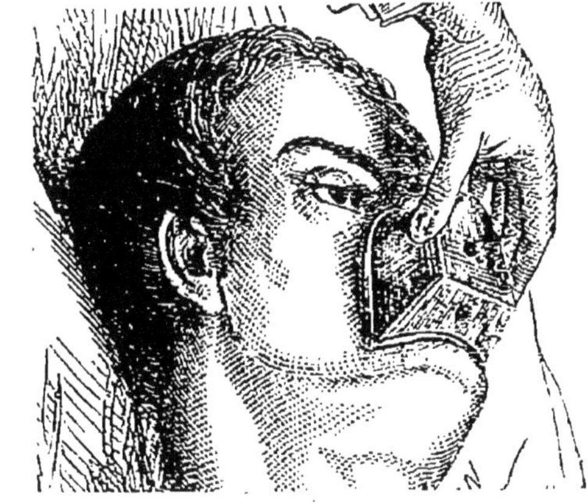

FIG. 404. — Appareil du professeur Le Fort.

En Angleterre, on se servait autrefois de l'appareil de Junker[1]; on l'a remplacé par celui de Krohne et Sesemann que nous avons déjà décrit à propos de l'anesthésie générale par l'éther[2] et qui est d'un emploi fréquent.

Quant à nous, nous donnons la préférence à la simple compresse pliée en plusieurs doubles ou à deux mouchoirs suffisamment épais.

C'est ainsi que nous conseillons d'user de faibles doses de chloroforme, c'est-à-dire de trois à quatre gouttes versées chaque fois, de façon à tenir le malade endormi pendant une heure avec 15, 20 à 25 grammes au plus de chloroforme. Les quatre à cinq gouttes de chloroforme évaporées, on en verse de nouvelles sur la compresse très rapidement retournée; de cette façon, il n'y a aucune intermittence dans la chloroformisation. On empêche ainsi le malade d'absorber de l'air, grâce à cette rapidité d'exécution et aussi en maintenant la compresse plaquée sur son nez et sa bouche.

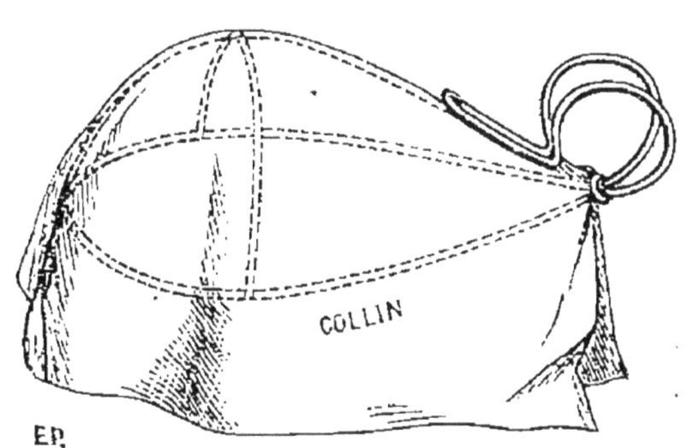

FIG. 405. — Appareil du professeur Guyon.

1. Junker, *Med. Times*, 30 nov. 1867. — *Med. Times and Gaz.*, 15 février 1868.
2. Page 716.

Le malade n'est point suffoqué par cette faible quantité de l'agent anesthésique; il s'y habitue doucement; il n'a pas de période d'excitation, pas d'agitation ou d'hyperesthésie; il est fort rare qu'il vomisse.

On doit maintenir cette anesthésie toujours dans le même état, sans la diminuer et sans l'augmenter.

Nous avons remarqué qu'il nous fallait 7 à 8 grammes au plus de chloroforme pour obtenir tout d'abord l'insensibilité. Les 10 à 12 autres grammes servent à entretenir l'anesthésie; c'est la *ration de réserve*. Comme l'a dit Baudouin [1], c'est là tout le secret des anesthésies obtenues et maintenues avec des doses *très minimes* de chloroforme. Il suffit de ne jamais permettre à l'anesthésié de se réveiller, et, le sommeil une fois établi, de ne laisser pénétrer que le moins d'air possible, en dépensant très peu de chloroforme.

Pour verser le chloroforme sur la compresse, on a imaginé un certain nombre de flacons, les uns à deux tubulures, les autres simplement fermés par un bouchon stilligoutte. Ces flacons doivent être autant que possible gradués, afin de se rendre compte de la quantité de chloroforme dont on s'est servi. Il faut savoir cependant qu'on perd toujours une certaine quantité de chloroforme en le versant sur la compresse, de sorte que la graduation des flacons ne donne qu'un renseignement très approximatif. On sait combien de chloroforme était contenu dans les flacons; mais on ne sait que par à peu près la quantité qui a pénétré dans les voies respiratoires.

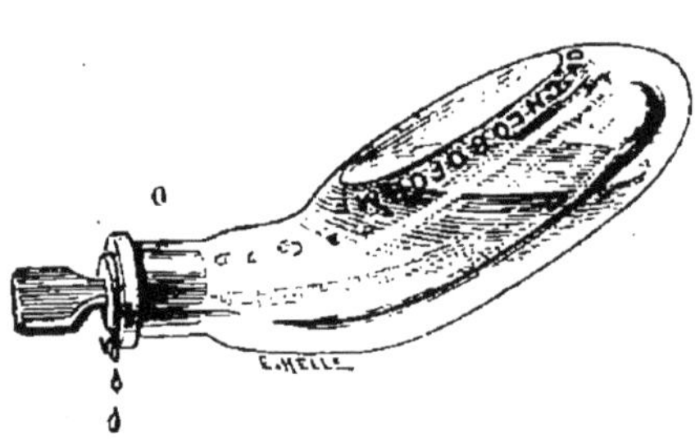

Fig. 406. — Flacon compte-gouttes Adrian.

Adrian a imaginé un *flacon compte-gouttes* bouché à l'émeri; sa forme est telle qu'il ne puisse être renversé. Le bouchon étant dans la position que représente la figure 406, lorsqu'on penche le flacon le chloroforme s'écoule en gouttes, dont on peut faire varier la grosseur en tournant plus ou moins le bouchon. Le goulot est percé d'un orifice correspondant à une rainure creusée dans le bouchon; cette disposition assure la rentrée de l'air. L'écoulement du chloroforme

1. Baudouin, *loc. cit.*

s'effectue avec une grande régularité, car, en tournant le bouchon pour régler la grosseur des gouttes, on fait varier simultanément et proportionnellement l'orifice de sortie du liquide et celui de rentrée de l'air.

Ce flacon a l'inconvénient de ne pas être gradué.

Quant à nous, nous donnons la préférence aux tubes fermés à la lampe sur lesquels nous avons appelé plus haut l'attention.

Pour s'en servir, il suffit de briser l'extrémité effilée du tube; on obtient ainsi l'écoulement du chloroforme goutte à goutte sur la compresse.

La *compresse* sur laquelle on verse le chloroforme ne doit pas *flotter* sur les narines et la bouche du malade; il faut, avons-nous dit, la *coller* exactement contre ces orifices à l'aide des deux mains superposées sur la figure du patient. De cette façon, *on restreint autant que possible l'entrée de l'air à travers la compresse* et l'anesthésie se pratique très facilement.

Pour être plus sûr que l'air ne pénètre pas, il nous est même fréquemment arrivé de placer au niveau du bord inférieur de la compresse une serviette pliée en plusieurs doubles. La compresse employée ne doit pas être trop grande; il faut qu'elle laisse à nu les yeux et les joues, dont on a à surveiller les changements de coloration pendant toute la durée de l'anesthésie.

Pour les opérations sur la face, la bouche, le larynx et la trachée, F. Terrier et Quénu ont l'habitude de faire stériliser les compresses servant au moment de l'anesthésie; c'est là une bonne mesure de précaution, sur laquelle Baudouin a insisté [1] avec raison. De cette façon on a une cause de moins d'inoculation pour la plaie qui, dans ces cas, est forcément en contact avec la compresse. Il suffit que ces compresses soient sèches au moment de s'en servir.

Il faut éviter, autant que possible, de commencer l'opération *avant que le malade soit tout à fait anesthésié*, et, comme avec ce mode d'administration du chloroforme il faut quinze, vingt et quelquefois vingt-cinq minutes chez les sujets nerveux, alcooliques ou loquaces, pour que l'anesthésie soit complète, le chirurgien devra se munir d'autant de patience que le chloroformisateur.

Nous avons bien des fois remarqué que l'on éprouve

1. Baudouin, *loc. cit.*

beaucoup plus de difficulté à maintenir le sujet complètement anesthésié pendant toute la durée de l'opération, lorsque le chirurgien trop impatient a eu la malencontreuse idée de donner le premier coup de bistouri, pendant que le malade conservait encore de la sensibilité; de plus, on peut produire ainsi une syncope mortelle. C'est un fait sur lequel les auteurs ont suffisamment insisté, le pneumogastrique étant, d'après Fr. Franck, plus excitable au début de l'anesthésie, et par suite les accidents mortels plus à redouter.

Pour régulariser la respiration du malade et empêcher que sa langue, tombant en arrière par son propre poids, ne

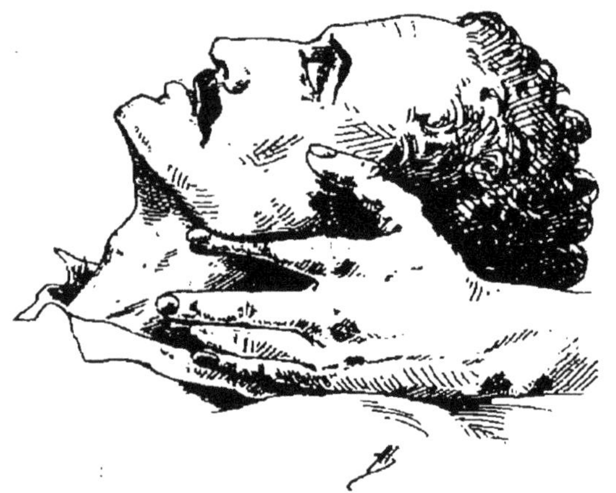

Fig. 407. — Propulsion de la mâchoire inférieure en avant.

vienne boucher l'entrée du larynx, on doit projeter en avant et en haut son maxillaire inférieur au moyen des deux mains placées sous son menton (fig. 407), ou bien saisir la langue du malade avec une pince à griffes.

Les *pinces tire-langue à griffes*, les plus fréquemment employées, sont, soit celle de J. Lucas-Championnière, soit celle de P. Berger (fig. 408). Celle-ci, moins longue que celle de J.-L. Championnière et par conséquent plus portative, a les dimensions d'une pince à forcipressure ordinaire. L'une des branches est armée de deux pointes fines, qui se dissimulent, quand la pince est fermée, dans des orifices creusés à l'extrémité massive de la branche opposée. Mais les orifices sont difficiles à nettoyer; aussi les avons-nous fait remplacer par deux gouttières latérales dans lesquelles s'engagent les pointes de l'autre branche.

On a abandonné complètement l'ancienne pince à langue de Nicaise, dont les mors étaient formés d'une mince plaque d'acier recouverte de liège, le tout enveloppé de peau de daim. Elle était trop volumineuse ; de plus l'enveloppe de peau devait être changée pour chaque malade, ce qui la rendait peu facile à nettoyer (fig. 409). D'ailleurs, Nicaise l'a heu-

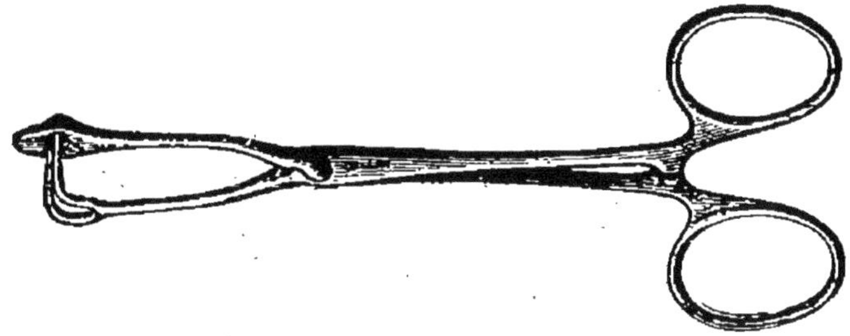

Fig. 408. — Pince tire-langue du docteur P. Berger.

reusement remplacée par une sorte de pince de Museux à un seul crochet (fig. 410).

Mais, quelle que soit la pince tire-langue dont on se servira, il est bon de la maintenir aseptique, soit en la faisant bouillir, soit en la stérilisant à l'étuve sèche.

Les *éponges* servant à déterger le fond de la gorge doivent

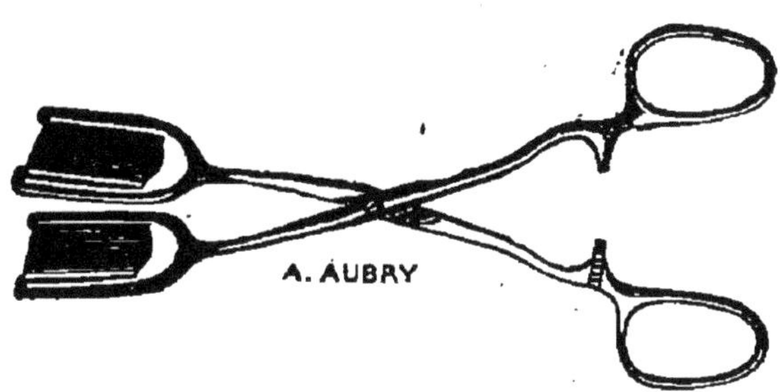

Fig. 409. — Ancienne pince de Nicaise modifiée par Aubry.

être aussi antiseptisées : on les montera soit à l'extrémité de tiges en bois, soit à l'extrémité de pinces à forcipressure.

Afin d'avoir tout sous la main pour l'anesthésie chloroformique, nous avons fait construire par Herbet une table à trois étagères qui nous paraît assez commode.

« Cette table (fig. 411), utilisée à l'hôpital Bichat, est en fer creux et en tôle recouverts d'une couche de peinture blanche vernissée, facile à nettoyer : sur la première étagère on place un plateau de fer-blanc ou de nickel à trois compartiments. L'un des compartiments est destiné à la pince à langue et aux éponges montées. Le second est rempli de compresses sur lesquelles on versera le chloroforme; et le troisième contient les flacons ou les tubes *colorés* de chloroforme, flacons ou tubes hermétiquement bouchés et ne devant être ouverts qu'au moment où l'on commencera l'anesthésie du malade. Sur l'étagère moyenne, on place la pile électrique qui devra servir en cas d'accident. Et, enfin, sur l'étagère inférieure, on peut mettre un broc plein d'eau chaude, quelques serviettes et un marteau de Mayor.

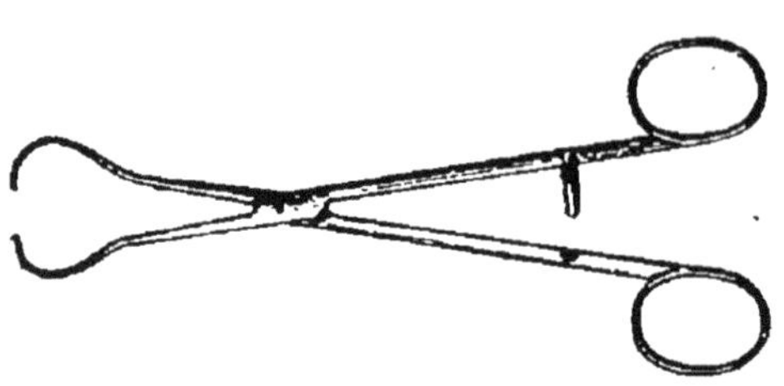

Fig. 410. — Nouvelle pince tire-langue de Nicaise.

« L'aide chargé de l'anesthésie chloroformique place la table à côté de lui et a ainsi tous les accessoires propres à un bon chloroformisateur. Elle nous paraît destinée à combler une lacune : car rien n'est plus pénible que de voir, au moment où l'on va commencer l'anesthésie, les infirmiers et les infirmières courir d'une salle à l'autre à la recherche du chloroforme ou de la pince à langue ou des éponges montées; et, en cas d'accident, demander dans les services voisins de l'eau chaude, un marteau ou une pile électrique absolument introuvables[1]. »

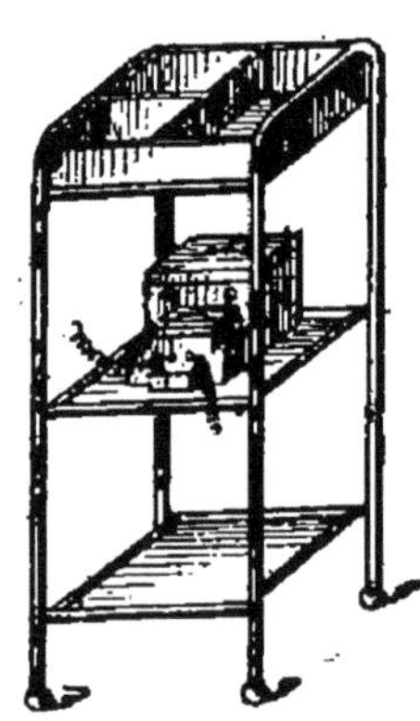

Fig. 411. — Table destinée à recevoir les objets nécessaires à l'anesthésie chloroformique.

On ne doit se fier qu'à soi-même pour surveiller son malade; il faut avoir continuellement l'œil sur lui, ne pas se laisser distraire par ce qui se passe autour de soi ; explorer sa physionomie, les changements de coloration de sa face, se rendre compte si elle bleuit ou pâlit brusquement.

Quand la face garde sa coloration normale, tout va bien;

1. M. Péraire, *Progrès médical*, Paris, 2 mai 1891, 19e année, 2e série, t. XIII, n° 18, p. 373.

si elle prend une teinte violette, on doit redouter l'asphyxie; si elle pâlit, si les lèvres se décolorent, il faut craindre la syncope.

Il faut savoir qu'au début de l'anesthésie, le malade ne sachant comment respirer fait souvent des inspirations trop profondes ou trop courtes, ou bien oublie de respirer. Le chirurgien doit alors calmer l'émotion du malade, lui recommander de respirer comme à l'état normal; au bout de peu de temps la respiration ne tarde pas à se régulariser.

Il faut *écouter surtout continuellement respirer* son malade. Quand la respiration est trop faible pour être entendue à distance, il faut coller son oreille près de la compresse, ou bien, grâce à un affinement des sens facile à acquérir, sentir sous ses doigts le malade souffler sur la compresse pendant toute la durée de l'anesthésie.

Cette *surveillance de tous les instants* est de la plus haute importance; elle évitera bien des accidents imputés à la plus ou moins grande pureté du chloroforme, ou à l'état des artères et du cœur de l'opéré.

Le pouls peut ne pas être exploré; en effet celui-ci, continuant à battre lorsque la respiration s'est complètement arrêtée, ne fournira que des données absolument insuffisantes; il n'indiquera l'accident que longtemps après que celui-ci se sera produit.

Dans la grande majorité des cas, en effet, l'arrêt de la respiration devance l'arrêt des battements cardiaques, ce qui est conforme d'ailleurs aux résultats des expériences faites sur les animaux. « *Cor primum vivens ultimum moriens* », comme l'avait dit Haller. Mais dans les cas où l'on voudrait absolument explorer le pouls, pourquoi, comme le conseille avec raison Nicaise, ne pas prendre celui de la temporale, exploration que peut faire l'anesthésiste lui-même, sans attendre les observations fournies par un aide trop souvent distrait?

L'examen de la cornée et de la pupille donne des indications moins importantes qu'on n'a bien voulu le dire. Ainsi, nous avons remarqué que certains malades conservaient de la sensibilité cornéenne, tout en étant parfaitement anesthésiés. Chez d'autres, au contraire, en particulier les névropathes et les alcooliques, l'anesthésie générale était incomplète et pourtant il y avait de l'anesthésie de la cornée.

Donc l'insensibilité de la cornée ne suffit pas à indiquer que l'anesthésie est parfaite.

Pour ce qui a rapport à la pupille, Coyne et Budin ont tiré un certain nombre de déductions résultant de leur pratique usuelle. Ainsi, au début de l'anesthésie, la pupille est dilatée; elle se contracte ensuite progressivement, restant d'abord sensible aux excitants, puis tout à fait immobile quand l'anesthésie chirurgicale est obtenue[1].

Cependant ces observations ne sont pas absolument justes; ainsi, nous avons remarqué que le malade peut être parfaitement anesthésié sans que sa pupille se soit contractée un seul instant; de plus, la pupille peut être contractée, sans que l'anesthésie soit complète. Tout, croyons-nous, dépend le plus souvent de la façon dont a été commencée et continuée l'anesthésie.

Néanmoins, il est bon de tenir compte de l'examen pupillaire. En effet il arrive parfois que la pupille, de punctiforme qu'elle était depuis quelques instants, se dilate subitement; cela indique que le malade ou va s'agiter, ou va faire des efforts de vomissements. Dans ce cas il faut continuer l'anesthésie à doses toujours aussi faibles, car c'est le meilleur procédé pour arrêter ces accidents. Il faut aussi savoir que, si la chloroformisation est poussée trop loin, la pupille se dilate de nouveau.

On n'est pas exactement fixé sur le mécanisme de ces modifications pupillaires. On admet généralement que la dilatation du début est due à l'excitation du sympathique, le rétrécissement à l'excitation de l'oculo-moteur, et la dilatation finale à la paralysie de ce même nerf.

Le chirurgien doit commencer l'opération après l'apparition de la résolution musculaire, lorsque les membres soulevés retombent inertes par leur propre poids, lorsque le malade ne manifeste aucun mouvement après le pincement des muscles adducteurs de la cuisse qui présentent une sensibilité délicate (réflexe de Chassaignac).

Le réflexe crémastérien, produit par l'excitation cutanée du triangle de Scarpa, est aussi un excellent œsthésiomètre, plus sûr que le réflexe cornéen qui disparaît souvent avant lui[2].

L'indication consiste à maintenir cet état d'insensibilité et d'immobilité sans en exagérer le degré. Avec de l'intelligence et de l'habitude, l'aide accomplit cette délicate mission d'après des signes qui le trompent rarement.

1. *Arch. de physiol. norm. et path.*, Paris, 1875, 2e série, t. II, p. 61.
2. O. Quelliot, *Union méd. du Nord-est*, 1890, n° 11, p. 378.

On peut prolonger longtemps cette période, parfois même plusieurs heures, en ayant le soin d'agir toujours de la même façon et très méthodiquement.

Quand l'opération est terminée, ainsi que le pansement, l'administration du chloroforme ne doit être cessée que lorsque le malade a été transporté de la table d'opération dans son lit.

Après la cessation du chloroforme, le *réveil* s'effectue quelquefois de suite; d'autres fois, au bout de dix minutes ou un quart d'heure. Ce réveil est tranquille, gradué; il est relativement rare qu'il se produise des nausées et des vomissements; le malade reste quelques instants sous l'influence dépressive du chloroforme, puis tout se dissipe. Alors il est très souvent surpris d'apprendre que l'opération est terminée et bien souvent refuse d'y ajouter foi; nous avons même vu des malades demander à se lever le jour même de leur opération.

Si le chloroforme a été bien administré, si le malade a absorbé peu de chloroforme, même pour une longue intervention opératoire, si sa face et ses lèvres ont leur coloration normale, et si la respiration est régulière, il y a avantage à laisser le malade se réveiller de lui-même, en mettant un aide auprès de lui. On se bornera à maintenir le malade dans la position horizontale, à aérer la chambre et à placer autour de son cou un mouchoir que l'on aura eu le soin de tremper préalablement dans l'eau. C'est, quelquefois, un assez bon procédé pour éviter l'état nauséeux.

Si au contraire la face et les lèvres sont pâles, les pupilles contractées et la respiration irrégulière, il est bon de flageller le visage du malade au moyen d'une compresse humide, et de le tirer de son sommeil en le questionnant et en essayant ainsi de lui arracher quelques réponses.

Le sujet qui a été chloroformisé ne doit pas être alimenté avant quatre ou cinq heures. Au bout de ce temps on pourra lui faire prendre quelques cuillerées de grog, d'eau de Vichy ou un peu de vin de Champagne frappé. Moins il boira, mieux cela vaudra, car on empêchera ainsi les envies de vomir, qui sont, quoi qu'on fasse, très rebelles chez certains sujets, et durent pendant une journée et même pendant deux jours.

On peut, dans quelques cas, pour éviter les douleurs et le malaise qui suivent l'intervention opératoire, administrer au malade une injection hypodermique de morphine contenant un demi-centigramme de cette substance et un peu plus tard une deuxième injection contenant la même dose de morphine.

L'anesthésie est plus difficile à obtenir chez les névropathes, chez les intoxiqués par l'alcool ou la nicotine, et *chez les sujets qui s'observent* et qui éprouvent le besoin de raconter à haute voix tout ce qu'ils ressentent. Ils font tout ce qu'ils peuvent pour respirer au minimum, ils avalent leur salive, font des inspirations bruyantes et souvent se débattent et cherchent à arracher la compresse des mains du chirurgien, en prétendant qu'ils ont besoin d'air, qu'ils asphyxient.

Pourtant, nous avons remarqué que cette phase d'excitation, si fréquente avec les procédés anciens d'anesthésie, est réduite de beaucoup avec la méthode à doses faibles et continues; souvent même, elle n'existe pas.

Cette absence presque constante d'agitation avait bien été observée par Léon Labbé[1], qui en avait signalé toute l'importance; Peyraud et Boncour en avaient été frappés et M. Baudouin avait, après nous, attiré l'attention sur ce fait.

Boncour[2] s'est exprimé ainsi : « La période d'excitation est très atténuée et quelquefois nulle. Nous ne voyons plus cette grande agitation, ces contractions musculaires énergiques qui nécessitent l'emploi d'aides nombreux pour prévenir les grands écarts du patient que l'on ne manque jamais de constater lorsqu'on emploie de fortes doses de chloroforme. Cette période se limite, chez nos anesthésiés, le plus souvent à une excitation cérébrale, se manifestant par des paroles plus ou moins incohérentes, des cris, des chants. Puis peu à peu le malade se tait, devient immobile, la respiration reprend sa régularité et le sommeil s'établit franchement. »

Quant aux vomissements, nous n'avons pas la prétention de les supprimer au moyen de l'anesthésie à doses faibles et continues. Pourtant nous avons remarqué qu'ils étaient moins fréquents qu'avec les anciens procédés; lorsqu'ils se produisent, c'est surtout dans le transport des malades de leur lit sur la table d'opération; et encore, ne se montrent-ils pas chaque fois. Ils consistent quelquefois en une simple régurgitation muqueuse ayant lieu sans aucun

1. L. Labbé, *loc. cit.*
2. P. Boncour, *loc. cit.*

effort, puis tout rentre dans l'ordre. Un chloroforme parfaitement pur empêchera, croyons-nous, les vomissements de se produire aussi facilement.

Il faut aussi savoir bien graduer l'anesthésie, car des nausées peuvent se montrer quand le malade n'est pas complètement anesthésié. Cela vient alors de ce que le temps que l'on a mis pour retourner la compresse a été trop long et a permis à l'air de pénétrer sous celle-ci ; ou bien la dose de chloroforme aura été trop forte. La seule indication dans ce cas est de se conformer aux règles précédemment formulées : la méthode doit être suivie à la lettre ; sous aucun prétexte, il ne faut arrêter un seul instant l'anesthésie, sans cela tout serait à recommencer.

Il nous est souvent arrivé que des malades qui avaient des vomissements incessants avant l'anesthésie, présentaient une suppression complète de ceux-ci pendant les inhalations chloroformiques; le fait mérite d'être signalé. Autre remarque intéressante et que nous ne trouvons consignée nulle part : chez des tuberculeux ayant des hémoptysies, la chloroformisation fit tout à fait disparaître celles-ci.

Cette méthode anesthésique trouve son application à tous les âges. Chez l'enfant, l'adulte ou le vieillard, nous n'avons jamais trouvé de conditions spéciales pouvant contre-indiquer son emploi ; à plus forte raison chez des malades très pusillanimes, ou bien fortement anémiés par d'abondantes hémorragies, doit-on donner la préférence à ce procédé.

Bien des accidents ont été causés par le défaut d'attention, la légèreté même avec laquelle on a souvent eu recours à l'anesthésie ; cette légèreté était justifiable, sans doute, à l'époque où les agents anesthésiques n'avaient amené aucun résultat funeste, et semblaient ne pouvoir en amener jamais, aujourd'hui il n'en est plus de même. Comme l'a bien exprimé Tillaux, les cas de mort par le chloroforme ne tiennent pas tant à l'état organique du sujet qu'à la qualité et au mode d'administration du chloroforme[1].

Nous l'avons dit, et nous le répétons : il faut avoir la patience d'agir lentement ; c'est à ce prix qu'on se mettra en garde contre les accidents d'asphyxie, ou contre ceux de syncope cardiaque.

Les accidents d'asphyxie s'éviteront en veillant attentivement sur les mouvements d'inspiration et d'expiration du

1. Tillaux, *Chirurgie clinique*, Paris, 1891, *Introduction*.

malade visibles à l'œil nu par l'examen des côtes et du diaphragme et en l'*écoutant continuellement respirer*. Si l'on suppose que l'asphyxie est due à la chute de la langue sur l'orifice des voies respiratoires, on subluxera en quelque sorte le maxillaire inférieur du malade, en projetant son menton en haut et en avant. Ce procédé, que nous avons déjà indiqué, régularisera la respiration, l'empêchera d'être stertoreuse (par paralysie du palais), haletante et précipitée.

Les accidents de syncope cardiaque, les plus redoutables d'après Dastre et Morat, peuvent se présenter sous deux formes :

Au début de l'anesthésie, la syncope laryngo-réflexe est produite par l'irritation que le chloroforme exerce sur les premières voies respiratoires; un peu plus tard, c'est la syncope bulbaire produite par l'excitation que les vapeurs anesthésiques produisent sur le bulbe. Cette excitation est portée jusqu'au cœur par les nerfs vagues. — Si les vapeurs de chloroforme sont en faible quantité, si le malade s'habitue progressivement à celles-ci, il nous paraît plausible que ces différents réflexes aient moins de chance de se produire qu'avec des doses exagérées de l'agent anesthésique.

Se fondant sur l'expérimentation physiologique, Rabuteau est partisan des doses minimes de chloroforme et d'une surveillance attentive dans l'administration de cet agent. Il s'exprime ainsi : « D'après les expériences de Lallemand, Perrin et Duroy, il est reconnu que les chiens peuvent séjourner longtemps, dans tous les cas plus d'une heure, sans danger pour la vie, dans une atmosphère renfermant 4 pour 100 de vapeur de chloroforme, tandis que ces animaux meurent assez rapidement dans une atmosphère qui en contient le double.

« La concentration des vapeurs de cet agent exerce sur la marche de l'éthérisme une influence profonde, influence qui tient à la fois de la quantité de chloroforme absorbée et de la vitesse d'absorption. Lorsque les vapeurs anesthésiques pénètrent lentement et à doses fractionnées dans l'organisme, celui-ci s'habitue peu à peu à leur action; l'anéantissement et la mort ne surviennent que par le double fait de la répétition de l'impression exercée par l'agent toxique et par l'accumulation progressive de cet agent dans les centres nerveux.

« Mais, lorsqu'une dose notable de chloroforme est absorbée tout d'un coup, le système nerveux, surpris en quelque sorte par l'action excessive du poison, est subitement opprimé, et ses fonctions se trouvent presque immédiatement anéanties. La mort, dans l'action, soit brusque, soit progressive du chloroforme, dépend primitivement de l'abolition des fonctions du système nerveux central, laquelle entraîne celles de la respiration et de la circulation.

« Si nous faisons maintenant l'application de ces données à l'anesthésie chirurgicale, nous trouvons, d'une part, l'explication de l'emploi inoffensif du chloroforme pendant toute la durée d'une longue opération, et d'autre part, nous sommes conduits à nous enquérir de la cause de la mort qui est survenue parfois chez les patients soumis à l'influence de cet agent.

« Ma conviction est que la mort n'est arrivée, par le seul fait du chloroforme, que lorsque le chirurgien, ou plutôt ses aides, négligeaient le malade pour fixer leur attention tout entière sur l'opération.

« Cette opinion est d'ailleurs celle de Sédillot.

« Les animaux à sang chaud, notamment les chiens, meurent facilement sous l'influence du chloroforme; or les physiologistes ne les laissent jamais succomber lorsqu'ils surveillent de près les inhalations de cet anesthésique. Pour ma part, je n'en ai pas perdu un seul dans cette circonstance, lors même que mes animaux avaient été préalablement soumis à l'influence de divers alcaloïdes de l'opium, comme dans les recherches que j'ai faites sur l'action combinée de ces alcaloïdes et du chloroforme[1]. »

Donc l'expérimentation physiologique est en accord parfait avec la clinique.

Nicaise[2] s'est demandé quel était le mode le plus fréquent de mort dans l'anesthésie : est-ce par le poumon ou par le cœur? D'après Perrin, le premier accident serait d'ordre pulmonaire. Dans les recherches de Duret, nous trouvons que la mort est survenue dix-sept fois par syncope cardiaque précoce, vingt fois par syncope tardive; l'arrêt de la respiration s'est montré huit fois dans la chloroformisation incomplète et quatorze fois dans la chloroformisation complète.

La mort peut aussi survenir par un affaiblissement consi-

1. A. Rabuteau, *Éléments de toxicologie et de médecine légale*, p. 329, Paris, 1873.

2. Nicaise, *loc. cit.*

dérable des fonctions; c'est la forme adynamique de Perrin; mais dans ce cas elle se montre à la fin de l'anesthésie. Enfin, la mort a pu se produire d'une façon tout à fait imprévue.

Quoi qu'il en soit, lorsque par malheur, dès les premières inhalations, on verra survenir la mort sous le chloroforme, si l'on ne peut expliquer celle-ci soit par la mauvaise administration ou la mauvaise qualité de l'agent anesthésique, si rien à l'autopsie de l'individu ne vient révéler la cause du décès, pourquoi, comme l'a bien dit le professeur Vulpian[1], et nous partageons absolument son opinion, pourquoi ne pas tenir compte de l'influence de l'émotion, de la crainte de l'anesthésie ou de l'opération ?

Le professeur Vulpian a cité plusieurs cas où cette cause pouvait être incriminée :

1° L'histoire du malade de Desault, qui mourut lorsque ce chirurgien indiquait avec son doigt la place où allait porter le bistouri ;

2° Celle du malade de Simpson. Simpson, la première fois qu'il voulut employer le chloroforme pour le substituer à l'éther, eut son flacon renversé et cassé; force lui fut de faire l'opération sans le secours d'un anesthésique; lorsqu'il pratiqua l'incision, le malade pâlit et mourut subitement ;

3° Celle du malade du professeur A. Verneuil : la mort survint sans chloroforme, alors que le chirurgien écartait les lèvres d'une incision faite pour ouvrir un abcès du cou ;

4° Celle du malade de Cazeneuve, de Bordeaux. Ce chirurgien devant amputer un malade lui mit sous le nez une compresse sur laquelle on n'avait rien versé, et ce malade mourut de syncope.

Ce sont là des observations classiques, et l'on pourrait en citer bien d'autres encore récentes.

Dans le domaine de l'expérimentation, on voit des faits analogues, et le professeur Vulpian a vu des animaux succomber à une syncope subite avant qu'on les ait opérés, en les attachant par exemple.

Aussi est-il utile, autant que faire se peut, d'endormir le malade loin de la salle d'opération, avec le plus petit nombre possible d'aides, de façon à l'émotionner au mini-

1. *Action des anesthésiques*, publication posthume (*Bulletin médical*, 8 janvier 1888, n° 2, p. 20).

mum, et aussi de confier l'anesthésie à un *assistant spécial* expérimenté et ne s'occupant que de son malade.

Du chlorure et du fluorure d'éthyle et de méthyle. — Le chlorure d'éthyle peut donner lieu au sommeil anesthésique; ce fait a été signalé dès 1831. Moissan[1] a comparé les effets du chlorure et du fluorure de méthyle.

Quand un cobaye respire dans une atmosphère contenant 6 à 7 pour 100 de fluorure, l'animal meurt.

Si l'on se sert du chlorure de méthyle, l'anesthésie apparaît dès que la proportion de gaz atteint la proportion de 8 pour 100.

Le fluorure d'éthyle ne semble pas devoir être rangé dans la classe des anesthésiques. Par contre, le fluorure de méthyle peut produire l'anesthésie.

L'action du fluorure de méthyle établit un curieux parallélisme entre les produits similaires chlorés et fluorés.

L'anesthésie obtenue avec le fluorure de méthyle n'est pas accompagnée de phénomènes d'excitation. Gréhant et Meslans ont obtenu des résultats importants, à l'aide du *fluoroforme*[2].

Du bromure d'éthyle. — Découvert en 1828 par Serullas, le bromure d'éthyle est un liquide incolore, limpide, d'une odeur assez agréable lorsqu'il est parfaitement pur, et d'une saveur un peu brûlante. Insoluble dans l'eau, il est légèrement soluble dans l'alcool et l'éther, il bout à 38 ou 39 degrés centigrades et ne change pas à zéro, ce qui le différencie du bromure d'éthylène, toxique qui ne bout qu'à 131°,6 et se prend en cristaux à zéro.

Le bromure d'éthyle s'altère sous l'influence de l'air et de la lumière; il laisse dégager du brome et prend une coloration jaunâtre; la même chose se produit sous l'influence de l'humidité. Conservé dans des flacons de verre sombre, bouchés à l'émeri ou fermés à la lampe, il reste pur.

On prépare le bromure d'éthyle par deux procédés :

1° A l'aide d'un mélange d'alcool rectifié et de brome en présence de fragments de phosphore ;

1. *Bulletin de l'Acad. de méd.*, séance du 4 mars 1890, p. 296 à 298.

2. *Ibid.*, p. 299.

2° En faisant agir l'alcool et l'acide sulfurique sur le bromure de potassium.

Le bromure d'éthyle, introduit pour la première fois dans la pratique chirurgicale par Nunneley, a été assez vite adopté par un certain nombre de chirurgiens, d'accoucheurs et de dentistes.

L'action physiologique du bromure d'éthyle a été convenablement étudiée dans les travaux de Schneider, de Thiers, de Bottiger, etc. D'après Schneider[1], il est possible de trouver deux périodes dans son action : dans la première, on ne perd pas connaissance, seulement il y a une légère diminution de la sensibilité; il est très rare que la moindre irrégularité puisse être constatée dans les mouvements du cœur et dans la respiration. Dans la seconde période, la connaissance est perdue et il n'y a pas de mouvements convulsifs. D'après d'autres auteurs, le bromure d'éthyle détermine l'hypnose en produisant un peu d'obnubilation intellectuelle, de perte de la sensibilité accompagnée d'un faible degré de mydriase et d'une rougeur des téguments qui va parfois jusqu'à la cyanose; si l'on cesse de donner le bromure d'éthyle, l'hypnose dure peu et les phénomènes objectifs disparaissent presque immédiatement, le malade se sent très bien. Si l'on continue au contraire, l'hypnose fait place à une narcose profonde avec cyanose, résolution musculaire, perte du réflexe pupillaire, affaiblissement du pouls; la respiration devient de plus en plus superficielle, de plus en plus lente. Quand on expérimente sur les animaux et qu'on prolonge la narcose, il se fait un arrêt de la respiration, par paralysie des centres respirateurs, et le cœur continue à battre cinq à quinze minutes après l'arrêt de la respiration.

Le bromure d'éthyle s'élimine surtout par le poumon; il ne s'en élimine qu'une quantité insignifiante par les urines.

Jusqu'à présent, on n'a pas pu découvrir quels changements le bromure d'éthyle subit dans les tissus. L'influence sur la courbe sphygmographique est à peu près insignifiante; le cœur paraît notablement moins influencé que par le chloroforme. Les globules rouges ne changent pas.

Le bromure d'éthyle a été administré d'habitude à l'aide

1. Schneider, *Ueber Bromäthyl in Deutsch. monatschr. f. zahnh.*, Leipzig, 1888, VI, p. 373-380.

du masque d'Esmarch. Il n'a jamais produit de phénomènes dangereux.

A la clinique de Billroth, cet agent anesthésique a été essayé un très grand nombre de fois sans accidents. Dans diverses cliniques laryngologiques de Paris, il est journellement employé pour toutes les opérations pratiquées sur le nez, le larynx ou les oreilles.

D'après Th. Kölliker[1], on peut se servir avec avantage de l'anesthésie par le bromure d'éthyle, dans un grand nombre d'opérations chirurgicales.

L'anesthésie doit toujours être pratiquée, le malade étant placé dans le décubitus dorsal. Il est bon aussi d'habituer tout d'abord le malade à l'odeur du bromure d'éthyle. On doit lui éviter toute impression extérieure et tout bruit dans la chambre. On administre le bromure d'éthyle avec le masque de Skinner, garni de caoutchouc et recouvert d'une pièce de flanelle, sur lequel on verse d'abord quelques gouttes d'anesthésique; quelques secondes après, on verse toute la quantité prévue pour obtenir la narcose et le masque est rendu aussi imperméable que possible à l'air.

L'anesthésie s'affirme généralement en cinquante à soixante secondes et dure d'une à trois minutes; elle est suffisante lorsque le bras retombe inerte. La dose moyenne est de 5 à 10 grammes pour l'enfant, 10 à 15 grammes pour l'adulte; au réveil le malade n'éprouve aucun malaise.

A l'hôpital Bichat nous avons utilisé plusieurs fois pour les opérations de courte durée le bromure d'éthyle versé à faibles doses sur une simple compresse comme le chloroforme, et nous avons été frappés de la rapidité avec laquelle les malades reprenaient leurs sens après avoir perdu connaissance. Le réveil se fait brusquement, quelques minutes après qu'on a cessé les inhalations. Chez les alcooliques, nous avons remarqué une période d'excitation de courte durée. Le bromure d'éthyle a été bien supporté par des cardiaques.

Dans les opérations sur la bouche il faut mettre un coin entre les mâchoires, car le tonus musculaire ne cesse pas pendant la narcose.

Cet anesthésique convient pour les incisions d'abcès et de phlegmons, pour les ténotomies, les thermo-cautérisations, l'extirpation des petites tumeurs, l'évidement de

1. Th. Kölliker, *Centralblatt f. Chir.*, n° 20, 1891, p. 385.

foyers tuberculeux peu considérables, les résections peu étendues, les redressements forcés d'ankyloses, etc.

Il convient aussi dans les opérations de longue durée, pour obtenir la résolution musculaire rapide avant la chloroformisation; nous aurons à y revenir à propos des anesthésies mixtes.

Méthodes mixtes d'anesthésie.

Les méthodes mixtes d'anesthésie sont les unes *locales*, les autres *générales*.

Nous avons eu l'occasion de parler des premières en décrivant les différentes anesthésies locales. Nous n'y reviendrons pas.

Les *méthodes mixtes d'anesthésie générale* ont pour but de prévenir les accidents dus aux anesthésiques en atténuant la sensibilité des muqueuses des premières voies (excitabilité nerveuse périphérique), l'excitabilité nerveuse centrale et la réflectivité bulbo-médullaire.

Anesthésie par le protoxyde d'azote et l'éther ou le chloroforme. — A Londres on se sert fréquemment du protoxyde d'azote avant et pendant les narcoses produites par l'éther ou le chloroforme. On éviterait ainsi aux malades l'odeur de l'éther ou du chloroforme désagréable pour quelques-uns et l'effet anesthésique serait très rapide.

Cette méthode, d'ailleurs peu pratique, avait été conseillée autrefois par Clover.

Anesthésie par l'alcool et le chloroforme. — On a conseillé de faire ingérer aux malades de l'alcool ou des vins généreux, avant de donner le chloroforme. Mais, comme l'ont bien indiqué R. Dubois[1] et Julliard, de Genève[2], si l'on abrège ainsi quelquefois la période de début, ce qui est toujours un avantage, on diminue en revanche considérablement la résistance du sujet à une anesthésie prolongée, et on lui procure infailliblement des vomissements.

Un autre procédé recommandé par E. Quinquaud con-

1. *Bull. de la Soc. de biologie*, Paris, novembre 1883.

2. Extrait de la *Revue médicale de la Suisse romande*, février 1891, n° 2, p. 47 et 48.

siste à administrer aux malades des solutions titrées d'alcool et de chloroforme[1]. Quinquaud dans ce but avait inventé un appareil inhalateur qui fut expérimenté à l'hôpital Bichat, mais est aujourd'hui abandonné.

Anesthésie par le chlorhydrate de cocaïne et le chloroforme. — C'est la méthode préconisée par Fr. Franck; ce physiologiste a proposé d'injecter dans les narines un centimètre cube d'une solution de cocaïne à 2 pour 100, et de pulvériser dans le pharynx de la vapeur d'eau cocaïnée. Son but a été d'atténuer par cette cocaïnisation préalable la sensibilité des muqueuses des premières voies (nasale, laryngée et bronchique).

D'autres ont fait une injection de cocaïne dans les surfaces opératoires; puis ont soumis le malade aux vapeurs chloroformiques; mais on a reconnu que la cocaïne, loin de favoriser l'anesthésie chloroformique, entravait son développement régulier[2].

Anesthésie par l'association du chloral au chloroforme. — Ce mode d'anesthésie, pratiqué en 1872 à l'Hôtel-Dieu dans le service de Cusco, consistait à donner en une seule fois au malade 1 gramme de chloral dans une potion, une heure avant de le soumettre aux vapeurs chloroformiques. Avec ce procédé, la période d'excitation serait atténuée et abrégée, même chez les alcooliques, le sommeil calme et régulier.

Anesthésie par la morphine et l'éther. — Pour les opérations de longue durée, Julliard, de Genève, fait toujours préalablement chez l'adulte une piqûre de morphine, jamais chez les enfants (1 centigramme chez les hommes, un demi-centigramme chez les femmes); mais la quantité d'éther nécessaire pour obtenir le sommeil ne peut être diminuée qu'autant qu'on laisse le malade dans la tranquillité la plus complète durant les vingt minutes qui s'écoulent entre l'injection morphinée et l'éthérisation.

Un autre avantage de la morphine est d'atténuer l'effet

1. *Comptes rendus des séances de l'Acad. des sciences*, 1884, t. XCVIII, n° 3, p. 123, et Thèse de P. Lambert, Paris, 1884, n° 240.
2. R. Dubois, *Revue générale des sciences pures et appliquées*. Paris, 15 juin 1891.

défavorable de l'éther sur les voies respiratoires des emphysémateux.

Anesthésie par le chloroforme et la morphine. — Depuis les recherches de Nussbaum de Munich et de Claude Bernard (1863 et 1864), les chirurgiens ont utilisé l'action anesthésique combinée de la morphine et du chloroforme.

Le plus souvent, le sujet qu'on doit anesthésier est d'abord soumis à une injection de chlorhydrate de morphine (1 à 2 centigrammes), puis endormi par le chloroforme. D'autres fois, cependant, c'est pendant l'anesthésie chloroformique ou après elle qu'on injecte le narcotique[1].

Avec cette méthode on a eu, dans quelques cas, absence d'excitation et de vomissements, en particulier chez les sujets excitables et nerveux; mais, dans d'autres cas, l'effet n'a pas été satisfaisant. Pourtant chez les morphinomanes que nous avons eu l'occasion d'anesthésier, nous n'avons eu qu'à nous féliciter de leur avoir injecté par la voie hypodermique 1 centigramme de morphine, un quart d'heure ou une demi-heure avant de commencer la chloroformisation. Cette méthode ne doit pas être généralisée; car il existe des sujets chez lesquels la morphine est absolument contre-indiquée.

Anesthésie par le mélange de morphine et d'atropine précédant la chloroformisation. — Cette méthode, préconisée par Dastre et Morat et employée par Aubert et L. Tripier[2], de Lyon, consiste à injecter sous la peau du malade, quinze à trente minutes avant l'anesthésie chloroformique, 1 centimètre cube et demi de la solution suivante :

Chlorhydrate de morphine........	10 centigrammes.
Sulfate d'atropine..................	5 milligrammes.
Eau distillée......................	10 grammes.

Mais à l'hôpital Bichat les résultats obtenus n'ont pas été très encourageants, les malades anesthésiés de cette façon

1. H. de Brinon, *Recherches sur l'anesthésie chirurgicale obtenue par l'action combinée de la morphine et du chloroforme*, Thèse de Paris, 1878, n° 155.

2. Voy. A. Pozzi, *Anesthésie chloroformique mixte, communicat. au Congrès des Sociétés savantes*, in *Journal officiel*, mai 1891, et Péchadre, Thèse de Lyon, 1889, p. 47.

étaient plongés dans un anéantissement assez profond pour qu'on éprouvât des difficultés à les en tirer. Une fois réveillés, il persistait chez certains d'entre eux un état syncopal particulièrement inquiétant avec pâleur de la face, sueurs froides et gêne de la respiration [1].

Chez les animaux, au contraire, ce mélange anesthésique est parfaitement supporté, ce qui explique l'engouement que les physiologistes ont eu pour lui.

Anesthésie par le chloroforme et la narcéine. — Laborde a proposé de substituer à l'injection d'atropo-morphine dont nous venons de parler, celle de narcéine, qu'il est parvenu à obtenir par électrolyse à un grand état de pureté et de solubilité. Mais jusqu'à présent les expériences tentées avec ce produit ont été trop peu nombreuses pour que l'on puisse être fixé à ce sujet.

Anesthésie par le bromure d'éthyle et le chloroforme. — Ce procédé, imaginé par Poitou-Duplessy, consiste à faire inhaler au malade d'abord du *bromure d'éthyle* que l'on verse *assez largement* sur un cornet [2]. On fait ensuite respirer le malade pendant deux à cinq minutes; puis, dès qu'il commence à perdre le sentiment des choses extérieures, on substitue le *chloroforme* versé sur le même cornet, d'une façon méthodique (dix à quinze gouttes par quart de minute). On obtient assez vite l'anesthésie, quelquefois directement, quelquefois en traversant une période d'excitation *très modérée* et *très courte.* Si toutefois cette période d'excitation paraissait un peu forte et prolongée, ainsi que cela peut arriver avec un alcoolique, on l'arrêterait *presque instantanément* en revenant *momentanément* (et largement) au bromure d'éthyle.

Ainsi employée depuis 1890 par Poitou-Duplessy, cette méthode a été utilisée par différents chirurgiens, entre autres G. Richelot et J.-L. Championnière.

A l'hôpital Bichat et en ville nous avons eu l'occasion de la mettre en pratique et nous avons remarqué que l'association du bromure d'éthyle et du chloroforme paraissait en-

1. *Bull. et Mém. de la Soc. de chirurgie*, Paris, 23 juillet 1890, p. 553.
2. Poitou-Duplessy, *Nouveau procédé d'anesthésie mixte*, Clermont (Oise), 1892.

gourdir en quelque sorte les muqueuses et prévenir les réflexes dangereux de l'anesthésie.

Ce mode de narcose a été le sujet d'une communication à la Société de chirurgie[1] qui a trait à un assez grand nombre de cas où cette méthode a été appliquée par H. Hartmann avec succès.

Moyens de combattre les accidents dus aux anesthésiques.

On doit fixer son attention sur les mouvements du thorax; si les inspirations, après s'être succédé régulièrement, s'arrêtent tout à coup, il faut retirer la compresse du visage du malade et tâcher de réveiller sa sensibilité et son action cérébrale, en le secouant et en fouettant sa figure au moyen d'un linge mouillé.

La tête du patient doit être placée dans une position tout à fait déclive, et sa langue tirée complètement hors de la bouche.

Il faut aussi explorer la physionomie du malade : si la pâleur, la décomposition des traits deviennent frappantes, il faut tout de suite arrêter l'anesthésie, exercer sur le thorax du malade des pressions latérales et lui faire respirer par le nez de l'ammoniaque et par la bouche de l'oxygène contenu dans des ballons de caoutchouc.

Pour combattre les accidents de la chloroformisation, le nitrite d'amyle s'emploie aussi en inhalations, sur une compresse placée sous le nez, à la dose de quatre à dix gouttes. Si la respiration est arrêtée, on pratique, en même temps que l'on met la compresse devant les narines, la *respiration artificielle*.

Ces inhalations n'ont jamais, paraît-il, produit d'effets fâcheux et Fowler, dans une opération de trachéotomie, y a eu recours avec succès, alors que son malade était sous le coup d'accidents menaçants (pâleur, arrêt de la respiration et du cœur, cyanose, dilatation des pupilles). Le nitrite d'amyle agirait, d'après Burrall, comme vaso-dilatateur, et la vaso-dilatation combattrait l'anémie cérébrale.

Si le pouls faiblit, si les mouvements cardiaques s'arrêtent,

1. F. Terrier, *Bull. et Mém. de la Société de chirurgie*, séance du 19 octobre 1892.

on peut appliquer sur la région précordiale un marteau trempé dans l'eau bouillante (marteau de Mayor); on peut aussi appliquer une bande d'Esmarch sur l'un des membres inférieurs, et faire coup sur coup quelques injections hypodermiques d'éther ou de caféine.

On a employé la faradisation des nerfs diaphragmatiques; on a ainsi produit des contractions du diaphragme, et, à l'aide de mouvements rythmés du thorax et de l'abdomen, on est parvenu à rétablir la respiration. Giraldès a beaucoup conseillé cette pratique[1]. On placera un des pôles au niveau de la poitrine et du diaphragme, l'autre sur la colonne vertébrale; nous aurons l'occasion d'insister plus loin sur cette méthode.

Abeille, Legros, Onimus et Liégeois, à la suite d'expériences faites sur les animaux, ont conseillé, d'une façon peut-être trop exclusive, soit l'emploi des courants continus, soit celui des courants intermittents.

D'ailleurs, toutes les fois que cela est possible, nous sommes d'avis de n'anesthésier un malade que muni d'un appareil électrique, à courants intermittents.

Il faut ramener la chaleur à la peau par des frictions sèches, des applications d'eau chaude, par l'enveloppement dans des couvertures chaudes, etc.

Quand la respiration est redevenue normale, il faut veiller soigneusement sur le malade, afin de pouvoir prévenir une nouvelle syncope.

Quand tous ces moyens sont impuissants, on a conseillé des aspersions d'eau froide, une douche vigoureuse sur la nuque. Un autre moyen a été proposé par Escalier; il consiste dans l'attouchement de l'ouverture supérieure du larynx avec le doigt indicateur porté profondément dans la gorge. Pour peu qu'il reste de sensibilité sur cette partie si facilement impressionnable dans l'état normal, le toucher réagit sur les centres nerveux et réveille, par le mécanisme de l'action réflexe, les mouvements respiratoires.

Ce procédé et les pressions exercées sur le thorax, de manière à provoquer la respiration artificielle, sont ceux auxquels il faut donner la préférence; on peut même y ajouter la trachéotomie, afin de faciliter l'insufflation pulmonaire faite à l'aide d'une sonde.

1. *Nouveau Dictionnaire de médecine et de chirurgie pratiques*, t. II, p. 250, Paris, 1865.

A côté des moyens précédents, on a conseillé la transfusion du sang ou l'injection d'eau salée dans les veines; mais ce sont là de véritables opérations dont la valeur est fort discutable.

Respiration artificielle.

Nous avons plusieurs fois parlé de la *respiration artificielle* et nous savons qu'on doit la pratiquer dans les cas de mort apparente consécutive à un arrêt de la respiration dû à l'anesthésie chirurgicale. Il nous reste à bien indiquer sa valeur thérapeutique et la façon de procéder lorsqu'on y aura recours.

Deux conditions sont indispensables au succès de cette opération : d'abord il ne faut pas que les voies aériennes soient obstruées; ensuite rien ne doit s'opposer à l'expansion libre des poumons. Dans le premier cas, il suffira d'une éponge ou d'un tampon d'ouate placé à l'extrémité d'une pince à forcipressure pour déterger le pharynx du malade de toutes les mucosités qui peuvent y séjourner; dans le second cas, on veillera à ce que le malade ne soit pas serré par ses vêtements, cette constriction seule suffisant à mettre obstacle à la libre expansion pulmonaire.

Insufflation de bouche à bouche. — Elle se pratique quelquefois, comme moyen transitoire, en attendant mieux.

Elle est surtout applicable aux enfants à cause de la faiblesse de leurs parois thoraciques.

Mais chez l'adulte l'excitation ainsi produite n'est pas suffisante pour rétablir les mouvements respiratoires et l'hématose suspendue.

Insufflation au moyen d'appareils. — On peut se servir d'une sonde introduite dans la trachée; à l'aide de celle-ci on insuffle de l'air. Cet air peut être introduit au moyen d'un soufflet d'une grandeur suffisante.

Hunter et Richardson plaçaient simplement un tube dans une narine en fermant hermétiquement la bouche et l'autre narine.

On peut aussi se servir de l'intubation laryngée. Le tube laryngien le plus usité, surtout pour les nouveau-nés, est celui de Ribemont. Richardson, de Londres, a imaginé un appareil consistant en deux poires de caoutchouc communiquant avec un tube unique. On place ce tube dans l'une des narines, on ferme l'autre ainsi que la bouche et l'on pousse l'air dans les poumons par l'intermédiaire d'une des boules, tandis qu'on le retire avec l'autre.

Pour empêcher la pénétration de l'air dans l'œsophage, on doit refouler le larynx en haut et en arrière.

Respiration artificielle par la méthode de Sylvester. — C'est généralement à cette méthode que l'on a recours en France. Aussi y insisterons-nous uniquement parce qu'elle nous paraît la plus facile et la plus rationnelle.

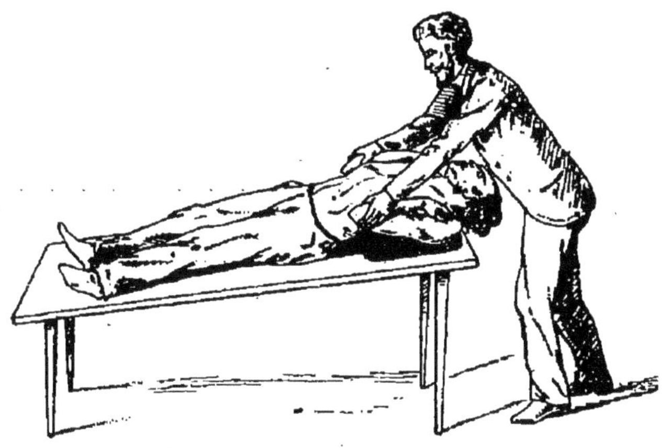

FIG. 412. — Respiration artificielle, première manœuvre.

On place le malade sur une surface plane et sur le dos, on débarrasse la bouche des matières étrangères qu'elle contient, on ramène la langue hors de la bouche au moyen d'une pince à griffes (pince de J. Lucas-Championnière ou de P. Berger). Puis l'opérateur se place près de la tête du malade, saisit les bras au coude et les dirige d'abord en bas (fig. 412), puis les ramène en haut jusqu'à ce que les mains atteignent les côtés de la tête (fig. 413). On les maintient dans cette position pendant deux secondes, puis on les ramène lentement en arrière sur les côtés du thorax, contre lequel on les presse doucement pendant deux secondes. On répète ces mouvements quinze fois par minute, jusqu'à ce qu'on juge qu'il est inutile de continuer plus longtemps les manœuvres.

Comme ces manœuvres sont assez fatigantes, il est bon

que les assistants puissent se relayer de façon à les continuer le plus longtemps possible. C'est ainsi qu'à la suite de syncopes produites pendant l'anesthésie chloroformique, on a vu quelquefois les malades ne reprendre leurs sens qu'après vingt à vingt-cinq minutes de respiration artificielle.

Souvent, à la respiration artificielle de Sylvester, on ajoute la compression intermittente de l'épigastre chaque fois que le thorax est pressé par les bras (première manœuvre).

Quoi qu'il en soit, l'opérateur ne doit pas cesser toute manœuvre dès qu'apparaît un premier mouvement respira-

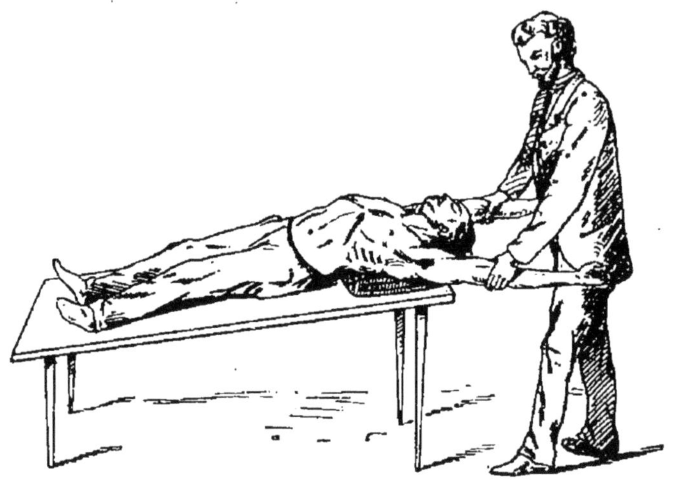

FIG. 413. — Deuxième manœuvre.

toire spontané, mais il doit les continuer de façon à les faire coïncider avec les mouvements spontanés d'inspiration et d'expiration, jusqu'à ce que la respiration devienne régulière.

Faradisation des nerfs phréniques.

Cette méthode a été utilisée dans les syncopes anesthésiques. Appliquer un des pôles de l'appareil d'induction vers le milieu du bord externe du muscle sterno-mastoïdien, et l'autre à la base du thorax, puis interrompre le courant à intervalles réguliers, quinze à dix-huit fois par minute. Avec certains appareils on peut dédoubler les pôles ou rhéophores et exciter les deux phréniques en même temps[1].

D'après Perrin, la faradisation des nerfs phréniques présente le grand avantage de mettre en action le diaphragme et de fournir une respiration aussi profonde et aussi complète que possible.

L'appareil au moyen duquel on pratique le plus fréquemment cette faradisation dans les hôpitaux de Paris est le suivant (fig. 414).

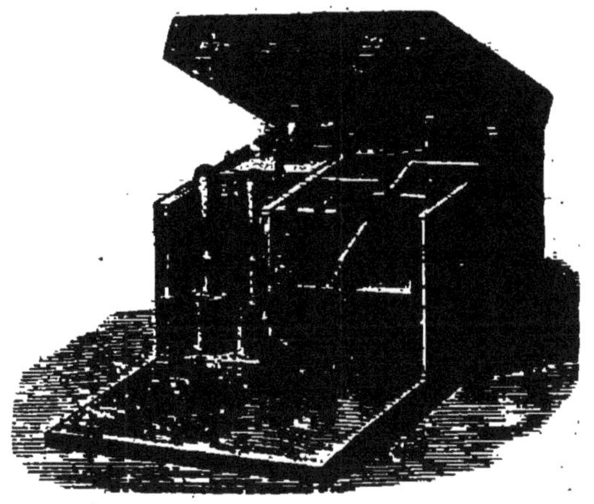

Fig. 414. — Appareil d'induction. — A, bouton servant à régler les vibrations du trembleur; B, bobine inductrice fixe; C, bobine induite mobile à fil fin; D, bobine induite mobile à gros fil; E, bouton à intermittences volontaires; F, axe de la pièce qui amène dans la bobine le pôle positif du courant; G, bouchon de caoutchouc de la pile; H, zinc ou pôle négatif; J, charbon ou pôle positif; K, pinceau et excitateur olivaire; M, porte-éponges; O, côté mobile permettant le jeu des divers accessoires.

Il se compose de la bobine d'induction, de la pile et des accessoires.

La pile contient, pour 1000 grammes d'eau, 150 grammes de bichromate de potasse ou de soude, 150 grammes d'acide sulfurique.

Pour faire fonctionner l'appareil, on enlève le bouchon de caoutchouc G qui ferme la pile et on le porte sur le petit godet noir K situé à proximité. On porte ensuite le zinc H (ou pôle négatif) dans le trou du liquide, on enfonce son crochet dans l'œillet métallique que l'on remarque à côté; et on ramène la lame F sur le point central de la pile (charbon, pôle positif). Le trembleur se met immédiatement en fonction et l'on entend un bruit rappelant assez celui d'une grosse mouche. Si le trembleur ne marche pas, c'est que le liquide est mauvais; ou bien le zinc et l'œillet métallique peuvent être couverts de sels ou d'oxydes; il suffit alors de les nettoyer avec du papier à l'émeri. Si le trembleur fonctionne bien, on met les pitons

1. Chavasse, *loc. cit.*, p. 848.

des cordons dans les trous de la bobine C, après l'avoir tirée au dehors, et l'on mouille bien les électrodes en charbon, dans le manche desquelles on a préalablement fixé les cordons. En prenant dans chaque main une électrode, on sent immédiatement le courant; sinon, on enfonce la bobine C, jusqu'à fin de course vers le fond de l'appareil.

Pour mettre l'appareil au repos, il faut enlever le zinc en le prenant par le crochet et le poser dans le trou du zinc au repos. On remet ensuite en place le bouchon de caoutchouc sur le trou contenant le liquide. Il ne faut jamais se servir de la lame mobile F, pour arrêter le courant; il ne suffit pas, en effet, que l'on n'entende plus le trembleur pour que la pile soit à l'arrêt; il faut absolument que le zinc soit placé dans le trou dit zinc au repos.

Les deux bobines C, D permettent d'obtenir le courant induit de premier ordre. Elles sont composées d'un fil différent et peuvent prendre place à tour de rôle sur la bobine fixe ou bobine inductrice. Les bornes des bobines induites et autres sont marquées + positif, — négatif, par des traits situés de chaque côté du trou de ces bornes. L'appareil permet d'utiliser l'extra-courant. Pour cela, la bobine C, active, est retirée de la place qu'elle occupe sur B, et l'on engaine sur la bobine inductrice B le graduateur métallique situé dans le couvercle de la boîte. Dans ce cas le courant se recueille dans les deux bornes situées vers E, et marquées + positif, — négatif.

Il est facile d'augmenter le courant. Ainsi, dans le cas des bobines induites C, D, plus la bobine est engainée sur la bobine inductrice B, plus le courant est fort. Dans le cas de l'extra-courant, c'est-à-dire de la bobine inductrice et du graduateur, plus celui-ci est enfoncé vers B, sur la bobine inductrice, plus le courant est faible.

Quand on veut des secousses à volonté, il faut pousser le levier A du trembleur jusqu'au point extrême (en haut ou en bas), alors le trembleur est complètement libre. On appuie ensuite sur le bouton E, situé à côté; chaque fois qu'on l'abandonne, on obtient une secousse.

Un autre appareil, destiné à pratiquer la faradisation en cas de syncope, est un chariot de Dubois-Reymond (fig. 415), c'est-à-dire un appareil à champ constant dans lequel on règle la force du courant en faisant varier la distance de l'inducteur et de l'induit. Le champ magnétique est représenté par la bobine M contenant un noyau de fer doux, une pile et un interrupteur K. La résistance de cette bobine a été calculée de manière que tout le travail extérieur de la pile soit absorbé par le champ. En face de ce champ magnétique très intense se meut une seconde bobine N, qui représente l'induit et qui engaine la bobine inductrice. Plus on rapprochera les bobines et plus l'induit absorbera le flux magnétique, ce flux constamment coupé par l'interrupteur K se trouve transformé dans la bobine induite en courant alternatif (courant faradique) que l'on recueille au moyen des conducteurs et tampons représentés sur la figure.

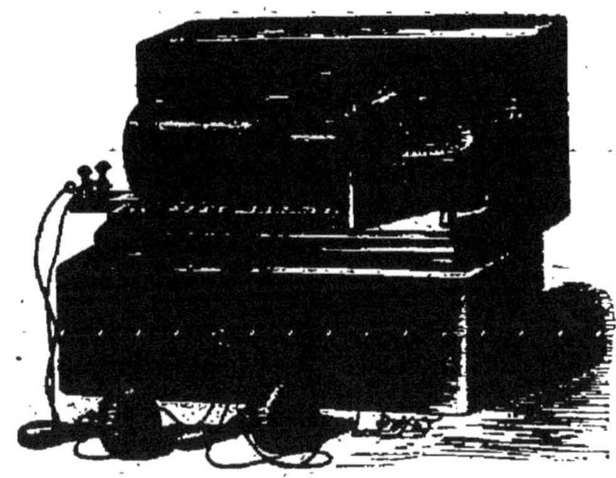

Fig. 445. — Appareil de Dubois-Reymond.

Si la transformation s'opérait sans perte d'énergie, ce qui est loin d'être réalisé dans ces sortes d'appareil, le courant faradique maximum aurait à peu près la forme suivante : 7/10 000es d'ampère sous 3000 volts = 2 watts 25. En réalité il est très difficile de mesurer exactement l'énergie de ces sortes de courants en unités électriques; les divisions placées sur le côté de la glissière sont destinées à fournir un point de repère au médecin.

Il n'y a pas à insister ici sur le fonctionnement de cet appareil qui ne diffère pas des autres : pratiquement il offre l'avantage de montrer à découvert tous les points délicats qui doivent être nettoyés et surveillés avec soin, tels que les fiches et les vis de contact, les éléments et les vases de la pile.

TABLE DES MATIÈRES

PREMIÈRE PARTIE

DES PANSEMENTS

DEUXIÈME PARTIE

DES BANDAGES

TROISIÈME PARTIE

DES OPÉRATIONS DE PETITE CHIRURGIE

TABLE ALPHABÉTIQUE
DES MATIÈRES

A

B

C

J

K

L

M

N

O

P

Q

R

S

T

U

V

X

Y

9238. — Imprimeries réunies, rue Mignon, 2, Paris.

GALEZOWSKI. **Des cataractes et de leur traitement.** 1er fascicule. 1885. 1 vol. in-8. 3 fr. 50

Le 2e fascicule terminant l'ouvrage. *Sous presse.*

GROSS. **Manuel du brancardier,** avec 92 dessins dans le texte. 1 vol. in-18. 1884. 3 fr. 50

HACHE (M.). **Étude clinique sur les cystites.** 1 vol. in-8. 3 fr. 50

JAMAIN. **Manuel de petite chirurgie.** 1893. 7e édition entièrement refondue par MM. F. TERRIER et M. PÉRAIRE. 1 vol. gr. in-18 de 800 pages, avec 420 figures. Cart. à l'anglaise. 8 fr.

JAMAIN et TERRIER. **Manuel de pathologie et clinique chirurgicales.** 3e édition.

TOME PREMIER. 1 fort vol. in-18. 8 fr.

Maladies qui peuvent se montrer dans toutes ou presque toutes les parties du corps; lésions inflammatoires, traumatiques ; lésions consécutives au traumatisme ou à l'inflammation. Maladies virulentes. Tumeurs. — *Affections des divers tissus et systèmes organiques.* Affections du tissu cellulaire, maladies des bourses séreuses. Affections de la peau, des veines, des artères, des ganglions lymphatiques, des nerfs, des muscles, des tendons, des os.

TOME DEUXIÈME. 1 vol. in-18. 8 fr.

Maladies des articulations. — *Affections des régions et appareils organiques;* affections du crâne et du cerveau, du rachis, maladies de l'appareil olfactif, de l'appareil auditif, de l'appareil de la vision.

TOME TROISIÈME, p. MM. TERRIER, BROCA et HARTMANN. 1 vol. in-18. 8 fr.

Malad. de l'appareil de la vision (suite), de la face, des lèvres, des dents.

TOME QUATRIÈME, par MM. TERRIER, BROCA et HARTMANN. 1 vol. in-18. 1889-1892. 8 fr.

Maladies des gencives, des maxillaires, de la langue, de la région parotidienne, des amygdales, de l'œsophage, des voies aériennes, du larynx, de la trachée, du corps thyroïde, du cou, de la poitrine, du sein, de la mamelle, etc.

TOMES CINQUIÈME et SIXIÈME terminant l'ouvrage. *Sous presse.*

LE FORT. **La topographie cranio-cérébrale,** applications chirurgicales. 1 vol. in-8, avec fig., 2e édition. 5 fr.

MALGAIGNE et LE FORT. **Manuel de médecine opératoire.** 9e édit. 2 vol. gr. in-18 avec 787 fig. dans le texte. (1887-1889.) 16 fr.

MAUNOURY et SALMON. **Manuel de l'art des accouchements,** à l'usage des élèves en médecine et des élèves sages-femmes. 3e édit. 1 vol. in-18 avec 115 grav. 7 fr.

PAGET (Sir James). **Leçons de clinique chirurgicale,** traduites de l'anglais par M. le docteur L.-H. PETIT, et précédées d'une Introduction de M. le professeur VERNEUIL. 1 vol. gr. in-8. 8 fr.

PÉAN. **Leçons de clinique chirurgicale :**

TOME I. Leçons professées à l'hôpital Saint-Louis pendant l'année 1874 et le premier semestre de 1875. 1 fort vol. gr. in-8, avec 40 fig. intercalées dans le texte et 4 planches coloriées hors texte. *Épuisé.*

TOME II. Deuxième semestre de l'année 1875 et année 1876. 1 fort vol. in-8, avec figures dans le texte. 20 fr.

TOME III. Année 1877. 1 fort vol. avec fig. dans le texte. 20 fr.

TOME IV. Années 1879 et 1880. 1 fort vol. in-8, avec 40 figures dans le texte et 7 planches coloriées hors texte. 1886. 20 fr.

TOME V. Années 1881 et 1882. 1 vol. in-8, avec fig. dans le texte. 1887. 25 fr.

TOME VI. Années 1883 et 1884. 1 vol. in-8, avec fig. 1889. 25 fr.

TOME VII. Années 1884 et 1885. 1 fort vol. avec fig. 1890. 25 fr.

TOME VIII. Années 1887 et 1888. 1 fort vol. in-8 avec fig. et 2 planches coloriées hors texte. 1893. 25 fr.

PECHADRE. **De la trépanation dans les épilepsies jacksoniennes non traumatiques.** 1 vol. in-8. 1889. 2 fr. 50

PETIT (L.-H.). **Des tumeurs gazeuses du cou** (aérocèles, bronchéocèles, trachéocèles). 1 vol. in-8. 1889. 3 fr.

POZZI (G.). **Manuel de l'art des accouchements.** 1 vol. in-8. *Sous presse.*

REVERDIN. **De l'énucléation dans le traitement du goitre.** 1 vol. in-8 avec fig. et 8 planches hors texte. 1892. 5 fr.

SIMON (P.). **Des fractures spontanées.** 1 vol. in-8. 1886. 4 fr.

TERRIER (F.). **Éléments de pathologie chirurgicale générale.**

1er fascicule : *Lésions traumatiques et leurs complications.* 1 vol. in-8. 1884. 7 fr.

2e fascicule : *Complications des lésions traumatiques. Lésions inflammatoires.* 1 vol. in-8. 1886. 6 fr.

Le 3e et dernier fascicule. *Sous presse.*

TERRIER (F.) et BAUDOUIN. **De l'hydronéphrose intermittente.** 1 vol. in-8 avec 14 fig. 1892. 5 fr.

TRUC. **Essai sur la chirurgie du poumon.** 1 vol. in-8. 1885. 2 fr. 50

TRUC. **Traitement chirurgical de la péritonite.** 1 vol. in-8. 1886. 4 fr.

VILLENEUVE. **Cliniques chirurgicales de l'Hôtel-Dieu de Marseille**, leçons, observations, statistiques, 1re année, 1888-1889. 1 vol. in-8. 2 fr.

YVERT. **Traité pratique et clinique des blessures du globe de l'œil**, avec Introduction de M. le docteur GALEZOWSKI. 1 vol. gr. in-8. 1880. 12 fr.

Congrès français de Chirurgie. *Procès-verbaux, mémoires et discussions*, publiés sous la direction de MM. S. POZZI, secrétaire général et PICQUÉ, secrétaire général adjoint.

1re session. Paris, avril 1885. 1 vol. in-8, avec figures. 14 fr.
2e session. Paris, octobre 1886. 1 vol. in-8, avec figures. 14 fr.
3e session. Paris, avril 1888. 1 vol. in-8, avec figures. 14 fr.
4e session. Paris, octobre 1889. 1 vol. in-8, avec figures. 16 fr.
5e session. Paris, avril 1891. 1 vol. in-8, avec figures. 14 fr.
6e session. Paris, avril 1892. 1 vol. in-8, avec 86 figures. 16 fr.

Pathologie et thérapeutique médicales.

AVIRAGNET. **De la tuberculose chez les enfants.** 1891. 1 vol. in-8. 4 fr.

AXENFELD et HUCHARD. **Traité des névroses.** 2e édition, augmentée de 700 pages par HENRI HUCHARD, médecin des hôpitaux. 1 fort vol. in-8. 1882. 20 fr.

BOUCHUT et DESPRÉS. **Dictionnaire de médecine et de thérapeutique médicale et chirurgicale**, comprenant le résumé de la médecine et de la chirurgie, les indications thérapeutiques de chaque maladie, la médecine opératoire, les accouchements, l'oculistique, l'odontotechnie, les maladies d'oreille, l'électrisation, la matière médicale, les eaux minérales et un formulaire spécial pour chaque maladie. 5e édit. 1889, très augmentée. 1 vol. in-4, avec 950 figures dans le texte et 3 cartes.

Prix : broché. 25 fr. — Cartonné. 27 fr. 50. — Relié. 29 fr.

CORNIL et BABES. **Les bactéries**, et leur rôle dans l'histologie pathologique des maladies infectieuses. 2 vol. gr. in-8, contenant la description des méthodes de bactériologie. 3e édit. 1890, avec 385 figures en noir et en couleurs dans le texte et 12 planches hors texte. 40 fr.

DAMASCHINO. **Leçons sur les maladies des voies digestives.** 1 vol. in-8. 3e tirage. 1888. 14 fr.

DAVID. **Les microbes de la bouche.** 1 vol. in-8, avec 113 gravures en noir et en plusieurs couleurs dans le texte, précédé d'une lettre-préface de M. PASTEUR. 1890. 10 fr.

DÉJERINE (J.). **Sur l'atrophie musculaire des ataxiques** (névrite motrice périphérique des ataxiques), étude clinique et anatomo-pathologique. 1 vol. in-8. 1889. 3 fr.

DÉJERINE-KLUMPKE (Mme). **Des polynévrites et des paralysies et atrophies saturnines,** étude clinique et anatomo-pathologique. 1 vol. gr. in-8, avec gravures. 1889. 6 fr.

DEMANGE. **Étude clinique et anatomo-pathologique sur la vieillesse.** 1 vol. in-8, avec 5 planches hors texte. 1886. 4 fr.

DUCKWORTH (Sir D.). **Traité de la goutte,** hygiène et traitement, traduit de l'anglais par M. le docteur RODET, et précédé d'une préface de M. le docteur LÉCORCHÉ. 1 vol. gr. in-8, avec grav. dans le texte. 1892. 10 fr.

DURAND-FARDEL. **Traité pratique des maladies chroniques.** 2 vol. gr. in-8. 20 fr.

DURAND-FARDEL. **Traité des eaux minérales** de la France et de l'étranger, et de leur emploi dans les maladies chroniques. 3e édition. 1883. 1 vol. in-8. 10 fr.

DURAND-FARDEL. **Les eaux minérales et les maladies chroniques.** Leçons professées à l'École pratique. 2e édit. 1885. Cart. à l'anglaise. 4 fr.

FÉRÉ (Ch.). **Dégénérescence et criminalité.** 1 vol. in-18. 1888. 2 fr. 50

FÉRÉ (Ch.). **Du traitement des aliénés dans les familles.** 1 vol. in-18. 1889. 2 fr. 50

FÉRÉ (Ch.). **Les épilepsies et les épileptiques.** 1 vol. gr. in-8, avec 12 planches hors texte et 67 figures dans le texte. 1890. 20 fr.

FÉRÉ (Ch.). **La pathologie des émotions,** études physiologiques et cliniques. 1 fort vol. grand in-8. 1892. 12 fr.

FINGER. **La syphilis,** traduit de l'allemand par les docteurs DOYON et SPILLMANN. 1 vol. in-8, avec grav. *Sous presse.*

HÉRARD, CORNIL et HANOT. **De la phtisie pulmonaire,** étude anatomo-pathologique et clinique. 1 vol. in-8, avec 65 fig. en noir et en couleurs dans le texte et 2 planches coloriées hors texte. 2e édit. entièrement remaniée. 1888. 20 fr.

ICARD. **La femme pendant la période menstruelle**, étude de psychologie morbide et de médecine légale. 1 vol. in-8. 1890. 6 fr.

LANCEREAUX. **Traité historique et pratique de la syphilis.** 2e édition. 1 vol. gr. in-8, avec fig. et planches coloriées. 17 fr.

LANDOUZY et DÉJERINE. **De la myopathie atrophique progressive** (myopathie héréditaire sans névropathie, débutant d'ordinaire dans l'enfance par la face). 1 vol. in-8, avec fig. 1885. 3 fr. 50

LEFÈVRE. **Des déformations ostéo-articulaires**, consécutives à des maladies de l'appareil pleuro-pulmonaire (ostéo-arthropathie hypertrophiante de Marie). 1 vol. in-8, avec gravures. 1891. 4 fr. 50

LEMOINE (G.). **De l'antisepsie médicale.** 1 vol. in-8. 1886. 3 fr. 50

MARTINEAU. **Traité clinique des affections de l'utérus.** 1 fort vol. gr. in-8. 14 fr.

MARTINEAU. **Leçons sur la thérapeutique de la métrite.** 1 vol. in-8. 3 fr.

NICATI et RIETSCH. **Recherches sur le choléra.** 1 vol. in-8. 2e éd. 1886. 5 fr.

ONIMUS et LEGROS. **Traité d'électricité médicale.** 1 fort vol. in-8, avec 275 fig. dans le texte. 2e éd. par le Dr Onimus. 1887. 17 fr.

PARISOT. **Pathogénie des atrophies musculaires.** 1 vol. in-8. 1886. 3 fr.

REBLAUB. **Des cystites non tuberculeuses chez la femme**, étiologie et pathogénie. 1 vol. in-8. 1891. 4 fr.

RILLIET et BARTHEZ. **Traité clinique et pratique des maladies des enfants.** 3e édition, refondue et augmentée par E. BARTHEZ et A. SANNÉ. — TOME Ier. *Maladies du système nerveux, maladies de l'appareil respiratoire.* 1 fort vol. gr. in-8. 1884. 16 fr.

TOME II. *Maladies de l'appareil circulatoire, de l'appareil digestif et de ses annexes, de l'appareil génito-urinaire, de l'appareil de l'ouïe, maladies de la peau.* 1 fort vol. gr. in-8. 1887. 14 fr.

TOME III, terminant l'ouvrage. *Maladies spécifiques, maladies générales constitutionnelles.* 1 fort vol. gr. in-8. 1890. 25 fr.

SPRINGER. **La croissance.** Son rôle en pathologie. Essai de pathologie générale. 1 vol. in-8. 1890. 6 fr.

TARTENSON. **Traité clinique des fièvres larvées.** 1 vol. in-8. 1887. 6 fr.

9238. — Imprimeries réunies, rue Mignon, 2, Paris.

www.ingramcontent.com/pod-product-compliance
Ingram Content Group UK Ltd.
Pitfield, Milton Keynes, MK11 3LW, UK
UKHW022049260726
13993UKWH00001B/5